Adolf Vossius

Grundriss der Augenheilkunde

Adolf Vossius

Grundriss der Augenheilkunde

ISBN/EAN: 9783742809124

Hergestellt in Europa, USA, Kanada, Australien, Japan

Cover: Foto ©Lupo / pixelio.de

Manufactured and distributed by brebook publishing software
(www.brebook.com)

Adolf Vossius

Grundriss der Augenheilkunde

GRUNDRISS

DER

AUGENHEILKUNDE.

BEARBEITET

VON

DR. ADOLF VOSSIUS,

A. O. PROFESSOR DER OPHTHALMOLOGIE AN DER UNIVERSITÄT
KÖNIGSBERG i/Pr.

MIT 84 FIGUREN UND 14 GESICHTSFELDERN IM TEXT
UND 1 DURCHSCHNITT DES AUGES.

———

LEIPZIG UND WIEN.
FRANZ DEUTICKE.
1888.

SEINEN HOCHVEREHRTEN LEHRERN

HERRN

PROFESSOR D̲R̲ ARTHUR VON HIPPEL,

DIRECTOR DER UNIVERSITÄTS-AUGENKLINIK IN GIESSEN,

UND HERRN

PROFESSOR D̲R̲ JULIUS JACOBSON,

GEHEIMEN MEDICINALRATH, DIRECTOR DER KÖNIGL. UNIVERSITÄTS-AUGENKLINIK
IN KÖNIGSBERG i/Pr.

IN DANKBARKEIT

GEWIDMET.

Vorwort.

In dem vorliegenden Grundriss, dessen Bearbeitung ich auf Veranlassung der Verlagsbuchhandlung übernahm, habe ich mich bemüht, dem Leser das umfangreiche Gesammtgebiet der Augenheilkunde nach dem heutigen Standpunkt unserer Wissenschaft in möglichster Kürze zu bieten. Mich leitete bei der Abfassung des Buches vor Allem das Bestreben, die Symptomatologie der einzelnen Krankheitsgruppen entsprechend den bekannten Thatsachen und den Erfahrungen, die ich als Assistent der Giessener und Königsberger Universitäts-Augenklinik gesammelt, darzustellen und bei der Aetiologie der Krankheiten auf die Beziehungen derselben zu Allgemeinleiden besonders hinzuweisen. Die pathologische Anatomie ist nach eigenen und den Untersuchungsresultaten anderer Autoren wiedergegeben und der Name der betreffenden Forscher an den betreffenden Stellen des Textes erwähnt. Fern von allem Schematisiren habe ich bei der Therapie nur die wirklich bewährten und allgemein als gut befundenen Maassnahmen genannt; bei der Operationslehre sind nur die einfachsten und besten Verfahren z. Th. bildlich dargestellt. Auf die Bedeutung der Antisepsis habe ich bereits in der Einleitung und auch sonst im Text mehrfach verwiesen.

Bei einzelnen Krankheiten weicht die Darstellung von der in den üblichen Lehrbüchern ab. Die Conjunctivitis granulosa s. follicularis habe ich z. Th. in Uebereinstimmung mit den Forschungen *Rühlmann's* z. Th., was die Anatomie anlangt, davon etwas abweichend nach eigenen Beobachtungen beschrieben unter Zugrundelegung der in der Neuzeit von fast allen Autoren anerkannten Thatsache, dass in der normalen Conjunctiva folliculäre Bildungen präformirt sind. Bei der Therapie dieser verbreiteten Volkskrankheit habe ich gemäss der von *Jacobson* in der Königsberger Klinik von jeher besonders betonten Vorschrift Messer und Scheere nicht zu scheuen und nach Maassgabe der durch dieses Verfahren erzielten günstigen Resultate die operative Methode in den Vordergrund gestellt. Nachdem schon Scarificationen und partielle Excisionen relativ bessere und schnellere Erfolge als die einfache, sonst übliche medicamentöse Behandlung gebracht und *Heisrath* in der Klinik die Excision auch auf den ganzen Tarsus ohne kosmetischen oder anderen Nachtheil für den Kranken ausgedehnt hatte, sind wir diesem letzteren Verfahren sowohl bei den in klinische Behandlung eintretenden Fällen als auch bei der Bekämpfung von Epidemieen treu geblieben, nicht zum Schaden der Erkrankten und der Communen. — In der Eintheilung der Bindehautkrankheiten bin ich dem bisherigen Schema gefolgt. *Jacobson* hat neuerdings vorgeschlagen, dieselben in folliculäre und nichtfolliculäre zu trennen; in die Gruppe der ersteren sind der Katarrh mit Follikeln und die Conjunctivitis ·follicularis s. granulosa. in die Gruppe der letzteren alle übrigen Conjunctivalaffectionen einzureihen.

Der Trichiasis, dem Glaucom wurden *Jacobson's* neueste Beiträge zu Grunde gelegt. die Verletzungen des Auges und seiner Adnexa der besseren Uebersicht wegen in einem besonderen Capitel besprochen.

Bei den Anomalieen der Refraction und Accommodation habe ich mich an *Donders* vorzügliches Lehrbuch angeschlossen. bei der Aetiologie der Myopie die Forschungsresultate der Neuzeit benützt. Die Dioptrie und der Meterwinkel sind nach den Darstellungen von *Nagel* und von *Landolt* berücksichtigt. — Bei den Linsenkrankheiten sind die maassgebenden anatomischen Untersuchungen *Becker's* über die Entstehung der Katarakt wiedergegeben.

In die Capitel · über die Krankheiten des Augenhintergrundes, bei denen ich mich an *Leber's* Arbeit angelehnt habe. und über die Amblyopie und Amaurose sind einzelne typische Hintergrundsbilder nach dem Atlas von *Ed. v. Jäger* und verschiedene charakteristische Gesichtsfelder unserer klinischen Sammlung eingefügt, um den Leser in die Lage zu versetzen. nach dem Spiegelbefund die Diagnose der vorliegenden Erkrankung zu stellen und andrerseits schon an der Hand von Gesichtsfeldern allein jeweilig von der zu erwartenden Augenkrankheit sich gewisse Vorstellungen machen zu können. — Die neue Farbentheorie von *Knies*, welche eine Vermittelung zwischen der *Young-Helmholtz'schen* Dreifarbentheorie und der *Hering'schen* Gegenfarbentheorie anbahnt, glaubte ich dem Leser nicht vorenthalten zu dürfen.

An den Schluss des Buches habe ich eine verkleinerte Copie des *Flemming'schen* Augendurchschnittes gestellt, mit Erläuterungen über die Abweichung von der bisherigen Darstellung der einschlägigen Verhältnisse durch *Merkel* und *Schwalbe*. Einzelnen Capiteln sind kurze Vorbemerkungen über die Anatomie und Histologie der normalen Gebilde beigegeben.

Hiermit übergebe ich den Grundriss der Oeffentlichkeit in der Hoffnung, dass sich der Leser darin leicht über den heutigen Stand der Augenheilkunde, über die verschiedenen Krankheiten und ihre Behandlung, sowie über ihre Beziehungen zu den Erkrankungen anderer Organe zu orientiren vermag, und empfehle ihn der milden Beurtheilung der Fachgenossen mit der Bitte, mich auf verbesserungsbedürftige Punkte in der Darstellung gütigst aufmerksam machen zu wollen.

Königsberg den 28. April 1888.

Der Verfasser.

Inhalts-Verzeichniss.

Erstes Capitel.
Allgemeine Bemerkungen über Untersuchung und Behandlung der Augenkranken.

Zweites Capitel.
Anomalieen der Refraction und Accommodation.

Optische Einleitung.

Drittes Capitel.
Störungen der Augenmuskeln.

Viertes Capitel.

Krankheiten der Augenlider.

Fünftes Capitel.

Krankheiten der Thränenorgane.

Sechstes Capitel.

Krankheiten der Orbita.

Siebentes Capitel.

Krankheiten der Conjunctiva.

Achtes Capitel.
Krankheiten der Cornea und Sclera.

Neuntes Capitel.
Krankheiten der Iris und des Corpus ciliare.

Zehntes Capitel.
Krankheiten des Linsensystems.

Elftes Capitel.
Krankheiten des Glaskörpers.

Zwölftes Capitel.
Krankheiten der Choreoidea.

Dreizehntes Capitel.
Krankheiten der Retina.

Vierzehntes Capitel.
Krankheiten des Sehnerven.

A. Einleitung.

B. Specieller Theil.

Fünfzehntes Capitel.
Amblyopie und Amaurose.

Sechzehntes Capitel.
Glaucom und Ophthalmomalacie.

Siebzehntes Capitel.
Die Verletzungen des Sehorgans.

I. Capitel.
Allgemeine Bemerkungen über Untersuchung und Behandlung der Augenkranken.

Wie bei jeder andern Krankheit ist auch bei den Augenkrankheiten die Aufnahme eines genauen Status praesens zur Fixirung der Diagnose erforderlich. Nicht so selten bestehen mehrere Krankheiten neben einander, oft aus einer und derselben Veranlassung. Viele Affectionen können wir mit einem Blick auf das Auge unseres Patienten erkennen, die Diagnose anderer gelingt erst nach einem genauen Krankenexamen unter sorgfältiger Berücksichtigung sowohl der objectiven als der subjectiven Symptome. Selbst das scheinbar unbedeutendste Symptom verdient die volle Würdigung und erlangt im Verein mit anderen die grösste Bedeutung.

Man untersucht das Auge entweder bei Tageslicht, oder bei künstlicher Beleuchtung mit oder ohne Zuhilfenahme einer starken Convexlinse, welche entweder das Licht auf den zu untersuchenden Theil concentrirt, — derselbe muss sich dabei in der Brennebene der Linse befinden — oder indem man diffuse Beleuchtung dadurch erzeugt, dass der betreffende Punkt sich innerhalb oder ausserhalb der Brennweite der verwendeten Linse befindet. Zur stärkeren Vergrösserung kann man sein eigenes Auge mit einer Loupe bewaffnen.

In erster Linie betrachtet man die Schutz- und Thränenapparate und die Umgebung des Auges. Man berücksichtigt Stellung, Beweglichkeit und Schluss der Lider, die Farbe und sonstige Beschaffenheit der Haut — ob sie geröthet, excoriirt und geschwellt, ob die Röthe und Schwellung circumscript z. B. auf den Lidrand oder Lidwinkel oder die Thränensackgegend beschränkt, oder ob sie diffus über das ganze Lid und die nächste Umgebung verbreitet ist, ob das geschwollene Lid sich hart oder weich, höher oder normal temperirt anfühlt, ob es schmerzhaft, ob die Haut mit Eczem oder Schüppchen bedeckt ist. Nächstdem richtet man sein Augenmerk auf die Cilien, ihre Farbe, Grösse und Form; an dem Wimperboden findet man bei gewissen, den Kranken sehr lästigen Affectionen kleine kleienähnliche Schuppen oder gelbe akneähnliche Pusteln um die Cilien. Oft sind sie durch eingetrocknetes Secret verklebt, oder ihre Stellung ist abnorm; sie sind nicht horizontal vom Auge abgewendet, sondern der Bulbusoberfläche zugekehrt (**Trichiasis**), oder sie sind in zwei und mehreren Reihen angeordnet (**Distichiasis**). Diese Anomalie der Cilien kann entweder ganz selbstständig oder im Zusammenhang mit einer abnormen Stellung des Lidrandes auftreten. Ist der letztere auswärts gekehrt, so nennt man den Zustand **Ektropium**, ist er einwärts gedreht, **Entropium**. Häufig finden wir dabei die äussere, resp. innere Lidkante abgerundet und wund, den intermarginalen Theil zugespitzt, die Ausführungsgänge der Meibom'schen Drüsen, die hinter den Cilien vor der inneren Lidkante, bei normalem Lide in einer Reihe als gelbe Punkte sichtbar sind, ganz verdeckt. Um die Lidkante gut zur Anschauung zu bringen, hebt man das obere Lid mit dem an den freien Lidrand angelegten Daumen der rechten oder linken Hand etwas vom Bulbus ab, während man am unteren Lid mit Zeige- und Mittelfinger in ähnlicher Weise verfährt; der Kranke sieht dabei nach der entgegengesetzten Richtung, beim oberen Lid nach unten, beim unteren nach oben.

Bei abnormer Secretion von der Conjunctiva oder den Thränenwegen finden wir oft im inneren Winkel ein Eiterklümpchen oder eine eingetrocknete Kruste auf der Carunkel. Man achte dann besonders auf die Gegend des Thränensackes unterhalb des Lig. canthi internum. ob sie vorgebuckelt erscheint (Ektasie des Thränensackes), resp. ob sich auf Druck mit dem Zeigefinger wässriges, schleimiges oder citriges (Dakryocystoblennorhoe) Secret durch einen der Thränenpunkte entleeren lässt. Die Stellung der letzteren ist für den Abfluss der in dem Thränensee befindlichen Thränenflüssigkeit von grösster Wichtigkeit. Die Thränenpapille mit den Thränenpunkten muss also etwas nach innen gegen den Bulbus gerichtet sein. Wir beobachten zuweilen ein Fehlen oder abnorme Zahl (2) der Thränenpunkte an jedem Lide. Verschluss und abnorme Enge derselben.

Nunmehr geht man an die Untersuchung der Conjunctiva und an die Betrachtung der Bulbusoberfläche. Um die Innenfläche der Lider und die Uebergangsfalte genau zu Gesicht zu bekommen, muss man die Lider ektropioniren. was beim unteren Lide leichter ist als beim oberen. Im ersteren Fall lässt man den Kranken nach oben sehen und zieht das Lid mit dem Daumen oder Zeige- und Mittelfinger, die an den freien Lidrand angelegt werden. abwärts, indem man dabei einen leichten Druck nach oben und hinten ausübt. Beim Ektropioniren des oberen Lides lässt man den Kranken stark nach abwärts blicken, erfasst den freien Lidrand an den Cilien mit Daumen und Zeigefinger der rechten Hand, zieht das Lid nach vorn und abwärts. und legt dann die Spitze des Zeigefingers der linken Hand oder eine Sonde an den oberen convexen Rand des Tarsus, drückt den letzteren abwärts und hebt gleichzeitig den freien Lidrand mit der anderen Hand aufwärts. Nicht selten findet man nun in der physiologischen flachen Rinne der Innenfläche des oberen Lides über der inneren Lidkante kleine Fremdkörper, deren Anwesenheit im Auge von den Patienten sehr lästig empfunden wird. Mit der Bindehaut überschaut man gleichzeitig die Meibom'schen Drüsen im Tarsus, die pallisadenartig aneinander gereihte gelbe Striche darstellen, in denen sich oft sogenannte Kalkinfarkte als kleine gelbliche oder weisse Punkte, oder stecknadelkopfgrosse, sandähnliche Körnchen absetzen. Bei Hyperämie und Schwellung der Bindehaut werden die Drüsen unsichtbar. Man achte ferner auf Verdickungen der Drüsen und ihrer Umgebung (Chalazien), die entweder als compacte Knoten oder als cystenähnliche mit flüssigem, eiterähnlichem Inhalt versehene Gebilde durch die Binde- und Lidhaut sich scharf abgrenzen. Bei Trachom finden wir graurothe, froschlaichähnliche, glasig durchscheinende prominente Granula in der Uebergangsfalte und im Tarsus; bisweilen treten sie erst deutlich hervor, wenn man die Schleimhaut der Lider gegen den dahinter eingeführten Zeigefingernagel blutleer drückt. In der Conj. tarsi sind ihre ersten Anfänge als kleine weissliche oder gelbliche Infiltrate (Primärgranulationen) sichtbar in allen Grössen vom Punkt bis zur Grösse eines

Stecknadelkopfes, der nur wenig prominirt. und darüber. Sie haben nur
dann eine pathognomonische Bedeutung, wenn sich dabei wirkliche Granula
an dem convexen Rand des Tarsus und in der oberen Uebergangsfalte
finden. Die Schwellung des Papillarkörpers verleiht der Bindehaut das
Aussehen von ungeschorenem Sammet. Von grösster diagnostischer Bedeutung sind Membranen auf der Schleimhaut: man untersuche. ob sie
sich abheben oder abwischen lassen (Croup), oder ob sie in die Schleimhaut eingelagert sind (Diphtheritis), ob dabei die Bindehaut blutet oder
nicht. — Starke Schwellung der Lidhaut. Orbiculariskrampf. heftige Lichtscheu und Schmerz oder die Unfähigkeit der Kranken auf- oder abwärts zu
blicken. ohne dabei den Kopf zu bewegen. können das Ektropionniren der
Lider sehr erschweren. Jede ulceröse Hornhautaffection mahnt zur äusser-
ten Vorsicht. damit nicht bei diesem Manöver durch den Druck des Lides
resp. des Untersuchers oder durch das Kneifen von Seiten des Kranken
die Perforation des Geschwüres und der Austritt der Contenta des Bulbus
erfolgt. Besser ist es bei ungebärdigen Kranken in solchen Fällen zur
Untersuchung der Conjunctiva tarsi und der oberen Uebergangsfalte die
Narkose zu Hilfe zu nehmen.

Will man den vorderen Augapfelabschnitt betrachten. so fordert
man den Patienten auf. die Augen so weit als möglich zu öffnen: gelingt
dies nicht genügend. wegen Schwellung der Lider oder Herabhängen des
oberen Lides (Ptosis) resp. aus anderen Gründen. so lege man zunächst
den Daumen an den freien Rand des unteren. den Zeigefinger an den
freien Rand des oberen Lides und spreize die Finger. Besteht Lichtscheu
(Photophobie) oder Lidkrampf (Blepharospasmus), so lasse man die
Kranken mit dem Gesicht mehrmals in eine Schale mit eiskaltem Wasser
untertauchen: hiernach vermögen sie oft von selbst die Augen gross zu
öffnen. Oder man ziehe die Lider mit beiden Händen. deren Mittel- und
Zeigefinger an die freien Lidränder gelegt werden. aus einander, oder wenn
auch hierbei von dem Kranken noch grosser Widerstand geleistet wird. was
namentlich bei Kindern der Fall ist. so lege man sowohl hinter das
obere wie hinter das untere Lid den schaufelförmigen Elevateur von
Desmarres (cfr. Fig. 1) und ziehe mit ihm. bei Hornhautgeschwüren
und Verletzungen natürlich mit Vorsicht. die Lider
auseinander; Kinder werden dazu auf den Schooss
des Wärters gelegt, mit dem Kopf zwischen die
Knie des Untersuchers. während der Wärter die
Hände und Füsse hält. Doch auch in dieser Art
bietet die Untersuchung von Kindern oft Schwierigkeiten, so dass man zur Narkose schreiten
muss. Wenn man beide Hände frei behalten
will.. kann man statt des Desmarres'schen. den
Gräfe'schen Sperrelevateur (cfr. Fig. 2) nehmen.
Wir betrachten nun bei erweiterter Lidspalte zunächst die Caruncula lacrymalis und die Plica semilunaris. die Conjunctiva bulbi und die Vorderfläche des Auges; die Conjunctiva bulbi zeigt bei
manchen Entzündungen (Iritis, Cyklitis. Panophthalmitis etc.) eine seröse
oder blutig-seröse Infiltration ihres Gewebes (Chemose), daneben eine
starke Gefässinjection.

Fig. 1.   Fig. 2.

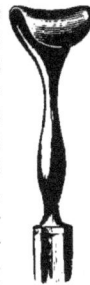
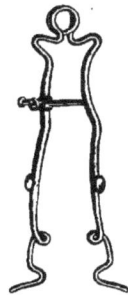

Wir unterscheiden auf dem Bulbus eine 3-fache Injection, die 3 verschiedenen Gefässgebieten angehört. Die oberflächlichen Gefässe sind gewöhnlich am stärksten. gehören der Conjunctiva bulbi an und sind mit ihr auf dem Auge verschieblich; sie sind nahe der Cornea dünn, blasser und werden nach dem Fornix Conjunctivae zu dicker und röther, verzweigen sich zu einem grobmaschigen Netz — es sind die vorderen und hinteren Conjunctivalgefässe. Aeste der artt. und ven. palpebrales resp. der Muskelgefässe. Die Venen erkennt man daran, dass auf Fingerdruck das centrale, der Cornea zugewandte Stück sich stärker füllt, während das periphere abblasst. Unter diesen oberflächlichen conjunctivalen Gefässen sieht man oft ein sehr engmaschiges feines Gefässnetz um die Cornea herum, welches einer 4—5 *mm* breiten Zone der Bulbusoberfläche ein rosarothes Aussehen verleiht **(pericorneale resp. Ciliarinjection)**; dasselbe setzt sich zusammen aus feinsten radiären Gefässchen, Aesten der vorderen Ciliar-Gefässe, welch' letztere aus den Muskelgefässen stammen, in der Nähe des Limbus corneae perforirende Seitenäste durch die Sclera nach dem corp. ciliare resp. dem Circulus Iridis major abgeben, und schliesslich durch feinste Aeste mit den Endigungen der vorderen Conjunctivalgefässe das Randschlingennetz des Limbus corneae bilden. Dieses Gefässnetz blasst nach dem Aequator des Bulbus zu ab. Eine 3. Art der Injection betrifft die scleralen Gefässe; dieselbe ist nur an einzelnen Flecken stärker ausgesprochen, liegt in der Tiefe und schimmert diffus dunkelbläulich durch. — Wie Glasperlen aussehend und zu Schnüren an einander gereiht erscheinen die injicirten Lymphgefässe. die bisweilen dem Verlaufe der conjunctivalen Gefässe entlang sichtbar sind. An der Sclera berücksichtigen wir die Farbe, ihre Dicke (Verdünnungen sind daran kenntlich, dass die Uvea mit dunkler Farbe durchschimmert und ihr ein bläuliches Aussehen verleiht) ihre Wölbung **(vordere Sclerektasien** nach Scleritis oder Cyklitis); dunkle Flecke von violetter Farbe, oft um die perforirenden Ciliaräste, nennt man **Melanosis Sclerae.** Bei manchen Augenkrankheiten bekommt das Auge ein vollständig cadaveröses Aussehen **(Glaucom),** bei anderen ist die Conj. bulbi mit einer schaumähnlichen Masse, besonders im Bereich der Lidspalte, bedeckt und vollständig glanzlos **(Xerose).**

Gröbere Veränderungen der Cornea. Vorderkammer, Iris und Linse sieht man schon bei Tagesbeleuchtung. abnorme Krümmungsverhältnisse der Hornhaut mit dem **Placido'schen Keratoskop,** einer Scheibe, welche schwarze und weisse Kreise enthält. die bei Krümmungsanomalieen keine Kreisbilder. sondern verzerrte Figuren abgiebt. Der Kranke sitzt dem Licht mit dem Rücken zugekehrt und schaut auf die Scheibe, welche der Untersucher in 1—2 Fuss Entfernung ihm vorhält. Feinere Veränderungen der Hornhaut — punkt- und strichförmige Trübungen, Beschläge der Membrana Descemetii, corpora aliena, erkennt man erst bei seitlicher Beleuchtung mit einer Convexlinse; diese Art der Untersuchung gestattet auch erst ein sicheres Urtheil über die Tiefe von Geschwüren, über die Transparenz des Kammerwassers. Eiteransammlungen in der Vorderkammer nennt man **Hypopyon,** eine Blutung **Hyphaema.**

An der Iris haben wir uns über ihre Farbe. Lage und das Relief ihrer Vorderfläche zu informiren. Hyperämie verändert die Farbe bei blauer Iris in grün, bei brauner in dunkelbraun, die gesättigte Färbung tritt namentlich im Sphinktertheil am kleinen Kreis hervor. Bisweilen

sieht man in der Iris dicke Gefässe in circulärer und radiärer Anordnung.
Ferner beobachten wir Abreissung der Iris vom Ciliarrand **(Iridodialyse)**, vollständigen Verlust der Iris **(Irideremie, Aniridie)** Tumoren,
abnorme Beweglichkeit der Iris **(Iridodonesis)**, die für Linsenluxation
mit Verflüssigung des Glaskörpers charakteristisch ist. Wir prüfen ferner
die Reaction der Pupille durch Verdecken und Freilassen des Auges
(abnorme Weite **Mydriasis**, abnorme Enge **Myosis**) auf Licht und gegenüber arzneilichen Mitteln (Atropin, Duboisin. Homatropin erweitern die
Pupille, Eserin. Pilocarpin verengern sie), das Aussehen des Pupillargebietes, ob Exsudate am Pupillenrande **(hintere Synechien)** oder auf
der vorderen Linsenkapsel, ob Trübungen der Linse selbst **(Cataract)**
bestehen. Eine sehr weite starre Pupille bei grünlichem Reflex aus derselben
ist ein ominöses Symptom des Glaucom's. Schliesslich stellen wir den
intraocularen Druck fest. indem wir bei geschlossenen Augen durch die
oberen Lider mit den Fingerspitzen des Zeige- und Mittelfingers, die
abwechselnd aufgesetzt und erhoben werden, zufühlen, ob die Sclera
eindrückbar ist oder nicht. Weiche Bulbi sprechen für Netzhautablösung,
harte für Glaucom ; *Nagel* hat jenen Zustand **Hypotonie,** diesen **Hyper-
tonie** benannt.

Dann wird Form, Grösse, Stellung und Beweglichkeit der Bulbi
untersucht (abnorme Prominenz nennt man **Exophthalmus**, abnorm
tiefe Lage **Enophthalmus**). Die Prominenz kommt durch alle raum-
beengenden Processe in der Orbita (Tumoren und entzündliche Processe
der Knochen und Weichtheile) zu Stande.

Nachdem die äussere Untersuchung beendigt ist. folgt die innere
mit dem Augenspiegel, den *Helmholtz* im Jahre 1851 erfunden hat.
Mittelst dieses Instrumentes vermögen wir uns selbst zur Lichtquelle zu
machen und alles Licht, das wir in das untersuchte Auge werfen, auf
demselben Wege wieder in unser Auge zurückgelangen zu lassen. Da dies
ohne Hilfsmittel bei gewöhnlicher Beleuchtung nicht möglich ist, erscheint
die Pupille schwarz ; sie leuchtet erst roth oder gelb auf, wenn das
Licht, welches aus dem untersuchten Auge ausstrahlt, in unser Auge,
das zur Lichtquelle gemacht ist, zurückkehrt. Wir mustern die Transparenz
der brechenden Medien, indem wir bei den verschiedensten Blickrichtungen
den rothen Pupillenreflex betrachten, der dem Blut der Choreocapillaris
entstammt. Wir sehen, ob feste oder bewegliche Trübungen denselben
verschatten ; jene gehören den festen (Linse, Cornea). diese den flüssigen
brechenden Medien (Vorderkammer, Glaskörper) an. Dann controliren wir,
ob der Reflex nach allen Richtungen gleichmässig roth erscheint. oder
nach einer Richtung fehlt, resp. grau **(Amotio)** oder weiss **(Colobom
d. Choreoidea)** oder dunkel und scharf abgegrenzt **(Tumoren)** ist. Dann
nahen wir uns mit dem Spiegel dem Auge und bestimmen den Brechzustand an der Papille resp. einer zwischen ihr und Macula lutea
gelegenen Stelle des Hintergrundes z. B. an einem Gefäss.

Die Refractionsbestimmung des Auges im aufrechten (virtuellen)
vergrösserten Bilde setzt voraus, dass Untersucher und Patient accommo-
dationslos sind. Ist der Untersucher von Natur nicht emmetropisch —
d. h. vereinigen sich parallele Lichtstrahlen nicht auf seiner Retina —
so corrigirt er seine Ametropie durch das entsprechende Glas. Als Spiegel
empfiehlt sich der handliche *Nachet* in Taschenformat, ein Concavspiege

von circa 32 *cm* Brennweite, der in der Mitte nicht durchbrochen sein, sondern nur an einer kleinen Stelle keinen Belag haben darf und in einer Rekoss'schen Scheibe 4 Gläser (2 Convexlinsen + $\frac{1}{10}$ und + $\frac{1}{15}$ und 2 Concavgläser — $\frac{1}{5}$ und — $\frac{1}{15}$, bei Ametropie natürlich entsprechend umzuändernde Gläser, u. a. auch das Correctionsglas) enthält. Als Lichtquelle kann man jedes beliebige helle Wachs- oder Stearinlicht, besser noch eine Oel-, Petroleum- oder Gaslampe benützen. Dieselbe muss etwas zur Seite und hinter dem Kranken stehen, die Flamme sich in gleicher Höhe mit dem zu untersuchenden Auge befinden, dieses und des Arztes Auge einander genau in gerader Richtung vis-à-vis.

Als accommodationsloser Emmetrop kann man von einem accommodationslosen Emmetropen nur in allernächster Nähe ein deutliches Papillenbild bekommen, bei eigener Accommodation auch von einem hypermetropischen Auge in jeder etwas grösseren Entfernung und in der Nähe, weil die Strahlen divergent austreten und nur entsprechend accommodirt werden muss; in keinem Falle kann man ohne Glas convergente Lichtstrahlen auf seiner Netzhaut vereinigen, also ein deutliches Bild von der Papille eines myopischen Auges erhalten. Den Grad der Ametropie bestimmt man aus dem erforderlichen Glase nach dem bei der Untersuchung eingehaltenen Abstand

Hierauf besieht man sich genau die Papille, welche sich in dem rothen Hintergrund als eine circa 20-Pfennigstück grosse gelbröthliche Scheibe meist durch scharfe, mehr oder minder stark pigmentirte Grenzen abhebt; die nasale Grenze ist bisweilen nur undeutlich, die temporale am schärfsten. Gewöhnlich in der Mitte, dort wo die Hauptstämme der Centralgefässe auftreten, findet man gewöhnlich einen helleren weissen Fleck, die physiologische Excavation, und wenn dieselbe bis auf die Lamina cribrosa reicht, auch auf ihrem Grunde mit einem Concavglase die dunklen Fleckchen der Siebplatte. Die eigentliche Nervensubstanz stellt um die Excavation einen gelbröthlichen Ring dar, der auf der temporalen Seite oft nur sehr schmal ist; hier erscheint der Sehnervenkopf gewöhnlich viel blasser als im nasalen Abschnitt, in welchem anatomisch genommen die dickste Schichte von Nervenfasern liegt.

Die Netzhautgefässe sind ausgezeichnet durch Dichotomie; die Venen sind weiter und dunkler als die Arterien, die hellroth aussehen und einen hellen Reflexstreifen bis in ihre feinsten Aeste auf der Vorderwand des Gefässrohrs erkennen lassen. Derselbe ist an den Venen ebenfalls vorhanden, aber bedeutend schmäler und nur an den Hauptstämmen sichtbar. In jeden Hintergrundsquadranten wird ein Ast entsendet, den *Magnus* ram. temporalis, resp. nasalis superior und inferior genannt; für die Maculagegend sind oft besondere Gefässästchen bestimmt, die Fovea ist gefässlos und wird von den pinselförmig sich ausbreitenden feinen Gefässchen förmlich umgriffen. Die Gefässe liegen hauptsächlich in der Nervenfaser- und inneren Körnerschichte, die äussere Körnerschichte enthält keine Gefässe. Die Macula liegt 2—3 Papillendurchmesser temporalwärts vom äusseren Papillenrande entfernt und etwas unterhalb des horizontalen Halbirungsdurchmessers. Der Augenhintergrund sieht hier gewöhnlich etwas dunkler aus, das Aderhautpigment und Pigmentepithel schimmert wegen der Dünnheit der Netzhaut deutlicher durch, und mitten in dem dunkleren Fleck sieht man einen gelblichen punkt- oder commaähnlichen Reflex von der Wand der Fovea; derselbe ändert mit der Stellung des Spiegels seine Lage.

Von der Netzhaut sieht man nur die Gefässe und bei sehr dunkeln Individuen auch das Pigmentepithel. Die Farbe des Hintergrundes ist bei diesen erheblich dunkler als bei blonden. Fehlt jegliches Pigment *(Albino's)*, so sieht man auf der hellen Sclera das grobmaschige Gefäss-netz der gröberen Choreoidealgefässe in Gestalt breiter blassrother Streifen, darüber die Netzhautgefässe verlaufen. Bei geringem Pigmentgehalt erkennt man mitunter auch gröbere Choreoidealgefässe und bei dunklen Personen oft die Intervascularräume mit Pigment überfüllt in Gestalt von dunklen Täfelchen, zwischen denen die rothen Gefässstreifen Netze bilden. Die Täfelchen haben eine viel hellere, bräunlichere Farbe als die schwarzen Pigmentmassen, welche sich aus Blutungen resp. bei choreoiditischen Affec-tionen neubilden. Ausser den Centralgefässen sieht man oft noch cili-oretinale Gefässe *(Schleich)*, welche am Rande der Papille ganz unab-hängig von den Centralgefässen mit starker Krümmung auftauchen und aus dem Zinn'schen oder Haller'schen Gefässkranz stammen, der innerhalb der Lamina cribrosa die Communication zwischen den hinteren Ciliar-gefässen und den Centralgefässen darstellt.

Die Untersuchung im aufrechten Bilde, welche bei enger Pupille nur nach vorangegangener künstlicher Erweiterung derselben möglich ist, dient wegen der starken Vergrösserung (ca. 14fach im emmetropischen Auge) nur dazu, um Details im Augenhintergrund zu studieren. Wenn man sich schnell darüber orientiren will, ob eine Erkrankung der inneren Augenhäute vorliegt, so wendet man die Untersuchung im umgekehrten Bilde an, welches erheblich kleiner ist und durch eine Convexlinse (+ ½ oder + ⅓) entworfen wird; das Bild fällt um so kleiner aus, je stärker die Linse ist. Die letztere hält man in dem Abstand ihrer Brennweite parallel zur Antlitzfläche vor das Auge mit Zeigefinger und Daumen der linken Hand, während der kleine Finger an die Schläfe oder Stirn ange-legt und im Nothfall (bei Ptosis) das obere Lid mit dem Mittelfinger oder vierten Finger gehoben wird, den Spiegel führt man in der rechten Hand. Ist der Untersuchte Emmetrop, so entsteht das Bild in der vorderen Brennebene der Linse, ist er Hypermetrop, dann ausserhalb, ist er Myop, dann innerhalb der Brennweite. Als Untersucher hat man entweder bei einem Abstand von 12—15 Zoll mit dem Spiegel von der Linse auf den Entstehungsort des Bildes zu accommodiren oder, wenn man seine Accommodation nicht anstrengen will, hinter dem Spiegel ein Con-vexglas 2 bis 4 Dioptr. anzubringen. Dasselbe vergrössert noch das Bild. Der Myop mittleren Grades gebraucht kein Glas, der excessive Myop aber nimmt zur Untersuchung im umgekehrten Bilde ein Concavglas, welches um 2 Dioptrien schwächer als sein Correctionsglas ist. Er kann dann noch in 20 Zoll Abstand deutlich sehen — wer Myop von 10 Dioptrien ist, wählt also 8 Dioptrien. Die Macula liegt im umgekehrten Bilde auf der nasalen Seite der Papille und markirt sich als dunkler Fleck mit rothem Centrum und hellem Reflexring an der Peripherie. Man betrachtet zunächst die Papille und ihre Umgebung, dann die Macula-Gegend, schliesslich die Peripherie des Augenhintergrundes bei den verschiedenen Blickrichtungen; um noch weiter nach der Peripherie sehen zu können, lässt man eventuell noch den Kopf des Kranken nach der betreffenden Seite bewegen. Die Papille be-

kommt man sowohl im aufrechten wie im umgekehrten Bilde in die Mitte
des Gesichtsfeldes, wenn man das Auge des Untersuchten nach dem
gleichnamigen Ohr des Untersuchers, das rechte Auge also in der Richtung des rechten, das linke in der Richtung des linken Ohrs sehen lässt.
Um die Macula zu finden, geht man im aufrechten Bilde mit dem Spiegelbild von dem temporalen Rande der Papille nach aussen oder man
lässt den Kranken geradeaus sehen, wobei sich allerdings die Pupille stark
verengt. Die Maculauntersuchung wird gewöhnlich durch Cornealreflexe
sehr erschwert; um sie zu vermeiden, kann man im umgekehrten Bilde
die Convexlinse etwas schräg halten.

Die subjectiven Symptome beziehen sich auf den Raum-, Licht-
und Farbensinn der Retina, deren Störungen der Kranke selbst empfindet.
Die Untersuchung des **Raumsinns** ist identisch mit der Bestimmung
der Sehschärfe, und diese fällt zusammen mit der Untersuchung der Refraction durch Leseproben und Gläser. Am gebräuchlichsten sind die
Snellen'schen Leseproben, die mit deutschen und lateinischen Buchstaben
erscheinen und eine Hakentafel enthalten. Buchstaben und Haken haben
eine verschiedene Grösse und sind in 7 Reihen übereinander geordnet;
jeder Buchstabe erscheint auf die entsprechende, über der Reihe angegebene Entfernung unter einem Gesichtswinkel von 5 Minuten, und die
Dicke des Strichs entspricht dem 5. Theile der Höhe des Buchstaben.
Die Entfernung für die einzelnen Reihen ist folgende: 200 Fuss, 100, 70,
50. 40, 30, 20. Die Sehschärfe wird ausgedrückt durch einen Bruch, dessen
Zähler die Entfernung angiebt, in welcher untersucht ist, und dessen
Nenner die Entfernung ausdrückt, in welcher der betreffende Buchstabe
unter einem Winkel von 5 Minuten erscheint. $V = \dfrac{d}{D}$. Wer z. B. Snellen
50 in 20 Fuss erkennt, hat $V = \frac{2\,0}{5\,0}$. Finger sollen auf 200 Fuss gezählt werden können. Nachdem man ohne Gläser untersucht hat, probirt man, ob schwächere Convex- oder Concavgläser das Sehvermögen
verbessern und bleibt bei dem Glas stehen, welches den besten · visus
ergibt. Erzielt man mit mehreren Gläsern ein gleiches Sehvermögen,
so wählt man bei den Concavgläsern die schwächste, bei den Convexgläsern die stärkste Nummer. Nächst den Snellen'schen Leseproben sind
die *Schweigger'schen* am meisten zu empfehlen. Für dieselben wurde die
Entfernung, in welcher sie normale Menschen ohne Mühe erkennen
können, empirisch bestimmt. Schweigger vergleicht die Sehschärfe des
Kranken mit seiner eigenen und drückt sie durch einen Bruch aus. dessen
Zähler die kleinste Nummer der von ihm erkannten Probebuchstaben
angibt, und in dessen Nenner die vom Patienten erkannte Nummer steht.
Neben den Buchstabentafeln sind in beiden Büchern noch Leseproben von
zusammenhängendem Druck enthalten, um die Entfernung des Nahepunktes zu bestimmen. Zu dem gleichen Zweck sind die Leseproben
von *Jäger*, *Nieden* und *de Wecker* angegeben.
Die Sehschärfe des Auges nimmt vom Centrum (Macula) nach der
Peripherie der Retina ab; für die letztere hat man einen Maassstab in
den Aussen- und Farbengrenzen des Gesichtsfeldes. Die Untersuchung
des letzteren kann an einer schwarzen Tafel erfolgen, in deren Mitte ein
Kreuz als Fixirpunkt dient. Dieselbe kann ferner noch in horizontaler
und verticaler Richtung Halbirungslinien, sowie in den Diagonalen Linien

enthalten. Die Tafel wird dem Fenster gegenüber aufgestellt; der Kranke fixirt auf 1 Fuss Abstand von ihr mit einem Auge das Kreuz und hält das andere Auge zu, während der Arzt von der Peripherie her ein Stück weisser Kreide dem Kreuz nähert und an der Stelle auf der Tafel einen Strich macht, wo der Patient eben eine Empfindung von dem herannahenden Gegenstand hat. Die Untersuchung wird nach den verschiedenen Richtungen vorgenommen. Sind auf diese Weise die Aussengrenzen festgestellt, so prüft man die Farbengrenzen in ähnlicher Art, indem man statt der weissen farbige Objecte (Quadrate von Heidelberger Blumenpapier auf schwarzes Papier geklebt) in einer Klemme von der Peripherie dem Centrum nähert. Die farbigen Quadrate müssen ca. 2 *qc* gross sein. Am weitesten nach aussen erkennt man blau, dann folgt roth, die kleinsten Grenzen hat grün. — Zu genaueren Untersuchungen dienen die **Perimeter** (cfr. Amblyopie und Amaurose.) Zur oberflächlichen Bestimmung der Aussengrenzen genügt es dem Kranken, welcher dem Fenster den Rücken kehrt, ein Auge zuzuhalten und das freie Auge unser eigenes Auge, das sich ihm gegenüber befindet, fixiren zu lassen. Bei dieser Stellung bewegt man in den verschiedenen Richtungen von der Peripherie her eine Hand oder ein Taschentuch nach dem Centrum und lässt sich angeben, ob und wann die Bewegung wahrgenommen wird. Auf diese Weise controlirt man die Empfindungen des Patienten durch seine eigenen Eindrücke und kann Einengungen, sowie Gesichtsfelddefecte ziemlich gut constatiren.

Die quantitative Lichtempfindung der Netzhaut, die bei Staarkranken zur Beurtheilung eines günstigen oder ungünstigen Operationserfolges für das Sehvermögen sehr wichtig ist, wird in einem verdunkelten Raum auf grössere Entfernung (ca. 20 Fuss) geprüft und ein Auge dabei geschlossen. Man nimmt eine einfache Oellampe mit mittlerer Höhe der Flamme, hält sie zunächst in gerader Richtung dem Kranken vor, verdeckt sie und lässt sie abwechselnd frei. Der Kranke muss angeben, wann und in welcher Richtung er den Schein der Flamme wahrnimmt. Dann führt man die Lampe an der Peripherie herum in den verschiedenen Richtungen und verfährt in derselben Art. Der Patient muss immer angeben, ob es hell oder dunkel ist, und von welcher Seite der Lichtschein ins Auge fällt. So erkennt man z. B. ziemlich genau, ob ein Auge eine Netzhautablösung hat, und in welcher Richtung dieselbe besteht. Gelingt die Untersuchung auf 20 Fuss nicht, so kommt man mit dem Licht näher und stellt die Flamme höher. Sowohl in der Entfernung, wie in der Höhe der Flamme hat man einen Maassstab für die grössere oder geringere Lichtempfindlichkeit des Auges. Über die feineren Lichtsinnuntersuchungen und die Apparate vergl. man das Capitel Amblyopie und Amaurose.

Zur oberflächlichen Orientirung über den centralen Farbensinn genügt es grössere und kleinere farbige Quadrate dem Patienten vorzuhalten und sich die Farbe nennen zu lassen. Über die feineren Untersuchungen vergl. man später. Erwähnt sei, dass *Wolffberg* neuerdings einen Apparat erfunden hat, der auch en miniature käuflich ist, mit welchem man angeblich centrale Sehschärfe, Licht- und Farbensinn ziemlich genau und schnell zu gleicher Zeit zu bestimmen vermag.

Schliesslich erfolgt die Prüfung des binocularen Sehactes; man ermittelt dabei, ob an letzterem beide Augen oder nur eines betheiligt sind, resp. ob hierzu eine abnorme Muskelthätigkeit erforderlich ist. Diese Untersuchung hat natürlich nur dann einen Sinn, wenn die Augen bei gewöhnlicher Blickrichtung eine normale Stellung mit parallelen Sehachsen haben. Wenn bei Ablenkung eines Auges beide sehtüchtig sind, muss Doppelsehen bestehen, dessen Untersuchung und Bedeutung bei den Augenmuskelkrankheiten angegeben ist. Hochgradige Sehschwäche eines Auges schliesst die Diplopie aus.

Die Theilnahme beider oder nur eines Auges am binocularen Sehact prüft man in der Weise, dass man dem Kranken ein Auge verdeckt und nun einen nahen Gegenstand z. B. die Spitze eines vorgehaltenen Fingers, fixiren lässt. Ist der Sehact binocular, so hat sich unter der verdeckenden Hand das Auge ebenfalls auf den Gegenstand eingestellt und macht beim Freilassen keine Ortsveränderung; wenn der binoculare Sehact gestört ist (z. B. Insufficienz der rect. Interni), so steht das Auge im Moment des Freilassens abgelenkt und macht eine Einstellungsbewegung.

Der **zweite Theil** der Krankenuntersuchung umfasst **die Anamnese.** Bei Aufnahme derselben hat man sich über die Entstehungsart und Dauer des Leidens, über die durch dasselbe hervorgerufenen Beschwerden, über den Allgemeinzustand und über etwaige der Augenkrankheit unmittelbar oder früher vorangegangene, resp. gleichzeitig bestehende körperliche Leiden zu informiren. Bei dem innigen Zusammenhang zwischen Augen- und Allgemeinleiden ist die Untersuchung des Körpers nicht zu vernachlässigen, dieselbe ist für die Diagnose und Therapie von der grössten Bedeutung. Kataract und Retinitis mit Blutungen und weissen Plaques in der Netzhaut entwickeln sich oft bei Diabetes und Nephritis; die von *Ed. v. Jäger* abgebildete classische strahlige Affection der Macula findet sich auf beiden Augen nur bei Morbus Brightii. Auge und Hirn sind schon aus der Entwicklungsperiode her unzertrennlich mit einander verbunden; daher ist es kein Wunder, dass wir so oft bei Affectionen des Centralnervensystems eine Anomalie des Sehnerven (Hyperämie der Papille, Entzündung, Prominenz des Sehnervenkopfes, Atrophie) finden. Die acute Miliartuberculose ist fast nur mit absoluter Sicherheit dann zu diagnosticiren, wenn sich auch um die Papille Tuberkel der Choroidea entwickeln. Die perniciöse Anämie, die Leukaemie ruft häufig wichtige Augenveränderungen hervor (Blutungen, weisse Plaques), desgleichen die Chlorose, die Neurasthenie (Arterienpuls, auf dessen Bedeutung neuerdings besonders *Röhlmann* hingewiesen hat). Profuse Blutverluste (aus dem Magen oder Darm, aus den weiblichen Genitalien, den Luftwegen) führen oft zu unheilbaren Erblindungen in Folge Sehnervenatrophie. Septische Processe (Puerperalfieber, Pyämie, Endocarditis) üben auch auf das Sehorgan einen störenden Einfluss aus (metastatische Irido-Choreoiditis, Retinalblutungen), nicht minder die meisten acuten Infectionskrankheiten (Pocken, Scharlach, Masern, Diphtheritis, Typhus, Febris recurrens). Die Lues manifestirt sich an den Augen in der mannigfachsten Weise, sämmtliche Theile des Sehorganes können dabei erkranken; Geschwüre, Gummata kommen an den Lidern, der Conjunctiva, Entzündungen an der Cornea, Iris, dem Corpus ciliare, der Choroidea und Retina, sowie am Sehnerv, dem Periost der Orbitalknochen zur Beobachtung; Augenmuskellähmungen treten am häufigsten auf luetischer Basis auf. Wie oft ist die Blennorrhoe der Conjunctiva der Verräther einer verheimlichten Gonorrhoe, die sich auch in anderer Weise am Auge straft — hartnäckige, oft recidivirende Conjunctivitiden ohne blennorrhoisches Secret, recidivirende Iritiden spielen dabei dieselbe Rolle wie der Gelenkrheumatismus. Den Zusammenhang zwischen Anomalien des Circulationssystems und Glaucom hat neuerdings *Jacobson* aufgedeckt. *Michel* die Beziehungen zwischen einseitiger Katarakt und Carotisatherom. Störungen der Menstruation. Uterinleiden. die Lactationsperiode werden bei Frauen die Wurzel vieler Augenübel (Cyklitis. Choreoiditis). selbst das Mammacarcinom gefährdet die Augen der armen Kranken (metastatische Carcinome der Choreoidea). Diese wenigen Beispiele mögen genügen. um den Lesern dieses Buches den Zusammenhang der Ophthalmologie mit den übrigen Zweigen der medicinischen Wissenschaften einzuschärfen, da eine erschöpfende Darstellung des Gegenstandes an dieser Stelle unmöglich ist.

Allgemeine Bemerkungen über die Behandlung der Augenkrankheiten.

Bei der Behandlung der Augenkrankheiten muss natürlich die Ätiologie und die allgemeine Constitution der Patienten (Anämie. Chlorose. Scrophulose) in erster Linie nach den allgemein geltenden Principien Berücksichtigung finden. Die Hygiene der Augen ist ausserhalb und in der Schule zu regeln. die Refractionsanomalieen sind durch passende Brillen zu corrigiren. bei Epidemieen die Übertragung auf Gesunde durch Isolirung der Kranken in verschiedenen Räumen. durch eigenes Waschzeug. und sorgfältige Reinigung der Hände. sobald man die ansteckenden kranken Augen angefasst hat. durch Desinfection der benutzten Utensilien und der Räumlichkeiten (Schulen. Kasernen etc.) zu verhüten.

Jede schwere Augenentzündung erfordert absoluten Schutz der Augen vor Anstrengung und Einfall blendenden Lichtes. Man lasse die Patienten in einem durch Rouleaux oder Vorhänge verdunkelten Zimmer sitzen. resp. wenn die Entzündung zu heftig ist. zu Bett liegen, oder. wenn sie herumgehen können. im Freien eine Schutzbrille tragen mit Muschelgläsern. die nicht geschliffen sein dürfen. Ob ihre Farbe grau oder blau sein soll. überlässt man (da blaue Gläser häufig nach dem Abnehmen gelbe Nachbilder hinterlassen) im Allgemeinen dem Behagen der Kranken. Sie müssen nicht zu dunkel sein. am besten eine Mittelfarbe haben. und nicht länger als nothwendig getragen werden. damit die Augen nicht verwöhnt werden. Sie gewähren Schutz. nicht nur gegen Licht, sondern auch gegen Rauch. Staub. Zug und Wind. Momente. die bei Augenentzündungen ängstlich gemieden werden müssen. weil dadurch das Leiden gesteigert wird. — Gegen die Lichtscheu der Kinder und Erwachsenen bei scrophulösen Entzündungen darf man nicht das Gesicht in Kissen oder Tücher vergraben lassen; am besten ist es hierbei nach *Gräfe's* Vorschlag das Gesicht mehrmals am Tage öfter hinter einander in eine Schale recht kalten Wassers untertauchen zu lassen.

Nächst den Schutzbrillen kommt der **Schutz- resp. Druckverband** in Betracht. Er verhütet einerseits den Einfluss der oben genannten Schädlichkeiten auf die Augen noch sicherer als die Brille. dient andererseits zur Ruhigstellung der Lider und Augen nach Operationen. damit die Wunden besser heilen. Er beschleunigt die Regeneration von Epitheldefecten und Geschwüren der Cornea. indem er den hinderlichen Lidschlag beseitigt. und verhütet die Perforation eines Ulcus durch den Gegendruck. Er soll ferner bei einseitigen infectiösen Augenleiden über dem gesunden

Auge die Infection desselben verhindern (Blennorrhoe. Diphtheritis). Schliesslich dient er dazu die Resorption von Blutextravasaten oder Entzündungs-
Producten aus dem Auge oder dessen Umgebung zu begünstigen und zu
fördern, unter Umständen kann hier sogar nach *v. Gräfe* ein Schnür-
verband am Platze sein. Ueberall, wo es auf absolute Ruhe der Augen
ankommt (nach Operationen an Iris und Linse, bei schweren Traumen,
tiefen, der Perforation nahen oder perforirten Hornhautgeschwüren) muss
der Druckverband über beiden Augen angelegt und bis zur Verheilung
Rückenlage im Bett verordnet werden; sonst genügt ein einseitiger
Verband. Man bedeckt dazu die geschlossenen Lider mit einem circa 5-
Markstück grossen in einer schwachen Bor- oder Sublimatlösung ange-
feuchteten Leinwand- oder Borlintläppchen, dessen glatte Seite dem Auge
zugekehrt ist, und legt darüber 2—3 Bäusche entfetteter, trockener oder
angefeuchteter Verbandwatte, bis der zwischen Nasenrücken, oberem
Augenhöhlenrand und Wange befindliche Hohlraum über dem Auge vollständig ausgepolstert ist, wovon man sich mit der flach aufgelegten
Hohlhand überzeugt. Darüber kommt eine Binde aus elastischem, weichem
Wollenstoff, die ca. 3 Finger breit und für 1 Auge 3 Meter, für den
Binokel 4½ Meter lang sein muss. Beim Monokel legt man zuerst eine
circuläre Stirntour an, dann über jedes Auge 3 Touren, die auf der
kranken Seite unter, auf der gesunden über dem Ohr verlaufen und sich
auf der Glabella kreuzen; auf dem Auge liegen sie dachziegelartig über
einander. Je nachdem man die Binde anzieht, kann man einen verschieden
starken Druck erzeugen; derselbe darf jedoch den Kranken nicht belästigen.

Verursacht der Verband bei Patienten mit sehr empfindlicher Haut
Excoriationen der Lider, so muss er mit einem Oelläppchen resp. mit
einem Vaselinläppchen angelegt und häufiger erneuert werden. Vor der
Application eines frischen Verbandes reinige man die Lider, Wimpern
und den Conjunctivalsack. Wenn nicht die locale Therapie des Auges es
erfordert, wird der Verband nur 1-, höchstens 2-mal innerhalb 24 Stunden
gewechselt, nach grösserer Operation kann er sogar, wenn keine Schmerzen
bestehen, und der Kranke nicht zu unruhig gelegen hat, keine beun-
ruhigende Secretion vorhanden ist, sogar 2—3 Tage unverrückt liegen
bleiben, damit die Prima reunio nicht gestört wird. Man braucht ihn
dann nur nach dem Vorschlag von *Horner* mit einer kaltgesättigten
(0·3%) Salicylsäurelösung häufiger am Tage zu durchnässen, damit er
nicht drückt und reibt. Zum Reinigen der Augen benützt man gewöhnlich
eine schwache Borlösung (2%) oder Sublimatlösung (1 : 5000). Die
Carbolsäure verursacht meist Schmerzen und reizt die Conjunctiva, die
Salicylsäure erzeugt gelegentlich Excoriationen der Lidhaut. Wenn der
Schutzverband nicht mehr erforderlich ist, so genügen Schutzläppchen,
die mit einem Band um die Stirne befestigt werden, oder Schutzkappen
vor dem kranken Auge; schliesslich geht man zur Schutzbrille über,
wenn das Auge schon mehr Licht verträgt. Das Zimmer, in welchem
der Kranke sich aufhält, muss tüchtig gelüftet werden, plötzliche Uebergänge aus dem Dunkeln in's Helle, aus dem Warmen in's Kalte sind
zu vermeiden.

Die Diät ist entsprechend zu regeln; die Patienten dürfen bei
heftigen Entzündungen nur eine leicht verdauliche Kost geniessen;
Wein und Bier ist zu vermeiden, in der Reconvalescenz in mässigen

Quantitäten gestattet. Bei Scrophulose ist das ganze antiscrophulöse Regime zu verordnen — Leberthran, Salzbäder aus reinem Kochsalz oder einem Gemisch von Kochsalz und Stassfurter Abraumsalz zu gleichen Theilen und 30 *gr* pro Liter Badewasser, ferner Bäder aus Kreuznacher Mutterlauge oder andere Soolbäder. Jodeisensyrup rein oder mit Syr. simplex zu gleichen Theilen theelöffelweise resp. in Pillen mehrmals am Tage. Potatoren darf man den Schnaps nicht vollständig entziehen, damit sie nicht von Delirium tremens befallen werden, das an sich schon leicht unter dem Druckverband eintritt.

Was nun die directe Behandlung der Augenleiden angeht, so müssen wir die erhöhte Temperatur beseitigen durch **Umschläge** mit Eiswasser, resp. Läppchen oder Wattebäuschen, die auf Eis abgekühlt sind. Zu den Umschlägen kann man ferner gewöhnliches kaltes Wasser oder Blei-, Bor- und Sublimatwasser benützen. Ist ein dauernder Verband nöthig (Operationen), so kann man denselben durchnässen und darüber eine Eisblase appliciren oder die von kaltem Wasser permanent durchströmten *Leiter'schen* Röhren, oder wenn der dadurch erzeugte Druck unerträglich ist, Eiscompressen anwenden. Das Borsäurewasser kann man sich auf billige Art herstellen, indem man von dem käuflichen Borsäurepulver 1 Theelöffel auf ½ Liter Wasser nimmt, das Bleiwasser, wenn man zu 1 grossen Glas Wasser 10—12 Tropfen Liq. plumb. subacet. zusetzt. Die Compressen müssen gewechselt werden, sobald sie sich zu erwärmen beginnen; um diesen Wechsel schnell zu ermöglichen, bereite man sich gleich mehrere vor. Permanente Umschläge werden gewöhnlich, selbst bei Blennorhoe. nicht vertragen; es müssen je nach dem Gefühl des Kranken nach 1—2-stündigem Gebrauch ½- bis 1-stündige Pausen gemacht und bei längerem Gebrauch zur Vermeidung von Hautreizung auf die Lider unter die Compressen mit Oel, Glycerin, Vaselin oder Ung. leniens bestrichene Leinwandläppchen aufgelegt werden. Bei starker Secretion wäscht man den Conjunctivalsack alle 5—10 Minuten mit Bor- oder Sublimatwasser und Wattebäuschen aus.

Die **Kälte** wird unmittelbar nach Traumen oder bei den mit starker Eitersecretion einhergehenden infectiösen Conjunctival-Affectionen, gleichviel ob sie durch Cornealleiden (Pannus granulosus, Ulcus blennorhoic. resp. diphtheritic.) complicirt sind oder nicht, ohne Schaden vertragen; alle primären Hornhautkrankheiten, Iritis, Cyclitis werden durch die Kälte noch verschlimmert. Hier sind **laue** oder **warme Umschläge** geboten, zu denen man entweder jene obengenannten Blei-, Bor- oder Sublimatlösungen nimmt oder Kamillenthee rein resp. mit Zusatz von Bleiwasser (2 Löffel auf 1 grosse Tasse, den Niederschlag lässt man sich zu Boden setzen, während man die darüber befindliche Flüssigkeit durch Leinwand giesst und zu den Umschlägen verwendet). Die Umschläge dürfen nur so warm genommen werden, als sie auf den Lidern vertragen werden. Warme Breiumschläge sind nur bei den Erkrankungen der Orbitalknochen in Gebrauch. Auch die trockene Wärme (Kräuterkissen) ist bei gewissen Affectionen (Tenonitis) am Platze. Will man die feuchte Wärme mit dem Verband verbinden, so empfiehlt sich der *Sattler'sche* feuchtwarme permanente Druckverband, bei dem man die Verbandstücke noch mit antiseptischen Lösungen imprägniren kann und über die feuchte Watte ein Stück Guttaperchapapier, dann erst die Binde legt. Als be-

sonders gut hat Sattler zum Durchtränken des Verbandmateriales folgende
Lösung empfohlen: (Salicylsäure 1.0. Borsäure 3.0. Aq. destill. 100).
Die Hyperämie der Iris und des Corp. ciliare kann man durch
Blutentziehungen zu beseitigen suchen, indem man entweder um
den Hornhautrand herum die Bindehaut bis auf die Sclera mit einem
Gräfe'schen Messer durchschneidet **(Peritomie)** — auch die Limbus-
gefässe werden hierbei entleert — oder durch 2—3 Blutigel (bei Neu-
geborenen höchstens 1), welche man hinter dem Ohr der betreffenden
Seite auf den Processus mastoideus, nie an den
Lidern oder in deren Nähe applicirt, ferner
durch den **Heurteloup** (cfr. Fig. 3), einen dem
Schröpfkopf ähnlichen Apparat, der aus einem
Sauger *A* und einem schneidenden Locheisen *B*
besteht, dessen Schneide an der Schraube *a*, je
nach der Dicke der Haut an der Schläfe, verschieden weit herausgestellt werden kann und
durch die Schnur *b* in Bewegung gesetzt wird.
Zuerst lässt man den im warmen Wasser erwärmten Sauger an der Schläfe zwischen Haar
und Augenwinkel ansaugen, dann dreht man
ihn ab und durchschneidet mit *B* die Haut,
darauf setzt man den Sauger wieder an und
entzieht, je nach Bedarf, 1—2 Sauger Blut.
Nach den ersten Drehungen drücke man den
Apparat nicht mehr zu fest auf die Haut auf,
damit die Blutzufuhr nicht abgeschnitten wird.
Bisweilen kommt nur wenig Blut heraus, wenn
man nicht tief genug oder an einer falschen
Stelle eingeschnitten hat: blutet es nicht genug, so kann man den Sauger absetzen und
die Blutung durch Waschungen mit warmem
Wasser befördern. Nachher verklebt man die
Wunde und legt einen Druckverband an; den Tag nach der Blutentziehung liegt der Kranke in dunklem Zimmer im Bett. — Starke Hyperämie der Conjunctiva beseitigt man durch Einschnitte in die Bindehaut
mit einem gewöhnlichen Scalpell oder mit einem Gräfe'schen Messer.

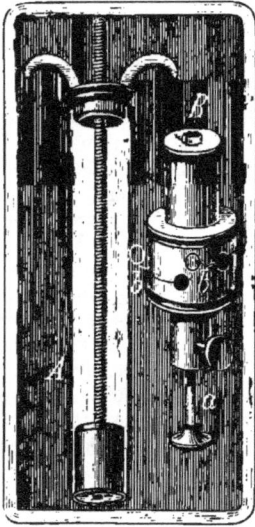
Fig. 3.

Die **Mydriatica** wirken auf die Irisgefässe und Irismusculatur; sie
bekämpfen einerseits die Hyperämie des vorderen Augapfelabschnittes und
lindern den Ciliarschmerz, andererseits haben sie eine Wirkung auf den
intraocularen Druck. Man benützt zur Pupillenerweiterung und Accommo-
dations-Lähmung 1-procentige Lösungen von Homatropin. hydrobromat s.
sulfur., Atropin und Dubois. sulfur. Am schwächsten wirkt das Homatopin;
innerhalb 20 Minuten ist die Pupillenerweiterung eingetreten und nach
12—24 Stunden wieder zurückgegangen. Atropin und Duboisin wirken in
etwas kürzerer Zeit, Duboisin etwas stärker; die Dauer der Wirkung ist
bei beiden Mitteln ziemlich gleich. Manche Menschen haben gegen beide
Mittel eine Idiosynkrasie und bekommen schon nach der geringsten Dosis
Intoxications-Erscheinungen (z. B. Delirien) oder Reizerscheinungen am Auge;
Atropin macht Trockenheit und bitteren Geschmack im Halse, Schluck-
störungen, Liderythem und leicht eine Conjunctivitis, wenn es längere

Zeit hindurch gebraucht und flockig wird. Um die ersteren Symptome zu
vermeiden, muss man den unteren Thränenpunkt zudrücken, damit das
Atropin nicht durch die Thränenwege in den Nasenrachenraum gelangen kann.
Das sicherste und schnellste Antidot ist Morphium subcutan. Die Mydriatica
finden Anwendung bei allen Augenentzündungen, welche mit Irishyperämie
oder Iritis einhergehen. Bei Cyklitis erzeugen sie leicht durch die Einwirkung auf den M. ciliaris Schmerzen; deshalb dürfen sie dabei nicht
in übergrosser Quantität gegeben werden. Bei Lähmung der Pupille und
Accommodation sind Mydriatica contraindicirt. Ferner sind sie verboten
bei Glaucom und nur mit Vorsicht anzuwenden bei allen Processen,
welche zu intraocularer Drucksteigerung führen können, weil Atropin
leicht einen Glaucomanfall auslöst. Diese praktische Erfahrung steht in
Widerspruch mit den neuesten unter *Pflügers* Leitung von *Stocker*
in Bern angestellten Versuchen, deren Ergebniss beim Atropin ist, dass
es im Auge eines curarisirten Thieres den Druck langsam herabsetzt. —
Bei Drucksteigerung sind die **Myotica** (Pilocarpin und Eserin) am Platz.
Sie verengern die Pupille und bewirken einen Krampfzustand des Accommodationsmuskels. Bei diesen Mitteln haben Stockers Untersuchungen
mit den praktischen Forschungen bei Glaucom nicht in Widerspruch
befindliche Resultate ergeben: sowohl Eserin als Pilocarpin setzt den
Druck herab, Eserin, nachdem eine primäre Erhöhung des Druckes
vorangegangen ist. Die Eserin-Lösungen zersetzen sich leicht und müssen
in dunklen Gläsern aufbewahrt werden; mit dem Auftreten der rothen
Farbe verlieren sie an Wirksamkeit, am langsamsten tritt die Zersetzung
ein bei Lösungen von Eserin. salicylic. Hievon verordnet man 1-procentige,
von Pilocarpin 2-procentige Lösungen. Nach Einträufelung von Eserin
empfindet man oft ein unangenehmes Spannungsgefühl im Auge. Ueber
den Gebrauch der Mydriatica und Myotica bei Hornhautgeschwüren vergleiche man das betreffende Capitel.

Zu den beliebtesten Mitteln in der Ophthalmologie gehören die
Quecksilberpräparate, die man auch in Fällen verordnet, in denen
keine luetische Basis nachweisbar ist. Man gibt sie namentlich bei
parenchymatöser Keratitis, chronischen Choreoditiden, sympathischer
Ophthalmie. In feinpulverisirtem Zustand ordinirt man das Calomel,
welches mit einem dicken Pinsel in den Conjunctivalsack eingestäubt
wird (z. B. bei Phlyctänen), oder man gibt es in Pulvern à 0,05 *gr* per
Dose 1—2-stündlich, wenn man eine schnelle Wirkung haben will (z. B.
bei plastischen und eiterigen Iritiden resp. Cyklitiden nach Operationen),
bis Halitus mercurialis und Salivation einzutreten beginnt. Sublimat benützt man in wässriger Lösung als Desinficiens (es wirkt noch in einer
Lösung von $^1/_{10\cdot000}$) ferner in Pillen (0,2 : 20 Pillen 2mal tägl. 1 Pille)
bei chronischen Choreoiditiden, oder subcutan (0,1 : 0,25 Natr. chlor.
und 10,0 Wasser) 1 Spritze tief in die Rückenmusculatur. Um schnell
antiseptische Lösungen von Sublimat zu bekommen, hat *Angerer* Sub-
limat-Kochsalz-Pastillen à 1,0 und 0,5 *gr* empfohlen. Sehr beliebt ist die
sogenannte *Pagenstecher'sche* gelbe Salbe von 0,1 Hydrargyr. praecipitat.
flav. auf 6,0 Vaselin; sie wird bei allen scrophulösen Ophthalmien äusserlich auf die Lider oder in den Conjunctivalsack gestrichen. Der innerliche Gebrauch von Jod-Präparaten ist dabei streng contraindicirt, weil
sich im Thränensecret Jod abscheidet und mit dem Quecksilber eine stark

reizende Jodquecksilber-Verbindung eingeht. Bei den luetischen Ophthalmien ist eine energische Schmiercur mit Ung. hydrargyr. ciner. 4.0 — 6.0 pro dos. et die. erforderlich und Jodkali innerlich; natürlich dürfen die Inunctionen nur unter den auch sonst allgemein üblichen Cautelen ausgeführt werden.

Das **Strychnin** feiert auf die Anregung von *Nagel* und *von Hippel* bei Amblyopien in Folge von Sehnervenleiden grosse Triumphe. Man injicirt es subcutan an der Schläfe oder in den Nacken und steigt mit der Dosis allmählig von 2 bis zu 5 Milligrammen.

Von **Hautreizen** macht man nur bei chronischen Erkrankungen der Choreoidea und Retina. oder des Opticus Gebrauch. Man verordnet theils Senfteige in den Nacken, theils trockene Schröpfköpfe, theils ein Haarseil. Ferner gibt man Fussbäder, so warm, als sie irgend vertragen werden, bis über die Knöchel mit Zusatz von 2—3 Löffeln Senfmehl und 2—3 Händen Kochsalz; wenn man eine noch stärkere Wirkung erzielen will. fügt man noch etwas Pottasche hinzu. Sie werden jeden Tag oder übertäglich Abends $1/_4$ Stunde lang genommen. während der Menstruation ausgesetzt. — Zu Schwitzcuren dienen Pilocarpin-Einspritzungen à 0,01 — 0,02 *gr* mit nachfolgender Einwickelung in wollene Decken; bei Idiosynkrasie, die sich durch Erbrechen. Herzklopfen. Blasenbeschwerden, Schwindel zu erkennen giebt, sieht man natürlich von weiterem Gebrauch dieses Mittels ab. Auch Holzthee wird zum Schwitzen eingenommen; die Transpiration wird ferner angeregt durch grössere Dosen von Natr. salicyl. und bicarbon. aa. 1,0 etwa 2—3 Pulver auf einmal und Einwickelung in wollene Decken. — Abführmittel sind auch, ohne dass Verstopfung besteht. bei plastischen Iritiden und bei Cyklitis indicirt; am günstigsten wirken die salinischen Wässer oder Karlsbader Salz. —

Heftige Schmerzen erfordern ein **Narcoticum**, entweder Morphium subcutan oder bei Idiosynkrasie dagegen Chloral per os resp. im Clysma. In der Neuzeit ist das durch *Koller* zuerst empfohlene Cocain. muriat. sehr in Aufschwung gekommen. Dasselbe erzeugt Anästhesie der Cornea und Conjunctiva und wird dieser Eigenschaft wegen auch viel statt der Narkose bei Augenoperationen verwendet. Die Zahl der Tropfen einer 2—3°/₀ Lösung, welche Anästhesie erzeugt, ist individuell verschieden. Nebenwirkungen sind: Blässe der Conjunctiva, Erweiterung der Pupille und Lidspalte; die Accommodation wird nicht beeinflusst *(Eversbusch)*, der intraoculare Druck nach vorausgegangener geringer Erhöhung herabgesetzt *(Stocker)*. Die anästhesirende Wirkung beruht nach *Eversbusch*, ausser auf Contact mit den sensiblen Corneal- und Bindehautnerven, auf einem reizenden Einfluss auf die Vasoconstrictoren, der sich an der Iris mit der Lupe leicht constatiren lässt. Um die Lösungen rein zu erhalten. empfiehlt Eversbusch statt des destillirten Wassers eine Mischung von gleichen Theilen einer Sublimatlösung 1 : 4000 und einer gesättigten wässerigen Salicylsäurelösung und von Zeit zu Zeit die zu benützende Flüssigkeit in einem Reagenzglase bis zum Sieden zu erhitzen. wodurch sich zwar die Concentration der Lösung. aber nicht ihre Wirksamkeit verändert. Da sich bei ihrem Gebrauch leicht Epithelabschilferungen und Keratitiden einstellen in Folge eines Vertrocknungsvorganges an der Hornhaut-Oberfläche, der einerseits durch abnorme Verdunstung in Folge mangelnden Lidschlages, andererseits durch lymphatische Anämie der Cornea bedingt ist, so empfiehlt es sich die Lider zu schliessen und mit feuchten Compressen während der Anästhesirung zu bedecken.

Die **Cocain-Anästhesie** kann bei verständigen Erwachsenen mit Vortheil fast bei allen Operationen verwendet werden. Selbst bei der Enucleation soll dadurch der Schmerz erheblich gelindert werden. Hier möchte ich indessen immer die Chloroformnarkose vorziehen, ebenso bei kleineren Kindern, selbst wenn man z. B. bei der Tenotomie auf den Vortheil verzichten muss den Effect der Operation unmittelbar darauf zu prüfen und darnach Correcturen vorzunehmen. Bei sehr erregbaren, energielosen Erwachsenen kann man ebenfalls die Chloroformnarkose nicht entbehren. zumal bei der Glaucomiridektomie und der Cataraktextraction, bei der durch jede unwillkürliche Muskelaction der Glaskörper in die Wunde gedrängt werden kann. Ist die Operation bei Cocainanästhesie möglich, so muss man bei der Extraction, Iridektomie und Sclerotomie zur Verengerung der Pupille nach dem Vorschlag *de Weckers* gleichzeitig Eserin instilliren. und zwar auf je 1 Tropfen einer 1-procent. Eserinlösung 4 Tropfen einer 2-procent. Cocainlösung.

Bei allen Augenoperationen sind den modernen Anschauungen der Chirurgie entsprechend antiseptische Maassregeln erforderlich. Operateur. Assistenten und Wärter, Operationsterrain und Instrumente müssen aseptisch sein. Die kalt gesättigte von *Horner* eingeführte Salicylsäurelösung, die nur 0,3% der Säure enthält, und die *Sattler'sche* Bor-Salicylsäurelösung reizen oft die Haut und verursachen Brennen, die 2—4% Borsäurelösung ist ein reizloses, mildes Augenwasser. besitzt aber die geringste antibacterielle Kraft und ist höchstens zum Abspülen des Operationsterrains während der Operation zu verwerthen. Am besten ist indessen auch hierzu der Sublimat, von dem 2 Lösungen in Gebrauch sind (1 : 1000 und 1 : 5000); dieselben reizen die Haut kaum und sind sehr billig. Carbol ist theuer, reizt und verdirbt in stärkerer, antiseptischer Lösung die Instrumente, auch Sublimat greift dieselben an. Die Kranken werden womöglich gebadet, zum mindesten im Gesicht und an den Händen gereinigt und mit frischer Wäsche versehen. Umgebung der Augen, Lider, Cilienboden, Augenbrauen werden vor der Operation mit einer Sublimatlösung 1 : 1000 gründlich gewaschen und nachher mit einem darin eingetauchten Wattebausch bedeckt, bis die Operation beginnt. Arzt, Assistenten und Wartepersonal reinigen sich mit Seife und Nagelbürste die Hände und Finger, tauchen dieselben dann in die Sublimatlösung 1 : 1000, trocknen sie aber nicht ab. Jedesmal, sowie die Finger bei einer Staaroperation oder Iridektomie mit dem Auge direct in Berührung kommen, werden sie wieder eingetaucht. Während der Operation überrieselt man das Terrain aus einem Wattebausch mit Sublimatlösung 1 : 5000 oder 4% Borsäurelösung. Nachdem das Auge und die Wunde von Blutcoagulis gereinigt ist, wird die Wunde mit feinem Jodoformpulver bestäubt. das die Wundheilung entschieden fördert. Die äusseren Wunden an den Lidern werden erst durch Suturen geschlossen, ehe man das Jodoformpulver aufstreut.

Am wichtigsten ist die Desinfection der Instrumente: Carbol und Sublimat greifen sie bei längerer Einwirkung schnell an. *Sattler* empfiehlt, sie ½—1 Minute lang unmittelbar vor der Operation in kochendes

Wasser und dann direct bis zur Abkühlung in eine 5% Lösung von Carbol zu tauchen und hierauf zur Operation zu benützen. Es genügt jedoch auch die Instrumente mit absolutem Alkohol abzuwaschen, 1 Stunde lang in einer verdeckten Schale mit 2% Carbollösung liegen zu lassen, die Lanze oder das Linearmesser aber unmittelbar vor dem Gebrauch ordentlich mit Alkohol zu reinigen und darauf in Carbolwasser einzutauchen. Der Spray hat ausser bei Enucleationen keine weitere Verwendung; er wird hier gebraucht, sobald der Operateur den Opticus durchschneidet und in Thätigkeit erhalten, bis die Conjunctivalwunde durch Suturen geschlossen ist. Zu seiner Füllung dient 2⁰/₀ Carbollösung.

Zum Verschluss von Wunden an den Augen wenden wir Catgut (00) oder Seide an, für die Bindehaut die feinste sog. Conjunctivalseide, für die Lider eine mittelstarke Sorte. Die Seide wird in folgender Art zubereitet: Man wickelt sie auf eine kleine Glasspule auf, kocht sie ½ Stunde lang in 10% Carbollösung. legt sie nun in kochende flüssige Wachslösung und spult sie auf eine andere Rolle auf. Die letztere wird in kalte 10% Carbollösung gelegt. Hierin bleibt sie bis zum Gebrauch liegen ; vor demselben werden die Fäden in 2% Carbollösung gelegt.

II. Capitel.

Anomalieen der Refraction und Accommodation.

I. Optische Einleitung.

A) Brillen.

Wir führen in unseren Brillenkasten 3 Arten von Gläsern, sphärische, cylindrische und prismatische.
Von den **sphärischen** unterscheiden wir 2 Sorten, die Convex- und die Concavlinsen. Die **Convexlinsen** sind vorwiegend biconvex; seltener sind plancónvexe Gläser, deren eine Fläche plan ist, in Gebrauch. Die Biconvexlinse stellt ein Glas dar, dessen beide Oberflächen Segmenten einer Kugel mit gleichem Radius entsprechen. Sie hat die Eigenschaft parallele Lichtstrahlen convergent zu machen (Sammellinsen). Wir unterscheiden an ihr 1. **2 Brennpunkte** (cfr. Fig. 4), einen vorderen F_1

Fig. 4.

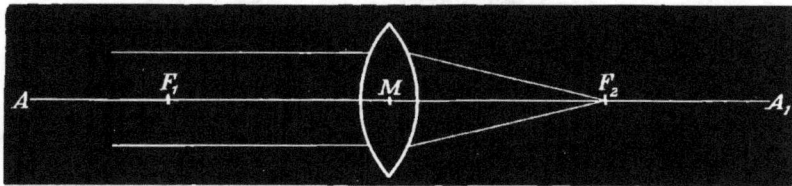

AA_1 Achse des Glases, F_1, F_2 vorderer resp. hinterer Brennpunkt. M optischer Mittelpunkt; F_1M vordere, F_2M hintere Brennweite.

einen hinteren F_2, deren Entfernung vom optischen Mittelpunkt M gleich weit ist und vordere (F_1M), resp. hintere (F_2M) Brennweite genannt wird. 2. **Die beiden Hauptpunkte,** welche in der Linse selbst gelegen und dadurch charakterisirt sind, dass nach der Brechung durch das optische System in der durch den zweiten gehenden Hauptebene ein gleich grosses und gleich gerichtetes Bild von einem in der ersten Hauptebene befindlichen leuchtenden Object entsteht. 3. **Die beiden Knotenpunkte,** welche bei der Biconvexlinse mit den Hauptpunkten zusammenfallen und dadurch ausgezeichnet sind, dass die vor der Brechung durch den ersten gehenden Strahlen nach der Brechung durch den zweiten in der zur ersten parallelen Richtung weiter verlaufen. Alle Cardinalpunkte befinden sich auf der optischen Achse (AA_1), welche die Brennpunkte mit dem Mittelpunkt verbindet. Parallel zur Hauptachse auffallende Strahlen vereinigen sich auf der anderen Seite in dem entsprechenden Hauptbrennpunkt (cfr. Fig. 4):

2*

derselbe bekommt ein positives : — Zeichen, weil er auf der dem Leuchtpunkt entgegengesetzten Seite der Linse gelegen ist. Strahlen, welche
von einem in endlicher Entfernung befindlichen Punkt, also divergent auf
die Linse auffallen, haben einen verschiedenen Gang, je nachdem der
Leuchtpunkt ausserhalb (Fig. 5) oder innerhalb (Fig. 6) der Brennweite
gelegen ist. Die Strahlen werden convergent, wenn er ausserhalb der
Brennweite liegt, und zwar um so convergenter, je weiter er von dem

Fig. 5.

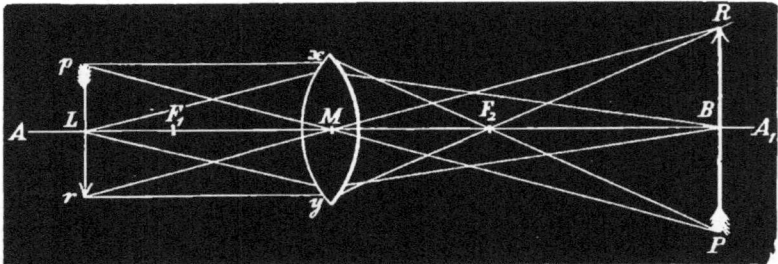

F_1, F_2, M, AA_1 wie zuvor, L Leuchtpunkt, B Bildpunkt, pr leuchtender Gegenstand.
PR sein Bild, px und py je ein zur Achse parallel auffallender Strahl, der nach F_2
gebrochen wird und im Verein mit den verlängerten Linien pM und rM zur Construction des Bildes PR erforderlich ist.

Brennpunkt entfernt ist. Leuchtpunkt (L) und Bildpunkt (B) heissen
conjugirte Brennpunkte; denn von B entsteht in L ein Bild und vice
versa. Dasselbe ist ein reelles, seine Entfernung wird berechnet nach
der Formel $\frac{1}{f} = \frac{1}{a} + \frac{1}{b}$; f ist die Brennweite der Linse, a die Entfernung
des Leuchtpunktes, b die Entfernung des Bildpunktes vom Glas.

Beispiel $f = 10''$, $a = 15''$ $\frac{1}{b} = \frac{1}{10} - \frac{1}{15} = \frac{1}{30}$, $b = 30'$

Liegt L innerhalb der Brennweite des optischen Systems. (Fig. 6)

Fig. 6.

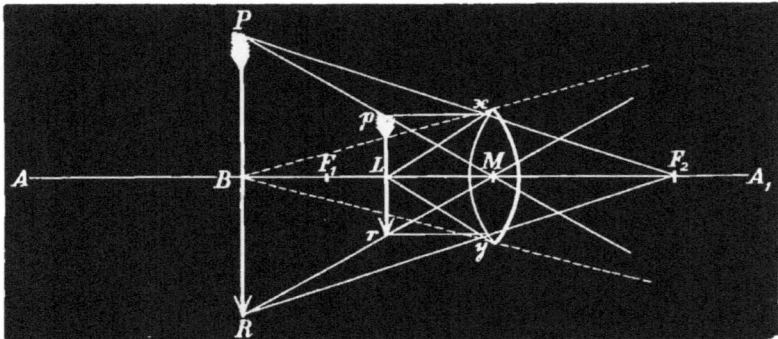

F_1, F_2, M, AA_1 wie zuvor L Leuchtpunkt, B Bildpunkt, pr leuchtender Gegenstand,
PR sein Bild, px, ry, pM und rM haben dieselbe Bedeutung wie in Fig. 5.

so werden die Strahlen divergent und zwar so, dass sie rückwärts verlängert auf der Seite des Leuchtpunktes sich vereinigen. Der Bildpunkt B ist virtuell, seine Entfernung von M hat ein negatives (—) Zeichen.

Beispiel $f = 10''$, $a = 6''$; $\dfrac{1}{b} = \dfrac{1}{f} - \dfrac{1}{a} = \dfrac{1}{10} - \dfrac{1}{6} = -\dfrac{1}{15}$; $-b = 15''$.

Die Strahlen werden um so divergenter, je näher L der Linse liegt. Befindet sich in L kein leuchtender Punkt, sondern ein leuchtendes Object (pr), so entsteht im ersten Fall (Fig. 5) ein reelles, umgekehrtes vergrössertes Bild, dessen Lage man sich construirt, indem man die zur Hauptachse parallelen Strahlen pr und ry zieht, nach der Vereinigung in F_2 dieselben verlängert und nun von p und r die durch M ziehenden, ungebrochen verlaufenden Strahlen bis zum Durchschnittspunkt in P resp. R zeichnet. Die Grösse des Bildes (g_1) berechnet man nach der Formel $g : g_1 = a : b$. Darin bedeutet g die Grösse des leuchtenden Objectes, a seinen Abstand von der Linse und b den Abstand seines Bildes von derselben, den man nach der früheren Formel $\dfrac{1}{f} = \dfrac{1}{a} + \dfrac{1}{b}$ bestimmen kann.

Beispiel $f = 10''$, $a = 15''$, dann ist b 30''; $g = 10''$, so ist

$$10 : g_1 = 15 : 30, \quad g_1 = \frac{10 \times 30}{15} = 20''.$$

Liegt das Object innerhalb der Brennweite (Fig. 6), so ist sein Bild virtuell, vergrössert und aufrecht: seine Grösse wird in gleicher Weise berechnet.

Beispiel $f = 10''$, $a = 6''$, dann ist $-b = 15''$; $g = 10''$, so ist

$$g_1 = \frac{10 \times 15}{6} = 25''.$$

Auf dieselbe Art entstehen die Bilder, wenn wir die Linse als Loupe benutzen.

Die Concavgläser (Zerstreuungslinsen) sind meist biconcav, selten planconcav; parallele Strahlen werden so divergent gemacht (Fig. 7)

Fig. 7.

als kämen sie von einem auf derselben Seite. d. h. vor der Linse gelegenen Punkt F_1 her: derselbe ist der Brennpunkt und hat ein negatives
(—) Zeichen. Die Strahlen werden also nicht wirklich vereinigt, F_1 heisst
darnach auch virtueller Brennpunkt. das Bild ist ein virtuelles. Die Concavlinsen haben ebenfalls 2 Brennpunkte und 2 Brennweiten (nur mit
negativem (—) Zeichen) und dieselbe Linsenformel mit — Zeichen für f;
das Bild wird in derselben Weise construirt und hinsichtlich seiner
Grösse berechnet. es ist aufrecht. virtuell. vergrössert. (Fig. 8).

Fig. 8.

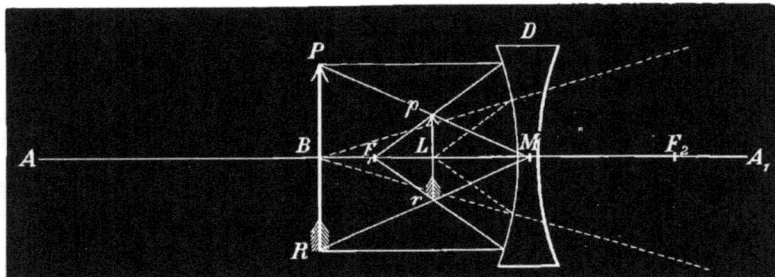

F_1. F_2, M, A_1 wie zuvor L Leuchtpunkt, B Bildpunkt, pr leuchtender Gegenstand,
PR sein Bild. D die Linse, pF_1, rF_1, pM und rM die zur Construction von PR erforderlichen Hilfslinien.

Um die Brennweite eines Convexglases zu bestimmen, kann man
mit demselben ein umgekehrtes Bild von einer Flamme auf einer Fläche
entwerfen und den Abstand von Glas und Flammenbild messen. Bei
Concavgläsern verfährt man in der Art. dass man durch dasselbe eine
Sehprobe betrachtet und diese dann mit einem Concavglase von bekannter
Brennweite vergleicht, oder man versucht die Wirkung des Concavglases
durch ein Convexglas von bekannter Brennweite zu neutralisiren. so dass
die Leseprobe weder verkleinert noch vergrössert erscheint. Dasjenige
Convexglas, welches mit einem Concavglas combinirt uns die Schriftprobe
wie durch ein Planglas erscheinen lässt, sagt wir mit dem anderen Auge
controliren. gibt die Brennweite der Concavlinse an.
Was nun die Bezeichnung der Gläser anlangt. so drückte in den
alten Brillenkästen die Nummer die Brennweite in Zollen aus. ihre Brechkraft wurde durch den reciproken Werth der Brennweite bezeichnet — eine
Linse mit 12'' Brennweite hatte also eine Brechkraft $\frac{1}{12}$. Der Unterschied
in der Brechkraft zweier Gläser musste also durch umständliche Bruch-
rechnungen festgestellt werden. Je kürzer die Brennweite. desto stärker
war das Glas. Neuerdings mit der Einführung des Metermaasses hat man.
besonders auf Veranlassung von *Donders* und *Nagel*, die Bezeichnung der
Brillengläser geändert und als Einheitslinse eine solche von 1 Meter Brenn-
weite normirt, die Brechkraft derselben wurde 1 und **Dioptrie** genannt.
Eine Linse von 2 D. bedeutet die Brechkraft einer Linse mit $\frac{1}{2}$ Meter
Brennweite. $\frac{1}{2}$ D die Brechkraft einer Linse mit 2 Meter Focaldistanz.
Den Unterschied in der Brechkraft drückt man jetzt also durch ganze
Zahlen. resp. einen Decimalbruch aus. Die Umrechnung der Dioptrie in

die Zolllinse gelingt leicht nach der Formel $M\,Z = 40$: in derselben bedeutet M die Meter- und Z die Zolllinse. —

$$4\ D \text{ ist also} == \frac{40}{4} = 10\ Z, \text{ und } \frac{1''}{8} = \frac{40}{8} = 5\ D.$$

Die **Cylindergläser** sind in die Praxis durch *Donders* eingeführt. Dieselben stellen einen Abschnitt eines Cylinders dar, dessen eine Ebene die Wirkung einer sphärischen ($+$ oder $-$) Linse hat, dessen senkrecht darauf befindliche Ebene die Lichtstrahlen ungebrochen durchlässt und **Achse** genannt wird. Sie wurden früher nach der Brennweite des sphärischen Antheiles in Zollen, jetzt nach Dioptrieen numerirt und können mit sphärischen Gläsern und unter einander combinirt werden.

Erwähnt seien noch die *Menisken* und die *Franklin'schen* Gläser. Jene haben eine convexe und eine concave Fläche und werden nach ihrer sammelnden oder zerstreuenden Wirkung, welche davon abhängig ist, ob der Radius der convexen oder der concaven Fläche kleiner ist, positive und negative Menisken, und weil man durch sie ringsherum sehen kann, ohne dass die Bilder eine erhebliche Verzerrung erfahren, auch **periskopische** Gläser genannt. Sie sind wie die planconcaven und planconvexen Linsen wegen der starken sphärischen Aberration (unregelmässige Brechung der Randstrahlen) im Allgemeinen wenig im Gebrauch, ebenso auch die Franklin'schen Gläser, deren obere Hälfte eine andere Wirkung als die untere hat.

An den **Prismen** unterscheiden wir (cfr. Fig. 9) die brechende Kante (K) in der die brechenden Flächen unter einem die Stärke des

Fig. 9.

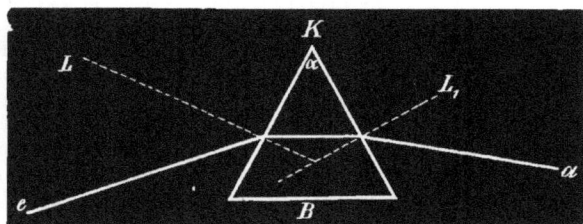

K die Kante, B die Basis; e der eintretende, a der austretende abgelenkte Strahl. L und L' das Ein- und Ausfallsloth. Der Strahl e wird beim Eintritt aus einem dünneren (Luft) in ein dichteres (Glas) Medium dem Einfallsloth zu —, beim Austritt aus einem dichteren in ein dünneres Medium von demselben abgebrochen.

Prismas angebenden Winkel α zusammentreffen, und die ihr gegenüberliegende Basis (B), nach welcher die Strahlen beim Austritt aus dem Prisma abgelenkt werden. Die Ablenkung der Strahlen ist um so stärker, je grösser der Winkel α ist. Fixirt man einen Gegenstand binocular (cfr. Fig. 10) und hält nun vor das eine Auge ein Prisma mit der Basis nach aussen, so sieht man im Moment den Gegenstand A doppelt, weil durch das Prisma die Strahlen von M nach M_1 in der Retina, d. h. von der Macula nach einer excentrischen Stelle geworfen werden, die das Bild von A in A_1 empfindet. Es tritt also gekreuzte Diplopie auf, der Abstand der Doppelbilder wächst mit der Stärke des Prismas. Um sie zu vereinigen muss das Auge L eine Einwärtsdrehung machen, bei der M nach M_1 kommt. Ein Prisma mit der Basis nach innen erzeugt gleichnamige Diplopie, weil das Bild von A in L die Retina nach innen von der Macula trifft, also auf einen temporalwärts von A gelegenen Punkt A_1 den Gesichtseindruck bezieht. Das Auge muss demnach im Interesse des Einfachsehens eine Auswärtsrollung erfahren, damit M weiter nach innen zu liegen kommt, wo A_1 die Retina trifft. Jene Prismen, welche eine Einwärtsrollung hervorrufen, nennen wir **adducirende,** diejenigen, welche eine Contraction des Rect. externus anregen, **abducirende.**

Fig. 10.

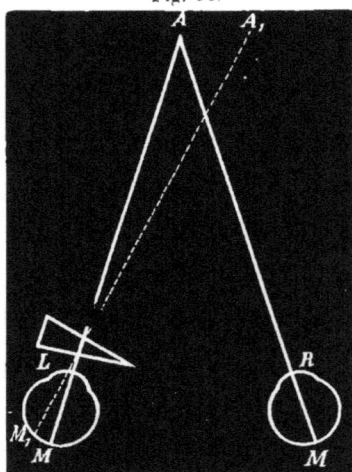

R das rechte, L das linke Auge, A Fixirpunkt, dessen Bild im linken Auge durch das Prisma nach M_1 kommt und nach A_1 projicirt wird.

B) Physiologische Optik.

Das Auge gleicht einer Camera obscura, in welcher alle Eindrücke der Aussenwelt auf der Netzhaut als photographischen Platte im umgekehrten Bilde zu Stande kommen. Der dioptrische Apparat besteht aus der Cornea, dem Humor aqueus, der Linse und dem Glaskörper. Kammerwasser und Glaskörper haben annähernd dasselbe Brechungsvermögen und differiren darin nur wenig von der den Scheitel eines Rotationsellipsoids darstellenden Cornea, deren Brechungsindex 1,3376 *(Listing),* deren Krümmungsradius fast 8 *mm,* deren Dicke an der Peripherie stärker als im Centrum ist, deren verticaler Meridian etwas stärker bricht als der horizontale. Cornea und Humor aqueus zusammen bewirken, dass parallel auffallende Strahlen sich 31 *mm* hinter dem Hornhautscheitel, also erst hinter dem Bulbus sich vereinigen würden; so liegen die Verhältnisse bei Aphakie. Die Linse, deren Brechungsvermögen nach dem Kern hin zunimmt und deren Brechungsindex = 1,455 *(Listing)* ist, macht die durch die Cornea und den Humor aqueus convergent gewordenen Strahlen noch convergenter, so dass sie früher zur Vereinigung gelangen. Der Krümmungsradius der vorderen Linsenfläche beträgt 10 *mm,* der der hinteren 6 *mm,* jene liegt 3,6 *mm,* diese 7,2 *mm* hinter dem Hornhautscheitel, so dass die Dicke der Linse 3,6 *mm* ist.

Bei dem zusammengesetzten optischen Apparat des Auges unterscheiden wir, wie an der einfachen Linse, 3 Paare von Cardinalpunkten: **1. den vorderen und hinteren Brennpunkt;** die vordere und hintere

Brennweite sind nicht gleich gross, weil an zusammengesetzten Systemen die beiden Hauptbrennweiten sich wie die Brechungsexponenten des ersten und letzten Mediums verhalten. Nach den am Listing'schen reducirten Auge durch *Helmholtz* gemachten Berechnungen liegt der vordere Brennpunkt 13.752 *mm* vor dem Auge, der 2. Brennpunkt 22.834 *mm* hinter dem Hornhautscheitel. 2. **Den ersten Hauptpunkt,** der 1.75 *mm* und **den zweiten,** der 2.115 *mm* hinter der Hornhaut gelegen ist. 3. **Die beiden Knotenpunkte;** der erste befindet sich 6.966 *mm*, der zweite 7.331 *mm* hinter der Cornea, jener also vor, dieser hinter der hinteren Linsenfläche. Die durch die beiden Brenn-, Haupt- und Knotenpunkte gehende gerade Linie ist die **Augenachse,** während die das Sehobject mit der Macula lutea verbindende Linie die **Seh-** oder **Gesichtslinie** genannt wird: sie fällt nicht mit dem Hornhautscheitel zusammen, sondern schneidet die Cornea nach innen von demselben.

Donders vereinfachte das Augenschema noch weiter und führte das reducirte Normalauge ein, das nur eine brechende Fläche von 5 *mm* Radius, einen gemeinsamen Hauptpunkt in dem Hornhautscheitel, einen Knotenpunkt im Mittelpunkt der gekrümmten Fläche hat, vor sich Luft, in seinem Innern Wasser. Die vordere Brennweite misst ca. 15 *mm* (14.8), die hintere ca. 20 *mm* (19.875).

Je nach der Lage der Retina zur Linse (resp. je nach der Brechkraft der brechenden Medien) unterscheiden wir 3 **Refractionszustände** (cfr. Fig. 11) des Auges.

Bei dem **normalen** oder **emmetropischen Auge** befindet sich die Netzhaut in der Brennebene des optischen Systems, so dass parallel auf die Cornea auffallende Strahlen vermöge des anatomischen Baues des Auges auf der Retina (*E*) zur Vereinigung kommen. Der Fernpunkt liegt also in der Unendlichkeit. Wenn sich parallele Lichtstrahlen erst hinter der Netzhaut vereinigen, so nennen wir das Auge **hypermetropisch.** Die Retina liegt also vor der Brennebene(*H*). dem zu Folge vermögen solche Augen nur convergent auffallende Lichtstrahlen auf der Netzhaut zu vereinigen — derartige Strahlen gibt es aber in der Natur ohne künstliche Hilfsmittel nicht. Der Fernpunkt des Auges liegt in bestimmter endlicher Entfernung **hinter** dem Auge, er ist **negativ.** In den **myopischen** Augen befindet sich die Netzhaut (*M*) hinter dem Brennpunkt. parallele Strahlen vereinigen sich vor ihr im Glaskörper und gehen dann divergent weiter. auf der Netzhaut entsteht ein Zerstreuungskreis: auf ihr können nur divergent. d. h. aus der Endlichkeit auffallende Strahlen zur Vereinigung gelangen. Der Fernpunkt liegt in bestimmter endlicher Entfernung **vor** dem Auge; er ist **positiv.**

Nehmen wir die Retina als Lichtquelle an, so verlassen die Strahlen nach den Linsengesetzen das **hypermetropische** Auge so **divergent,** dass sie rückwärts verlängert **hinter** dem Auge in *b* sich schneiden: sie

Fig. 11.

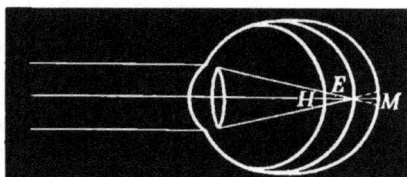

E Retina des Emmetropen,
H „ „ Hypermetropen,
M „ „ Myopen.

Fig. 12.

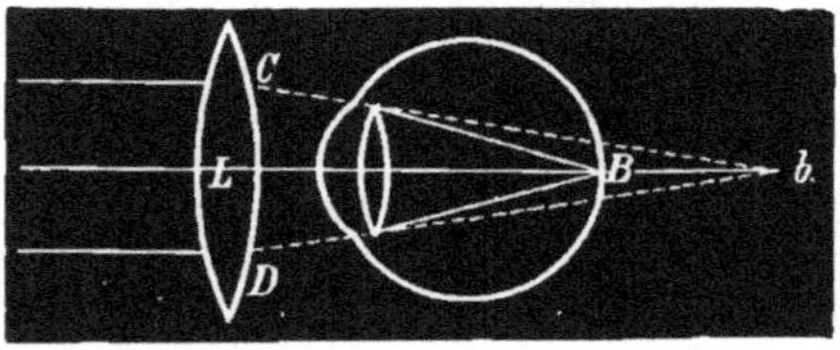

werden erst durch eine Convexlinse (*L*); deren Brennpunkt mit *b* zusammenfällt. parallel (cfr. Fig. 12). Das **emmetropische** Auge verlassen die Strahlen **parallel** und das **myopische** Auge **convergent**, so dass sie sich vor dem Auge in endlicher Entfernung in *b* schneiden (cfr. Fig. 13). Um sie parallel zu machen. muss man dem Myopen eine Concavlinse *L* vorsetzen. deren

Fig. 13.

Brennpunkt mit *b* zusammenfällt. Unser Auge vermag nicht nur von weiten Gegenständen deutliche. scharfe Bilder zu bekommen; es kann nähere und fernere Objecte deutlich sehen. Diese Fähigkeit wohnt ihm vermöge der **Accommodation** inne. Sie ist nur dadurch möglich. dass

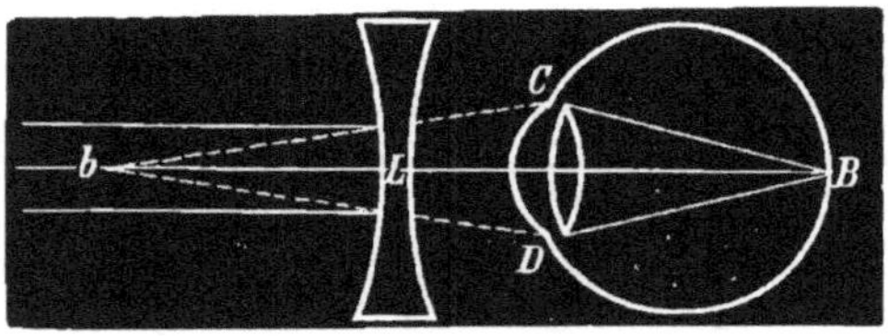

die Linse an Convexität zunimmt. dass ihre Brechkraft erhöht werden kann und zwar. wie *Helmholtz* annahm und durch die Experimente von *Hensen* und *Völkers* erwiesen ist. unter dem Einfluss der Contraction des von *Brücke* entdeckten Accommodationsmuskels (Tensor choreoideae s. musc. ciliaris). Er zieht die Choreoidea nach vorn. dabei wird die Zonula, das Aufhängeband der Linse. erschlafft. und die letztere verändert vermöge ihrer Elasticität ihre Form. wird stärker gewölbt. Dieser Vorgang ist kenntlich an den Veränderungen der *Purkinje - Sanson'schen* Reflexbildchen. Die Cornea und vordere Linsenfläche geben als Convexspiegel von in unendlicher oder endlicher Entfernung befindlichen Objecten ein verkleinertes. aufrechtes Bild hinter deren Fläche. die hintere Linsenfläche als Concavspiegel von allen vor ihr gelegenen Gegenständen ein verkleinertes. umgekehrtes Bild vor der spiegelnden Fläche. Die von den Linsenflächen entworfenen Bilder müssen. wenn ihre Krümmung sich steigert. in demselben Moment entsprechend kleiner werden. eine durch *Cramer* und *Helmholtz* constatirte Thatsache. Während der Accommodation des Auges kann man immer nur in einer einzigen Entfernung deutlich sehen, wie aus dem bekannten *Scheiner'schen* Versuch (cfr. Fig. 14) erhellt.

Fig. 14.

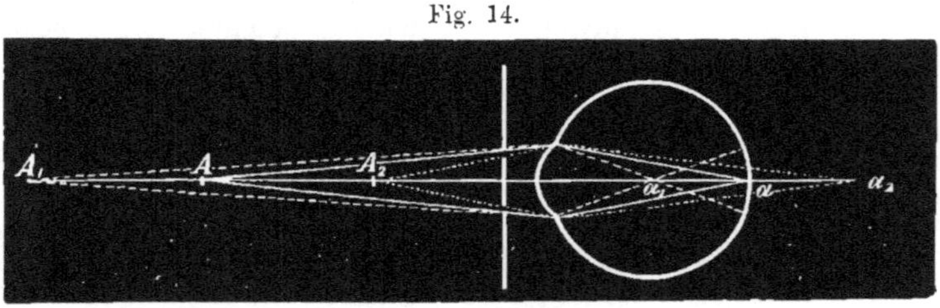

Bei demselben hält man ein mit zwei Löchern versehenes, undurchsichtiges Kartenblatt vor ein Auge, während das andere geschlossen ist und betrachtet durch die Öffnungen, deren Abstand die Pupillenweite nicht überschreiten darf, einen Gegenstand A, z. B. einen Stecknadelkopf. Derselbe erscheint deutlich in a und wird einfach gesehen. Bringt man nun während der Einstellung des Auges auf A einen anderen Stecknadelkopf vor (A_2) oder weiter (A_1) vom Auge an, so sehen wir diesen verschwommen und doppelt, weil auf der Retina Zerstreuungskreise zu Stande kommen; das Bild von A_2 entsteht in a_2 hinter, von A_1 vor der Retina in a_1.

Während der Accommodation finden wir, abgesehen, von der Verkleinerung der Purkinje - Sanson'schen Linsenbildchen, folgende Veränderungen am Auge: 1. Convergenz der Sehlinien und Pupillenverengerung, 2. Vorrücken des Pupillartheiles der Iris nach vorn, weil der Dickendurchmesser der Linse von vorn nach hinten grösser, die vordere Linsenfläche convexer wird und vorrückt, während die sich zwar gleichfalls stärker krümmende hintere Linsenfläche mit ihrem Scheitel an Ort und Stelle bleibt. 3. Anschwellung der Ciliarfortsätze *(Coccius, Hjort)*. 4. Das von *Czermak* als Accommodationsphosphen beschriebene Phänomen, welches eintritt, wenn man in einem dunkeln Raume einen nahen Gegenstand zu fixiren versucht, eine Lichterscheinung in Gestalt eines Kreises. Die Accommodation tritt nur beim Sehen in der Nähe in Thätigkeit, sie wird erschlafft beim Sehen in die Ferne, wie man aus einem eigenthümlichen Gefühl im Auge an sich selbst beobachten kann.

Das Accommodationsvermögen eines Auges wird ausgedrückt durch die **Accommodationsbreite** d. h. den Abstand zwischen Nah- und Fernpunkt. *Donders* bestimmte sie durch eine Convexlinse, um deren Werth die Brechkraft der menschlichen Linse erhöht werden muss, damit das Auge aus der Einstellung für die Ferne in die Einstellung für die Nähe übergehen kann.

Nehmen wir an, dass das Auge auf den Fernpunkt r eingestellt und die dazu erforderliche Linse $\frac{1}{R}$-ist, und dass bei der Einstellung für den Nahepunkt p die Linse $\frac{1}{P}$ nöthig ist, so ist $\frac{1}{A} = \frac{1}{P} - \frac{1}{R}$. Diese Formel gilt für alle Augen; bei den hypermetropischen, in denen R negativ ist, wird daraus $\frac{1}{A} = \frac{1}{P} - \left(-\frac{1}{R}\right) = \frac{1}{P} + \frac{1}{R}$. Wenn man die Meterlinse zu Grunde legt, so wird $A = P - R$, resp. $P + R$.

Beispiele: 1. Emmetropisches Auge, Fernpunkt ∞, Nahepunkt 5 Zoll

$$\frac{1}{A} = \frac{1}{5} - \frac{1}{\infty} = \frac{1}{5} - 0 = \frac{1}{5}.$$

Ist der Nahepunkt in $\frac{1}{8}$ Meter, muss das Auge also seine Brechkraft um 8 Dioptr. erhöhen, so ist $A = 8\,D - 0 - 8\,D$.

2. Myopisches Auge $\frac{1}{20}$ (2 D). Nahepunkt 4 Zoll ($\frac{1}{10}$ Meter, die Brechkraft $= 10\,D$), so ist $\frac{1}{A} = \frac{1}{4} - \frac{1}{20} = \frac{1}{5}$ oder $A = 10\,D - 2\,D = 8\,D$.

3. Hypermetropisches Auge $_{3\frac{1}{0}}$, Nahepunkt 6 Zoll $\frac{1}{A} = \frac{1}{6} + \frac{1}{30} = \frac{1}{5}$
oder Hp 4 D, Nahepunkt in $\frac{1}{4}$ Meter, (Brechkraft des Auges um 4 D dazu erhöht) $A = 4 D + 4 D = 8 D$.

Wir ersehen aus diesen Beispielen, dass die Accommodationsbreite bei den verschiedenen Refractionszuständen gleich sein kann, dass man aber durch die entsprechende Linse keinen Aufschluss über die Ausdehnung der deutlichen Sehweite zwischen Nah- und Fernpunkt erhält. Beim Emmetropen reichte sie in obigem Beispiel von Unendlich bis 5 Zoll, beim Myopen von + 20 auf 4 Zoll und beim Hypermetropen von — 30 Zoll bis auf + 6 Zoll: für alle diese verschiedenen Strecken ist dieselbe Accommodationsleistung erforderlich.

Wir unterscheiden 3 Arten von Accommodationsbreite:
1. die **absolute** oder monoculare, welche für jedes Auge allein bestimmt wird.
2. Die **binoculare**, welche kleiner als die monoculare ist, weil die Convergenzfähigkeit jedes Auges für sich stärker ist, als die beider Augen zusammen. Bei monocularer Prüfung findet man also den Nahepunkt viel näher, als bei der binocularen Untersuchung. Convergenz und Accommodation gehen eben Hand in Hand miteinander. Der zwischen diesen beiden Zuständen bestehende Zusammenhang ist jedoch nicht so innig, dass mit der Convergenz auf einen Gegenstand auch die ganze Accommodationskraft der Augen erschöpft ist, wie *Johannes Müller* annahm. Das Verhältniss ist dehnbarer, und das Verdienst die Beziehung zwischen Accommodation und Convergenz richtig erkannt zu haben, gebührt *Volkmann* und *Donders*. Von der Richtigkeit jener Thatsache kann man sich mit Leichtigkeit überzeugen, wenn man eine Schriftprobe z. B. auf 12 Zoll deutlich sieht. Man bekommt sie auch noch ebenso deutlich in der gleichen Entfernung, wenn man schwache Convex- und Concavgläser vor den Augen anbringt. Da diese den Gang der Lichtstrahlen derartig beeinflussen, dass man die Schriftprobe in Zerstreuungskreisen, also undeutlich sehen müsste, wenn der Zusammenhang zwischen Convergenz und Accommodation absolut wäre, so ist die Fähigkeit den Druck trotz der Gläser zu lesen ein Beweis dafür, dass man bei einer gewissen Convergenz noch den Brechzustand seiner Augen durch Accommodation verändern kann. Die Convexgläser würden die Strahlen noch convergenter machen, also eine Vereinigung vor unserer Retina herbeiführen — um deutlich zu sehen, müssen wir also die Brechkraft unserer Augen durch Erschlaffung der Accommodation entsprechend verringern. Concavgläser zerstreuen die Strahlen und bewirken eine Vereinigung derselben hinter der Retina; um trotz ihrer Anwesenheit ein deutliches Bild zu bekommen, also eine Vereinigung der Strahlen in der Retina herbeizuführen, müssen wir die Brechkraft der Augen erhöhen, die Accommodation stärker anspannen. Es treten also trotz unveränderter Convergenzstellung der Augen Accommodationsänderungen ein. — Ebenso kann man mit der Convergenz wechseln, ohne die Accommodation zu ändern. Man braucht nur ein schwaches Prisma mit der Basis nach aussen vor ein Auge zu halten, nachdem man einen Gegenstand fixirt hat: im Interesse des Einfachsehens macht das mit dem Prisma verdeckte Auge (s. oben Fig. 10) eine Einwärtsrollung.

Jene Accommodation, über die man bei einer gewissen Convergenz-stellung verfügt. ist

3. die **relative** Accommodationsbreite ($a_1 = p_1 — r_1$): sie ist relativ zur Convergenz. Es giebt also ebenso viele relative Accommodationsbreiten als Convergenzstellungen der Blicklinien. Sie umfasst zwei Theile, die **positive** und **negative** Accommodationsbreite. Die erstere giebt an, wie viel Accommodation noch übrig ist; sie wird gemessen durch das stärkste Concavglas, welches bei der gegebenen Convergenz noch binocular über-wunden werden kann. Dieser Accommodationsanstrengung würde also ein dem Auge näher gelegener Punkt p_1 entsprechen. Die negative Accommo-dationsbreite stellt dar die bei einer gewissen Convergenz irgend mögliche Erschlaffung der Accommodation und wird gemessen durch das stärkste Convexglas, mit welchem bei einer gewissen Convergenz noch ebenso deutlich gesehen wird. Eigentlich würde diese Entspannung der Accom-modation einem Fernpunkt r_1 entsprechen. Würde also beispielsweise der positive Theil durch — 4 D, der negative durch + 1 D bestimmt werden, so wäre die relative Accommodationsbreite $= 1\,D + 4\,D = 5\,D$.

Wir können nun auch sehr leicht den relativen Nahepunkt p_1 und den relativen Fernpunkt r_1 bei einer gewissen Convergenzstellung aus der alten Linsenformel $\frac{1}{f} = \frac{1}{a} + \frac{1}{b}$ berechnen. Wenn wir p_1 bestimmen wollen, so müssen wir für f die Brennweite des noch überwundenen Con-cavglases 4 $D = — 25\ cm$ setzen, und für a die Entfernung, für welche primär convergirt ist, z. B. $= 40\ cm$. p_1 ist — b. Es wäre dann $\frac{1}{p_1} = —$

$$\frac{1}{25} — \frac{1}{40} = — \frac{1}{15\frac{5}{13}}\,; \quad p_1 — 15\tfrac{5}{13}\ cm.$$ In derselben Weise berechnet man r_1; die Brennweite des Convexglases 1 D ist $= 100\ cm$, $a — 40\ cm$ also $\frac{1}{r_1} = \frac{1}{100} — \frac{1}{40} = — \frac{1}{66\frac{2}{3}}$, $r_1 = — 66^2/_3\ cm.$

Nach der Accommodationsformel ist $A_1 = P_1 — R_1$; wenn man p_1 und r_1 in Dioptrien ausdrückt, so erhält man $\frac{100}{15.38}$ resp. $\frac{100}{66.6}$ oder 6,5 D und 1.5 D, also $A_1 = 6.5\,D — 1,5\,D — 5$ Dioptr.

Die Kenntniss der positiven und negativen Accommodationsbreite ist von der grössten praktischen Bedeutung, weil man nur dann die Accommodation bei der Naharbeit festhalten kann, wenn für die ent-sprechende Entfernung der positive Theil der relativen Accommodations-breite im Vergleich zum negativen verhältnissmässig gross ist.

Bei den verschiedenen Refractionszuständen ist die positive und negative Accommodationsbreite verschieden gross. Beim Emmetropen ist die relative Accommodationsbreite bei parallelen Sehlinien ganz positiv, bei wechselnder Convergenz nimmt der negative Theil schnell zu, bald auch auf Kosten des positiven Theiles und über 30° Convergenz hinaus ist $\frac{1}{A_1}$ ganz negativ. Wesentlich anders sind die Verhältnisse bei der

Ametropie: bei gleicher Convergenz ist das Verhältniss des positiven und
negativen Theiles von $\frac{1}{A_1}$ nicht dasselbe. Bei parallelen Sehlinien kann
nach den Untersuchungen von *Donders* das emmetropische Auge etwa $\frac{1}{3}$,
das myopische nur $\frac{1}{4,5}$, das hypermetropische $\frac{3}{5}$ seiner vollen Accommodation verwenden. Bei leichter Convergenz kann das myopische Auge
viel weniger, das hypermetropische weit mehr als das emmetropische
accommodiren. Bei stärkerer Convergenz nimmt die Accommodation des
myopischen Auges sehr, die des hypermetropischen nur wenig zu. Neutralisiren wir die Ametropie durch Gläser, so wird das Auge keineswegs
einem emmetropischen Auge mit derselben Accommodationsbreite vollkommen gleich, doch vermögen Gewohnheit und Uebung mit den corrigirenden Gläsern bei Ametropen die Unterschiede einigermaassen auszu-
gleichen.

C) E ffe c t d e r s p h ä r i s c h e n G l ä s e r a u f d a s A u g e.

Derselbe ist ein mannigfacher.

1. Sie verändern die Lage des Nah- und Fernpunktes, d. h. derjenigen
Punkte, auf welche das Auge im Zustande der höchsten Accommodations-
thätigkeit (punct. proximum) und im Zustande der absoluten Accommodationsruhe (p. remotum) vermöge seines anatomischen Baues allein
eingestellt ist.

Fig. 15.

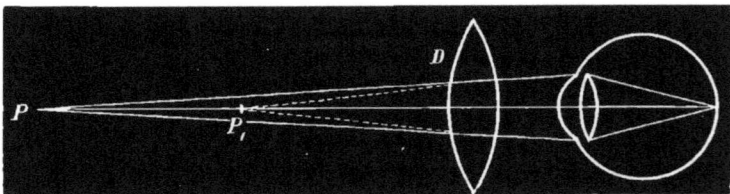

Setzt man vor ein Auge (cfr. Fig. 15), welches auf den Nahepunkt
accommodirt ist, also eine Brechkraft $\frac{1}{P}$ hat, eine Convexlinse D von f''
Brennweite, so wird die Brechkraft des Auges durch das Glas noch erhöht
und der Nahepunkt nach P_1, d. h. näher ans Auge verlegt, die Brech-
kraft um $\frac{1}{P_1}$ erhöht werden. Nach der Accommodationsformel $\frac{1}{A} = \frac{1}{P} - \frac{1}{R}$
würde also jetzt $\frac{1}{f} = \frac{1}{P_1} - \frac{1}{P}$ oder $\frac{1}{P_1} = \frac{1}{f} + \frac{1}{P}$ sein.

Wie der Nahepunkt wird auch der Fernpunkt an's Auge herange-
rückt. $\frac{1}{R}$ wäre die Brechkraft des Auges bei Accommodationsruhe, $\frac{1}{R_1}$ nach

Vorsetzen einer Linse D von f' Brennweite. Es würde also $\frac{1}{f} = \frac{1}{R_1} - \frac{1}{R}$

oder $\frac{1}{R_1} - \frac{1}{f} + \frac{1}{R}$ sein.

Ist R ∞. d. h. das Auge emmetropisch, $f = 30''$. so würde $\frac{1}{R_1} = \frac{1}{30}$

also R nach 30 Zoll verlegt sein. Ist $R = 20''$ und $f = 20''$, so würde $\frac{1}{R_1} = \frac{1}{20} + \frac{1}{20} = \frac{1}{10}$. R_1 also $= 10''$, d. h. das Auge würde stärker myo-

pisch sein. Ist $R = -20''$ und $f = 20'$, so wäre $\frac{1}{R} = +\frac{1}{20} - \frac{1}{20} = 0$

d. h. der Fernpunkt wäre in die Unendlichkeit verlegt.

Analog ist es mit Concavgläsern (cfr. Fig. 16). Setzen wir vor ein Auge mit dem Fernpunkt in R ein Concavglas D. so zerstreut es die Strahlen und rückt den Punkt R vom Auge ab nach R_1.

Fig. 16.

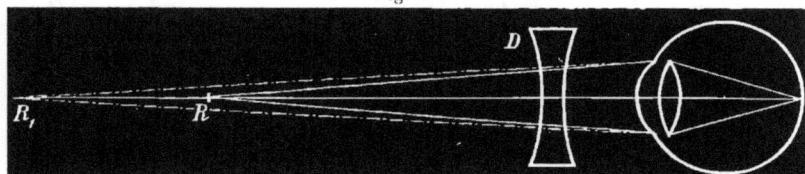

War bei R die Brechkraft $= \frac{1}{R}$. so ist sie bei $R_1 = \frac{1}{R_1}$. aber um

den Werth von D. um $\frac{1}{f}$. kleiner, $\frac{1}{R_1} = \frac{1}{R} - \frac{1}{f}$. Ist $R = 10'$ und $f = 20''$.

so wird $\frac{1}{R_1} = \frac{1}{10} - \frac{1}{20} = \frac{1}{20}$. $R_1 = 20''$. Ist $R = 10''$ und $f = 10''$.

so wird $\frac{1}{R_1} = \frac{1}{10} - \frac{1}{10} = 0$ oder R in die Unendlichkeit verlegt. —

Auch der Nahepunkt wird durch die Concavgläser in ähnlicher Weise abgerückt.

Bei all diesen Rechnungen haben wir den Abstand der Linse vom Knotenpunkt des Auges. d, vernachlässigt. Dies ist nur bei schwachen Gläsern gestattet. bei starken muss dieser Abstand berücksichtigt werden. Statt R_1 würde dann zu setzen sein $R_1 - d$. statt R $R - d$. statt P_1 $P_1 - d$.

statt P $P - d$ und bei der Convexlinse würde die Formel sein $\frac{1}{P_1 - d}$

$= \frac{1}{f} + \frac{1}{P - d}$, resp. $\frac{1}{R_1 - d} = \frac{1}{f} + \frac{1}{R - d}$. bei der Concavlinse

$\frac{1}{R_1 - d} = \frac{1}{R - d} - \frac{1}{f}$ und $\frac{1}{P_1 - d} = \frac{1}{P - d} - \frac{1}{f}$.

2. Die Accommodationsbreite wird durch Concavgläser grösser, durch Convexgläser kleiner.

Beispiel a) $Mp \frac{1}{8}$, Nahepunkt $4''$ $\frac{1}{A} = \frac{1}{P} - \frac{1}{R} = \frac{1}{4} - \frac{1}{8} = \frac{1}{8}$.

Wenn wir $Mp \frac{1}{8}$ corrigiren, so bringen wir das Concavglas $\frac{1}{2}$ Zoll vor dem Auge an, die Brennweite des Glases ist also $7\frac{1}{2}$ Zoll; demnach ist

$$\frac{1}{P_1 - d} = \frac{1}{P - d} - \frac{1}{f} = \frac{1}{3\frac{1}{2}} - \frac{1}{7\frac{1}{2}} = \frac{2}{7} - \frac{2}{15} = \frac{1}{6,5} \quad P_1 - d = 6\frac{1}{2},$$

P_1 also $- 7''$. R_1 ist ∞, also $\frac{1}{A_1} = \frac{1}{P_1} - \frac{1}{R_1} = \frac{1}{7} - \frac{1}{\infty} = \frac{1}{7}$.

b) Hypermetropie $\frac{1}{8}$, Nahepunkt $10''$ $\frac{1}{A} = \frac{1}{P} - \left(-\frac{1}{R}\right) = \frac{1}{10} + \frac{1}{8}$

$= \frac{1}{3,33}$. Corrigiren wir die Hypermetropie durch ein Convexglas, welches $\frac{1}{2}$ Zoll vor dem Auge sich befindet, so muss es die Nummer $8\frac{1}{2}$ haben.

Es ist nun $\frac{1}{P_1 - d} = \frac{1}{8\frac{1}{2}} + \frac{1}{9\frac{1}{2}} = \frac{2}{17} + \frac{2}{19} = \frac{1}{4,51}$. $P_1 - d = 4,5$, $P_1 = 4\frac{1}{2} - \frac{1}{2} = 4''$. Die Accommodationsbreite würde, da $R_1 = \infty$ ist, $= \frac{1}{4} - \frac{1}{\infty} = \frac{1}{4}$, also kleiner als zuvor sein.

3. Das Accommodationsbereich wird durch Concavgläser vergrössert, durch Convexgläser verringert. Unter Accommodationsbereich verstehen wir den Unterschied in der directen Entfernung des Fern- und Nahepunktes also $R - P$. Wird ein $Mp \frac{1}{8}$ mit dem Nahepunkt in $4''$ durch

$- \frac{1}{7\frac{1}{2}}$ für die Ferne corrigirt. so ist sein Fernpunkt nach der Unendlichkeit gerückt, sein Nahepunkt (cfr. oben) nach 7 Zoll. Er kann also, während sein Accommodationsbereich vorher nur 4 Zoll betrug, jetzt von der Unendlichkeit bis nach 7 Zoll. also bedeutend weiter sehen.

Ein Hypermetrop $\frac{1}{8}$. mit dem Nahepunkt in $10''$, ist durch $+ \frac{1}{8\frac{1}{2}}$ corrigirt. sein Fernpunkt in die Unendlichkeit. sein Nahepunkt (cfr. oben) nach $4''$ verlegt. Fernpunkt und Nahepunkt sind also dem Auge genähert, das Accommodationsbereich demnach verkleinert.

4. Die Grösse der Netzhautbilder wird verändert. Sie ist abhängig von der Entfernung des Knotenpunktes von der Netzhaut (cfr. Fig. 17), resp. von dem Winkel, der im Knotenpunkt K von den die Endpunkte eines Objectes AB mit K verbindenden Linien gebildet wird. Je grösser der Winkel ist. desto grösser ist das Netzhautbild. je kleiner derselbe ist, desto kleiner wird auch das Netzhautbild. Je weiter nach vorne K rückt, desto grösser. je weiter nach hinten. desto kleiner wird der Winkel. Die Convexgläser rücken den Knotenpunkt K nach vorne nach K_1 und machen ein Netzhautbild von dem Durchmesser $a_1 b_1$, dieselben ver-

grössern — die Concavgläser rücken den Knotenpunkt K nach K_2 und machen ein Netzhautbild mit dem Durchmesser $a_2 \, b_2$. sie verkleinern das Netzhautbild.

Fig. 17.

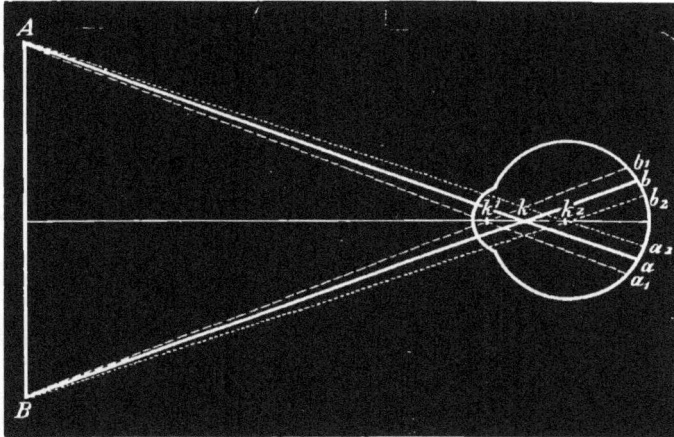

k Lage des Knotenpunktes ohne Glas, k_1 bei Vorhalten eines Convex-. k_2 bei Vorhalten eines Concavglases; AB Sehobject; ab. $a_1 \, b_1$, $a_2 \, b_2$ die der Lage von k entsprechenden Netzhautbilder.

D) Bestimmung des Fernpunktes (Refraction).

Wir haben verschiedene Methoden zur Untersuchung. die eine ist bereits in der Einleitung genannt; sie fällt zusammen mit der Bestimmung der Sehschärfe an den Snellen'schen Lesetafeln. welche in 20 Fuss (6 Meter) Entfernung aufgestellt und von jedem Auge für sich entziffert werden müssen. Die Sehproben müssen von oben, d. h. von den grössten bis zu den kleinsten erkannt und genannt werden. Besteht Emmetropie. keine Trübung der brechenden Medien resp. Hintergrundaffection. so werden ohne Gläser die untersten Buchstaben erkannt. bisweilen einzelne falsch genannt. Doch nicht jedes Auge. welches ohne Gläser $S - 1$ hat. ist emmetropisch; es ist unter keinen Umständen myopisch. Es kann aber hypermetropisch sein. zumal bei jungen Individuen mit kräftiger Accommodation. welche einen Theil der Refractionsschwäche ersetzt. Die objective Untersuchung mit dem Augenspiegel oder die Untersuchung unter Atropinwirkung gibt hierüber Aufschluss.

Besteht unvollkommene. weder durch Trübungen der brechenden Medien noch durch Hintergrundskrankheiten herabgesetzte Sehschärfe. z. B. $\frac{20}{70}$ oder $\frac{20}{40}$. so versuche man. ob schwache Concav- oder Convexgläser die Sehschärfe verbessern. Steigern letztere die Sehkraft. während sie durch Concavgläser herabgesetzt wird. so besteht hypermetropische Refraction. Man geht dann allmählig zu den stärkeren $+$ Gläsern über. die noch das Sehvermögen heben und lässt dann. wenn verschiedene $+$ Gläser eine gleich gute Sehschärfe erzeugen. dadurch. dass man die einzelnen Nummern hinter einander vorhält und nur einen oder zwei Buchstaben der kleinsten. erkannten Reihe fixiren lässt. vom Kranken angeben, mit welchem Glase — ohne Vergrösserung — am deutlichsten gesehen wird. Personen, welche keine Buchstaben kennen, lässt man Hakentafeln entziffern, d. h. angeben, nach welcher Seite die Figuren offen sind, wo ihnen der Strich zur Vervollständigung des Viereckes fehlt. — Das stärkste Convexglas drückt die Hypermetropie aus. Wer mit $+ 1\, D$ und $+ 2\, D$ gleich gut sieht, muss bei $+ 1\, D$ noch seine Brechkraft um 1 D durch Accommodation erhöhen, die Refraction soll aber unabhängig von der Accommodation festgestellt werden.

Verschlechtern Convex- und heben Concavgläser die Sehschärfe, so geht man von der schwächsten Nummer aufwärts bis zu der, welche die höchste Sehschärfe abgiebt. Bei 2 verschieden starken Concavgläsern entscheidet das schwächere. Wird durch Concavgläser nur ebenso gut die unterste Reihe gesehen wie ohne dieselben, so besteht keine Myopie. Andererseits kommt es vor, dass Patienten positiv angeben, dass sie mit stärkeren Nummern besser sehen, ohne dass der objective Nachweis dafür durch eine höhere Sehschärfe geliefert wird. Man entscheidet sich dann für das schwächere Glas, wenn nicht der Augenspiegel die Entscheidung in anderem Sinne beeinflusst. Oft wird Myopie vorgetäuscht (durch abnorm gespannte Accommodation) bei jugendlichen Individuen, wo keine Myopie vorliegt — es ist deshalb bei jedem Menschen, der eine Verbesserung des Sehens durch Concavgläser angibt, zu empfehlen die mit Gläsern gewonnenen Resultate durch den Augenspiegel zu controliren oder die Gläserprobe noch einmal zu machen unter der Einwirkung eines Mydriaticums, welches die Accommodation lähmt, bei gleichzeitiger Anwendung eines stenopäischen Punktes von einer der normalen Pupille entsprechenden Grösse, um die durch die weite Pupille entstehende Blendung zu vermeiden. Da die abnorme Mydriasis und Accommodationslähmung den Kranken genirt, muss man dasjenige Mydriaticum wählen, dessen Wirkung am schnellsten vorübergeht, das Homatropin. Die Atropinisirung ist auch dann geboten, wenn der Untersucher selbst mit dem Augenspiegel nicht absolut sicher die Refraction bestimmen kann.

2. Die Augenspiegeluntersuchung. *a)* Im aufrechten Bilde. Der emmetropische, accommodationslose Untersucher bekommt nur in allernächster Nähe ein deutliches Bild von der ganzen Papille eines ebenfalls accommodationslosen Emmetropen. Sieht der Emmetrop (sei es dass er von Natur emmetropisch ist oder eine etwaige Ametropie corrigirt hat) in der nächsten Nähe und auch auf 2. 3—4 Zoll Abstand von dem untersuchten Auge die Papille, so hat er accommodirt und der Untersuchte ist hypermetropisch; denn durch Accommodation vermag der Emmetrop die divergent aus-

Fig. 18.

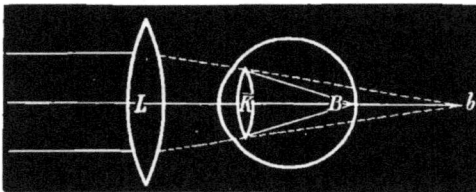

Kb = Hypermetropie, Lb = Brennweite des Glases, LK = Abstand desselben vom Knotenpunkt, b der Punkt, in welchem die aus dem hypermetropischen Auge austretenden, von B ausgehenden divergenten Strahlen rückwärts verlängert sich schneiden, und gleichzeitig Brennpunkt der Linse L.

tretenden Strahlen des hypermetropischen Auges auf seiner Retina zu vereinigen.

Den Grad der Hypermetropie bestimmt man durch das stärkste Convexglas, mit welchem man noch in nächster Nähe ein deutliches Papillenbild erhalten kann (cfr. Fig. 18). Dasselbe kann bei einem gewissen Abstand des Spiegels vom Knotenpunkt des untersuchten Auges *(LK)* nur dann die divergenten von *b* kommenden Strahlen des hypermetropischen Auges für den Emmetropen parallel machen, wenn seine Brennweite *Lb* ist. d. h. der Brennpunkt des Glases muss mit dem Punkt *b* zusammenfallen: *Kb*, die Hypermetropie. berechnen wir. indem wir von der Brennweite des benutzten Convexglases *Lb* = *a* den Abstand *Lk* = *d* abziehen. *Hp* ist

$$= \frac{1}{a-d}.$$

Wer als accommodationsloser Emmetrop von einem accommodationslosen Individuum mit $+ \frac{1}{15}$ auf 1 Zoll ein deutliches Papillenbild bekommt, hat hiedurch bei seinem vis-à-vis eine Hypermetropie $\frac{1}{14}$ constatirt.

Wenn man in nächster Nähe kein deutliches Bild von einer Papille weder im accommodationslosen, noch im accommodirenden Zustand seines Auges erhält, so muss der Untersuchte myopisch sein — denn convergente Strahlen kann ein Emmetrop nie auf seiner Netzhaut vereinigen. Das schwächste Concavglas (cfr. Fig. 19). mit welchem ein deutliches Papillenbild erzielt wird, gibt den Grad der Myopie an. wenn man zu seiner Brennweite noch den bei der Untersuchung eingehaltenen Abstand des Glases addirt. *bK* drückt die Myopie aus und ist

Fig. 19.

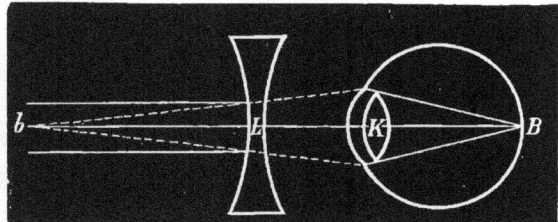

Kb = Myopie, *Lb* = Brennweite des Glases, *LK* Abstand der Linse vom Knotenpunkt, *b* Vereinigungspunkt der convergent aus dem myopischen Auge austretenden Strahlen und zugleich Brennpnkt der Linse *L*.

= *bL* (*a* Brennweite der Linse) + *LK* (Abstand *d*). Nur dann werden die convergenten Strahlen für den accommodationslosen Emmetropen durch die Concavlinse parallel gemacht. wenn ihr Brennpunkt mit *b* zusammenfällt. *Mp* ist $= \frac{1}{a + d}.$

Wer als Emmetrop mit $- \frac{1}{10}$ auf 2 Zoll Abstand ein deutliches Bild erhält, hat damit eine Myopie von $\frac{1}{12}$ constatirt.

Der untersuchende Myop hat, wenn er Hypermetropen untersucht, kein Glas nöthig, falls die Hypermetropie der eigenen Myopie annähernd entspricht, und nur von dieser den Abstand abzuziehen, um den Grad der Hypermetropie zu berechnen. Ist die Hypermetropie sehr viel grösser als seine Myopie, so braucht er noch ein entsprechendes Convexglas; ist sie geringer, so corrigirt er sich nicht vollständig, behält also noch eine gewisse Myopie, aus der die Hypermetropie in der eben angegebenen Art bestimmt wird. Der Hypermetrop kann im accommodationslosen Zustand Myopen untersuchen, die seiner Hypermetropie annähernd gleich kommen; ist die Myopie stärker, so nimmt er ein Concavglas zu Hilfe, ist sie schwächer, so corrigirt er seine Hypermetropie nicht vollständig durch ein Convexglas.

Da es wichtig ist, bei der Refractionsbestimmung im aufrechten Bilde schnell die Gläser am Spiegel zu wechseln, so hat man sogenannte Refractionsophthalmoskope mit fast allen Gläsern in einer oder mehreren Scheiben construirt. Ihre Zahl ist sehr gross. Sie unterscheiden sich nur durch die Form des Spiegels und die Zahl der Scheiben mit Gläsern. Sehr gut sind z. B. die Spiegel von *Schnabel, Hirschberg, Knapp* und *Loring*. Durch seinen geringen Preis empfiehlt sich der Spiegel von *Landolt*, bei dem die verschiedenen Gläser durch Combination zweier Gläser hergestellt werden. Unter Umständen können diese Refractionsophthalmoskope sogar den Brillenkasten ersetzen.

b) Im umgekehrten Bilde bestimmt man die Refraction sehr bequem mit dem Apparat von *Schmidt-Rimpler:* bei dieser Untersuchungsmethode kann ganz von der Refraction und Accommodation des Untersuchers abstrahirt werden. Als Massstab dient das von einem Concavspiegel S mit bestimmter Brennweite in dem untersuchten Auge entworfene (cfr. Fig. 20)

Fig. 20.

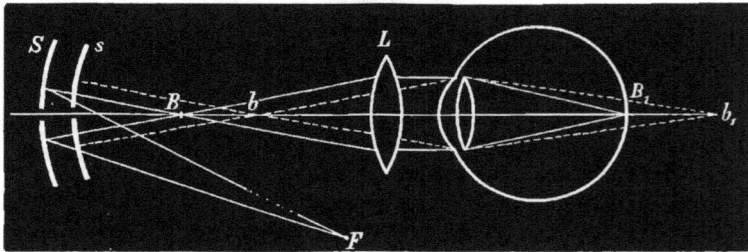

S Spiegel. *F* Flamme, *B* ihr Bild, B_1 Bild von *B* in der Retina, *L* Linse, *b* und b_1 Lage beider Bilder bei nach *s* vorgeschobenem Spiegel.

und von hier durch eine Linse L reflectirte umgekehrte, zwischen Linse und Spiegel in *B* sichtbare Bild einer Flamme *F*.

Wenn wir einen Liebreich'schen Concavspiegel von 5½—6 Zoll Brennweite nehmen, so entwirft derselbe von einer zur Seite stehenden Flamme ein umgekehrtes verkleinertes reelles Bild in der Luft zwischen Spiegel und untersuchtem Auge. Auf der Retina des letzteren entsteht nur dann ein scharfes Bild von diesem reellen umgekehrten Flammenbild, wenn das Auge darauf accommodirt ist, und der Untersucher sieht dann

das auf der Retina des Untersuchten in B_1 entstehende Flammenbild in
B. da bei dieser Versuchsanordnung B und B_1 conjugirte Vereinigungs-
punkte sind. Um die Accommodation des Untersuchten nicht anzustrengen
kann man vor dem Auge desselben eine Linse L von kurzer Brennweite
(10 cm) + 10 D. (+ ¼) anbringen. Rückt man nun mit dem Spiegel näher
an die Linse nach s. so geht B auch näher an die Linse. entfernt man sich
mit dem Spiegel von L. so rückt B weiter ab von L. auf der Netzhaut
des Untersuchten entstehen Zerstreuungskreise. die aus dem Bereich der
letzteren austretenden Strahlen vereinigen sich aber immer in B. Man
sieht also nur bei einer einzigen Entfernung zwischen Linse und Concavspiegel ein absolut scharfes Flammenbild auf der Retina in B_1 und dieses
nach B reflectirt. Um den Abstand von Spiegel und Linse zu messen. hat
man ein einfaches Bandmaass nöthig. Statt des Flammenbildes hat Schmidt-
Rimpler neuerdings das Bild eines Gitterwerks angegeben. welches in einer
schwarzen Metallplatte eingeschnitten ist und mit einer starken Convexlinse
in dem Abstand des Brennpunktes der letzteren vor der Lampe angebracht
wird. Wenn man SL und SB (die Entfernung des zur Entfernung der Flamme
vom Spiegel relativen Brennpunktes vom Spiegel) misst. so erhält man
BL als Differenz der beiden Entfernungen. Ist BL der Brennweite
der Linse. so ist das untersuchte Auge emmetropisch. ist BL kleiner.
so ist es myopisch. ist es grösser. so ist das Auge hypermetropisch.

Die Ametropie kann man leicht nach der Formel $\dfrac{f^2}{d}$ berechnen.
deren Ableitung folgende ist:

Vor einem myopischen Auge (cfr. Fig. 21) befindet sich eine Linse
L in dem Abstand ihrer Brennweite f vom Hauptpunkt des Auges H,

Fig. 21.

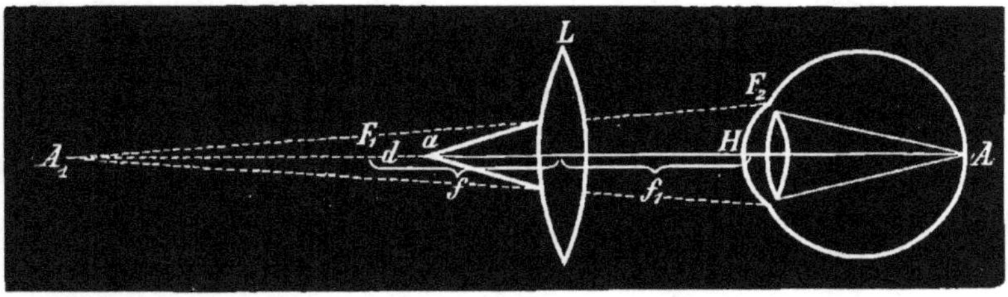

a Sehobject. A_1 Fernpunkt des myopischen Auges (A_1 L + LH resp. LF_2 = Myopie);
H Hauptpunkt fällt zusammen mit F_2 dem hinteren Brennpunkt von L; F_1 vorderer
Brennpunkt.

das Sehobject. welches erkannt wird. in a. sein Abstand von der Linse
ist $f-d$, d = dem Abstand zwischen a und F_1, dem vorderen Brennpunkt der Linse.

Nach der Linsenformel $\dfrac{1}{f}$ $\dfrac{1}{a} + \dfrac{1}{b}$ ist hier $\dfrac{1}{f}$ $\dfrac{1}{f-d} + \dfrac{1}{b} : \dfrac{1}{b}$

$\dfrac{1}{f}$ $\dfrac{1}{f-d} : f(f-d)$. $b(f-d) - fb : f(f-d) = b(f-d-f)$

— bd; $f^2 - fd$ — $bd, \dfrac{f^2}{d} - f$ — b. Das myopische Auge wird also

in A_1 von a ein Bild erhalten und zwar in einer Entfernung $\dfrac{f^2}{d} - f$ auf derselben Seite der Linse. Da der Abstand der Linse L vom Auge $= f$ ist, so wird der Abstand von A_1 vom Auge, d. h. die Myopie $- \dfrac{f^2}{d} -$

$- f + f = \dfrac{f^2}{d}$.

Beim hypermetropischen Auge (cfr. Fig. 22) liegt A weiter als f von L ab, um d; wir setzen also in die Linsenformel statt a $f + d$

Fig. 22.

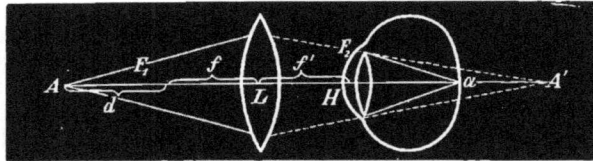

A Sehobject. A_1 Fernpunkt des hypermetropischen Auges ($A_1 L = LH$, resp. $LF_2 -$ Hypermetropie); F_1 vorderer, F_2 hinterer Brennpunkt der Linse L; H Hauptpunkt des Auges fällt zusammen mit F_2.

ein; dann ist $\dfrac{1}{f} = \dfrac{1}{f+d} + \dfrac{1}{b}$; b $\dfrac{1}{f} - \dfrac{1}{f+d}$, $f(f+d) = b(f+d)$

$- bf = bd$; $f^2 + fd$ bd; $\dfrac{f^2}{d} + f$ b. A_1 liegt im hypermetropischen Auge hinter dem Auge, hinter der Linse. $A_1 L$ (b) ist positiv und die Hypermetropie $= A_1 L - LH(LF_2) = b - f$. Also

$$Hp = \dfrac{f^2}{d} + f - f \quad \dfrac{f^2}{d}.$$

Beispiele: $f = 10\ cm$ $d = 8\ cm$, so ist $\dfrac{f^2}{d} = \dfrac{100}{8} = 12.5\ cm$.

$$Hp \text{ oder } Mp = \dfrac{100}{12.5} = 8 \text{ Dioptr.}$$

f $10\ cm$ $d = 6\ cm$, $\dfrac{f^2}{d}$ $\dfrac{100}{6}$ $16.6\ cm$.

$$Hp \text{ oder } Mp = \dfrac{100}{16.6} - 6 \text{ Dioptr.}$$

$f = 10\ cm$, d $4\ cm$, $\dfrac{f^2}{d}$ $\dfrac{100}{4}$ $25\ cm$. Hp oder $Mp = \dfrac{100}{25} = 4\ D$.

Jeder Centimeter Abstand vom Brennpunkt F_1 entspricht also $1\ D$ Refractionsanomalie.

3. Wir bestimmen die Refraction nach der sog. **indirecten Methode** mittelst starker Convexgläser und den *Jäger'schen* oder *Schweigger'schen* Leseproben. Die Methode ist indessen nur für Hypermetropen verwerthbar. Wenn ein Individuum z. B. mit $+$ 10 D ($^1/_4$) höchstens in 10 cm kleinen Druck lesen kann, so ist es emmetropisch, kann es in 15 cm denselben Druck noch lesen, so ist es hypermetropisch. 15 cm würde die Brennweite einer Linse von 6,6 D sein; die Hypermetropie würde also 3,5 D betragen. Würde es auf 20 cm denselben Druck lesen, so würde diese Entfernung der Brennweite einer Linse von 5 D entsprechen und die Hypermetropie 10 D — 5 D = 5 Diopt. sein. Hat man eine Zoll-Linse gewählt, so berechnet man die Hypermetropie nach der Formel $\dfrac{1}{f} = \dfrac{1}{a} + \dfrac{1}{b}$. Ist die Linse $\frac{1}{6}$ gewesen und der Abstand der Leseprobe 8 Zoll (a), so würde die Hypermetropie $\dfrac{1}{b} = \dfrac{1}{6} - \dfrac{1}{8} = \dfrac{1}{24}$ sein.

Bringt man die Linse in dem Abstand der Brennweite vor dem Auge an, so gibt die Differenz von der Brennweite und der Entfernung, in der gelesen wird, die Refraction an. Jeder Centimeter Differenz entspricht 1 Dioptrie Refractionsanomalie, beim Annähern besteht Myopie, beim Abrücken Hypermetropie. Wer bei 10 D in 8 cm liest, hat Myopie 2 D, in 6 cm Mp. 4 D, in 12 cm Hp. 2 D, in 14 cm Hp. 4 D u. s. w.

Nach diesem Princip sind mehrere Optometer construirt, durch die der Fernpunkt direct bestimmt werden kann. Das Optometer von *Burow* besteht aus einer ausziehbaren Röhre, an deren einem Ende die Leseprobe, am andern die Convexlinse $\frac{1}{4}$ sich befindet. *Badal* hat ein ähnliches Optometer mit $+$ 16 D construirt; jeder Verschiebung um 4 mm entspricht eine Refractionsänderung von 1 D. Das Optometer von *Seggel* ähnt einem Operngucker, die eine Röhre ist blind, die andere enthält an ihrem Ende eine Milchglasplatte mit der verkleinerten Snellen'schen Leseprobe. Dieser letztere Tubus ist verstellbar. Es soll die Sehlinienconvergenz vermieden und mit beiden Augen gesehen werden. Das Instrument wird, während man hineinsieht, gegen Licht (Fenster) gehalten und durch die Schraube solange eingestellt, bis man die Sehprobe deutlich lesen kann. Auf dem verstellbaren Tubus ist die jeder Distanz entsprechende Refraction angegeben und kann direct abgelesen werden.

Neben der Refraction kann auf diese Weise auch die Sehschärfe ermittelt werden. —

Mit Benützung der Snellen'schen Probebuchstaben und des Princips des Galilei'schen Fernrohrs ist das Optometer von *A. v. Gräfe* eingerichtet; es stellt eine Art Operngucker dar, dessen Ocular eine Concav-, dessen Objectiv eine Convexlinse bildet. Die verschiedenen Refractionszustände richten sich nach der Stärke der beiden Gläser und ihrer Entfernung. Das *Hirschberg'sche* Optometer, nach dem Princip des astronomischen Fernrohrs construirt, enthält eine Convexlinse als Ocular und eine Convexlinse als Objectiv; beide Gläser haben verschiedene Brennweite und können in verschiedenen Abstand von einander gebracht werden. Fällt der Brennpunkt des einen Glases mit dem des andern zusammen, so bleiben die Strahlen parallel und das Auge ist emmetropisch.

E) B e s t i m m u n g d e s N a h p u n k t e s (Accommodation).

Fig. 23.

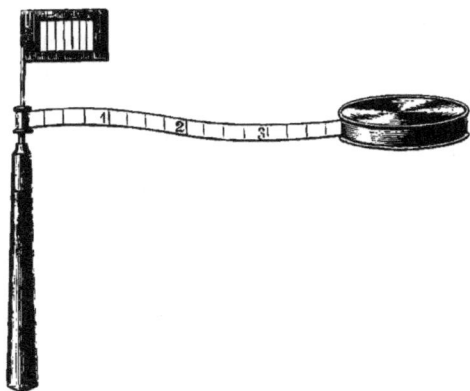

Den **Nahpunkt** bestimmt man entweder mit feinsten Druckproben, die man allmählig dem Auge nähert, solange sie noch gesehen werden können, oder mit dem *Gräfe'schen* Optometer (cfr. Fig. 23), welches in einem viereckigen Rahmen eine Reihe feiner senkrechter Seidenfäden enthält und mit einem Bandmaass versehen ist. Man hält zunächst den Rahmen dicht an das Auge und geht ganz langsam damit ab, bis man eben die Fäden ganz scharf sieht. Diesen Abstand liest man am Bandmass ab.

Oder man hält vor das Auge ein Convexglas z. B. $^1/_6$ und bringt die Leseprobe so nahe heran, als sie noch gerade gesehen werden

kann. Ist dieser Abstand 4 Zoll, so ist $\frac{1}{b} = \frac{1}{6} - \frac{1}{4} = -\frac{1}{12}$ d. h.

b *(p)* liegt 12" von dem Auge entfernt.

II. Specieller Theil.

A) Emmetropie.

Die allgemeine optische Beschaffenheit des emmetropischen Auges, dessen Achse durchschnittlich 22—24 *mm* beträgt. die Lage der Retina zur Linse. den Gang der Lichtstrahlen, die Bestimmung des Fernpunktes und Nahepunktes haben wir bereits in der optischen Einleitung kennen gelernt; es erübrigt nur noch über das Bewegungscentrum und den Winkel α *(Donders)*. resp. Winkel γ *(Woinow)* zu sprechen.

Früher nahm man allgemein an. da das Auge in seiner Form einer Kugel sehr nahe kommt, dass der Drehpunkt zusammenfalle mit dem Mittelpunkt der Augenachse. d. h. derjenigen Linie, welche Hornhautmitte und Knotenpunkt verbindet und in ihrer Verlängerung nach hinten zwischen Macula lutea und Papilla optica die Retina schneidet. *Donders* untersuchte seine Lage bei den verschiedenen Brechzuständen und fand, dass er im Durchschnitte beim Emmetropen 13.45 *mm* hinter dem Scheitel der Cornea und fast 2 *mm* hinter der Mitte der Sehachse gelegen ist.

Donders führte ferner in die Lehre von den Refractionsanomalieen den Winkel α ein. d. h. den Winkel. welcher von der Hornhautachse *hh* und der Gesichtslinie *GM*. die das Sehobject mit dem Knotenpunkt und der Macula verbindet. gebildet wird (Fig. 24). Die Hornhautachse fällt nicht mit dem Hornhautscheitel *M* zusammen, sondern etwas nach aussen davon. *Woinow* nahm daher zur leichteren Orientirung die Hornhautmitte *m* und die durch *m*. den Knotenpunkt *K* und den Drehpunkt *D* gehende Augenachse und den von dieser und der Gesichtslinie gebildeten Winkel *Gkm* als maassgebend an und nannte ihn γ. Beide Winkel differieren nach *Mauthner* so wenig. dass sie ohne grossen Fehler mit einander identificirt werden können. Ihre Grösse variirt bei den verschiedenen Brechzuständen. Gewöhnlich geht die Gesichtslinie nach innen von der Hornhautmitte vorbei. Winkel γ (α) ist also positiv und die Folge davon die. dass die Augen beim Blick in die Ferne mit parallelen Sehlinien etwas divergiren. Es kommt aber auch vor. dass der ∢ γ (α) negativ wird. wenn die Gesichtslinie die Cornea nach aussen von der Hornhautmitte schneidet (excessive Myopie). Im emmetropischen Auge misst Winkel α gewöhnlich 5 Grad. — Hinsichtlich der Excursionsfähigkeit sei bemerkt. dass das jugendliche emmetropische Auge sich um die verticale Achse um 42—51 Grad nach innen. um 44—49 Grad nach aussen drehen kann.

Fig. 24.

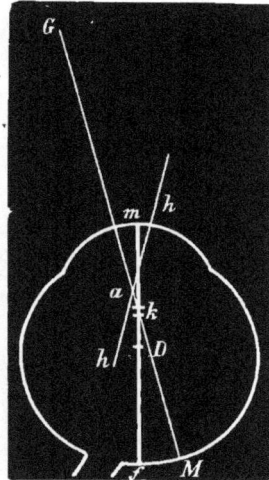

GM Gesichtslinie; *hh* Hornhautachse; *m* Hornhautmittelpunkt; *D* Drehpunkt; *k* Knotenpunkt; *Gak* ∢α (Donders); *Gkm* ∢γ (Woinow).

Im Alter erfährt das emmetropische Auge folgende Veränderungen. Der Glanz der Cornea nimmt ab. in ihrer Peripherie bildet sich oft eine ringförmige Trübung von weisser Farbe concentrisch zum Limbus corneae (**Gerontoxon**). die Pupille wird enger. die Vorderkammer flacher. die Sclera resistenter. Die Linse reflectirt stärker. wird weniger elastisch. es bildet sich in derselben ein gelblicher Kern. dessen Anfänge schon nach dem 20. Lebensjahre auftreten. Der Glaskörper verliert an Transparenz. es finden sich darin sogar corpusculäre Elemente. Die inneren Augenhäute erfahren gleichfalls Veränderungen: die Glaslamelle der Choreoidea wird dicker. es treten auf ihr durch Umwandlung des Pigmentepithels kleine rundliche Excrescenzen (sog. Drusen) auf. und im vorderen Abschnitt der Retina in der inneren Könerschichte entwickelt sich die cystoide Degeneration. Die Folge dieser Veränderungen ist eine Abnahme der Sehschärfe. für welche *Donders* folgende Tabelle (cfr. Fig. 25) entworfen hat. In derselben geben die an den horizontalen Linien verzeichneten Zahlen die Sehschärfe und die an den Fusspunkten der verticalen Linien die verschiedenen Lebensalter von 10 zu 10 Jahren an. Vom 40. Jahr abwärts sinkt die Sehschärfe unter 1. Natürlich gibt es auch Ausnahmen von dieser Regel: es können Leute bis in ihr höchstes Alter normale Sehschärfe behalten.

Ausser der Sehschärfe nimmt auch die Accommodationsbreite mit dem Alter ab in Folge Verringerung der Linsenelasticität und geringerer Leistungsfähigkeit des Accommodationsmuskels. Bis zum 40. Lebensjahr rückt nach den Untersuchungen von *Donders* (cfr. Fig. 26) der Nahpunkt vom Auge ab.

Fig. 26.

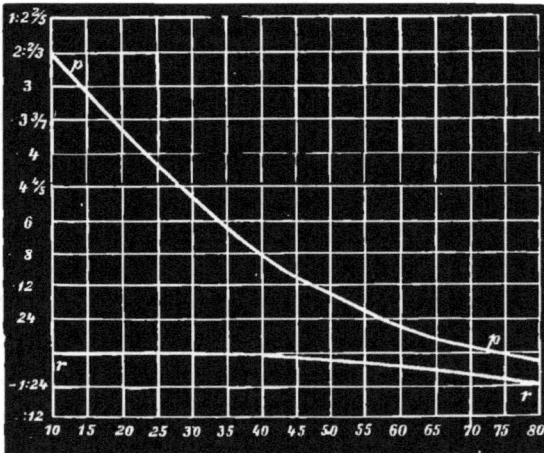

Curve des Fernpunktes (*r*) und Nahpunktes (*p*) nach Donders.

Geht er über 8 Zoll (22 cm) hinaus, so nennt man den Zustand **Presbyopie.** Dieselbe besteht jedoch nur dann, wenn die Abnahme der Accommodationsbreite die Folge des vorgerückten Lebensalters ist, nicht, wenn der Nahpunkt, was in jedem Lebensalter stattfinden kann, in Folge Accommodationslähmung herausgerückt ist. Die Presbyopie ist also eine physiologische Alterserscheinung. Mit dem Nahpunkt verändert sich schliesslich auch der Fernpunkt (r) etwas, er wird negativ: aus der Emmetropie entwickelt sich geringe Hypermetropie. Die Presbyopen können gewöhnlich bei Tage anfangs noch ganz gut sehen. Abends bei Lampenlicht sehen sie in der Nähe schlecht; allmählig müssen sie die Schrift, feinen Druck oder die Handarbeit weiter abhalten oder den Kopf nach hinten biegen. Meist setzen sich die Leute, um eine gute Beleuchtung zu bekommen, mit dem Rücken gegen das Licht, welches hinter oder seitlich von ihnen steht und nun voll aufs Buch scheint. Die helle Beleuchtung bewirkt eine Verengerung der Pupille, welche ihrerseits eine Verkleinerung der Zerstreuungskreise herbeiführt und dadurch die Deutlichkeit des Sehens erhöht. Aber auch so geht die Beschäftigung in der Nähe schliesslich nicht mehr. — Hypermetropen und Myopen werden ebenfalls presbyopisch, jene früher als Emmetropen und Myopen, bei letzteren jedoch nur die niederen Grade.

Die Behandlung der Presbyopie besteht in der Auswahl einer geeigneten Brille, welche den Nahpunkt nach 8 Zoll (22 cm) verlegt. Die Auswahl der Brille muss indessen individualisirt und stets der Entfernung angepasst werden, in welcher gewohnheitsmässig die Arbeit verrichtet wird. Es empfiehlt sich deshalb im Allgemeinen die Brille bei der Arbeit auszuprobieren; ist der Abstand, den die Kranken bei ihrer Beschäftigung einhalten, grösser als 8 Zoll, so muss das Glas etwas schwächer gewählt werden. Bei Reizzuständen der Conjunctiva und Hyperästhesie der Retina kann man nöthigenfalls leicht bläuliche Gläser verordnen. Für den Anfang ist es gerathen etwas schwächere Nummern zu geben, weil sich meist die Leute zuerst schwer an die Brille gewöhnen können.

Nach *Donders* ist im 48. Lebensjahr $+ \frac{1}{60}$ (0.75 D) erforderlich,

im 50. $+ \frac{1}{40}$ (1 D), im 55. $\frac{1}{28}$ (1,5 D), im 58. $\frac{1}{20}$ (2 D), im 60. $\frac{1}{16}$

(2,5 D), im 62. $\frac{1}{12}$ (3 D), im 65. $\frac{1}{10}$ (4 D), im 70. $\frac{1}{7\frac{1}{2}}$ (5 D), im

75. $\frac{1}{6\frac{1}{2}}$ (6 D), im 78. $\frac{1}{5\frac{1}{2}}$ (7 D), im 80. $\frac{1}{4\frac{1}{2}}$ (8 D).

Die stärkeren Gläser sind älteren Leuten wegen der Schwere und Vergrösserung meist lästig; sie ziehen deshalb schwächere Nummern vor und setzen sie weiter vom Auge ab. Hypermetropen gebrauchen stärkere Brillen als Emmetropen und fangen früher mit denselben an.

B) Hypermetropie.

Wir verstehen unter Hypermetropie diejenige Refractionsanomalie des Auges, bei welcher sich parallele Lichtstrahlen erst hinter der Retina schneiden **(Achsen-Hypermetropie).** Die Linse kann ebenso stark wie im emmetropischen Auge sein, das Auge ist nur zu kurz gebaut, oder die Achse des Auges ist der des emmetropischen gleich, aber die brechenden Medien besitzen eine geringere Brechkraft (**Krümmungs-Hypermetropie**). In jedem Falle liegt die Retina vor dem Brennpunkt des optischen Systems; die von ihr ausgehenden Strahlen verlassen das Auge nach den Linsengesetzen divergent. Die Brechkraft des hypermetropischen Auges ist schwächer als die des emmetropischen. Der Drehpunkt liegt 13.22 *mm* hinter der Cornea, also näher an der Hornhaut als im emmetropischen Auge, aber auch näher an der Netzhaut, weil die Augenachse kürzer ist. Der Winkel α misst im Durchschnitt nach den Untersuchungen von *Donders* 8 Grad; er ist also grösser als beim Emmetropen. Die Folge davon ist, dass, wenn wir die Augenstellung des Emmetropen beim Blicke in die Ferne als die normale annehmen, die Hornhautachsen des hypermetropischen Auges divergiren.

Das hypermetropische Auge kann nur convergent auffallende Strahlen auf der Netzhaut vereinigen, parallele nur mit Hilfe eines Convexglases oder durch Erhöhung seiner Brechkraft mittelst Accommodation. Dasjenige Glas, mit welchem in die Ferne am besten gesehen, resp. die grösste Sehschärfe erzielt wird, gibt die Stärke der Hypermetropie an. Bei den alten Zoll-Linsen drückte die Brennweite gleichzeitig den Fernpunkt aus; die Dioptrien geben nur an, um wieviel das Auge schwächer als ein emmetropisches bricht. Um den Fernpunkt zu bestimmen, muss man erst die Brennweite ausrechnen, indem man die Dioptrien in 100 (*cm*) dividirt.

In dieser Art finden wir jedoch (zumal bei jugendlichen Leuten mit voller Accommodation) nur einen Theil der Hypermetropie, die **manifeste**, ein Theil, die **latente**, wird durch Accommodation maskirt. Die Summe der manifesten und latenten Hypermetropie bildet die **totale**. Ausser der indirecten Methode (cfr. S. 39), der Lähmung der Accommodation durch ein Mydriaticum mit nachfolgender Prüfung der Sehschärfe an den Probetafeln von Snellen durch Gläser, gelingt die Bestimmung der totalen Hypermetropie am sichersten mit dem Augenspiegel. Geringe Grade von Hypermetropie können bei jüngeren Personen ganz latent sein und erst mit den Jahren manifest werden; andererseits gibt es Fälle, wo die ganze Hypermetropie manifest ist.

Donders theilt die manifeste Hypermetropie noch in facultative, relative und absolute ein.

Absolute Hypermetropie besteht, wenn ein Auge selbst bei der mit der stärksten Convergenz der Sehlinien verbundenen stärksten Accommodations-Anstrengung ohne Convexglas weder für parallele noch für divergente Strahlen eingestellt werden kann. Das ganze Accommodations-Gebiet liegt also jenseits unendlich in negativer Entfernung. Sie kommt bei jungen Personen mit grosser Accommodationsbreite selten vor.

Unter **relativer Hypermetropie**, welche bei jüngeren Individuen ziemlich häufig gefunden wird, versteht er den Zustand, bei dem sowohl für parallele als für divergente Strahlen accommodirt werden kann, aber nur bei einer pathologischen Convergenz auf einen näheren Punkt, als für den accommodirt ist. Sie ist also relativ zur Convergenz.

Facultative Hypermetropie besteht, wenn in der Ferne sowohl mit als ohne Convexgläser deutlich gesehen werden kann.

Bei absoluter Hypermetropie kann das Sehen nie, bei relativer selbst das monoculare nur ausnahmsweise, bei facultativer Hypermetropie dagegen das binoculare Sehen scharf sein. Diese 3 Formen stellen nur 3 verschiedene Grade der Hypermetropie dar, die absolute den stärksten, die facultative den schwächsten Grad. Den höchsten Grad von Hypermetropie hat *Boirman* gesehen, nämlich $\frac{1}{1^{7}/_{8}}$.

Das Accommodationsgebiet des Hypermetropen erstreckt sich von dem in der negativen Endlichkeit gelegenen Fernpunkt durch die Unendlichkeit bis zu dem in der positiven Endlichkeit befindlichen Nahepunkt. A ist also $P - (- R) = P + R$. Wenn P 20 *cm* vor dem Auge, also durch eine Linse $+ 5\ D$, R 50 *cm* hinter dem Knotenpunkt, also durch eine Linse $+ 2\ D$ repräsentirt wäre, so würde A $5\ D + 2\ D$, $= 7\ D$ sein.

Folgende Eigenthümlichkeiten charakterisiren den Hppermetropen:

1. Der **anatomische Bau** des Auges zeigt gewisse Abnormitäten. Gewöhnlich besteht eine Verkürzung der Augenachse, der Bulbus erscheint abgeflacht, gewissermaassen von vorn nach hinten zusammengedrückt. Die Sclera ist um die Cornea nur wenig gekrümmt, nach dem Aequator ist ihre Krümmung am stärksten und nimmt nach dem hinteren Pol wieder ab. Ferner findet sich bei den höheren Graden der Hypermetropie oft noch daneben eine abnorme Kleinheit des Bulbus, des Gesichtes und der Augenhöhlen. Die Vorderkammer pflegt flach, die Pupille eng zu sein. Ausserdem zeigt der Accommodationsmuskel eine Anomalie *(Iwanoff)*. Die Ringfasern *(Müller)* sind stärker entwickelt als die Meridional- und Radiärfasern. Die Macula lutea liegt relativ weit von der Papille ab, die Retina dem Knotenpunkt sehr nahe, deshalb ist auch der $\sphericalangle \gamma\ (\alpha)$ bedeutend grösser als beim Emmetropen.

2. **Die relative Accommodationsbreite** des Hypermetropen ist für gewöhnlich zum grössten Theil negativ, also das Quantum von disponibler Accommodation sehr gering, selbst Null. Um nun mit geringerer Accommodations-Anstrengung arbeiten zu können, sucht er die Accommodation durch stärkere Convergenz zu erleichtern. Die Folge hievon ist eine ungewöhnlich starke Ausbildung der Recti Interni, die daran zu erkennen ist, dass der Hypermetrop stärker adducirende Prismen (Basis nach aussen) zu überwinden vermag als der Emmetrop.

Die hochgradige Anspannung der Accommodation, welche der Hypermetrop bereits für die Ferne nöthig hat, bringt eine Störung mit sich, deretwegen oft die Hilfe des Arztes nachgesucht wird, die **accommodative Asthenopie** (Hebetudo visus, Amblyopie presbytique der Autoren). Früher bezog man dieselbe auf eine Affection der Retina: erst *Donders* deckte ihren Zusammenhang mit der Accommodation auf. Im Anfang vermögen die Patienten gut in der Nähe zu sehen und zu arbeiten, bei längerer Dauer der Thätigkeit aber hört das deutliche Sehen auf: der Gegenstand wird dann etwas weiter abgehalten, so geht die Arbeit wieder eine Zeit lang besser, schliesslich verschwimmen die Contouren, bei weiterer Anstrengung tritt ein Gefühl von Druck in und über den Augen, zuletzt Ciliarschmerz, selbst halbseitiger, migraineähnlicher Kopfschmerz auf, welcher die Kranken zwingt die Arbeit einzustellen. Die Beschwerden treten um so früher und heftiger auf, je stärker der Grad der Hypermetropie, je geringer die Accommodationsbreite und je schwächer der

Accommodationsmuskel ist. Diese Schwäche kann angeboren oder erworben sein, nach schweren acut fieberhaften Krankheiten (Typhus), profusen Blutverlusten, lang dauernden Eiterungen etc. auftreten.

3. Die **Sehschärfe** pflegt nur bei höheren Graden der Hypermetropie geringer als bei Emmetropen zu sein und bei den höchsten Graden durch Gläser nicht auf 1 gebracht zu werden, voraussichtlich wegen mangelhafter, anatomisch aber bisher noch nicht nachgewiesener Entwickelung der Retina resp. einer bisweilen vorhandenen Complication mit Astigmatismus. Hochgradige Hypermetropen haben ferner eine Eigenthümlichkeit, die leicht zur Verwechselung mit Myopie führt; sie halten die Objecte sehr nahe an das Auge und verengern die Lidspalte. Dadurch werden die Zerstreuungskreise kleiner und die Bilder der Retina schärfer, andererseits vergrössern sich dabei die Netzhautbilder stärker als die Zerstreuungskreise, und drittens kann man bei der mit der Annäherung des Sehobjectes an das Auge verbundenen Convergenz am stärksten accommodiren.

4. Es besteht eine gewisse Beziehung zwischen **Strabismus convergens** (Einwärtsschielen) und Hypermetropie. Im Allgemeinen sind es nicht die höchsten Grade von Hypermetropie, welche sich mit Strabismus convergens compliciren, gewöhnlich mittlere Grade, die bisweilen vollständig latent sein können. Der Hypermetrop muss stark accommodiren, zumal beim Sehen in der Nähe. Um die Accommodation nicht zu stark anzuspannen, convergirt er stärker, als dem Grad der Accommodation entspricht (**relative Hypermetropie**). Binoculares Einfachsehen ist bei dieser starken Convergenz nicht möglich, er sieht deshalb nur monoculär, und schielt mit dem andern nach innen. Da jedoch nicht alle Hypermetropen schielen, so müssen besondere Momente das Zustandekommen des Strabismus begünstigen. Es sind theils Umstände, welche das binoculare Sehen erschweren, z. B. angeborene Sehschwäche eines Auges, oder ein verschiedener Grad der Weitsichtigkeit auf beiden Augen, oder erworbene Herabsetzung der Sehkraft durch Hornhautflecken, theils Umstände, welche die Convergenz erleichtern, z. B. Uebergewicht der Interni über die Externi. Jene werden durch die mit der Accommodation verbundene Convergenz sehr gekräftigt, diese insufficient, weil sie wegen des grossen Winkels γ (α) eine erhöhte Thätigkeit entwickeln müssen, wenn sie die Augen mit parallelen Sehachsen für die Ferne einstellen sollen, wozu der Hypermetrop bereits accommodiren und gleichzeitig die Interni in Thätigkeit versetzen muss.

Die Hypermetropie ist angeboren und erworben; sie ist die Refraction der Neugeborenen (*Schleich, G. Ulrich*). Sie vererbt sich mit der Form des Auges; im späteren Lebensalter werden alle Emmetropen etwas hypermetropisch. Sie tritt nach Traumen infolge Linsenluxation und bei artificieller Aphakie auf, ferner durch Compression des Bulbus von hinten her bei Tumoren und Abscessen der Orbita, ferner durch Abflachung der Cornea nach Hornhautgeschwüren.

Behandlung. Die Beschwerden der Hypermetropen werden durch Convexgläser gehoben, eine Heilung der Hypermetropie ist indessen nicht möglich.

Bei facultativer Hypermetropie sind für die Ferne keine Gläser nothwendig, für die Nähe nur dann, wenn asthenopische Beschwerden bestehen. Die Gläser dürfen im Allgemeinen nur die manifeste Hypermetropie corrigiren; wenn besonders schwächende Momente für die Accommodation vorliegen. müssen sie stärker sein und dem Behagen des Kranken angepasst werden. Besteht die Asthenopie lange Zeit, so lasse man die Patienten nach Verordnung einer Brille nicht sofort die volle Arbeit aufnehmen, sondern mit Unterbrechungen erst allmählig zu anhaltender Beschäftigung übergehen. Daneben muss man bei besonderen Schwächezuständen durch roborirende Diät, Aufenthalt in frischer Luft, Eisen etc. die Körperconstitution und Muskelkraft zu bessern suchen. — Bei Complication mit Presbyopie muss ein stärkeres Convexglas als bei einem gleichaltrigen Emmetropen verordnet werden.

Die relative Hypermetropie erfordert dasjenige Glas, mit welchem in die Ferne am besten gesehen wird, also die Correctur der manifesten Hypermetropie. In der Jugend, wo die Accommodation am kräftigsten ist, genügt für die Nähe und Ferne dasselbe Glas, im Alter aber muss man, zumal bei gleichzeitiger Presbyopie, eine bedeutend stärkere Nummer verabfolgen.

Wenn absolute Hypermetropie besteht, corrigirt man dieselbe durch das Fernglas und gibt für die Nähe nur dann eine stärkere Nummer, wenn die Accommodation nicht ausreichen will; bei Complication mit Presbyopie werden natürlich bedeutend stärkere Gläser erforderlich. Da, wie wir oben gesehen haben, diese 3 Zustände der Hypermetropie nur verschiedene Grade derselben darstellen, so gilt im Allgemeinen das Gesetz, dass leichte und mittlere Grade nur eine Brille für die Nähe nöthig haben, wenn asthenopische Beschwerden oder Presbyopie eintritt, dass die stärksten Grade sowohl für die Nähe als auch für die Ferne corrigirt werden müssen. Bei niederen Graden gibt man zunächst nur das die manifeste Hypermetropie corrigirende Glas, bei mittleren Graden verstärkt man dasselbe um $\frac{1}{4}$ der latenten Hp. Z. B. Jemand habe eine Hpt. $3.25\ D = -\frac{1}{13}$, Hpm. $1.25\ D = \frac{1}{30}$, die latente Hp. ist $= 2\ D\ (\frac{1}{20})$, der 4. Theil derselben ist $0,5\ D$. Man verordnet in solch einem Fall für die Nähe $+\ 1,75\ D$.

Die Behandlung des Strabismus convergens ist bei den Augenmuskel-Krankheiten angegeben. Zur Prophylaxis desselben sei bemerkt, dass man kleinen Kindern mit hochgradiger Hypermetropie keine kleinen Gegenstände zum Spielen anvertraue, und dass die Augen nicht zu früh mit Schularbeiten angestrengt werden, es sei denn mit Benützung einer geeigneten Brille, wenngleich auch die Eltern gegen den Gebrauch derselben Widerspruch erheben sollten.

C) Myopie.

Der Name kommt von μύειν blinzeln und rührt von einem Symptom her, welches wir bei Myopen oft finden: sie kneifen, namentlich bei höherem Grade der Refractionsanomalie, gern die Lidspalte zu, verengern dadurch die Pupillenöffnung, verringern den Lichteinfall in das Auge und verkleinern die Zerstreuungskreise auf der Retina.

Wir verstehen unter **Myopie (Kurzsichtigkeit)** denjenigen Zustand des Auges, bei welchem der Brennpunkt des optischen Systems im Glaskörper vor der Retina gelegen ist, parallel auf das Auge auffallende Strahlen also schon im Glaskörper zur Vereinigung gelangen und auf der Netzhaut Zerstreuungskreise bilden. Entweder ist die Augenachse zu lang im Vergleich zum emmetropischen Auge **(Achsenmyopie)**, oder bei gleicher

Achsenlänge ist die Brechkraft des optichen Systems zu hoch (**Krümmungs-Myopie**).

Der Drehpunkt des myopischen Auges liegt $14\frac{1}{2}$ *mm* hinter dem Hornhautscheitel, also weiter ab von demselben wie im emmetropischen Auge, gleichzeitig aber auch weiter vor der Netzhaut. Der $\not< \alpha$ (γ) ist dafür erheblich kleiner als beim Emmetropen. *Donders* fand den $\not< \alpha$ im Mittel $= 2$ Grad, er kann aber 0 und selbst negativ werden; deshalb haben hochgradige Myopen bisweilen scheinbaren Strabismus convergens, wenn sie mit parallelen Sehlinien in die Ferne vor sich hinschauen.

Um parallele Lichtstrahlen auf seiner Netzhaut zu vereinigen, also in die Ferne gut zu sehen, bedarf der Myop der Concavgläser, deren Brennpunkt mit dem Fernpunkt des myopischen Auges zusammenfallen muss (cfr. Fig. 19). Das schwächste Glas, mit welchem an den *Snellen'schen* Tafeln die beste Sehschärfe erzielt wird, entscheidet bei der Wahl zwischen mehreren Gläsern. Wer z. B. mit — 2 *D* und — 1 *D* gleich gut sieht, würde bei dem ersten Glas, welches eine um 1 *D* stärker zerstreuende Wirkung hat und die durch 1 *D* parallel gemachte Strahlen wieder divergent macht, durch seine Accommodation diesen Defect ersetzen müssen. In die Ferne soll aber nicht accommodirt werden. Die alte Zollnummer gab gleichzeitig den Abstand des Fernpunktes an; die neue Dioptrie drückt aus, um wie viel die Brechkraft des myopischen Auges höher ist als die des emmetropischen. Im Allgemeinen unterscheiden wir 3 Grade von Kurzsichtigkeit, niedere Grade bis zu 2 *D* ($\frac{1}{20}$), mittlere Grade bis zu 6 *D* ($\frac{1}{6}$) und höhere Grade oder excessive Myopie.

Donders macht folgende Unterschiede:

1. **Stationäre Myopie**, Fälle leichteren oder mittleren Grades bis zu 3.5 *D* ($\frac{1}{12}$), bei denen nach dem 20. Lebensjahr keine oder nur eine unbedeutende Steigerung der Kurzsichtigkeit, nach dem 40. Lebensjahr sogar unter Umständen eine geringe Abnahme eintritt, so dass für die Ferne Concav-, für die Nähe Convexgläser erforderlich werden.

2. **Die zeitlich progressive Myopie**, bei der zwischen dem 12. und 25. Lebensjahre eine rasche Zunahme der Myopie eintritt, und zwar am schnellsten in der Pubertätszeit zwischen dem 18. und 22. Lebensjahre. Der Fernpunkt rückt plötzlich näher an's Auge, bleibt dann einige Zeit unverändert, um wieder heranzurücken und schliesslich in diesem Zustande zu verharren. Während der einzelnen Steigerungsperioden bestehen gewöhnlich Reizerscheinungen an den Augen — Schmerz, Thränen, leichte Ermüdung, Blendung, Lichtscheu und Lichterscheinungen (**Photopsien**). Es sind meist hohe Grade von Myopie, und ein vollständiger Stillstand ist selten. Gewöhnlich wird daraus

3. die **constant progressive Myopie**, bei der die Kurzsichtigkeit durch das ganze Leben unaufhaltsam fortschreitet, während gleichzeitig mehr oder minder hochgradige, secundäre Veränderungen am Auge mit Abnahme der Sehkraft eintreten. Während der Pubertät bestehen meist bei der Progression heftige Reizerscheinungen; diese beiden Kategorien von Kurzsichtigkeit sind also krankhaft.

Die Myopie ist sehr verbreitet und bei den Leuten aus den gebildeten Volksclassen häufiger als bei den ungebildeten; sie ist hauptsächlich ein Eigenthum der Culturvölker und wächst mit den Anforderungen der Cultur an die Augen. Sie ist aber auch oft bei der arbeitenden ländlichen und städtischen Bevölkerung in recht hohem Grade vertreten. Bei den wildlebenden Völkern, zu denen die Cultur noch nicht vorgeschritten ist, den Kabylen, Nubiern, Patagoniern, Lappen etc. kommt sie gar nicht vor und in Europa in den cultivirteren Gegenden häufiger als in den weniger cultivirten.

Die höchsten Grade unserer Refractionsanomalie markiren sich schon äusserlich durch eine ungewöhnliche Grösse und Prominenz des Bulbus, welche auf der Verlängerung der Augenachse beruht. Nach den Messungen von *Arlt* und *Donders* kann dieselbe eine Länge von 26—33 *mm* erreichen. Da der äquatoriale Durchmesser der Augen meist bedeutend kleiner ist und sich weniger an der Ausdehnung des Bulbus betheiligt, so resultirt eine ovoide Form, welche die Augenbewegungen ziemlich stark behindert und bei seitlicher Blickrichtung an der Abflachung der Sclera in der Aequatorialgegend kenntlich ist. Die Vorderkammer des myopischen Auges ist meist tiefer als die des emmetropischen, die Pupille weiter, und die Iris schlottert bei den höchsten Graden nicht selten in Folge Verflüssigung des Glaskörpers. Die Sclera ist hier gewöhnlich etwas verdünnt, so dass die Uvea mit bläulicher Farbe durchschimmert; im vorderen Bulbusabschnitte ist die Verdünnung indessen geringer als hinten. Das Corp. ciliare ist enorm lang und schmal; der Ciliarmuskel, besteht vorwiegend aus Meridional- und Radiärfasern, der Müller'sche Ringmuskel ist nur schwach entwickelt. Die Choreoidea ist verdünnt, und in der Umgebung des Sehnerven oft in grosser Ausdehnung atrophisch. Die Verlängerung der Augenachse wird wesentlich durch eine Ausdehnung des Auges am hinteren Pol (**Sclerektasia posterior**) auf der temporalen Seite des Sehnerven bedingt. Ihr Zustandekommen wird besonders dadurch begünstigt, dass die hintere Augenwand in myopischen Augen oft nur von einer relativ dünnen Lamelle gebildet wird, und dass das Ende des Zwischenscheidenraumes nicht scharf zugespitzt, sondern ampullenartig ausgebuchtet ist. Mit der Ausdehnung der Sclera rückt die Papille weiter nach innen und stellt sich zur Augenachse schräg. Der Ausdehnung der Lederhaut und Atrophie der Choreoidea entspricht im ophthalmoskopischen Bilde eine weisse oder gelbliche meist mondsichelförmige Figur von oft enormer Breite neben der Papille; dieselbe erstreckt sich bei den höchsten Graden der Myopie mitunter sogar bis dicht an die Macula oder darüber hinaus und umgibt oft, am Rande unregelmässig ausgezackt, die Papille ringförmig (**Sichel,**

Fig. 27.

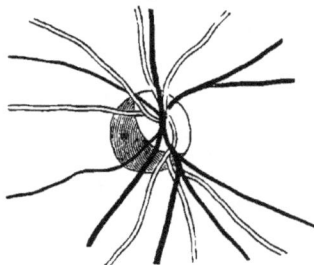

LA Linkes Auge; der Conus ist nach aussen von der Papille.

Fig. 28.

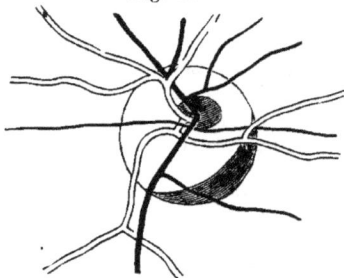

RA Rechtes Auge; der Conus ist nach unten aussen von der Papille.

Conus, Staphyloma posticum, Sclerektasia posterior). Meist kommt sie nach aussen, nicht selten nach unten und unten aussen, sehr viel seltener nach den anderen Richtungen (cfr. Fig. 27, 28 und 29) vor. Sie wird bedingt durch die in Folge der Augendehnung eintretende Atrophie resp. Abrückung der Choreoidealgrenze vom Papillenrande, so dass die Sclera frei liegt. Darauf sieht man mitunter Pigmentreste oder einzelne gröbere Choreoidealgefässe, der Rand der Sichel ist nicht selten pigmentirt. In ihrer

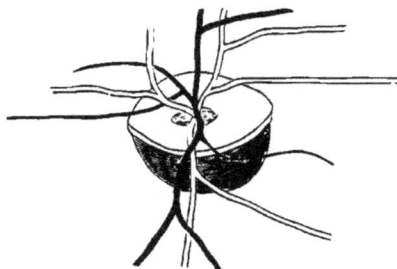

RA Rechtes Auge: der Conus ist nach unten von der Papille.

Umgebung sieht man oft noch Unregelmässigkeiten des Choreoidealstromas, hellere etwas entfärbte Stellen, dazwischen Verdunkelung des Pigments, oder an der Macula helle, gelbe oder weisse, schmale, zickzackförmige radiär verlaufende oder sich netzförmig verbindende, vielfach verzweigende Striche (Sprünge der Choreoidea), die durch übermässige Dehnung erzeugt sind, in anderen Fällen einfache oder mehrere rundliche oder ovale, gelegentlich die Grösse der Papille erreichende oder übertreffende Flecke von rein weisser oder gelber Farbe mit Pigmentresten bedeckt und umsäumt, entstanden durch entzündliche Processe in der Choreoidea. Bisweilen sieht man Choreoiditis disseminata in Folge der progressiven Myopie, sehr selten Blutungen in die Choreoidea, die aus den bei der Atrophie der Choreoidea zu Grunde gehenden Gefässen eintreten.

Die häufigste Veränderung des myopischen Augenhintergrundes ist jedenfalls der Conus in Gestalt der Sichel; er kommt zwar auch in emmetropischen und hypermetropischen Augen vor, aber nicht so oft wie hier. Was seine Entwickelung anlangt, so rückt zunächst die Pigmentgrenze vom temporalen Papillenrand macularwärts ab; es findet jedoch nicht etwa eine wirkliche Pigmentverschiebung statt, sondern es atrophirt der Pigmentsaum und bildet sich an einer entfernteren Stelle neu. Das zwischen Papille und diesem neuen Pigmentsaum gelegene Terrain entfärbt sich allmählig, wird gelbroth, dann gelb und weiss, die anfangs noch sichtbaren Pigmentreste und Gefässe schwinden meist ganz, dann bildet sich eine neue Pigmentgrenze u. s. w., so dass man mitunter die einzelnen Etappen des fortschreitenden Conus noch erkennen kann. Die Pigmentbildung ist immer die Folge der Choreoidealhyperämie. Sehr selten kommen diese Coni schon vor dem 10. Lebensjahre zur Beobachtung, dann sind sie meist angeboren und verhältnissmässig schmal. *Ed. v. Jäger* fand mehrfach als sog. Primitivform des Conus einen sichelförmigen Pigmentstreifen am temporalen Rande der Papille des Neonatus.

Die Papille erscheint dadurch, dass sie sich gegen die Augenachse schräg stellt, oval. Wir sehen, obwohl sie kreisrund zu sein pflegt, auf sie nicht in gerader, sondern in schräger Richtung, und deshalb erscheint sie uns oval *(Arlt)*. Es kommen aber auch wirkliche ovale und wetzsteinförmige Papillen vor (cfr. die Fig. 27, 28, 29). Bei der progressiven Myopie sieht der Sehnervenkopf namentlich in seiner nasalen Hälfte oft sehr geröthet und seine Begrenzung verschwommen aus. Die Netzhaut selbst zeigt keine wesentlichen Veränderungen, nur erscheinen bei den höchsten Graden die Gefässe sehr gestreckt; in anderen Fällen tritt secundär eine Netzhautablösung ein. *Weiss* beschreibt einen bogenförmigen Reflex auf der Retina im inneren Abschnitt concentrisch zum Papillenrande dicht neben demselben, der besonders deutlich ist, wenn man durch ein nicht vollständig corrigirendes Concavglas die Papille betrachtet, und der Ausdruck einer Glaskörperablösung sein soll. Der letztere ist meist bei den höchsten Graden verflüssigt, mit reichlichen morphologischen Elementen, selbst Flocken und Membranen durchsetzt. Die Linse reflectirt bei den Fällen mit excessiver Myopie oft stark und zeigt gelegentlich partielle stationäre oder progrediente Trübungen.

Bei geringgradiger Kurzsichtigkeit ist die Sehschärfe gewöhnlich normal, bei den höheren und höchsten Graden oft erheblich herabgesetzt in Folge der Veränderungen am hinteren Pol. Bei den vererbten Fällen ist der centrale Visus sehr häufig trotz excessiver Myopie sehr gut. In der Nähe sehen Myopen, auch die feinsten Gegenstände, besser als die Emmetropen, da ihr Nahpunkt gewöhnlich näher am Auge liegt und eine grössere Annäherung der Objecte gestattet, mit ihrer Annäherung aber eine Vergrösserung der Netzhautbilder verbunden ist.

Sehr oft klagen Myopen über starke **Mouches volantes**, als deren Ursache meist Glaskörpertrübungen nachweisbar sind; oft fehlen diese aber ganz. Eine andere Beschwerde bezieht sich darauf, dass häufig die in der Ferne befindlichen Gegenstände (Striche, Balken etc.) eine Gestaltsveränderung zeigen, Linien gekrümmt erscheinen **(Metamorphopsie)** mit der Concavität dem Fixirpunkt zugekehrt *(Förster)*. Dies Symptom beruht auf der Verschiebung der percipirenden Elemente (Stäbchen und Zapfen) event. durch choreoiditische Processe. Daneben werden oft Lichterscheinungen im Dunkeln **(Photopsien)** wahrgenommen. Die Affectionen des Hintergrundes können Licht- und Farbensinnstörungen, auch Veränderungen im Gesichtsfeld (Defecte, Scotome) erzeugen.

Die grössten Beschwerden verursacht die **muskuläre Asthenopie** bei der Naharbeit. Die Augen ermüden nach kurzer Zeit, dann verschieben sich die Buchstaben beim Lesen oder die Stiche beim Nähen, es tritt Druck und Schmerz in den Augen ein, schliesslich Kopfschmerz. Diese Klagen sind am stärksten bei Kranken, die an progressiver Myopie leiden. Sie beruhen nicht auf accommodativer Schwäche — denn die relative Accommodationsbreite ist ziemlich ebenso gross wie bei Emmetropen; von der letzteren wird gewöhnlich nur ein geringer Theil verwendet, der grösste Theil bleibt positiv, da die Myopen weder für die Ferne noch für die Nähe so stark zu accommodiren brauchen, — sondern die Asthenopie ist die Folge einer relativen Schwäche der Rect. interni, an die bei den Kurzsichtigen so übermässige Anforderungen gestellt werden, dass sie denselben für die Dauer nicht genügen können. Aus der relativen entwickelt sich später absolute Insufficienz, aus dem latenten ein manifester Strabismus divergens.

Aetiologie. Dass bei Myopie die Augenachse sehr lang sei, wussten schon älterere Autoren als *Boerhave* (1708). *Scarpa* fand die Verlängerung des Bulbus zuerst bei der anatomischen Untersuchung eines myopischen Auges und eine Sclerekstasie am hinteren Augenpol **(Staphyloma**

posticum Scarpae), ohne sie indessen mit Kurzsichtigkeit in Verbindung zu bringen. Erst *Arlt* wies die constante Verlängerung der Augenachse auf Kosten der hinteren Bulbuswand bei Myopen durch Sectionen (1854) und die Wichtigkeit der Sclerakstasie für die Myopie nach. Später adoptirte man allgemein seine Ansichten.

In der Neuzeit hat man sich hauptsächlich auf Anregung *H. Cohns* der Erforschung der Ursachen der Myopie zugewandt und durch statistische Arbeiten den Zusammenhang zwischen Schule und Kurzsichtigkeit festgestellt. Die Angabe *Ed. v. Jägers*, dass 78% aller Neugeborenen Myopen seien, ist durch die Untersuchungen von *Königstein*, *Schleich* und *G. Ulrich* nicht bestätigt. Diese Autoren fanden bei den Neonatis nur wenige Emmetropen, fast durchweg Hypermetropen, keine Myopen. Wir müssen daher die These aufstellen, dass der Mensch als Hypermetrop geboren und erst später myopisch wird. Bis zum 6. Lebensjahr ist Myopie sehr selten; erst nach dem 10. Lebensjahr tritt sie in grösserer Häufigkeit zu Tage. Dorfkinder haben weit weniger Neigung zu Myopie als die städtischen. Die verschiedenen Bildungsanstalten weisen einen erheblichen Unterschied auf. Auf der Universität und an den Gymnasien sind die Kurzsichtigen bedeutend zahlreicher als an den Realschulen, höheren Töchterschulen, Mittel- und Elementarschulen. Ihre Zahl wächst in der Schule mit dem Lebensalter und der Höhe der Classen. Die Myopie ist also ein Leiden, welches mit den höheren Anforderungen an das Auge bei der Beschäftigung Hand in Hand geht und sich steigert. Ihre grösste Zunahme erfährt sie in der Pubertätszeit bis zum 22. Lebensjahre.

Meist handelt es sich um eine Vererbung: denn wir finden ganze Familien kurzsichtig. Wenngleich auch bei der Geburt Achsenmyopie nicht vorkommt, so muss die Anlage dazu bestehen, und erst später entwickelt sich, wie die Ähnlichkeit der Nase und Gesichtszüge — auch die Ähnlichkeit in Form und Refraction der Augen. Zu den Momenten, welche die angeborene Prädisposition zur Myopie bei ihrer Entwicklung und Progression unterstützen, gehört in erster Linie — wie sich schon aus der Steigerung der Zahl der Myopen nach dem 6. Lebensjahre ergibt, wo die Schule beginnt, die anhaltende Nahearbeit, also unsere moderne Erziehung in den Schulen, und von den verschiedenen Berufsarten begünstigen die Entwickelung der Kurzsichtigkeit diejenigen, welche hauptsächlich Nahearbeit erfordern. Dabei besteht ein Unterschied zwischen Knaben und Mädchen *(Pflüger)*, wie sich an den Industrieschulen mit Parallelclassen für Knaben und Mädchen zeigt. Die letzteren erkranken leichter, wegen ihrer schwächeren Constitution, ihrer früheren Entwicklung und deshalb, weil sie ausserhalb der Schule mehr als die Knaben zu schädlichem Thun (Handarbeit, Clavierspiel etc.) angehalten werden. Die Schädlichkeit der Nahearbeit liegt vor Allem in der dauernden Convergenz der Gesichtslinien. Die R. externi üben dabei einen starken Druck auf den Bulbus aus, platten denselben im Äquator ab, steigern dadurch den inneren Augendruck und behindern in Gemeinschaft mit den schrägen Augenmuskeln, wie *Fuchs* neuerdings gezeigt hat, den Rückfluss des Blutes aus den nervösen Gefässen der Choreoidea, ein Moment, dem *Arlt* bei der Entstehung der Myopie eine Hauptrolle vindicirt. Nach *Stillings* neuesten Forschungen ist der Einfluss der Compression des Bulbus durch Obliqui am schädlichsten. Die Gewebe erweichen durch die Hyperämie und werden leichter ektatisch. Bei der Convergenz wird ferner durch die Obliqui ein anhaltender Zug auf den hinteren Pol am temporalen Umfang des Opticus ausgeübt, der letztere gezerrt und dadurch der Zug an der Sclera gesteigert, die Entstehung einer Sclerekstasie begünstigt. Die Convergenz der Augen wird durch verschiedene Nebenumstände vermehrt; dieselben finden in sehr vielen Schulen Begünstigung, dürfen aber auch im Elternhause nicht ausser Acht gelassen werden. Hierhin gehören mangelhafte Beleuchtung, feiner Druck oder feine Handarbeit, mangelhafte Schwärze der Buchstaben. Stark übergeneigte Kopfhaltung steigert die Hyperämie der Choreoidea durch Behinderung des Blutrückflusses aus den Jugularvenen. Alle diese Momente wirken natürlich bei einem bereits myopischen Auge um so nachtheiliger.

Da nun nicht alle Menschen trotz höherer Schulbildung kurzsichtig werden, so müssen wir eine besondere ererbte Disposition annehmen: worin sie beruht, ist noch nicht sichergestellt, vielleicht besteht in diesen Augen eine geringere Resistenzfähigkeit der Sclera am hinteren Pol, in Folge einer Entwicklungshemmung im Bereich der Fötalspalte, die bei der nach meinen Untersuchungen im Fötalleben erfolgenden Drehung des Bulbus und Opticus von unten innen, nach unten aussen rückt. *Schnabel* hat dieser Region mit Rücksicht auf die Colobome der Macula, welche den Rest der fötalen Augenspalte darstellt, eine Ausnahmestellung während der Entwickelung des Auges vindicirt, eine Annahme, welche sich mit der von *r. Ammon* abgebildeten und beschriebenen Protuberantia scleralis im Fötalleben decken würde.

Die Therapie muss in erster Linie prophylaktisch sein und die hygienischen Verhältnisse in Schule und Elternhaus nach den bei der Aetiologie angedeuteten Richtungen regeln. Man verbiete zunächst anhaltende Nahearbeit, zumal bei mangelnder Beleuchtung, sehr kleinen und schwachen Druck und vornübergebeugte Kopfhaltung. Man sorge für gutes Licht in den Schulen und Arbeitszimmern; bei den häuslichen, schriftlichen Arbeiten sind Stehpulte zu empfehlen. In der Schule müssen die Subsellien und Bänke eine bestimmte Entfernung der Sitzplatte von der Tischfläche ($\frac{1}{8}$ der Körpergrösse + 4 *cm*), positive Distanz (d. h. der Rand der Tischplatte soll den vorderen Rand der Sitzfläche um 2—3 *cm* überragen), eine gewisse Neigung der Tischplatte zur Vermeidung des Vornüberlegens (von ca. 15°), eine Stütze für die Wirbelsäule und eine genügende Höhe des Sitzes über dem Erdboden haben, damit die Füsse bequem aufgesetzt werden können. Wichtig ist die Haltung der Kinder bei der Arbeit; die Bücher müssen beim Lesen ca. 45° gegen die Horizontale aufgerichtet und in der Hand dem Auge vis-à-vis gehalten oder durch ein Lesepult ihm gegenüber gebracht werden. Das Heft muss sich beim Schreiben in schräger Mittellage befinden, d. h. mit seinem unteren Rand gegen den Rand der Tischplatte einen nach rechts offenen Winkel von 45 Grad bilden. Bei dieser Lage der Hefte sind nach den Untersuchungen von *Berlin* und *Rembold* die Bewegungen der Augen und der Hand beim Schreiben am wenigsten beschränkt. Ferner verordne man einen guten, nicht zu kleinen Druck in den Lese- und Arbeitsbüchern und lasse nur in Pausen arbeiten. Die Methode des Zeichnens nach feinen Punkten ist aufs äusserste schädlich für die Augen.

Wichtig ist die Auswahl einer passenden Brille. Myopen geringen Grades bedürfen nur, wenn sie in die Ferne deutlich sehen wollen, eines

Concavglases. in der Nähe können sie ohne Glas auskommen. Um die
Unbequemlichkeit des Abnehmens der Brille beim Lesen zu vermeiden,
empfiehlt sich ein Pince-nez oder eine Lorgnette. Bei accommodativer
Asthenopie oder Presbyopie kann unter Umständen ein Convexglas die
Arbeit erleichtern, bei leichten Graden von Insuffizienz der Interni eine
prismatische Brille mit der Basis nach innen dauernden Nutzen schaffen.

Ist die Myopie stärker. so verordne man ein Glas für die Ferne.
welches die Kurzsichtigkeit neutralisirt. und ein schwächeres für die
Nähe. welches gestattet in einer der jeweiligen Beschäftigung entsprechenden Entfernung thätig zu sein. Viele excessive Myopen begnügen
sich überhaupt dauernd mit einem schwächeren Glas für die Nähe und
Ferne: sie können dann nur in der Ferne deutlich sehen. wenn sie
ein Pince-nez oder eine Lorgnette mit dem den Rest von Myopie corrigirenden Glase vor diese Brille vorhalten.

Wenn Neigung zu progressiver Myopie besteht. sind 4wöchentliche
Atropincuren am Platze. während deren nicht gelesen und geschrieben
werden darf und der Aufenthalt im Dunkeln anzurathen ist. In den ersten
14 Tagen ist das Dunkelzimmer ziemlich permanent zu beziehen. nur
im Dämmerlicht der Aufenthalt im Freien gestattet: in den letzten
14 Tagen kann man dem Kranken mehr Freiheit gestatten. den Aufenthalt im Freien mit einer Schutzbrille auch am hellen Tage gewähren.
Bestehen Complicationen mit inneren Augenkrankheiten, so sind dabei
die entsprechenden Maassnahmen zu veranstalten. Zur Atropincur träufelt
man täglich 2—3 Tropfen einer $\frac{1}{2}$ — 1% Atropinlösung 14 Tage hindurch in den Conjunctivalsack mit Pinsel oder Pincette: vom 14. Tage an
wird das Atropin ausgesetzt.

Bei hochgradiger relativer Insufficienz der Interni oder Strabismus
divergens ist die Tenotomie des Externus indicirt.

D) Astigmatismus.

Homocentrische. d. h. von einem gemeinschaftlichen Leuchtpunkt
ausgehende Strahlen. welche an einer sphärischen Fläche gebrochen werden,
bleiben nicht vollständig homocentrisch. werden nicht genau in einem
Punkt vereinigt. Diesen Zustand nennt man **Aberration des Lichtes;**
dieselbe ist chromatisch und sphärisch.

Die **chromatische Aberration** ist die Folge der verschiedenen
Brechbarkeit der verschiedenen Lichtqualitäten: die violetten Strahlen sind
stärker brechend, als die rothen.

Auch das Auge hat diese chromatische Aberration. ohne dadurch
erheblich belästigt zu werden. Störender ist die **sphärische Aberration.**
Homogenes Licht. d. h. Licht von gleicher Wellenlänge und Brechbarkeit mit nur einer Farbe. heisst monochromatisch: es bleibt. wenn
es in der Richtung der Achse in gleichem Abstand von derselben
auf eine sphärische Fläche fällt. homocentrisch. d. h. es wird gleichmässig von der Achse weg oder nach ihr hin gebrochen und zwar immer
so. dass es auf einen Punkt gerichtet ist. Treffen die Strahlen aber in
verschiedener Entfernung (cfr. Fig. 30) von einander. wenngleich auch
parallel zur Achse. auf die Fläche. so bleiben sie nicht genau homocentrisch. sondern werden nach verschiedenen Punkten gerichtet und zwar

schneiden sie sich der Fläche um so näher, je entfernter von der Achse sie auffallen, um so weiter von der Fläche, je näher der Achse sie liegen. Diese **sphärische Aberration** bezieht sich sowohl auf Strahlen ein und desselben Meridians als auch auf Strahlen verschiedener Meridiane von verschiedener Brechkraft. Jene, die verschiedene Brechung homogenen Lichtes in verschiedenen Abschnitten desselben Meridians betreffende Art von Aberration

Fig. 30

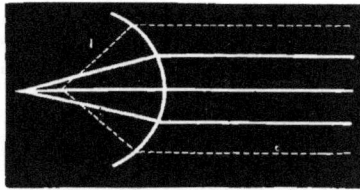

Sphärische Aberration.

nennt man **unregelmässigen Astigmatismus** — er ist wesentlich von der Linsenstructur und von Unregelmässigkeiten der Hornhaut (Flecken, Kerekstasie etc.) abhängig. Die Aberration homogenen Lichtes in verschiedenen Meridianen mit verschiedener Brechkraft repräsentirt den **regelmässigen Astigmatismus**. Er stellt also denjenigen Zustand des Auges dar, bei welchem in 2 auf einander senkrecht stehenden Meridianen ein verschiedener Brechzustand besteht. Jedes Auge hat einen geringen Grad von Astigmatismus, der dadurch bedingt ist, dass die Cornea nicht einem Kugelsegment, sondern dem Scheitelsegment eines Ellipsoids entspricht und in ihrem verticalen Meridian mit geringerer Brennweite eine höhere Brechkraft als in dem horizontalen mit grösserer Brennweite hat; der Unterschied ist jedoch so minimal, dass er das Sehvermögen in keiner Weise stört. Der Astigmatismus wurde zuerst von *Thomas Young* an seinem eigenen Auge beobachtet; das Wesen desselben wurde erst genauer von *Donders* erforscht und richtig erklärt, d. h. der Hauptantheil der Cornea, der Linse nur eine geringe Bedeutung beigemessen. Da der horizontale Meridian eine grössere Brennweite als der verticale hat, so sehen die Astigmatiker einen nahen Punkt nicht als Punkt auf der Retina, sondern in horizontaler Richtung verschwommen, indem nur im verticalen Meridian die aus der Nähe divergent auffallenden Strahlen auf der Netzhaut zur Vereinigung gelangen, während von den im horizontalen Meridian auffallenden Strahlen die Netzhaut Zerstreuungskreise treffen. Umgekehrt treten von ferneren Objecten im verticalen Meridian Zerstreuungskreise auf, da nur der horizontale Meridian die aus grösserer Entfernung kommenden Strahlen zu vereinigen vermag. Die zwischen Brennpunkt des verticalen und horizontalen Meridians gelegene Strecke nannte *Sturm* die Brennstrecke. Fällt von einem Punkt das Bild in die Mitte der Brennstrecke, so erscheint es nach allen Richtungen gleichmässig verwaschen, rund; je mehr es sich dem Brennpunkt des verticalen Meridians nähert, desto schärfer erscheint es in verticaler, je näher es dem Brennpunkt des horizontalen Meridians kommt, desto schärfer erscheint es in horizontaler Richtung.

Eine horizontale Linie, aus dicht aneinandergereihten Punkten bestehend gedacht, sieht man deshalb viel schärfer, wenn man sie in der Nähe betrachtet, weil dann ihr Bild in die Brennebene des verticalen Meridians fällt und sich dabei die horizontalen Zerstreuungskreise der einzelnen Punkte decken; umgekehrt bekommt man ein schärferes Bild von einer in der Ferne befindlichen verticalen Linie, weil dann ihr Bild

in der Brennebene des horizontalen Meridians gelegen ist und die hierbei
auftretenden verticalen Zerstreuungskreise sich decken.

Die Abweichung des Lichtes im astigmatischen Auge und die Form
der Bilder in den verschiedenen Meridianen kann man sich am einfachsten
an der folgenden Fig. 31 klar machen. *A* bedeutet den Gang der Lichtstrahlen bei Betrachtung eines in unendlicher Entfernung befindlichen
Kreuzes im verticalen, *B* im horizontalen und *C* die Form der von den

Fig. 31.

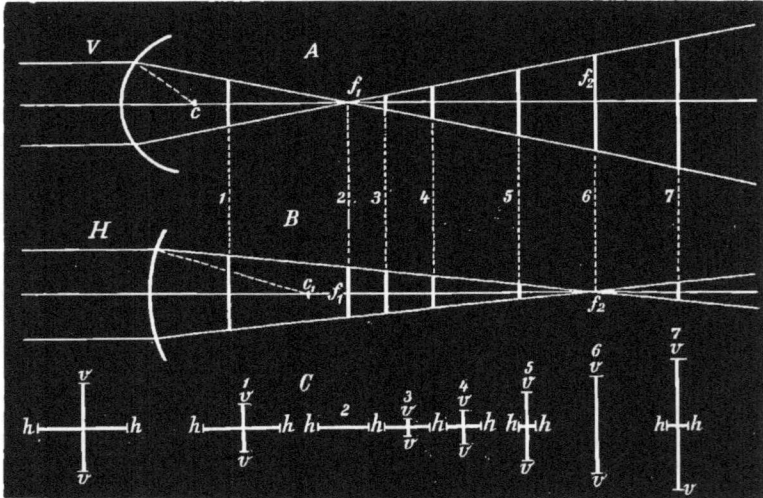

V—A Gang der aus unendlicher Entfernung auffallenden Lichtstrahlen im verticalen
Meridian des Auges; *H—B* Gang derselben im horizontalen Meridian; *C* die Form
der Bilder von einem Kreuz.

verschiedenen Stellen erzeugten Bilder: f_1 und f_2 stellen den Brennpunkt
des verticalen, resp. horizontalen Meridians dar.

Wie man sieht, nähern sich die Bilder von *rr* zunächst mehr als
die von *hh*; *rr* ist daher kleiner als *hh* (1); dann vereinigen sich *rr* in
einem Punkt (2), wenn das Bild an die Stelle des Brennpunktes (f_1) des
verticalen Meridians gefallen ist, *hh* bleiben noch getrennt. Dann trennt
sich *rr* wieder, während sich *hh* noch mehr nähert (3, 4, 5), bei 4 stellt
das Bild wieder ein Kreuz mit gleich langen Schenkeln dar. Schliesslich
vereinigen sich *hh*, während *rr* noch weiter auseinander gehen (6) und endlich
überkreuzen sich auch in 7 wieder die Strahlen des verticalen und horizontalen Striches. Stellen *rr* und *hh* die Durchmesser eines Kreises dar,
so sieht man bei 1 eine horizontale Ellipse, bei 2 eine horizontale Linie,
bei 3 eine horizontale Ellipse, bei 4 einen Kreis, bei 5 eine verticale
Ellipse, bei 6 eine verticale Linie und bei 7 wieder eine verticale Ellipse.

Die beiden Hauptmeridiane des astigmatischen Auges fallen in der
Regel mit dem verticalen und horizontalen Meridian des Auges zusammen,
doch kommen auch Abweichungen derselben gegen letztere um einige

Grade vor, aber immer stehen sie senkrecht auf einander. Der verticale Meridian bricht meist am stärksten, doch kommt auch gelegentlich das umgekehrte Verhalten vor. Die Differenz in der Brechkraft beider Meridiane gibt den Grad des Astigmatismus an. Derselbe macht folgende Symptome:

1. **Herabsetzung der Sehschärfe** ohne Verbesserung durch sphärische Gläser, wenn eine geringe Aufbesserung durch dieselben erzeugt wird, erhalten wir nie $S = 1$; dabei liegt weder eine Trübung der brechenden Medien, noch eine Anomalie des Hintergrundes vor. Gelegentlich kann man den Astigmatismus schon aus einzelnen eigenthümlichen Verwechslungen der Buchstaben (c e oder r mit x) errathen.

2. **Zerstreuungskreise von fernen Lichtpunkten.** Lässt man den Astigmatiker durch ein mit einer punktförmigen Öffnung versehenes Kartenblatt nach einem Licht sehen, so sieht er in einer bestimmten Entfernung der Karte vom Auge einen leuchtenden runden Punkt, wenn aber bei demselben Accommodationszustand die Karte dem Auge genähert oder von ihm entfernt wird, so erscheint die Öffnung nicht als Kreis, sondern als eine quer- oder längsovale Ellipse. Bringt man nun vor das Auge ein schwaches Convexglas z. B. + 0.75 D und hält vor dasselbe Auge noch ein stärkeres Concavglas, z. B. — 1.5 D, so wird bei gleich bleibender Entfernung der Karte und des Lichtes vom Auge der Lichtpunkt als verticale oder horizontale Linie erscheinen, je nachdem man das zweite Glas vor das Auge hält oder nicht. Die Richtung, in welcher der Punkt verlängert erscheint, gibt die Lage eines Hauptmeridians an.

3. Verticale und horizontale in einer Ebene gelegene Linien und Striche können nicht zu gleicher Zeit scharf gesehen werden: wenn sie gleiche Länge haben, so erscheinen sie dem Kranken verschieden lang. Die Schärfe der Linien wird gesteigert, wenn die Patienten durch einen stenopäischen Spalt sehen, welcher den Strahlen nur in der Richtung eines Meridians den Eintritt in's Auge gestattet; das Sehvermögen kann unter Umständen noch in der Richtung dieses Meridians durch ein Concav- oder Convexglas gebessert werden. Die Kranken machen von dieser Thatsache oft selbst in der Weise Gebrauch, dass sie ihre Lidspalte mit den Fingern oder durch Zukneifen verkleinern und den Kopf solange neigen, bis die verkleinerte Lidspalte in die Richtung eines der Hauptmeridiane kommt.

4. **Cylindergläser,** vor dem Auge hin und her gedreht, verbessern bei der einen Stellung das Sehvermögen, während sie es in der entgegengesetzten Richtung verschlechtern.

5. Sehr häufig klagen Astigmatiker, zumal wenn Hypermetropie als Grundrefraction besteht, über **asthenopische Beschwerden.** Der hypermetropische Astigmatiker hält nämlich, um recht grosse Netzhautbilder zu bekommen, die Gegenstände sehr nahe an die Augen; er versucht also die Deutlichkeit der Bilder durch ihre Grösse zu ersetzen. Mit dieser starken Annäherung ist eine gesteigerte Convergenz und Accommodation verbunden, welche auf die Dauer nicht ertragen werden kann.

Zur **Diagnose** des Astigmatismus dienen ausser diesen subjectiven Symptomen noch verschiedene objective. Zunächst das Aussehen des von der Hornhaut mit dem *Placido'schen* **Keratoskop** reflectirten Scheibenbildchens, das beim Astigmatismus nicht rund, sondern elliptisch erscheint ferner der Augenspiegelbefund bei der Untersuchung im aufrechten und umgekehrten Bilde. Wir können bei einem Astigmatiker im aufrechten Bilde nicht zu gleicher Zeit die verticalen und horizontalen Netzhautgefässe scharf sehen: wenn wir jene deutlich erkennen, müssen wir für diese die Accommodation ändern (*Donders*), und dann werden jene wieder undeutlich, oder wir müssen uns ein Correctionsglas vorsetzen, welches die Deutlichkeit der anderen Gefässe erhöht. Ferner sieht die Papille in der Richtung des stärker brechenden Meridians verzogen, also längsoval aus; im umgekehrten Bilde aber findet eine Ausgleichung der Form statt, sie sieht rund oder bei den höchsten Graden von Astigmatismus sogar queroval aus, während eine physiologisch oval geformte Papille im aufrechten und umgekehrten Bilde in dem gleichen Sinne oval bleibt. Wie die Papille erscheinen auch die Netzhautgefässe bei der Untersuchung im aufrechten Bilde eigenthümlich in die Länge gezerrt.

Wenn Astigmatismus constatirt ist, so hat man noch die Lage der beiden Hauptmeridiane und den Refractionszustand in denselben zu bestimmen. Zu dem Zwecke sind verschiedene Methoden angegeben. 1. Man lässt den Kranken nach der *Snellen'schen* halben Sternfigur sehen: bei einer bestimmten Entfernung vom Auge wird ein Strahl noch deutlich gesehen werden, während die anderen bereits verschwimmen und ein senkrecht darauf befindlicher Strahl ganz undeutlich erscheint. Die Richtung beider Strahlen gibt die Lage der Hauptmeridiane an. Die Distanz der einzelnen Strahlen von einander beträgt 15 Grad, die nach rechts von der Verticalen befindlichen Strahlen haben ein +, die links davon ein — Zeichen. Erscheint der verticale am deutlichsten, so fällt der Meridian der schwächsten Krümmung mit der geringsten Brechkraft und grössten Brennweite mit dem horizontalen Meridian des Bulbus zusammen, und der mit der stärksten Krümmung, kleinsten Brennweite und grössten Brechkraft steht genau senkrecht darauf.

2. Man lässt nach *Donders* in einem vor einem Licht angebrachten Kartenblatt eine punktförmige Oeffnung fixiren und hält vor dem untersuchten Auge ein sphärisches Glas, mit welchem der als Linie erscheinende Punkt noch scharf erscheint. Dann hält man vor das erste Glas ein zweites (+ oder — Glas), welches der Lichtlinie eine gerade senkrecht daraufstehende Richtung gibt. Die Richtung der beiden Linien zeigt die Richtung der beiden Hauptmeridiane an. Nun hält man diesen beiden Richtungen entsprechend einen stenopäischen Spalt vor das Auge und lässt bei jeder Stellung desselben in 20 Fuss Entfernung die Snellen'schen Probebuchstaben lesen, resp. bestimmt in jedem Meridian für sich Refraction und Sehschärfe. Im Allgemeinen thut man gut nach Feststellung der Meridiane und ihrer Richtung, Refraction und Sehschärfe am stenopäischen Spalt ohne und mit Atropinwirkung festzustellen. Man kann auch von vornherein den stenopäischen Spalt vor dem Auge hin und herdrehen und diejenige Stellung desselben durch den Kranken festsetzen lassen, in welcher er am besten, und die, in welcher er am schlechtesten sieht, und bei diesen beiden Stellungen Refraction und Sehschärfe constatiren.

3. Man dreht, während der Kranke die Snellen'schen Probebuchstaben liest, vor seinem Auge mit der Hand Cylindergläser oder lässt den Kranken selbst an einer an einem Probirgestell befindlichen Schraube durch eine Zahnradvorrichtung Cylindergläser verstellen, bis er

durch dieselben deutlich sieht und die beste Sehschärfe erzielt. *Becker* hat zu diesem Zwecke besondere mit Liniensystemen in den verschiedensten Richtungen versehene Tafeln und *Heymann* solche mit aus verschieden gerichteten Linien zusammengesetzten Buchstaben angegeben.

4. Sehr bequem ist die Untersuchung des Hornhaut-Astigmatismus mit dem Ophthalmomètre von *Javal-Schiötz*. Der Apparat besteht aus einem Rahmen und einem Rohr mit Ocular und Kreisbogen. Wenn man nicht bei Tagesbeleuchtung untersuchen will, kann man zur künstlichen Beleuchtung mit Gas 2 an dem Rahmen befindliche Lampen benutzen. Der Apparat ist leicht zu handhaben und gestattet in wenigen Secunden gleichzeitig den Grad des Hornhautastigmatismus und die Stellung der Hauptmeridiane abzulesen. Der Kranke sitzt mit dem Rücken gegen das Fenster, legt das Gesicht in den Rahmen des Apparates und sieht in das ihm gegenüber befindliche Rohr, welches auf einem verstell- und verschiebbaren Stativ angebracht ist. Durch das Ocular des Rohres sieht der Untersucher und probirt erst die Entfernung des Stativs vor dem untersuchten Auge aus, bei welcher er das in dem Ocular befindliche Fadenkreuz am schärfsten sieht. Bei dieser Stellung betrachtet er das Cornealbild von 2 Figuren, die auf dem Kreisbogen an dem Rohr angebracht sind. Dieser Kreisbogen ist um das Rohr drehbar, die der Drehung entsprechende Stellung des Bogens lässt sich an einer am Ocular befestigten, in Grade eingetheilten, mit einem Index versehenen Scheibe ablesen. Der Bogen selbst ist eingetheilt in 35 Theilstriche jederseits vom Mittelpunkt. Die Figuren stehen bei Beginn der Untersuchung auf dem 20. rechten, resp. linken Theilstrich. Durch ein in dem Rohr befindliches doppeltbrechendes Prisma wird von jeder Figur ein Doppelbild auf der Hornhaut des Patienten entworfen; die beiden Doppelbilder decken sich oder berühren sich nur. Wenn sie sich decken, muss man, während man durch das Ocular die Cornea betrachtet, die eine Figur (rechte oder linke) am Kreisbogen, so lange verschieben, bis die Bilder sich mit ihren Rändern dicht berühren, und wenn die Bilder schief stehen, dem Kreisbogen eine solche Drehung verleihen, dass die unteren Ränder der sich berührenden Bildchen in einer geraden Linie sich befinden. Nun notirt man sich die event. Neigung des Meridians und die Zahl der Theilstriche, um welche das eine Bild verschoben ist. Darauf dreht man den Bogen um 90 Grad nach der auf der gefundenen senkrechten Richtung, wobei die Cornealbilder eine Lageveränderung zeigen, wenn Astigmatismus besteht, und verschiebt die eine Figur an dem Bogen wieder solange, bis die Ränder der beiden Bilder sich berühren. Jetzt liest man wieder die Zahl der Theilstriche ab. Wenn man z. B. bei horizontaler oder etwas geneigter Stellung des Bogens bei 22 Theilstrichen und in der verticalen oder etwas geneigten Stellung bei 24 Strichen die Berührung der mittleren Bilder constatirt hat, besteht ein Astigmatismus von 2 Dioptrien. Jedem Theilstrich entspricht 1 *D* Refractionsdifferenz. Die Refraction selbst wird an dem Optometer von *Javal* mit Gläsern und Probebuchstaben durch den für die gefundenen Meridianrichtungen eingestellten stenopäischen Spalt bestimmt; der Astigmatismus entspricht der Refractionsdifferenz in beiden Meridianen.

5. Der Astigmatismus kann schliesslich durch die *Stokes'sche* Linse gemessen werden. Dieselbe ist zusammengesetzt aus 2 Cylindergläsern

($+$ und $-$ $^1/_{10}$ cyl.); jedes derselben ist in einem Messingring befestigt. Beide Ringe passen in einander und sind gegen einander zu verschieben; mit den Ringen drehen sich auch die Achsen der Cylinder. An einer Hülse ist ein Index, an der andern eine Gradeintheilung. Steht der Index auf 0 und 180 Grad, so sind die Achsen beider Gläser parallel, ihre Wirkung ist 0. Steht der Index auf 90 und 270 Grad, so stehen die Achsen senkrecht aufeinander, die Wirkung der Linse hat ihr Maximum erreicht; wir haben in dem einen Meridian Hp. $^1/_{10}$, in dem andern Mp. $^1/_{10}$ und der Astigmatismus ist $-$ $^1/_5$. Den verschiedenen Stellungen der beiden Gläser zu einander von 0—90 Grad etc. entspricht ein bestimmter Grad von Astigmatismus, der gemessen und auf der Messinghülse eingravirt ist. Die Achsen der beiden Cylinder bilden bei diesen verschiedenen Stellungen aber kein Kreuz. Um diesem Uebelstand abzuhelfen und immer eine senkrechte Richtung der Achsen zu einander zu haben, hat *Snellen* von *Crétès* eine Linse mit constanter Achse anfertigen lassen, bei der an einem Stiel durch einen Index die Verschiebung der Gläser erfolgt und der Astigmatismus bei der jeweiligen Stellung des Index abgelesen wird. Die Stokes'sche Linse ist jedoch nur für gewisse Formen des Astigmatismus zur Untersuchung geeignet. Der Kranke sieht dadurch nach den Snellen'schen Probebuchstaben, während er die Linsen gegen einander verschiebt.

Seit Donders unterscheiden wir 3 Arten von regelmässigem Astigmatismus:

1. **Den einfachen Astigmatismus.** In dem einen Meridian besteht Emmetropie, in dem anderen Hypermetropie oder Myopie. Da der verticale Meridian den stärkeren Brechzustand hat, so ist beim einfachen myopischen Astigmatismus der verticale Meridian myopisch, beim hypermetropischen emmetropisch, dort der horizontale Meridian emmetropisch, hier hypermetropisch.

2. **Den zusammengesetzten Astigmatismus.** Derselbe ist myopisch oder hypermetropisch. In beiden Meridianen besteht Myopie oder Hypermetropie, aber sie ist verschieden stark.

Beispiel *a)*. Beide Meridiane haben Myopie 2 *D*, der verticale Meridian noch 2 *D* mehr, die den Astigmatismus repräsentiren; wir schreiben Mp. 2 *D* $\bigcirc$ Asmp 2 *D*.

Beispiel *b)*. Beide Meridiane haben Hypermetropie 2 *D*, der horizontale noch 2 *D* mehr, die den Astigmatismus darstellen. Wir schreiben also Hp. 2 *D* $\bigcirc$ 2 *D* Ashp.

3. **Den gemischten Astigmatismus.** Im verticalen Meridian besteht Myopie, im horizontalen Hypermetropie *(Asm)*. Ist die Myopie stärker, so schreibt man *Asmh*, bei Ueberwiegen der Hypermetropie *Ashm*. Die Differenz beider Meridiane gibt den Grad des Astigmatismus an. Beispiel: im verticalen Meridian Mp. 2 *D*, im horizontalen Meridian Hp. 4 *D*; so ist der *Ashm* $= 2D — (— 4 D) = 2 D + 4 D = 6 D$.

Der gemischte Astigmatismus ist im Ganzen selten, der myopische und hypermetropische Astigmatismus kommt nach *Snellen* ziemlich gleich häufig vor, während *Donders* den hypermetropischen Astigmatismus öfter beobachtet hat. Fälle mit Ast. $^1/_7$ und $^1/_8$ sind schon eine Rarität.

Der angeborene Astigmatismus beruht überwiegend auf einer Asymmetrie der Cornea, wie die ophthalmometrischen Messungen von *Donders* und *Knapp* ergeben haben: die Linse hat nur einen unbedeutenden Antheil (*Laqueur* und *Pflüger*), sie neutralisirt höchstens den Hornhaut-Astigmatismus theilweise. Diese Anomalie ist erblich und wird oft bei mehreren Mitgliedern derselben Familie beobachtet: daneben finden sich noch andere congenitale Anomalien, z. B. Colobom der Choreoidea resp. Conus nach unten. Meist sind beide Augen ziemlich gleichmässig astigmatisch, doch kommt Astigmatismus auch einseitig vor bei Emmetropie oder Ametropie des anderen Auges — in diesen letzteren Fällen ist er gewöhnlich die Ursache von Strabismus. Erworben kommt As. nach verschiedenen Operationen (Iridektomie, Cataractextraction, Sclerotomie), ferner durch krankhafte Veränderung der Hornhautkrümmung oder durch Linsenluxation bedingt vor. *Pfalz* fand im Gegensatze zu *Laqueur* die Annahme *c. Gräfe's*, dass die Steigerung des intraocularen Druckes bei Glaucom einen Einfluss auf die Hornhautkrümmung ausübe, bestätigt. Er beobachtete oft Astigmatismus der Hornhaut bei Glaucom und zwar eine grosse Zahl von hohen und excessiven Graden mit verkehrter Anordnung der Hauptmeridiane, den horizontalen Meridian als den stärker brechenden.

Der regelmässige Astigmatismus wird für die Ferne und Nähe durch Cylindergläser neutralisirt, deren Achse beim einfachen Ast. mit dem emmetropischen Meridian zusammenfällt und event. die demselben entsprechende Neigung erhält. Bei Asthenopie und Presbyopie müssen die Cylindergläser mit dem erforderlichen Convexglase combinirt werden.

Der zusammengesetzte Ast. wird für die Ferne durch Combination des die Ametropie corrigirenden sphärischen mit dem den Astigmatismus neutralisirenden Cylinderglase ausgeglichen, die Achse des letzteren wird in den Meridian gebracht, welcher nicht corrigirt werden soll. Bei Mp. $2\,D \subset Asm\ 2\,D$ gibt man $-\ 2\,D$ sph. $\subset\ -\ 2\,D$ cyl. Axe horizontal resp. geneigt: bei Hp. $2\,D \subset Ash\ 2\,D$ verordnet man $+\ 2\,D$ sph. $\subset$ $+\ 2\,D$ cyl. Axe vertical, resp. geneigt. Bei Presbyopie fügt man das entsprechende Convexglas hinzu, ebenso bei accommodativer Asthenopie.

Den gemischten Astigmatismus neutralisirt man durch bicylindrische Gläser mit senkrecht auf einander stehenden Achsen oder durch sphärisch cylindrische Gläser, bei denen die Achse in die Richtung kommt, in welcher die Wirkung des sphärischen Glases nicht aufgehoben werden soll. Bei Mp. $3\,D$ und Hp. $2\,D$ — gibt man entweder — cyl. $3\,D$ Axe horizontal $\subset + 2\,D$ cyl. Axe vertical oder — sph. $3\,D \subset + 5\,D$ cyl. Axe vertical.

Der unregelmässige Astigmatismus wird bedingt durch abnorme Krümmungsverhältnisse der Cornea, die angeboren oder erworben sein können, durch Operationen, Verletzungen, Geschwürsnarben: er kann durch Gläser wenig oder gar nicht corrigirt werden. Gelegentlich vermag man durch eine stenopäische Brille das Sehvermögen zu verbessern. Neben Herabsetzung der Sehschärfe besteht oft Diplopie oder Polyopia monocularis.

E) Anisometropie.

Ungleiche Refraction auf beiden Augen findet sich in den verschiedensten Combinationen: bald ist ein Auge emmetropisch, das andere ametropisch (Hp, Mp, As), bald haben beide Augen dieselbe Ametropie in verschiedenem Grade, bald besteht auf beiden Augen verschiedene

Ametropie. das eine ist myopisch. das andere hypermetropisch oder astigmatisch. In letzterem Falle ist meist der Astigmatismus myopisch bei Myopie des einen. hypermetropisch bei Hypermetropie des anderen Auges. Diese Anisometropie datirt fast immer von der Geburt an. kann aber auch erworben sein. Entweder nehmen beide Augen am binoculären Sehact Theil. oder das eine wird zeitweise vom Sehen ausgeschlossen — das emmetropische resp. hypermetropische sieht in die Ferne. das myopische in der Nähe. oder das eine Auge bleibt dauernd von dem Sehact ausgeschlossen. Ist der binoculare Sehact vorhanden. so erzeugt ein schwaches auf- oder abwärts brechendes Prisma vor einem Auge des Untersuchten sofort übereinanderstehende Doppelbilder. Die vollständige Exclusion eines Auges vom Sehen findet nur dann statt. wenn auf demselben eine excessive Ametropie mit hochgradiger Sehschwäche besteht; dieses Auge steht meist in Divergens-. seltener in Convergensstellung.

In den Fällen, wo der binoculare Sehact erhalten ist, muss man denselben zu schützen suchen. Geringe Refractionsunterschiede auf beiden Augen bedürfen im Allgemeinen keiner Correctur, wenn z. B. ein Auge emmetropisch, das andere schwach myopisch, hypermetropisch oder astigmatisch ist. es sei denn dass man bei rechtsseitiger Ametropie die letztere für gewisse Beschäftigungen, z. B. zum Schiessen, zu neutralisiren vorzieht. Dann kann man ein Monokel mit dem betreffenden Glase verordnen. Besteht dieselbe Ametropie in verschiedenem Grade auf beiden Augen. so corrigirt man beide. wenn der Kranke dadurch keine Unannehmlichkeit verspürt. was nur bei geringer Differenz beider Gläser der Fall zu sein pflegt: oder man kann. wenn bei guter Sehschärfe binoculäres Sehen möglich ist, für beide Augen das schwächere Glas verordnen.

Ist binoculares Sehen dauernd unmöglich. so versuche man das gemeinschaftliche Sehen dadurch zu fördern. dass man das amblyopische Auge — wenn möglich — durch Leseübungen etwas sehkräftiger macht. Wenn sich das Sehvermögen gehoben hat, suche man den binocularen Sehact durch Correctur der Ametropie beider Augen zu erhalten und verordne entweder nur für die Ferne oder für die Nähe oder für Ferne und Nähe eine Brille. Wenn etwa eine Ablenkung eines Auges sich nicht mehr ausgleichen will. so stelle man diesen Bulbus zunächst durch die Tenotomie des contrahirten Muskels gerade; der Effect der Tenotomie ist um so günstiger. je geringer der Refractionsunterschied. je besser der Visus und je geringer die Differenz der Sehkraft beider Augen ist. Bei ungleichnamiger Refraction lässt sich nur selten durch Correctur derselben ein binoculares Sehen erzwingen. weil die Netzhautbilder beider Augen zu verschieden sind.

F) Anomalieen der Accommodation.

1. Die **Accommodationsschwäche**. ist in ihren Hauptzügen schon oben bei Gelegenheit der Presbyopie und Hypermetropie geschildert. Wir finden sie unabhängig von der Refraction bei normalem oder abgerücktem Nahepunkt in der Reconvalescenz von schweren fieberhaften Krankheiten auf Grundlage der darnach eintretenden allgemeinen Muskelschwäche und Anämie. z. B. nach Typhus. Scharlach. Masern. ferner nach einfachen Entzündungen des Pharynx und der Tonsillen (Angina). nach profusen Blutverlusten,

nach erschöpfenden Diarrhoeen, bei allgemeinen Kachexieen, während sehr protrahirter Lactation, bei Morphinisten, Onanisten. Mit der Besserung des Allgemeinbefindens, auf die unsere therapeutischen Bestrebungen gerichtet sein müssen, geht gewöhnlich auch die Accommodationsschwäche ganz zurück.

Förster beschrieb unter dem Namen **Copiopia hysterica** eine Affection des Auges, an welcher Frauen mit einer chronischen Parametritis atrophicans und Metritis leiden; dieselbe ruft ähnliche Klagen hervor, wie die accommodative Asthenopie der Hypermetropen, ohne mit ihr identisch zu sein. Die Beschwerden bestehen in einem dumpfen, drückenden oder bohrenden Schmerz rings um das Auge, in der Augenhöhle hinter dem Bulbus und in der Stirn, in den Nasenknochen und dem Oberkiefer. Der Schmerz wird durch jede Beschäftigung, helles Licht, bisweilen auch durch körperliche Anstrengungen und psychische Aufregungen gesteigert. Die Schmerzen treten nicht anfallsweise, wie bei Neuralgie des Supraorbitalis, mit freien Intervallen auf, es fehlen ferner Druckpunkte; sie treten nie Nachts auf und betreffen fast immer beide Augen, an denen sich keine Zeichen von Entzündung finden. Ferner klagen die Kranken über Lichtscheu, namentlich gegen Lampenlicht, die nie mit Thränen verbunden ist, oder gegen weisse Wäsche, hellen Häuseranstrich etc. Die Klagen wechseln; es gibt sog. gute und schlechte Tage; an letzteren treten die Beschwerden auch ohne jede Veranlassung auf. Kurz vor und nach der Menstruation sind sie am heftigsten. Die Sehschärfe ist normal, das Allgemeinbefinden und der Schlaf schlecht, das Nervensystem sehr reizbar, alle Zeichen der Hysterie können vorhanden sein. Den abnormen Befund an den Genitalien hat *Freund* festgestellt. Die Copiopia hysterica schwindet schliesslich mit den Jahren fast immer von selbst, sie ist aber nicht heilbar. Sie beruht auf einer Hyperästhesie im Bereich des Quintus und Opticus, die nur wegen der Ähnlichkeit der Symptome mit Accommodationsschwäche hier besprochen ist, sonst nicht hierher gehört. Man linders die Beschwerden durch eine Schutzbrille und verordne gegen die Schmerzen auf *Försters* Rath Castoreum Canadense 2.0 und Extr. Valerian. 4.0 in 4 Tagen zu verbrauchen. In dieser Zeit pflegen alle Beschwerden gebessert zu sein. Dunkelcuren sind verwerflich. Man hebe die allgemeine Constitution, behandle das zu Grunde liegende Uterusleiden und gebe Eisen. Franzensbader Moorbäder.

2. **Accommodationslähmung.** Sie hat die verschiedensten Ursachen: sie kann neben anderen Symptomen der Oculomotoriuslähmung auftreten, auch ganz isolirt, mit Mydriasis in Folge Lähmung des Sphincter pupillae als Parese oder Paralyse, je nachdem der Nahepunkt nur etwas oder ganz vom Auge abgerückt und mit dem Fernpunkt zusammengefallen ist. Die Lähmung hat am häufigsten rheumatischen oder syphilitischen Ursprung; sie wird ferner beobachtet nach Contusionen des Bulbus, nach Diphtheritis faucium und anderer Schleimhäute, selbst nach Wunddiphtheritis *(Völckers)*, ferner in Folge Fleisch-, Wurst- und Fischvergiftung, nach Bleiintoxication, bei Trichinose, Diabetes, als Vorbote von Geisteskrankheiten oder anderen schweren Affectionen des Centralnervensystems. *Leber* hat sie nach acutem Magenkatarrh, *Colsmann* in Folge von Feuerarbeit gesehen; bei sympathischer Ophthalmie findet man oft im Anfang ein Hinausrücken des Nahepunktes. Ferner ist eine Beschränkung der Accommo-

dation bei Zahnaffectionen als Reflexparalyse vom Trigeminus beschrieben. — Arteficiell entsteht sie durch Einwirkung der meisten Mydriatica; nur beim Cocain ist sie strittig. *Erersbusch* negirt hier die Wirkung. Atropin. Homatropin. Duboisin und Hyoscyamin lähmen die Accommodation.

Die Patienten vermögen nicht in der Nähe deutlich zu sehen, während die Sehschärfe für die Ferne normal ist. Die Mydriasis verursacht Blendung. Die Pupille ist mittelweit. ihre Reaction auf Licht- oder accommodative Reize fehlt. Sehr häufig klagen die Kranken über Mikropsie; die Gegenstände erscheinen deshalb kleiner, weil sie für näher gehalten werden, als sie sind. Die Beschwerden sind bei Hypermetropen am stärksten. bei Myopen geringer als bei Emmetropen. sie sind minimal, wenn die Kurzsichtigkeit einen solchen Grad hat. dass der Fernpunkt für die Nahearbeit ausreicht. *Jacobson* hat bei jugendlichen Individuen eine Zunahme ihrer Hypermetropie in Folge diphtheritischer Lähmung beobachtet, wie er annimmt. durch starke Spannung der Zonula.

Die Affection kommt ein- und doppelseitig vor, sie entwickelt sich meist sehr schnell. nachdem etwas „Flimmern" vorangegangen ist. um sich gewöhnlich langsam zurückzubilden. Sie befällt Personen des verschiedensten Lebensalters. Ihre Prognose ist bei der diphtheritischen Lähmung und bei den nach anderen Allgemeinkrankheiten auftretenden Fällen im Allgemeinen günstig; wenn sie frühzeitig in Behandlung kommen, können sie noch rückgängig werden. namentlich die rheumatischen. die syphilitischen pflegen kaum je zu heilen *(Alexander)*; die centrale. resp. periphere auf Nervenkrankheiten beruhende Lähmung der Accommodation ist hinsichtlich ihrer Prognose abhängig von der des Grundleidens.

Die Behandlung ist immer auf das letztere zu richten: bei rheumatischen Fällen wendet man eine Schwitzcur an. oder Vesicatoren hinter's Ohr. Veratrinsalbe in Stirn und Schläfe. innerlich Salicylsäure. bei Syphilis eine energische Inunctionscur und innerlich Jodkali. das man auch gelegentlich bei rheumatischen Fällen mit Erfolg gibt. Bei dipththeritischer Lähmung verordnet man roborirende Diät. Chinin mit und ohne Eisen. Ferrum allein, Eisenbäder, Strychnineinspritzungen an der Schläfe. Bei allen Lähmungen ist die Elektricität indicirt und zwar der constante, resp. inducirte Strom. Eserin- oder Pilocarpineinträufelungen haben keinen dauernden Erfolg: sie wirken nur momentan. denselben Effect haben Versuche durch Conjunctivalreize. z. B. mit Opiumtinctur. die Verengerung der Pupille und die Accommodation anzuregen. Wird die Lähmung nicht rückgängig und ist dieselbe doppelseitig. so können Convexgläser für die Nähe. resp. Ferne in Gebrauch kommen: auch bei der dipththeritischen Lähmung können zur Beruhigung der Angehörigen — zumal bei stärkerer Hypermetropie — Convexgläser verordnet werden. mit der Abnahme der Lähmung müssen sie aber immer schwächer werden. Bei einseitiger Paralyse sind nur dann Gläser erforderlich. wenn der Kranke auf dem betreffenden Auge besser sieht. sonst gewöhnen sich die Patienten im Allgemeinen an den Zustand. so dass sie Gläser entbehren können.

3. **Accommodationskrampf.** Er ist meist mit Verengerung der Pupille (Myosis) verbunden. Jede Reizung der Conjunctiva durch Fremdkörper ruft neben dieser Myosis einen gewissen Grad von Accommodationsspasmus hervor. Als Gelegenheitsursachen seien noch genannt Neuralgieen

im Bereich des Trigeminus, Neurosen des Facialis, ferner Eserin- und Pilocarpingebrauch.

Die höchsten Grade werden erzeugt durch anhaltende und übertriebene Anstrengung des Ciliarmuskels, namentlich bei mangelhafter Beleuchtung, bei abnormer Annäherung der Arbeit an die Augen und bei schlechtem Druck, um durch grosse Netzhautbilder die Deutlichkeit zu erhöhen.

Der Accommodationskrampf kommt am häufigsten bei Hypermetropen, seltener bei Myopen und Emmetropen zur Beobachtung und täuscht, ohne dass Myopie besteht, in Folge der durch die Zonulaerschlaffung eintretenden stärkeren Linsenkrümmung Kurzsichtigkeit vor. Das Sehen in der Nähe ist mit Schmerzen verbunden; oft klagen die Kranken über Verschwimmen der Buchstaben beim Lesen, über Makropsie, weil die Netzhautbilder der Gegenstände mit stärkerer Annäherung derselben an's Auge grösser werden. Aus der scheinbaren kann sich dauernde Krümmungsmyopie entwickeln.

Der Krampf ist von verschieden langer Dauer; er recidivirt sehr leicht, namentlich wenn man sich den oben angeführten Schädlichkeiten von Neuem aussetzt. Man verordne eine Atropincur, bei der 14 Tage hindurch von einer 0.5 — 1% Atropinlösung täglich 2—3 Tropfen in den Conjunctivalsack instillirt und wegen der durch die Weite der Pupille bedingten Blendung Schutzbrillen getragen werden müssen. Während 4 Wochen muss jede Nahearbeit unterbleiben; dieselbe kann erst nach vollständiger Rückbildung der Atropinwirkung, d. h. 14 Tage nach der letzten Instillation, allmählig aufgenommen werden. Bei schwächlichen, anämischen Individuen, welche sehr leicht zu Accommodationskrampf tendiren, verordne man daneben eine roborirende Diät, tonisirende und nervenstärkende Mittel (Chinin, Eisen, Bromkali), eventuell für die Nahearbeit ein schwaches Convexglas, um den Accommodationsmuskel zu entlasten (z. B. + 0,75 D.).

III. Capitel.
Störungen der Augenmuskeln.
Anatomische und physiologische Vorbemerkungen.

Der Bulbus wird durch 6 Muskeln bewegt, die 4 geraden und die
2 schrägen Augenmuskeln; jene und der Obl. superior entspringen in
der Spitze der Orbitalpyramide in der Umgebung des Foramen opticum,
während der Obl. inferior am unteren Augenhöhlenrand nach aussen vom
Thränensack seinen Ursprung nimmt. Der schwächste Muskel ist der
Rect. superior: er inserirt sich nach *Merkel's* Untersuchungen 8 *mm* vom
oberen Hornhautrand entfernt etwas nach innen vom verticalen Meridian
und verläuft schräg von hinten und innen nach vorn und aussen. Der Rect.
internus ist der stärkste Muskel; er inserirt sich $6\frac{1}{2}$ *mm* vom inneren
Hornhautumfang mit breiter und straffer Sehne an der Sclera; der längste
der Augenmuskeln ist der Rect. externus — er hat eine dünne, oft auf-
gefaserte Insertion an der Sclera fast 7 *mm* vom äusseren Hornhautrand
entfernt. Der Rect. inferior übertrifft an Volumen den Rect. superior, er
setzt sich 7.2 *mm* vom unteren Hornhautrand an und verläuft schräg
von hinten und innen nach vorn und aussen. Die Insertion der Muskeln
entspricht einer Bogenlinie, deren Convexität dem Hornhautrand zugekehrt
ist. Bei dem Rect. superior und inferior verläuft diese Bogenlinie noch
etwas schräg, so dass der äussere Endpunkt etwas weiter als der innere
von dem Hornhautrand entfernt ist; bei dem Rect. externus und internus
ist das obere und untere Ende der Sehne gleich weit vom Hornhautrand
entfernt. Die Sehnen der 4 geraden Augenmuskeln durchbohren vor ihrer
Insertion in schräger Richtung die Tenon'sche Kapsel, welche den Bulbus
gegen das Fettzellgewebe der Orbita umgrenzt; von ihr erhalten die
Muskeln an der Durchtrittsstelle scheidenähnliche Fortsätze, die an den
Rändern der Sehnen 2 dünne Platten darstellen (seitliche Einscheidungen),
welche auf die Augenbewegungen nach Durchtrennung der Insertion der
Muskeln noch von Einfluss sind.

Der Obliquus superior entspringt am Foramen opticum, zieht im oberen
inneren Winkel der Orbita nach vorn bis zur Trochlea, ist hier in eine
fibröse Schlinge eingebettet, biegt dann nach rückwärts um, verläuft von
oben, innen und vorn nach unten, aussen und hinten unter den Rect.
superior und inserirt sich im hinteren, oberen äusseren Quadranten
der Sclera 7—12 *mm* vom äusseren Sehnervenumfang entfernt.

Der Obliquus inferior entspringt hinter dem unteren Augenhöhlenrand
nach aussen vom Thränensack am Boden der Orbita, er verläuft schräg von
innen, unten und vorn nach aussen, oben und hinten zwischen Rect. inferior

und Bulbus und inserirt sich am hinteren Umfang der Sclera in ihrem hinteren, unteren äusseren Quadranten dem Superior gegenüber $2^1{}_2$—7 *mm* vom äusseren Sehnervenumfang entfernt.

Die Rect. int., sup., inf., der Obl. inf., der Levator palpebrae superioris, der Sphincter pupillae und der Tensor choreoideae werden vom N. oculomotorius versorgt, der Rect. externus vom N. abducens, der Obliquus superior vom Trochlearis.

Der Nervenkern des Oculomotorius (cfr. Fig. 32 III) liegt im hinteren Theile des Bodens des 3. Ventrikels dicht unter den Corpora quadrigemina; er geht nach hinten unmittelbar in den Kern des Trochlearis (IV) über. Am weitesten nach vorn dicht beisammen liegen nach *Kahler u. Pick* die Kerne für den Tensor choreoideae und für den Sphincter iridis, davon gesondert und dahinter die Kerne für die äusseren Augenmuskeln — medial vorn der Kern des R. int., dahinter der des R. inf., lateral der Kern des Levator, des R. sup. und dahinter schliesslich der des Obl. inf. Aus der lateralen und ventralen Seite des Kernes entwickeln sich die Wurzelfasern, die in mehreren Bündeln von einander getrennt durch das hintere Längsbündel, die Haube des Hirnschenkels und die Substantia nigra ziehen und zwischen Hirnschenkelfuss und Haube an die Oberfläche der Gehirnbasis treten. Eine vollständige Kreuzung des Oculomotorius findet nach den bisherigen Beobachtungen nicht statt, nur eine partielle.

Fig. 32.

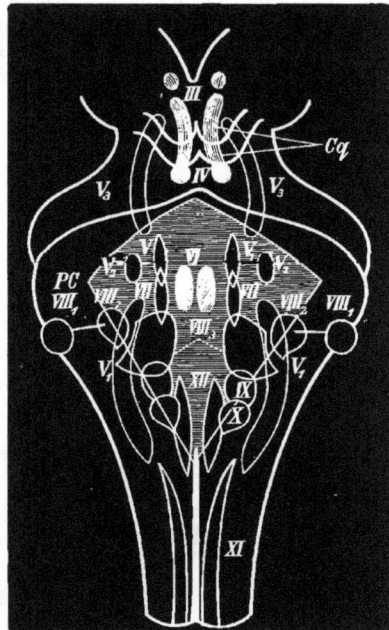

Der Kern des Trochlearis (cfr. Fig. 32 IV), verschmolzen mit dem hinteren Ende des Oculomotoriuskernes, liegt unmittelbar unter dem hinteren Rande des hinteren Vierhügelpaares unterhalb der grauen Masse, welche den Aquaeductus Sylvii umgibt. Seine Wurzel entwickelt sich aus dem lateralen Umfang des Kernes; sie zieht zum unteren Rande des hinteren Vierhügels und tritt in das Velum medullare anticum, wo totale Kreuzung mit den Bündeln der anderen Seite stattfindet.

Fig. 32 Kernregion am Boden des IV. Ventrikels (Landolt) Cq. Corpora quadrigemina P. C. Pedunculus cerebelli. III. Oculomotoriuskern. IV. Trochleariskern. VI. Abducenskern. V—V3 Trigeminuskern. VII. Facialiskern. VIII;—VIII3 Acusticuskern. IX. Glossopharyngeus. X. Vagus. XI. Accessorius. XII. Hypoglossus.

Der Kern des Abducens (cfr. Fig. 32 VI) liegt im Niveau der Eminentia teres auf dem Boden des 4. Ventrikels. Die Eminentia teres enthält den Kern des Abducens und das ihn hakenförmig umgebende Zwischenstück der Facialiswurzel. Die Abducenswurzel zieht in 3—4 Bündel gespalten durch den pedunculären Theil der Brücke an der lateralen Seite der Pyramide und verläuft in der Haubenregion des Pons, meridianwärts von der oberen Olive, etwa an der Grenze zwischen Vorderstrang- und Seitenstranggebiet. Der gemeinschaftliche Abducens-Facialiskern liegt am weitesten nach hinten in der Höhe des hinteren Drittttheils des Pons.

Die Arterien der Muskeln sind Aeste der Art. ophthalmica.

Bei der Bewegung des Bulbus treten keine Ortsveränderungen ein; es sind reine Drehbewegungen, deren Gesetzmässigkeit und Verständniss wir den Untersuchungen von *Donders* und *Albrecht v. Gräfe* verdanken. Die Lage des Drehpunktes bleibt bei den verschiedenen Bewegungen des Auges unverändert. Ausser den Drehungen unterscheiden wir noch Rotationsbewegungen.

Um die Stellung des Bulbus in der Orbita zu bestimmen, müssen wir ausser dem Scheitel der Cornea noch die Stellung und Lage des verticalen Meridians kennen, jenes grössten Kreises, welcher, zu der Sagittalebene des Körpers parallel, durch die Hornhautmitte geht und die Cornea in eine rechte und linke Hälfte theilt. Das obere Ende des verticalen Meridians hat bei den verschiedenen Blickrichtungen folgende Lage:

Dasselbe steht beim Blick nach oben   vertical
    -    -   -   -   unten   —
    -    ,   -   .   aussen   —
    -    .   -   ,   innen   —
    -    -   -   ,   oben aussen   nach aussen geneigt
    -    -   ,   -   . innen   . innen   ,
    -    -   .   -   unten aussen   , innen   .
    -    .   -   -   . innen   . aussen   .

Zum näheren Verständniss der Wirkung der einzelnen Muskeln auf die Stellungsveränderung des Meridians müssen wir die Muskelebene und die Drehungsachse kennen. Unter **Muskelebene** verstehen wir diejenige Ebene, welche durch den Ansatzpunkt, den Ursprung des Muskels und den Drehpunkt des Auges geht; die auf dieser Ebene in dem Drehpunkt errichtete senkrechte Linie heisst die **Drehungsachse**. Die Muskelebene des R. ext. und int. liegt genau horizontal, ihre Drehungsachse fällt ziemlich genau mit dem verticalen Durchmesser des Auges zusammen. Die Muskelebene des R. sup. und inf. geht nicht durch den verticalen Meridian, steht aber senkrecht auf der durch den horizontalen Meridian gelegten Ebene; sie schneidet die durch den verticalen Meridian gelegte Ebene unter einem Winkel von 23°.

Fig. 33.

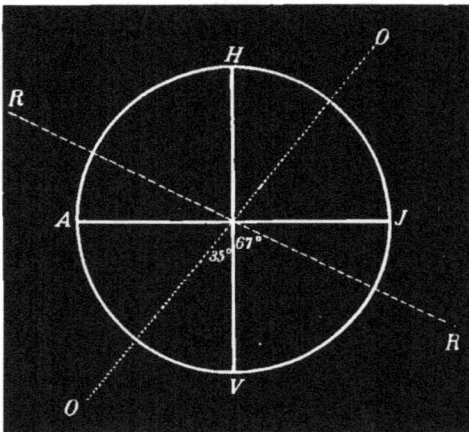

Uebersicht der Drehungsachsen des R. sup. und inf. (R—R) und des Obl. sup. und inf. (O—O) v vorn, h hinten, A aussen, J innen.

Die Drehungsachse der beiden Muskeln weicht nach innen von der Augenachse um einen Winkel von 67° ab (cfr. Fig. 33), sie verläuft also schräg von vorn und innen nach hinten und aussen. — Die Muskelebene der Obliqui geht schräg von innen und vorn nach hinten und aussen, die Drehungsachse von aussen und vorn nach innen und hinten: sie bildet mit der Augenachse einen Winkel von 35 Grad.

Die Betheiligung der Augenmuskeln bei den verschiedenen Blickrichtungen und bei den Stellungsveränderungen des verticalen Meridians ist aus folgendem Schema ersichtlich.

Muskel	Stellung der Hornhaut	Vert. M.
R. externus	aussen	vertical
R. internus	innen	vertical
R. superior	oben innen	innen
R. inferior	unten innen	aussen
Obl. superior	unten aussen	innen
Obl. inferior	oben aussen	aussen

Die beiden Obliqui und der R. sup. und inf. heben und senken also das Auge (die hebende Wirkung hat die gemeinschaftliche Action des R. sup. und Obl. inf., die senkende die des R. inf. und Obl. sup.), gleichzeitig verändern sie die Stellung des verticalen Meridians. Die hebende und senkende, resp. die rotirende Wirkung der Muskeln ist indessen bei den verschiedenen Stellungen der Augen nicht gleich gross; dafür gelten folgende Gesetze: Je näher sich die Blicklinie der Muskelebene eines dieser Muskeln befindet, um so mehr hebt oder senkt er; je näher sie der Drehungsachse liegt, desto mehr prävalirt sein Einfluss auf die Stellung des verticalen Meridians. Der R. sup. und inf. heben resp. senken also am stärksten, wenn die Blicklinie in ihre Muskelebene fällt, d. h. bei Abductionsstellung des Bulbus, sie rotiren am stärksten, wenn die Sehachse nach innen gerichtet ist, d. h. bei Adductionsstellung des Bulbus. Umgekehrt verhalten sich die Obliqui: sie rotiren am stärksten bei Auswärtswendung und heben resp. senken am stärksten bei Einwärtsstellung des Auges.

Beim Blick nach **oben** wirken also der R. sup. und Obl. inf., ihre Wirkung auf den Meridian hebt sich auf, derselbe bleibt demnach gerade nach oben gerichtet.

Nach **unten** wirken der R. inf. und der Obl. sup.; ihre Meridianwirkung hebt sich bei gemeinschaftlicher Action auf, er bleibt gerade nach oben gerichtet.

Nach **aussen** wirken der R. ext., der Obl. sup. und inf. Die Diagonalwirkung der letzteren hebt sich auf; sie unterstützen noch die Wirkung des Externus.

Nach **innen** wirken der R. int., sup. und inf. Die beiden letzteren heben sich in ihrer Diagonalwirkung auf, unterstützen aber noch die Wirkung des Internus.

Nach **oben aussen** wirken der R. sup., der Obl. inf. und der R. ext. Durch die Contraction des R. ext. wird die Blicklinie nach der Richtung der Muskelebene des R. sup. verlegt und der Drehungsachse des Obl. inf.genähert. Der Obl. inf. wird also am stärksten rotiren, der R. sup. heben. das obere Ende des verticalen Meridians kommt nach aussen. Bei dem Blick nach **oben innen** wirken der R. int., der R. sup. und der Obl. inf. Der Internus nähert die Blicklinie der Muskelebene des Obl. inf. und der Drehungsachse des R. sup.; dieser rotirt also den Meridian, jener hebt das Auge. der Meridian wird nach innen geneigt.

Nach **unten aussen** wirken der R. ext., der R. inf. und der Obl. sup. Der Externus nähert die Blicklinie der Muskelebene des R. inf., dieser senkt das Auge. und er bringt gleichzeitig die Sehachse in die Richtung der Drehungsachse des Obl. sup., dieser rotirt dabei den Meridian nach innen.

Nach **unten innen** cooperiren der R. int., der R. inf. und der Obl. sup. Der Internus stellt die Blicklinie nach innen, er nähert sie also der Muskelebene des Obl. sup. und der Drehungsachse des R. inf. Der letztere dreht demnach bei dieser Stellung den Meridian nach aussen, der erstere senkt die Cornea am stärksten.

Beim Blick beider Augen nach **rechts oben** sind die oberen Enden der verticalen Meridiane nach rechts, beim Blick nach **links oben** nach links, beim Blick nach **rechts unten** nach links und beim Blick nach **links unten** nach rechts geneigt.

Die 4 Recti ziehen den Bulbus in die Orbita zurück, die Obliqui ziehen ihn nach vorn; wirken alle Augenmuskeln gleichzeitig, so erhalten sie das Auge in der Ruhestellung, und die primäre Ausgangsstellung, von der aus wir die Bewegungen des Auges controliren, ist diejenige, bei welcher beide Augen mit parallelen Sehachsen in die Ferne gerichtet sind. Bei den associirten Bewegungen beider Augen nach rechts geht das rechte Auge nach aussen, das linke nach innen; beide Bulbi machen gleich grosse Excursionen. Bei der associirten Bewegung nach links geht das linke nach aussen, das rechte nach innen. Der äussere Hornhautrand erreicht dabei fast die äussere Commissur. während der innere hinter der Carunkel verschwindet und eine die beiden Thränenpunkte verbindende Linie die Pupille fast halbirt. Diese associirten Bewegungen treten ein, sowohl wenn man beide Augen offen lässt, als auch wenn man das eine verdeckt.

Bei der Accommodation findet stets eine Convergenz der Sehachsen statt durch Cooperation beider Interni, nicht nur bei offenem Auge, sondern auch während das eine verdeckt und das andere fixiren lässt.

Als Maasseinheit für die binoculare Convergenz unserer Augen hat *Nagel* den **Meterwinkel** (Mw.) eingeführt. Man versteht unter einem Meterwinkel den Winkel, um welchen sich beim binocularen Sehact die Augen aus der Ruhestellung nach innen drehen müssen, wenn sie ein in einem Meter Entfernung befindliches Object fixiren wollen. Der Meter — resp. Convergenzwinkel wird also gebildet von der Mittellinie und der auf den jeweiligen Fixirpunkt convergirenden Sehachse. Die Convergenz ist um so grösser. je näher der Fixirpunkt liegt, der Entfernung des letzteren also umgekehrt proportional. Bei $^1/_4$ Meter Distanz ist der Convergenzwinkel

$$= \frac{1}{^1/_4\, m} = 4 \text{ Mw. u. s. w.}$$

Um die Convergenzbreite (nach *Nagel* Fusionsbreite) der Augen zu bestimmen, müssen wir den nächsten und den weitesten Punkt kennen, auf den beide Augen noch fixiren können; die Convergenzbreite ist der

Differenz beider gleich. Bezeichnen wir mit P die Entfernung des nächsten Punktes, so ist der erforderliche Convergenzwinkel $= \frac{1}{P} = p$ Mw., bei dem weitesten Punkt R, auf den noch convergirt werden kann, ist er $= \frac{1}{R} = r$ Mw. Die Convergenz-(Fusions-)breite ist also $p - r$.

Wenn jemand seine Blicklinien noch parallel stellen kann, so ist $R \infty$ und $r = o$; kann er aber divergiren, was normaler Weise möglich ist, so liegt der Convergenzpunkt hinter den Augen, es besteht also, wie *Landolt* sich ausdrückt, negative Convergenz. Die letztere misst man durch ein abducirendes Prisma (Basis nach innen), das noch beim Blick in die Ferne überwunden werden kann; um dasselbe in Meterwinkeln auszudrücken, dividirt man die Nummer des vor ein Auge gehaltenen Prismas mit 7. Die Ablenkung jedes Auges würde demnach z. B. bei einem Prisma von $14^0 = \frac{14}{7} = 2$ Mw. sein, bei $5^0 = \frac{5}{7} = 0.71$ Mw.

Das Maximum der Convergenz ist bei normalen Verhältnissen ca. 10 Mw., das Minimum $r = - 1$ Mw. *(Landolt)*, mithin beträgt die normale Convergenz (Fusions)breite $10 - (- 1) = 11$ Mw. Nimmt man die Verbindungslinie der Drehungspunkte der beiden Augen, von welcher die Grösse des Meterwinkels abhängt $= 64\,mm$ an, so ist der Meterwinkel durchschnittlich $= 1^0\,50'$. Beim Emmetropen entspricht der zu einem gewissen Convergenzpunkt gehörige Meterwinkel genau der Accommodationsbreite; 4 Meterwinkel drücken gleichzeitig aus, dass das emmetropische Individuum auf $^1/_4$ Meter fixirt und deutlich gesehen, also 4 D Accommodation verwendet hat. Bei Ametropen trifft dieses Verhältniss zwischen Accommodations- und Convergenzbreite keineswegs immer zu.

Die Vierhügel innerviren nach den Untersuchungen von *Adamück* und *Ferrièr* derart beide Augen gemeinschaftlich, dass der rechte die Bewegungen beider Augen nach links, der linke die beider Augen nach rechts regiert. Reizung der vorderen Vierhügel in der Mittellinie hat Bewegung der Bulbi nach oben, des hinteren unteren Theiles der vorderen Vierhügel Bewegung nach unten und Convergenz zur Folge.

Durch die Krankheiten der Augenmuskeln leidet 1. die Beweglichkeit der Augen nach einer oder mehreren Richtungen **(Parese oder Paralyse)**, ihre Function kann beeinträchtigt werden durch Affection der zugehörigen Nerven oder der einzelnen Muskeln selbst. 2. Die Stellung der Augen — die Sehachsen treffen nicht in einem Punkt zusammen, sondern die des einen schiesst an dem Fixirpunkt vorbei **(Strabismus)**. 3. Es leidet die Ruhestellung der Augen **(Nystagmus)**.

I. Augenmuskel-Lähmungen.
Allgemeine Symptomatologie.

Wir unterscheiden vollständige und unvollständige Lähmungen, Paralysen und Paresen, je nach der Intensität der Innervationsstörung.

1. Ihr Symptom ist ein gewisser **Beweglichkeitsdefect** nach der Seite des gelähmten Muskels. Beim R. externus und internus macht sich

derselbe schon bei Prüfung der Abduction und Adduction beider Augen mit Leichtigkeit bemerkbar, etwas schwerer bei den Bewegungen, welche durch combinirte Thätigkeit mehrerer Muskeln zu Stande kommen. Bei absoluter Lähmung bleibt der Bulbus bei Bewegung in der Richtung der Bewegungsbahn des afficirten Muskels unverrückt stehen, bei Parese ist noch ein entsprechender Grad von Beweglichkeit vorhanden.

2. Besteht die Lähmung schon einige Zeit, so vermisst man selten eine Ablenkung des gelähmten Auges nach der Seite des Antagonisten, einen **Strabismus.** Derselbe tritt im Anfang nur ein, wenn man beide Augen in der Richtung des afficirten Muskels die associirte Bewegung machen lässt; das kranke Auge bleibt in dieser Richtung zurück, es schielt. Diese Stellungsveränderung nennt man die **Primärablenkung.** Verdeckt man das gesunde und lässt das kranke Auge fixiren, so führt das erstere unter der verdeckenden Hand die zur Einstellungsbewegung des kranken associirte Bewegung mit aus. Da der Willensimpuls für den kranken Muskel ein stärkerer ist und sich in derselben Stärke auch auf den gesunden, associirt wirkenden Muskel überträgt, so macht der letztere eine excessivere Bewegung **(Secundärablenkung)** in der Richtung des gelähmten Muskels. Die Secundärablenkung ist grösser als die Primärablenkung. Der Grad des Schielens auf dem kranken Auge steigert sich, wenn man sich mit dem Fixirobject in der Bahn des gelähmten Muskels fortbewegt, er nimmt ab, und der Strabismus gleicht sich schliesslich ganz aus, wenn man nach der Seite des Antagonisten sehen lässt. — Unter physiologischen Verhältnissen divergiren die Augen bereits beim Blick nach oben und convergiren beim Blick nach unten. Bei pathologischer Divergenz der Augen wird dieselbe also noch stärker, wenn man mit dem Fixirobject nach oben geht, die pathologische Convergenz steigert sich beim Blick nach unten.

3. **Diplopie.** Wenn beide Augen sehtüchtig sind, fehlt Doppelsehen selten in frischen Fällen; in veralteten Fällen wird das Doppelbild oft unterdrückt oder durch Verschluss des kranken Auges ausgeschaltet, dasselbe lässt sich indessen durch ein Prisma oder rothes Glas immer hervorrufen. Ist ein Auge sehschwach, so bemerken die Kranken oft nur einen Schatten, oder die Diplopie ist erst durch eingehendere Uebung mit einem auf- oder abwärts brechenden Prisma unter Zuhilfenahme eines rothen Glases zur Perception zu bringen. Die Diplopie entsteht dadurch, dass das Bild auf dem gelähmten Auge auf eine excentrische Stelle der Netzhaut fällt. Wir projiciren das Bild nach aussen, wenn es auf die innere Netzhauthälfte fällt, nach innen, wenn es die äussere Retinahälfte trifft, nach oben, wenn es unterhalb der Macula liegt, und nach unten, wenn es eine höhere Stelle trifft.

Hinsichtlich der Doppelbilder gelten folgende Gesetze: 1. Wenn nicht schon in der Mittellinie Diplopie besteht, so tritt sie ein, sobald man sich mit dem Licht, resp. Fixirobjekt nach der Seite des gelähmten Muskels wendet. 2. Der **Abstand** der Doppelbilder nimmt zu, wenn man sich in der Bahn dieses Muskels weiter bewegt. 3. Bei jeder Lähmung, welche eine Ablenkung des Auges im Sinne eines Strabismus convergens erzeugt, besteht **gleichnamige** Diplopie, d. h. das Scheinbild steht auf der Seite des gelähmten Auges, bei Strabismus divergens entsteht **gekreuzte** Diplopie, das Scheinbild rückt auf die entgegengesetzte Seite. 4. Die höheren oder tieferen Bilder gehören dem gelähmten Auge an.

3. Bei Lähmung der auf den verticalen Meridian wirkenden Muskeln ist das Scheinbild mit der Spitze dorthin geneigt, wohin der Muskel den Meridian drehen sollte.

4. **Mangelhafte Projection.** Um die Entfernung eines Gegenstandes von uns zu taxiren, müssen wir unser Auge auf denselben richten: wir berechnen den Abstand aus dem bei der Contraction des entsprechenden Muskels eintretenden Muskelgefühle. Ist derselbe gelähmt, so gehört zu seiner Action ein stärkerer Nervenimpuls, dem auch ein gesteigertes Muskelgefühl entspricht — wir taxiren demnach die Entfernung des Gegenstandes falsch und projiciren ihn zu weit nach der Seite des associirten Muskels. Sehr frappant tritt diese falsche·Projection auf, wenn man den Patienten das gesunde Auge schliessen, mit dem kranken einen Gegenstand fixiren und schnell darnach greifen lässt. Der Kranke stösst mit dem Finger immer über das Ziel hinweg nach der Seite des gelähmten Muskels. Auf dieser fehlerhaften Projection beruht auch der Gesichtsschwindel der Kranken, wenn sie gezwungen werden mit dem gelähmten Auge zu sehen und sich unter seiner alleinigen Controle zu bewegen. Die Gegenstände schwanken, die Patienten taumeln an dem Ziel vorbei. Dieser Gesichtsschwindel ist nicht zu verwechseln mit dem Schwindel, an welchem diese Kranken in Folge ihrer oft zu Grunde liegenden Krankheit des Centralnervensystems schon leiden.

5. Um die Diplopie und den Gesichtsschwindel zu vermeiden, gewöhnen sich die Patienten mit Augenmuskellähmung oft eine **Kopfhaltung** an, bei welcher das Gesicht der Bahn des gelähmten Muskels zugekehrt ist.

Specielle Symptomatologie.

a) Lähmung des R. externus links.*)

Es besteht 1. **Beweglichkeitsbehinderung des linken Auges nach links,** während die Bewegungen nach rechts, oben rechts und unten rechts, sowie nach oben und unten normal, nach unten links und oben links aber etwas beeinträchtigt sind. Bei vollkommener Lähmung kann das Auge kaum über die Mitte der Lidspalte nach links bewegt werden, bei unvollständiger Lähmung bleibt es entsprechend weit von der äusseren Commissur zurück. 2. Beim Blick nach links tritt Strabismus convergens ein, der sich steigert, je weiter nach links man fixiren lässt, und **gleichnamige Diplopie** (cfr. Fig. 34) mit zunehmendem Seitenabstande beim Blick nach links. Die Diplopie wird undeutlicher, wenn man sich in der Mittellinie den Augen nähert, eclatanter, wenn man etwas weiter abgeht. Die Doppelbilder stehen gerade und gleich hoch. Beim Blick nach rechts finden wir in veralteten Fällen mit Secundärcontractur des linken Internus, nachdem die Mittellinie über-

Fig. 34.

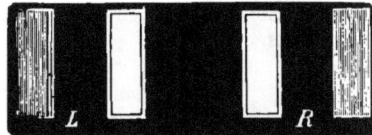

L Doppelbilder bei Lähmung des l. Auges.
R „ „ „ „ r. „

---

*) Die schraffirten Bilder gehören in allen Figuren dem gelähmten Auge an. Die Lähmung des entsprechenden rechtseitigen Muskels erfordert immer bei den Symptomen die entgegengesetzte Bezeichnung, d. h. statt links rechts und umgekehrt.

schritten ist, zunächst auch noch Diplopie. In frischen Fällen fehlt sie hier. Beim Blick gerade nach oben, unten und diagonal nach oben rechts und unten rechts wird einfach gesehen, beim Blick nach links oben und links unten tritt wieder Doppelsehen auf. Die Bilder bleiben gleichnamig, treten aber bei aufwärts gerichtetem Blick wegen der physiologischen Divergenz später, bei abwärts gerichtetem Blick wegen der physiologischen Convergenz früher auf. Sie stehen nicht ganz gerade, im ersteren Fall etwas nach links, im letzteren nach rechts geneigt. 3. Die Kranken greifen an vorgehaltenen Gegenständen nach links vorbei und drehen 4. den Kopf nach links, die Objecte halten sie nach rechts.

Prismen mit der Basis nach aussen verlegen das nach innen von der Macula die Netzhaut treffende Bild nach aussen, d. h. macularwärts und gleichen dadurch die Diplopie aus, wenn nicht zu starke Lähmung besteht. Sie dienen gleichzeitig als Ausdruck für den Grad der Parese, resp. Paralyse und im weiteren Verlauf zur Beurtheilung, ob die Lähmung rückgängig wird oder nicht.

b) Lähmung des R. internus links.

1. **Beweglichkeitsdefect des linken Auges nach rechts** mit Strabismus divergens; je weiter man nach rechts mit dem Fixirobject geht, um so stärker wird das Schielen. Beweglichkeit nach oben, unten, links oben und links unten normal, nach rechts oben und rechts unten etwas behindert.

2. **Gekreuzte Diplopie** (cfr. Fig. 35) mit zunehmendem Abstand beim Blick nach rechts. Die Doppelbilder stehen gerade und gleich hoch und nähern sich, je mehr man nach links herübergeht. Beim Blick nach rechts oben steht das Scheinbild nach rechts, beim Blick nach rechts unten nach links geneigt. Die Diplopie tritt früher beim Blick nach oben, später beim Blick nach unten auf. E'n Prisma mit der Basis nach innen verringert oder gleicht den Abstand der Doppelbilder aus.

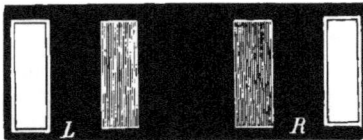

Fig. 35.

L Doppelbilder bei Lähmung des l. Auges.
R „ „ „ „ „ r. „
Das Scheinbild steht auf der dem gelähmten Auge entgegengesetzten Seite.

3. Die Kranken greifen an den Objecten nach rechts vorbei und taumeln nach rechts.

4. Sie drehen den Kopf nach rechts und halten die Gegenstände nach links.

c) Lähmung des R. superior links.

1. **Beweglichkeitsdefect nach oben rechts,** dabei bleibt das linke Auge nach unten aussen zurück. Das obere Ende des verticalen Meridians wird durch die Wirkung des Obl. inf. nach links geneigt. Geringer Strabismus divergens. Nach links, unten und rechts ist die Beweglichkeit normal, ebenso nach links oben, links unten und rechts unten, sie ist etwas defect nach links oben.

2. **Gekreuzte Diplopie.** Das Scheinbild steht höher (cfr. Fig. 36) und nach rechts geneigt. Die Höhendifferenz nimmt zu. wenn man mit dem Licht nach links oben geht — bei dieser Stellung ist das Scheinbild am wenigsten geneigt: die Neigung nimmt zu. wenn man nach rechts oben geht — hier ist die Höhendifferenz am geringsten. Der Seitenabstand wächst, wenn man nach rechts oben herübergeht.

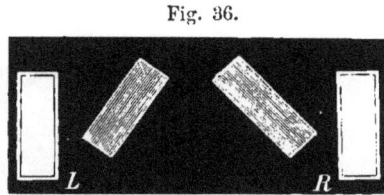

Fig. 36.

L Doppelbilder bei Lähmung des l. Auges.
R „ „ „ „ r. „
Das Scheinbild steht gekreuzt, höher und divergirt mit dem obern Ende.

3. Die Kranken greifen an höheren Gegenständen nach rechts oben vorbei und können schwer Treppen oder Berge steigen.

4. Sie neigen den Kopf nach hinten über und halten die Objecte nach unten.

d) Lähmung des R. inferior links.

1. **Beweglichkeitsdefect** des linken Auges nach rechts unten und in geringem Grade nach links unten. das Auge bleibt dabei nach links oben zurück, und der Meridian wird durch den Obl. sup. nach rechts geneigt. Geringer Strabismus divergens. Nach links. oben und rechts ist die Beweglichkeit normal, ebenso in den Diagonalen nach rechts und links oben.

2. **Gekreuzte Diplopie.** Das Scheinbild (Fig. 37) steht tiefer und nach links geneigt, es convergirt also mit seiner Spitze. Der Höhenunterschied nimmt zu. je weiter nach unten und links man mit dem Licht geht. die Neigung. je weiter nach rechts unten man kommt, und der Seitenabstand beim Blick nach rechts. Die Kranken geben oft an. dass das Scheinbild näher an sie herankommt beim Blick nach unten.

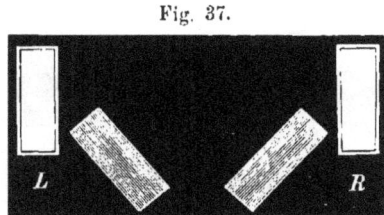

Fig. 37.

L Doppelbilder bei Lähmung des l. Auges.
R „ „ „ „ r. „
Das Scheinbild steht gekreuzt, tiefer und convergirt mit seiner Spitze.

3. Die Patienten greifen an nach unten gehaltenen Gegenständen nach unten und rechts vorbei. fallen leicht Treppen herunter beim Absteigen.

4. Sie neigen den Kopf vornüber.

e) Lähmung des Obl. inferior links.

1. **Beweglichkeitsdefect** auf dem linken Auge nach oben links am stärksten, etwas geringer nach oben rechts. Das obere Ende des verticalen Meridians wird nach rechts geneigt durch die Wirkung des R. sup. Geringer Strabismus convergens. Die Beweglichkeit nach rechts. links und unten, sowie in den Diagonalen nach rechts und links unten normal.

Fig. 38.

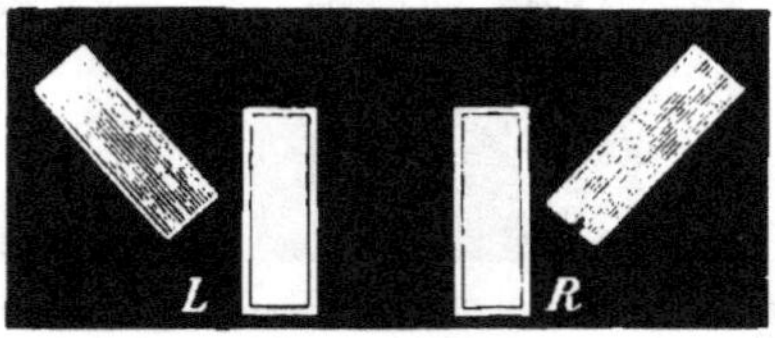

L Doppelbild des gelähmten l. Auges
R „ „ „ r. „
Das Scheinbild steht auf derselben Seite,
höher und divergirt mit der Spitze.

2. **Gleichnamige Diplopie**
(cfr. Fig. 38). Das Doppelbild steht
höher und mit seinem oberen Ende
nach links geneigt. also divergent.
Der Höhenabstand nimmt zu beim
Blick nach rechts oben. die Neigung beim Blick nach links oben.
der Seitenabstand wächst beim
Blick nach links.

3. Die Kranken greifen nach
oben links an nach oben gehaltenen Objecten vorbei.

4. Sie neigen den Kopf nach
hinten über.

f) **Lähmung aller Äste des Oculomotorius links.**

1. Das obere Lid hängt schlaff herab und kann nur mit Hilfe der
Stirnmuskulatur ein wenig oder gar nicht gehoben werden. Der Bulbus
steht nach links abgewichen und oft etwas nach vorn getrieben, er kann
nicht nach oben. rechts und unten bewegt werden: nach links und links
unten ist seine Beweglichkeit erhalten. Beim Blick nach unten folgt das
Auge etwas. macht aber eine Raddrehung. so dass das obere Ende des
verticalen Meridians nach rechts steht. Die Pupille ist mittelweit. unbe-
weglich. Der Nahepunkt ist vom Auge abgerückt; in der Nähe vermögen
die Patienten. wenn sie emmetropisch. hypermetropisch oder schwach
myopisch sind. nichts zu sehen.

Fig. 39.

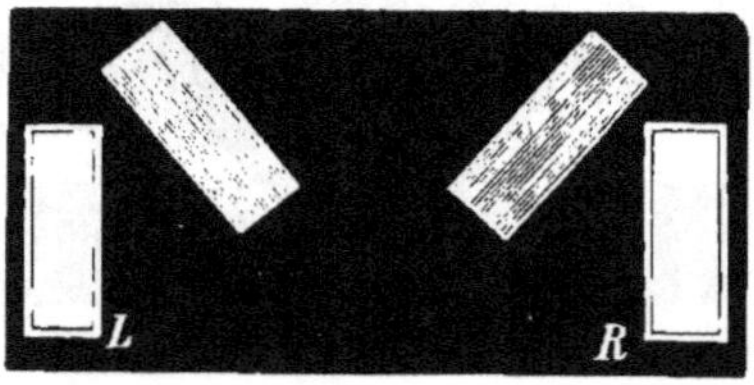

L Stellung der Doppelbilder bei l. Lähmung.
R „ „ „ „ r. „
Das Scheinbild steht gekreuzt, höher und mit
der Spitze convergent.

2. Diplopie ist fast im ganzen Gesichtsfeld vorhanden, sie fehlt
nur in der Horizontalen nach links
herüber. Die Doppelbilder sind gekreuzt (cfr. Fig. 39), das Scheinbild
steht höher und nach links geneigt;
der Höhenunterschied nimmt zu
beim Blick nach oben — nach
rechts oben wächst der Seitenabstand. ebenso nach rechts unten.
Beim Blick nach links oben nähern
sich die Bilder und sind schliesslich nicht mehr gekreuzt. Beim
Blick nach unten steht das Scheinbild tiefer. sein oberes Ende nach links
geneigt: die Neigung nimmt zu beim Blick nach rechts unten (Drehungsachse des R. inf.). der Höhenunterschied beim Blick nach links unten
(Muskelebene des R. inf.).

3. Die Projection ist irrig. wenn der Kranke das linke Auge zur
Fixation benützt. was wegen der Ptosis gewöhnlich nicht der Fall ist.

g) **Lähmung des Trochlearis (Obl. superior) links.**

1. Normale Fixation des linken Bulbus in der Nähe; das Auge bleibt
nur beim Blick nach links herüber etwas in Convergenzstellung zurück.

Die Beweglichkeit ist nach rechts und oben normal: sie ist beim Blick nach unten dann am wenigsten defect, wenn man nach unten links geht, und am meisten behindert, wenn man nach unten rechts (Muskelebene des Obl. sup.) kommt.

2. Gleichnamige Diplopie.

Das Doppelbild steht tiefer (cfr. Fig. 40), mit der Spitze nach rechts geneigt. Die Neigung und der Seitenabstand nehmen zu, wenn man nach links unten geht, der Höhenunterschied beim Blick nach rechts unten. Das Bild scheint dem Kranken oft näher zu stehen; es beruht dies Symptom nach *Förster* auf einer Sinnestäuschung, die, wie man sich durch den Versuch mit einem aufwärts brechenden Prisma

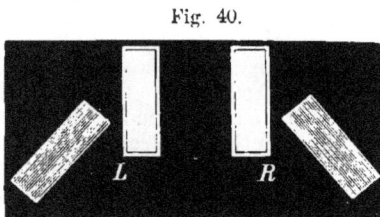

Fig. 40.

L Doppelbild bei Lähmung des l. Auges.
R „ „ „ „ „ r. „
Das Scheinbild steht gleichnamig, tiefer und mit der Spitze convergent.

überzeugen kann, immer dann eintritt, wenn das Scheinbild in dem Auge auf die obere Netzhauthälfte, resp. wenn von 2 Bildern das eine auf eine höhere Stelle als das andere fällt. Die Diplopie fehlt in der oberen Blickfeldhälfte; sie tritt hier erst ein, wenn in dem Obl. inferior sich Secundärcontractur ausgebildet hat. Die Doppelbilder sind dann aber wegen des Übergewichtes dieses Muskels, der das Auge nach links stellt, gekreuzt: ihr Höhenabstand nimmt zu, wenn man nach rechts, ihre Neigung, wenn man nach links geht.

3. Die Kranken drehen den Kopf nach unten und die Augen nach rechts, weil bei dieser Stellung der Seitenabstand der Doppelbilder abnimmt.

Vorkommen und Aetiologie.

Nach *Alfred Gräfe's* Beobachtungen ist die Häufigkeitsscala der einzelnen Augenmuskel-Lähmungen folgende: Rect. externus, und Obl. superior stellen das grösste Contingent, seltener kommen isolirte Lähmungen des R. inf. und R. sup. vor, am seltensten die des R. int. und Obl. inferior. Sie können vollständig und unvollständig sein: vom Oculomotorius können nur einzelne Zweige oder der ganze Stamm functionsunfähig sein. Wir unterscheiden periphere und centrale Lähmungen.

Die periodisch recidivirenden Oculomotorius-Lähmungen sind stets einseitig und betreffen immer denselben Nerv in allen seinen Zweigen für die äusseren und inneren Augenmuskeln. Sie kommen häufiger beim weiblichen, als bei dem männlichen Geschlecht vor und beginnen schon in einem frühen Lebensalter, vor dem 20. Lebensjahr. Die Anfälle kehren in mehrwöchentlichen oder monatlichen, selbst jährlichen Intervallen wieder und sind von verschieden langer Dauer; sie können sogar schon nach 1 Tag zurückgehen, aber auch Monate anhalten. In den Intervallen fehlen entweder alle Zeichen einer Bewegungsstörung, oder es sind deutliche Reste der Lähmung vorhanden. Mit jedem Anfall kann die Schwere des Krankheitsbildes zunehmen; er leitet sich oft mit migräneähnlichen Symptomen ein. Die Krankheit beruht jedenfalls auf einer Affection der Basis cranii, die entweder ein entzündliches, exsudatives Leiden darstellt, oder einen allmählig wachsenden Tumor (*Weiss* fand einen Tuberkel im Oculomotoriusstamm).

Es kommen Fälle vor. in denen entweder alle äusseren Augenmuskeln oder die beiden inneren Augenmuskeln ein- oder beiderseitig gelähmt sind; auch ein- und doppelseitige gleichzeitige Lähmungen sowohl der äusseren wie der inneren Augenmuskeln sind beobachtet. Sind nur die äusseren Muskeln afficirt. so spricht man von **Ophthalmoplegia externa,** sind nur die inneren Muskeln gelähmt. so nennt man die Krankheit **Ophthalmoplegia interna,** und sind sämmtliche Augenmuskeln afficirt, so heisst dieselbe **Ophthalmoplegia totalis.** Die partiellen Ophthalmoplegien (externe und interne) sind unter allen Umständen **Nuclearlähmungen.** Alle diese Affectionen können stationär bleiben oder bis auf eine geringe Spur vollständig zurückgehen. *v. Gräfe* machte zuerst auf das Vorkommen der totalen Ophthalmoplegie nach heftigen Erkältungen, auf ihr schnelles. von Seiten des Gehirnes und Allgemeinbefindens fast symptomloses Auftreten bei sonst gesunden Menschen und auf ihre Heilbarkeit aufmerksam; er sprach als Ursache eine umschriebene Periostitis der Basis cranii in der Gegend der Fissura orbitalis superior an. die sich bisweilen dadurch kundgibt. dass man beim Beklopfen des Schädels in der Richtung der Basis cranii eine Schmerzempfindung erzeugt. Neben der rheumatischen ist noch die syphilitische Periostitis als Ursache der totalen heilbaren Ophthalmoplegie zu nennen, ferner die Ruptur der Carotis in den Sinus cavernosus; nach Unterbindung des Gefässes pflegt bei der letzteren die Beweglichkeit sich theilweise oder ganz wiederherzustellen. *J. Hutchinson* jun. fand in einem Fall von completer Ophthalmoplegia externa und interna eine chronische Entzündung aller Nerven, welche innerhalb des entsprechenden sinus cavernosus verlaufen, Obliteration des letzteren, partielle Verstopfung der Carotis und entzündliche Verwachsungen zwischen der Spitze des Temporo-sphenoidallappens und der dura mater.

Auch **doppelseitige Lähmungen** einzelner und zwar derselben Hirnnerven kommen vor, z. B. des Abducens und des Oculomotorius, entweder in Folge von Compression der Stämme bei einer Basalaffection dort, wo dieselben nahe bei einander aus dem Pons Varolii auftauchen, oder aus centraler Ursache durch Affection der Nervenkerne. Bei Alkoholisten kann man nach *Wernicke* und *Thomsen* eine acute beiderseitige Lähmung aller äusseren Augenmuskeln (der Levator kann intact oder afficirt sein) beobachten. *Wernicke* nannte die Affection **Polioencephalitis acuta superior,** weil das anatomische Substrat eine Anomalie der oberen Hälfte der Kernregion des IV. Ventrikels bildet. Es finden sich entzündliche Veränderungen oder capillare Apoplexieen. Die Krankheit beginnt mit Augen- und Kopfschmerzen, Erbrechen. Diplopie. Sehschwäche in Folge Neuritis optica mit Atrophie der Maculafasern. und Störungen der Psyche (Delirien. Verwirrtheit). Schwächezustände der unteren Extremitäten mit steifem. unsicherem, taumelndem Gang ohne Lähmung oder Anästhesie sind die übrigen Symptome. Der Exitus lethalis tritt in kurzer Zeit ein. Bisher sind nur wenige Fälle (5) beobachtet und beschrieben; *Wernicke* gab einmal Schwefelsäurevergiftung als Ursache an.

Bei den **peripheren** Lähmungen kann der Sitz des Leidens sich befinden ·1. innerhalb der Orbita (z. B. Tumoren) 2. in der Fissura orbitalis superior (Periostitis chronica oder Tumoren). 3. in der Gegend des Sinus cavernosus (Aneurysma der Carotis interna; Sinusthrombose: meningitische Processe; Fissuren oder Fracturen der Basis cranii; Tumoren comprimiren einen oder mehrere Nervenstämme). 4. an der Basis cranii vom Austritt der Nerven aus der Hirnsubstanz bis zu ihrem Eintritt in die Dura am Sinus cavernosus. Bei den Basalaffectionen, welche sich mit Augenmuskel-Lähmungen compliciren, pflegt auch der N. opticus in Mitleidenschaft gezogen zu sein und nicht selten noch eine Alteration anderer Hirnnerven, z. B. des Trigeminus, zu bestehen. Stauungspapille resp. einfache, nicht selten entzündliche Atrophia optica können für die Diagnose des ursächlichen Leidens von Belang werden. Alle entzündlichen Processe am Sehnerven sprechen für einen Tumor oder eine Meningitis, die nicht entzündlichen für einen sclerotischen Process im n. Opticus neben Sclerose des Central-Nervensystems. Nicht minder werthvoll sind hemiopische Gesichtsfelddefecte für die Localisation des Leidens in der Nähe des Chiasmas oder eines Tractus opticus.

Die **centralen** Lähmungen können durch die verschiedensten Hirnkrankheiten·bedingt werden, z. B. durch Blutungen, Tumoren oder encephalitische Heerde im Pons oder den Grosshirnschenkeln. Bei Affection der letzteren ist die Oculomotorius-Lähmung auf derselben, die Extremitätenresp. Facialis-Lähmung auf der entgegengesetzten Seite. Als ursächliche Cerebralerkrankungen sind ferner zu nennen die multiple disseminirte Hirn- und Rückenmark-Sclerose, der Hirntumor ohne directe Affection der betreffenden Nerven, sondern lediglich durch die Steigerung des intracraniellen Druckes, der Hydrocephalus internus mit starker Ausdehnung des 4. Ventrikels, die progressive Bulbärparalyse. Auch bei einzelnen Spinalkrankheiten. z. B. der Tabes dorsualis, der spastischen Spinalparalyse, finden sich oft im weiteren Verlauf oder als Vorläufer Augenmuskel-Lähmungen, die nicht selten vorübergehend sind oder von einem Muskel auf den anderen überspringen. Zu beachten ist ferner, dass auch vorübergehende Hyperaemie und Anaemie des Hirns leichte Parese der Augenmuskeln mit Diplopie herbeiführt, die mit der Grundursache wieder schwindet.

Von **Allgemeinkrankheiten** sind **Rheumatismus** und **Lues** als häufige Ursache anzuführen; in Folge Erkältung erkrankt am meisten der Abducens, bei Lues der Oculomotorius. Wir beobachten Augenmuskel-Lähmungen ferner oft nach **Diphtheritis,** bei denselben hat *Mendel* im Oculomotorius und Abducens Neuritis und in der Kernregion capilläre Blutungen gefunden — es kommen nach dieser Krankheit ein- und doppelseitige Lähmungen, auch ein- und doppelseitige Ophthalmoplegia externa vor *(Uhthoff, Mendel, Remak).* Bei **Diabetes** (nach *Hirschberg* Abducens) nach **Typhus,** seltener nach **acutem Gelenkrheumatismus,** schliesslich bei gewissen **Intoxicationszuständen** z. B. chronischem Alkoholismus (Neuritis des Nerven, namentlich Abducens), Vergiftung mit Kohlenoxydgas, durch Fleisch-, Fisch- und Wurstgift kommen ebenfalls Augenmuskel-Lähmungen vor. Es gibt ferner **hysterische** und sehr selten **angeborene** Paresen resp. Paralysen, welch' letztere auf mangelhafter Entwickelung der Muskeln zu beruhen und fast nur den M. externus resp. den Rectus superior, und hierbei gleichzeitig den Levator palpebrae sup., zu betreffen pflegen.

Verlauf und Prognose.

Die Augenmuskellähmungen entwickeln sich entweder ganz plötzlich oder sie steigern sich allmählig und gehen theils in vollständige Heilung über, theils bilden sie sich nur unvollständig zurück. In der Diplopie und der Stärke des Prisma's, welches die Doppelbilder zusammenbringt, haben wir ein Mittel zur Beurtheilung der Rückbildgung oder Heilung. Als häufigen Endausgang der Lähmungen, selbst nach ihrer vollständigen Rückbildung beobachten wir Schielen. Der Strabismus tritt durch spastische Verkürzung des Antagonisten ein; er kann dauernd concomitirend oder periodisch sein und im Interesse des binocularen Einfachsehens aufgehoben werden.

Centrale Lähmungen haben im Allgemeinen eine ungünstige Prognose quoad restitutionen completam; während sie bei peripheren, nicht traumatischen günstiger zu sein pflegt. Die rheumatischen und diphtheritischen Paresen resp. Paralysen gehen bei rechtzeitiger Behandlung meist in Heilung über; auch die syphilitischen geben eine günstigere Prognose, namentlich wenn ein Gumma oder eine Periostitis die Ursache ist.

Therapie.

Die Behandlung richtet sich möglichst nach dem aetiologischen Moment. Bei rheumatischem Ursprung wird in frischen Fällen eine Schwitzcur vermittelst Pilocarpininjection oder Holzthee, innerlich Salicylsäure, später Jodkali verordnet und der Kranke vor jähem Temperaturwechsel gewarnt. Die Cur kann durch die Electricität unterstützt werden; man wendet den inducirten Strom an, welcher wirksamer als der constante ist, und kann die eine Elektrode in der Gegend des Muskels auf die geschlossenen Lider ansetzen, oder die episclerale Faradisation mittelst einer besonderen, von *Eulenberg* angegebenen Elektrode vornehmen, welche eine Unterbrechungsvorrichtung und eine kleine Platte hat, die direct auf die Muskelinsertion nach Cocainisirung des Auges angesetzt wird. — Bei Lues ist eine energische Schmiercur mit Ung. hydrarg. ciner. (4,0—6,0) oder eine Injectionscur mit Sublimat und in beiden Fällen nachfolgender Gebrauch von Jodkali am Platze. — Diphtheritische Lähmungen erfordern eine strenge Ueberwachung und Besserung des Allgemeinzustandes durch roborirende Diät, Eisen mit und ohne Chinin, Sool- resp. warme Seebäder, Strychnineinspritzungen an der Schläfe, Galvanisiren.

Auch durch **orthopädische Uebungen** kann man die Function eines gelähmten Muskels zu heben suchen. *Michel* hat zu diesem Zwecke vorgeschlagen die Conj. bulbi über dem afficirten Muskel mit einer Fixirpincette zu fassen und den Bulbus mehrmals hintereinander in der Bahn dieses Muskels zu bewegen, dabei 1—2 Minuten in dieser Stellung zu belassen. Man verhindert hierdurch gleichzeitig die übermässige Contractur des Antagonisten. — Man benützt ferner Prismen, die einen zweifachen günstigen Einfluss haben. Zunächst können sie dazu dienen die Doppelbilder zu verschmelzen; dann muss die brechende Kante nach der dem gelähmten Muskel entgegengesetzten Seite — nach aussen bei Internuslähmung, nach innen bei Abducenslähmung — angebracht werden. Die Schwere und Dicke der Gläser verbietet es Prismen von mehr als 6 Grad tragen zu lassen — ferner vertheilt man den Effect dieser Prismen besser auf beide Augen. Das Doppelbild wird immer in der Richtung der brechenden Kante verschoben. Andererseits können durch Prismen die paretischen Muskeln zur Contraction angeregt werden. Dann muss man zunächst das die Diplopie ausgleichende Prisma bestimmen und ein etwas schwächeres Glas tragen lassen, bei dem die Doppelbilder so nahe bei einander stehen, dass sie im Interesse des binocularen Einfachsehens durch eine energische Muskelaction verschmolzen werden. Die Basis des Prisma's muss in der Richtung der Zugwirkung des Muskels getragen werden. Gelingt die Verschmelzung der Doppelbilder auf diese Weise nicht, so ist die orthopädische Prismencur zu verwerfen: gelingt sie, so lässt man zunächst das schwächere Glas eine Zeit lang tragen und wählt dann gradatim ein immer schwächeres bis zur vollständigen Herstellung der Function. In der Wahl der Gläser muss man sehr vorsichtig sein: ein zu starkes übercorrigirendes Prisma veranlasst den Antagonisten zu gesteigerter Contraction und erhöht die Ablenkung des Auges. ein zu schwaches ermüdet den Muskel. Die Uebungen dürfen nur wenige Minuten dauern und mehrmals am Tage wiederholt werden.

Bleibt trotz aller Mittel ein gewisser Grad von Schielen mit Diplopie bestehen. so erübrigt nur die operative Beseitigung. deren Principien bereits *Albr. v. Gräfe* uns kennen gelehrt. neuerdings aber *Alfr. Gräfe* genauer vor Augen geführt und entwickelt hat. Es handelt sich natürlich nur um die Eventualität der Affection eines einzigen Muskels. Bei den lateralen geraden Augenmuskeln kommt die Tenotomie und die Vorlagerung in Betracht. Nach der letzteren gewinnen wir zwar gegen vorher nichts an Ausgiebigkeit der Bewegung. der Ausfall wird aber einigermaassen durch die Verschiebung des Bulbus nach der Seite des paretischen Muskels ersetzt; *Alfr. Gräfe* nennt deshalb in diesen Fällen die Vorlagerung mit Recht die substituirende Operation. Die Tenotomie kann auf dem gelähmten Auge das Gleichgewicht herstellen, wenn man den Antagonisten des afficirten Muskels rücklagert (aequilibrirendes Verfahren), oder sie kann den Zweck verfolgen den dem gelähmten associirt wirkenden Muskel des gesunden Auges durch Rücklagerung in seiner Thätigkeit in gleichem Maasse zu beschränken (compensatorische Operation). Welche der 3 Operationen ausgeführt werden soll, entscheidet nicht nur das cosmetische. sondern auch das Interesse des binocularen Sehens: oft sind Combinationen derselben nothwendig. Bei einem geringgradigen paralytischen Strabismus von ca. 3—4 *mm* räth *Alfr. Gräfe* die compensatorische Tenotomie mit der aequilibrirenden zu verbinden; bei einer geringen Abducensparese soll man also den Effect auf beide Interni vertheilen. Wenn die Abduction aber sehr behindert und die Deviation noch grösser als 3—4 *mm* ist. soll man den paretischen Externus vorlagern und nur den antagonistischen Internus desselben oder nöthigenfalls noch den associirt wirkenden Internus des gesunden Auges tenotomiren.

Für die Lähmung der auf- oder abwärts wirkenden Muskeln empfiehlt *Gräfe* nur die compensatorische Tenotomie. wenn es sich um die Obliqui handelt; er betrachtet als associirt wirkenden Muskel des Obl. sup. den R. sup. Von diesem Gesichtspunkt aus hat er nie Misserfolge der Operation gesehen. Ist der Effect der Inferiortenotomie bei Parese des Obl. sup. des anderen Auges nicht genügend, so lockert man nach einigen Tagen die frische Insertion in grösserem Umfang: ist er zu stark. so legt man sofort oder nach 24 Stunden eine beschränkende Sutur an. Wenn neben der Trochlearisparalyse gelegentlich noch eine Secundärcontractur des Internus besteht, tenotomirt man event. noch den Muskel. Bei Lähmung des R. sup. oder inf. verdient die Vorlagerung dieser Muskeln den Vorzug. Die Obliqui kann man ihrer Lage wegen nicht angreifen.

II. Das musculäre Schielen (Strabismus concomitans).

Wenn bei Fixation eines Gegenstandes die Gesichtslinie des einen Auges auf denselben gerichtet ist, die des anderen daran vorbeischiesst, so sprechen wir von Schielen (Strabismus). Wenn das schielende Auge die Bewegungen des anderen nach allen Blickrichtungen begleitet, so nennen wir den Zustand **Strabismus concomitans**; beim **Strabismus paralyticus** ist im Gegensatze hierzu die Bewegung des abgelenkten Auges nach einer Richtung beschränkt, sonst begleitet es auch die Bewegungen des gesunden. Das musculäre concomitirende Schielen ist der Ausdruck einseitiger Spannungsvermehrung des die anomale Augenstellung vermittelnden Muskels bei normaler Excursionsgrösse des Auges nach der Seite des Antagonisten. Dasselbe kann von einem auf das andere Auge übertragen werden durch Vermittelung des dem Antagonisten associirt wirkenden Muskels und ist dadurch ausgezeichnet, dass diese Secundärablenkung gleich der Primärablenkung des schielenden Auges ist.

Sobald die Ablenkung eines Auges für Jedermann sichtbar ist, sprechen wir von **manifestem Schielen**; weicht ein Auge nur dann ab, wenn wir dasselbe durch Verdecken mit einer Hand vom Sehact ausschliessen, so sprechen wir von **latentem Schielen**. Es gibt Ein- und Auswärtsschielen, **Strabismus convergens** und **divergens**, Auf- und Abwärtsschielen, **Str. sursum** und **deorsum vergens**. Wir unterscheiden ferner **monolaterales** Schielen, bei dem permanent ein Auge abgelenkt ist, und **alternirendes** Schielen, bei dem abwechselnd das rechte und linke Auge schielt. Der Strabismus heisst **constant,** wenn dauernd eine fehlerhafte Augenstellung besteht, und **periodisch,** wenn sie nur zeitweise eintritt, **absolut,** wenn die Ablenkung für jede Entfernung, **relativ,** wenn sie nur für eine bestimmte Entfernung, z. B. in der Nähe, erfolgt.

Den Grad der strabotischen Ablenkung bestimmen wir am einfachsten in folgender Weise. Wir merken uns bei geradeaus gerichtetem Blick des Kranken an dem unteren Lide des schielenden Auges mit schwarzer Kreide oder Tinte die Mitte der Pupille. Dann verdecken wir das gesunde Auge und lassen das schielende fixiren und verzeichnen wieder am untern Lide durch einen Strich die Mitte der Pupille. Die Entfernung beider Striche gibt uns ein lineares Maass für den Strabismus ab. Statt Striche zu machen, können wir in beiden Stellungen an dem an das untere Lid angelegten **Strabometer** von *Laurence* (cfr. Fig. 41) die Mitte der Pupille ablesen und bekommen den Grad des Schielens direct in Millimetern angegeben.

Der Strabismus convergens ist oft mit einer Höhenablenkung des Auges nach oben und mit Kleinheit der Gesichtshälfte auf der kranken Seite, der divergens mit Höhenablenkung nach unten und mit der entgegengesetzten Anomalie des Ge-

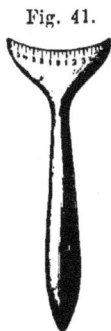

Fig. 41.

Strabometer v. Laurence.

sichtes verbunden. In beiden Fällen besteht ferner häufig eine schiefe Kopfhaltung.

Die Beweglichkeit des schielenden Auges ist meist nach der Seite des schielenden Muskels etwas grösser, nach der Seite des Antagonisten etwas geringer als auf dem anderen Auge; im Ganzen ist die Excursion des Bulbus aber der des anderen gleich, nur das Excursionsgebiet ist nach der Seite des contrahirten Muskels verschoben. — Bei allen combinirten Bewegungen beider Augen, d. h. also durch das ganze Sehfeld, bleibt der Schielwinkel unverändert gross. Dies Gesetz trifft indessen nur für die in ein und derselben Distanz vom Auge mit dem Fixirobject ausgeführten Bewegungen zu: für die verschiedenen Entfernungen kann der Grad des Schielens wechseln. —

Die Kranken klagen fast nie spontan über Doppelsehen: es beruht dies darauf, dass der Strabismus concomitans sich zu entwickeln beginnt in einer Zeit (frühestes Kindesalter), in welcher die Kranken erst zu accommodiren und zu fixiren anfangen, aber ihre Sinneseindrücke noch nicht aussprechen können. Entwickelt sich gelegentlich bei Erwachsenen Strabismus, so klagen sie im Beginn stets über Doppelbilder, wenn die Augen sehen. Es ist deshalb anzunehmen, dass auch bei Kindern im Moment der Ablenkung Diplopie eintritt, dass sich die Kinder nur nicht in ihrem zarten Alter derselben bewusst werden. Man nahm an, dass sie den Eindruck des Doppelbildes in ihrem Gehirn unterdrücken. Das ist nicht richtig, da das schielende Auge an dem gemeinschaftlichen Gesichtsfeld participirt. Voraussichtlich bildet sich an zwar incongruenten Netzhautstellen allmählig unter dem Einfluss der den veränderten Muskelverhältnissen angepassten Projection eine erworbene Identität aus. Die kranken Kinder, bei welchen zur Zeit der Entwicklung des Strabismus der Zusammenhang zwischen beiden Netzhautcentren zum Zweck der binocularen Fixation noch kein fester ist, wie man durch die Beobachtung derartiger Kinder feststellen kann, lernen allmählig mit jedem Auge für sich sehen, und nachdem sie nun eine richtige Vorstellung von der Ablenkung ihres Auges bekommen haben, passen sie dieser Stellungsanomalie ihre Projection an. Je grösser und älter die Personen zur Zeit der Entwicklung des Strabismus sind, je fester und inniger der Zusammenhang zwischen beiden Netzhautcentren geworden ist, desto schwerer gewöhnen sie sich an die Veränderung des Muskelgleichgewichtes; sie sehen im Beginn der strabotischen Ablenkung doppelt- und behalten die Diplopie gewöhnlich auch permanent oder verlieren sie erst sehr spät. Bei einigermaassen verständigen Personen gelingt es, selbst wenn sie keine Diplopie empfinden, allerdings erst nach wiederholten Versuchen häufig noch durch folgendes Manöver Doppelbilder hervorzurufen. Man lässt die Kranken in einem dunklen Zimmer auf 2—3 Meter Entfernung eine Flamme fixiren, bringt vor das nicht schielende Auge ein rothes Glas und ein Prisma von 16—20 Grad mit der Kante nach oben, resp. unten und lässt nun schnell hinter einander abwechselnd das gesunde und kranke Auge durch Verdecken des anderen die Fixation der Flamme übernehmen. Man erzeugt so über einander stehende Doppelbilder mit einem dem Grade des Schielens ganz oder fast ganz entsprechenden Seitenabstand. In anderen Fällen erzielen wir nur einen Höhen-, keinen Seitenabstand, oder wir finden Doppelbilder, welche der Art der

Ablenkung nicht entsprechen — bei convergens gekreuzte, bei divergens gleichnamige Doppelbilder. oder die Diplopie fehlt ganz. Was das Sehvermögen anlangt. so findet man verschiedene Untersuchungsresultate. Dasselbe kann auf beiden Augen gleich gut und normal. resp. in gleichem Maasse herabgesetzt sein; dann haben wir gewöhnlich alternirenden Strabismus. Bei constantem monolateralem Schielen hingegen pflegt die Sehschärfe des kranken Auges meist mehr oder weniger herabgesetzt zu sein. Diese Sehschwäche kann angeboren und durch das Schielen noch gesteigert sein. oder der Strabismus ist das Primäre und der Nichtgebrauch des Auges bedingt die Amblyopie. Oder die centrale Sehschärfe ist so gering. dass das Auge erst suchende Bewegungen machen muss, ehe es sich einstellt. Oder die centrale Fixation ist überhaupt nicht mehr möglich. das Auge fixirt dauernd excentrisch, ohne dass die Augenspiegeluntersuchung einen Grund für die Sehschwäche ergibt.

Aetiologie des Strabismus.

Der **Strabismus convergens** kommt gewöhnlich schon in den ersten Lebensjahren zur Entwicklung. vorwiegend auf Grundlage eines hypermetropischen Refractionszustandes. namentlich wenn Anisometropie oder ungleiche Sehkraft auf beiden Augen besteht. Das Sehvermögen kann herabgesetzt sein durch sehr hohe Grade von Hypermetropie. durch Astigmatismus. durch Trübungen der brechenden Medien (Cornea). Im Anfang ist der Strabismus gewöhnlich nur periodisch und besonders auffällig. wenn die Kinder sich in der Nähe mit kleineren Gegenständen beschäftigen; später wird er, wenn beiderseits ungleiche Sehschärfe besteht. auf . dem sehschwächeren Auge constant — monolateral — oder wenn beide Augen gleiche Sehkraft haben. alternirend. Über den Zusammenhang zwischen Hypermetropie und Strabismus convergens hat uns zuerst *Donders* aufgeklärt; er fand bei 77°/₀ der an Strabismus convergens Leidenden Hypermetropie. Der Hypermetrop muss schon für die Ferne accommodiren und mit der Accommodation ist immer ein gewisser Grad von Convergenz verbunden: für die Nähe hat er seine Accommodation stärker als der Emmetrop anzuspannen, was ihm bei der gewöhnlichen Convergenz während der Fixation eines Gegenstandes nicht möglich ist. Es muss also noch gleichzeitig eine stärkere Contraction der Interni stattfinden. Mit der gesteigerten Convergenz der Sehachsen, die sich in einem näheren als dem Fixirpunkt schneiden, ist Diplopie verbunden, welche das Sehen stört; der Patient verzichtet deshalb auf den binoculären Sehact und stellt nur das eine Auge richtig ein, das andere weicht der erforderlichen Accommodationsleistung entsprechend nach innen ab. Da der Grad der Accommodation auf beiden Augen derselbe ist, kommt sie auch dem weniger convergirenden Auge zu Gute. — Im Allgemeinen ist der Strabismus convergens häufiger bei Hypermetropen niederen und mittleren Grades als bei den höchsten Graden dieser Refractionsanomalie. Er tritt ferner leichter auf. wenn durch schwere Krankheiten (Masern. Keuchhusten etc.) die Muskelkraft des Gesammtorganismus geschwächt ist und stärkere Ansprüche an den Accommodationsapparat gestellt werden. Wichtig ist ferner der Winkel γ *(Woinow)*, resp. α *(Donders)*. Er ist beim Hypermetropen am grössten. Die Hornhautmitte wird also stets weiter nach aussen gerichtet werden müssen. als beim Emmetropen und Myopen — sowohl beim Blick in die Ferne mit parallelen Sehachsen. als auch theilweise bei der Fixation naher Gegenstände. Externus und Internus gerathen daher gewissermaassen bei der mit der permanenten Accommodation verbundenen Convergenz der Sehachsen in einen Wettkampf. in welchem schliesslich die Externi leicht insufficient werden.

Wenn wir trotz all' dieser Factoren bei einer grossen Zahl von Hypermetropen keinen Strabismus convergens finden. so werden wir gewisse Hinderungsgründe hierfür annehmen müssen, z. B. Schwäche der Interni *(Ulrich)*.

Bei Emmetropen und Myopen ist Strabismus convergens im Ganzen seltener. Hier handelt es sich (abgesehen von den bei Hypermetropie das Zustandekommen des Schielens begünstigenden Momenten) sehr häufig um ein präexistirendes oder durch anhaltende Naharbeit erworbenes elastisches Übergewicht. resp. um grössere Kraft der Interni gegenüber den Externis *(Schweigger)*, das schon unter physiologischen Verhältnissen besteht. aber in jenen Fällen in noch höherem Grade nachweisbar ist.

Wir sehen ferner. namentlich bei Kindern mit einseitigen. unter heftiger Lichtscheu und starken Schmerzen verlaufenden Augenentzündungen. auf reflectorischem Wege eine krampfhafte Contraction eines Internus und Ablenkung des Auges nach innen entstehen. die sich mit der Krankheit zurückbilden. aber auch persistiren kann.

Gelegentlich vererbt sich das Schielen und tritt bereits angeboren auf, oder es bleibt nach einer Lähmung zurück. selbst wenn die Parese oder Paralyse sich zurückgebildet hat. oder es entsteht nach Krämpfen. z. B. bei Kindern während der Dentition.

Nicht zu verwechseln mit Strabismus convergens ist die Einwärtsstellung beider Augen bei excessiver Myopie in Folge eines negativen Winkels γ (α). Die Sehachse liegt nach aussen vom Hornhautscheitel und muss beim Sehen in der Nähe einwärts gestellt werden.

Der **Strabismus divergens** pflegt sich erst in einem späteren Lebensalter als der convergens und vorwiegend bei Myopen (in $^2/_3$ aller Fälle) zu entwickeln. Dieselben vermögen einerseits deutlich in dem Abstand ihres Fernpunktes zu sehen. und zwar ohne ihre Accommodation in erheblichem Maasse anzustrengen. Accommodation und Convergenz werden nur in geringem Grade angestrengt. die Externi bekommen leicht das Übergewicht. Andererseits stellt die dauernde Naharbeit an die Interni eine grössere Anforderung. zumal bei Myopen höheren Grades. deren Muskeln durch das Grössenwachsthum des Bulbus sehr gedehnt und geschwächt werden: die Insufficienz macht sich natürlich bei dem Internus viel mehr fühlbar. Solange die Myopie stationär bleibt, reicht seine Kraft noch aus. sie verringert sich aber mit der Progression der Myopie: dazu kommt, dass durch die Form- und Grössenveränderung des Bulbus seine Beweglichkeit nach innen sehr erschwert wird. Aus der Insufficienz entwickelt sich schliesslich Strabismus divergens.

Die Ausbildung der Insufficienz wird noch begünstigt durch das Verhältniss des Winkels γ (α): er ist kleiner. selbst negativ. die Cornealmitte convergirt also schon beim Blick in die Ferne im Verhältniss zum emmetropischen und hypermetropischen Auge, und bei der Naharbeit. zu der das myopische Auge gezwungen ist. müssen die Sehachsen noch mehr convergiren: der $\measuredangle\ \gamma$ stellt also an sich schon unverhältnissmässige Anforderungen an die Interni, welche die Entstehung des Uebergewichtes der Externi noch erleichtern.

Alle beim Einwärtsschielen genannten Momente begünstigen auch gelegentlich die Entwickelung des Strabismus divergens, vor Allem hochgradige Herabsetzung des Sehvermögens auf einem Auge; es ist bekannt, dass ein amaurotisches Auge nach aussen abgelenkt wird. — Schliesslich kommt Strabismus divergens zu Stande bei Anisometropie, wenn z. B. ein Auge emmetropisch, resp. hypermetropisch, das andere myopisch ist. Dieses letztere wird dann für die Nähe benützt und das andere tritt in Divergensstellung. Seltener ist es, dass beim Blick in die Ferne das myopische Auge abgelenkt wird.

Was den **Verlauf** des Schielens anlangt, so bildet sich dasselbe in einer Reihe von Fällen mit dem zunehmenden Alter spontan zurück, namentlich der periodische Strabismus convergens der Hypermetropen, zumal wenn sich mit den Jahren der Refractionszustand ändert, wenn er in Emmetropie oder Myopie übergeht und dadurch die Accommodation entlastet wird. Oder es gelingt auf friedlichem Wege, z. B. durch eine passende Brille, die Ablenkung des Auges zu verhindern, resp. zu beseitigen. Sobald der Strabismus stationär geworden ist, vermag man ihn nur operativ zu beseitigen oder zu bessern.

Die **Behandlung** ist im Anfang immer auf das aetiologische Moment zu richten; nach schweren Krankheiten hat man für Schonung der Augen zu sorgen, namentlich vor Anstrengung derselben bei der Naharbeit zu warnen. Das Allgemeinbefinden hat man durch roborirende Diät, Bäder, Eisen zu heben und bei einer Refractionsanomalie eine passende Brille für die Nähe, resp. für Nähe und Ferne auszusuchen. Die Arbeitsbrille ist namentlich für Hypermetropen wichtig. Unter Umständen kann man vor der definitiven Verordnung der Gläser bei bestehender einseitiger Amblyopie die Sehkraft durch methodische Leseübungen zu heben suchen. Man beginnt mit einem starken Convexglase ($+ 8\ D$) und mit dem grössten Druck der *Jäger'schen* oder *Schweigger'schen* Leseproben, geht allmählig zu kleinerem Druck über, solange als man mit diesem Glase, wenn auch nur unter Buchstabiren, Druck entziffern kann; dann geht man zu gradatim schwächer werdenden Gläsern ($+ 6\ D$, $+ 4\ D$, $+ 2\ D$) über und fängt immer mit dem grössten Druck an, allmählig zu kleinerem übergehend. Man kann auch zeitweise das sehtüchtige Auge verbinden und das schwächere allein für die Ferne benützen lassen, selten gelingt indessen auf diese Weise eine dauernde Heilung, höchstens eine Besserung des Strabismus. Den gleichen Erfolg hat eventuell eine Atropincur; noch weniger nützen Schielbrillen, bei denen das schielende Auge gezwungen wird durch eine feine excentrische Öffnung oder durch ein Glas zu sehen, dessen eine Hälfte schwarz, dessen andere durchsichtig ist.

Die orthopädischen Übungen mit Prismen, welche zunächst Diplopie erzeugen und, wenn dies gelungen ist, dazu dienen sollen, den Antagonisten des spastisch contrahirten Muskels zu selbstständiger Thätigkeit anzuregen und dadurch eine Verschmelzung der Doppelbilder herbeizuführen, erfordern viel Geduld und Ausdauer von Seiten der Kranken und des Arztes; sie haben dabei keineswegs immer den gewünschten Erfolg. Man fängt mit stärkeren Prismen, welche 12 Grad nicht übersteigen dürfen.

an, vertheilt ihre Wirkung auf beide Augen und lässt ihre Basis bei Strab. convergens nach aussen, bei Strab. divergens nach innen tragen: dort wird der Externus, hier der Internus zur Contraction angeregt. Nach 2—3 Wochen geht man zu schwächeren Gläsern über, so lange bis die Ablenkung corrigirt ist. Die Prismencur kann unterstützt werden durch stereoskopische Übungen, auf deren Werth zuerst *Dubois-Reymond* aufmerksam gemacht, später *Javal* grösseren Nachdruck gelegt hat. Sie stärken das binoculare Sehen, sind aber nur bei intelligenten Kranken verwerthbar. *Kroll* hat neuerdings zu diesen Übungen sehr gute stereoskopische Bilder herausgegeben.

Bei constantem monolateralem oder alternirendem Strabismus ist die Operation zur Beseitigung erforderlich. Wir haben zwei operative Eingriffe, um die Schielstellung eines Auges zu corrigiren. 1. **Die Rücklagerung des Muskels,** dessen spastische Contraction die Stellungsanomalie des Auges bedingt, die einfache **Tenotomie.** *Stromeyer* empfahl 1838 die einfache Muskeldurchschneidung gegen Strabismus. *Dieffenbach* führte 1839 die erste Operation aus und *Böhm* verbesserte 1845 die Operation dadurch, dass er den Schnitt dicht an die Scleralinsertion verlegte. Später kam die Tenotomie in Misscredit, bis sie durch *A. v. Gräfe* 1853 wieder in Aufschwung gebracht wurde. 2. Die zuerst von *Guérin* 1849 erfundene, durch *Critchett* und *A. v. Gräfe* verbesserte **Vorlagerung.** Wir erreichen nämlich eine Verringerung der Wirksamkeit des schielenden Muskels entweder dadurch, dass wir ihn verlängern oder dadurch, dass wir seinen Angriffspunkt an die zu bewegende Kugel weiter nach hinten verlegen. Beides tritt ein bei der Tenotomie der Sehne hart am Bulbus. Der Muskel contrahirt sich nach der Durchschneidung seiner Sehne und inserirt sich weiter nach hinten am Auge, andererseits bleibt er noch durch die Tenon'sche Kapsel und die seitlichen Adminicula mit dem ursprünglichen Angriffspunkt in Verbindung — er wird also gewissermaassen verlängert. Drittens können wir bei 2 an einer Kugel angebrachten und dieselbe nach entgegengesetzter Richtung bewegenden Kräften den Effect der einen Kraft dadurch verringern, dass wir den Angriffspunkt der anderen weiter nach vorn verlegen. Diesen Zweck hat die Vorlagerung (Vornähung) des dem schielenden antagonistischen Muskels an die Corneoscleralgrenze.

1. **Die Rücklagerung,** Tenotomie. Von Instrumenten wird gebraucht der Gräfe'sche Sperrelevateur, eine Fixirpincette mit Schloss (cfr. Fig. 42), eine kleine gerade Hakenpincette, eine gebogene stumpfspitzige kleine Cooper'sche Scheere und ein grosser Schielhaken (cfr. Fig. 43), so wie ein etwas kleinerer Schielhaken. Die Operation kann bei Cocainanästhesie und in Chloroformnarkose ausgeführt werden. Bei Cocainanästhesie muss man während der Operation das Terrain immer von Neuem mit Cocain anästhetisch machen. Die Narkose ist bei Kindern und energielosen Erwachsenen geboten.

Nachdem der Sperrelevateur eingelegt ist, wird der Bulbus mit der Fixirpincette, mit welcher eine Falte

Fig. 42. Fig. 43.

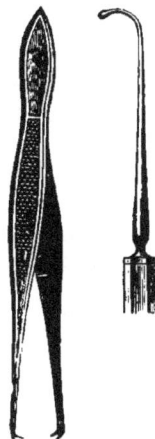

Fig. 42
Fixirpincette mit Schloss.

Fig. 43
Schielhaken.

— 88 —

der Conj. bulbi bei Strab. convergens am äusseren, bei Strab. divergens
am inneren Hornhautrand erhoben und festgeklemmt ist, nach der Seite
des Antagonisten bewegt. Der Operateur erhebt über dem schielenden
Muskel eine Conjunctivalfalte· mit einer kleinen Hakenpincette, bei der
Tenotomie des Externus 4—5 mm, bei der des Internus 3—4 mm vom
Hornhautrand entfernt, incidirt dieselbe mit der Cooper'schen Scheere,
lockert sich das Zellgewebe zwischen Conjunctiva bulbi und Tenon'scher
Kapsel. und führt nun den grossen Haken in einem Bogen hinter die
Sehne. zwischen diese und den Bulbus, ein. Dann wird die Insertion dicht
an der Sclera mit kurzen Schlägen der stumpfspitzigen Scheere senkrecht
auf ihre Faserung durchschnitten und nun der kleinere Haken nach oben
und unten in der Richtung der Insertion zwischen Bulbus und Conjunctiva
vorgeschoben, um eventuell stehen gebliebene Sehnenreste oder eine zuweilen vorhandene zweite hintere Faserinsertion zu fassen und durchschneiden zu können. Nach Stillung der Blutung mit Eiscompressen wird
die Bindehautwunde durch 1—2 feinste Seiden-Suturen geschlossen, Jodoform auf die Wunde gestäubt. Druckverband applicirt. Eventuell legt
man über den letzteren eine Eisblase oder Eisumschläge, falls die Blutung
sehr stark ist. Ueble Zufälle sind selten. gelegentlich kommt eine heftige
retrobulbäre Blutung mit Protrusio bulbi zu Stande; bei sehr straffer
Insertion der Sehne an dem Bulbus kann man Gefahr laufen die Sclera anzuschneiden. Wird die Wunde septisch inficirt, so kann es zu Orbitalphlegmone kommen. in deren Verlauf sogar Erblindung infolge Neuritis optica.
resp. Phthisis bulbi in Folge einer secundären Cornealaffection beobachtet ist.
Nach 24 Stunden nimmt man den Verband ab und entfernt die
Suturen. 2—3 Tage lässt man dann noch den Druckverband mit kühlen
Bor- oder Bleiwasserumschlägen abwechselnd gebrauchen, nach 3 Tagen

Fig. 44.

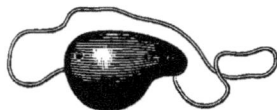

Schu·zkappe für das rechte Auge.

nur eine Schutzkappe (Fig. 44) oder ein Schutzläppchen, resp. eine Schutzbrille tragen und die
Umschläge fortsetzen, bis alle etwaigen Reizerscheinungen der Conjunctiva oder die subconjunctivale Blutung geschwunden ist. —
Wenn auf dem anderen Auge die Schieloperation noch nöthig ist, so wird sie nach
4—5 Tagen nachgeschickt.   ·

Der Effect der Rücklagerung ist ver-
schieden. je nachdem man den Externus oder Internus tenotomirt. Er
beträgt im Allgemeinen bei der Tenotomie des Internus 3—4 mm linearer
Ausdehnung; wenn man die Conjunctivalwunde etwas grösser anlegt, das
subconjunctivale Zellgewebe in grösserem Umfange lockert und die seitlichen Adminicula der Sehne einschneidet, erreicht man sogar noch bis
5 mm. Beim Externus kann man durch die Rücklagerung nur 2—3.
höchsten 4 mm corrigiren. Bei höheren Graden von Strabismus ist also
der Effect der Operation stets auf beide Augen zu vertheilen, und zwar
immer auf die gleichnamigen Muskeln. Kann man die Narkose umgehen.
so ist dies viel angenehmer, um den Erfolg hinsichtlich der Beweglichkeits-
verringerung nach der Seite des schielenden Muskels unmittelbar zu beurtheilen. Nach den ersten 2 Tagen verringert sich der primäre Effect
gewöhnlich etwas; eine geringe Uebercorrectur des Strabismus hätte also
nicht viel auf sich.

Wir haben verschiedene Mittel, um den Effect der Operation unmittelbar zu steigern oder zu verringern und auch zur Bemessung dieser verschiedenen Hilfsmittel ist es besser, wenn man unter Cocain operiren kann:

1. **Die Sutur.** Man legt die Naht durch die Bindehautwunde von oben nach unten an, wenn man die Wirkung der Tenotomie steigern will, von rechts nach links, wenn der Erfolg zu gross gewesen ist, eventuell kann man hierbei noch die Tenon'sche Kapsel oder den Sehnenstumpf in die Naht einbeziehen.

2. **Die Befestigung des Fadens.** Ist der Effect gering, so zieht man den Faden nach der Seite des Antagonisten an und klebt ihn hier auf der Stirne oder Backe mit Heftpflaster an; war er zu stark, so kann man den Faden nach der Seite des tenotomirten Muskels anziehen und befestigen. Dadurch wird die Stelle der Insertion des tenotomirten Muskels modificirt; im ersteren Fall kann sich der Muskel weiter rückwärts, im zweiten etwas weniger weit nach rückwärts inseriren.

3. Kann man das freie Auge bei geringerem Effect nach der Seite des Antagonisten, bei höherem nach der kranken Seite hinüberschauen lassen; das verbundene operirte Auge macht diese Bewegungen mit.

4. Die **Verstärkungssutur** wird über dem Antagonisten durch die Conj. bulbi angelegt und nach dieser Seite durch die äussere Haut fixirt. Je mehr Conjunctiva in die Fadenschlinge genommen ist, desto stärker ist der Effect; nach 2—3 Tagen wird die Sutur entfernt.

Wenn die Carunkel nach der Operation sehr stark eingesunken ist, kann man sie in die Sutur mit hineinnehmen und vorziehen; tritt Exophthalmus ein, so muss die Lidspalte eventuell verkleinert werden. Auch nachträglich kann man noch die eingesunkene Carunkel durch eine frische Verwundung der Conj. bulbi und Vornähen nach vorne ziehen.

Zur Erhaltung eines günstigen Erfolges ist es unter Umständen nöthig, recht bald nach der Operation eine passende Brille, eventuell nach Verringerung einer bestehenden Amblyopie durch Leseübungen, zu verordnen und das binoculäre Sehen durch stereoskopische Übungen zu bessern.

2. **Die Vorlagerung des Antagonisten** bei mangelhafter Function desselben, um seine Wirksamkeit zu erhöhen und die Kraft des schielenden Muskels herabzusetzen. Man macht in 5— 6 mm Entfernung vom Hornhautrand mit einer geraden Scheere senkrecht zur Sehne einen Schnitt durch die Conj. bulbi von 1—1,5 cm Länge, lockert das Zellgewebe über der Sehne und dem Muskel sowie nach den Seiten, führt hinter die Sehne einen grossen Schielhaken und legt eine dicke Seidensutur durch die Insertion; der Faden ist an seinen beiden Enden mit einer Nadel armirt, deren eine am obern und deren andere am untern Rande der Sehne durch die letztere gestochen wird, so dass auf der Sehne selbst eine Schlinge liegt. Darauf trennt man vor dem Faden die Sehne vom Bulbus ab. Nunmehr lockert man den an die Cornea angrenzenden Theil der Bindehaut mit einer Scheere oder dem stumpfspitzigen Couteau mousse (cfr. Fig. 45) bis zum Limbus corneae, zieht die Sehne an der Fadenschlinge vor und näht dieselbe mit den beiden Nadeln dicht am Limbus an, während der Assistent die Conj. bulbi an der Cornea mit einer Pincette anhebt, damit dadurch die Sehne gedeckt wird. Dann vernäht

Fig. 45.

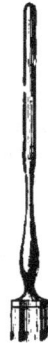

Couteau mousse.

man die Längswunde der Bindehaut durch 2—3 Conjunctivalsuturen. Will man den Erfolg der Vorlagerung noch erhöhen, so kann man den strabotisch verkürzten Muskel noch tenotomiren. Jodoform, bzw. Druckverband, ev. Eisblase. Nach 24 Stunden wird der Muskelfaden mit den Conjunctivalsuturen entfernt. 2—3 Tage bleiben die Operirten mit beiderseitigem Druckverband im Bett; dann erst lässt man das nicht operirte Auge frei. Nach 6—7 Tagen kann auch das operirte Auge offen gelassen und mit einer Schutzkappe oder einem Schutzläppchen versehen werden. Der bisweilen an Stelle der Vorlagerung zurückbleibende Buckel nimmt in einiger Zeit ganz ab, ev. unter Calomelinspersionen und kühlen Borumschlägen.

Von diesen beiden Operationen wird gewöhnlich beim einfachen muskulären Schielen nur die Tenotomie ausgeführt; wenn der Strabismus 3 mm nicht übersteigt, genügt die einfache Tenotomie, sonst muss man beide Augen operiren, zumal wenn der Strabismus längere Zeit bestanden hat. Oft ist selbst 3—4malige Operation erforderlich, ehe die Augen gerade stehen. Nach der Correctur des Schielens muss man besonders bei Hypermetropen für Nähe und Ferne oder nur für die Nähe die geeigneten Brillen aussuchen. Bei Strabismus in Folge Muskelschwäche muss man den insufficienten Muskel vorlagern, den spastisch-contrahirten rücklagern, ev. auch noch das andere Auge operiren.

III. Insufficienz der Interni. Latentes Divergenzschielen.

Synonyma sind: dynamisches Schielen, muskuläre Asthenopie und relativer Strabismus divergens.

Wir verstehen unter muskulärer Asthenopie denjenigen Zustand, bei welchem die Kranken trotz guten Sehvermögens und völlig normaler associirter Bewegungen der Augen in Folge Schwäche der Interni nicht genügend bei der Naharbeit aushalten können. Wenn man die Patienten in der Nähe ein Object fixiren lässt und dasselbe dann den Augen weiter nähert, so machen die letzteren zuckende Bewegungen und stellen sich bei einiger Anstrengung zunächst noch auf das Object ein, schliesslich weicht ein Auge nach aussen ab.

Die Beschwerden bestehen darin, dass die Patienten einige Zeit in der Nähe gut sehen können, dann verschwimmen die Buchstaben, Striche oder Stiche, sie erscheinen doppelt oder laufen durcheinander. Nach kurzer Pause geht die Arbeit wieder gut von statten, aber nach einiger Zeit treten dieselben Beschwerden auf. Schliesslich bekommen die Kranken Schmerz in den Augen, in den Augenhöhlen, in der Stirn, selbst heftige Supraorbitalneuralgie, so dass sie die Arbeit einstellen müssen. Bei der Untersuchung lässt man zunächst die Patienten mit offenen Augen einen Gegenstand fixiren und nähert ihn dann allmählig den Augen; das eine weicht schliesslich nach aussen ab. Dann verdeckt man ein Auge und lässt das andere fixiren; entfernt man nun die verdeckende Hand, so ist dies Auge, wenn muskuläre Asthenopie besteht, nach aussen abgewichen. Die Entfernung bei der Fixation muss anfangs ca. 15—20 cm betragen. Die Ablenkung tritt zuweilen schon sofort auf, wenn man in dieser Entfernung mit beiden Augen ein Object fixiren lässt.

Um die Insufficienz zu messen, dient der *Gräfe'sche* **Gleichgewichts-versuch.** Man lässt den Kranken in der individuellen Lese- oder Arbeits-entfernung mit beiden Augen einen schwarzen runden Fleck auf schwar-zem Strich fixiren. Dann bringt man vor das eine Auge (bei verschiedener Sehschärfe vor das schwächere) ein starkes auf- oder abwärts brechendes Prisma von ca. 18—20 Grad und erzeugt dadurch über einander stehende Doppelbilder von dem schwarzen Fleck. Bei Insufficienz der Interni steht der zweite Fleck nicht über dem ersten auf demselben Strich, sondern es sind 2 Flecken seitlich von einander, der eine steht ausserdem noch höher. Nun hält man vor das freie Auge Prismen mit der Basis nach innen: dasjenige Prisma, welches die beiden Flecken gerade über einander auf einen Strich bringt, gibt den Grad der Insufficienz an. Wenn der Strich die Beobachtung stört, so nimmt man zur Untersuchung nur ein weisses Blatt mit einem runden schwarzen Fleck. — Bisweilen erhält man unsi-chere Resultate, wenn der Kranke Accommodationsänderungen vornimmt oder bei eintretender Fusionstendenz seine Augenmuskeln plötzlich in Action versetzt — die Flecken liegen dann bald neben, bald über ein-ander. In diesem Fall empfiehlt sich folgender von *Alfred Gräfe* ange-gebener Versuch: Man lässt einen nahen Punkt fixiren, hält dann vor ein Auge ein Prisma mit der Basis nach innen, verdeckt das andere und sieht zu, ob es nach dem Freilassen noch eine Einstellungsbewegung macht. Dasjenige Prisma, bei welchem das verdeckte Auge nach dem Freilassen seine Stellung nicht mehr ändert, zeigt den Grad der Insuf-ficienz an.

Hierauf prüfen wir die Kraft des Externus und Internus mit dem-jenigen Prisma, welches noch überwunden werden kann, beim Externus halten wir dasselbe mit der Basis nach innen, beim Internus mit der Basis nach aussen. Der Kranke fixirt dabei auf 3 Meter eine Flamme und muss dieselbe noch einfach sehen.

Die latente Divergenz findet sich vorwiegend bei Myopen, welche gezwungen sind in grosser Nähe zu arbeiten, zumal bei Progression der Myopie, seltener bei Emmetropen und Hypermetropen mit angeborener Schwäche der inneren geraden Augenmuskeln oder mit durch schwächende Krankheiten in ihrer Action beeinträchtigten R. interni.

Die **Behandlung** hat den Allgemeinzustand zu berücksichtigen und bei einer Refractionsanomalie durch passende Gläser für die Nähe die Arbeit zu erleichtern — Myopen höheren Grades erhalten zum Lesen, Schreiben etc. ein um mehrere (3—4) Dioptrieen schwächeres Concavglas. Hypermetropen ein Convexglas. In beiden Fällen kann man, wie auch bei Emmetropen, ein Prisma geben und den Effect auf beide Augen vertheilen. Das Prisma darf 3 Grad nicht übersteigen. Bei höheren Graden der Insuf-ficienz ist die ein- oder beiderseitige Tenotomie des Externus erforderlich; unter Umständen kann man auch die Vorlagerung eines Internus vor-ziehen, wenn seine Wirksamkeit sehr beeinträchtigt ist. Nach der ersten Tenotomie muss keine Convergenz eintreten. Prismen von 10 Grad geben das Minimum von Abductionsvermögen an, welches die Tenotomie noch gestattet, ohne dass man Convergenz zu befürchten braucht. Nach der Tenotomie muss in der sogenannten Electionsstellung *(v. Gräfe)*, d. h. bei Fixation eines ca. 15—20 Grad nach der Seite des nicht operirten Auges gehaltenen Objectes, entweder jede Spur von Convergenz fehlen

oder die letztere höchstens 3° Prisma betragen; stellt man in dieser
Stellung den Gleichgewichtsversuch an, so müssen die Doppelbilder genau
über einander stehen. *Alfred Gräfe* empfiehlt die durch die Tenotomie
gesetzte Abductionsbeschränkung, welche nicht 5 *mm* übersteigen darf,
während der ersten 8 Tage zu beobachten und als Distanz des Indifferenz-
punktes, auf welchen bei Verdecken eines Auges binoculare Fixation
erfolgt, 30 *cm* anzunehmen. Je nach dem Resultat dieser Untersuchungen
hat man den Effect nach der Operation durch die Sutur resp. dadurch
zu beschränken, dass man den Kranken zwingt nach der Seite des operirten Muskels hinüber zu sehen, oder auf dem andern Auge zu operiren.
Die zweite Tenotomie darf erst nach 4—6 Wochen ausgeführt werden.
4—6 Tage nach der ersten Operation pflegt sich der primäre Effect derselben etwas zu verringern. Das Endresultat hat sich meist erst nach
4—6 Wochen dauernd fixirt, was zu beachten ist.

Für die Untersuchung, Beurtheilung und Behandlung der muskulären Asthenopie hat *Landolt* neuerdings mit Rücksicht auf die Arbeiten
Nagel's über den Meterwinkel und die Convergenz- (Fusions)breite etwas
andere Gesichtspunkte aufgestellt, die ich noch kurz berühren muss. In
erster Reihe ist es erforderlich zu wissen, wie viel Convergenz das betreffende Individuum zu seiner Arbeit nöthig hat; dieselbe darf jedenfalls
nicht erschöpft sein, es ist noch ein Reservefond erforderlich, welcher
wenigstens doppelt so gross sein muss, als die der Arbeitsdistanz entsprechende Convergenz. Wer mit 1 Meterwinkel arbeiten muss, bedarf
nach Landolts Erfahrungen also im Ganzen 3 Meterwinkel; wer auf
¹/₃ Meter dauernd convergiren muss, hat mindestens über 3 × 3 Meterwinkel = 9 Meterwinkel zu verfügen, mit einer geringeren Convergenz
kommt er nicht aus. — Man muss deshalb in jedem Fall zuerst fragen,
in welcher Entfernung die Patienten zu arbeiten gezwungen sind; aus
dieser Entfernung berechnet man die Convergenz und sieht, ob sie in Wirk-
lichkeit so gross ist. Bei einer Distanz von ¹/₄ Meter, muss man 3 × 4
= 12 Mw. haben; findet man nur 10, so hat der Patient 2 Mw. zu
wenig. Dieses Manco ist aber zu gross, um durch Prismen gedeckt
werden zu können. 1 Meterwinkel entspricht 7 Grad Prisma; dieses Glas ist
aber schon zu stark, im Allgemeinen kann man wegen der Schwere nicht
Nr. 5, d. h. für jedes Auge 2¹/₂ überschreiten. In solch einem Falle
würden wir also an die operative Beseitigung gehen müssen. Für die
Wahl des Eingriffs ist es ferner wichtig die gesammte Convergenzbreite
zu kennen. Dieselbe kann bei muskulärer Asthenopie in verschiedener
Art alterirt sein. 1. Sie kann zwar einen absolut normalen Werth haben,
aber der positive Antheil ist auf Kosten des negativen verkleinert, die
Abductoren haben das Uebergewicht, ohne dass eine Innervationsstörung
besteht. Dann tenotomirt man einen oder beide Externi.

2. Es kann die absolute Convergenzbreite verringert sein durch
merkliche Zunahme des negativen und unverhältnissmässige Abnahme des
positiven Theils. Dann kann die Tenotomie noch nützen: bessere Erfolge
scheint aber die Vorlagerung zu haben.

3. Es kann die negative Convergenz normal, aber der positive Theil
verkleinert sein; dann muss man vorlagern.

Wenn beide Componenten der Convergenzbreite erheblich verringert
sind, gehört die Affection eigentlich nicht mehr in das Bereich der reinen

muskulären Asthenopie; dann handelt es sich um die neuropathische Form der Insufficienz, gegen die wir selbst auf operativem Wege ziemlich machtlos sind.

IV. Déviation conjugée und Nystagmus.

1. Die Déviation conjugée. Die Störungen der associirten Bewegungen beider Augen nach rechts oder links sind ein wichtiges Symptom bei manchen Gehirnkrankheiten. Die Patienten können zwar bei monocularer Prüfung den Internus gut contrahiren, der entsprechende Externus des anderen Auges ist gelähmt, sie vermögen aber nicht bei beiderseitiger Prüfung den Internus in Thätigkeit zu setzen, obwohl der Oculomotorius normal functionirt. Der Sitz der Läsion ist im Pons zu suchen und zwar auf derselben Seite, nach welcher die associirte Lateralbewegung behindert oder unmöglich ist. *Foville* gebührt das Verdienst zuerst auf diese bei einseitigen Ponsherden vorkommende Störung der Seitenbewegungen des Auges aufmerksam gemacht zu haben. Er supponirte bereits in jeder Hälfte der Brücke ein gemeinschaftliches Innervationscentrum für den R. externus derselben und für den R. internus der anderen Seite. Spätere Autoren schlossen sich dieser Annahme *Foville's* an, verlegten das gemeinschaftliche Innervationscentrum beider Muskeln an die Stelle des Abducenskernes und fanden ihre Annahme durch die Section bestätigt (*Prévost, Féréol, Eichhorst, Wernicke* u. A.) Die Folge der Affection dieses Centrums ist die Déviation conjugée beider Augen nach der dem Krankheitsherd entgegengesetzten Seite. Auch bei Grosshirnlähmungen (Apoplexie) kommt diese Anomalie beider Augen vor, jedoch nach der Seite des Grosshirnherdes und nur dann nach der dem Herd entgegengesetzten Richtung, wenn in den gelähmten Extremitäten Reizungszustände in Form klonischer Zuckungen oder Contracturen bestehen. Die Seitwärtsbewegung beider Augen nach der dem Grosshirnherd entgegengesetzten Richtung ist oft behindert, der Kopf häufig ebenfalls nach der gesunden Seite gedreht, mitunter ist horizontaler Nystagmus vorhanden. — Die bisherigen Beobachtungen von Vierhügelläsionen mit Bulbus-Deviation haben noch nichts Charakteristisches oder für die locale Diagnose im Sinne der *Adamück-schen* Lehre (cfr. S. 70) Verwerthbares zu Tage gefördert.

2. Der Nystagmus.

Derselbe stellt sich dar entweder in Form unwillkürlicher, oscillirender, seitlicher Bewegungen beider Augen (horizontaler N.) oder in Form von Raddrehungen (N. rotatorius), sehr selten sind die Bewegungen in verticaler Richtung. Im Schlaf hören sie auf; bei psychischen Erregungen steigern sie sich, bei manchen Augenstellungen sind sie geringer oder hören ganz auf, nicht selten bewegt sich auch der Kopf mit. Gelegentlich besteht eine Complication mit Strabismus oder mangelhafter Beweglichkeit der Augen. Das Sehvermögen ist oft herabgesetzt, für den gewöhnlichen Bedarf aber meist ausreichend. Aeusserst selten finden wir nur einseitigen Nystagmus.

Der Nystagmus ist oft die Begleiterscheinung einer Erkrankung des Central-Nervensystems, z. B. der multiplen Hirn- und Rückenmarkssclerose oder der hereditären Ataxie; er hat aber nicht die Bedeutung eines Herdsymptoms. Gelegentlich tritt er nach epileptiformen Anfällen und bei

Meningitis, ferner bei Hydrocephalus internus auf. Gewöhnlich zeigt er sich schon im frühesten Kindesalter neben hochgradiger Amblyopie, die bedingt sein kann durch Hornhautflecke, Catarakt, Choreoidealcolobome, Mikrophthalmus, Retinitis pigmentosa, Albinismus.

Die Kinder scheinen die Augen in oscillirende Bewegung zu versetzen, um gewissermaassen durch Suchen die Stelle der Retina, welche das deutlichste Bild bekommt, auf den Gegenstand einzustellen. Daneben kommen noch unaufgeklärte Störungen des Muskelgleichgewichtes als Ursache des Nystagmus in Betracht. Eigenthümlich ist der seiner Aetiologie nach noch unbekannte Nystagmus der bei mangelhafter Beleuchtung arbeitenden Bergwerksleute, welcher erst im späteren Lebensalter bei Dämmerlicht auftritt, während bei hellem Licht die Augen eine normale Stellung inne halten; bei aufwärts gerichtetem Blick steigert er sich, bei Senkung des Blickes wird er geringer. Die mit dem Nystagmus verbundenen Scheinbewegungen der Gegenstände rufen oft ein Gefühl von Schwindel und Uebelkeit hervor. *Nieden* hat bei den Bergwerksleuten Hemeralopie beobachtet. Als Ursache nimmt man hier die stark geneigte Kopfhaltung bei aufwärts gerichtetem Blick und die Arbeit bei ungenügender Beleuchtung an. *v. Reuss* beschuldigt daneben noch toxische Einflüsse ähnlich wie bei dem chronischen Alkoholismus den Alkohol.

Die **Behandlung** ist erfolglos, zumal wenn Amblyopie daneben besteht. Strabismus muss durch Tenotomie beseitigt werden. Schutzbrillen sind den Kranken meist angenehm. Strychnin-Injectionen und der constante Strom haben nur selten Erfolg. Bergwerksarbeiter müssen ihren Beruf gewöhnlich aufgeben, da selbst nach vollständiger Heilung bei der Aufnahme der Arbeit Recidive beobachtet sind.

IV. Capitel.
Krankheiten der Augenlider.
A) Erkrankungen der Lidhaut.

1. **Hyperämie.** Röthung der Lidhaut kommt in Verbindung mit Schwellung und ohne dieselbe vor. Wir beobachten die Hyperämie als Folge von anhaltender Reizung der Haut durch Verbände oder durch Umschläge mit reizenden Flüssigkeiten (Carbolwasser), nach dem Gebrauch von Atropin, bei acuten Entzündungen der Lider, der Bindehaut, der Häute des Bulbus, des Thränensackes, der knöchernen Orbita und ihrer Nachbarhöhlen (Antrum Highmori), sowie des orbitalen Zellgewebes. Sie findet sich ferner im Beginn acuter Exantheme (Scharlach, Masern), bei Stauungen im Bereich der Vena facialis und ophthalmica.

Oedematöse Schwellung sehen wir theils ohne nachweisbare Veranlassung ganz spontan enstehen und schwinden, theils bei allen acuten Entzündungen, welche mit Hyperämie einhergehen, theils bei allgemeinem Hydrops in Folge Hydraemie, Anaemia perniciosa, Nephritis, und allgemeinen Circulationsstörungen, ferner bei Trichinose, bisweilen bei Furunkeln, welche relativ weit von den Lidern zur Entwickelung kommen, z. B. auf der Stirn oder in der Schläfengegend. Das Myxoedem beginnt mit Verdickung des Gesichtes, die zunächst an den Lidern auftritt und an Anasarca erinnert, aber nicht durch Ansammlung von Serum, sondern durch Infiltration des Gewebes mit Mucin bedingt ist *(Virchow)*. Bei der mikroskopischen Untersuchung findet sich eine starke Wucherung des Bindegewebes.

Verlauf und Dauer beider Zustände sind abhängig von dem ursächlichen Leiden und dessen Heilbarkeit.

2. **Hämorrhagien** in und unter die Haut der Lider kommen vorwiegend auf traumatischer Basis zur Beobachtung, gelegentlich nach dem Ansaugen von Blutigeln in zu grosser Nähe der Lider. Oder sie entstehen, namentlich bei brüchigen atheromatösen Gefässen, in Folge plötzlicher hochgradiger Steigerung des Blutdruckes, z. B. durch Erbrechen, Husten (Tussis convulsiva), Compression des Thorax (Verschüttung), bisweilen noch mit Blutungen unter die Bindehaut oder in's Orbitalzellgewebe combinirt. Bei Fracturen der Schädelbasis resp. des Orbitaldaches hat eine im Anschluss an eine Bindehauthämorrhagie auftretende Blutung in das untere Lid für die Diagnose der Fractur eine besondere Bedeutung. — Kleinere Hämorrhagien finden sich bei Purpura, Scorbut und verwandten Allgemeinerkrankungen.

Der Verlauf ist im Allgemeinen günstig. Der Bluterguss resorbirt sich in 1—2 Wochen bei Färbung der Haut unter den bekannten Regenbogenfarben. Die Resorption wird begünstigt durch kalte Bleiwasser- oder Arnicaumschläge, bei hochgradigen Hämorrhagien ist ruhige Rückenlage mit Compressionsverband erforderlich. Mit dem Verband muss man indessen vorsichtig sein, da sich bei fortbestehender Ursache der Blutdrucksteigerung (z. B. Tussis convulsiva) gelegentlich unter demselben eine den Bulbus gefährdende retrobulbäre Blutung entwickelt; — er muss also öfter gewechselt werden. Bei Gefahr der Gangrän sind oberflächliche Incisionen der Haut zur Entleerung des Blutes indicirt.

3. **Lidemphysem**, kenntlich an einem knisternden Gefühl bei Betastung des Lides gegenüber dem Oedem, bei welchem auf Fingerdruck eine sich allmählig wieder ausgleichende Delle hinterbleibt, wird beobachtet bei Fracturen der inneren Orbitalwand in Folge von Communication zwischen Orbita und Nasen- oder Stirnhöhle, gelegentlich auch ohne diese Ursache nach heftigem Schneuzen. Bisweilen ist es complicirt mit Emphysem der Orbita.

4. Unter dem Namen **Ptosis atonique** hat *Sichel* eine Affection beschrieben, bei welcher die Haut des oberen Lides schlaff, runzlig, oft als breite Querfalte über den freien Lidrand herabhängt und bisweilen die Hebung des Lides behindert (*Mackenzie* Ptosis from Hypertrophy), selbst die Lidkante mit den Cilien entropionniren kann. Nach *Arlt* findet man hinter dieser Hautfalte, deren Farbe zuweilen ebenso roth wie die der Wangenhaut ist, oft dem Orbitalfett gleichendes Fettgewebe, welches bei der Excision der Hautfalte sich hervordrängt und den Schluss der Hautwunde durch Suturen verhindert, wenn es nicht entfernt wird.

Hotz empfiehlt einen Bogenschnitt durch die Haut auf der

Fig. 46. hinter das Lid geschobenen *Jäger'schen* Hornplatte (cfr. Fig. 46) in der Höhe des oberen Tarsusrandes zu machen und die Wundränder mit dem oberen Knorpelrand gleichzeitig durch Suturen zu verbinden. Ueber die Ursache dieser sich bei jüngeren Leuten öfter als bei älteren findenden Anomalie ist nichts Näheres bekannt.

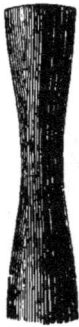

5. Die **Secretionsanomalien** gehen aus von den Talg- und Schweissdrüsen.

Die **Seborrhoea fluida** äussert sich in Ansammlungen einer glänzenden, gelblichen Fettmasse an den Wimpern, die **Seborrhoea sicca** s. **Pithyriasis simplex** durch Bildung von weissen Schüppchen an dem freien Lidrand, namentlich des oberen Lides, auf dem Cilienboden. Die Haut ist darunter gewöhnlich leicht geröthet, etwas geschwellt und bei längerem Bestehen des Leidens oft eczematös erkrankt. Verkümmerung und Schwund der Cilien mit Gefahr einer Keratitis sind die Folgezustände. Die Affec-

Jäger'sche Hornplatte. tion, von welcher häufig gleichzeitig die Augenbrauengegend und die behaarte Kopfhaut ergriffen ist, verursacht heftiges Jucken und Brennen, welches durch Aufenthalt in rauchiger und staubiger Luft noch erheblich gesteigert wird.

Bei Vernachlässigung durch die Kranken entsteht daneben leicht Conjunctivitis und Keratitis. Das Leiden entwickelt sich bei scrofulösen und chlorotischen Personen, besonders weiblichen Geschlechtes, vorwiegend in frühen Lebensjahren bis zur Pubertät und weicht, abgesehen von einer Allgemeinbehandlung, nur auf regelmässige, lange Zeit hindurch fortgesetzte Entfernung der Schuppen mittelst einer Myrthenblattsonde oder einer umgekehrten Haarnadel. resp. auf Abweichen derselben mit Olivenöl resp. Vaselin, Lanolin oder Ung. emolliens. Zur Nachbehandlung empfiehlt es sich einmal täglich die freien Lidränder mit der gelben oder weissen Präcipitatsalbe zu bestreichen oder mit einer Salbe aus Zinkoxyd resp. Plumb. carbon. 0.25 auf 10.0 Ung. rosat. resp. Ung. emolliens. Von der Quecksilbersalbe darf nur wenig auf die Lider. höchstens in der Grösse eines Stecknadelkopfes, verstrichen werden. weil sonst leicht Röthung und Schwellung des Lidrandes — bei empfindlicher Lidhaut sogar schon nach kleineren Quantitäten — eintritt. In den seltenen Fällen. wo Lues die Ursache ist, muss eine entsprechende Cur eingeleitet werden.

Comedonen werden ausgedrückt. die stecknadelkopf- bis hirsekorngrossen kleinen weisslichen **Milium-Knötchen,** deren Inhalt eingedickte Cholestearin- oder Kalkmassen bilden. mit einer Pincette gefasst und mit einer Scheere abgetragen, event. wird die Wunde durch eine Sutur geschlossen.

6. Von Secretionsanomalien der **Schweissdrüsen** wird beobachtet die **abnorme Secretion (Ephydrosis)** meist einseitig auf Grund von Sympathicus-Affectionen, aus spinaler Ursache oder nach Erkältungen ; sie verursacht starkes Jucken und bei längerem Bestehen Excoriation der Lidhaut. Zur Behandlung genügen kalte Abreibungen. Elektricität. Atropinpillen. Die Affection ist sehr selten. ebenso die **Hämathydrosis,** bei welcher Blutungen aus den Ausführungsgängen der Schweissdrüsen auftreten ; sie kommt nur bei neuropathischen Kranken vor und soll durch den Gebrauch von Belladonna bisweilen geheilt sein. — Ueber die Natur der **Chromhydrosis** ist man noch völlig im Unklaren. Man findet blaue Flecke an der Lidhaut, namentlich am unteren Lide. welche sich mit Oel und Glycerin leicht abwischen lassen, sich in kurzer Zeit aber wieder erneuern, gelegentlich von Kranken selbst erzeugt werden (z. B. durch die rothen Köpfchen von Streichhölzern nach *Willemi*).

7. **Entzündungen der Lidhaut.** Am häufigsten kommt das **Eczem** zur Beobachtung. namentlich bei scrofulösen Kindern. seltener bei Erwachsenen. oft vergesellschaftet mit Kopf- und Gesichtsausschlägen (Stirn, Nase, Mundwinkel) resp. von hier fortgeleitet oder als Folge von Conjunctival- und Cornealkrankheiten. Wir finden entweder kleine Bläschen mit klarem Inhalt **(Eczema vesiculosum)** und rothem Hof über das ganze Lid verbreitet, aber am reichlichsten in der Nähe der Lidkante. oder grössere Pusteln mit eiterigem Inhalt **(Eczema impetiginosum),** die dicht neben einander aufschiessen. confluiren. platzen und eine grössere mit gelben Krusten sich bedeckende Geschwürsfläche, selbst über das ganze Lid. bilden können.

Bei dem **Eczema rubrum (Blepharitis simplex s. ciliaris)** ist die Haut der freien Lidkante geröthet, etwas geschwellt. oberflächlich excoriirt, nässend ; die Wimpern sind durch eingetrocknetes Thränen- und Wundsecret verklebt. Bei Sitz des Leidens im äusseren Winkel **(Bl. angularis)** ist heftiger, beissender Schmerz. Lichtscheu mit Blepharospasmus und Thränenfluss vorhanden ; bei der Vernarbung der wunden Lidhaut entsteht Verengerung der Lidspalte **(Blepharophimose).** Die Affection wird namentlich bei Binde- und Hornhautentzündungen beobachtet und durch das stark ätzende Thränensecret erzeugt.

Bei der **Blepharitis ulcerosa** ist der intermarginale Theil mit dem Wimperboden geröthet und geschwellt; um die Cilien bilden sich an ihrer Basis kleine gelbe Bläschen mit eiterigem Inhalt, die sich nach einiger Zeit in ein kleines kraterförmiges Geschwürchen verwandeln und mit braunen Krusten bedecken. Die Cilie wird gelockert, sie reizt den Geschwürsgrund, der deshalb nicht vernarbt, schliesslich fällt sie aus oder sie verkümmert. In anderen Fällen wachsen die Wimpern enorm lang aus, werden borstenähnlich, kräuseln sich, wachsen in mehreren Reihen **(Dystichiasis)** oder nehmen eine abnorme Stellung zur Hornhaut ein **(Trichiasis).** Im weiteren Verlauf wird der ganze intermarginale Theil excoriirt, die innere und äussere Lidkante abgerundet und in eine granulirende Fläche verwandelt, schliesslich eine Stellungsanomalie des Lides — En- oder häufiger Ectropium erzeugt. In anderen Fällen bleibt nur eine Verdickung des Lidrandes zurück. —

Die Affection ruft ein äusserst lästiges Jucken, Kneifen und Beissen in den Augen hervor und stört sehr die Beschäftigung in der Nähe. — Wenn sich über der verdickten Lidhaut die oberflächlichen Epidermisschuppen stark abschilfern und an den Wimpern ansammeln, spricht man von **Eczema squamosum.**

Dauer und Verlauf des Eczem's sind abhängig von der Grundursache, mit deren Beseitigung — wenn es sich um Binde- oder Hornhautkrankheiten handelt — es meist schwindet. Oft ist es recht langwierig und recidivirt sehr leicht.   •

Die **Behandlung** dauert lange und erfordert grosse Ausdauer. Bei scrofulöser Basis ist der ganze antiscrofulöse therapeutische Apparat indicirt. Man reinige den Wimperboden und die Lidhaut von den anhaftenden Schüppchen oder Krusten mit Wattebäuschen oder Schwämmen, welche in laues Wasser oder Oel getaucht, resp. mit *Hebra'scher* Salbe oder Ung. emolliens bestrichen sind.

Bei Eczema vesiculosum resp. impetiginosum bedecke man die kranken Stellen mit Leinwandstückchen, die mit einer Salbe von Ung. Diachyl. Hebr. und Vaselin āā. bestrichen sind, und fixire sie durch einen Druckverband, damit der Luft dauernd der Zutritt verwehrt wird; oder man verwende, wenn universelles Gesichts- und Kopfeczem besteht, eine mit dieser Salbe bestrichene Gesichtsmaske, die nur für die Lidspalte, den Mund und die Nasenöffnungen Ausschnitte enthält. Damit die Salbe auf die Kopfhaut einwirken kann, muss das Haar abgeschnitten werden. Ein Nasenleiden muss natürlich daneben berücksichtigt werden durch mehrmalige Ausspritzungen der Nase mit einer Bor- oder Salicylsäurelösung; bei Geschwüren in der Nase kann man hiernach mit Zinksalbe bestrichene Wattepfröpfe in die Nasenöffnungen einstecken, welche die Ulceration zur Heilung bringen und die Weiterverbreitung des Eczems verhindern. — Eine gleich zeitig bestehende Conjunctival- oder Cornealaffection ist in entsprechender Weise zu behandeln.

Statt der *Hebra'schen* Salbe kann ich bei Eczema vesiculosum auch folgende Vorschrift von *Unna* zu einer Paste empfehlen, von welcher man nur wenig in die kranke Haut einreibt, zu einer Kruste eintrocknen und bis zur definitiven Heilung auf der Haut lässt. Sie hat vor den Fettsalben den Vorzug grösserer Reinlichkeit und der Trockenheit.

Rp. Zinc. oxydat. und Amyl. āā 2,5, Vaselin 5,0. Acid. salicyl. (resp. auch Natr. sulfoichthyol.) 0,2. Mf. pasta. Statt der Salicyls. kann man Ol. cadini 0,2—0,5. Camphor. trit. 0,05, Sublimat 0,02 — 0,05 verwenden.

In vielen Fällen heilt das Eczema rubrum und impetiginosum auf Bepinselungen mit Arg. nitr. Lösung (2%).

Fig. 47.

Bei Blepharitis ulcerosa wird jedes kleine Bläschen resp. Geschwür nach Entfernung der Krusten mit einem fein zugespitzten Arg. nitr. Stift (1 auf 2 Kal. nitr.) bis in die Tiefe touchirt; dann lässt man kalte Umschläge zur Stillung der Schmerzen machen. Lose Cilien müssen mit der Cilienpincette (cfr. Fig. 47) epilirt werden. Den Schorf überlässt man sich selbst. Nach seiner Abstossung benützt man zur Nachbehandlung weisse oder gelbe Präcipitatsalbe. mit welcher man einmal täglich dünn den Wimperboden bestreichen lässt. Oder man wendet zur Nachbehandlung der Lidrandverdickung, wie beim Eczema squamosum, eine Theersalbe an z. B. Ol. fagi od. rusci 1,0 : 10,0 Glycerin, resp. pic. liquid. und Vaselin aa 5.0. Kal. carbon. 0,5, Alcohol absolut. gtt. IV.—VI. Der Alkohol fixirt die Theersalbe auf. der Lidhaut und verhindert dadurch ihr Eindringen in das Auge, welches sie heftig reizt.

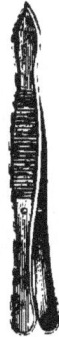

Cilien-pincette.

Bei Blepharitis angularis empfiehlt es sich, wenn Zinksalbe oder Vaseline nicht die Heilung herbeiführt, den Lidwinkel zu spalten, wie bei der Operation der Blepharophimose und die Wunde durch Umsäumung mit Conjunctiva (cfr. Fig. 48 *b*) durch feine Conjunctivalsuturen zu schliessen; die eine Sutur wird am oberen, die andere am unteren, die dritte in den neuen Winkel angelegt und nach 24 bis 48 Stunden entfernt. Der erste Schnitt (cfr. Fig. 48 *a*) wird mit einer geknöpften geraden Scheere, deren eine Branche in den Conjunctivalsack, deren andere auf die äussere Haut zu liegen kommt, gemacht; die Weichtheile werden auf einmal durchtrennt in einer Ausdehnung von 4—5 *mm*, der Schnitt liegt etwas

Fig. 48.

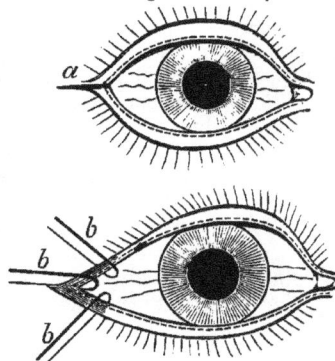

Canthoplastik
a) Schnittlänge, *b*) Sutuien.

schräg nach unten zu der verlängerten Lidspaltenlinie. Jodoform. Druckverband 2—3 Tage lang, dann etwas kühle Umschläge und Entfernung der Nähte.

Gegen das Eczem des Lidrandes durch Pediculi pubis sind Einreibungen mit Ung. hydrargyr. ciner. erforderlich.

Der **Herpes** tritt als Theilerscheinung eines Herpes facialis vorwiegend in der Nähe des äusseren und inneren Augenwinkels, als Herpes zoster im Verlauf des N. supraorbitalis und supratrochlearis (H. ophthalmicus) am oberen, resp. längs des N. infraorbitalis am unteren Lide auf. Bei den letzteren Formen ist gewöhnlich noch die angrenzende Stirn-, Nasen- und Gesichtshaut entsprechend den Endausbreitungen jener Nerven befallen. Meist gehen der Eruption der wasserklaren Bläschen. die auf geschwellter und geröteter Haut in Gruppen beisammen aufschiessen und nach wenigen Tagen ein trübes, molkiges oder gelbliches

Aussehen bekommen, um dann zu Krusten einzutrocknen, heftige neuralgische, selbst halbseitige Kopfschmerzen voraus, oder ein Gefühl von
Prickeln und Stechen in der Haut, mitunter sogar Fieber. Nach Abheilung
der Krusten bleiben bisweilen umfangreiche Narben und Anästhesie in
dem erkrankten Hautbezirk zurück. Bis zum Ablauf des Processes vergehen 2—3 Wochen. Der Herpes kommt selten im Jünglingsalter, meist
erst nach dem 20. Lebensjahr, bisweilen mit Herpes corneae zusammen
und immer nur einseitig zur Beobachtung. — Seine Aetiologie ist im
Ganzen dunkel, nach dem günstigen Einfluss von Chinin sollte man in
einigen Fällen auf larvirte Intermittens schliessen. In einem Fall von
Wyss wurde eine Affection des Ganglion Gasseri und des I. Trigeminus-
astes nach seinem Austritt aus dem Ganglion gefunden. — Auf die
erkrankten Hautstellen werden Oelläppchen gelegt; gegen zurückbleibende
Neuralgien kommt der constante Strom ev. die Neurotomie oder Neu-
rektomie der erkrankten Nervenäste in Anwendung.

Aknepusteln entstehen sowohl auf der Lidhaut als am freien Lidrande an den Stellen, wo Talg- oder Haarfollikel sind, und lassen sich
durch Druck leicht entleeren: gegen Recidive empfiehlt es sich die Lidränder über Nacht mit einer Paste aus Lac sulfuris zu bepinseln, morgens
dieselbe abzuwischen und Oel aufzustreichen. — Bei **Akne mentagra**
zieht man die Cilien aus und leitet die dem Eczem entsprechende Behand-
lung ein. — Selten ist das Vorkommen von **Favus,** gegen welchen
Epilation der Cilien, Umschläge mit schwachen Carbollösungen oder
Hebra'sche, resp. Borvaselinsalbe (3—5%) zu verordnen sind. —
Beobachtet sind ferner Pemphigusblasen, Lichen ruber, Akne rosacea,
Pityriasis rubra im Zusammenhang mit den betreffenden Affectionen des
Gesichtes. Gegen die oft eine erhebliche Schwellung verursachende
Urticaria ist am zweckmässigsten das Bepudern der Lider mit Amylum.
Bei Psoriasis des Gesichts pflegen die Augenlider frei zu bleiben.

Von **acuten Exanthemen** treten Masern- und Scharlachflecken,
sowie Pocken an der Lidhaut auf: letztere gehen sogar auf den intermarginalen Theil über und führen durch Confluxion zu Geschwüren mit
diphtheritischem Belag, nach deren Vernarbung Stellungsveränderungen der
Lidkante und Defecte der Cilien zurückbleiben können. Wie auf der
übrigen Gesichtshaut leisten auch auf den Lidern Läppchen mit Ung.
Diachyl. Hebr. an den kranken Stellen gute Dienste.

Furunkel und **Carbunkel** kommen am häufigsten am oberen Lid
vor, erfordern nach dem Gebrauch von warmen Umschlägen mit desinficirenden Sublimat-, resp. Carbollösungen bei nachweisbarer Eiterbildung
die Incision unter streng antiseptischen Cautelen. Beim Carbunkel, der
gewöhnlich unter schweren Allgemeinerscheinungen, zumal bei Milzbrandinfection, auftritt, ist eine frühzeitige Eröffnung durch Kreuzschnitt bis
ins Gesunde geboten; seine Prognose ist sowohl für den Bulbus wie
quoad vitam sehr dubiös.

Lidabscesse entwickeln sich nach Traumen oder Entzündungen der
orbitalen Gebilde, gelegentlich nach Erysipel, ferner bei neugeborenen
Kindern nach Eczem; sie müssen nach allgemein chirurgischen Grundsätzen behandelt werden.

Das **Erysipel** greift gewöhnlich von der Umgebung aus auf die
Lider über. Sie schwellen stark an und sind geröthet, bisweilen auch

mit Blasen bedeckt; mitunter tritt darnach oberflächliche Gangrän der Lidhaut, seltener vollständige brandige Zerstörung der Lider ein, oder es entwickelt sich ein Abscess.

Gelegentlich bilden sich narbige Verwachsungen zwischen oberem und unterem Lide aus nach Art eines Ankyloblepharon. Nicht so selten schliesst sich an ein Erysipel der Lider Orbitalphlegmone, Neuritis optica und Atrophie der Papille, ferner Thrombose der Orbitalvenen an.

Das **Pseudoerysipel** s. **Phlegmone** der Lidhaut entwickelt sich meist bei Kindern im Anschluss an Erkältungen oder in Folge Infection durch thierische Gifte, vielleicht auch durch ätzende Secrete von Insekten (*Michel*). Gewöhnlich beginnt die Affection mit Fieber und Bildung einer eitrigen Pustel, welche der Fläche und Tiefe nach bis auf die Muskelschichte sich ausbreitet und mit einer scharfen rothen Demarkationslinie gegen die gesunde Umgebung abgegrenzt ist. Das Lid ist meist stark geschwellt, so dass das Auge nicht geöffnet werden kann. In leichteren Fällen stösst sich der oberflächliche diphtheritische Schorf beim Gebrauch antiseptischer Umschläge (Sublimatwasser 1 : 5000) in wenigen Tagen ab, ohne erhebliche Narbenbildung zu hinterlassen; in schweren Fällen kann der Process der Cornea gefährden, sich über Gesicht und Hals ausbreiten und unter septischen Erscheinungen ad exitum führen.

8. Abnorme **Pigmentirung** der Lidhaut finden wir bei Morb. Addisonii, durch Sommersprossen **(Epheliden)** und Chloasma uterinum. Bei totaler und allgemeiner Argyrose kommt eine dunkelgraugrüne Färbung der Lidhaut vor.

9. Von gutartigen **Neubildungen** der Lidhaut sind zu erwähnen die **Warzen** (verrucae), welche gelegentlich pigmentirt und behaart sind und vorwiegend am freien Lidrand auftreten, die **Ichthyosis** neben der gleichen Affection der Gesichts- und Körperhaut, die **Papillome** in der Nähe der Commissuren und an den Lidrändern, **elephantiastische** Hypertrophie mit und ohne Gefässerweiterung **(El. teleangiektodes),** die sich schnell über das Gesicht verbreitet, die als **Molluscum contagiosum** bezeichneten, namentlich bei Kindern sich entwickelnden gutartigen knotigen Bildungen der Lidhaut von gelblicher Farbe, aus denen sich auf Druck die stark glänzenden, ovoiden Molluscumkörper entleeren, welche sich aus den zwischen die Papillen sich einsenkenden Zellen des Rete Malpighi (*Bizzozero, Manfredi*) resp. von den Haarbälgen (*Virchow*) durch Hyperplasie der Epithelien entwickeln, nach Ansicht von englischen Autoren, sowie von *Hebra* und *Kaposi* aber auf einer durch Zellanhäufung entstehenden Ausdehnung der Talgdrüsen und Metamorphose der Zellen beruhen sollen.

10. Der **Lupus** kommt in allen an der Gesichtshaut zu beobachtenden Formen auf der Lidhaut vor und führt zu starker Narbenschrumpfung mit Stellungsveränderung der Lider. Er ist entweder von der Gesichts- oder der Bindehaut fortgeleitet.

11. Die **Lepra** setzt oft die ersten Veränderungen an den Lidern, indem die Cilien ausfallen, in der freien Lidkante den Chalazien ähnliche Knoten auftreten und die Augenbrauengegend stark verdickt, glänzend, wie gerunzelt und gelblich verfärbt erscheint **(Facies leonina).**

12. Die **Syphilis** tritt an den Lidern als primäres Schankergeschwür auf, namentlich an den Lidrändern, wo Haut und Bindehaut in einander übergehen, häufiger in Form von secundären Affectionen — Condylom,

papulöses Syphilid. Gumma, serpiginöse Geschwüre, welche an einer Stelle heilen, an der anderen fortkriechen. Alopecie (Cilienschwund). Bei den Ulcerationen wirkt local Jodoform sehr gut. Gelegentlich kann die Differentialdiagnose z. B. zwischen Gumma und Cancroid oder zwischen einem Geschwür und Cancroid schwer zu stellen sein; dann entscheidet die heilende oder indifferente Wirkung von Jodkali. Ist die Diagnose sicher, so muss eine energische antisyphilitische Cur eingeleitet werden.

13. Geschwülste der Lidhaut.

a) **Atherome und Dermoidcysten,** letztere sind häufiger und kommen angeboren vor; sie können sich später unter dem Einfluss eines Traumas entzünden oder schnell wachsen. Sie finden sich vorwiegend in der Nähe des äusseren Augenwinkels unter dem Arcus superciliaris, sie sind gegen die Haut verschieblich, aber oft mit dem Periost verwachsen, können sich sogar gelegentlich bis in die Orbita fortsetzen und eine Stellungsanomalie des Bulbus erzeugen. Die Dermoidcysten enthalten einen gelblichen öligen oder butterähnlichen Brei und Haare. Sie haben oft einen sehr dünnen Balg, an welchem man Epithelien, Haare und Talgdrüsen nachweisen kann, und lassen sich meist leicht ausschälen. Operation und Nachbehandlung geschehen nach allgemeinen chirurgischen Principien; die durch Suturen geschlossene Wunde heilt bei antiseptischem Verfahren meist per primam.

b) **Gefässgeschwülste.** Sie sind nächst den Dermoid-, resp. Atheromcysten die häufigsten Lidgeschwülste; sie entstehen entweder als **cavernöse Angiome** nach der Geburt und erreichen oft eine bedeutende Grösse, oder sie kommen als einfache **Teleangiektasieen** angeboren vor und erstrecken sich oft noch auf die Stirn-, Schläfen- und Gesichtshaut, selbst in die Orbita. Beim Schreien füllen sich diese Geschwülste praller an. Sehr selten sind **Lymphangiome** (des oberen Lides), die sich durch ihre blasse Farbe auszeichnen und beim Schreien nicht anschwellen resp. blass bleiben.

Die Teleangiektasieen lassen sich durch Galvanopunctur oder durch wiederholte vorsichtige Injection von 1—2 Tropfen Tinct. ferr. sesquichl. an den verschiedenen Stellen der Geschwulst beseitigen. Betupfen mit Salpetersäure und Impfen leisten gelegentlich auch gute Dienste. Bei kleinen Cavernomen hat eine von *Burow* angegebene Methode manchmal einen guten Erfolg. Man sticht eine Nadel, die mit doppeltem Faden armirt ist, unter dem Tumor durch, durchschneidet den Faden in zwei Hälften, zieht nun jeden Faden fest an und knüpft die zugehörigen Enden; der Tumor fällt nach einiger Zeit von selbst ab. Grössere cavernöse Angiome oder Lymphangiome erfordern wiederholte partielle Excisionen; die Compression durch eine Kautschukbinde wird nicht dauernd ertragen und ist oft ohne Nutzen.

c) Sehr selten sind subcutane **Cysticerken, Lipome, Sarkome** und **plexiforme Neurofibrome.** Letztere kommen angeboren vor und sind gelegentlich mit Glück *(Billroth, Bruns)*, aber schwer zu operiren, da sie oft tief in die Orbita eindringen. Man fühlt knotige Stränge unter der Haut, die auf Druck sehr schmerzhaft und aus neugebildeten markhaltigen und marklosen Nervenfasern zusammengesetzt sind.

d) Vorwiegend bei Frauen, seltener bei Männern, findet sich das **Xanthelasma,** häufiger an den oberen als an den unteren Lidern, aber

auch über die 4 Lider gleichzeitig verbreitet. Es sind gelbe oder hell-
bräunliche, unregelmässig begrenzte, etwas über die Umgebung prominente
Flecken, die sich vom innern Augenwinkel aus langsam über die Lidoberfläche
ausdehnen und sich nicht weit in die Tiefe zu erstrecken pflegen. Sie
lassen sich leicht in toto exstirpiren, ohne dass Stellungsveränderungen
an den Lidern erzeugt werden, weil die Haut meist im Überfluss vorhanden ist und zur Deckung der Defecte herangezogen werden kann.
Sie recidiviren leicht und bestehen nach den Untersuchungen von *Waldeyer*, *Virchow* und *Manz* aus gewucherten und später verfetteten Binde-
gewebszellen; daneben findet sich bisweilen Hyperplasie der Talgdrüsen-
zellen und eine locale Perivasculitis und Endarteritis *(Michel)*.

c) **Cancroide** werden hauptsächlich nach dem 40. Lebensjahre und
primär fast nur am unteren Lide in dessen nasaler Hälfte beobachtet.
In ihren Anfängen eine warzenähnliche, knotige Verdickung zerfallen sie
bald geschwürig und breiten sich nun sowohl der Tiefe wie der Fläche
nach aus. Allmählig kann das ganze Lid mit der Bindehaut ergriffen
und der Bulbus durch Affection der Cornea gefährdet werden: auch in
die Orbita dringt die Neubildung schliesslich vor. Je frühzeitiger man
die Geschwulst excidiren kann, desto sicherer ist man vor Recidiven.
Der entsprechende Defect ist meist bedeutend grösser, als man vermuthet.
Bei kleineren keilförmigen Excisionen durch die ganze Dicke des Lides
kann man die Wundränder einfach durch Knopf- oder umschlungene
Nähte vereinigen. — Kleinere oberflächliche Defecte kann man mittelst
seitlicher Hautverschiebung oder Transplantation kleiner Hautstückchen
nach *Reverdin* oder der *Thiersch-Eversbusch'schen* Epidermis-Transplan-
tationen decken. Zu letzteren werden mit einem Rasirmesser feine, nur
die Epidermisdecke und die Papillenkuppen enthaltende dünne Schnitte
gemacht: dieselben werden in einer 0.6% Kochsalzlösung suspendirt, in
kleine Läppchen zertheilt und die Läppchen dachziegelförmig auf einander
über den Defect gelegt, darüber kommt ein feuchter Sublimatverband mit
Guttaperchapapier. Der Verband wird erst nach 3—4 Tagen gewechselt.
Ist das ganze Lid erkrankt, so muss es exstirpirt und ein plastischer
Ersatz aus der Stirn-, Backen- oder Schläfenhaut gemacht werden. Die
gleichzeitige Affection des Bulbus und der Orbita erfordert die Exenteratio orbitae mit Entfernung des Periosts.

B) Erkrankungen des Tarsus und seiner Drüsen.

Entzündliche Affectionen sind selten primär: sie kommen noch
am häufigsten auf luetischer Basis vor und dann meist beiderseitig. Die
Lider erscheinen venös injicirt, geschwellt, der Knorpel in Folge der ent-
zündlichen Infiltration hart, die Conjunctiva geschwellt und hyperämisch.
Der Process zeichnet sich durch langsamen Verlauf aus, er kann aber voll-
ständig heilen. — Secundär ist der Tarsus öfter alterirt bei chronischen
Granulationen, bei hyaliner und amyloider Degeneration, bei Lupus und
Tuberculose der Conjunctiva.

Die Erkrankungen der Drüsen sind häufiger. Wir finden vermehrte
Secretion fettglänzender, weisser, schuppenähnlicher Massen auf den
Drüsenausführungsgängen oder in den Lidwinkeln. Blei- oder Zinkwasser-
(0.3/150.0) Umschläge oder Borumschläge resp. Abends Einreibungen mit
gelber oder rother Präcipitatsalbe (0,3/5,0 adeps) und längere Zeit fort-

— 104 —

gesetzter Gebrauch der Augendouche, zu welcher man Wasser von 16 Grad R.,
später von 14 resp. 12 oder 10 Grad nimmt, pflegen den Zustand zu
bessern. Beim Douchen wird das Wassergefäss etwas erhöht angebracht,
in das letztere kommt das heberartig gebogene Glasrohr, während das
feinzugespitzte Ende aus einer Entfernung von ca. 6 Zoll gegen die
geschlossenen Lider gerichtet und der Wasserstrahl über die ganze Oberfläche derselben herumgeführt wird. Die Dauer jeder Sitzung beträgt für
1 Auge 5 Minuten.

Die Verstopfung der Ausführungsgänge der Meibom'schen Drüsen führt
zu Retention des Sekrets in kleinen cystoiden Erweiterungen oder zu Verkalkung des Inhalts; diese kleinen Kalkinfarkte bilden weisse, stecknadelkopfgrosse Körnchen oder längliche Striche, welche auf dem Auge reiben
und sich nach Anstechen mit einer gewöhnlichen Nadel ausdrücken lassen.

Das **Hordeolum** (Gerstenkorn) stellt eine acute, furunkulöse Entzündung der Haarbälge oder Meibom'schen Drüsen dar und entsteht gewöhnlich unter ziemlich heftigen stechenden Schmerzen in den Lidern,
die am freien Rande geröthet und geschwellt sind. Bei Sitz der Entzündung
im äusseren Augenwinkel sind alle Symptome am stärksten ausgebildet.
Hier pflegt nicht nur die Lidhaut, selbst die angrenzende Schläfen- und
Wangenhaut, meist die Conj. bulbi stark geschwellt und die Lidspalte sehr
verkleinert zu sein. Mitunter schwellen beide Lider und sind roth wie
bei Blennorhoea der Bindehaut; die Aehnlichkeit wird um so frappanter,
wenn vielleicht eine Spontanperforation des Eiters eingetreten ist, wenn
ferner der letztere zwischen den Wimpern aus der Lidspalte hervorquillt
und beim Abheben der Lider die chemotische Conjunctiva bulbi zum
Vorschein kommt.

Die Diagnose eines Hordeolums ist ganz sicher, wenn man den Lidrand palpirt und eine circumscripte, schmerzhafte Verdickung im Tarsus
fühlt, und wenn man bei genauer Besichtigung der Lidkante im intermarginalen Theil den gelben Eiterpunkt und aus demselben bei mässigem
Druck auf die verdickte Stelle sich Eiter entleeren sieht. — Gelegentlich
ist die Schwellung und Schmerzhaftigkeit der Lider so stark, dass man
an eine Periostitis denken kann, dagegen spricht die Schmerzlosigkeit des
Augenhöhlenrandes auf Druck. Sehr oft kommen mehrere Hordeola hinter
einander zur Entwickelung; sie gehen und kommen und hinterlassen oft
Verhärtungen, aus denen sich Chalazien ausbilden können. Warme Umschläge führen meist zur Perforation des Eiters und zur vollständigen
Heilung. Zur Vermeidung der Recidive lässt man längere Zeit weisse oder
gelbe Präcipitatsalbe gebrauchen. Die nach der Spontanperforation gelegentlich auf der Conjunctivalfläche wuchernden Granulationen müssen ausgekratzt oder mit Pincette und Scheere excidirt, dann mit einem spitzen
Argentumstift touchirt werden.

Das **Chalazion** ist eine sich schon durch die Lidhaut deutlich
abhebende kugelige oder ovoide harte Geschwulst, welche ganz umschrieben ist und beim Ektropionniren des Lides auf der Innenfläche deutlich
hervortritt und scharf abzugrenzen ist. Bisweilen verkleinern sie sich
spontan durch eitrigen Zerfall und Perforation, oft unter entzündlichen
Symptomen, um sich später wieder zu vergrössern. Die Haut ist darüber
verschieblich. Die Geschwulst geht vom Tarsus aus; nach Perforation
bilden sich auf der Conjunctivalfläche des Lides meist Granulationen.

Man findet entweder eine abgekapselte härtliche Neubildung, die bei der mikroskopischen Untersuchung aus Granulationsgewebe mit Riesenzellen besteht *(Fuchs)*, oder man hat eine cystenähnliche abgekapselte Geschwulst mit eitrigem Inhalt. Sie werden operativ entfernt, indem man das Lid ektropionirt und das Chalazion in eine *Desmarres'sche* Pincette (cfr. Fig. 49) einklemmt. Der offene Ring kommt auf die Bindehautfläche, in sein Lumen das Chalazion, die massive Platte auf die äussere Lidhaut. Quer über die Geschwulst wird mit einem Gräfe'schen Messer in ihrer ganzen Ausdehnung ein Schnitt durch die Bindehaut parallel zur freien Lidkante gemacht, die Conj. tarsi oberflächlich mit dem flach aufgelegten Messer abpräparirt und der Tumor nach Art eines Atheroms mit Pincette und Scheere ausgeschält, dann die Desmarres'sche Pincette entfernt, die Blutung durch Eiscompressen gestillt, Druckverband. Nach einigen Stunden lässt man warme Umschläge machen, um etwa stehen gebliebene Reste zur Abstossung zu bringen. Zur Nachbehandlung streicht man gelbe oder weisse Präcipitatsalbe auf die Lidränder. Das einfache Auskratzen verhindert nicht Recidive.

Fig. 49.

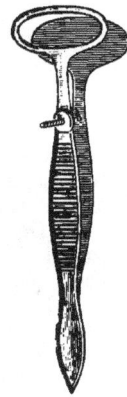

Desmarres'sche Pincette.

C) Erkrankungen der Lidmusculatur.

1. Die **Lähmung des Orbicularis** kommt vor als Theilerscheinung oder als Residuum einer Facialislähmung und kann einen verschieden hohen Grad erreichen. Entweder besteht absolute Unfähigkeit die Augenlider zu schliessen, die Lidspalte steht meist offen (**Lagophthalmus**), das untere Lid vom Bulbus abgedrängt. Die Thränen fliessen in Folge anomaler Stellung der Thränenpunkte über den Lidrand, erzeugen Eczem der Lidkante und Backe und dadurch eine Steigerung des Ektropium paralyticum des unteren Lides mit Auswärtswendung der Bindehaut. Infolge der mangelhaften Bedeckung leidet die Ernährung der Cornea, es bilden sich durch die vielfachen traumatischen Insulte eiterige Geschwüre; dieselben können perforiren und den Verlust des Auges durch Panophthalmitis zur Folge haben. Als häufigste Ursache des paralytischen Lagophthalmus sind Facialislähmungen auf rheumatischer Basis, durch Druck von Tumoren, in Folge Otitis media und Caries des Felsenbeines, ferner Traumen, welche eine Durchtrennung der die Lider versorgenden Nervenäste herbeiführen, zu nennen.

Um die Cornea zu schützen, hat man die Lidspalte zu verkleinern durch die **Tarsoraphie** (cfr. Fig. 50). In den Bindehautsack wird hinter die äussere Commissur eine Jäger'sche Hornplatte eingeführt und gegen den Lidwinkel angedrückt, dann am oberen und unteren Lide im intermarginalen Theile von der Commissur an vor den Meibom'schen Drüsen ein Schnitt gemacht, der 4—5 mm lang ist und 2—3 mm nach oben resp. unten unter die Lidhaut reicht. Dann

Fig. 50.

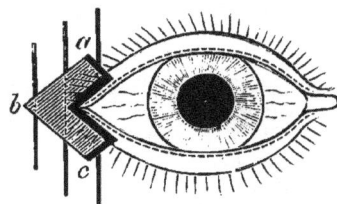

Tarsoraphie.

führt man durch die vordere Lid(haut)platte sowohl oben wie unten am Endpunkte des intermarginalen Schnittes einen senkrechten Schnitt von 2—3 *mm* Höhe und von den Endpunkten dieser Verticalschnitte *a* und *e* parallel zum Lidrand durch die Haut Schnitte, die sich in *b* kreuzen. Die Haut wird mit Pincette und Scalpell abpräparirt und die Wunde durch 2—3 Suturen geschlossen. Die wichtigste ist die Sutur *a c*, die mit dicker Seide angelegt wird. Sie kann bis zum Durchschneiden liegen bleiben, die anderen Nähte werden nach 24 Stunden entfernt. Jodoform: beiderseitiger Druckverband 4—5 Tage lang, dann einseitig. Die ersten Tage Rückenlage im Bett.

2. Der **Krampf des Orbicularis** äussert sich in klonischen oder tonischen Contractionen **(Nictitatio, Blepharospasmus)**, bisweilen beobachtet man nur einzelne fibrilläre Muskelzuckungen am oberen resp. unteren Lide; dies sind die leichteren Fälle. Der Blepharospasmus kommt vor im epileptischen Anfall, bei Chorea und ähnlichen Neurosen, bei directer Reizung der Trigeminusendigungen in der Conjunctiva und Cornea durch Fremdkörper resp. entzündliche Processe, ferner durch Ulceration des äusseren Lidwinkels, bei hysterischen und nervösen Personen ohne jede directe Veranlassung, nach Ueberanstrengung der Augen durch Naharbeit, nach geschlechtlicher Ueberreizung, bei Darmreiz durch Würmer.

Sehr häufig können die Zuckungen durch Druck auf die Austrittsstelle des N. supra- resp. infraorbitalis aus den knöchernen Canälen oder durch Druck an anderen Körperregionen z. B. dem Tuber parietale, oder auf verschiedene Stellen der Gesichtshaut *(Seeligmüller)* momentan verringert oder sogar sistirt werden. Die Prognose für die Heilung ist abhängig von der Heilbarkeit des Grundleidens, aber ungewiss, da der Blepharospasmus dasselbe noch überdauert. — Die Behandlung richtet sich gegen das Grundleiden und auf die Hebung des Allgemeinzustandes durch roborirende Diät, Eisen, Bromkali. Der constante Strom hilft oft, den + Pol setzt man in den Nacken, den — Pol auf die Druckpunkte. Wichtig ist es die Aufmerksamkeit der Kranken nicht auf den Zustand zu lenken. Affectionen der Conjunctiva und Cornea, ferner des Lidwinkels müssen beseitigt werden. Oft hilft bei Augenentzündungen die Spaltung der äusseren Commissur, das Untertauchen mit dem Gesicht in kaltes Wasser, die kalte Douche, in schweren Fällen eine subcutane Morphiuminjection in der Richtung der Nervenausbreitung. Als letzter Heilversuch bleibt die Neurotomie resp. Neurectomie der auf Druck reagirenden Nervenäste übrig. *Zehender* empfiehlt Bepinseln der Supraorbitalgegend mit Jodtinctur.

3. Die **Ptosis** (Herabhängen des oberen Lides) kommt angeboren und erworben vor: in jenen Fällen besteht entweder mangelhafte Ausbildung oder vollständiges Fehlen *(Hueck)* des Levator palpebrae. Sonst tritt Ptosis als Theilerscheinung einer Oculomotoriuslähmung auf. Sie kann vollständig oder unvollständig, ein- auch doppelseitig sein; mitunter kann das Lid durch Unterstützung des Frontalis noch eine Spur gehoben werden. Bei angeborener Ptosis ist gewöhnlich auch die Beweglichkeit des Auges nach oben behindert.

Die Elektricität hilft meist gar nichts zur Beseitigung des Zustandes, nur die operative Behandlung bessert oder beseitigt ihn. *v. Gräfe* excidirte eine Hautfalte und ein mehrere Millimeter breites Stück des Orbicularis der ganzen Länge nach in der Mitte des Lides und schloss die Wunde durch 4—5 Suturen; dieselben gehen durch Haut. Muskel, Muskel und Haut. Nach 2—3 Tagen werden die Fäden entfernt. *Pagenstecher* versuchte dem M. frontalis einen stärkeren Einfluss auf die Hebung des Lides zu verschaffen. Er armirt einen Faden an seinen beiden Enden mit einer Nadel. sticht beide Nadeln in einem Abstand von einigen Millimetern über dem Arcus superciliaris ein. führt sie subcutan bis zur freien Lidkante. wo sie in der Lidhaut ausgestochen werden, und knüpft die Enden des Fadens. 2—3 Fäden werden in dieser Weise verwendet: sie müssen durcheitern.

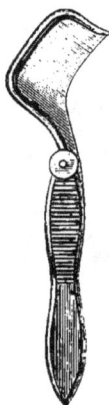

Fig. 51.

Blepharostat für das r. Auge.

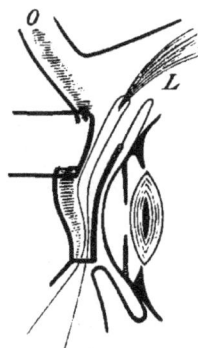

Fig. 52.

O M. orbicularis,
L Levator palpebrae.

Eversbusch empfiehlt die Vornähung des Levator in folgender Art. Man legt den *Snellen'schen* **Blepharostat** (cfr. Fig. 51) derartig an das obere Lid, dass die massive Metall- (resp. Horn-)platte hinter die Conjunctivalfläche und der nach unten offene Metallring auf die Lidhaut kommt. Es wird soviel Lidhaut als möglich von oben herab in den Ring gezogen und der letztere festgeschroben. Dann durchschneidet man die Lidhaut in der Mitte zwischen freiem Lidrand und Arcus superciliaris parallel zur Lidkante. hierauf den Orbicularis, bis man am convexen oberen Rand des Tarsus auf die Levatorsehne kommt. Dann präparirt man den Orbicularis sammt Haut nach oben und unten von der Unterlage (tarsus) ab und zieht durch die Sehneninsertion des Levator die Fadenschlinge eines Seidenfadens (cfr. Fig. 52), dessen beide Enden mit einer Nadel armirt sind. Die Nadeln werden zwischen Orbicularis und Tarsus bis zur Lidkante vorgeschoben und hier im intermarginalen Theil ausgestochen. Die Fadenenden werden angezogen und auf einer Glasperle im intermarginalen Theil geknüpft. Ein- und Ausstichspunkt jeder Nadel sind ca. 2 mm von einander entfernt. Im Ganzen braucht man 3 Fäden, der eine wird durch die äussere, der andere durch die innere Ecke. der dritte in der Mitte der Sehne applicirt. Die Haut-Muskelwunde wird durch 3—4 Suturen geschlossen. Man legt einen beiderseitigen Borlintverband mit Sublimat an. Die Suturen werden nach 3 Tagen entfernt.

4. Die **Lähmung des glatten Müller'schen Muskels** im oberen Lid, der sich an den convexen Rand des Tarsus inserirt. verursacht ein geringes Herabsinken des Lides. Daneben kommt Enge der Pupille, Verringerung des intraocularen Druckes, Weite der Netzhautvenen. Röthe und Schweisshypersecretion der Gesichtshaut auf der erkrankten Seite vor. Sie beruht auf einer Affection des Halssympathicus und entsteht nach Verletzungen des Nerven (z. B. bei Exstirpation von Lymphdrüsentumoren) oder durch Compression desselben z. B. bei Struma; gelegentlich kommt sie indessen auch ohne nachweisbare Ursachen nach dem Wochenbett, ferner nach profusen Blutverlusten, bei Hemicranie zur Beobachtung. Die Behandlung besteht in Galvanisation des Sympathicus.

D) Stellungsveränderungen der Lider.

1. Die **Blepharophimosis** (Verengerung der Lidspalte) wird bedingt durch Verwachsung der Lidränder im äusseren Winkel. Sie kommt angeboren und erworben vor nach Ulcerationen der Lidhaut in Folge entzündlicher Affectionen der Conjunctiva und Cornea und wird beseitigt durch die Canthoplastik (Fig. 47).

2. **Ankyloblepharon,** Verkleinerung der Lidspalte im inneren Winkel durch Verwachsung der äusseren Haut der freien Lidränder, kommt congenital und erworben nach Verbrennungen, nach Erysipel. nach Diphtheritis conj., nach Conj. granulosa vor. Gelegentlich verwächst sogar die ganze Lidspalte. Die narbige Brücke wird durchtrennt und die Haut mit Conjunctiva umsäumt.

3. Das **Ektropium,** die Auswärtswendung der freien Lidkante mit Hervorstülpung der Conj. tarsi. event. noch der Uebergangsfalte, kommt häufiger am unteren als am oberen Lide vor. Diese Anomalie entsteht nach Facialislähmung **(Ekt. paralyticum),** bei alten Leuten mit schlaffer Haut und Musculatur durch chronische Conjunctival- und Lidrandentzündungen **(Ektr. senile),** in jedem Lebensalter durch Blepharitis ulcerosa und ähnliche Lidrandentzündungen. durch Verbrennungen, durch Lupus der Gesichts- oder Lidhaut oder bei Kindern mit Periostitis resp. Caries des Augenhöhlenrandes nach Perforation des Abscesses durch Narbenschrumpfung **(Narbenektropium).** Die Ausdehnung und der Grad des Ektropiums ist verschieden; bald sind beide Augen afficirt, bald ist nur das eine Lid, bald die ganze Lidkante, bald ein Theil derselben — entweder der äussere oder der innere — evertirt, bald ist die Conj. tarsi nur etwas hyperämisch, bald als dicker rother Wulst aus der Lidspalte hervorgedrängt **(Ektr. sarcomatosum).** Die Hyperämie und Schwellung der Bindehaut nimmt mit der Dauer des Leidens zu, gelegentlich bilden sich auf ihrer Oberfläche durch eingetrocknetes Secret dicke Krusten. Die Thränenleitung ist unterbrochen, durch den Reiz des Thränensecrets auf der Lid- und Gesichtshaut entsteht Eczem event. sogar eine Steigerung des Ektropiums, die Cornea ist in Folge mangelhafter Bedeckung zu Entzündungen und Geschwüren disponirt.

In leichten Fällen genügt es die Thränenleitung durch Spaltung des unteren Thränenröhrchens zu bessern, und falls die übrigen Thränenwege noch ein Hinderniss für den Abfluss der Thränen enthalten, dieses letztere durch die Weber-Stilling'sche Operation und Sondirung zu beseitigen. Daneben müssen die ursächlichen Lidrand- und Lidhautentzündungen in entsprechender Art behandelt werden; die stark gewulstete Conjunctiva muss man mit dem Höllensteinstift touchiren oder durch Excision einer Falte verkleinern. Gelegentlich hilft der Druckverband nach Reposition des Lides den Conjunctivalwulst verringern und so die Ursache des Ektropiums beseitigen.

Unter. den operativen Eingriffen ist die *Snellen'sche* Sutur am einfachsten. Wenn die ganze Lidkante ektropionnirt ist, so gebraucht man eine Sutur für die Gegend des äusseren, eine andere für die Gegend des inneren Lidwinkels, event. noch eine dritte für die Mitte des Conjunctivalsackes, als Nähmaterial dicke Seide; jeder Faden wird an seinen beiden Enden mit einer grossen, flach gekrümmten Nadel armirt. Die Operation ist nur für das untere Lid zu verwerthen. Man zieht dasselbe stark

abwärts. sticht die eine Nadel eines Fadens auf der Höhe der ektropion-
nirten Uebergangsfalte durch die Schleimhaut hinter dem unteren Rand
des Tarsus und vor dem unteren Augenhöhlenrand durch die Weichtheile
des Lides und in der Backenhaut in der Höhe des Jochbeines aus, dann
sticht man die andere Nadel desselben Fadens 2 mm davon entfernt in
derselben Weise von der Bindehaut aus durch die Weichtheile des Lides
in der Backenhaut aus und legt nach Bedarf noch 2 Suturen neben
einander an. Darauf werden die Enden jedes Fadens stark angezogen und
über einer kleinfingerdicken Charpiewicke geknüpft. Man verbindet nur
das operirte Auge. Die äussere Lidkante entropionnirt sich zunächst
zunächst etwas, ein Effect, der jedenfalls anfangs erwünscht ist, sich nach
einigen Tagen aber etwas ausgleicht, so dass die Lidkante wieder eine
normale Stellung bekommt. Nach 4—5 Tagen, wenn die Stichcanäle eitern,
entfernt man die Fäden. Circa 8 Tage muss der Druckverband getragen
werden. Die Narbenstränge zwischen Bindehaut und Ausstichsstelle in der
Haut unterhalten den Effekt. Wenn stärkere entzündliche Reaction und
Eiterung aus den Stichcanälen anhält, so lässt man warme Carbol- oder
Sublimatwasserumschläge machen.

Nächst den Snellen'schen Suturen kommt die **Tarsoraphie** in
Betracht; sie wird allein oder in Verbindung mit der **Excision eines
keilförmigen Stückes** (*Adam*) aus der ganzen Dicke des Lides gemacht.
Die Basis des Keils liegt in der Lidkante, und ihre Grösse entspricht der
Verlängerung der Lidkante. Die Wunde wird entweder mit Carlsbader
Nadeln und der umschlungenen Naht oder durch dicke Seidensuturen geschlossen, welche durch die ganze Dicke des Lides angelegt werden. Der
Assistent muss die Lidtheile jederseits mit einer anatomischen Pincette
fassen und nach der Excision die Wundränder zur Sutur sofort einander
nähern. Um eine Einkerbung des Lidrandes zu vermeiden, rieth *v. Ammon*
die Excision des Keils nicht in der Mitte des Lides vorzunehmen, sondern
in der Verlängerung der Lidspalte neben der äusseren Commissur.

Gegen Narbenektropium sind viele andere Operationsmethoden in
Gebrauch, die für jeden Fall individualisirt werden müssen. Wenn die
Narbe nur die äussere Haut betrifft, so ist ein von *Wharton Jones* an-
gegebenes Verfahren zu empfehlen. Man umschneidet die Narbe durch
einen **V** förmigen Schnitt, dessen Schenkel, am äusseren resp. inneren
Augenwinkel beginnend, gleich lang sind und dessen Basis die Lidkante
bildet. Der die Narbe enthaltende Hautlappen wird von seiner Unterlage
abpräparirt, bis er ganz beweglich und die Lidkante reponirbar ist. Dann
werden die Wundränder an der Spitze des Schnittes, schliesslich erst der
beweglich gemachte Lappen mit der angrenzenden Haut vereinigt, so dass
aus dem **V** ein **Y** wird.

Dieffenbach excidirte die die Narbe enthaltende Lidhaut in Form
eines Dreieckes mit der Basis an der Lidkante und deckte den Defect
durch 2 seitliche aus der Wangenhaut entnommene, verschieblich gemachte
Hautlappen.

Geht die Narbe bis auf den Knochen, so operire man nicht zu frühe,
ehe die Narbenschrumpfung vollendet ist, weil sonst zu leicht ein Recidiv
eintritt. Zuerst wird die Narbe bis auf den Knochen excidirt und das Lid
ganz beweglich und reponibel gemacht; dann wird der entstandene Defect
durch einen gestielten Lappen aus der Nachbarschaft gedeckt oder ein

ungestielter Lappen wird implantirt *(Wolfe)*, den man der Armhaut ent-
nimmt, resp. der Defect wird nach *Reverdin* durch kleine, vom Unter-
hautzellgewebe befreite Hautmosaiks oder nach *Eversbusch* (cfr. S. 103)
durch kleine Epidermisstückchen ausgefüllt. Gelegentlich kann man die
Implantation eines gestielten Hautlappens mit der Epidermistransplantation
zur Deckung des Defects combiniren.

Die grössten Schwierigkeiten macht die Beseitigung eines partiellen
Ektropiums in der inneren Hälfte des unteren Lides. Hier kann man das
untere Lid durch die von *Arlt* angegebene **Blepharoraphia medialis**
zu heben suchen. Man excidirt aus dem oberen und unteren Lid über
resp. unter dem Ligament. canthi int. einen schmalen Hautstreifen und
vereinigt die beiden Wunden des oberen und unteren Lides.

4. Entropium. Die Einwärtswendung des freien Lidrandes mit den
Cilien ist hauptsächlich die Folge von Conjunctivitis granulosa; dieselbe verursacht eine Entzündung der inneren Lidkante und des intermarginalen Theiles. oberflächliche Excoriation, schliesslich Abrundung der
inneren Lidkante und durch das Uebergewicht des Orbicularis eine Einwärts-
wendung der äusseren Lidkante mit den Cilien. Das Zustandekommen des
Entropiums wird erleichtert durch Schrumpfung des Tarsus und seiner
Bindehaut. Es entsteht ferner nach Diphtheritis conjunctivae. nach Verbrennungen, ferner bei Ulcerationen des äusseren Lidwinkels durch spastische
Contraction des Orbicularis, namentlich bei alten Leuten mit schlaffer
Lidhaut. Durch die falsche Stellung der Lidkante und der Cilien werden
Reizzustände der Binde- und Hornhaut unterhalten. oberflächliche Epitheldefecte der Cornea und reibende Schmerzen, nicht selten tiefere Hornhautgeschwüre erzeugt. Bisweilen ist das Entropium mit Blepharophimose
combinirt. dann genügt zu seiner Beseitigung in vielen Fällen schon die
einfache Canthoplastik (cfr. S. 99). Bei spastischem Entropium des unteren
Lides bestreicht man die Lidhaut mit Collodium. nachdem vorher Heftpflasterstreifen an die freie Lidkante angelegt und befestigt sind, oder man
zieht durch die Haut für ein paar Tage einige Suturen, welche eine zur
Lidkante parallele Hautfalte unmittelbar hinter der äusseren Lidkante umfassen *(Gaillard);* die Fäden bleiben liegen, bis sie durchschneiden.

Die Excision einer halbmondförmigen Hautfalte aus dem Lide genügt
selten zur Beseitigung eines umfangreichen Entropiums; für das obere
Lid empfiehlt sich das von *Jacobson* modificirte Verfahren von *Jäsche-
Arlt*, für das untere Lid die Operation von *Hotz.*

Jacobson operirt am oberen Lid folgendermaassen. Auf der Jäger'schen
Hornplatte wird, während der Operateur das Lid gegen die Platte fest
andrückt, ca. 3 *mm* vom freien Lidrand entfernt und diesem parallel mit
einem spitzen Scalpell durch die ganze Dicke des Lides (Haut, Muskel,
Knorpel und Conjunctiva) ein Schnitt vom äusseren bis zum inneren
Winkel gemacht, so dass das Lid in 2 Theile getheilt wird, einen schmalen.
der die äussere Lidkante, und Cilien enthält und einen oberen bedeutend
grösseren, der fast den ganzen übrigen Tarsus birgt. Dann umschneidet
man eine halbmondförmige Hautfalte in der Lidhaut von der äusseren
zur inneren Wundecke, präparirt diese Hautfalte vom Muskel ab und
vernäht die Wunde mit 4—5 dicken Seidensuturen. Die Nadel wird an
der oberen Hautwunde eingestochen, dann am unteren Theil des Lides
zwischen Tarsus und Muskel durchgeführt und im intermarginalen Theil

hinter den Cilien ausgestochen. Man darf die schmale Hautbrücke nicht zu viel mit Pincetten kneifen, weil die dünne Haut sonst sehr leicht gangränös wird. Die Fäden werden an der Stirn mit einem Heftpflasterstreifen befestigt und darüber mit Collodium bestrichen. Der Druckverband bleibt über dem operirten Auge 4—5 Tage lang liegen; nach 24—48 Stunden erfolgt die Entfernung der Suturen. Durch die Operation wird der concave Knorpel gerade gestreckt. Aus dem durchschnittenen Knorpel bilden sich bisweilen Wundgranulationen, welche mit einer Scheere excidirt und mit einem Höllensteinstift touchirt werden. — *Arlt* durchtrennte nicht die Conjunctiva tarsi. *Burow* durchschnitt Conjunctiva und Tarsus von der Innenfläche, später erst präparirte er die halbmondförmige Hautfalte ab. *Jacobson* schneidet also von der äusseren Haut sofort durch das ganze Lid bis auf die Hornplatte. Wenn die Conj. tarsi durchtrennt ist, gelingt die Geradstellung des Tarsus besser.

Berlin durchschneidet ähnlich wie *Jacobson* das Lid in seiner ganzen Dicke und excidirt aus dem oberen Knorpelstück noch einen 2—3 mm breiten Streifen, bei Hautüberschuss noch eine Hautfalte und näht die Hautwunde.

Snellen durchtrennt nach Anlegung des Blepharostaten die Lidhaut 3 mm von dem Cilienrande entfernt vom äusseren bis zum inneren Augenwinkel, lockert dann die Haut nach den Cilien zu, excidirt den untersten Theil des Orbicularis bis auf den Tarsus mit einer Scheere, schiebt den oberen Theil des Orbicularis nach oben, bis er den ganzen Tarsus frei vor sich hat. Dann wird aus ihm mit einem spitzen Bistourie längs der ganzen Hautwunde ein keilförmiges Stück mit Schonung der Conjunctiva excidirt; die Basis dieses Keils ist nach der Lidhaut gerichtet. Die Sutur geht durch den oberen Wundrand des Tarsus dicht unter der Levatorsehne und wird im Ciliartheil des Lides ausgestochen, über einer Glasperle geknüpft und nach 48 Stunden entfernt.

Hotz schneidet am unteren Lide 2—3 mm vom freien Lidrand entfernt zur Lidkante parallel durch die Haut vom äusseren bis zum inneren Augenwinkel, excidirt dann eine Hautfalte von 3—5 mm Breite je nach dem Ueberschuss, lockert dann den schmalen, an der äusseren Lidkante stehen gebliebenen Hautstreifen mit einem flach aufgelegten spitzen Scalpell von der Unterlage und excidirt den gewöhnlich sehr hypertrophischen Muskel bis auf den Tarsus und bis an die Lidkante, so dass die Fascia tarsi frei liegt. Dann schliesst er die Wunde durch 4—5 Suturen von dicker Seide, die hinter den Cilien im intermarginalen Theil eingestochen unter der Fascia tarsi bis zum unteren Knorpelrande fortgeführt und nun durch die äussere Haut ausgestochen werden. Nach dem Knüpfen der Fäden ist der Tarsus gestreckt und die Cilienreihe nach auswärts gekehrt. — Wenn man zu viel Haut excidirt, kommt leicht Ectropium zu Stande. —

5. Die **Trichiasis,** deren Verständniss durch die neuesten Untersuchungen *Jacobson's* wesentlich gefördert ist, ist charakterisirt durch Schiefstellung von Wimpern gegen den Bulbus auf Grundlage einer Erkrankung des Wimperbodens und meist mit Entropium der Lidkante complicirt. Entweder ist die physiologische Cilienreihe falsch gerichtet, oder es sind einzelne pathologisch entwickelte, gewöhnlich schwach pigmentirte, gekräuselte, ganz dünne oder dickere, borstenähnliche, an anomaler Stelle gewachsene Haare, die auf der Bulbusoberfläche reiben und mehr oder

minder heftige Reizerscheinungen, Epitheldefecte resp. Hornhauttrübungen mit Epithelverdickung, Verfettung und Verkalkung der Epithelien oder Hornhautgeschwüre erzeugen. Bisweilen ist auch eine ganze Reihe neuer Cilien im intermarginalen Theil vorhanden (**Dystichiasis**) und über einen Theil oder über die ganze Lidkante verbreitet. Der Wimperboden zeigt sich gewöhnlich hochgradig alterirt, die normale Glätte fehlt; er ist uneben, oft in eine granulirende Fläche verwandelt. Er ist häufig nicht plan, sondern durch Abrundung der inneren Lidkante convex resp. concav, verschmälert oder zugespitzt, die Ausmündung der Meibom'schen Drüsen ganz unsichtbar. In anderen Fällen ist der intermarginale Theil breit und mit reichlichen, feinen borstenähnlichen, kurzen Haaren besetzt. Der Tarsus ist entweder geschrumpft oder verdickt in seltenen Fällen weich; der Orbicularis ist gewöhnlich hypertropisch und stülpt nach *Jacobson* die durch die Entzündung erweichte Lidkante nach innen gegen den Bulbus um, was ihm nicht schwer fällt, da er sich unmittelbar bis an die Cilien und den intermarginalen Theil erstreckt. — Trichiasis und Dystichiasis sind die Folge einer selbstständigen Erkrankung des Wimperbodens, einer Blepharitis, oder einer durch andere Augenentzündungen bedingten Affection der Lidkante. Sie ist eine der häufigsten Folgezustände der Conj. granulosa, sie tritt seltener nach Verbrennungen auf. — Die Epilation der Cilien schafft nur vorübergehende Besserung, da immer ein neuer Nachwuchs von Wimpern kommt. Rationeller ist es einzelne Cilien mit ihrem Wimperboden zu excidiren, indem man sie mit einem spitzen Scalpell circumcidirt, oder sie mit dem Wimperboden auf galvanokaustischem resp. elektrolytischem Wege *(Michelson)* zu zerstören. Die letztere Procedur ist schmerzhaft, die Cilie wird gelockert und fällt nach wenigen Tagen von selbst aus, die Narbe ist kaum sichtbar. Zur Zerstörung benützt man eine in einem besonderen Nadelhalter eingeklemmte feine Nadel, die dicht neben den Wimpern in den intermarginalen Theil eingestochen wird. Auch die *Snellen'sche Illaqueatio* ist bei einzelnen Cilien verwendbar: man sticht neben der Cilie nach der Lidhaut von dem intermarginalen Theil aus eine Nadel durch, fädelt ein Haar mit beiden Enden in das Oehr und steckt in die Schleife des Haars die Wimper, die beim Ausziehen der Nadel nach der Lidhaut implantirt wird.

Gegen ausgedehntere Trichiasis sind mannigfache Operationen empfohlen: alle haben einen mehr oder weniger unsicheren Erfolg und schützen vor Recidiven nicht. Die *Flarer'sche Abtragung* der äusseren Lidkante ist verwerflich, weil man das Auge seines Schutzes beraubt, und auch kosmetisch nicht gerade schön. Alle anderen Methoden knüpfen an den von *Aëtius* und *Paul v. Aegina* zuerst angegebenen und von *Arlt* aus der Vergessenheit wieder an's Tageslicht beförderten und empfohlenen Intermarginalschnitt, der die Lidkante in 2 Theile spaltet, einen vorderen mit den physiologischen und falschen Cilien, einen hinteren, der den Knorpel und die Meibom'schen Drüsen enthält. Hinter das Lid wird die

Fig. 53 a).

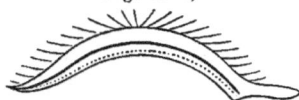

a Lage des intermarginalen Schnittes.

Hornplatte gelegt, welche der Assistent hält, während der Operateur mit dem Daumen seiner linken Hand das Lid gegen die Platte an- und blutleer drückt. Mit einem spitzen oder leicht bauschigen Scalpell (cfr. Fig. 53, a und b) wird vor den Meibom'schen Drüsen

die äussere Haut im Intermarginaltheil in der
Ausdehnung der Trichiasis incidirt und dann der
Schnitt in die Tiefe mehrere Millimeter fortgesetzt; natürlich muss man sich hüten die falschen Wimpern von ihrer Matrix abzuschneiden.
Tamamchef touchirt nun die Wunde mit einem
Höllensteinstift, der die Wurzel der falschen Cilien
zerstören soll und lässt die Wunde granuliren,
per secundam heilen. In der Narbe tritt aber
leicht Schrumpfung und mit ihr der alte Zustand
ein. *Jäsche-Arlt* transplantirte die äussere, cilien-
tragende Platte höher hinauf, ebenso *v. Gräfe*;

Fig. 53 *b*).

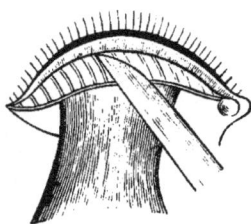

b Ausführung desselben.

sie nahmen dem Auge seinen normalen Schutz. *Arlt* excidirte aus dem
Lide über der Kante eine Hautfalte und vereinigte die Wundränder; die
intermarginale Wunde musste sich mit Granulationsgewebe füllen. die
äussere Platte wurde oft gangränös. *v. Gräfe* durchschnitt von dem Endpunkte des Intermarginalschnittes aus in senkrechter Richtung zu letzterem die Lidhaut. machte sie frei beweglich und nähte die Wundecken
der äusseren Lidkante an der senkrechten Hautwunde 2—3 mm höher
oben an, nachdem er zuvor event. noch eine Hautfalte excidirt hatte. —
Man kann auch durch mehrere Suturen, nach Art der *Gaillard'schen* angelegt und über einer Charpiewicke geknüpft, die Verschiebung der äusseren
cilientragenden Platte nach oben bewirken. Alle Verfahren schützen indessen
nicht vor Recidiven. Neuere Autoren *(Watson, Gayet-Dianoux, Nicati,
Schoeler, Burchardt)* haben Streifen aus der Lidhaut in den klaffenden
Intermarginalschnitt transplantirt und zwar *Gayet-Dianoux*, indem sie ähnlich wie *Jäsche-Arlt* die äussere Lidplatte durch einen 4 mm oberhalb
der Lidkante zu ihr parallelen Schnitt ganz beweglich machten und dahinter einen 3 mm breiten Hautstreifen aus dem Lid in den intermarginalen
Theil schoben und durch Suturen befestigten und die äussere Lidplatte
nach oben zogen und hier annähten. *Burchardt* implantirte ausserdem
einen 1½ mm breiten, zungenförmigen, gestielten Lidhautlappen in den
intermarginalen Theil mit gutem Erfolg. Sowohl die äussere Lidplatte
mit den Cilien, als auch der transplantirte, an seinen Ecken stark gezerrte
Hautstreifen laufen Gefahr zu gangränesciren.

Jacobson transplantirt einen schmalen gestielten Hautlappen aus der
Backen- oder Schläfenhaut in den klaffenden Intermarginalschnitt, der
6—8 mm hinaufpräparirt wird, und näht ihn hier mit mehreren Suturen
fest. Statt der Schläfen- und Backenhaut habe ich die Lidhaut selbst benutzt
und den 4—5 mm breiten, dünnen
und je nach Bedarf 15—20—25 mm
langen Lappen der physiologischen
Faltengegend des oberen resp. unteren
Lides (cfr. Fig. 54 und 55) entnom-
men; das Princip der Operation ist
dasselbe, welches *Jacobson* zu dieser
Methode geleitet hat. Dieses Verfahren der Lidhauttransplantation berücksichtigt die kosmetischen Anforderungen, welche an alle plastischen Ope-

Fig. 54.

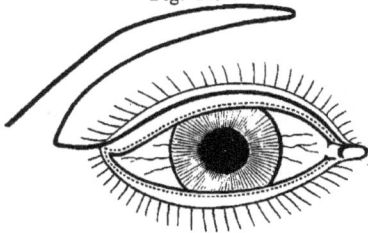

Lappen für das obere Lid.

Fig. 55.

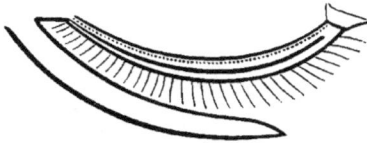

Lappen für das untere Lid.

rationen im Gesicht gestellt werden
müssen; die Narbe ist unter gewöhnlichen Verhältnissen gar nicht zu
sehen. Der spitze Winkel, unter welchem der Lappen gegen die Lidkante
geschnitten wird, verursacht keine nennenswerthe Drehung seiner Basis und
begünstigt hierdurch seine Ernährung,
die, wie es scheint, von der Unterlage
aus durch die Stichcanäle der Suturen noch beschleunigt wird.

Ferner verhindert der in den intermarginalen Theil aus der Backen-
Schläfen- oder Lidhaut implantirte Lappen, welcher zwar etwas schrumpft,
den Orbicularis, selbst trotz energischer Versuche der Kranken, die Cilien
wieder gegen den Bulbus zu kehren. Wenn man den Lappen nicht
quetscht und keine Nachblutung unter denselben eintritt, stirbt er trotz
seiner Dünnheit nicht ab, sondern heilt vollständig ein. Man macht den
Intermarginalschnitt in der erforderlichen Länge, führt ihn über die äussere
Commissur nach der Schläfenseite in horizontaler Richtung 5—6 mm weiter
fort und umschneidet nun unter einem Winkel von 30—40 Grad gegen
die Lidkante einen Hautlappen von entsprechender Länge und 4—5 mm
Breite. Derselbe wird abpräparirt, indem man ein dünnes, scharfes und
spitzes Scalpell unmittelbar hinter ihm durchsticht und den Hautstreifen,
während der Assistent die Lidhaut stark anspannt, mit Hilfe eines stumpfen
dünnen Spatels von der Musculatur abhebt und mit kurzen sägenden
Zügen abtrennt. Erst nachdem er abpräparirt ist, wird die Spitze mit
einer Scheere gebildet, und die Transplantation in den intermarginalen
Theil nach sorgfältiger Blutstillung ausgeführt. Im intermarginalen Theil
wird der Lappen sowohl an der vorderen wie an der hinteren Lidrandlippe
mit im Ganzen 6—8 Suturen, ohne ihn viel mit einer Pincette zu quetschen, befestigt, so dass überall Wundrand an Wundrand liegt. Die Lidwunde wird ebenfalls mit Conjunctivalseide geschlossen. Jodoform. Permanenter feuchtwarmer Borsäureverband auf dem operirten Auge. Druckverband über beiden Augen, Rückenlage im Bett. Täglicher Verbandwechsel
ohne Lüftung der Lider. Vom 4. Tage an einseitiger Verband, Entfernung
der Suturen. Vom 8. Tage an bleibt das Auge frei. — Die Operation am
unteren Lide ergiebt sich aus der Zeichnung von selbst. Auch für partielle
Trichiasis, z. B. im inneren, Winkel eignet sich dies Verfahren. *Benson*
hat Lippenschleimhaut benutzt, um die feinen Härchen der Haut zu vermeiden; *Burchardt* hat sie ebenfalls mit gutem Erfolg verwendet.

6. Von **angeborenen Anomalien** der Lider sind zu nennen das Fehlen
der Lider, die **Ablepharie,** welche gewöhnlich mit Verkümmerung oder
Fehlen des Bulbus resp. Verkleinerung der Orbita verbunden ist, ferner
der **Epicanthus,** eine Falte, die vom oberen zum unteren Lide herüberzieht, den inneren Augenwinkel verdeckt und beiderseits vorkommt. Der
Nasenrücken erscheint in auffallender Weise verbreitert. Zur Beseitigung
resp. Besserung des Zustandes excidirt man ein ovales oder rhombisches
Hautstück aus dem Nasenrücken und schliesst den Defect durch Nähte.

Unter **Colobom** des Lides, das mit Mikrophthalmus und Colobom
der inneren Augenhäute complicirt sein kann, versteht man einen ein-

oder doppelseitigen, keilförmigen Defect durch die ganze Dicke des Lides
(vorwiegend oben), in dessen Spitze oft noch ein kleines zungenförmiges
Zwischenstück vorhanden ist, welches das Lid mit dem Bulbus verbindet
(Manz, Becker). Der Rand des Defectes ist mit Conjunctiva umsäumt,
auf der Cornea findet sich häufig ein Dermoid. Nach *Manz* ist es ein
Vitium primae formationis, das nur insofern als eine Hemmungsbildung
aufzufassen ist, als die ursprüngliche Körperhülle, welche die Augen
bedeckt. durch abnorme Metamorphose die Bildung des Lidstückes an
jener Stelle hemmt. Das Primäre ist das Hineinwachsen des Hautlappens,
das Secundäre die Bildung des Coloboms. *Van Duyse* sieht in dieser
Missbildung nur den Rest früherer Synechieen zwischen der Oberfläche
des Embryo und der Innenwand des Amnion.

V. Capitel.
Krankheiten der Thränenorgane.

I. Stricturen der Thränenwege. Epiphora.

Das hauptsächlichste und lästigste Symptom bei den Erkrankungen der Thränenwege ist das Thränenträufeln, **die Epiphora.** Dasselbe tritt ein- und beiderseitig auf, kommt sowohl im verschlossenen Raume als auch vorwiegend im Freien bei Einfluss von Kälte oder Wind vor. Viele Patienten klagen gleichzeitig über Trockenheit der betreffenden Nasenhälfte oder sind mit einem Nasenleiden (Geschwür, Polyp) behaftet. Die Epiphora beruht entweder auf abnormer Secretion von Thränen bei normalen Ableitungswegen in Folge Reizung der Trigeminusendigungen durch Entzündungen der Conjunctiva und Cornea, resp. auf Hyperästhesie des Auges oder auf einer Behinderung der Thränenleitung durch die Thränenpunkte, die Thränenröhrchen, den Thränensack, resp. den Thränennasengang. Die Thränenwege können angeboren abnorm eng oder durch Verbiegung der Nase verlegt oder erst secundär durch entzündliche Affectionen und Narben verengt, resp. obliterirt sein. In vielen Fällen schrumpft der Thränensack concentrisch, desgleichen der Thränennasengang; in anderen entwickeln sich vom kranken Nasenknochen aus callöse Wucherungen, welche das Lumen verlegen, oder ein Polyp dringt aus der Nase gegen die Thränenwege. In den letzteren finden wir Falten oder fibröse, ringförmige, resp. klappenähnliche und knöcherne Stricturen, die um so weniger befremden können, weil das Periost gleichzeitig die Wandung der Thränenwege darstellt. Gelegentlich verstopfen Concremente **(Dakryolithen)** oder Pilzmassen (Leptothrix, resp. Streptothrix *Försteri*) die Thränenröhrchen.

Der behinderte Thränenabfluss kann für den Kranken sehr gefährlich werden. Die über die Lidkante auf die Backe fliessenden Thränen erzeugen Eczem und Ektropium; die Stagnation in dem Thränensack führt zu Eiterung und Abscedirung. In dem Eiter finden sich reichliche Mikroorganismen (auch der Staphylococcus pyogenes albus und aureus), welche der Cornea und ihren Wunden sehr verhängnissvoll werden können.

Man muss also die übermässige Absonderung der Thränen gleichzeitig mit dem Grundleiden bekämpfen und bei behindertem Abfluss die Leitung wieder herstellen. Gegen die abnorme Reizbarkeit der Augen empfiehlt sich eine Schutzbrille und der Gebrauch der Douche. Bei Verengerung der Thränenwege macht man die *Weber-Stilling'sche* Operation mit nachfolgender Sondirung des Thränennasenganges. *Becker* sondirt den letzteren nach allmähliger Dilatation des Thränenröhrchens mit kleinen conischen Sonden. Sonst sind noch 2 Arten von Sonden in Gebrauch, die geraden cylindrischen, stricknadelähnlichen von *Bowman*, die in allen Nummern

— 117 —

von 1 bis 9 vorräthig (Fig. 56 links) sind, und die *Weber'schen* (Fig. 56 rechts), welche leicht gebogen, verschieden stark und an ihrer Spitze mit einer kleinen knopfförmigen Anschwellung versehen sind. Neuerdings hat *Bowman* Sonden mit olivenförmigen Enden, welche denen der Magensonden ähnlich sind, angegeben. Die geraden Bowman'schen Sonden können beim Gebrauch beliebig gebogen werden. Sie und die Weberschen Sonden haben in der Mitte eine Platte, an der die Sonde zwischen Daumen und Zeigefinger der rechten resp. linken Hand geführt wird. Im Anfang wählt man etwas dünnere und geht allmählig zu dickeren Nummern über, wenn nicht gerade eine abnorme Weite der Thränenwege die letzteren sofort erheischt. Jedenfalls hüte man sich vor Gewaltanwendung, da man zu leicht falsche Wege in die Orbita nach hinten, zwischen Oberkiefer und Haut nach vorne und medianwärts durch das Thränenbein in die Nase machen kann. Die Einführung der Sonde muss genau der Richtung des anatomischen Verlaufes des Thränensackes und Thränennasenganges entsprechen. *Arlt* sondirte immer vom unteren, *Gräfe* vom oberen Thränencanälchen. Der eigentlichen Sondirung geht eine Probesondirung mit der *Anel'schen* Probesonde, welche Bowman Nr. 1 entspricht, oder mit letzterer selbst voraus. Wenn der Thränenpunkt zu eng ist, wird er mit einer Stecknadel dilatirt, nachdem man sich das Lid etwas vom Bulbus abgehoben und die Thränenpapille evertirt hat. Ist auch das Thränenröhrchen zu eng, so wird es mit einem *Weber'schen* Messer (Fig. 57 *a*) gespalten. Am oberen und unteren Lid operirt man auf der rechten Seite von hinten, auf der linken von vorne; der Kranke muss beim Abziehen des Lides, wenn man oben operirt, abwärts, wenn man unten operirt, aufwärts sehen. Mit der linken Hand hebt man das Lid vom bulbus ab und spannt sich die Lidkante gleichzeitig etwas nach aussen d. h. temporalwärts an. Dann führt man die kleine knopfförmige Spitze des gebogenen Weber'schen Messers in den Thränenpunkt die Schneide nach unten, resp. oben gerichtet, je nachdem man das obere oder untere Lid operirt, senkt dann den Rücken des Messers gegen den intermarginalen Theil und schiebt das Messerchen in der Verlaufsrichtung des Thränenröhrchens — am oberen Lid schräg nach unten nasalwärts, am unteren schräg nach oben nasalwärts — vor, bis man auf den knöchernen Widerstand des Thränenbeines stösst. Hierauf richtet man den Stiel des Messers auf, wobei die Wand des Thränenröhrchens nach der Conjunctivalseite zu bis zum inneren Augenwinkel durchtrennt und das letztere in eine nach dem Thränensee offene Rinne verwandelt wird. Bei Verengerungen im Thränennasengang schlitzt man diese nunmehr mit dem Stilling'schen Messer (Fig. 57 *b*), welches in derselben Weise wie das Weber'sche Messer bis zur inneren Thränensackwand vorgeschoben und dann mit dieser in Contact so lange längs des oberen Augenhöhlenrandes von aussen nach oben und innen mit seinem Heft gedreht

Fig. 56.

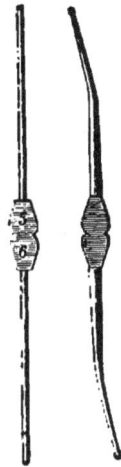

links Bowman, rechts Weber.

Fig. 57 *a* u. *b*.

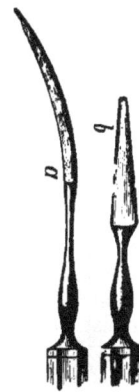

a Weber,
b Stilling.

wird, bis das Messei parallel zur Sagittalebene, die durch den Nasenrücken des Kranken angedeutet wird, aufgerichtet ist. In dieser Stellung
schiebt man das Messer, welches nicht vom Augenhöhlenrand abgehoben werden darf, nach abwärts in den Thränengang vor, die Schneide
nach vorn gerichtet, zieht es einige Male etwas an, incidirt dabei die
Stricturen und entfernt es dann ganz. Aus der sehr gefässreichen Schleimhaut tritt oft eine starke Blutung ein, die mit Eisumschlägen gestillt
wird. Nach der Weber-Stilling'schen Operation gelingt die Sondirung
selbst mit dickeren Nummern meist leicht. Die Sonde wird ebenso wie
das Stilling'sche Messer gehandhabt und zunächst täglich, dann übertäglich, schliesslich 2 oder 1mal wöchentlich und dann in noch grösseren
Pausen eingeführt. Sie bleibt 5 bis 10 Minuten im Thränennasengang.,—
Nicht selten schieben sich klappenähnliche Schleimhautfalten beim Son-
diren vor, die von einer dünnen Sonde oft gar nicht, von einer dicken mit
Leichtigkeit überwunden werden können. (Wenn die Platte der Sonde den
oberen Augenhöhlenrand berührt, ist die Spitze derselben gewöhnlich in
der Nase).

Bei einfachen Stricturen ohne Eiterung kann man zur Unterstützung des Effectes der Sondirung noch auf der kranken Seite durch
die Nase warme Dämpfe aufziehen lassen.

Ed. Meyer und *Schweigger* empfehlen permanente Sondirung mit
ca. 5 *cm* langen dünnen silbernen Nadeln, deren eines Ende olivenförmig
anschwillt, während das andere rechtwinklig gebogen ist und auf die
Haut des unteren Lides zu liegen kommt. Zur Einführung und Entfernung ist eine besondere Zange nothwendig.

Selbstredend muss jede Erkrankung der Conjunctiva, der Cornea,
der Nase nebenbei in entsprechender Art behandelt werden.

Natürlich kommt die Probesondirung mit nachfolgender Weber-
Stilling'scher Operation und Einführung dickerer Sonden in den Thränennasengang nicht sofort bei jedem Patienten in Betracht, der über Thränen
klagt. Erst wenn man durch die Untersuchung für die Epiphora eine
andere Ursache (ein Conjunctival- oder Cornealleiden) als die Enge der
Thränenwege ausschliessen kann, geht man zu jener Probeuntersuchung
über. Die Sondenbehandlung erstreckt sich über Wochen, selbst Monate,
ehe eine Besserung resp. Heilung der Epiphora eintritt; aber auch nach
dieser Zeit ist man vor Recidiven nicht sicher. Dieselben erfordern daher
meist nach einiger Zeit eine Wiederholung der Sondencur. Die vollständige Heilung ist natürlich abhängig von der Heilbarkeit des Grundleidens;
Affectionen des Knochens pflegen einen günstigen Ausgang der Cur gewöhnlich auszuschliessen.

2. Die Dakryocystoblennorrhöe mit Ektasie des Thränensackes.

Die Thränensackeiterung kommt selten als angeborenes Leiden bei
Neugeborenen vor; gewöhnlich entsteht sie erst im späteren Leben bei
Thränencanalstricturen in Folge dauernder Stagnation des Thränensecrets
oder bedingt durch Fortsetzung einer katarrhalischen, resp. ulcerösen
Affection von der Lid- und Nasenschleimhaut auf die Thränenwege. Auch
cariöse Knochenleiden des Os lacrymale können ihre Ursache sein, namentlich bei scrophulösen Kindern. Sehr häufig ist sie mit chronischen

Granulationen der Bindehaut complicirt; dann findet man bisweilen in der Schleimhaut des Thränensackes ganz typische, follikelähnliche Gebilde eingelagert. Während der Gravidität exacerbirt nicht selten das Leiden.

In dem stagnirenden eitrigen, selten schleimig-eitrigen Secret sind nach den Untersuchungen *Sattlers* und *Lebers* eine Unmenge zum Theil sehr gefährlicher und pathogener Mikroorganismen, vor Allem der Staphylococcus pyogenes albus und aureus, ferner Streptococcen enthalten.

Gewöhnlich ist der Thränensack mehr oder minder ektatisch und seine Ausdehnung schon durch die Weichtheile des Lides unterhalb des Lig. canthi int. als eine seichte oder starke Vorwölbung kenntlich. Bei Druck auf dieselbe entleert sich dann durch die Thränenpunkte in den Bindehautsack. resp. durch den Thränennasengang in die Nase das angesammelte Secret. Auch spontan unter dem Einfluss des Lidschlages tritt es in den Bindehautsack aus. liegt als kleine Eiterflocke auf der Carunkel und reizt die Conjunctiva. Selbst wenn sich auf Druck kein Secret aus dem Thränensack entleeren lässt, ist dies noch kein Beweis, dass keine Dakryocystoblennorrhöe besteht. Nur die Sondirung entscheidet; denn beim Herausziehen der Sonde oder beim Einführen dieser und des Weber- oder Stilling'schen Messers quillt bisweilen erst dicker Eiter hervor. — Ausser einer gleichmässigen Ektasie des Thränensackes, die mitunter nach der Orbita am stärksten ausgesprochen ist, kommen noch hernienähnliche Hervorbuchtungen ihrer vorderen Wand vor, in denen das Secret ebenfalls stagnirt.

Durch das normale glatte Epithel dringt das infectiöse Secret nicht in die Cornea und gefährdet dieselbe nicht weiter; aber der geringste Defect des Epithels reicht aus, um den pathogenen Mikroorganismen die schädliche Einwirkung auf das Cornealgewebe zu ermöglichen und einen Cornealabscess resp. ein Geschwür zu erzeugen, das zu totalem Verlust des Auges führen kann.

Nicht selten wird die Ektasie mit Blennorrhöe die Ursache einer acuten Entzündung des Thränensackes, welche zu einer Thränenfistel führen kann. Seine Wandung ist bisweilen abnorm dünn, in anderen Fällen sehr verdickt, gefässreich, mit Lymphkörperchen dicht infiltrirt, das Epithel gewuchert, von Becherzellen durchsetzt.

Die **Behandlung** hat zunächst für Beseitigung der Stagnation des Secretes durch regelmässige Sondirung der Thränenwege zu sorgen; ferner lasse man häufig den Thränensack von dem Kranken ausdrücken und das eitrige Secret mit einer Bor- oder Sublimatlösung aus dem Bindehautsack auswaschen. Daneben kann man den Thränensack mittelst einer *Anel'schen* Spritze (Fig. 58), die verschiedene Ansatzröhrchen hat, mit desinficirenden Lösungen von Bor oder Sublimat ausspritzen oder mit dem *Anuuske-schen* Irrigationsapparat durchspülen oder nach

Fig. 58.

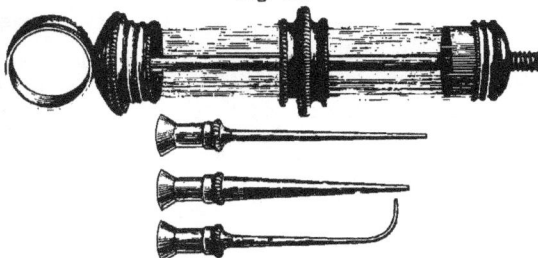

Deutschmann durch Hohlsonden mit Jodoform auspudern. Die Ausspritzungen mit der Anel'schen Spritze, zu denen auch adstringirende Wässer (Zink., Cuprum sulf.) genommen werden können, dürfen nicht unmittelbar nach dem Weber-Stilling oder sonst mit heftiger Gewalt ausgeführt werden, weil man leicht die Thränensackwand durch starken Druck perforirt, die Flüssigkeit unter die Haut oder in die Orbita presst und eine Phlegmone erzeugt. — *Schmidt-Rimpler* empfiehlt häufige Scarificationen der Thränensackwand mit einem besonderen Scarificateur; durch Contraction der Narben soll man die Schrumpfung des Thränensackes begünstigen können.

Alle diese Methoden erzeugen häufig nur eine momentane, keine dauernde Besserung; dann bleibt nichts übrig als den Thränensack, der früher nach Spaltung seiner vorderen Wand durch Ätzpasten (Chlorzink) oder Ferrum candens verödet wurde, in toto zu exstirpiren *(Berlin, Alfr. Gräfe)*. Man macht über dem ganzen Thränensack und darüber hinaus zunächst einen oberflächlichen Einschnitt durch die Haut von 1½ bis 2 *cm* Länge, der nach oben noch über das Lig. canthi int. hinausgehen muss, spaltet von dem Hautschnitt aus die Weichtheile, bis man auf den Thränensack, der an seiner grauen Farbe kenntlich ist, vorgedrungen ist, lässt sich die Wundränder durch scharfe Häkchen auseinanderhalten und schält die vordere Thränensackwand ähnlich wie eine Cyste aus ihrer Umgebung vorsichtig aus. Um dies glatt machen zu können, ist es gerathen den Thränensack vor der Operation nicht auszudrücken und beim Operiren während des Stillens der oft recht starken Blutung nicht zu entleeren. Wenn die ganze Thränensackwand frei liegt, excidirt man dieselbe bis an den Knochenrand mit einer Scheere und kratzt nun die hintere und mediale Wand von dem Knochen mit einem scharfen Löffel ab. Dann wird die Wunde zur Blutstillung mit feinen Wattepfröpfchen ausgestopft, nachher durch Suturen geschlossen. Jodoform, einseitiger fester Verband, Eisblase. Beim Verband füllt man zunächst die Thränensackgegend mit kleinen, dachziegelartig über einander gelegten Wattebäuschen aus. Nach 24—48 Stunden Entfernung der Suturen; nach 4—5 Tagen kann der Verband fortgelassen werden. — Wenngleich den Thränen der Abfluss verhindert wird, legen sich meist die Beschwerden; wie es scheint, tritt eine Verringerung der Thränensecretion ein. Wenn man nicht streng antiseptisch verfahren ist und nicht sorgfältig alle ausgekratzten Stücke der Thränensackwand nach aussen entfernt hat, kommt es gelegentlich trotz prima reunio der Hautwunde zur Abscedirung und Perforation nach aussen.

3. Die acute Dakryocystitis, der Thränensackabscess.

Derselbe entsteht entweder bei chronischer Thränensack-Blennorrhöe durch den Reiz der stagnirenden Flüssigkeit auf die Thränensackwand, oder er wird inducirt durch eine Periostitis resp. Caries des Thränenbeines, resp. der anderen umgebenden Knochen (Proc. frontalis des Oberkiefers. Os ethmoidale); die primäre Erkrankung der Knochen findet namentlich bei scrophulösen Kindern statt. Andererseits kann ein Thränensack-Abcess auch secundär den Knochen in Mitleidenschaft ziehen.

Die Kranken klagen über Schmerzen im inneren Augenwinkel, die spontan und auf Berührung eintreten, und fiebern oft, namentlich wenn der Knochen lädirt ist. Die Haut ist über dem Thränensack geröthet und geschwellt. Die leiseste Berührung ruft den heftigsten Schmerz hervor, dabei entleert sich oft schon ein Tröpfchen oder mehr Eiter aus den Thränenpunkten. Später schwillt auch die Lid-, Wangen- und Nasenhaut an, selbst die Haut im inneren Winkel des anderen Auges kann an der Anschwellung participiren. Geht die Entzündung weiter, so perforirt der Abscess, und damit hören die Schmerzen auf. Die Perforation tritt nicht immer nach vorn, bisweilen in die Orbita, selten in den Conjunctivalsack ein, in der äusseren Haut mitunter an sehr entlegenen Stellen, selbst über den Mundwinkeln. In diesen Fällen bleibt eine Fistel zurück mit callösen Rändern, aus der von Zeit zu Zeit ein zu bräunlichen Krusten eintrocknendes Secret entleert wird.

In den ersten Anfängen kann man durch einen Weber-Stilling den Process zum Stillstand bringen. Droht die Perforation, so muss man die vordere Thränensackwand incidiren und die Eiterhöhle mit Charpie ausstopfen, abwechselnd warme Umschläge und Verband gebrauchen lassen. Hat die Eiterung und Hautschwellung abgenommen, so dass man zu den Thräneucanälchen kommen kann, so lässt man sich die Incisionswunde bei Sondirung der Thränenwege schliessen. Etwaige Granulationswucherungen müssen ausgekratzt, Sequester entfernt werden.

Besteht neben Ektasie des Thränensackes bereits längere Zeit eine Fistel, so excidirt man diese und den Thränensack und schliesst die Wunde durch Suturen.

Auch bei der **angeborenen** Thränenfistel ist die Excision dieser und event. des Thränensackes zur Beseitigung der Fistel erforderlich.

4. Affectionen der Thränendrüse

sind im Ganzen selten. Wir beobachten ein- oder doppelseitige acute **Entzündungen** spontan oder nach Traumen unter heftigen Schmerzen, selbst Fieber, unter gesteigerter Thränensecretion, Anschwellung der Lidhaut, chemotischer Schwellung der Conjunctiva und Verschiebung des Bulbus. Der Ausgang ist entweder in Zertheilung oder in Suppuration. Zur Behandlung empfehlen sich anfangs kalte, später warme Umschläge, bei Abscedirung frühzeitige Incision. — **Chronische Entzündungen** entstehen nach Verletzungen und führen unter gewöhnlich unbedeutenden Beschwerden zur **Hypertrophie** der Drüse, die sich bisweilen schon durch die Lidhaut markirt, gewöhnlich aber erst beim Ektropioniren des oberen Lides als eine gelappte, rothe Geschwulst hinter der Conjunctiva der Übergangsfalte hervortritt. Einreibungen mit Jodkali oder grauer Salbe führen gewöhnlich eine Verkleinerung der Geschwulst herbei; bei stärkeren Beschwerden kann man von der Lidhaut oder besser noch von der Conjunctiva aus die Exstirpation der Thränendrüse vornehmen. Trockenheit des Auges tritt darnach nicht ein.

Der **Dakryops** — cystische Erweiterung des Thränendrüsen-Ausführungsganges — markirt sich als eine blasse, rundliche oder ovoide schmerzlose Geschwulst in dem äusseren Winkel der oberen Uebergangsfalte, welche beim Weinen anschwillt, durch Druck sich verkleinern lässt unter Entleerung ihres Inhaltes, um sich später wieder zu vergrössern Zu seiner Beseitigung legt man einen Faden durch die vordere Wand, der bis zum Durchschneiden 8—14 Tage liegen bleibt *(v. Gräfe)*, oder man excidirt die vordere Wand *(de Wecker)*.

Von **Tumoren** kommen ausser der entzündlichen Hypertrophie noch vor **Adenome, Rund-** und **Spindelzellen-Sarcome** bei Kindern, bei Erwachsenen **Carcinome,** ferner **Cysten, Cylindrome** und **Chlorome,** welche ihren Namen von der grünlichen Farbe der Geschwülste erhalten haben, bei Leukaemie **Lymphadenome.** Alle diese Neubildungen können weit in die Orbita hineinwuchern, am Bulbus hochgradige Dislocations-Erscheinungen erzeugen, durch Druck auf den Sehnerven Neuritis optica und Amaurose verursachen und bei Exophthalmus die Cornea gefährden. Sie erfordern daher die frühzeitige Exstirpation, zu der man die äussere Commissur spalten kann, event. muss man die Orbita ausräumen. *Mikulicz* sah einen Kranken mit beiderseitiger Thränendrüsenanschwellung und gleichzeitiger Anschwellung aller Speicheldrüsen (Parotis, Submaxillaris, Sublingualis), ohne dass sich eine Ursache nachweisen liess.

Bei **Thränendrüsenfisteln,** welche selten angeboren vorkommen und meist nach Abscedirung und Perforation des Eiters nach aussen entstehen, muss man, bevor man die äussere Fistelöffnung schliesst, die Thränenleitung nach dem Conjunctivalsack wieder herstellen. Zu diesem Zwecke führt man einen an beiden Enden mit einer Nadel armirten Faden derart in die äussere Fistelöffnung ein, dass die eine Nadel höher als die andere — in einem Abstand von 5 *mm* durch den Fistelgang nach der Conjunctiva durchgestochen wird. Dann knotet man die beiden Fadenenden und lässt sie durchschneiden.

VI. Capitel.
Krankheiten der Orbita.

I. Die entzündlichen Affectionen der Orbita.

Die **Periostitis** kann sich an den Rändern. den Seitenwänden und in der Tiefe der Orbitalpyramide etabliren. Sie ist die relativ häufigste der genuinen Orbitalentzündungen, führt zu Caries und Nekrose der knöchernen Gebilde und vergesellschaftet sich im weiteren Verlauf oft mit Phlegmone des Orbitalzellgewebes, besonders bei Sitz der Entzündung in der Tiefe der Orbita.

Sie kommt häufig bei Kindern, seltener bei Erwachsenen zur Beobachtung, besonders an den Orbitalrändern resp. dem Orbitaldach, und entwickelt sich vorwiegend auf scrophulöser Basis. Von sonstigen Ursachen sind zu nennen: Traumen, Erkältung, Syphilis. Sie kann ferner von den Nachbarknochen oder den Nebenhöhlen fortgeleitet werden, so bei Periostitis alveolaris, bei Eiterungen der Nasen-, Stirn- und Highmors-Höhle.

Die Erkrankung beginnt gewöhnlich mit ziemlich heftigen Störungen des Allgemeinbefindens (Fieber, Kopfschmerz, Erbrechen) und mit bohrendem Schmerz in der Tiefe oder an den Rändern der Augenhöhle. der sich auf Druck steigert. Ist der Rand oder seine nächste Umgebung afficirt. so schwillt das obere resp. untere Lid erheblich an, ist mehr oder minder stark geröthet, höher temperirt und die Betastung des an der betreffenden Stelle gewöhnlich aufgetriebenen Knochenrandes sehr empfindlich. Wenn der Process mehr in der Tiefe sitzt, hinter der Fascia tarso-orbitalis, so ist die Schwellung, Temperaturerhöhung und Schmerzhaftigkeit der Lider geringer; dagegen meist die Uebergangsfalte der Conjunctiva stark geschwellt und der Lidspalte hervorgequollen. Der Bulbus kann dislocirt und dadurch Diplopie erzeugt werden. Im weiteren Verlauf schwellen die Lider noch stärker an; an einer circumscripten Stelle bildet sich Fluctuation aus, und der Abscess perforirt. wenn nicht eine künstliche Eröffnung vorgenommen wird. Sondirt man die Abscesshöhle, so gelangt man gewöhnlich auf rauhen Knochen; gelegentlich aber kann sich, besonders wenn nur eine kleine Stelle der Knochenhaut erkrankt ist, das Periost unmittelbar nach Entleerung des Eiters wieder an den Knochen anlegen und den letzteren nicht fühlen lassen. Mit der Perforation des Abscesses bessern sich alle Beschwerden und Symptome. Meist hinterbleibt längere Zeit eine Fistel, aus der sich neben eitrigem Secret kleine oder grössere Sequester entleeren, nach deren vollständiger Beseitigung erst definitiver Verschluss der Fistel erfolgt, der meist mit starker Narbenschrumpfung und Ektropium der Lider verbunden ist. Gewöhnlich ist die Periostitis der Orbitalränder in der temporalen Hälfte entwickelt.

Sitzt der Process in der Tiefe der Augenhöhle, so schwellen die Lider zwar auch an. doch sind hier die Stellungsveränderungen des Bulbus viel stärker ausgesprochen; derselbe wird entweder seitlich verschoben oder nach vorn protrudirt und in seiner Beweglichkeit behindert. Für die Diagnose soll nach *v. Gräfe* Schmerzhaftigkeit des nicht aufgetriebenen Orbitalrandes auf Druck von hoher Bedeutung sein; bisweilen fehlt jedoch auch dieses Zeichen. Die Symptome steigern sich, sobald das Orbitalzellgewebe betheiligt ist, noch erheblich. Durch Affection des Opticus können hochgradige Sehstörungen und an der Papille ophthalmoskopische (neuritische) Veränderungen eintreten. — Gelegentlich perforirt der Abscess. wenn die Affection ihren Sitz an der inneren resp. unteren Wand hat, in die Nasen- resp. Highmorshöhle, eine Eventualität, welche zwar lästig und langwierig, aber quoad vitam noch günstiger zu beurtheilen ist, als die Perforation des Eiters in die Schädelhöhle bei Sitz des Leidens am Orbitaldach, welche gewöhnlich den Exitus lethalis zur Folge hat.

Die chronische Periostitis kommt ein- und beiderseitig an der Fissura orbitalis superior auf syphilitischer Basis zur Beobachtung; es entwickelt sich dabei ein mehr oder minder hochgradiger Exophthalmus mit Ophthalmoplegia totalis. Trigeminusanästhesie und zuweilen Neuritis optica. Die Affection kann sich unter geeigneter Behandlung ganz zurückbilden, die Beweglichkeit des Auges und das Sehvermögen zur Norm zurückkehren, aber auch Amaurose in Folge Atrophia optica zurückbleiben.

Die **Orbitalphlegmone,** Entzündung des Orbitalfettzellgewebes, entsteht in Folge Erkältung oder im Anschluss an Periostitis orbitae oder bei Erysipelas des Gesichtes und der Lider auf dem Wege der Lymphbahnen und Venen, ferner nach Periostitis alveolaris. nach Zahnleiden und in Folge von Extraction cariöser Zähne, nach Erkrankungen der Nase, bei Empyem des Sinus frontalis resp. Antrum Highmori durch Perforation des Eiters in die Augenhöhle, nach Perforation eines Thränensack-Abscesses in die Orbita. nach Traumen mit verunreinigten Gegenständen mit und ohne Hinterlassung eines Corp. alienum, auf metastatischem Wege bei Rotz- und Milzbrandinfection, bei Gesichtscarbunkeln. bei Pyaemie, Typhus, sehr selten im Puerperium oder bei eitriger Meningitis mit Sinusthrombose und Thrombophlebitis der Orbitalvenen.

Das Leiden beginnt meist mit heftigen Schmerzen im Kopf und in der Augenhöhle und mit Fieber; dabei tritt eine allmählig sich steigernde Hervortreibung und Beweglichkeitsbeschränkung des Bulbus, Anschwellung und blaurothe Verfärbung der Lider und glasige Chemose sowie Hervorquellen der Conjunctiva aus der Lidspalte ein. Mit der Zunahme des Exophthalmus steigern sich die Schmerzen in der Augenhöhle; jeder Versuch den Bulbus zu reponiren ist äusserst empfindlich. Der Orbitalrand pflegt, solange der Knochen nicht betheiligt ist, nicht schmerzhaft zu sein. Der zwischen Bulbus und Augenhöhlenrand eingeführte Finger empfindet hinter dem Auge ein allseitig gesteigertes Resistenzgefühl. Auf der Höhe des Processes pflegt auch das Sehvermögen in Folge Neuritis optica afficirt zu sein. Entweder sieht man an der Papille nur einfache Hyperämie mit stark erweiterten Venen, engen Arterien und verschwommenen Grenzen; gelegentlich auch an der Peripherie der Papille entsprechend dem Zwischenscheidenraum einen hellen Kreis, welcher den Choreoidealring völlig verdeckt und wohl einem Zwischenscheidenexsudat entspricht; oder in anderen Fällen ist neben den Zeichen einer Neuritis noch eine Thrombose der V. centralis retinae *(Leber, Vossius)* vorhanden, oder bei anderen Kranken ist der ophthalmoskopische Befund zunächt negativ, der Visus aber stark herabgesetzt und erst nach Wochen bildet sich an der Papille die Atrophie aus.

Im weiteren Verlauf fühlt man an einer circumscripten Stelle im Lide Fluctuation, und der Eiter bricht sich durch die Lidhaut nach aussen oder durch die Conjunctiva in den Bindehautsack Bahn; sehr selten perforirt er in die Nasenhöhle, das Antrum Highmori oder durch die Fissura orbitalis superior in das Gehirn. In Ausnahmefällen kommt es nicht zur Eiterbildung, sondern zu spontaner Resorption des entzündlichen Exsudats. Mit dem Eintritt der Perforation bessern sich allmählig alle Symptome, der Exophthalmus und die Behinderung der Beweglichkeit bleiben aber häufig noch lange zurück.

Ausser der Neuritis optica mit Ausgang in Heilung oder Atrophie der Papille resp. Thrombophlebitis der Centralvene, welche sich durch ihr auffallend dickes Caliber, ihre fast schwarze Farbe und Verbreiterung des Reflexstreifens auf der Vorderwand, sowie durch Blutungen in der Netzhaut anzeigt, ist als Ursache von Sehstörungen bei Orbitalphlegmonen noch zu nennen: die Amotio retinae *(v. Gräfe, Berlin. Becker* und *Rydel),* welche hinsichtlich ihrer Rückbildung prognostisch nicht so ungünstig ist. ferner Myopie, Hypermetropie oder Astigmatismus durch Verlängerung oder Verkürzung der Augenachse in Folge der Compression des Bulbus von Seiten des entzündlichen Exsudats; diese Refractionsanomalien bilden sich mit der Entzündung gleichmässig zurück. Unerklärt sind die bisweilen vorhandenen Pupillen-Anomalieen (Myosis und Mydriasis).

Ausser der Periostitis orbitae und Neuritis optica sind von Complicationen der Orbitalphlegmone noch zu nennen Abscesse in der Schläfengegend und Parotitis *(Leber),* Cornealgeschwüre mit Perforation und Ausgang in Phthisis bulbi in Folge mangelhafter Bedeckung des Auges, Meningitis resp. Gehirn-Abscess. *Panas* hat einen Fall mitgetheilt, in welchem bei einer nach Erysipel entstandenen Orbitalphlegmone Perforation des Trommelfelles mit dauerndem eitrigen Ohrenfluss und schliesslich Exitus lethalis eintrat.

Die bei Neugeborenen, von *Mooren* zuerst genauer beschriebenen, in den ersten 5 Monaten auftretenden Orbitalabscesse pflegen meist einen günstigen Ausgang zu nehmen, können aber auf das Orbitaldach und von hier auf das Gehirn übergehen und lethal endigen *(Leber).*

Fast nie findet man grössere Eiterhöhlen in dem Zellgewebe, entweder nur eine gleichmässige Infiltratiou desselben oder neben Phlebitis mit und ohne puriforme Thromben eine grosse Zahl von kleinen Abscessen von Stecknadelkopf- bis Erbsengrösse, welche in dem Fettgewebe, den Muskeln und Gefässwänden vertheilt sind. Daher vermag man auch bei den Incisionen nie grössere Quantitäten Eiter zu entleeren.

Die Differential-Diagnose zwischen Periostitis orbitae und Orbitalphlegmone ist häufig recht schwer und nicht früher möglich, als bis eine Probeincision und Sondirung des Wundcanals gemacht ist. Die letztere muss mit grosser Vorsicht ausgeführt werden, da man sehr leicht das

Orbitaldach perforiren kann. Anhaltspunkte für die Diagnose gibt die Beschaffenheit und Schmerzhaftigkeit der Orbitalränder, die Verfärbung der Lider, die nach *Hamilton* bei Periostitis eine mehr blassrothe, bei Phlegmone eine blau-rothe Farbe haben sollen, die Art und Richtung der Protrusio bulbi, die bei Periostitis mehr nach der entgegengesetzten Seite, bei Phlegmone in gerader Richtung stattfindet.

Bei scrophulösen Kindern sieht man gelegentlich, ohne dass ein Trauma oder eine Periostitis vorliegt, im vorderen Abschnitt des orbitalen Zellgewebes Abscesse entstehen, welche meist aussen neben dem Auge die Conj. bulbi vortreiben und nach Incision unter warmen Umschlägen schnell heilen, ohne den Visus und Bulbus zu gefährden.

Die **Thrombophlebitis** der Orbitalvenen tritt unter einem der Phlegmone ähnlichen Bilde auf und meist mit ihr vergesellschaftet. Sie kommt isolirt auf einem Auge oder mit Thrombose des Sinus cavernosus combinirt und dann meist doppelseitig vor. Als ursächliche Momente sind für die primäre Form marantische Zustände, für die secundäre Form Erkrankungen in der Nähe der Sinus, Compression derselben oder der Halsvenen durch Tumoren, Affectionen des Felsenbeins oder der benachbarten Schädelknochen, Traumen mit unreinen Instrumenten, Furunkel des Gesichtes, Erysipel, Geschwüre in der Nase etc. zu nennen. — Die Diagnose einer Thrombophlebitis ist nur dann ganz sicher, wenn sich im Gesicht resp. an den Lidern die Zeichen einer Phlebitis in Form harter, livider, schmerzhafter Stränge finden. Durch Beschränkung des Processes auf die Orbitalvenen ist ein günstiger Ausgang möglich, beim Uebergang auf die Gehirnsinus aber der Exitus lethalis unvermeidlich.

Die **Therapie** der entzündlichen Orbitalprocesse ist zunächst gegen das ätiologische Moment (Scrophulose, Lues) zu richten und eine entsprechende Allgemeinbehandlung einzuleiten. Die directe Behandlung besteht in Anwendung der feuchten Wärme in Form von warmen Breiumschlägen oder Cataplasmen mit warmem Wasser resp. desinficirenden Lösungen. Nach einiger Zeit macht man eine Incision oder einen Einstich in den Abscess mit einem schmalen Messer, das man durch das Lid dem Orbitaldach entlang einsticht. Auch frühzeitige Incisionen, ehe Absce dirung eingetreten ist, lindern die subjectiven Beschwerden. Nach der Incision erfolgt die Drainage des Abscesses unter antiseptischen Cautelen. Statt der einfachen Incision mit einem spitzen Scalpell kann man eine Punktion mit einem Troikart vornehmen oder zunächst Lid und Fascia tarso-orbitalis mit einem spitzen Messer einstechen und die Wunde mit einem geknöpften Bistouri dilatiren oder in die Tiefe den Weg zum Abscess mit einer Pincette resp. mit einer Sonde bahnen. — Sequester müssen entfernt werden.

Die **Tenonitis,** Entzündung der Tenon'schen Kapsel, wird zwar von einigen Autoren (z. B. von *Berlin*) geleugnet, ihr Vorkommen als selbstständige Erkrankung ist indessen nicht in Abrede zu stellen. Sie entwickelt sich häufig im Anschluss an starken Schnupfen und unter heftigem Fieber; die Lider schwellen und röthen sich, die Conjunctiva bulbi zeigt seröse Chemose und oberflächliche Injection, es besteht mässige Protrusio bulbi und Beweglichkeitsbeschränkung des Auges mit Schmerzen bei der Bewegung. Die Affection ist meist doppelseitig, nach Traumen (z. B. Schieloperationen) einseitig. In traumatischen Fällen ist Antiphlogose mit

Eisumschlägen, sonst Bettlage, Salicylsäure innerlich und trockne Wärme
mit erhitzten Kräuterkissen aus Species aromaticae indicirt. Die rheumatische Form heilt meist in wenigen Tagen.

2. Die **Tumoren** der Orbita.

Dieselben können ausgehen von den knöchernen Wandungen oder
von den Weichtheilen (Zellgewebe, Nerven, Gefässe), oder sie können auf
die orbitalen Gebilde von den Schutz- und Thränenapparaten, von dem
Augapfel selbst und von den Nachbarhöhlen übergreifen.

Je nach ihrer Lage zum Bulbus finden wir eine seitliche **Verschiebung** oder eine Hervortreibung des letzteren aus der Augenhöhle, welche
um so später auftritt, je mehr die Neubildung ihren Sitz in der Spitze der
Orbitalpyramide hat. Entwickelt die Geschwulst sich innerhalb des Muskeltrichters oder in der Tiefe der Augenhöhle, so erfolgt die Vortreibung
des Bulbus gerade nach vorn; entsteht sie von einer der Seitenwände aus
oder in der Nähe des vorderen Augenhöhlenumfanges, so bewirkt sie eine
seitliche Deviation des Augapfels in entgegengesetzter Richtung.

Ausser der Lageveränderung des Auges finden wir eine **Störung
der Beweglichkeit,** die theils direct durch das mechanische Hinderniss
von Seiten des Tumors, theils durch Affection der Muskeln resp. Nerven
bedingt wird.

Drittens beobachten wir **Sehstörungen** durch Druck oder Zerrung
am N. opticus resp. bulbus und zwar entweder Abnahme der centralen
Sehschärfe bis zu absoluter Amaurose sich steigernd oder Defecte resp.
Einengungen des Gesichtsfeldes. Der Sehnerv kann von der Tumormasse
vollständig erdrückt werden. Bei der ophthalmoskopischen Untersuchung
bekommen wir anfangs entweder einen negativen Befund an der Papille
oder die Zeichen einer venösen Stauung oder das Bild einer Papillitis
(Stauungspapille) oder Blutungen in der Retina, Neuritis mit Ausgang in
Atrophie, in seltenen Fällen amotio retinae.

Wächst die Geschwulst weiter, so ist der Bulbus, gleichviel ob
Trigeminusanästhesie besteht oder nicht, in Folge mangelhaften Schutzes
durch die Lider in Gefahr durch Hornhautulcerationen phthisisch oder
von Tumormassen umwuchert zu werden.

Schliesslich beobachten wir ein Fortwachsen der Neubildung aus
der Orbita zwischen die Lidspalte nach vorn oder in die Nachbarhöhlen
auf den anatomisch präformirten Bahnen, resp. es tritt nach Usur des
Orbitaldachs und bei Wucherung nach der Schädelhöhle sehr bald der
Exitus lethalis ein.

Meist kommt nur 1 Tumor in der Orbita vor; gelegentlich finden
wir aber auch 2 Geschwülste, die einen verschiedenen anatomischen Charakter haben können.

Die **gutartigen** und die **malignen** Neubildungen präsentiren sich
unter einem verschiedenen Bilde. Die **gutartigen** Formen zeichnen sich
aus durch langsames und schmerzloses Wachsthum und durch einen
weniger störenden Einfluss auf Sehvermögen, Beweglichkeit und äussere
Form des Bulbus. Die **malignen** Tumoren wachsen schnell, meist unter
starken Schmerzen und unter Störung des Allgemeinbefindens; sie erzeugen
schon frühzeitig eine hochgradige Dislocation des Bulbus. Die Beweglichkeit desselben ist meist wegen Durchwachsung der Muskeln und Verlöthung der Bulbusoberfläche mit der Geschwulstmasse in höherem Grade

alterirt und das Sehvermögen früher beeinträchtigt. Ferner schwellen die Glandulae cervicales und maxillares an.

Für **Blutgefässgeschwülste** spricht ein veränderliches Volumen oder die Anschwellung der Neubildung bei allen Momenten, welche eine Stauung herbeiführen, beim Bücken, Schreien, forcirten Exspiriren; sie sind oft schon durch die äussere Lidhaut resp. die Bindehaut an ihrer Farbe erkennbar. Ausserdem pulsiren sie in der Regel oder lassen ein eigenthümliches Schwirren empfinden. Nicht selten hört man am Schädel einen pfeifenden Ton oder ein blasendes Geräusch; aber auch an Gehirngeschwülsten (Encephalocelen) oder gefässreichen Sarkomen beobachten wir gelegentlich Pulsationserscheinungen.

Am häufigsten finden wir **Cysten** (Atherom- oder Dermoidcysten), die angeboren sind und um die Pubertät wachsen; *Berlin* hat constatirt, dass sie meist innen, nicht aussen in der Orbita auftreten. Sie enthalten gewöhnlich einen schmierigen, aus Epithelien und Cholestearin bestehenden Brei, oft Haare, gelegentlich auch Knochen, mitunter eine ölige Flüssigkeit. — Es kommen ferner Cysten mit serösem oder sanguinolentem Inhalt vor: die Blutbeimischung rührt aus den gewöhnlich sehr reichlichen, weiten Gefässen der Cystenwand her. — Die Diagnose der uni- und multiloculären **Echinococcen** resp. der **Cysticerken** ist wohl nur durch die Probepunktion und chemische Analyse resp. durch die mikroskopische Untersuchung des entleerten Inhalts gesichert, wenn nicht etwa sonst im Organismus Veränderungen bestehen, welche an die Möglichkeit dieser Parasiten denken lassen. Die Flüssigkeit der Echinococcen hat ein hohes spec. Gewicht, Kochsalz-, Traubenzucker- und Bernsteinsäuregehalt. Echinococcen verursachen mitunter heftige Ciliarneurose und entwickeln sich häufiger in den ersten beiden Decennien des Lebens.

Wir haben ferner **Abschnürungscysten**, welche aus Encephalocelen und Meningocelen hervorgehen, deren Prädilectionsort der innere Augenwinkel über dem Lig. canthi int. ist. Als Bruchpforte dient die Sutur zwischen Stirnbein, Nasenfortsatz des Oberkiefers, Siebbein und Thränenbein, welches zuweilen ganz fehlt, ausnahmsweise die Fissura orbitalis superior oder das Orbitaldach. Die Encephalocelen erreichen eine variable Grösse; sie sind angeboren, meist mit Alteration der Psyche und Anomalie der Schädelform, oft mit ähnlichen Tumoren an andern Stellen des Kopfes combinirt. Gelegentlich beobachtet man sie doppelseitig. Sie haben eine auffallende Transparenz, zeigen bisweilen Pulsationen, exspiratorische Anschwellung, Fluctuation und lassen sich auf Druck unter den Erscheinungen des gesteigerten Hirndrucks verkleinern.

Erwähnt sei noch die **angeborene Orbitalcyste** mit Mikrophthalmus resp. Anophthalmus, welche durch das untere Lid bläulich durchschimmert, dasselbe hervordrängt, zwischen Haut und Bindehaut gelegen ist und wahrscheinlich durch cystische Degeneration des Augenrudiments entsteht.

Von **Gefässgeschwülsten** kommen sowohl Teleangiektasieen (varicöse Venenerweiterungen), als Aneurysmen jeglicher Art, als auch abgekapselte cavernöse Tumoren vor. Die letzteren sind theils angeboren, theils erworben, am häufigsten innerhalb des Muskeltrichters gelagert und können eine variable Grösse erreichen. Auch cavernöse Lymphangiome *(v. Forster)* sind beobachtet.

Zu den seltensten Geschwulstformen gehören die vom Periost entstehenden **Fibrome** und das **plexiforme Neurofibrom**; zweifelhaft sind
Lipome. Bei Leukämie kommen **Lymphome** vor *(Leber)*. *Becker* beobachtete beiderseits symmetrische Lymphadenome in der Gegend der
Thränendrüse.

Von **Knochentumoren** sind zu nennen die Elfenbeinexostosen an
den Rändern, die Osteome am Dach der Orbita; sie erreichen bisweilen
einen erheblichen Umfang.

Nächst den Cysten sind am häufigsten die **Sarkome,** pigmentirte und
nicht pigmentirte, aus Rund- und Spindelzellen zusammengesetzt, oft
Mischformen (Myxo-, Fibro-, Osteo-, Chlorosarkome); eine besondere Form
stellen die von *Billroth* zuerst beschriebenen, von *Sattler* genauer studierten
Cylindrome dar. Die Sarkome gehen aus vom Periost, von der Tenon-
schen Kapsel, von dem Bindegewebe der Orbita, von den Hüllen des
Opticus und der anderen Nerven. Sie kommen ferner als Recidive nach
Exstirpation von Conjunctivaltumoren oder von Choreoidealsarkomen, resp.
Gliomen vor oder fortgesetzt von den Nachbarhöhlen, selten metastatisch.
Sie können sich in jedem Alter entwickeln, finden sich aber besonders
bei jugendlichen Personen, und gehören zu den bösartigsten Geschwülsten. — Die Cylindrome bestehen aus verästelten, kolbigen, hyalinen Bildungen, welche sich aus der Adventitia der Gefässe durch hyaline Degeneration derselben entwickeln; sie neigen besonders zu Recidiven.

Die **Carcinome** der Orbita gehen entweder von den Lidern oder von
den Thränenorganen aus, seltener von der Conjunctiva .bulbi (limbus
corneae).

Die **Therapie** besteht in der Exstirpation der Geschwülste, wenn
möglich mit Erhaltung des Bulbus. Dieselbe gelingt besonders bei Cysten;
sie ist bei allen abgekapselten Tumoren (Cavernomen) möglich, nöthigenfalls erst nach Spaltung der äusseren Commissur. Meist wird die Exstirpation von der Lidhaut aus, selten von der Bindehaut aus geschehen
müssen. Man kann auch nur einen Theil der Cystenwand exstirpiren;
sicherer ist natürlich die totale Ausschälung unter streng antiseptischen
Cautelen und Drainage nach Schluss der Lidwunde.

Osteome können durch Abmeisseln ganz oder theilweise
entfernt werden; die vom Oberkiefer ausgehenden Osteosarkome
erfordern die partielle oder totale Resection desselben.

Fig. 59.

Grössere arterielle Angiome, speciell Aneurysmen erfordern unter Umständen die Unterbindung der Carotis, kleinere
lassen sich ausschälen oder mit der galvanokaustischen Schneide-
schlinge abtragen.

Bei malignen Tumoren schützt vor Recidiven allein mit
einiger Sicherheit die **Exenteratio orbitae**. Bei derselben
kann man unter Umständen die Lider schonen; am sichersten
ist die gleichzeitige Entfernung des Periosts. Entweder von
der Uebergangsfalte oder durch die Lider schneidet man auf
den Augenhöhlenrand mit einem spitzen Skalpell ein und präparirt nun von hier aus mit einem Elevatorium das Periost
vom Knochen ab bis zum Foramen opticum; an der Durchtrittsstelle von Nerven und Gefässen und bei der Fissura orbitalis
muss man die Scheere zu Hilfe nehmen, sonst kann man auch

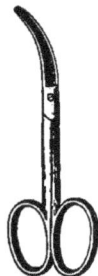

Enucleations-
scheere.

schon mit dem Fingernagel präparirend vorgehen. Ist man am Foramen opticum angelangt, so durchtrennt man den Sehnerv mit der grossen flachen Enucleationsscheere (Fig. 59), während man die ganze ausgeschälte Tumormasse incl. Lider mit einer Myzeux'schen Zange fasst und anzieht. Etwaige Reste kratzt man mit einem scharfen Löffel aus oder brennt man mit dem Glüheisen resp. dem Galvanokauter. Nach beendeter Operation tamponirt man die Höhle mit einem Tampon aus Jodoform — oder Carbolgaze, der mit Eiswatte ausgestopft wird, und legt einen festen Verband für mehrere Tage (ev. Eisblase) an. Erst am dritten oder vierten Tage wird der Tampon entfernt und die bereits von den Fissuren resp. den Knochencanälen aus granulirende Höhle von Neuem ausgestopft. Dann wechselt man täglich den Verband, bis die Höhle ganz ausgefüllt ist, was in wenigen Wochen zu geschehen pflegt.

Der pulsirende Exophthalmus

kommt entweder spontan d. h. idiopathisch oder auf traumatischem Wege zu Stande. Die idiopathischen Fälle sind vorwiegend bei Frauen, die traumatischen bei Männern beobachtet. Meist handelt es sich um eine Ruptur der Carotis interna in den Sinus cavernosus, die entweder direct durch ein bei Schädelbasisfractur in die Carotis eingetriebenes Knochenfragment oder durch eingedrungene Schrotkugeln bei Schussverletzungen bewirkt wird, selten indirect durch schwere Erschütterung des Schädels entsteht und in diesem Falle wohl immer eine hochgradige Degeneration der Gefässwand voraussetzt. Bei den idiopathischen Fällen ist diese letztere wohl stets vorhanden, da oft nur ein ganz unbedeutendes Gelegenheitsmoment, wie Bücken oder Husten als Veranlassung angegeben ist. Relativ häufig fällt der Ausbruch der Krankheit in die Zeit einer Gravidität. — Für das nähere Verständniss der Symptomatologie sei daran erinnert, dass die Carotis innerhalb des Sinus neben dem Clivus eingebettet ist, und dass die Vena ophthalmica superior, gelegentlich auch die V. centralis ret. direct in den Sinus cavernosus mündet, dass der N. abducens durch ihn hindurchzieht, während der Oculomotorius und Trochlearis über seine Oberfläche hinweg verlaufen. Von selteneren Ursachen des pulsirenden Exophthalmus ist ein Aneurysma der Carotis oder der Ophthalmica an ihrem Ursprung aus der Carotis oder ein Aneurysma verum resp. spurium resp. Cirsoideum resp. Arterio-venosum innerhalb der Augenhöhle zu nennen. Ein Aneurysma verum der Carotis oder der Ophthalmica kann indessen nur dann die Symptome des pulsirenden Exophthalmus erzeugen, wenn es sich rapide entwickelt und vergrössert, noch ehe ein venöser Collateralkreislauf durch die Vena ophthalmica inf. resp. durch die anderen Anastomosen nach der Vena facialis anterior oder nach der V. jugularis interna sich ausgebildet hat.

Bei den idiopathischen Fällen entwickelt sich das charakteristische Krankheitsbild gewöhnlich schneller als bei den traumatischen; bei letzteren sind zuerst die Symptome einer Schädelbasisfractur (Blutungen aus Ohr oder Nase und Mund, Bewusstlosigkeit, Erbrechen und Kopfschmerz) meist sämmtlich oder nur theilweise ausgesprochen und erst 4—6 Wochen später treten die Symptome des pulsirenden Exophthalmus hervor, bisweilen aber auch erst nach Monaten. Zu diesen gehören:

Röthung und Schwellung der Haut des oberen Lides mit bisweilen sichtbaren erweiterten Venen. Lähmung des Lides, das prall gespannt ist und
den protrudirten Bulbus fast ganz verdeckt; das untere Lid ist durch
die blasig hervorgequollene. sanguinolent-chemotische Conjunctiva bulbi
und die Uebergangsfalte vom Augapfel abgedrängt. Der letztere zeigt
einen starken Exophthalmus; die Protrusion ist aber nicht immer in gerader Richtung erfolgt. sondern seitlich oder nach unten, die Beweglichkeit ist besonders nach aussen behindert. Auf der Oberfläche des Bulbus
und in der Conjunctiva bulbi sieht man dicke, erweiterte venöse Gefässe. die zuweilen einen dem glaucomatösen Annulus arthriticus ähnlichen
Kranz um die Cornea bilden oder dicht am Limbus corneae auftauchen.
Die Hornhaut ist normal transparent. wenn die Lider den Bulbus genügend
decken. gelegentlich anästhetisch oder bei mangelhaftem Schutz afficirt
(ulcus), die Vorderkammer etwas vertieft, die Iris verfärbt, die Pupille
erweitert und starr, selten verengt. der Glaskörper mitunter hauchig
getrübt. Im Augenhintergrund finden wir die Zeichen hochgradiger venöser
Stase mit Erweiterung und Schlängelung der Venen, Verengerung der
Arterien. Blutungen im Verlauf der Venen. selbst Stauungspapille; bisweilen entwickelt sich schliesslich das Bild der Atrophie, doch kann
dieselbe auch die Folge einer Sehnervenverletzung innerhalb des Canalis
opticus bei Basisfractur sein. Die Sehstörungen variiren: bisweilen ist
das Sehvermögen hochgradig herabgesetzt und bleibt so. oder es bessert
sich wieder; in anderen Fällen ist es trotz hochgradiger Stauungs-
erscheinungen an der Papille fast ganz intact. — Drückt man den Bulbus
etwas in die Orbita zurück, so fühlt man ein Schwirren und Pulsationen,
bisweilen auch diese letzteren neben dem Bulbus am oberen inneren Umfang der Orbita. Beim Auscultiren des Bulbus und Schädels hört man
meist ein blasendes Geräusch. welches die Kranken selbst hören und
unangenehm empfinden.

Zunächst sind die Symptome in der Regel nur einseitig ausgesprochen; es kommen aber auch Fälle vor, wo sie zugleich auf beiden Augen
auftreten und andere Fälle. wo mit der Besserung des einen das andere
Auge erkrankt. Auch spontane Heilungen sind beobachtet. Der Exitus
lethalis tritt mitunter während heftiger Blutungen aus der Augenhöhle
und Nase ein. Dem Bulbus drohen durch secundäre Hornhautaffectionen
Gefahren.

Die **Behandlung** besteht in Compression der Carotis durch Fingerdruck oder Instrumente. Sehr günstige Resultate liefert allein die Unterbindung der Carotis communis. die nach *Sattler's* Zusammenstellung
unter 63 Fällen 38mal eine dauernde Heilung bewirkt hat, 8mal von
Exitus lethalis gefolgt war, während 17 mal Recidive beobachtet sind.
In der neuesten Literatur finden sich noch mehrere Heilungen nach der
Carotis-Unterbindung. *(Nieden, Eckerlein).*

Der Morbus Basedowii.

Mit diesem Namen bezeichnet man seit *Basedow* (1840) eine
Krankheit. welche mit Augenstörungen einhergeht und folgende Symptome hat:

1. Am constantesten und zuerst nachweisbar sind **Anomalieen im Bereiche des Circulationssystems**, starkes Herzklopfen mit gesteigerter Pulsation der Halsarterien (Carotis und Thyreoidea) bei hochgradig beschleunigtem und sehr kleinem Radialpulse neben oft intensiven Nonnengeräuschen über den stark erweiterten und geschwellten Jugularvenen.

2. In zweiter Reihe entwickelt sich in Folge Erweiterung und Neubildung von Blutgefässen eine **Anschwellung der Schilddrüse (Struma)**, von der meist beide Lappen, gelegentlich in verschieden hohem Grade, selten nur einer betroffen ist.

3. Kommen **Störungen am Sehorgan** vor, **Exophthalmus** beider Augen, nur selten einseitig. mit normaler Beweglichkeit des Bulbus, bisweilen ist die laterale Bewegung und Convergenz etwas behindert; der Exophthalmus entsteht durch Erweiterung der Blutgefässe in der Orbita und durch spätere Wucherung des Orbitalzellgewebes. Frühzeitig tritt eine **Erweiterung der Lidspalte** mit vermindertem Lidschlag *(Stellwag)* und mangelhafter Mitbewegung des oberen Lides bei Senkung der Blickebene *(v. Gräfe)* ein. so dass hierbei noch neben dem oberen Hornhautrande eine relativ breite Zone der Sklera sichtbar bleibt. — Anfangs besteht oft vermehrte Thränensecretion, später häufig mangelhafte Befeuchtung des Auges wegen zu schneller Verdunstung der Thränen in Folge der zu weiten Lidspalte, so dass die Kranken über Trockenheit der Augen klagen. Das Sehvermögen ist intact. *Becker* hat uns zuerst mit einer ophthalmoskopisch wahrnehmbaren, ziemlich constanten Veränderung des Augenhintergrundes bekannt gemacht — einer Erweiterung, Schlängelung und Pulsation der Netzhautarterien. seltener der Venen.

Von sonstigen Complicationen sind zu nennen: Chlorose resp. Anämie, Menstruationsanomalien, nervöse Beschwerden, die zum Theil in das umfangreiche Gebiet der Hysterie fallen, selten choreatische und epileptische Anfälle, ferner Schwindel, Erbrechen, Schlaflosigkeit, in sehr seltenen Fällen Oedeme und hydropische Erscheinungen, welche gewöhnlich Vorboten des Exitus lethalis sind. Bei älteren marastischen Individuen finden wir gelegentlich Ernährungsstörungen der Cornea, die zu Ulceration mit Perforation, sowie zu Phthisis bulbi führen können.

Das Leiden kommt vorwiegend bei Frauen zwischen der Pubertät und den klimakterischen Jahren, seltener bei Männern — nach dem 30. Lebensjahr — zur Beobachtung und Entwickelung, bisweilen auch bei Kindern und Greisen, bei denen es immer einen schwereren und ungünstigeren Verlauf hat. Auch bei Männern ist die Prognose schlechter. Ehe das charakteristische Gesammtbild ausgesprochen ist, pflegen meist Monate, nur selten wenige Tage zu vergehen. Wir beobachten entweder allmähligen Rückgang aller Symptome in der Reihenfolge ihres Auftretens und häufige Recidive, oder schliesslich allgemeinen Marasmus mit Exitus lethalis. Nach *Charcot's* Angaben soll die Gravidität einen günstigen Einfluss auf die Heilung ausüben, nach *Förster* ein Zusammenhang mit Erkrankungen der Genitalorgane (Parametritis atrophicans) bestehen. Als Gelegenheitsursachen werden psychische und geschlechtliche Aufregungen genannt.

Am Herzen fand man oft eine Erweiterung und Hypertrophie, besonders des linken Ventrikels, ferner constatirte man Veränderungen am Halssympathicus und seinen Ganglien (Verdickung und Atrophie). Man hat diesen letzteren Befund verwerthet für die Annahme, dass der

Symptomcomplex erzeugt werde durch permanente Reizung des Sympathicus; mit dieser Theorie stimmt jedoch nicht das Fehlen der Pupillendilatation. *Friedreich* nahm eine Lähmung der vasomotorischen Centren als Ursache der Krankheit an. Auch *Sattler* ist auf Grundlage physiologischer und experimenteller Erscheinungen für diese Theorie eingetreten, für eine Läsion, „welche den die Herzbewegung regulirenden Tonus im Vaguscentrum oder die davon ausgehenden, noch unvermischten Leitungsbahnen, ferner die vasomotorischen Centren für bestimmte Regionen des Körpers (Hals und Kopf), endlich die Centren für gewisse Coordinationsbewegungen und Reflexthätigkeiten in Anspruch nimmt." Natürlich müsste man sich diese Centren räumlich benachbart denken und keine schwere Läsion derselben annehmen. Einen dem Morbus Basedowii ähnlichen Symptomcomplex konnte *Filehne* bei grossen Kaninchen nach Durchschneidung der Corpora restiformia in ihrer ganzen Breite weit nach vorn ohne Verletzung des Bodens des vierten Ventrikels erzielen.

Hinsichtlich der **Behandlung** ist neben roborirender Diät und Aufenthalt in gesunder Luft der Gebrauch von Chinin mit und ohne Eisen, gelegentlich Digitalis von gutem Erfolg gekrönt gewesen. Sehr zu empfehlen sind kalte Abreibungen des Körpers und der constante Strom auf den Sympathicus applicirt. Bei hochgradigem Exophthalmus und sehr weiter Lidspalte muss man die letztere zur Verhütung einer Cornealläsion unter Umständen durch die Tarsoraphie verkleinern.

Das Empyem des Sinus frontalis.

Gewöhnlich nach schwerer Coryza, selten nach Traumen oder auf syphilitischer Basis tritt eine sich ganz allmählig entwickelnde Geschwulst im inneren Augenwinkel dicht unter dem Arcus superciliaris und oberhalb des Lig. canthi int. auf, welche oft mit leichter Wölbung durch die Lidhaut sichtbar ist, den Bulbus nach aussen und unten verdrängt und bei höherem Grade etwas Exophthalmus mit Behinderung der Beweglichkeit des Auges nach innen und Diplopie mit den Charakteren einer Parese des Trochlearis erzeugt. Durch den Druck der Geschwulst gegen die Thränenwege wird Epiphora bewirkt. Ueber dem Tumor kann man, wenn die orbitale Wand des Sinus usurirt ist und die Cyste sich nach der Orbita ausgedehnt hat, ein deutliches Fluctuationsgefühl wahrnehmen. Gelegentlich lässt sich bei Druck auf die Geschwulst ihr ganzer Inhalt nach der Nasenhöhle entleeren, was eine freie Communication zwischen Sinus und Nasenhöhle voraussetzt; dieselbe ist gewöhnlich entweder ganz aufgehoben oder im höchsten Maasse verengt gefunden.

Das Leiden beginnt meist mit heftigem Schnupfen, oft unter fieberhaften Erscheinungen und starkem Kopfweh mit mässiger Anschwellung der Haut des betreffenden oberen Lides. Ehe die Geschwulst nachweisbar ist, kann man in der Diagnose schwanken; mit Ausbildung des Tumors aber ist der Sitz, die Fluctuation und Schmerzhaftigkeit auf Druck entscheidend, ganz sicher ist die Diagnose jedoch erst nach einer Probepunktion, bei der sich eine gelbliche, eiterähnliche oder schleimige Flüssigkeit entleert.

Der Eiter kann spontan in die Orbita perforiren und durch eine stürmisch verlaufende Phlegmone nicht nur den Bulbus und das Sehvermögen, sondern auch das Leben bedrohen. Bei frühzeitiger Behandlung ist die Prognose gewöhnlich gut und dauernde Heilung innerhalb 3 bis 4 Wochen zu erzielen.

Die Therapie besteht in Incision und Entleerung der Cyste, Drainage der Höhle und Ausspülung derselben mit einer antiseptischen Flüssigkeit. Antiseptischer Verband. Ist die deckende Knochenplatte noch zu dick, so muss man sie aufmeisseln. Vielleicht gelingt es durch die neuerdings von *Juracz* empfohlene Sondirung des Sinus frontalis mit einer feinen geknöpften Metall- oder Fischbeinsonde von 11 bis 17 *cm* Länge von der Nase aus resp. von der am vorderen Ende der Muschel zwischen ihr und dem Processus uncinatus befindlichen Rinne aus der Entwickelung eines Empyems mit ihren Gefahren für die Orbita vorzubeugen.

VII. Capitel.
Krankheiten der Conjunctiva.

Anatomische Vorbemerkungen.

Die Bindehaut überzieht die Innenfläche der Lider und den vordern Bulbusabschnitt bis zur Cornea, an der sie den Limbus bildet. Sie beginnt nicht unmittelbar an der inneren Lidkante. hier finden wir in einem 1 *mm* breiten Streifen noch wirkliche Papillen und ein mehrschichtiges Pflasterepithel. Zwischen Conj. tarsi und Bulbi liegt die Uebergangsfalte, eine Duplicatur, die mehrfache quere Falten enthält. Die Conjunctiva palpebrarum ist mit dem Tarsus fest verwachsen und zusammengesetzt aus adenoidem Gewebe, welches beim Neugebornen noch fehlt und sich erst später bildet. Mit seiner Entwickelung entsteht ein reichliches, vielverzweigtes Rinnensystem *(Stieda)*, welches den sog. Papillarkörper. d. h. niedrige Vorsprünge erzeugt, welche mit den Papillen der Haut nur hinsichtlich der Form. nicht hinsichtlich des anatomischen Baues übereinstimmen. Der *Eble'sche* Papillarkörper fehlt der Conj. bulbi, ebenso das adenoide Gewebe. Ausser dem Rinnensystem finden wir noch schlauchförmige Epitheleinsenkungen in das adenoide Gewebe, deren Fundus bis auf den Tarsus reicht; dieselben sind von *Henle* und *Baumgarten* als tubulöse Drüsen bezeichnet. Hinter dem Grenzstreifen der Conj. tarsi in der Uebergangsfalte liegen die acinösen *Krause'schen* Drüsen, welche am unteren Lide fast ganz fehlen. Als normale Gebilde des Conjunctivalstroma's sind von *Krause, Henle, Merkel, Kölliker, Horner, Baumgarten, Michel, Stöhr* kleine mikroskopische Lymphfollikel mit Kapsel beschrieben: in derselben findet man oft ein feines Capillarnetz. Sie liegen vorwiegend in der Uebergangsfalte und kommen in variabler Zahl vor. In der unteren Uebergangsfalte und am oberen Lide in der Nähe der Winkel findet man sie schon bei der makroskopischen Betrachtung der Schleimhaut vieler Menschen, ohne dass sie eine pathologische Bedeutung haben. Das Epithel der Bindehaut stellt eine oberflächliche Cylinderzellenlage und darunter eine Schicht platter Zellen dar; es senkt sich in alle Rinnen ein und geht auf dem Bulbus in ein mehrschichtiges Plattenepithel über. welches im Limbus am dicksten ist. Die Carunkel im inneren Augenwinkel enthält Talgdrüsen und feine Härchen; hinter ihr findet sich die Plica semilunaris, welche von oben nach unten auf dem Bulbus verläuft und als Analogon des dritten Augenlides gedeutet ist.

Die arteriellen Blutgefässe der Conj. tarsi stammen von den Rami perforantes des Arcus tarseus. den Artt. palpebrales, deren je eine im inneren und äusseren Augenwinkel liegt. Die Gefässe der Conj. bulbi entspringen theils aus den Palpebral- theils aus den vorderen Ciliararterien.

Die Nerven sind Aeste des Trigeminus. *E. Fick* fand im normalen Conjunctivalsecret Mikroben, welche dort wachsen, aber keine pathologischen Processe erzeugen (z. B. *Milchel's* Luftstäbchen und den sog. Xerosebacillus, Sarcine. Fädenbacillen).

I. Hyperämie der Conjunctiva.

Dieselbe tritt entweder primär nach Einwirkung von Fremdkörpern, staubiger Luft, Tabakrauch oder Wind auf, oder sie wird veranlasst durch Ueberanstrengung der Augen in schlecht beleuchteten Räumen, durch unpassende Brillen, schlaflose Nächte. Sie kommt schliesslich zur Beobachtung bei allen möglichen Entzündungen des Bulbus, seiner Häute, der Orbita.

Die primäre Hyperämie, der **Catarrhus siccus,** ist charakterisirt durch folgende Symptome : gleichmässige Röthung der Conj. tarsi in der Nähe des freien Lidrandes bis zur Uebergangsfalte, so dass die Meibom'schen Drüsen verdeckt sind, bei unbedeutender oder fehlender Schwellung des Gewebes und etwas vermehrter Thränensecretion. Die Kranken klagen über ein Gefühl von Reiben, Stechen, Jucken und Brennen, welches des Abends und bei jeder Anstrengung der Augen an Intensität zunimmt, so dass ihnen Lesen und Schreiben ganz unmöglich wird. Des Morgens sind ihnen die Lider oft so schwer, dass sie nur mit Anstrengung geöffnet werden ; dann kommt das Gefühl, als ob ihnen Sand in den Augen wäre, so dass sie die Lider am liebsten permanent reiben möchten. Die Conj. bulbi ist nur selten injicirt. — Das Leiden ist oft sehr hartnäckig und lästig, wird chronisch. hat aber gewöhnlich bei Fernhaltung resp. Beseitigung aller Schädlichkeiten einen günstigen Ausgang. Die Kranken müssen vor Allem unter hygienisch günstigen Bedingungen leben, den Aufenthalt in überfüllten, staubigen und rauchigen Räumen meiden, sich viel im Freien — bei Wind und Staub mit Schutzbrille — bewegen ; die Augen müssen nicht zu anhaltend angestrengt und Abends bei Lampenlicht geschont werden. — Ausserdem lasse man kalte Umschläge mit gewöhnlichem Wasser oder Bleiwasser, Bor- u. Sublimatwasser oder Zinkwasser (0,1/120,0) machen. In hartnäckigen Fällen kann man in den Bindehautsack 2mal täglich 1 bis 2 Tropfen einer 0,2 bis 0,3% Lösung von Zincum sulfuricum einträufeln oder die Tarsalfläche der Lider mit einer 2 bis 3% neutralen Lösung von Plumb. acet. 1mal täglich bestreichen und darnach kalte Umschläge machen. — Oft wird der Erfolg der Cur wesentlich durch die Augendouche unterstützt, nach der man die Lider gut abtrocknen und nicht gleich der frischen Luft aussetzen muss.

2. Die Conjunctivitis simplex s. catarrhalis.

Wir unterscheiden einen acuten und chronischen Bindehautcatarrh. Derselbe kann nach allen, bei der Hyperämie genannten Momenten auftreten oder Katarrhe der Luftwege, Erkrankungen der Lider und Thränenwege begleiten und durch Uebertragung von eitrigem Secret anderer Schleimhäute oder Wunden, ferner durch Einwirkung reizender Chemikalien (Säuredämpfe, Arsenik, Atropin) erzeugt werden. Gewisse Infectionskrankheiten (Masern. Scharlach, Typhus, Pocken) sind meist mit Katarrh der Bindehaut complicirt.

Neben Hyperämie der Conj. tarsi und der Uebergangsfalte, sowie der angrenzenden Skleralbindehaut finden wir meist eine mehr oder weniger starke Schwellung ihres Gewebes, die sich an der Lidbindehaut durch ein Hervortreten der sogenannten Papillen markirt, welche der Schleimhautoberfläche ein sammetartiges Aussehen verleihen. Gelegentlich ist auch das pericorneale Gefässnetz injicirt. Wenn der Process sehr intensiv ist, finden wir oft eine leichte Schwellung der Lider, besonders des unteren, das ausserdem bisweilen noch etwas livide verfärbt erscheint. Zuweilen treten in der unteren Uebergangsfalte die Follikel als kleine vesiculäre röthliche Pünktchen hervor. — Die Thränensecretion ist gesteigert; in dem Secret schwimmen weissliche oder gelbliche Schleimfäden und Flocken herum, welche durch den Lidschlag nach dem inneren Augenwinkel befördert werden und hier als gelbliche Klümpchen oder Krusten liegen. Ueber Nacht trocknet das Secret zwischen den Wimpern ein und verklebt die Lider, so dass die Oeffnung derselben morgens erschwert oder unmöglich ist. Durch den Reiz des Secretes entstehen auf der Haut der Lider Excoriationen, besonders im äusseren Winkel oder an der freien Lidkante mit Blepharospasmus und Entropium und bei älteren Leuten tritt, wenn der Katarrh lange anhält und die Schleimhaut stärker schwillt, sogar Ectropium der unteren Lider ein. — Ist die eitrige Secretion reichlicher und die Hyperämie und Schwellung der Bindehaut stärker, so spricht man von blennorrhoischem Katarrh. In dem eitrigen Secret des acuten Katarrhs finden wir bei der mikroskopischen Untersuchung neben Epithelien (Becherzellen) und Lymph- resp. Eiterkörperchen reichlige Mikroorganismen (Coccen und Bacillen), deren Anwesenheit die Infectiosität des Secrets zuzuschreiben ist, das auf andere Augen übertragen eine Conjunctivitis erzeugen kann, welche oft hartnäckiger und langwieriger ist als die primäre Form. — Ob der von *Weeks* gefundene Bacillus, der kürzer als der Tuberkelbacillus aber ebenso dick wie dieser ist, wirklich der Träger der Infection des Secrets, von acutem Bindehautkatarrh ist, bleibt weiteren Untersuchungen vorbehalten. Von subjectiven Symptomen sind Gefühle von Brennen, Jucken und Scheuern in den Augen, wie wenn Sand darin wäre, Lichtscheu und mangelhafte Ausdauer beim Arbeiten zu nennen. Als gelegentliche Complicationen kommen eitrige Infiltrate, namentlich in der Nähe des Limbus corneae und sichelförmige, bisweilen recht tiefe, glattrandige Randgeschwüre der Hornhaut, sowie Irishyperämie vor, ferner Erkrankungen der Thränenwege.

Der Katarrh vergeht bei geeignetem Verhalten der Kranken ganz oder er tritt in ein chronisches Stadium, bei dem die heftigen Entzündungserscheinungen an der Bindehaut mehr zurücktreten, aber die Secretion andauert.

Die **Prognose** ist im Ganzen gut, wenn keine Cornealcomplication oder Affection der Lider hinzukommt.

Bei der **Behandlung** hat man zunächst zur Vermeidung einer Weiterverbreitung auf andere Individuen für eigenes Waschzeug zu sorgen und die schädlichen Ursachen fernzuhalten, Aufenthalt in frischer, nicht staubiger und rauchiger Luft anzurathen, die Augen gegen blendendes Licht und Wind durch eine Brille zu schützen. Dann lasse man fleissig das eitrige Secret mit einer Bor- oder Sublimatlösung auswaschen und die Augen mit demselben Wasser kühlen. Die Krusten müssen Morgens von den

Wimpern mit lauem Wasser abgeweicht werden. — Eis ist nur bei blennorrhoischem Katarrh indicirt. Bei demselben kommt ferner die Touchirung der Bindehaut mit einer schwachen 1—2% Lösung von Arg. nitr. in Anwendung. Nachdem man die Conjunctivalfläche einmal mit dem Pinsel bestrichen, entfernt man den Ueberschuss der Höllensteinlösung mit dem in Salzwasser getauchten Pinsel und spült noch mit gewöhnlichem Wasser nach ; dann lässt man die Kranken kalte Wasserumschläge machen oder auf Eis abgekühlte Compressen auf die geschlossenen Lider legen. Später geht man zu Pinselungen mit einer 2—3% neutralen Lösung von Plumb. acet. oder zur Einträufelung von einer 0,3—0,5% Zinklösung 2mal täglich mit nachfolgenden kalten Umschlägen über. — Thränenkanal-stricturen müssen beseitigt werden. — Bei spastischem Entropium und Excoriationen im äusseren Winkel führt man die Canthoplastik aus, bei beginnendem Ectropium bestreicht man die gewulstete innere Lidkante und angrenzende Conjunctiva mit einem mitigirten Argentumstift. Gegen Irishyperämie ist der Gebrauch eines Mydriaticums erforderlich. Um die Excoriationen der Lidhaut und Lidränder zu vermeiden, bestreiche man dieselben Morgens und Abends mit etwas Ung. leniens, Paraffini oder Zinci.

3. Die Blennorrhoea conjunctivae.

Wir unterscheiden eine acute und eine chronische Form, die letztere geht aus der ersteren hervor.

Die **Ursache** einer acuten Blennorrhöe ist eine Infection der Binde-haut durch blennorrhoisches, granulöses oder diphtheritisches Conjunctival-secret oder durch gonorrhoisches Secret. Die durch Gonorrhöe erzeugte Blennorrhoea conjunctivae pflegt den bösartigsten Charakter zu haben und kann schon in wenigen Stunden den vollständigen Verlust des Auges herbeiführen. Die Vaginalblennorrhoe ist die Ursache der Blennorrhoea neonatorum; bei kleinen Mädchen wird sie gelegentlich die Veranlassung zu einer Blennorrhöe, von der andere Menschen inficirt und mitunter En-demien erzeugt werden können. Die Infection geschieht meist mit den Fingern oder durch Hand- und Taschentücher resp. durch gemeinschaft-liches Waschzeug. Die Blennorrhöe kann schon wenige Stunden nach der Infection ausbrechen; am wirksamsten ist vollkommen frisches Secret, Eintrocknung schwächt die Infectiosität ab und vernichtet sie schliesslich ganz, ebenso starke Verdünnung des Secrets.

Die ersten **Symptome** sind Gefühl von Brennen und Reiben in dem Auge, etwas Lichtscheu, gesteigerte Thränensecretion und Injection der Bindehaut, an der namentlich auch der Bulbus Theil nimmt. Sehr bald schwellen die Lider an, während sich das Secret steigert und einen trüben, molkigen Charakter annimmt. Schliesslich ist das obere Lid nach 24—48 Stunden so geschwellt, dass es nicht mehr gehoben werden kann. Die Haut ist geröthet, oft blauroth, fühlt sich weich und sehr heiss an, aus der Lidspalte tropft ein zunächst dünnes, später dickeres, eitriges Secret, das über das untere Lid und die Backe rinnt und hier förmliche, beim Eintrocknen gelbliche Strassen zeichnet. Das Ectropioniren der Lider ist sehr schmerzhaft, bisweilen ohne Chloroform kaum möglich, an dem unteren Lide, dessen Schwellung etwas geringer zu sein pflegt, leichter ausführ-bar. Die Bindehaut der Lider sieht himbeerroth aus und ist stark geschwellt, an der Schwellung ist der Papillarkörper besonders betheiligt, so dass die Conjunctiva wie rauher, ungeschorener Sammet aussieht. Die Uebergangs-falte springt als dicker, rother Wulst hervor. Die Conj. bulbi zeigt leb-hafte Injection, glasige Chemose und umgiebt oft wallartig die Cornea. In vielen Fällen hat das Secret die Neigung schnell zu graugelben oder glasigen Membranen zu gerinnen, welche die Oberfläche der Bindehaut decken oder sich zwischen Lid und Bulbus ausspannen und nach dem Abwischen sich unmittelbar wieder erneuern. Mitunter lassen sich die Membranen, ähnlich wie die diphtheritischen, schwer abwischen, und es tritt dann erst die leicht blutende Schleimhautoberfläche zu Tage. Das Secret enthält regelmässig den **Gonococcus Neisser,** der auf und in den Eiterkörperchen sitzt und der Träger der Infection ist, deren Folge mit-unter beim Ausbruch der Krankheit ein fieberhafter Zustand ist.

Die Blennorrhöe gefährdet in höchstem Maasse die Cornea; entweder findet man eine diffuse hauchartige Trübung, die im weiteren Verlauf wieder spurlos schwindet, oder es tritt ein centrales parenchymatöses eitriges Infiltrat auf, das sich schnell in ein Geschwür umwandelt, der Fläche und Tiefe nach ausdehnt, im günstigsten Falle mit Leucoma adhärens, häufiger mit Partialstaphylom endigt, im ungünstigsten Falle zu Totalstaphylom oder bei Infection des Glaskörpers zu Panophthalmitis mit Ausgang in Phthisis bulbi führt. Viel häufiger wie das centrale Cornealabscess ist das sichelförmige Randgeschwür, welches sich con-centrisch zum Limbus in der Peripherie der Cornea entwickelt, wie mit einem Nagel ausgekratzt erscheint, glatte Ränder hat und hufeisenförmig die Cornealmitte umgreift. Später dehnt es sich über die ganze Peripherie aus, während gleichzeitig die Mitte der Membran nekrotisch und ab-gestossen wird, so dass die Iris ganz frei liegt. Im günstigsten Falle bleibt die Iris in ihrer Lage und bedeckt sich mit einer grauen Mem-bran von der Peripherie her, es entsteht Phthisis anterior; häufiger wird sie vorgebuckelt, und es entwickelt sich Totalstaphylom oder Panophthal-mitis mit Ausgang in totale Phthisis bulbi. Die Cornealaffection erklärt sich durch Infection der bei der starken Chemose mangelhaft ernährten Cornea von oberflächlichen Epitheldefecten aus, die zufällig durch das Reiben der rauhen Conj. tarsi oder bei den mannigfachen Reinigungs-manipulationen eintreten. *Fuchs* sah in einem Fall einen Neonatus, dessen beide Corneae bereits bei der Geburt durch Blennorrhöe zerstört waren. *Magnus* ein neugeborenes Kind mit starker angeborener Blennorrhöe und Cornealinfiltrat.

Die **Prognose** der Blennorrhöe ist abhängig von dem Zustand der Cornea; die Zeit, in welcher die letztere afficirt wird, ist dabei im All-gemeinen von Bedeutung. Je früher die Cornealcomplication eintritt, um so ungünstiger ist ihr Verlauf; Spätaffectionen geben in der Regel eine günstigere Prognose, doch kommen auch Fälle vor, in welchen diese zu Verlust des Auges führen. Manchmal ist es geradezu wunderbar, wie günstig sich das Endresultat trotz umfangreicher Hornhauterkrankung ge-staltet: man vermuthet vollständige Einschmelzung der Cornea, schliesslich entsteht nur ein centrales Leucom, und die Peripherie klärt sich so auf, dass durch eine spätere Iridectomie noch ein relativ gutes Sehvermögen verschafft werden kann. — Die Blennorrhöe bedingt immer noch eine grosse Zahl unheilbarer ein- und doppelseitiger Erblindungen. *Magnus* hat unter 2528 Fällen von doppelseitiger Amaurose in $10,87^0$ $_0$ als Ursache eine Blennorrhoea neonatorum ermittelt. *Hirschberg* fand, dass die Blennorrhöe 1,18 pro mille aller Augenkrankheiten ausmacht. Der **Verlauf** der acuten Blennorrhöe erstreckt sich über mehrere (4—6) Wochen; Complicationen verzögern die Heilung. Mit dem Rückgang des Processes nimmt zuerst die Schwellung der Lider, dann die seröse Durchtränkung und Hyperämie der Bindehaut und die Chemose ab; das Secret wird spärlicher und dickflüssiger. Am convexen Rand des Tarsus treten die sog. diphtheritischen Knöpfe *(Gräfe's)* auf. die sich innerhalb mehrerer Wochen zurückbilden. Schliesslich erhält die Bindehaut entweder ein ganz normales oder nur leicht narbiges, aber glattes Aussehen.

Gelegentlich bleibt eine chronische Blennorrhöe zurück; Lid- und Bindehaut schwellen ab, aber es hinterbleibt eine etwas gewulstete hyperämische Conjunctiva mit Hypertrophie des Papillarkörpers und reichlicher eitriger Secretion. Auch in diesem Stadium können noch Hornhautcomplicationen eintreten, flache Geschwüre mit glattem Rand und Grund oder eitrige Randinfiltrate; sie haben einen viel günstigeren Verlauf. Gelegentlich exacerbirt eine chronische Blennorrhöe.

Die **Therapie** besteht zunächst in der Prophylaxe für die Umgebung und, falls nur 1 Auge erkrankt ist, in dem Schutz des anderen. Der Patient muss isolirt werden und besonderes Waschzeug, auf dem gesunden Auge einen Collodium-Schutzverband erhalten oder mit einem durchsichtigen Uhrgläschen versehene Verbände; sobald der Collodiumverband sich lockert, muss er erneuert werden. Jeder, der den Kranken anfasst, muss seine Hände nachher sorgfältig reinigen. Für beide Augen sind natürlich verschiedene Waschschälchen zu gebrauchen. — Beim Untersuchen nimmt man zuerst das gesunde, dann das kranke Auge vor. Der Patient liegt im Bett und macht so lange als möglich kalte Umschläge mit Leinwand- oder Wattecompressen, welche auf Eis abgekühlt und erneuert werden müssen, sobald sie sich zu erwärmen beginnen. In Zwischenräumen von 5—10 Minuten wird der Conjunctivalsack von dem Secret gereinigt dadurch, dass man ihn mit einer Sublimatlösung 1 : 5000 überrieselt und das der Lidkante anhaftende Secret abwischt. Wenn die permanenten Umschläge den Kranken unangenehm sind, macht man Pausen dazwischen. Besteht eine Cornealaffection, so muss man natürlich mit der grössten Vorsicht zu Werke gehen und jede Berührung mit der Cornea vermeiden. Wenn die Bindehaut sehr stark geschwellt und blutreich, resp. zum Bluten geneigt ist, so touchirt man dieselbe mit einem mitigirten Argentumstift (1 Arg. nitr. zu 1—2—3 Th. Kal. nitr.) spült mit Salzwasser nach und skarificirt die weisse Bindehautfläche mit einem *Gräfe'schen* Messer (cfr. Fig. 60), lässt die Schnitte, welche nur oberflächlich und parallel zur Lidkante gemacht werden, durch leichtes Reiben der Lider ausbluten und dann kalte Umschläge mit Eiscompressen machen. Erst wenn die nach dem Touchiren auf der Bindehaut gebildete Eschara sich abgestossen und das Epithel sich regenerirt hat, wozu meist 24 Stunden erforderlich sind, darf die Bindehaut von neuem touchirt werden; Skarifikationen können indessen

Fig. 60.

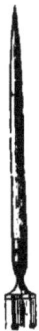

Gräfe'sches Messer.

auch noch vor diesem Zeitpunkt wiederholt werden. In leichten Fällen genügen bisweilen nur wenige Touchirungen, um eine schnelle Besserung einzuleiten; schwerere bedürfen indessen durch Wochen dieser Therapie. Selbst bei einer Hornhautcomplication muss man den Argentumstift anwenden; droht jedoch die Perforation, so unterlasse man das Touchiren — es sei denn dass man die Narkose anwendet. — um nicht durch unvorsichtiges Ectropionniren oder durch die Muskelaction des Kranken die Perforation herbeizuführen. Sobald die Schwellung und Hyperämie der Bindehaut und die eitrige Secretion sich erheblich verringert hat. geht man zu täglicher Bepinselung mit einer zunächst 2%, dann mit 1% Argentumlösung über. Auch bei der Lösung kann man eine verschieden starke Wirkung erzielen; dieselbe ist stärker. wenn man den Pinsel mehrmals fest über die Bindehaut herüberführt und längere Zeit verstreichen lässt, bis man den Ueberschuss neutralisirt und auswäscht. Wenn nur noch ein geringer Grad von Schwellung und Hyperämie vorhanden ist, so geht man zu schwächeren Adstringentien (Plumb. acet. oder Zinklösung) über und lässt die kalten Umschläge kürzere Zeit und in grösseren Zwischenräumen machen. Bei noch nicht vernarbten Geschwüren der Cornea vermeide man die Bleilösung. welche zu Incrustationen der Ulcera führt. — Besteht im Anfang eine sehr starke Spannung der Lider auf dem Bulbus, so spalte man die äussere Commissur, ohne die Bindehaut umzusäumen, bei hochgradiger Chemose der Conj. bulbi skarificire man auch die letztere.

Wenn ein tiefes, der Perforation nahes Geschwür der Cornea aufgetreten ist, wende man seine ganze Aufmerksamkeit dem Hornhautleiden zu. Zunächst verordne man beiderseits einen Druckverband mit häufigem Wechsel über dem kranken Auge zur Reinigung von Secret und lege Eisblasen über die Binde. Genügt der Druckverband zur Rückbildung der Keratocele nicht, so führe man die Perforation an der dünnsten Stelle des Geschwürsgrundes mit einer *Desmarres'schen* Punktionsnadel (cfr. Fig. 61) herbei, lasse aber nur langsam das Kammerwasser abfliessen. indem man ganz allmählig die Nadel senkt und dabei die Wunde lüftet. Je nach der Lage des Geschwüres wird Eserin oder Atropin gebraucht, um den Pupillenrand aus dem Bereich der Perforationsstelle zu entfernen. Eserin setzt ausserdem noch den intraocularen Druck herab. Nach dem operativen Eingriff lässt man den Druckverband mit Eisblase liegen und wiederholt eventuell die Punktion des Geschwürsgrundes. wenn ein zwingender Grund vorliegt, in den nächsten Tagen. Meist schützt die Perforation, wie es scheint, das Auge vor vollständigem Verlust. Ein Irisprolaps muss abgekappt werden, wenn er sich nicht mehr durch Eserin, resp. Atropin aus der Wunde herausziehen lässt.

Die chronische Blennorrhöe erfordert bei reichlicher Secretion die Behandlung mit dem Argentumstift oder der Argentumlösung und kalte Umschläge neben fleissiger Reinigung der Augen mit einer Sublimatlösung. In späteren Stadien geht man zu milderen Adstringentien über.

Zur **Prophylaxe** der **Blennorrhoea neonatorum** hat *Credé* ein besonderes Verfahren empfohlen und demselben die vollständige Verhütung dieser Krankheit nachgerühmt. eine Angabe. die von den Gynäkologen

Fig. 61.

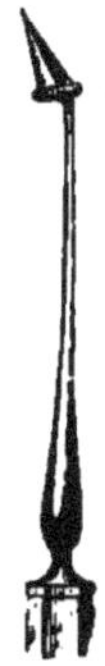

Desmarres' Punctionsnadel.

ziemlich allgemein bestätigt wird. Man soll demnach die mütterlichen
Genitalien vor und während der Geburt, sowie nach jeder Untersuchung
sorgfältig mit einer Carbol- oder Sublimatlösung ausspülen, und nach der
Geburt in die Augen der Neugeborenen einen Tropfen einer $2^0\!{}_0$ Argentumlösung instilliren. *Credé* hat durch peinliche Befolgung dieses Verfahrens
die Zahl der Blennorrhöen in seiner Anstalt vollständig annullirt. Das Arg.
nitr. reizt jedoch die Augen. so dass zur Beseitigung des Reizzustandes
kalte Umschläge erforderlich sind, und dürfte deshalb der allgemeinen Einführung in die Praxis hinderlich sein. Gründliche Reinigung der mütterlichen Genitalien vor und während der Geburt, sowie Reinigung der
Augen der Neonati mit reinem oder Sublimatwasser genügt nach den
Beobachtungen von *E. Cohn* aus der *Schröder'schen* Klinik und nach *Kalten-
bach* vollkommen. Jedenfalls ist das Argentum nitricum kein Specificum
gegen die Blennorhöecoccen, die mit den Gonococcen identisch sind. Die
Spätinfectionen, bei denen die Krankheit erst nach dem fünften Tage auftritt, sind von den intra partum entstandenen Infectionen, bei denen die
Blennorrhöe am zweiten bis fünften Tage ausbricht, zu trennen und durch
grosse Sauberkeit der Mutter und Wärterinnen bei der Reinigung der
Kinder zu vermeiden. Durch Lochialsecret werden sie nur dann erzeugt,
wenn das letztere Gonococcen enthält; dieselben vermehren sich nach
Bumm gerade in den ersten Tagen post partum sehr beträchtlich. — Die
Blennorrhoea neonatorum ist nicht zu verwechseln mit eitrigem Katarrh,
der sich bei Neugeborenen bisweilen vorfindet. Hier sind die Lider nicht
so geschwollen, die Bindehaut ist weniger hyperämisch, das Secret ist
frei von Gonococcen, die Conj. bulbi nicht afficirt; die Affection bildet
sich ferner bei fleissiger Reinigung der Augen und kalten Bleiwasserumschlägen schnell zurück. — *Alfred Gräfe* hat als Prophylacticum statt
der Argentumlösung eine 2% Carbollösung empfohlen, doch reizt dieselbe
gleichfalls die Augen und erzeugt meist heftige Schmerzen.

Mit der durch Gonorrhöe bedingten Blennorrhoea conjunctivae ist
nicht zu identificiren die **Conjunctivitis der Gonorrhoiker,** die sich
consensuell, ohne Uebertragung von Secret in den Bindehautsack, ähnlich
wie die Gelenkaffection und oft mit ihr zusammen entwickelt. Sie hat
grosse Neigung zu recidiviren; zwischen den einzelnen Anfällen von acuter
Conjunctivitis, bei der keineswegs reichliche eitrige Secretion besteht,
beobachtet man oft einen Anfall von Iritis. Die Prognose dieser Conjunctivalaffection ist günstig; dieselbe weicht gewöhnlich mit der Gonorrhöe.
Local sind Umschläge mit Blei-, Bor- oder Sublimatwasser indicirt. —

4. Die Conjunctivitis crouposa (membranacea).

Die Krankheit ist im Allgemeinen selten und vorwiegend bei Kindern
resp. jugendlichen Individuen zu beobachten. Gelegentlich sieht man
förmliche Epidemien, so dass man die Affection für infectiös halten muss.

Die **Symptome** sind ähnlich wie bei Blennorrhöe. nur erreicht die
Lidschwellung keinen so hohen Grad. Die Lider sind etwas geröthet, weich,
höher temperirt, das Secret ist anfangs gering, mehr serös und hat die
Neigung zu dünnen, glasigen oder hellgrauen resp. graugelben Membranen
zu gerinnen, welche die ganze Bindehautfläche der Lider und Uebergangsfalte überziehen; sie lassen sich abwischen, ohne dass immer eine Blutung

aus der stark hyperämischen Conjunctiva eintritt, regeneriren sich jedoch wieder schnell. Das mässige Secret hat eine hellgelbliche, seröse Beschaffenheit. Die Berührung der Lider und Bindehaut ist nicht schmerzhaft. Die Membran besteht aus einem deutlich geschichteten, geronnenen Fibrinnetz mit Rundzellen und vereinzelten Epithelien. Zu einer Complication von Seiten der Cornea kommt es fast nie; aber Lideczem bildet sich gelegentlich dabei aus oder geht der Membranbildung auf der Conjunctiva voraus. Die **Prognose** ist günstig. Der Process läuft bei geeigneter Behandlung in 8—14 Tagen ab, ohne Narben in der Schleimhaut zu hinterlassen. Man lässt kalte Umschläge mit Blei-, Bor- oder Sublimatwasser machen, und die Bindehaut fleissig auswaschen. Der Gebrauch der Adstringentien ist contraindicirt, so lange sich Membranen bilden, später bei katarrhalischer Beschaffenheit der Conjunctiva gestattet.

5. Die Conjunctivitis diphtheritica.

Die Diphtheritis ist zuerst von *Gräfe* im Jahre 1853 beobachtet und beschrieben und in Norddeutschland häufiger als im Süden, speciell in den Rheinthälern; in Frankreich, England, Oesterreich und der Schweiz ist sie äusserst selten. Eine grosse Epidemie hat *Jacobson* in Königsberg gesehen. Sie kommt idiopathisch an der Bindehaut vor oder neben Diphtheritis anderer Schleimhäute z. B. des Rachens und der Nase, von wo sie entweder direct durch den Thränennasengang fortgeleitet oder durch Infection mit dem Secret der diphtheritisch erkrankten Schleimhaut erzeugt wird. Die idiopathische Diphtheritis macht unter Umständen umfangreiche Epidemien, sie kommt aber gewöhnlich sporadisch vor. Sie ist im höchsten Grade contagiös; doch entsteht nicht immer durch Infection mit ihrem Secret Diphtheritis, es gibt auch Fälle, in denen eine Blennorrhöe erzeugt wird, und umgekehrt solche, in welchen durch Uebertragung des Secrets von einem blennorrhoischen Kranken eine Diphtheritis entsteht.

Die acute reine Diphtheritis tritt meist mit heftigen Allgemeinerscheinungen — Fieber, gastrischen Störungen, Abgeschlagenheit — auf; sie befällt besonders Kinder zwischen dem dritten und vierten Lebensjahre, seltener jüngere Kinder, ausnahmsweise Neonati und Erwachsene. Es sind meist schlecht genährte, oft mit Lues congenita oder Gesichtseczem behaftete Kinder; nicht selten schliesst sie sich an Masern und Scharlach an.

Symptomatologie. Ein schwerer Anfall gestaltet sich folgendermaassen: Die Lider schwellen an, namentlich das obere, und sehen livide oder roth aus; sie fühlen sich bretthart an und sind auf Berührung sehr schmerzhaft. Das Ectropionniren ist in hohem Maasse erschwert oder wegen der Härte und Steifigkeit des oberen Lides unmöglich, bisweilen nur in der Narkose ausführbar. Die Bindehaut zeigt von der freien Lidkante an ein blutleeres, graugelbliches Aussehen, welches bedingt wird durch eine dicke, speckige Membran, in der mitunter einzelne kleine Apoplexien nachweisbar sind. Die Uebergangsfalte ist stark geschwellt und hat gleichfalls eine graugelbe Farbe, die Conj. bulbi ist chemotisch und gelblich verfärbt, überragt die Cornea wallartig und hat eine vermehrte Resistenz. Die Membran lässt sich gar nicht oder nur an umschriebenen Stellen, nicht ohne heftigen Schmerz, abwischen, und man bekommt dabei nicht etwa die Schleimhaut zu sehen, sondern wieder ein graugelb infiltrirtes, blutleeres Gewebe, in dem nur einzelne Blutpunkte auftreten. Das Secret ist nicht so reichlich, wie bei Blennorrhöe, es ist dünnflüssig, molkig getrübt; in demselben sind einzelne Flocken oder nekrotische Gewebsstückchen suspendirt.

Bis zu diesem Höhepunkt vergehen 8—10 Tage, dann folgt das blennorrhoische Stadium, bei dem die Lider etwas weicher werden und abschwellen, die graugelben Membranen unter Eintritt reichlicher, eitriger Secretion sich abstossen und durch eine leicht blutende Granulationsfläche ersetzt werden, in der meist einzelne durch tiefere Einschnitte getrennte Granulationsknöpfe wuchern (diphtheritische Knöpfe *Gräfe's*).

In dem dritten Stadium vernarbt die Wundfläche; dabei verkürzt sich die Bindehautfläche; es kommt zu Symblepharon anterius und posterius, je nachdem die der Lidkante benachbarte Schleimhautfläche oder die der schrumpfenden Uebergangsfalte benachbarte Lidbindehaut mit dem Bulbus verwächst. Die Conjunctiva erhält ein trockenes, glanzloses Aussehen (Xerosis); nicht selten verkrümmt sich das eine oder andere Lid (Entropium und Trichiasis), selbst Verwachsung der Lider ist beobachtet.

Von vornherein ist nicht sofort die ganze Schleimhautfläche mit der dicken speckigen Membran bedeckt, sondern es bilden sich einzelne später zusammenfliessende Heerde. Dieser sog. confluirenden Form steht die Form der einzelnen eingesprengten Heerde gegenüber, die umschrieben bleiben, gewöhnlich in der Nähe des Lidrandes sitzen und meist gutartig verlaufen; auch in der Uebergangsfalte findet man oft einzelne Plaques. Ferner beobachtet man Mischformen mit Blennorrhöe oder eitriger Conjunctivitis; sie sind prognostisch günstiger als die Fälle reiner Diphtheritis, sie haben aber einen ungünstigeren Verlauf als die Fälle reiner Blennorrhöe oder der reine Katarrh.

Die Hauptgefahr der Diphtheritis liegt in der Cornealaffection, die häufiger und schwerer als bei Blennorrhöe ist. Wir finden sehr früh Unebenheiten des Epithels, von denen aus die ganze Cornea zerstört werden kann, oder ein centrales eitriges Infiltrat, das sich der Fläche und Tiefe nach ausdehnt und zu totaler Necrose der Cornea führt. Sehr viel seltener ist ein Randgeschwür. Im günstigsten Falle hinterbleibt ein grosses centrales einfaches oder adhärirendes Leucom. Selbst der kleinste Epitheldefect kann den Mikroorganismen eine erwünschte Eingangspforte abgeben; deshalb muss man bei der Untersuchung dieser Kranken sehr vorsichtig sein. Ausser der Cornea zeigt sich die äussere Lidhaut gelegentlich afficirt; man sieht einzelne diphtheritische Plaques durch das überfliessende Secret entstehen. — Die Cornealaffection kommt nicht nur durch Mikroben zu Stande, sondern auch durch mangelhafte Ernährung vom Randschlingennetz aus, wenn die Conj. bulbi stark speckig infiltrirt ist.

Von der Blennorrhöe unterscheidet sich die Diphtheritis

1. durch die Beschaffenheit der Lider, die hier hart, dort weich sind;
2. durch die Beschaffenheit der Conjunctiva (Belag); .
3. durch das Secret, das hier weniger reichlich und molkig, dort dicker und eitrig ist.
4. durch die Form der Hornhautcomplication; hier herrscht der Abscess, dort das sichelförmige Randgeschwür vor.

Anatomisch genommen handelt es sich bei der Diphtheritis in allen Schichten der Conjunctiva um eine dichte Zell- und Faserstoffinfiltration mit Unterbrechung der Circulation; selbst bei Einschnitten in das Gewebe fliesst gewöhnlich keine seröse Flüssigkeit, kaum ein Tropfen Blut ab. Abgesehen hiervon fanden *Hirschberg* und *Klebs* sowohl in der Conjunctiva wie in der Cornea reichliche Mengen von Bakterien. Ob der von *Klebs* und *Löffler* gefundene Bacillus die einzige Materia peccans ist, weiss man noch nicht sicher.

Die **Prognose** ist abhängig von dem Umfang und der Acuität des Processes: einzelne versprengte Plaques und oberflächliche Infiltrationen der Bindehaut haben einen günstigen Verlauf, ohne erhebliche Narbenbildung zu hinterlassen. Sie hängt ferner ab von dem Zeitpunkt, in welchem die Cornealaffection auftritt, und von der Ausdehnung der letzteren. — Je früher die Cornea erkrankt und je stärker die Conjunctiva infiltrirt ist, um so ungünstiger ist der Ausgang; wird die Hornhaut erst in späteren Stadien des Processes in Mitleidenschaft gezogen, so ist der Verlauf der Complication besser. Auch der Allgemeinzustand der Patienten ist zu berücksichtigen. — *Gräfe* sah von 40 Augen 9, *Hirschberg* bei 94 Augen 34 und *Jacobson* von 22 Augen 5 vollständig verloren gehen; *v. Gräfe* beobachtete ferner noch 3mal, *Hirschberg* 6mal, *Jacobson* 4mal adhärirende Leucome, letzterer noch 6mal Cornealtrübungen.

Therapie. Die Prophylaxe bezieht sich auf die Verhütung einer Ansteckung der Umgebung und auf Schutz des gesunden Auges durch einen hermetischen Collodiumverband; mitunter erkrankt indessen auch unter diesem das Auge durch die Thränenwege, wenn Rachendiphtheritis die Ursache des Augenleidens ist. Daher ist ein häufiger Wechsel des Verbandes indicirt.

Im Anfang beschränkt man sich auf permanente Eisumschläge und Reinigen des Auges mit desinficirenden Lösungen, wobei man sich vor Berührung der Cornea zu hüten hat; steigern die Eisumschläge etwa die Schmerzen, so beschleunigen warme Umschläge die Abstossung der Schorfe. Oberflächliche Scarificationen sind schädlich, tiefe Incisionen nützlich. Das Causticum ist in dem ersten Stadium entschieden verwerflich. — *v. Gräfe* schlug neben der Kälte noch acute Mercurialisirung vor, durch stündlichen Gebrauch von Calomel à 0,06 für Erwachsene, bei Kindern die Hälfte, oder durch Einreibungen mit Ung. hydrarg. ciner. 2—3 gr. 1 bis 2mal tgl. an verschiedenen Körperstellen bis zum Eintritt von Salivation. Diese Therapie ist jedoch nur bei kräftigen Individuen zu versuchen, ebenso anhaltende Blutentziehung durch fortgesetzte Application von Blutigeln hinters Ohr, bis Remission des Processes eintritt. — Die Wärme von vornherein anzuwenden ist bedenklich, weil sie leicht die Ausbreitung des Processes begünstigt; im Uebergangsstadium zur Blennorrhöe kann sie die Vascularisation und Regeneration des Gewebes, sowie die Abstossung der nekrotischen Massen beschleunigen. — Wenn das blennorrhoische Stadium ausgebildet ist, geht man zu Adstringentien über; zunächst gebraucht man eine schwache Argentumlösung, und wenn dieselbe gut vertragen wird, kann man zu einer stärkeren Lösung ev. zum Stift übergehen und die Behandlung nach den bei der Blennorrhöe angegebenen Regeln zu Ende führen. Dieselben gelten auch hinsichtlich der Therapie der Cornealcomplicationen. — In einzelnen schweren Fällen mit Cornealaffection. in welchen die sonst gebräuchliche Therapie im Stich liess, führte mir eine wesentliche Besserung herbei der Gebrauch einer 2—3% Salicylglycerinlösung, mit der in Zwischenräumen von $^{1}/_{2}$ Stunde die Bindehaut bepinselt wurde. Daneben wurden kalte Umschläge gemacht. Im acuten Stadium der Krankheit wird der Druckverband nicht vertragen. —

6. Die Conjunctivitis phlyctänulosa (lymphatica. exanthematica, scrophulosa).

Symptomatologie. Die Krankheit ist charakterisirt durch das Auftreten von gelblichen oder weisslichen, bläschenähnlichen, undurchsichtigen Gebilden, die nicht etwa, wie *Stellwag* durch den Namen Herpes conjunctivae andeutete, im Anschluss an eine Erkrankung der Ciliarnerven, wie der Herpes im Gesicht bei Trigeminusaffection, sich entwickeln. Die Phlyctänen entstehen durch Abhebung des Epithels durch eine seröse, an Rundzellen reiche Flüssigkeit. oder sie haben einen eitrigen Inhalt. Sie sitzen gewöhnlich auf der Spitze eines dreieckigen Gefässbüschels in der Nähe des Hornhautrandes und sind mit der Conj. bulbi verschieblich, oder in ihrer Umgebung ist die Conj. diffus injicirt und von der Sclera durch Infiltration des subconjunctivalen Gewebes etwas abgehoben, so dass eine weitläufige Aehnlichkeit mit einem episcleritischen Buckel, bisweilen sogar eine Complication mit einem solchen besteht; bei dem letzteren fehlt aber meist die Phlyctäne. Die Grösse der letzteren ist verschieden; sie schwankt von der eines Sandkornes, bis zu der einer Linse und darüber. Mitunter schwellen auch dabei die kleinen Lymphfollikel der Conjunctiva in der unteren Uebergangsfalte an. — Wir unterscheiden drei Typen der Phlyctänen.

1. **Die solitäre Conjunctivalphlyctäne.** Meist ohne erhebliche Reizerscheinungen, bisweilen von gesteigerter Thränensecretion. dem Gefühl von Scheuern und Brennen im Auge und geringer Hyperämie der Conj. tarsi, Lichtscheu und Blepharospasmus begleitet, tritt entweder im Bereiche der Lidspalte oder an jeder beliebigen Stelle der Conj. bulbi in einiger Entfernung oder neben dem Hornhautrand an einer circumscripten Stelle eine oberflächliche Gefässinjection auf. deren Basis dem Fornix conjunctivae und deren Spitze dem Hornhautrand zugekehrt ist; an letzterer, seltener in der Mitte des injicirten Gefässgebietes bildet sich dann ein circumscriptes, weissliches oder gelbliches Bläschen, das sich nach wenigen Tagen wieder zurückbildet, indem die Epitheldecke platzt und der Inhalt sich nach aussen entleert. Allmählig füllt sich die flache Delle wieder mit Epithel, während die Injection und die anderen Reizerscheinungen nachlassen. Bisweilen besteht daneben circumscripte pericorneale Injection. Oft treten in kurzen Zwischenräumen nacheinander mehrere Phlyctänen auf. Dann pflegen die Reizerscheinungen erheblich stärker zu sein. Dabei kann auch eine mässige Lidschwellung und eitrige Secretion mit gleichmässiger Röthung und Schwellung der Uebergangsfalte und der Conj. tarsi bestehen. Selbst blutige Suffusion der Conjunctiva bulbi kann dem Auftreten der Phlyctänen vorausgehen, so dass das Krankheitsbild einer leichten Blennorrhöe ähnt. Diese Form ist infectiös. wenigstens habe ich in mehreren Familien durch Uebertragung des Secretes von Individuum auf

Individuum dieselbe mit eitriger Secretion einhergehende Form von Phlyctänen sich mehrfach bei den einzelnen Mitgliedern wiederholen sehen. *Gifford* fand in dem Secret pathogene Coccen, die auch in dem Secret einer normalen Bindehaut, aber in geringerer Zahl, nachweisbar waren. *Burchardt* hat einen Coccus gezüchtet, der kleiner als der Staphylococcus pyogenes aureus ist und dem von *Flügge* beschriebenen Coccus flavus desidens am meisten entspricht.

2. **Die multiplen sandkornförmigen Randphlyctänen.** Sie schiessen im Limbus corneae dicht neben einander auf, prominiren nur wenig über die Umgebung, sind meist sandkorngross, verursachen lebhafte diffuse conjunctivale und pericorneale Injection und ziemlich heftige Reizerscheinungen. Das Gewebe des Limbus ist meist geschwellt und injicirt; bisweilen treten sie darin erst bei seitlicher Beleuchtung deutlich hervor. Das Secret ist entweder ein reines, nur vermehrtes Thränensecret oder durch beigemischte Eiterflocken getrübt. Die Conj. sclerae ist häufig leicht chemotisch. Die Bläschen schwinden entweder, ohne sichtbare Veränderungen zu hinterlassen, unter Rückgang der Reizerscheinungen, oder sie confluiren und bilden, wenn ihre Decke platzt, ein oberflächliches Randgeschwür, welches unter Vascularisation vom Rande her heilt. Nicht selten ziehen einzelne Gefässe noch in die angrenzende oberflächlich getrübte Cornea zu mehreren kleinen, punktförmigen Infiltraten **(Pannus scrophulosus)**, oder es tritt nur ein einziges grösseres vascularisirtes Infiltrat auf. Dieses Leiden erstreckt sich oft mit seinen Complicationen über mehrere Wochen; Recidive sind häufig.

3. Unter gewöhnlich lebhaften Schmerzen, Thränen, Lichtscheu, starker Injection tritt eine Phlyctäne von grauer oder gelber Farbe im Limbus auf und ragt halb auf die Hornhaut, halb auf die Sclera hinüber. Meist platzt dieselbe, nachdem sich ein grauer oder gelber Hof auf der Cornealseite gebildet hat, und es entsteht ein kraterförmiges, in die Tiefe greifendes Geschwür der Hornhaut, welches schnell bis auf die Membrana Descemeti vordringt und, noch ehe ärztliche Hilfe kommt, perforirt. Im Moment der Perforation prolabirt die Iris und reizt nach Art eines Pressschwammes die Umgebung, welche sich intensiver trübt, erweicht und ektatisch wird. Der Prolaps verhindert die reguläre Heilung des Geschwüres. Sich selbst überlassen entsteht entweder ein adhärirendes Leucoma prominens oder ein Partialstaphylom. Günstiger ist es, wenn die Phlyctäne durch weitere Vorschiebung der Trübung und Gefässe in die Cornea der Ausgangspunkt einer büschelförmigen Keratitis wird. Wegen ihres destruirenden Einflusses auf die Cornea führt diese Form der Phlyctänen den Namen **Pustula maligna.**

Die Conjunctivitis phlyctänulosa kommt vorwiegend bei Kindern, seltener bei Erwachsenen auf scrophulöser Basis neben anderen Zeichen der Scrophulose (Eczem des Gesichtes und der behaarten Kopfhaut, Rhinitis und Geschwüren der Nase, Drüsenschwellungen, Blepharitis) zur Beobachtung; sie tritt oft nach Keuchhusten und Masern auf. Im Frühjahr und Herbst sieht man sie am meisten. Sie entsteht ferner unter dem Einfluss von Staub und Rauch. Gelegentlich beobachtet man auch bei Conjunctivitis granulosa Phlyctänen.

Die **Prognose** ist bei der solitären Form an sich gut; die Phlyctänen schwinden ohne sichtbare Narben, recidiviren aber leicht oder combiniren sich mit anderen Augenaffectionen. Gefährlicher für das Auge sind die Randphlyctänen und die Pustula maligna, zumal bei schwäch-lichen, sehr heruntergekommenen Kindern.

Die **Behandlung** richtet sich zunächst nach dem Allgemeinzustand; man regulire die Diät, sorge für günstige hygienische Verhältnisse durch Luftveränderung und lasse die Kinder mit einer Schutzbrille viel im Freien spazieren gehen, wenn nicht aus anderen Gründen der Druck-verband und Aufenthalt im Zimmer geboten ist. Man verordne Leberthran und ein leichtes Eisenpräparat, später Sool- oder Seebäder. Ferner ver-meide man bei den Fällen mit blennorrhoischer Secretion die Infection anderer durch Trennung der Kinder und ihres Waschzeuges. — Kopf-und Gesichtseczem, sowie die Nasenaffection müssen in entsprechender Weise behandelt werden.

Bei der ersten Form sind 1mal tgl. Calomeleinstäubungen in den Conjunctivalsack noch längere Zeit nach Beseitigung des Reizzustandes und nach Heilung der Phlyctänen zu machen, natürlich nicht gleichzeitig neben innerlichem Gebrauche eines Jodpräparates. Zu starke Einstäubung eines nicht sehr feinen Calomelpulvers kann ebenfalls heftige Reizerschei-nungen machen. Statt des Calomels kann man auch gelbe Pagenstecher-sche Salbe benützen. Daneben lasse man Umschläge mit Blei- oder Bor-wasser machen, ob warme oder kalte, entscheidet das subjective Gefühl des Kranken. Bei eitriger Secretion werden im Allgemeinen kalte Um-schläge besser vertragen und daneben noch fleissige Auswaschungen mit schwachem Sublimatwasser verordnet. Sehr oft ist der Gebrauch einer dünnen Argentumlösung (1%) oder einer neutralen Plumb. acet. Lösung von gutem Erfolg gekrönt. — Bei lebhaftem Ciliarschmerz oder Iritis verordne man noch Atropin, warme Umschläge und Druckverband. —

Bei der multiplen Randphlyctäne sind Calomel und gelbe Salbe in ihrer Wirkung gleich gut; sobald sich die Reizerscheinungen darnach steigern, müssen sie ausgesetzt werden. Dann verordne man halbdunkles Zimmer, Atropin, Druckverband abwechselnd mit lauen Umschlägen aus Camillenthee, Bor- oder Bleiwasser; auch gewöhnliches warmes Wasser kann verwendet werden. Hier entscheidet ebenfalls im Allgemeinen für Kälte oder Wärme das Gefühl des Kranken. Bei starker Lichtscheu und Blepharospasmus tauche man die Kinder mit dem Gesicht in eine Schale kalten Wassers.

Schwieriger ist die Behandlung der dritten Form. Man hebe den Allgemeinzustand, verhüte die Perforation und beschleunige die Regene-ration. Die Kinder müssen im Bett liegen, bekommen Eserin in den Bindehautsack eingeträufelt, damit nicht der Pupillarrand bei der Perfo-ration prolabirt, und Druckverband abwechselnd mit warmen Umschlägen. Gelbe Salbe fördert oft die Regeneration. Oder man punktire die Vorder-kammer bei Eseringebrauch mit einer Desmarres'schen Nadel resp. einer Lanze im Limbus resp., wenn die Perforation des Geschwüres nicht zu vermeiden ist, an der dünnsten Stelle des Geschwürsgrundes und lasse das Kammerwasser nur langsam abfliessen. Die Punktionen werden nach Bedarf wiederholt. Einen Irisprolaps schneide man mit Pincette und Scheere oder Gräfe'schem Linearmesser ab, wenn er sehr gross ist und durch Eserin sich nicht mehr reponiren lässt.

7. Der Frühjahrscatarrh *(Sämisch)*.

Die Affection gleicht oft der Phlyctäne, indem sich unter umschriebener Injection von Conjunctivalgefässen nahe dem Limbus und in
letzterem meist im Bereich der Lidspalte dicke, wulstige weit über stecknadelkopfgrosse gelbe oder grauröthliche Massen entwickeln, welche oft
noch auf die Cornea hinüberwuchern, im Frühjahr und Herbst auftreten
und im Winter schwinden. Die Conj. tarsi ist meist nur wenig injicirt,
ebenso die Uebergangsfalte; sie hat oft ein milchiges Aussehen. Die
Secretion ist nur gering, von subjectiven Beschwerden vor allem Reiben
und Scheuern, sowie Lichtscheu vorhanden. Das Leiden ist vorwiegend
bei kleineren, schwächlichen Kindern zu beobachten; es recidivirt sehr
leicht und oft und befällt meist beide Augen. Oertliche reizende Mittel
müssen vermieden werden; man sorge für frische, gesunde Luft, lasse
Umschläge mit indifferenten Wässern machen, eine Schutzbrille tragen
und massire die kranken Stellen mit Ung. Paraffini oder excidire sie, wenn
die Wucherungen sehr umfangreich werden. Die Rückkehr des Leidens
im Frühjahr lässt den Einfluss von Mikroorganismen vermuthen. Bei der
mikroskopischen Untersuchung sieht man eine hochgradige Wucherung
der Epithelschicht, von der sich einzelne Zapfen in die Tiefe einsenken.
Das Stroma ist gewöhnlich nur wenig verändert, aber reich an Gefässen,
um die sich eine bedeutende Zellinfiltration findet. — *Horner* empfiehlt
in Uebereinstimmung mit *de Wecker* innerlich Arsen.

8. Die Conjunctivitis granulosa *(Sämisch)* s. follicularis.

Die Krankheit hat von *Sämisch* ihren Namen deshalb erhalten,
weil die Bindehaut im Verlauf derselben ein körniges Aussehen bekommt,
und weil die in ihr aufschiessenden „Körnchen" oder „Granula" ihr eine
gewisse Aehnlichkeit mit einer granulirenden Wundfläche verleihen. Die
Krankheit ist identisch mit dem Trachom, der Conjunctivitis tracho-
matosa, aegyptiaca, militaris, contagiosa der älteren Autoren und über
Europa erst seit der Rückkehr der französischen Armee aus Aegypten
hereingebrochen. Zunächst grassirte sie in der italienischen und englischen,
dann in der Armee der Verbündeten und vom Militär verbreitete sie sich
auf die Civilbevölkerung. Zum Glück, kann man sagen, hat sich der
Charakter der Krankheit wesentlich geändert, was In- und Extensität
anlangt. Sie hat ihren unheilvollen Einfluss auf die Augen und das Sehvermögen in gewissen Gegenden, namentlich in den russischen Ostseeprovinzen und den angrenzenden Districten von Ost- und Westpreussen
indessen noch immer nicht ganz verloren, doch kommen förmliche Seuchen
wie zu Anfang unseres Jahrhundertes nicht mehr vor. Wir sehen zwar
immer noch einzelne Familien, ja einzelne Dörfer fast vollständig mit
dieser garstigen Augenaffection behaftet, doch hat die wesentliche Erleichterung des Verkehrs und die Aufbesserung der Lebensverhältnisse,
die Hygiene in Schulen und Kasernen im Allgemeinen die Zahl der Erblindungen durch diese so gefürchtete Krankheit erheblich verringert. Sie
ist immer noch gross genug, trotz des milderen Charakters der Affection.
Der Grund, den *Rühlmann* für die Abnahme der Krankheit und die
Verminderung ihrer Intensität anführt, dass ihr durch die Durchseuchung
der Bevölkerung im Laufe der Jahre der Boden entzogen ist, scheint

vollständig plausibel zu sein; daneben geben die günstigeren Existenz-
bedingungen der Leute einen wesentlichen Damm ab gegen den Ausbruch
und ihre Verbreitung. Wie aus den Berichten aller Autoren erhellt, mit
denen auch meine Erfahrung übereinstimmt, ist das Leiden vorwiegend
ein Attribut der ärmeren Bevölkerung, deren Ernährung eine mangelhafte
ist, die in grosser Zahl beisammen in unzureichenden, schlecht ventilirten
Räumen wohnt und schläft, gemeinschaftliche Waschutensilien benützt
oder überhaupt nur mangelhaft sich bereinigt. Wohl situirte Personen
oder Familien werden selten befallen, weil sie sich besser dagegen
schützen können; hier beobachten wir nur die leichteren Formen. Die
Krankheit tritt in den Städten seltener als auf dem Lande auf und ist
schwerer bei den Leuten, welche durch ihren Beruf dem Einfluss von
Staub, Rauch und blendendem Licht ausgesetzt sind, als bei den Personen,
welche unter diesen Einflüssen weniger zu leiden haben. — Sie entsteht
nie autochthon, sondern immer durch directe Uebertragung eines fixen
Contagiums, das dem Secret anhaftet und durch Hand- und Taschentücher
resp. gemeinschaftliches Waschbecken von Auge zu Auge verschleppt
wird. *Sattler* fand in dem Secret einen Mikroorganismus, der die Eigenschaft hat in kleinen Häufchen ähnlich wie die Sarcine sich zu gruppiren,
Michel hat die biologischen Eigenschaften dieses den Gonococcen ähnlichen,
aber kleineren Diplococcus während einer Epidemie im Aschaffenburger
Waisenhause genauer studirt. Neuerdings hat *Kartulis* die Identität dieses
Mikroben mit dem der „ägyptischen Augententzündung" geleugnet; bei
derselben hat er wie auch *R. Koch* nur Bacillen, die den Xerosebacillen
gleichen, nicht mit ihnen identisch sind, gefunden — und zwar bei der
katarrhalischen Form, während bei der blennorrhoischen, die schliesslich
in Trachom übergeht, nur die *Neisser'schen* Gonococcen vorkommen. Bei
eigenen Untersuchungen, die ich mit *Baumgarten* zusammen vornahm,
habe ich den *Michel'schen* Coccus mit seinen biologischen Eigenschaften
bisher noch nicht auffinden können. *Kucharsky* hat einen anderen Coccus
in seinen Fällen nachgewiesen und durch Culturen gezüchtet, aber mit
negativem Erfolg übertragen. In mehreren meiner Culturen fand sich
ein dem *Kucharsky'schen* ähnlicher Coccus. Dass ein Mikroorganismus
existirt, der die Infection vermittelt, ist unbedingt sicher; aber ob der
Diplococcus von *Sattler* und *Michel* oder der von *Kucharsky* der richtige
ist, bleibt noch weiteren Untersuchungen zu entscheiden vorbehalten.
Fick spricht sich ebenfalls dahin aus, dass noch erst durch weitere Untersuchungen festgestellt werden müsse, ob in dem „Trachomcoccus der
Aschaffenburger Epidemie" das Bacterium des Trachoms überhaupt, d. h.
auch des vernarbenden, gefunden sei, oder ob das klinische Bild des
Trachoms durch verschiedene Mikroorganismen hervorgebracht werden
könne. Die letztere Möglichkeit scheint mir sehr unwahrscheinlich. —
Eine Verbreitung dieses Mikroorganismus durch die Luft scheint im Allgemeinen ausgeschlossen zu sein; denn bei der nöthigen Reinlichkeit
und Sauberkeit, bei vollständiger Trennung der Wasch- und sonstigen
Utensilien kann man, wie die Erfahrungen in den Kliniken beweisen,
granulöse und nicht granulöse Kranke in einem Zimmer unterbringen,
ohne dass eine neue Erkrankung von Gesunden vorkommt. Die Immunität,
mit deren Annahme wir uns z. B. bei nur einseitiger Erkrankung helfen,
spielt hier jedenfalls keine Rolle; ob bei der Beschränkung der Affection

auf nur ein Auge locale. d. h. der betreffenden Conjunctiva innenwohnende oder andere Einflüsse maassgebend und welcher Art diese sind, ist uns vorläufig noch ein Räthsel. Darum jedoch die Contagiosität der Krankheit zu leugnen, würde zu wenig den Thatsachen Rechnung tragen. Ebenso gewagt scheint es mir die granulöse Conjunctivitis mit *Horner* für „das Product der contagiösen Secretinfection einer miasmatisch vorbereiteten Bindehaut zu erklären." Dass eine Affection der Conjunctiva die letztere zum Ausbruch der Granulationen disponire, ist eine vollständig unerwiesene Hypothese.

Die Conjunctivitis granulosa ist eine Krankheit, welche grosse Neigung zu Epidemieen in Schulen, Waisenhäusern, Kasernen und Familien zeigt. Die Unreinlichkeit spielt dabei eine Hauptrolle; ein einziges krankes Individuum ist schon für die Verbreitung der Affection genügend. Auch an den Wänden eines mit granulösen Kranken belegten Raumes kann das Contagium haften: wenigstens ist es auf diese Weise allein erklärlich, dass in solchen Zimmern gelegentlich jeder neu Hinzugekommene von der Affection betroffen wird, während die frischen Erkraukungen ausbleiben, nachdem die Räume sorgfältig gereinigt sind und einen frischen Anstrich der Wände, Decken, Fenster, Thüren und des Fussbodens erhalten haben. — Die Krankheit befällt vorwiegend Leute mittleren Alters: sie entsteht selten bei Kindern vor dem sechsten Lebensjahr und bei Greisen. Einzelne Gegenden sind besonders heimgesucht, so die russischen Ostseeprovinzen, Polen, die slavischen Theile der österreichisch-ungarischen Monarchie, Nordostdeutschland, die Rheingegend mit den Thälern der Nebenflüsse, Holland: in den gebirgigen Gegenden (Schweiz, Bayern) kommt die Affection viel seltener vor.

Anatomisch genommen stellt die Conjunctivitis granulosa eine Bindehautentzündung dar, welche einhergeht mit der Bildung von „Granulis", die von den verschiedenen Autoren in verschiedenem Sinne gedeutet wurden. *Sämisch* und *Michel* hielten sie für Neubildungen, letzterer bezeichnete sie in seinem Lehrbuch als Lymphome: *Rählmann* hält sie für neugebildete Lymphfollikel. Die Frage, ob es neugebildete oder nur geschwellte Follikel sind, steht und fällt mit der Negirung oder Annahme präformirter Lymphfollikel in der Bindehaut. Wie Eingangs erwähnt, haben schon *Henle* und *Kölliker* letztere in der normalen Conjunctiva angetroffen, ebenso *Horner* und *Stöhr;* vor Allem aber hat *Baumgarten* ihr Vorkommen in gesunder Bindehaut bis in die Neuzeit hin eifrig verfochten. Die Follikel hat nun auch *Michel* als physiologische Gebilde bei Gelegenheit seiner neuesten bakteriologischen Untersuchungen anerkannt und *Pröbsting* bei seinen histologischen Untersuchungen der Bindehaut ebenfalls gefunden. Wir werden also die Granula als geschwellte präformirte Follikel ansehen: dass es anatomisch bereits vorhandene Gebilde sein müssen, dafür spricht u. A. die Regelmässigkeit ihrer Anordnung an ganz bestimmten Stellen der Bindehaut, in der sie auf der Tarsalfläche der Lider in förmlichen Reihen aufschiessen, während sie in der Uebergangsfalte in Reihen und in grösseren, den Peyer'schen Plaques ähnlichen Haufen angetroffen werden. Wenn wir durch den Namen gleichzeitig den anatomischen Charakter der Krankheit bezeichnen wollen, so ist statt der Conjunctivitis granulosa die Bezeichnung Conjunctivitis follicularis vorzuziehen.

Neben den Follikeln finden wir eine Hyperplasie des adenoiden Gewebes und der sogenannten Papillen. Die letzteren unterscheiden sich von den Follikeln durch ihr ganzes Exterieur; sie sind vermöge ihres Blutgehaltes dunkel, fleisch- oder himbeerroth, undurchsichtig, an ihrer Kuppe kolbig, zugespitzt oder abgeplattet und durch den gegenseitigen Druck bisweilen unregelmässig eckig, durch tiefe Furchen getrennt. Sie wachsen gelegentlich zu hahnenkammartigen Wucherungen heran, während die Follikel kaum bis zur Grösse einer kleinen Linse gedeihende, rundliche oder ovale, grauröthliche oder graugelbe, durch das hyperämische Gewebe schon spontan oder erst bei künstlicher Blutleere desselben durch Druck gegen den Nagel des Fingers durchschimmernde, froschlaichähnliche Gebilde darstellen und perlschnurartig an einander gereiht erscheinen. Durch Druck lässt sich aus den Follikeln im weiteren Verlauf ein komedonenähnlicher, grauer Pfropf entleeren, während die Papillen nur gleichmässig abblassen oder, wenn in ihnen zufällig ein Follikel steckt, den letzteren erst beim Abblassen durchschimmern lassen. Gewöhnlich sitzen die Follikel ganz oberflächlich nur durch eine ganz dünne Gewebsschichte vom Epithel getrennt; in der Conj. tarsi sind sie rundlich, in der Uebergangsfalte oval. Auf dem Tarsus finden wir sie so weit, wie das adenoide Gewebe reicht, d. h. bis fast unmittelbar an die innere Lidkante heran. Hier stellen sie zunächst kleine punktförmige, weisse oder gelbliche, kaum prominente Flecke dar (sog. Primärgranulationen); dann werden sie allmählig grösser und prominiren, jedoch nie so stark wie die Follikel der Uebergangsfalte, die sich viel freier entwickeln und vergrössern können. — Was den feineren histologischen Bau anlangt, so unterscheiden wir sowohl an den ausgebildeten Trachomfollikeln der Uebergangsfalte wie an den Primärgranulationen eine Hülle, durch welche sie sich scharf gegen die Umgebung absetzen. Die Hülle besteht aus einer einzigen oder aus mehreren Reihen von Spindel-, resp. kleinen Rundzellen in der Grösse von Lymphkörperchen mit kleinem runden Kern, welcher sich intensiver färbt, als die Kerne in der Mitte der Follikel. In der Umgebung finden sich oft feine Gefässnetze, welche kleine Aeste in den Follikel entsenden. Die eigentliche Follikelsubstanz wird zusammengesetzt aus einem feinfasrigen Reticulum wie das adenoide Gewebe der Bindehaut, das in seinen Maschenräumen grosse Zellen mit grösserem, runden, sich blasser färbenden Kern enthält. Mit dem Wachsthum und Alter der Follikel nehmen die Zellen der Grenzschicht und zwar vorwiegend an der dem Tarsus zugekehrten Seite eine mehr spindelförmige Gestalt an, bekommen ovale Kerne und wachsen schliesslich zu Fasern aus, zwischen denen flache, spindelförmige Kerne liegen. Der Follikelinhalt zeigt später ebenfalls Veränderungen; entweder erweicht er durch Verfettung und Zerfall der Zellen und wird, nachdem die vordere Grenzschicht und das Epithel perforirt ist, nach aussen entleert — es entsteht ein Geschwür, oder es tritt eine von seiner Peripherie nach seinem Centrum zu fortschreitende fasrige Degeneration ein, so dass man schliesslich an seiner Stelle nur Fasern und Kerne sieht, die durch ihre Anordnung einen einst vorhandenen Follikel verrathen. Das ganze adenoide Gewebe der Conjunctiva ist verschieden stark zellig infiltrirt und von reichlichen, mit Blutkörperchen mehr oder minder stark erfüllten, sich vielfach verästelnden Gefässen durchsetzt; dieselben bilden förmliche Netze um die Follikel und versorgen die letzteren mit feinen Capillaren.

— 153 —

Wenn zwei Follikel neben einander im Gesichtsfeld sich befinden. so zeigen sie vielfach eine gegenseitige Abplattung, bisweilen sogar einen Defect in der beide trennenden Scheidewand resp. vollständiges Confluiren. Tritt zu den confluirenden Follikeln noch eine hyaline schleimige Degeneration des Epithels. so bekommt die Uebergangsfalte und die Conj. tarsi ein gleichmässig sulziges Aussehen, einzelne getrennte Granula sind nicht mehr sichtbar; es entspricht dieser Befund dem sulzigen Trachom *Stellwag's*.

Dem Stadium der Follikeleruption folgt das Stadium der Geschwürsbildung *(Rühlmann)*; bei demselben findet man die Oberfläche der Bindehaut in Folge kleiner kraterförmiger Geschwüre durch Platzen der Follikel unregelmässig rauh, bisweilen einer wirklichen Granulationsfläche gleichend. Schliesslich tritt die Vernarbung ein. von welcher unregelmässige strahlige Narben hinterbleiben. die sich dicht über der freien Lidkante. wo das adenoide Gewebe aufhört, finden. Mit dem Narbenstadium verliert die Bindehaut makro- und mikroskopisch alle charakteristischen Eigenschaften. ihren spiegelnden Glanz, ihre Transparenz; sie erscheint trocken, die Meibom'schen Drüsen werden unsichtbar, statt derselben findet man bisweilen kleine gelbliche Infarkte oder akneähnliche mit Fett erfüllte Hohlräume. Die von *Iwanoff* und *Berlin* beschriebenen schlauchförmigen Trachomdrüsen, welche nach *Baumgarten* z. Th. die hypertrophirten physiologischen Drüsen der Conjunctiva darstellen. fehlen ganz. Der Tarsus ist meist stark verdickt. bindegewebig degenerirt, von Gefässen reichlich durchsetzt, muldenförmig verbogen durch den hypertrophirten Orbicularis. die innere Lidkante durch einen Ulcerationsprocess oft abgerundet und die äussere mit den Cilien gegen den Bulbus gekehrt. Schliesslich kann die ganze Bindehaut schrumpfen. von der freien Lidkante direct auf den Bulbus übergehen; auch Blepharophimose beobachtet man oft dabei. nicht selten ein Uebergreifen des granulösen Processes auf die Schleimhaut der Thränenorgane mit Dakryocystoblennorrhöe. — Nur in seltenen Fällen erscheint der Knorpel auffallend dünn und das Lid dadurch schlaff.

Mit der Affection der Bindehaut geht Hand in Hand eine anatomische Veränderung der Cornea, die getrübt und vascularisirt erscheint. Ihr Epithel ist rauh, verdickt. darunter findet man eine oberflächliche Gefässschichte, begleitet von Rundzellen und in den oberflächlichen Parenchymschichten eine stärkere Kerninfiltration. Ausser diesem Pannus. den *Rühlmann* mit der Prager Schule Hornhauttrachom nennt. und dessen einzelne Infiltrate er auf eine Stufe mit den Follikeln stellt. ob mit Recht. lasse ich dahingestellt. kommen noch Geschwüre und Krümmungsanomalien der Cornea zur Entwickelung, selbst circumscripte Lymphzellen-Anhäufungen im Limbus. welche makroskopisch den Granulis ähnen.

Symptomatologie. Klinisch unterscheiden wir eine acute und eine chronische Form der Conjunctivitis granulosa (follicularis); wir sprechen überhaupt nur dann von Granulationen. wenn die Follikel an dem convexen Rand des Tarsus des oberen Lides resp. in der oberen Uebergangsfalte auftreten. In der unteren Uebergangsfalte oder in der Nähe der äusseren Commissur allein haben sie keine pathognomonische Bedeutung: hier finden sie sich oft bei einfachen Catarrhen, ohne die bei Trachom geschilderte Grösse zu erreichen. bei phlyctänulärer Conjunctivitis oder

Keratitis. sie sind nicht ganz stecknadelkopfgross, liegen den injicirten Gefässen oft dicht wie kleine Bläschen an und haben eine röthliche Farbe. prominiren bisweilen kaum merklich über die Umgebung und schwinden mit dem Catarrh und den Phlyctänen von selbst. Wir sehen ferner bei anämischen und scrophulösen Kindern, besonders bei jungen Mädchen in der unteren Uebergangsfalte blasse, froschlaichähnliche, wie kleine Perlen an einander gereihte folliculäre Gebilde auf blassem, nicht injicirten Grunde ohne Secret: sie haben ebenfalls nichts mit Conjunctivitis granulosa gemeinsam. Sie bestehen oft lange unverändert. ohne Beschwerden zu verursachen, und schwinden mit der Aufbesserung der Ernährung und Constitution. —

Die acute Conjunctivitis granulosa (follicularis) tritt unter ziemlich heftigen Reizerscheinungen. Thränen. Lichtscheu. Röthung und Schwellung der Lider. Gefühl von Hitze und Reiben in den Augen, als ob Sand darin wäre. auf; mitunter besteht lebhafter Ciliarschmerz und Fieber. Das anfangs molkige Secret sammelt sich bei Tage in den inneren Augenwinkeln, verklebt Nachts die Lidspalte, die nur nach Aufweichen der Borken geöffnet werden kann. Nach einigen Tagen ist dem Thränensecret wirklicher Eiter in Flocken oder Fäden beigemischt, bisweilen reine eitrige Secretion in ziemlich reichlicher Menge vorhanden. Die Conj. tarsi und die Uebergangsfalte erscheint so stark geröthet und geschwellt. dass die Follikel ganz verdeckt werden. Die Conj. bulbi ist lebhaft injicirt, mitunter auch das pericorneale Gefässnetz und das Randschlingennetz in dem gleichmässig geschwellten Limbus corneae. Die Hornhaut spiegelt gewöhnlich normal; sehr selten findet man gleich in den ersten Tagen einzelne kleine punktförmige, erst mit seitlicher Beleuchtung sichtbare Infiltrate in der Nähe des Limbus, zu denen sich feine Gefässchen aus dem Randschlingennetz erstrecken (Pannus granulosus). Der Pannus tritt gewöhnlich aber erst einige Zeit nach dem Beginn der Conjunctivalaffection auf. Elende Individuen werden viel eher als kräftige davon befallen. Das Reiben des Lides kann nicht die Ursache sein. denn der Pannus entsteht mitunter. ehe das Bild der granulösen Conjunctivitis an der Bindehaut vollständig deutlich ausgesprochen ist. Die einzelnen Infiltrate werden gebildet von Lymphzellen, welche oberflächlich unter dem Epithel angehäuft sind. Ausser diesen feinen Infiltraten findet man bisweilen noch grössere graue oder gelbliche mit lichtem Hof. welche grosse Neigung haben in Ulceration überzugehen. Jede Cornealcomplication leitet sich mit heftigen Ciliarschmerzen ein und ist mit Irishyperämie verbunden. Entweder bildet sich die Cornealaffection mit der Conjunctivitis gleichzeitig ganz zurück, oder die Krankheit geht in ein chronisches Stadium über, in welchem die Lider etwas schwerer erscheinen, morgens durch Secret verklebt sind, nur mässige Schwellung der Bindehaut. aber eine gleichmässige Infiltration mit Follikeln besteht und bei besonderen Reizen der Augen Recidive des Pannus eintreten, der meist die obere Hornhauthälfte einnimmt und aus feinen Gefässen besteht. die parallel zu einander angeordnet sind und in einem kleinen Infiltrat endigen: oft prominirt an Stelle des Pannus das Epithel der Cornea und zeigt Rauhigkeiten. Nicht selten findet sich am unteren Rande des Pannus ein steilrandiges Geschwür, das wenig Neigung zur Regeneration zeigt. Schliesslich gleicht das Krankheitsbild dem der chronischen Granulationen in ihrem Verlauf.

Bei dieser chronischen Form tritt ganz ohne oder mit nur geringen. von Zeit zu Zeit etwas exacerbirenden Reizerscheinungen, selbst ohne nennenswerthe Schmerzen nur von etwas Reiben und Scheuern in den Augen begleitet, zunächst in der Uebergangsfalte, dann in der Conj. tarsi eine sichtbare Infiltration mit Follikeln auf, die nur langsam wachsen. Die Lider erscheinen oft leicht ptosisähnlich herabgesunken. Nur gegen Staub, Rauch und blendendes Licht sind die Augen empfindlich, so dass sie sich dann röthen und mehr secerniren und bei der Arbeit nicht normale Ausdauer haben, namentlich Abends bei Lampenlicht. Zu dieser Zeit findet man schon exquisite Follikelschwellung in den Uebergangsfalten und am convexen Rande des Tarsus, in der Bindehaut desselben Primärgranulationen in allen Grössen. Die Thränensecretion ist nicht erheblich gesteigert. So kann der Zustand der Augen Monate lang bestehen. ohne dass die Kranken sich dadurch belästigt fühlen. bis ein allmählig sich steigernder Pannus oder eine Erkrankung des Cilienbodens mit Trichiasis und Scheuern der Wimpern sie zum Arzt führt. Besserung und Verschlechterung wechseln; schliesslich zieht sich die Trübung über die ganze Cornea, welche weicher, nachgiebiger wird und sich ausdehnt **(Kerektasia e panno),** bis die Augen an Secundärglaucom erblinden. — Gelegentlich findet man auch wirkliche Granula auf der Cornea als graurothe, stecknadelkopfgrosse Knötchen oder aber man sieht tiefe Geschwüre. — In dem dritten Stadium der Schrumpfung entsteht Entropium mit Trichiasis und Blepharophimose; hier schrumpft die Bindehaut, wird xerotisch. es entsteht Symblepharon totale oder partiale. Die Trichiasis ist eine Folge der secundären Erkrankung (Ulceration) des Wimperbodens und des Uebergewichts des Orbicularis, durch dessen Contraction die Cilien gegen das Auge gerichtet worden. Die auf der Cornea und Conjunctiva reibenden Wimpern erzeugen Epithelunregelmässigkeiten. Geschwüre. und wenn die Hornhaut vorher klar gewesen ist. diffuse Trübungen. — Selbst wenn die Narbenbildung vollständig beendigt und kein Follikel mehr sichtbar ist, kann der Pannus noch als selbstständiges, oft recidivirendes Leiden fortbestehen und die Kranken zu dauernder ärztlicher Behandlung veranlassen. Die Angabe *Röhlmann's,* dass die Entstehung des Pannus und seiner Recidive oft mit dem Ausbruch von Symptomen der Scrophulose (Drüsenanschwellungen, Rhinitis) zusammenfällt, kann ich aus eigener Erfahrung bestätigen.

Die **Prognose** ist abhängig von der Form der Krankheit: entwickeln sich die Granula nur oberflächlich ohne erhebliche Betheiligung des adenoiden Gewebes und Papillarkörpers an der Wucherung, so ist der Verlauf des Leidens günstiger und eine schwere Cornealcomplication seltener. Ist das ganze Gewebe der Bindehaut stärker afficirt und der erste Anfall ein sehr heftiger, die Follikelschwelluug sehr hochgradig, die Cornea schon früh in Mitleidenschaft gezogen, so ist die Prognose ungünstiger. Je früher die Patienten in Behandlung kommen, je mehr sie ihre Augen schonen können, um so eher dürfen sie auf einen günstigen Ausgang rechnen. Elende, schlecht genährte Individuen, die durch ihren Beruf gezwungen, sich allen Schädlichkeiten aussetzen müssen, haben ungünstige Chancen. Gewöhnlich vergehen Monate oder Jahre, bis der Process abläuft, namentlich wenn es sich um blasse, harte. wenig gefässreiche Granulationen handelt.

Die **Therapie** hat zunächst die Weiterverbreitung der Krankheit auf Gesunde zu verhüten durch Trennung der Kranken von den Gesunden. Dieselben haben ihr eigenes Waschzeug nöthig, dürfen sich nicht in staubiger und rauchiger Luft aufhalten. haben ihre Augen fleissig von dem Secret zu reinigen mit reinem oder Bor-, resp. Sublimatwasser. Sie müssen viel in frischer Luft sein und sich gegen Wind. Staub und blendendes Licht durch eine Schutzbrille schützen. Dann hat man dafür zu sorgen, dass nicht zu viel Kranke in einem Zimmer sich aufhalten, dass die Räumlichkeiten viel gelüftet und oft gereinigt werden. Bei Epidemieen oder Endemieen in öffentlichen Anstalten (Schulen, Kasernen, Waisenhäusern etc.) lüfte und reinige man die Localitäten, desinficire dieselben mit schwefliger Säure durch Verbrennen von Schwefel. tünche die Wände mit einer Mischung von Kalk und Chlorkalk. erneuere den Anstrich der Fussböden, Fenster. Thüren und Decken.

Bei der acuten Conj. granulosa lasse man zunächst die Kranken sich in einem Dunkelzimmer aufhalten oder im Bett liegen und die Augen in Pausen mit auf Eis abgekühlten Leinwand- oder Wattecompressen kühlen; wenn Eiskälte nicht vertragen wird. verordne man kühle Blei-. Bor- oder Sublimatwasserumschläge. Bei sehr starker Hyperämie und Schwellung der Bindehaut kann man die damit verbundenen Schmerzen durch eine Blutentziehung hinter dem Ohr (2—3 Blutigel) oder durch eine locale Blutentziehung der Schleimhaut mittelst Scarificationen lindern. Wenn sehr reichliche eitrige Secretion besteht, so verbinde man die Scarificationen wie bei der Blennorrhöe mit Touchirung der Schleimhaut mit einem mitigirten Argentumstift, die je nach Bedarf wiederholt werden kann. Erfolgt hiernach eine Abnahme der Schwellung und Hyperämie, sowie der Secretion, so geht man zu schwächeren Argentumlösungen, schliesslich zu einer neutralen Plumbumlösung über oder lässt die Kranken sich selbst 2mal tgl. 2 Tropfen einer 0,2—0,3 %, Zinklösung in den Conjunctivalsack instilliren. Neben den Adstringentien verordnet man mehrmals $\frac{1}{2}$ bis 1 Stunde lang fortgesetzte kalte Umschläge und fleissige Reinigung des Conjunctivalsackes mit Bor- oder Sublimatwasser. — Unter Umständen empfiehlt es sich bei hochgradiger Hyperämie und Schwellung der Conjunctiva einzelne Falten der Bindehaut oder kleinere Streifen des Tarsus zu excidiren; die Wunden kann man durch Suturen verschliessen oder sich selbst überlassen und die Wundgranulationen, wenn sie zu stark wuchern, auskratzen und an der Basis mit einem Höllensteinstift touchiren. Beginnender Pannus mit Irishyperämie erfordert Atropin- oder Duboisineinträufelungen und die Peritomie der Conj. bulbi concentrisch zum Hornhautrande in einem Abstand von 1 *mm* bis auf die Sklera; sie wird nach Bedarf wiederholt. Zur Beförderung der Nachblutung bespült man das Terrain mit lauem Wasser; steht die Blutung, so wird Druckverband angelegt und nach einigen Stunden abgenommen. um kalte Umschläge zu appliciren.

Geht der Process bei dieser Behandlung nicht zurück, steigert sich der Pannus. so gehe man zur Excision der Uebergangsfalte und des Tarsus, wenn dieser miterkrankt ist. über. In tiefer Narkose lässt man die Lider ektropionniren und von einem Assistenten die Conjunctiva der Uebergangsfalte an dem convexen Rand des Tarsus in der Nähe des inneren und äusseren Augenwinkels mit einer Hakenpincette fassen, vorziehen und durch Zug glatt ausbreiten. Dann umschneidet man vom äussern Winkel aus das kranke Terrain nach dem Bulbus zu mit einem Skalpell oder mit einer spitzen Scheere, deren eine Branche subconjunctival vorgeschoben wird, legt einen Faden dünner Conjunctivalseide, den man später zur Sutur benutzt und mit der Nadel armirt lässt, durch den bulbären Theil der Conjunctiva nahe dem Wundrande, präparirt den kranken Uebergangsfaltenabschnitt von der Unterlage ganz oberflächlich bis an den convexen Rand des Tarsus ab, lässt jetzt von dem Assistenten mit beiden Pincetten die abpräparirte Uebergangsfalte fassen, nach vorn anziehen und umschneidet mit dem Messer oder mit derselben Scheere vom äusseren Winkel aus die eine Branche subtarsal vorschiebend das kranke Gebiet im Tarsus, präparirt den letzteren von den Weichtheilen hart an seiner Grenze ab und schliesst die Wunde, nachdem die Blutung durch Eiscompressen gestillt ist, mit feinen Seidenfäden, die dicht am Knoten abgeschnitten werden. — Statt der Seide kann man auch den feinsten Catgut nehmen. Die Suturen dürfen nicht in den intermarginalen Theil kommen; tiefere Gewebe des Lides dürfen nicht verletzt werden. Berücksichtigt man diese Vorschriften, so kommt keine Stellungsveränderung der Lider zu Stande, selbst wenn man bis $1\frac{1}{2}$ cm breite Bindehautstreifen incl. Tarsus excidirt. Die Suturen schädigen, wenn sie ganz kurz abgeschnitten werden, nicht die Cornea; in dieser kommen nur durch unvorsichtige Berührung mit den zur Blutstillung erforderlichen Wattebäuschen oder durch unvorsichtige Manipulation mit den Instrumenten während der Operation, ferner durch zu lange Fadenreste Epitheldefecte zu Stande. — Die Operation hat also weder cosmetische Nachtheile, noch schädigt sie bei exacter Ausführung das Auge selbst, wie ich mich bei weit mehr als 800 Excisionen überzeugt habe. Sie beschleunigt die Heilung wesentlich und verhindert die Ausbildung eines Pannus, während eine vorhandene pannöse Trübung sich darnach aufzuhellen pflegt. Nach Beendigung der Operation wird ein besonderer Druckverband gemacht und auf das operirte Auge eine Eisblase gelegt. Der Kranke bleibt in dieser Weise 4—5 Tage zu Bett, der Verband wird täglich erneuert, die Lidspalte von dem anhaftenden Secret gereinigt. Nach 4 Tagen lässt man abwechselnd Verband und kalte Umschläge auf dem operirten Auge machen, vom 8. Tage ab wird der Verband mit einer Schutzbrille vertauscht. Zur weiteren Nachbehandlung empfehlen sich kühle Umschläge mit Sublimatwasser, Reinigung der Augen vom Secret, Aufenthalt in frischer, nicht staubiger oder rauchiger Luft und Schonung der Augen. Besteht keine Cornealcomplication (Pannus), so werden die Patienten in 3—4 Wochen arbeitsfähig; Pannus verzögert die Heilung um weitere 4—5 Wochen. — Die Suturen lockern sich in den ersten 8 Tagen und fallen von selbst heraus oder können nach 8 Tagen entfernt werden.

Auch bei den chronischen Granulationen empfiehlt sich die operative Beseitigung der erkrankten Conjunctiva mit und ohne Tarsus sowohl am obern wie am untern Lid, wenn Pannus vorhanden ist und wenn er fehlt; Cornealgeschwüre geben keine Contraindication ab, doch ist es besser erst die Regeneration eines Ulcus corneae abzuwarten. — Der von jeher gebräuchliche Cuprumstift bessert ja unbedingt den Zustand der Bindehaut, indessen ist der Erfolg immer nur vorübergehend; Recidive treten ein. wenn die Kranken sich nicht sehr in Acht nehmen, schliesslich erblindet das Auge an Pannus und seinen Folgezuständen, die Bindehaut schrumpft und die Lider erfahren Stellungsanomalieen. Hier führt die Natur also eine Verkleinerung des Conjunctivalsackes herbei und schädigt gleichzeitig den Bulbus, bei der Operation verkleinern wir den Bindehautsack, noch ehe die schädlichen Folgezustände an der Cornea ganz zur Ausbildung gekommen sind, oder wenn sie schon vorhanden sind, so verhüten wir wenigstens eine weitere Verschlimmerung. Auch bei Epidemieen ist die operative Entfernung des kranken Bindehautareals zur schnellen Unterdrückung des Leidens und zur Beschleunigung der Heilung von dem günstigsten Erfolge gekrönt. Ich habe auf diese Weise die Epidemie in zwei Königsberger Volksschulen und in einer Wehlauer Schule, ferner eine Endemie in dem Thorner Waisen- uud Armenhause glücklich bekämpft, nachdem eine lange friedliche Behandlung die Ausdehnung der Seuche nur begünstigt hatte. Die galvanokaustische Zerstörung oder das Ausdrücken der einzelnen Follikel dürfte bei diffuser folliculärer Infiltration der Conjunctiva einige Schwierigkeiten haben.

Haben wir messerscheue Kranke zur Behandlung, so ist von den verschiedenen Medicamenten in erster Reihe das Cuprum sulfuricum in Substanz zu nennen. Mit einem glattwandigen spitzen Stift streift man einmal oberflächlich über die kranken mit „Granulationen" bedeckten Bezirke der Bindehaut und lässt darnach kalte Umschläge machen. Das Beizen wird jeden Tag oder mehrmals in der Woche wiederholt. Wenn die Kranken nicht täglich zur Behandlung kommen und der Gebrauch von Cuprum sulfuricum erwünscht ist, um eine Hyperämie und Erweichung der Conjunctiva zur Beschleunigung der Resorption zu erzeugen, so kann man dem Patienten eine Cuprumsalbe (0,25—0,5 Cupr. sulf. auf 5,0 Ung. Glycerini) 1mal tgl. einzustreichen mitgeben. In anderen Fällen dienen zur Erweichung der harten anämischen Granulationen warme Umschläge. Nächst dem Cuprum sulfuricum, welches besonders bei den harten anämischen Formen zu empfehlen ist, sind vor Allem Einträufelungen einer $1/4$—$1/2$% Lösung von Zincum sulfuricum in Gebrauch, die 2mal täglich ausgeführt werden. Wenn stärkere Hyperämie besteht, so touchirt man die Conjunctiva entweder mit einer 1—2% Argentumlösung oder mit einer 3—5% neutralen Lösung von Plumb. acet.; in beiden Fällen spült man den Ueberschuss des Medicamentes mit gewöhnlichem Wasser aus. Bei Substanzverlusten der Cornea ist die Bleilösung zu verwerfen, weil sich in dem Ulcus leicht Bleiniederschläge bilden.

Eitrige Hornhautgeschwüre erfordern die entsprechende Behandlung. ehe man die Granulationen bekämpft, — Atropin, warme Umschläge. Druckverband.

Der Pannus bessert sich gewöhnlich bei der Therapie der Conjunctivitis; jeder acute Schub geht mit Irishyperämie einher, so dass Atropin indicirt ist. Um die Rückbildung zu beschleunigen, mache man die Peritomie mit einem Gräfe'schen Messer und wiederhole sie in Zwischenräumen von 6—8 Tagen. Die von de Wecker empfohlene Behandlung mit einem 2—3% **Jequirityinfus**, einem in Brasilien volksthümlichen, aus den rothen Paternostererbsen gewonnenen Aufguss, mit dem 3mal täglich 3 Tage hintereinander die Bindehaut der Lider bestrichen werden soll, ist höchtens in den Ausnahmefällen gestattet, in welchen ein

Pannus crassus besteht und das Sehvermögen fast auf Null reducirt ist. Hier wurde früher von *Pieringer* und *Fr. v. Jäger* blennorrhoisches Secret inoculirt, das eine Blennorrhöe erzeugte, unter deren Einfluss der Pannus sich zurückbildet — die Blennorrhöe ist indessen sehr gefährlich und kann leicht den vollständigen Verlust des Auges herbeiführen, wenngleich die gefässreiche Cornea der Complication mit Abscess und Ringgeschwür grösseren Widerstand entgegensetzt. Doch auch die Jequirityophthalmie, deren Exterieur theils einer Blennorrhöe, theils einer Diphtheritis entspricht, hat mannigfache Gefahren für die Cornea und für die Weichtheile der Lider — ich sah Gangrän der Lidhaut, Thränensackabscess und Periostitis des Thränenbeins darnach —; sie ist ausserdem enorm schmerzhaft, beeinflusst nur wenig die Granulationen und hellt nicht jeden Pannus auf. Sie darf, wenn überhaupt, nie bei starker Hyperämie und Schwellung der Bindehaut oder bei Hornhautgeschwüren angewendet werden. Die specielle Behandlung des Pannus vergleiche man später.

Blepharophimose, Entropium, Trichiasis, werden in früher angegebener Weise operativ beseitigt; die Dakryocysto-Blennorrhöe oder Strikturen der Thränenwege erfordern die Sondenbehandlung.

Anhangsweise seien noch die nach dem fortgesetzten Gebrauch von Atropin bei manchen Personen, die eine Idiosynkrasie gegen dieses Mittel haben, beobachteten sogenannten **Atropingranulationen** kurz besprochen. Meist ist die Lösung nicht rein, flockig oder die Drogue an sich verdorben gewesen. Es handelt sich um eine acute oberflächliche folliculäre Conjunctivitis, welche mit Lidröthung und -schwellung, starker Injection der Conjunctiva bulbi, Thränen und Lichtscheu einhergeht, sich aber nie mit Pannus complicirt, ganz den Eindruck einer durch Infection erzeugten Conjunctivitis macht und sich ohne Narbenschrumpfung bei Fernhalten aller äusseren Schädlichkeiten und bei kalten Bleiwasserumschlägen oder bei Pinselungen mit einer neutralen Bleilösung wieder zurückbildet. Atropin muss ausgesetzt und statt dessen erforderlichenfalls Duboisin gebraucht werden.

9. Die Xerosis conjunctivae.

Sie kann oberflächlich sein, nur die epithelialen Schichten der Bindehaut betreffen (**X. epithelialis**) oder mit tieferen Veränderungen des Parenchyms und des Tarsus einhergehen (**X. parenchymatosa**). In beiden Fällen ist oft die Cornea gleichzeitig erkrankt und von mattem glanzlosen Aussehen wie eine behauchte Fensterscheibe; oft treten in ihr eitrige Geschwüre auf, welche schnell der Fläche und Tiefe nach um sich greifen, die ganze Hornhaut zerstören und zu Phthisis bulbi führen. Diese bösartige Form findet sich vorwiegend bei anämischen, elenden durch Bronchial- oder Darmcatarrh sehr heruntergekommenen, atrophischen Kindern im 1. Lebensjahr kurz vor dem Exitus lethalis. Die Conjunctiva sieht bei der epithelialen Form im Allgemeinen blass, gerunzelt aus und hat im Bereich der Lidspalte auf ihrer Oberfläche einen weissen, schaumähnlichen Belag, der sich aus kleinen Schüppchen zusammensetzt, welche zum Theil verfettete, zum Theil kurze, plumpe Bacillen enthaltende Epithelien darstellen. Diese von *Kuschbert-Neisser* und *Leber* entdeckten Bacillen haben indessen, wie die Untersuchungen von *Sattler*, *Schleich*,

— 160 —

Weeks, Fränkel, Franke und *Fick* gezeigt haben. keine pathogene Bedeutung, sie finden sich auch bei anderen Bindehauterkrankungen. selbst in normalem Conjunctivalsekret und sind vielleicht mit *Michel's* Luftstäbchen identisch.

Die epitheliale Form tritt gelegentlich in Epidemieen auf, combinirt mit Sehstörungen in der Dunkelheit **(Hemeralopie)** oder Einschränkung des Gesichtsfeldes bei negativem ophthalmoskopischem Befund, und zwar vorwiegend bei in ihrer Ernährung (z. B. durch Scorbut) stark heruntergekommenen, anämischen Individuen. In Russland treten diese Epidemieen während der Fastenzeit auf, auch in Brasilien kommen sie nach den Mittheilungen *de Gouvea's* unter den Negersclaven zur Beobachtung. Mit der Aufbesserung der Ernährung kann vollständige . Heilung des Leidens eintreten. Oertlich sind Sublimatumschläge zu empfehlen und bei Cornealgeschwüren Jodoformeinstäubungen und Druckverband.

Bei der parenchymatösen Form findet man entweder weisse, etwas eingesunkene in die tiefen Schichten greifende Plaques mit trockner Oberfläche (z. B. bei Granulationen im Schrumpfungsstadium), oder die ganze Conjunctiva hat ein trocknes, blasses Aussehen und ist mit kleienähnlichen Schüppchen bedeckt. Sie ist meist hochgradig geschrumpft, oft zieht nur eine schmale Brücke von der Lidkante zum Bulbus hinüber, die Carunkel fehlt schliesslich ganz, die Meibom'schen Drüsen und die Thränendrüsen sind atrophisch, die Thränensecretion ist ganz aufgehoben und ein Gefühl von Trockenheit vorhanden, welches die Kranken sehr belästigt. Die Cornea wird im weiteren Verlauf ebenfalls afficirt. sie bekommt ein mattes Aussehen, zeigt dichte Trübungen und Anästhesie. — Diese Form der Xerose kommt in jedem Lebensalter zur Beobachtung, oft nach Diphtheritis oder Granulationen, ferner nach **Pemphigus**, von dem in der Bindehaut häufig noch Spuren in Gestalt geschwüriger, rauher Plaques an Stelle der Blasen oder frische kleine, die Phlyctänen an Grösse kaum übertreffende Blasen nachweisbar sind, die gelegentlich auf die Cornea überwuchern nach Art von Pterygien, so dass manchmal nur ein kleiner Hornhautrest sichtbar bleibt *(Arlt)*. Die Bindehaut zeigt bisweilen ein milchiges Aussehen *(Sattler, Reich, H. Cohn)*. Man findet mitunter noch auf der Lidhaut oder am weichen Gaumen und Zahnfleisch *(de Wecker)* oder auf der äusseren Haut Pemphigusblasen. Die Prognose ist meist ungünstig, die grosse Mehrzahl der erkrankten Augen geht zu Grunde. Die Therapie ist ziemlich machtlos, Milcheinträufelungen, Glycerin, Mandelöl sind empfohlen. Man wasche die Augen oft mit lauem Wasser oder mit einer Lösung von kohlensaurem Natron, Nachts lasse man einen feuchtwarmen Druckverband anlegen. Bei diesem Verfahren gelingt es oft einen schlechten Ausgang für langa Zeit fern zu halten.

10. Symblepharon.

Mit diesem Namen bezeichnet man eine Verwachsung zwischen Conj. tarsi und bulbi; sitzt dieselbe in der Nähe des freien Lidrandes, so spricht man von **Symblepharon anterius**, befindet sie sich mehr in der Tiefe des Conjunctivalsackes, so nennt man den Zustand **Symblepharon posterius.** Wir unterscheiden ferner ein partielles und totales Symblepharon; dort findet man einzelne Stränge, hinter denen man eine Sonde

durchführen kann. hier ist der Conjunctivalfornix vollständig geschrumpft.
Ist die Lidfläche mit der Cornea verwachsen, so heisst der Zustand
Corneoblepharon. Je nach der Ausdehnung und Länge der Narbenstränge
ist die Beweglichkeit des Bulbus verschieden behindert, am stärksten,
wenn die Cornea in die Narbe einbezogen ist; in diesem Falle bestehen
gewöhnlich auch stärkere Sehstörungen. Als Ursache des Symblepharon sind
zu nennen: Verbrennungen oder andere Traumen, welche eine Verwachsung
zwischen Bulbus und Lid ermöglichen z. B. Schnittwunden, ferner Diphtheritis und Conjunctivitis granulosa. Die Heilung ist nur auf operativem
Wege möglich. Man durchschneidet die Brücke am Bulbus. bei Symbl.
partiale bis in die Uebergangsfalte, und legt durch das freie Ende der
Narbe einen an beiden Enden mit einer Nadel armirten Faden; die Nadeln
werden von der Uebergangsfalte, aus durch die Weichtheile des Lides
nach aussen geführt und hier auf der äusseren Haut geknüpft *(Arlt)*.
Den auf dem Bulbus gesetzten Defect der Conj. sclerae schliesst man
durch Suturen oder, wenn er zu gross ist, deckt man ihn durch Transplantation von Schleimhaut der Lippen resp. Vagina *(Stellwag)* oder durch
Transplantation von Lappen aus der angrenzenden Conj. bulbi *(Teale)*.
Wolfe verwendete Kaninchenbindehaut; gelegentlich steht vielleicht bei
Enucleationen menschliche Bindehaut zur Verfügung. Auch die Hauttrans-
plantation leistet gute Dienste, namentlich bei Symblepharon totale mit hoch-
gradiger Schrumpfung der Conjunctiva. — Ein faltenförmiges Symblepharon
kann man in ein brückenförmiges verwandeln, indem man an der tiefsten
Stelle der Falte einen Bleidraht von rechts nach links durchsticht, die
Enden im inneren und äusseren Augenwinkel nach aussen zieht und den
Draht liegen lässt, bis sich der Canal mit Epithel ausgekleidet hat.

II. Das Pterygium.

Das Flügelfell stellt eine im Bereich der Lidspalte, meist im inneren,
seltener im äusseren Winkel beginnende, faltenförmige und vascularisirte
Duplicatur der Conj. bulbi dar, die mit breiter Basis anfängt und nach
der Hornhaut zu sich verjüngt, um nach Ueberschreitung des Limbus auf
der Cornea zu endigen. Unter Umständen reicht die Falte bis zur Mitte
der Hornhaut und verursacht dann starke Sehstörungen. Wenn sich das
Pterygium entzündet, verspüren die Kranken das Gefühl eines Fremdkörpers
im Auge; die Bewegungen des Bulbus werden nur ausnahmsweise behindert.
Die Bindehautfalte tritt am deutlichsten hervor, wenn der Bulbus nach
der entgegengesetzten Seite gedreht wird. Entweder findet man nur ein
dünnes, der Conjunctiva gleichendes, wenige Gefässe führendes Häutchen
oder eine dicke, stark vascularisirte Membran, an der man den Kopf
auf der Cornea. dicht hinter demselben eine flache Einschnürung, den
Hals, und den Rumpf unterscheidet, welcher der Sclera aufliegt und über
ihr ·verschieblich ist. Um den Kopf zeigt die Cornea einen schmalen
grauen Hof.
Das Pterygium besteht aus denselben Elementen wie die Conj. bulbi,
aus Bindegewebsbündeln, die sich wirr durchkreuzen, aus elastischen Fasern
und Blutgefässen; es ist von einem meist verdickten Epithelstratum bedeckt.
Die Pterygien finden sich vorwiegend bei Leuten mittleren Alters
mit schlaffer Conjunctiva, die dem Arbeiterstande angehören und bei

ihrem Beruf oft Gelegenheit zu randständigen Defecten der Cornea und der angrenzenden Bindehaut haben (Maurer. Schlosser. Bergwerks- oder Landarbeiter). Gelegentlich heilen Randgeschwüre bei Blennorrhöe mit Hinterlassung eines Pterygium. Auch arteficiell erzeugen wir ein Flügelfell, wenn wir nach dem Vorschlage *Kuhnt's* resp. *Schöler's* gestielte Bindehautlappen zur Deckung tiefer, randständiger Hornhautgeschwüre benutzen.

Zur Beseitigung der Pterygien gibt es verschiedene Operationen. nach denselben kommen jedoch bisweilen Recidive vor. Nach *Arlt* umschneidet man mit einem Gräfe'schen Messer den Kopf des Pterygium's. präparirt ihn von der Hornhaut ab und excidirt aus dem Rumpf eine Falte. Die Wunde auf der Sclera wird durch Suturen geschlossen. Oder man excidirt das Pterygium nicht. sondern präparirt es ca. 4 *mm* weit vom Hornhautrand auf der Sclera ab und schliesst die am Limbus entstehende Conjunctivalwunde durch Suturen, während man das Flügelfell sich selbst. d. h. der Atrophie. überlässt *(Pagenstecher)* oder in seiner Totalität seitlich in einen Conjunctivalschnitt transplantirt *(Desmarres)* resp. halbirt und jede Hälfte für sich nach oben resp. unten translocirt *(Knapp)*. Die Methode von *Szokalski* (cfr. Fig. 62) ist ganz empfehlenswerth; hinter dem Rumpf führt man einen an beiden Enden mit einer Nadel armirten Faden durch, die eine Nadel nahe am Hornhautrand, die andere nach der Basis zu. so dass oben eine Schlinge

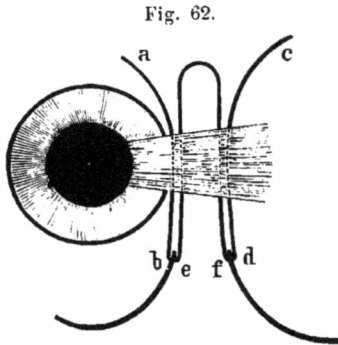

Fig. 62.

Pterygiumoperation nach Szokalski.

mit einer Distanz der Fäden von ca. 3 *mm* gebildet wird. Dann schneidet man die Fäden dicht am Nadelöhr ab und hat auf diese Weise 3 Fäden. deren Enden *a—b, c—f. e—d* geknüpft werden. Man bindet also das Pterygium an der Spitze und Basis ab und schneidet ihm durch den Faden *e—f* auch von hinten her die Blutzufuhr ab.

12. Subconjunctivale Blutergüsse (Hyposphagma)

kommen ausser nach Traumen unter dem Einfluss von Momenten vor, welche Congestion nach dem Kopf machen. zumal bei älteren Leuten mit brüchigen Gefässen. z. B. beim Husten. Niesen, Erbrechen. bei Obstipation. ferner bei Scorbut. Herzkrankheiten. *Schmidt-Rimpler* hat einen Fall von Tod durch Verblutung aus der Conjunctiva bei einem ³/₄ Jahre alten Kinde beschrieben. in dessen Familie nicht Hämophilie bestand. Die Blutung trat aus einem 1 *cm* grossen Substanzverlust und kleineren Punkten der Conj. tarsi auf. Der Substanzverlust war vielleicht aus einem Papillom hervorgegangen. Alle Styptica halfen nichts. — Die nach Schädelverletzungen auftretenden subconjunctivalen Ecchymosen sind ein wichtiges diagnostisches und prognostisches Symptom für eine Basisfractur. — Die Hämorrhagieen resorbiren sich ziemlich langsam und machen dabei auch die sonst bekannten Farbenveränderungen durch. Kalte Bleiwasser- oder Arnicaumschläge resp. der Druckverband befördern die Resorption.

13. Die Chemose

erfolgt entweder durch subconjunctivale Infiltration mit einer klaren, serösen oder mit einer blutig gefärbten Flüssigkeit; sie tritt auf bei allen schweren infectiösen Bindehautaffectionen, bei eitriger und plastischer Iritis resp. Cyklitis und Panophthalmitis, bei tiefem Hordeolum in den Lidwinkeln, bei Periostitis des Orbitalrandes und Orbitalphlegmone, bei Stauungen im Bereiche der Orbitalvenen; auch nach Operationen mit Eröffnung der Vorderkammer (z. B. nach der Glaucomiridektomie) sickert nicht selten Kammerwasser unter die Conjunctiva sclerae und verursacht starke glasige Chemose. Bisweilen quillt die chemotische Bindehaut aus der Lidspalte hervor. Die Chemose schwindet mit Beseitigung der Ursache. — Nicht selten findet man kleine hyaline, perlschnurartig aneinander gereihte, glasperlenähnliche, durchsichtige Bläschen längs den Gefässen (Lymphangiektasieen).

14. Subconjunctivales Emphysem,

kenntlich an einem eigenthümlichen Crepitiren beim Betasten der Bindehaut, entsteht bei Communication des subconjunctivalen Gewebes mit den Nachbarhöhlen (Nase und Stirnhöhle) resp. bei Verletzungen der Thränenkanalwandungen durch Luftaustritt unter die Conjunctiva beim Schneuzen und schwindet unter einem Druckverband.

15. Die amyloide Degeneration,

deren Vorläufer nach *Rählmann* immer die hyaline Degeneration bilden soll, kommt idiopathisch bei sonst gesunden Menschen vor oder auf Grundlage eines inveterirten Trachoms vorwiegend in der Conj. tarsi und der Uebergangsfalte; Tarsus und Lidmuskulatur können in vorgeschrittenen Stadien des Processes ebenfalls afficirt sein. Man findet dicke Wülste, welche das Ektropioniren sehr erschweren, von graugelbem, oder bräunlichrothem, glasigem, speckigem Aussehen und derber Consistenz. Bei der mikroskopischen Untersuchung sieht man grosse, glänzende Schollen mit der bekannten Amyloidreaction auf Jodschwefelsäure, die Schollen sollen theils aus den gewucherten Zellen des adenoiden Gewebes hervorgehen *(Rählmann, Leber)*, theils degenerirte Gefässconvolute darstellen; bisweilen findet man partielle Knochenbildungen *(Kubli, v. Hippel)*. Später hängen die Lider nach Art von Ptosis herab, und die Cornea wird pannös getrübt. Durch Excision der kranken Parthieen scheint der Process geheilt zu werden.

Sehr selten ist eine reine **hyaline** Degeneration der Conjunctivalgefässe und des Reticulum des adenoiden, durch Entzündung hyperplastischen Gewebes, an der die Zellen nicht activ betheiligt sind. Das adenoide Gewebe wuchert selbst bis in den Tarsus; es bilden sich reichliche Capillaren in demselben. Die Wände der dickeren und der dickeren Gefässe, sowie die Bälkchen des Reticulum quellen auf und erdrücken die Zellen. Man findet gelbliche, glatte oder gelappte Tumoren in der blassrothen Conjunctiva, welche auf dem Durchschnitt ein trübes, opakes, undurchsichtiges Aussehen haben. Einen Uebergang in Amyloidbildung und Amyloidreactionen konnte ich an diesen hyalinen Bildungen nicht beobachten. Die Affection ist selten, das Krankheitsbild noch nicht genau fixirt; bisweilen gleicht dasselbe dem der Conjunctivitis granulosa im

11*

Schrumpfungsstadium. oder die einzelnen Läppchen sehen wie hypertrophische „Papillen" aus. Die Aetiologie ist unbekannt; die Therapie besteht
in Excision der kranken Massen.

16. Von Geschwüren

kommen am häufigsten die tuberculösen mit zerfressenem und von Tuberkelknötchen infiltrirtem Rande und unregelmässigem schmierige Grunde
vor: sie enthalten Riesenzellen und Tuberkelbacillen *(G. Ulrich)*. Die
Bindehaut ist meist stark geschwellt und geröthet. gelegentlich ist eine
Lungenaffection nachweisbar. — Die lupösen Geschwüre stellen nach *Baumgarten's* Anschauung eine etwas modificirte, nicht zu Verkäsung tendirende
Form der tuberkulösen Geschwüre dar; sie sitzen vorwiegend in der Nähe
des Lidrandes, finden sich neben Lupus der Gesichtshaut und enthalten
reichliche Riesenzellen. Die Identität beider Processe an der Bindehaut
kann keinem Zweifel mehr unterliegen. seitdem durch die Arbeiten von
Pagenstecher, *Pfeiffer* und *Demme* festgestellt ist, dass der Lupus der
Haut eine tuberculöse Affection ist. — Auch syphilitische Geschwüre,
selbst primäre Schankergeschwüre beobachtet man auf der Bindehaut. Sie
heilen unter Gebrauch von Jodkali und einer energischen Inunctionscur.
Die tuberculösen und lupösen Ulcera müssen excidirt werden.

Von selteneren Affectionen sind Lepraknoten und Gummata zu nennen.

17. Neubildungen.

Polypen sitzen auf der Carunkel. der Plica semilunaris, sehr viel
seltener auf der Conj. tarsi und müssen abgetragen werden.
Gelegentlich beobachtet man angeborene, subconjunctivale **Lipome**
zwischen R. superior und externus *(v. Gräfe)*, **Dermoide,** die theils auf
der Cornea, theils auf der Sclera sitzen, angeboren, ein- und beiderseits
vorkommen und **Angiome,** die von den Lidern fortgeleitet werden. Sehr
selten sind **cavernöse Lymphangiome** *(Steudener, Vossius)*. —
Kleine **Cysten** entstehen durch abgeschnürte Lymphangiektasieen
oder durch Cysticerken, die sich in toto entkapseln lassen. Grössere Cysten
mit klarem, gelblichem Inhalt sind selten, die partielle Excision ihrer
Wandung genügt zur definitiven Heilung. —
Die **Pinguecula** stellt einen gelblichen oder weisslichen, flachen,
ziemlich scharf begrenzten Fleck nahe dem Hornhautrand im Bereich der
Lidspalte dar; sie besteht nicht aus Fett, sondern aus hypertrophirtem
Bindegewebe mit Verdickung des Epithels und ist ganz unschädlich. —
Leber sah Infiltration der Conjunctiva aller 4 Lider bei Leukämie; dieselbe verursachte starke Tumoren.
Melanotische Pigmentirungen kommen angeboren oder nach Traumen
vor: sie können stationär bleiben oder sich in melanotische Sarkome
umwandeln, welche nach Art eines Pannus subepithelial die Cornea überwuchern. Auch nicht pigmentirte Leukosarkome kommen am Hornhautrande
vor. Beide Tumorarten können mit Erhaltung des Bulbus in frühen Stadien
isolirt exstirpirt werden; doch sind Recidive häufig. Sicherer ist bei
einer gewissen Grösse der Neoplasmen die gleichzeitige Enucleatio bulbi
oder die Exenteratio orbitae. — Die **Carcinome** und Epitheliome sind
seltener als die Sarkome; sie kommen selbstständig zur Entwickelung,
wachsen über die Cornea oder werden von den Lidern aus fortgeleitet. —
Am sichersten ist die Exenteratio orbitae.

Krankheiten der Cornea und Sclera.

Anatomische Vorbemerkungen.

Die **Cornea,** deren Dicke von der Peripherie nach der Mitte sich allmählig verringert und von 1,1 *mm* auf 0.8 *mm* sinkt *(Schwalbe),* ist an ihrer Vorderfläche von einem mehrschichtigen Epithel bedeckt, dessen Fusszellen Cylinder- und Keulenform haben, in dessen mittleren Lagen Riff- oder Stachelzellen von polyedrischer Gestalt sich befinden, und dessen vorderste Lagen platte Schüppchen darstellen. Die Regeneration des Epithels findet dauernd statt und erfolgt durch Theilung der Fusszellen *(Rollett, Lott),* an denen man die verschiedensten Stadien der Karyokinese beobachten kann *(Vossius).* Die getheilten Zellen rücken allmählig nach vorn vor.

Die Epithelschicht wird von dem Parenchym durch eine glashelle Membran, die Bowman'sche Membran oder vordere Basalmembran, getrennt, an welcher *Rollett* durch übermangans. Kali eine Spaltung in feine Fibrillen nachweisen konnte.

Das Parenchym der Hornhaut besteht aus Lamellen, welche von Bündeln feiner Fibrillen gebildet werden, die auf Querschnitten theils parallel, theils quer getroffen werden und sich in spitzen Winkeln verflechten. Die nach der Basalmembran aus den vorderen Schichten aufsteigenden Fibrillenbündel heissen Bowman'sche Stützfasern (fibrae arcuatae).

Zwischen den Lamellen und Bündeln befindet sich ein System von Saftkanälchen, welche sich an einzelnen Stellen zu den Hornhautkörperchen erweitern, die vielfach verästelt mit ihren Ausläufern anastomosiren und endotheliale Zellen mit grossem Kerne, die Hornhautzellen, enthalten, ähnlich wie die Knochenkörperchen die Knochenzellen. Daneben kommen in den Saftkanälchen noch Leukocythen vor.

Gegen die vordere Augenkammer ist das Hornhautparenchym durch das einschichtige Descemet'sche Endothel geschützt; dasselbe liegt der Membrana Descemetii, die sich durch ihre Dicke und den matten Glanz von der übrigen Hornhautsubstanz scharf abhebt, dicht auf. Das Endothel verhindert das Eindringen des Kammerwassers in die lebende Cornea; sobald es defect wird, quillt die Hornhautsubstanz auf und trübt sich *(Leber).*

Die Cornea wird einerseits von den Gefässen des Randschlingennetzes, andererseits durch Diffusion von der Kammer aus ernährt. Die in den Saftkanälchen circulirende Lymphe wird in die Lymphgefässe der Conjunctiva abgeführt.

Die Hornhaut ist reich an Nerven, den Endästen der Ciliarnerven, welche, wie *Cohnheim* nachgewiesen hat, ein sehr dichtes, feines Netz unter uud in dem Epithel bilden. Nach *Kühne, Königstein, Waldeyer* sollen feine Nervenfasern mit den Hornhautkörperchen in Verbindung treten, eine Endigung in den Hornhautzellen ist noch nicht nachgewiesen. Die **Sclera** ist am dicksten in der Nähe des Opticus nnd nimmt nach dem Aequator zu allmählig an Dicke ab; sie wird vorn durch die Sehnen der 4 geraden Augenmuskeln verstärkt. Die Lederhaut besteht aus festen Bindegewebsbündeln und elastischen Fasern, welche in äquatorialer und meridionaler Richtung verlaufen und sich vielfach durchflechten, wobei sie Saftlücken zwischen sich lassen, in welchen sich platte Zellen befinden. Ferner finden sich oft in der Sclera Pigmentzellen, namentlich in der Gegend der Corneoscleralgrenze und in ihren inneren Schichten. Sie ist sehr arm an Blutgefässen und Nerven. Die Arterien stammen aus den episcleralen Gefässen der vorderen Ciliararterien resp. aus den hinteren Ciliargefässen; die Venen ergiessen sich in die Vortexvenen. Die Nerven sind von *Helfreich* und von *Königstein* entdeckt; sie stammen von den Ciliarnerven ab.

Cornea und Sclera gehen continuirlich in einander über; die vorderen Scleralfasern schieben sich vor die hinteren Corneallamellen im Limbus. In der Grenzzone liegt der Schlemm'sche Kanal mit dem Leber'schen Venenplexus. Der Schlemm'sche Kanal stellt nach *Schwalbe* einen Recessus der vorderen Ciliarvenen dar, in welchen sich nur unter abnormen Verhältnissen bei lange anhaltenden Stauungen im Bereich der Ciliarvenen Blut ansammelt. Im Uebrigen saugt er für gewöhnlich das Kammerwasser auf und führt es den Venen zu.

A. Krankheiten der Hornhaut.
I. Die entzündlichen Affectionen der Cornea.

Bei jeder Entzündung finden wir zunächst eine dem Umfang der Entzündung entsprechende Trübung von variabeler Dichte und grauweisslicher oder gelblicher Farbe: dieselbe betrifft entweder das Epithel oder das Parenchym und sitzt hier theils in den subepithelialen, theils in den mittleren oder tieferen Schichten. Nur selten klärt sich diese Trübung wieder vollständig. Dieselbe wird nicht allein, wie *Cohnheim* angenommen hat, durch von aussen eingewanderte Lymph- resp. Eiterkörperchen gebildet, sondern es sind dabei, wie *Stricker* zuerst nachgewiesen hat, auch die Hornhautkörperchen durch Proliferation betheiligt, ferner sind die Fibrillen in ihrer Transparenz verändert. Die Betheiligung der Hornhautkörperchen ist besonders bei den Regenerationsprocessen nach Traumen oder Geschwüren durch den Nachweis verschiedener Stadien der indirecten Kerntheilung zur Evidenz sichergestellt. Die Lymph- oder Eiterzellen finden sich entweder in den interlamellären Lücken zu grösseren Gruppen angesammelt oder dicht unter dem Epithel in den Nervenkanälen. Das Epithel kann intact sein und bleiben oder es kann für sich resp. mit den darunter befindlichen Parenchymschichten nekrotisch abgestossen werden. Gleichzeitig mit dem nekrotischen Zerfall des Gewebes sehen wir oft in der Umgebung eines solchen Substanzverlustes eine interlamelläre Infiltration des Parenchyms mit Eiterkörperchen **(Onyx),** oder es senken sich von dem eitrig infiltrirten Rand und Grund die Eiterkörperchen in Form gelber Striche quer durch die Hornhaut, und an dem Endpunkt dieser Striche an der Cornealhinterfläche sieht man ein gelbes Pünktchen. von dem aus ein Fortsatz nach dem Boden der Vorderkammer herabreicht zu einem gelben Streifen **(Hypopyon),** der bisweilen mit den Bewegungen des Kopfes seine Lage ändert.

Ausser der Trübung des Hornhautgewebes finden wir oft Gefässe subepithelial oder im Parenchym sich neubilden: die ersteren stammen lediglich aus den oberflächlichen conjunctivalen resp. den Gefässen des Randschlingennetzes. die letzteren aus den episcleralen resp. den perforirenden Aesten der vorderen Ciliargefässe in der Gegend des Schlemm'schen Canals. Jene verästeln sich seitlich und communiciren vielfach unter einander: diese sind pallisadenartig neben einander angeordnet.

Bei der Heilung von Substanzverlusten regenerirt sich die Bowman'sche und Descemet'sche Membran nie wieder: sie schneiden an der Narbe scharf ab. Die letztere besteht aus einem an spindelförmigen und rundlichen Kernen reichen Fasergewebe. dessen Fasern sich vielfach und regellos durchflechten und nicht die regelmässige Dicke und Transparenz der Corneallamellen zeigen. Die Regeneration eines Defectes beginnt mit einer Ausfüllung desselben durch Epithelien vom Rande aus: an derselben betheiligen sich nicht nur die Fusszellen. sondern auch die Zellen der mittleren Zone. Später bildet sich unter diesem Epithelstratum ein Gewebe, zu dessen Aufbau die Hornhautkörperchen beitragen.

Vom klinischen Standpunkt unterscheiden wir oberflächliche d. h. subepitheliale und tiefe d. h. parenchymatöse Entzündungen. Dieselben können circumscript oder diffus sein. Häufig entstehen aus circumscripten. oberflächlichen Affectionen diffuse oder durch Uebergang in die Tiefe parenchymatöse Entzündungen. Eine strenge Scheidung ist deshalb nicht immer möglich. Sehr häufig erkranken beide Hornhäute gleichzeitig oder in mehr oder minder langen Intervallen. Eine vascularisirte Cornea hat wenig oder keine Neigung eitrig zu zerfallen.

Die Ursache von Hornhautentzündungen werden Erkrankungen der Binde- und Lederhaut. seltener Affectionen der Lider und Thränenwege. der Iris resp. des Corpus ciliare, ferner Traumen. Von Allgemeinleiden. die sich mit Cornealerkrankungen compliciren. sind zu nennen die Scrophulose und die Lues. Manche Infectionskrankheiten z. B. Erysipel, Variola. Masern. Typhus gefährden ebenfalls die Hornhaut.

1. Die einfachen, nicht eitrigen Entzündungen.

a) Das Infiltrat der Cornea.

Es ist die häufigste Hornhautentzündung. Man bezeichnet mit diesem Namen eine circumscripte, meist oberflächliche d. h. subepitheliale. aber auch in den vorderen und mittleren Parenchymschichten entstehende. gewöhnlich mit heftigen Reizerscheinungen auftretende Trübung von der Grösse eines Punktes bis zu der eines Stecknadelkopfes und von grauer. weisslicher oder gelber Farbe. Bisweilen ist die Trübung so klein und durchsichtig. dass sie erst bei seitlicher Beleuchtung mit Loupenvergrösserung wahrnehmbar wird. Das anatomische Substrat des Infiltrates besteht in einer subepithelialen resp. interlamellären umschriebenen Anhäufung von Lymphkörperchen, die mitunter um die Endigungen der feinsten Nervenfasern angesämmelt sind und sich längs den Nervenkanälchen in's

Cornealparenchym erstrecken. Das Epithel ist darüber oft stark gebläht. Sehr selten kommen Trübungen vor, welche die Grösse eines Stecknadelkopfes übertreffen. Mitunter zeigen sie ein intensiver getrübtes Centrum mit durchsichtigerem, hellrauchgrauem Hof. Die Trübung bleibt meist gefässlos; bisweilen entwickelt sich im weiteren Verlauf zu derselben vom Limbus ein Gefässchen. Oft werden beide Augen zugleich oder nach einander befallen. Nicht selten bilden sich mehrere Infiltrate auf einem Auge, die, wenn sie nebeneinander sitzen, durch eine feine strichförmige Trübung in Verbindung treten können, so dass zickzackähnliche Figuren entstehen, die wohl zu der Bezeichnung Keratitis dendritica exulcerans geführt haben. Die Infiltrate entwickeln sich entweder im Centrum oder in der Nähe des Randes der Hornhaut.

Von dieser Entzündung werden am häufigsten Kinder bis zur Pubertätszeit befallen, seltener Erwachsene. Als ätiologisches Moment lässt sich in erster Linie die Scrophulose nennen; daher finden sich oft daneben noch andere Symptome dieses Allgemeinleidens: Eczem im Gesicht und an den Lidern, phlyktänuläre Conjunctivitis, Rhinitis mit Geschwüren in der Nase und an den Nasenöffnungen, Drüsenschwellungen etc. — In anderen Fällen ist die Ursache ein Trauma (abspringende Fremdkörper) oder eine acute Conjunctivitis (z. B. Conj. granulosa).

Das Leiden beginnt gewöhnlich mit heftigen Reizerscheinungen, Thränen, Lichtscheu, Blepharospasmus und Ciliarschmerz, der nach der Schläfe, Stirn, Nase ausstrahlt. Durch das über die Lidhaut fliessende reichliche und stark ätzende Thränensecret bildet sich nicht selten später Blepharitis angularis oder Lid- und Gesichtseczem. Die Conj. bulbi ist meist injicirt, ebenso die Conj. tarsi; auch die ciliaren Gefässchen können in Form eines rosarothen Hofes um die Hornhaut sichtbar sein. Gelegentlich finden sich im Thränensecret eitrige Flöckchen suspendirt, ohne dass Granulationen oder eine andere infectiöse, mit Eitersecretion einhergehende Bindehautentzündung besteht.

Entweder lassen die Reizerscheinungen nach, und der Process heilt mit Hinterlassung einer kaum oder deutlich sichtbaren Trübung, auch die Gefässe bilden sich zurück, oder das Epithel stösst sich ab, und es entsteht ein kleiner Substanzverlust, der sich bisweilen nicht vollständig füllt und dann eine flach ausgehöhlte, spiegelnde Narbe, eine sog. Facette, hinterlässt.

In anderen Fällen tritt das Infiltrat ganz reizlos auf und verläuft ohne Thränen und Lichtscheu bis zu Ende; die Eltern werden erst durch das „graue oder weisse Pünktchen" auf das Augenleiden ihres Kindes aufmerksam.

Die Krankheit ist ausgezeichnet durch einen schleppenden Verlauf, durch häufigen Wechsel der Reizerscheinungen und viele Recidive, so dass nicht selten Monate vergehen, ehe die definitive Heilung eintritt.

Die Prognose ist abhängig von der Intensität und von dem Sitz der Trübung. Je oberflächlicher und peripherer sie entsteht, desto weniger wird das Sehvermögen geschädigt. Der Uebergang in Eiterung und Geschwürsbildung gestaltet die Prognose ernster.

Die Behandlung besteht in Atropineinträufelungen, Aufenthalt im Dunkelzimmer und Umschlägen, über deren Temperatur im Allgemeinen das Gefühl des Kranken entscheidet. Bei sehr heftigen Reizerscheinungen und Irishyperämie werden gewöhnlich lauwarme Umschläge besser als kühle vertragen: diese letzteren leisten dagegen bessere Dienste, wenn die Conjunctiva eitriges Secret liefert. Zwischen den Umschlägen lässt man in diesem Falle eine Schutzbrille tragen, bei Gebrauch warmer Umschläge in den Intervallen einen Druckverband anlegen. Zu den Umschlägen benützt man Camillenthee rein oder mit Zusatz von Bleiwasser. Bleiwasser allein oder Borwasser. Bestehen sehr heftige Schmerzen neben lebhafter Injection, so lassen sich dieselben durch einen Heurteloup an der Schläfe oder durch 2—3 Blutegel hinter's Ohr lindern: natürlich muss man bei Kindern mit Blutentziehungen vorsichtig sein. Rauben die Schmerzen den Schlaf, so mache man eine Morphiuminjection. — Bei starkem Blepharospasmus der Kinder hilft die Spaltung der äusseren Commissur, zumal wenn Blepharitis angularis als Ursache des Lidkrampfes besteht, bei starker Lichtscheu mehrmaliges Untertauchen des Gesichtes in eine Schale kalten Wassers. Bei gleichzeitiger Scrophulose hat man die Diät zu regeln und für Aufenthalt in frischer Luft zu sorgen, Leberthran innerlich oder Pillen aus Jodeisen zu verordnen; wenn die Reizerscheinungen in der Abnahme sind, werden Salz- oder Soolbäder gut vertragen. Kopf-, Lid-, Nasen- und Gesichtseczem muss daneben in geeigneter Weise behandelt werden ev. mit einer Gesichtsmaske. — Bei scrophulösen Kindern wird die Cur wesentlich durch das Einstreichen von gelber Salbe in den Conjunctival-sack unterstützt; dieselbe wird mit den Lidern verstrichen und nach ein paar Minuten wieder mit Watte ausgewischt; wenn sie die Reiz-erscheinungen steigert, unterlasse man die Application der Salbe. Im Allgemeinen muss sie nach Ablauf des Leidens noch mehrere Wochen, selbst Monate gebraucht werden, damit das Auge vor Recidiven geschützt wird. Nach Beseitigung der Reizerscheinungen kann man statt der Salbe Calomelinspersionen verordnen: unter denselben hellen sich die Trübungen bisweilen sehr auf. Natürlich vermeide man dabei den innerlichen Gebrauch von Jodpräparaten.

b) Die büschelförmige Keratitis. K. fasciculosa oder das scrophulöse Gefässbändchen (Fischer).

Die Affection steht dem Infiltrat und der phlyktänulären Conjunctivitis sehr nahe und kommt wie diese vorwiegend bei scrophulösen Kindern mit beiden Erkrankungen des Auges oder anderen Zeichen der Scrophulose vergesellschaftet vor. Sie wird fast nur bis zur Pubertätszeit beobachtet und tritt gewöhnlich im Bereich der Lidspalte resp. in der Verlaufs-richtung der geraden Augenmuskeln auf, seltener in der Verticalen oder in den Diagonalrichtungen der Cornea. Die büschelförmigen Gefäss-bändchen dringen in der Hornhaut nur bis zur Mitte vor, nie darüber hinaus; bisweilen wachsen sich 2 Büschel in einer Meridianrichtung entgegen, gelegentlich kommt es sogar vor, dass sowohl in der Horizontalen als in der Verticalen je 2 Büschel auftreten und im Centrum der Cornea sich berühren, so dass eine landwehrkreuzähnliche Figur entsteht.

Unter meist sehr heftigen Reizerscheinungen entwickelt sich im Limbus ein graues Infiltrat, das sich schnell stark vascularisirt; dann schiebt sich vor demselben eine hufeisenförmige Trübung her, in die von dem ursprünglichen Infiltrat Gefässe hineinwachsen, hierauf tritt wieder eine dreieckige Trübung vor jener auf u. s. f. Das Epithel ist darüber entweder etwas gebläht, oder es besteht eine flache Delle an Stelle des Büschels. Nach der Heilung hinterbleibt eine dreieckige, ganz charakteristische Trübung von variabler Dichte, deren Basis im Limbus und deren Spitze nach der Hornhautmitte oder in letzterer selbst gelegen ist, oder wir finden eine halbmondförmige Trübung. Die flache Delle an Stelle dieses Büschels gleicht sich gewöhnlich nicht aus. Zu Ulcerationen kommt es selten.

Der Process dauert mehrere Wochen, selbst Monate; von dem Sitz der Trübung und ihrem Lageverhältniss zur Pupille hängen die zurückbleibenden Sehstörungen ab.

Die Therapie ist dieselbe wie beim Infiltrat; auch hier leistet die gelbe Präcipitatsalbe vorzügliche Dienste. Atropin ist dauernd erforderlich, so lange die Reizerscheinungen bestehen. Hinsichtlich der Temperatur der Camillen-, Blei- oder Borwasserumschläge entscheidet ebenfalls das subjective Gefühl des Kranken. Dem Vordringen der Gefässe kann man bisweilen durch mehrfach wiederholte Durchschneidung am Limbus mit einem Gräfe'schen Messer vorbeugen. Adstringentien sind zu vermeiden.

c) Der Herpes corneae.

Er kommt entweder gleichzeitig mit Herpes Zoster an der Lid- und Stirnhaut oder neben Herpes labialis und nasalis bei Erkrankungen des Respirationstractus (Pneumonie, Katarrh) vor, seltener bei Affectionen anderer Schleimhäute (H. catarrhalis von *Horner*, H. inflammatorius von *Schmidt-Rimpler*) oder bei heftigen Trigeminus-Neuralgieen (H. neuralgicus), bei Frauen bisweilen zur Zeit der Menses *(Landsberg)*. Gelegentlich beobachtet man die Eruption von Herpes corneae nach Staaroperationen. In der Regel werden nur Erwachsene, oft bejahrte Individuen von der Krankheit befallen.

Gewöhnlich ist die Eruption der kleinen, gruppenweise aufschiessenden, wasserklaren Bläschen von heftigen neuralgischen Schmerzen oder von Brennen und Stechen im Auge begleitet. Lebhaftere Entzündungserscheinungen sind in der Regel nur beim Herpes catarrhalis vorhanden. Der intraoculare Druck ist oft herabgesetzt, die Pupille verengt und gegen Atropin sehr resistent, die Sensibilität der Cornea vermindert. Die obere Hälfte der Hornhaut wird am häufigsten befallen; mitunter sieht man mehrere verästelte, oberflächliche, graue Striche, an denen die kleinen, punktförmigen Bläschen wie Träubchen an ihrem Stiel sitzen. Die Bläschen entstehen durch Ansammlung einer klaren Flüssigkeit unter dem Epithel; sie platzen oft sehr schnell und sind dann mitunter nur an kleinen, dünnen Fetzen, welche auf der Hornhautoberfläche neben einem oberflächlichen Epitheldefekt sich verschieben, als Folge einer Herpeseruption kenntlich.

Der Verlauf bis zur vollständigen Epithelregeneration ist gelegentlich in Folge mehrfacher Recidive recht langwierig, aber günstig; selten hinterbleiben Trübungen, welche das Sehvermögen stören.

Die Behandlung kann ganz exspectativ sein; bei starken Schmerzen kann die Anwendung eines Narcoticums erforderlich werden. Bei heftigen Reizzuständen des Auges sind Atropininstillationen und feuchtwarme Umschläge abwechselnd mit Druckverband zu empfehlen. Gelegentlich werden kalte Umschläge, selbst Eisumschläge besser vertragen. Das Platzen der

Bläschen und die nachfolgende Regeneration der Defecte wird beschleunigt durch Calomelinspersionen. Bei Neuralgieen ist neben den üblichen Nervinis (Bromkali, resp. Chinin) der Versuch mit dem constanten Strom zu machen: der eine Pol wird in den Nacken, der andere auf die geschlossenen Lider — der Hornhaut entsprechend — aufgesetzt.

d) **Der Pannus, s. Keratitis pannosa, s. superficialis vasculosa.**

Der Pannus stellt eine oberflächliche, über einen grösseren Bezirk der Hornhaut ausgedehnte Entzündung dar, welche mit Trübung, Gefässentwickelung und Unebenheiten des Epithels einhergeht.

Die Affection beginnt entweder mit oder ohne Ciliarschmerz, meist mit Thränen, Lichtscheu und Injection der Conj. bulbi. Zunächst schwillt und injicirt sich der Limbus corneae, dann treten in seiner Nähe in der Hornhaut entweder am obern oder untern Umfang, seltener im Bereich der Lidspalte kleine punktförmige, subepitheliale Trübungen vereinzelt oder mehrere neben einander auf an der Spitze eines von dem Randschlingennetz oder den vorderen Conjunctivalästen stammenden Gefässchens. Später trübt sich das zwischen den Infiltraten und Gefässen gelegene Hornhautgewebe oberflächlich, während das Epithel uneben, wie gestichelt erscheint. Weiterhin dringen die Gefässe allmählig nach der Hornhautmitte vor unter gleichzeitiger Entwickelung frischer, punktförmiger Infiltrate an ihren Enden. So kann schliesslich die ganze Hornhaut von einer oberflächlichen Trübung und von Gefässen durchsetzt werden. Je nach der Dichte derselben und dem Gefässreichthum unterscheiden wir einen **Pannus tenuis** von einem **Pannus crassus s. carnosus,** bei dem die Hornhaut in Folge starker Gefässwucherung ein fleischrothes Aussehen annimmt. — Meist macht der Pannus da Halt, wo die obere oder untere Lidkante die Cornea berühren: nicht selten tritt an seiner Grenze seitlich oder central ein grösseres, tiefes Infiltrat auf, welches sich unter heftigen Schmerzen durch Abstossung des Epithels und der oberen Parenchymschichten in ein kraterförmiges, rundes oder längliches Geschwür verwandeln kann. — In denjenigen Fällen, in welchen die pannöse Keratitis sich über die ganze Cornea ausdehnt, finden wir oft nur vereinzelte, dickere, das Epithel leistenartig erhebende Gefässe, die sich im Centrum der Hornhaut pinselförmig verästeln. Von der parenchymatösen Keratitis vasculosa unterscheidet sich der Pannus vor Allem durch die oberflächliche Lage und durch die Verästelungsart der Gefässe.

Je weiter die Trübung nach der Hornhautmitte vordringt und je dichter sie ist, desto stärker sind die Sehstörungen. Oft erweicht die Cornea durch den Pannus so, dass sie dem intraocularen Druck nicht genügenden Widerstand entgegensetzen kann und sich ausdehnt **(Kerektasia e panno);** diese Augen erblinden meist an intraocularer Drucksteigerung (Secundärglaucom). — Wir finden ferner Complicationen mit Iritis und hinteren Synechieen resp. Flächenexsudaten in der Pupille, die zu secundärer Linsentrübung führen können.

Wir haben drei Arten von pannöser Keratitis zu unterscheiden.

1. Den **Pannus granulosus,** der bei acuten und chronischen Granulationen zur Beobachtung kommt und gelegentlich dem Ausbruch der Bindehauterkrankung vorausgeht. *Rählmann* fasst ihn als eine der letzteren analoge, unter der Bowman'schen Membran etablirte Affection

auf und nennt ihn Hornhauttrachom. Er beginnt gewöhnlich am oberen
Umfang der Cornea, seltener unten oder im Bereich der Lidspalte und
kann sich noch entwickeln, selbst wenn die Bindehaut bereits im Narbenstadium sich befindet und die Hornhaut bis dahin ganz klar geblieben
ist. Zu seiner Ausbildung trägt sehr oft das Scheuern der abgerundeten
inneren Lidkante oder der Cilien auf der Cornea bei, wenn sich Entropium resp. Trichiasis entwickelt hat; dann finden wir meist eine Verdickung des Epithels, kleine Defecte oder tiefe parenchymatöse Infiltrate. — Dass das Reiben der granulös infiltrirten Conjunctiva tarsi
auf der Cornea die Ursache des Pannus sein soll, ist deshalb nicht
anzunehmen, weil die Cornealaffection oft dem Aufschiessen der Granula
vorangeht und meist viel früher eintritt, als die Granulationswucherung
in der Bindehaut des Lides. — Die Prognose ist abhängig von dem
Zustand der Conjunctiva; von der Ausdehnung und Dichte der Trübung;
von der Krümmungsveränderung der Cornea hängt die Prognose für das
Sehvermögen ab. Selbst die dichtesten Trübungen sind mitunter noch
einer relativ starken Aufhellung fähig; vollständiges Schwinden derselben ist kaum möglich, Epithelverdickungen pflegen nie rückgängig zu
werden. Die Rückbildung des Pannus ist umso eher möglich, je frühzeitiger die Patienten in Behandlung kommen und je weniger weit der
Process vorgeschritten ist; am ungünstigsten sind die Formen, bei
welchen die Hornhaut ektatisch und von einzelnen dickeren, sich vielfach
verzweigenden und mit einander anastomosirenden Gefässen durchzogen
ist. — Trotz sorgfältiger Behandlung sind Recidive häufig, namentlich
wenn die Kranken zu früh Staub oder Rauch ausgesetzt werden. — Bei
der Heilung schwinden zunächst die Gefässe, dann die Trübungen.

Der Pannus bessert sich meist bei der Behandlung des Grundleidens, der Granulationen resp. des Entropiums und der Trichiasis.
Gegen jeden acuten Schub ist eine energische Antiphlogose indicirt:
kalte Umschläge, Atropin oder ein Heurteloup resp. 2—3 Blutegel
hinter's Ohr, ferner locale Blutentziehungen durch Peritomie, bei der
in der ganzen Circumferenz der Cornea neben dem Limbus die Gefässe
bis auf die Sclera durchtrennt werden müssen; die Nachblutung unterhält man durch Ueberrieselung des Operationsterrains mit warmem Bor-
oder Sublimatwasser. Wenn die Blutung steht, wird ein Druckverband
angelegt und nach ein paar Stunden durch kalte Umschläge ersetzt.
Die Peritomie wird nach Bedarf wiederholt und bei Cocainanästhesie
ausgeführt, die bei der injicirten Conjunctiva und vascularisirten Cornea
langsamer eintritt. Hilft diese Behandlung nicht, so excidire man die
granulöse Uebergangsfalte und den Tarsus mit der erkrankten Bindehaut. — Geschwüre der Cornea erfordern unbedingt warme Umschläge
und Druckverband; dieselben werden überhaupt, auch beim einfachen
Pannus, von manchen Kranken besser vertragen als die kalten.

Bei Pannus carnosus sind neben Peritomieen oberflächliche Ab-
tragungen der stark verdickten, gefässreichen Cornealschichten indicirt.
Gute Dienste leistet gelegentlich folgende, der alten *Guthrie'schen* ähnliche
Salbe: Arg. nitr., tinct. thebaic., Acet. plumb. āa 0,3 und Vaselin 5,0.
Dieselbe wird in den Conjunctivalsack in der Grösse einer Linse eingestri-
chen und mit den Lidern und Watte auf der Cornea verstrichen; der Ueberschuss wird dabei gleichzeitig entfernt. Nachher lässt man kalte Umschläge

machen. Einzelne Gefässe können mit einem Galvanocauter (cfr. Fig. 68 *a* u. *b*) oder dem Thermocauter von Eversbusch (cfr. S. 187) zerstört werden.

Zur Aufhellung der Trübung dient später. wenn die Reizerscheinungen gewichen sind, die Massage der Cornea mit gelber Präcipitalsalbe oder Jodkalisalbe (Kal. jodat., Natr. bicarbon. aa 0.3. Vaselin 5.0) oder die Einträufelung einer Jodkalilösung in den Bindehautsack (Kal. jodat. 0,15, Natr. bicarbon. 0.25. Aq. destillata 15.0 Md. 3mal tgl. 3 Tropfen einzuträufeln). die mehrere Monate fortgesetzt werden muss.

Bei Kerektasia e panno ist zur Herabsetzung des intraocularen Druckes eine Iridektomie erforderlich.

In verzweifelten Fällen mit dichter Trübung und Vascularisation kann die Inoculation von blennorrhoischem Secret oder die Jequirity-Ophthalmie in Frage kommen. Beide Mittel sind für die Cornea gelegentlich sehr gefährlich; eine Aufhellung des Pannus wird indessen durch dieselben nicht selten noch erzielt. Mit der Jequirity-Ophthalmie sei man besonders vorsichtig; bei sehenden Augen ist sie jedenfalls contraindicirt, ebenso bei Epitheldefecten. Die durch Inoculation des einer Blennorrhoea neonatorum entnommenen Secretes erzeugte Blennorrhöe soll man zunächst sich selbst überlassen. nur das Auge von dem eitrigen Secret reinigen; erst später. wenn die Entzündung grössere Dimensionen annimmt, wird sie entsprechend behandelt. Das Secret einer Gonorrhöe darf nicht genommen werden.

2. Den **Pannus scrophulosus.**

Er ist eine der häufigsten Augenkrankheiten des jugendlichen Alters und tritt auf scrophulöser Basis, mitunter nach acuten Infectionskrankheiten (Masern, Windpocken) auf. Gelegentlich bestehen daneben Conjunctivalphlyctänen oder andere Affectionen scrophulösen Ursprungs (Lid-Gesichtseczem, Rhinitis etc.). Er beginnt fast regelmässig am unteren Umfang der Hornhaut, zum Unterschied vom Pannus granulosus. unter Thränen, Lichtscheu und Blepharospasmus. Schmerzen können dem Auftreten der einzelnen Infiltrate vorangehen. die Injection pflegt nicht sehr hohe Grade zu erreichen; Irishyperämie oder Iritis können seine Begleiterscheinung bilden. Geschwüre der Hornhaut und Kerektasie kommen selten im weiteren Verlauf vor. Er kann sich über die ganze Cornea ausdehnen und ist ohne genauere Besichtigung der Bindehaut vom Pannus granulosus nicht mit Sicherheit zu unterscheiden. — Die restirenden Trübungen pflegen sich gewöhnlich bei jugendlichen Individuen besser aufzuhellen, als man von vornherein anzunehmen geneigt ist. — Recidive sind sehr häufig. Die Dauer des Processes richtet sich nach dem Verhalten der Kranken und dem Allgemeinbefinden derselben. Bei geeigneter Behandlung ist der Ausgang meist ein günstiger.

Die Therapie ist dieselbe. wie sie beim Infiltrat und der büschelförmigen Keratitis angegeben ist. Die Haupttriumphe feiert die gelbe Salbe resp. das Calomel. Kalte Umschläge werden nicht vertragen. Die Allgemeinbehandlung ist sehr wichtig, ebenso die Berücksichtigung eines Lid- und Gesichtseczem's oder einer Nasenaffection. Die Peritomie kommt selten in Frage, nie die Inoculation blennorrhoischen Secretes oder die Jequirity-Ophthalmie.

3. **Den Pannus regenerativus.**

Derselbe ist ein bei tieferen Hornhautgeschwüren sehr erwünschtes Ereigniss, weil er die Regeneration des Defectes beschleunigt. Er darf daher in seiner Entwickelung nicht aufgehalten werden; nur wenn nach Füllung des Geschwürsgrundes sich die Gefässe nicht von selbst zurückbilden, ist ihre Durchschneidung am Limbus geboten.

e) **Die Keratitis parenchymatosa s. interstitialis.**

Die Entzündung hat ihren Sitz in der Substantia propria corneae; sie kann circumscript sein und bleiben oder diffus werden, mit und ohne Gefässentwickelung einhergehen (**K. parench. vasculosa und avasculosa**). Die Gefässe liegen fast ausnahmslos in den tieferen Schichten des Cornealgewebes, haben eine zu einander parallele, radiäre Verlaufsrichtung, verbreiten sich pinselförmig und stammen aus den unter dem Randschlingennetz gelegenen Schlingen der perforirenden Scleraläste der vorderen Ciliargefässe. Alle hierher gehörigen Krankheitsprocesse zeigen keine Neigung zur Ulcerationsbildung. Sie sind ferner charakterisirt durch einen überaus schleppenden, sich über Monate, selbst Jahre hinziehenden Verlauf, der bei den gefässhaltigen Formen noch langwieriger ist, als bei den gefässlosen.

Meist sind es constitutionell belastete Individuen, Kinder mit angeborener Lues oder den Zeichen hochgradiger Scrophulose, Drüsenschwellungen, Eczem, Rhinitis, oder anämische, in der Ernährung stark heruntergekommene, früher oft luetisch inficirte Individuen, die von der Krankheit befallen werden. Die Kinder mit Lues hereditaria befinden sich meist im zweiten bis zehnten Lebensjahr; bei ihnen finden sich oft, aber nicht immer die von *Hutchinson* beschriebenen Difformitäten an den Schneidezähnen, welche weiter als normal auseinander stehen, einen halbmondförmigen Defect des Schmelzes über der Kaufläche und bisweilen eine keilförmige statt einer linearen Begrenzung haben, die sich schnell verbraucht und ausgehöhlt wird. Daneben beobachtet man nach *Horner* und *Förster* noch andere, ebenfalls auf hereditäre Lues hinweisende Symptome, z. B. Affectionen des Gaumens resp. Gehöres, Periostitiden an den unteren Extremitäten, Rhagaden an den Mundwinkeln. — Die Krankheit kommt in allen Lebensaltern vor, besonders in den ersten vier Decennien und hier wieder am häufigsten um die Pubertätszeit; bei Mädchen resp. Frauen finden sich oft Menstruationsstörungen. Sie kommt ferner zur Entwickelung auf rheumatischer Basis und in der Lactationsperiode. Bei acquirirter Lues tritt sie erst in den spätesten Stadien auf.

Von Complicationen im weiteren Verlauf der Krankheit sind Iritis, Iridocyklitis, Choreoiditis und Secundärglaucom zu nennen.

Die **circumscripte, gefässlose** Form hat gewöhnlich ihren Sitz mehr in den centralen Abschnitten der Hornhaut. Hier bildet sich ohne Schmerz oder sonstige Reizerscheinungen, höchstens unter minimaler, erst bei intensiver Beleuchtung sich steigernder pericornealer Injection eine wolkige, lichtgraue oder weissliche Trübung des Cornealparenchyms, welche je nach ihrer Dichte einen entsprechenden störenden Einfluss auf das Sehvermögen ausübt und bei seitlicher Beleuchtung und Loupenvergrösserung aus kleinen, in verschiedenen Ebenen gelegenen Pünktchen und Strichen besteht. Das Epithel ist entweder glatt oder wie angehaucht und gestichelt. Mitunter ist die Hornhaut über der Trübung anästhetisch. Die Iris pflegt nicht an dem Krankheitsprocess zu participiren: choreo-iditische Herde im vorderen Augapfelabschnitt kommen zur Beobachtung, ebenso glaucomatöse Drucksteigerung mit Ausgang in Amaurose. Gewöhnlich ist jedoch der Verlauf ein günstiger. Die Trübung zerfällt nach längerem Bestande in einzelne kleine Wölkchen. die allmählig durchsichtiger werden und schliesslich nur noch bei seitlicher Beleuchtung sichtbar bleiben. Recidive kommen vor; ferner erkrankt nicht selten das zweite Auge, während das erste noch afficirt oder eben gesund geworden ist.

Die **vasculäre Form** beginnt in der Regel in der Nähe des Limbus. der sich an einer umschriebenen Stelle röthet. während das angrenzende Parenchym sich trübt; bisweilen besteht dabei ein unangenehmes, reibendes Gefühl oder heftigere Reizung des Auges, Thränen, Lichtscheu und lebhafte diffuse, pericorneale Injection. Nachdem die Röthung des Limbus einige Zeit bestanden, tritt eine wolkige Trübung auf. in welche sich Gefässe aus der Tiefe erstrecken: das Epithel über derselben ist bisweilen gestichelt. Vom Rande der Cornea kann die Trübung unter Aufhellung an ihrer Peripherie nach der Mitte zu fortschreiten und erhebliche Sehstörungen veranlassen. Die Iris ist meist von Anfang an oder im weiteren Verlauf afficirt, gelegentlich auch das Corpus ciliare: die Vorderkammer ist bisweilen vertieft. Bei Betheiligung des Corpus ciliare sind die Reizerscheinungen erheblich stärker. Statt der wolkigen kommen auch kreisbogenförmige Trübungen vor. die sich vascularisiren und ein Segment der Hornhaut an der Peripherie gewissermassen abtrennen. Zuerst schwinden die Gefässe, dann hellt sich die Trübung auf. Verlauf und Prognose sind abhängig von den Complicationen; oft erkranken beide Augen kurz nacheinander.

Die **diffusen Affectionen** beginnen je nach dem Fehlen oder Vorhandensein von Gefässen ohne oder mit Reizerscheinungen. Zunächst tritt eine gleichmässige diffuse. oberflächliche, hauchartige, rauchgraue Trübung ein, so dass die Hornhaut ähnlich einer matten Fensterscheibe erscheint; das Epithel ist gewöhnlich gestichelt. Dann bilden sich intensivere, graue, wolkige Trübungen im Parenchym, die sich allmählig über die ganze Cornea erstrecken. während sie an ihrem primären Entwicklungsort klarer werden, gefässfrei bleiben oder sich vascularisiren. Schliesslich concentrirt sich die Trübung in einer dichten centralen Opacität während sich die Peripherie der Hornhaut klärt. Bei Gefässentwickelung sieht die Mitte grau, die Peripherie der Membran blutroth aus. von der Iris und Pupille ist nichts zu sehen. In anderen Fällen bildet sich nicht eine gleichmässige Wolke, sondern eine grosse Zahl von tiefen, punktförmigen und grösseren Infiltraten, die nicht confluiren (**Keratitis punctata** der Autoren). die hartnäckigste aller parenchymatösen Cornealentzündungen. — Die Iris ist bei den vasculären Affectionen meist afficirt. häufig in Form der Iritis serosa mit Hypersecretion von Kammerwasser, als deren Folge gelegentlich Drucksteigerung eintritt.

Der Verlauf ist noch langsamer als bei den circumscripten Formen. beiderseitige Erkrankung entweder zu gleicher Zeit oder in mehr minder langen Intervallen fast die Regel. Die Heilung leitet sich dadurch ein, dass das Epithel seine normale Glätte und den spiegelnden Glanz annimmt; dann zerfällt die centrale Scheibe (ev. nach voraufgegangener

Rückbildung der Gefässe) in kleine Wölkchen mit helleren, durchsichtigeren Zwischenräumen, schliesslich klären sich die einzelnen Wölkchen immer mehr, während das Sehvermögen sich entsprechend hebt, worüber allerdings Monate, selbst Jahre vergehen. Gelegentlich bilden sich bei der gefässlosen Form im Verlauf der Heilung einzelne, später wieder schwindende Gefässe. Wenn keine inneren Complicationen hinzutreten, ist die Prognose relativ gut.

Bisweilen bildet sich innerhalb der wie matt angehaucht erscheinenden, oberflächlich getrübten und gestichelten Cornea nicht eine wolkige Scheibe, sondern ein aus Infiltraten confluirender, intensiv getrübter, centraler Ring mit zunächst durchsichtigerer Mitte. Allmählig verkleinert sich der Ring concentrisch, während er an der Peripherie sich aufhellt, bis schliesslich eine centrale, etwa stecknadelkopfgrosse Trübung entsteht. Dann hat sich die Oberfläche geklärt, die Epitheldecke wieder ihren normalen Glanz erhalten. Zuletzt verschwindet auch noch die centrale Trübung, so dass das Sehvermögen wieder sehr gut wird. Meist erkranken beide Augen nacheinander, auf dem einen kann eine Wolke, auf dem andern ein Ring entstehen; Gefässe fehlen oder treten auf. Die vasculäre Form ist langwieriger. Die Iris ist meist hyperämisch, pericorneale Injection mit den übrigen Reizerscheinungen von wechselnder Intensität, die Vorderkammer oft sehr tief, die Pupille gegen Atropin sehr renitent. Die Prognose für das Sehvermögen ist noch günstiger als bei den anderen Formen, der Verlauf ebenso schleppend, die Aetiologie die gleiche.

Die Therapie der parenchymatösen Keratitis hat sich zunächst nach dem Allgemeinzustand und dem Grundleiden zu richten. Bei Scrophulose ist der ganze antiscrophulöse Apparat, bei Anämie ein Eisenpräparat (Jodeisen) und Hebung des Ernährungszustandes indicirt. Bei Lues leite man eine Schmiercur oder Injectionscur mit Sublimat ein; die letztere ist bei Kindern ihrer Schmerzhaftigkeit wegen meist nicht angebracht. Neben dem Quecksilber verordne man innerlich Jodkali. Dasselbe hellt später, nach dem Aufhören der Reizerscheinungen in den Conjunctivalsack instillirt, die Trübungen noch wesentlich auf. Statt der Jodkalilösung kann man auch die Massage der Cornea mit Jodkalisalbe oder gelber Präcipitatsalbe anwenden. Atropin muss mit Vorsicht wegen der Gefahr der Drucksteigerung applicirt werden. Local verordne man warme Umschläge und Druckverband oder Schutzbrille ·im Dunkelzimmer. — Mitunter ist eine Schwitzcur mit Pilocarpin, namentlich bei rheumatischer Basis, von gutem Erfolg gekrönt. Bei sehr starker Gefässentwicklung peritomire man; bei Gefahr der Drucksteigerung ist eine Iridektomie am Platze oder die Punction der tiefen Vorderkammer.

f) Die sclerosirende Keratitis.

Dieselbe tritt auf in Form intensiv weisser Flecken, welche sich vom Limbus corneae aus ins Cornealparenchym vorschieben, so dass die Grenze zwischen Horn- und Lederhaut vollständig verwischt ist. Die Flecken sind von gar keinen oder vereinzelten Gefässchen begleitet und schliessen sich meist an episcleritische Buckel an. Iritis und Iridocyklitis compliciren gelegentlich die Krankheit; eine vollständige Aufhellung der Trübung findet nicht statt. Der Process dauert mehrere Wochen selbst Monate und Jahre; er recidivirt wie die Episcleritis. Bisweilen trifft man mehrere derartige sclerosirende Infiltrate am Limbus, die von hier über die ganze Hornhaut sich ausdehnen können, ohne dass je erhebliche Beschwerden, ausser Sehstörungen, von den Kranken geklagt werden. Die Behandlung hat sich gegen die bestehende Scleritis und das diesem Process zu Grunde liegende Leiden (Rheumatismus, Lues, Scrophulose) zu richten. Local wende man Atropin (mit Vorsicht), warme Umschläge und Druckverband an.

Bei chronischer Irido-Choreoiditis resp. Glaucoma absolutum im Degenerationsstadium kommen 2 nur beiläufig zu erwähnende, seltenere Cornealerkrankungen vor: **die bandförmige Keratitis** im Bereich der Lidspalte, welche quer von rechts nach links durch die Hornhaut zieht und sich ganz schmerz- und reizlos entwickelt, nur sehr selten ein vorher gesundes Auge befällt. Die Therapie ist ziemlich machtlos, die Sehstörung sehr erheblich. Die **Keratitis bullosa**; bei derselben entsteht gewöhnlich unter Schmerzen zunächst eine parenchymatöse Trübung, dann über derselben eine schwappende Blase, deren Inhalt aus seröser, selten aus sanguinolenter Flüssigkeit, und deren vordere Wand entweder nur aus den Epithelien, oder aus diesen und der Bowman'schen Membran *(Sämisch, Schweigger, Bock)*, seltener noch aus einzelnen Lagen der Cornealsubstanz *(A. v. Gräfe)* besteht. — Das Leiden kommt gewöhnlich nur in glaucomatös degenerirten Augen oder über alten Cornealtrübungen vor und erfordert, wenn die Beschwerden zu heftig werden, die Enucleatio bulbi.

2. Die eitrigen Affectionen der Cornea. Keratitis suppurativa.

Wir verstehen hierunter jede mit eitrigem Zerfall des Gewebes einhergehende Entzündung der Hornhaut und unterscheiden 2 grosse Gruppen, je nachdem das vordere Epithel von vornherein intact oder mit den darunter befindlichen Parenchymschichten defect ist, den Abscess und das Hornhautgeschwür.

Der Abscess der Cornea. Gewöhnlich entsteht im Centrum, seltener in der Nähe des Randes der Hornhaut unter meist heftigen Reizerscheinungen — Schmerz, Thränen, Lichtscheu, Injection und Chemose der Conj. bulbi — zunächst eine gelblich-weisse, später eine intensiv gelbe Trübung, in deren Umgebung sich gewöhnlich ein gleichmässiger, hellgrauer Hof oder eine Reihe radiär vom Rande der Trübung nach der Peripherie der Hornhaut ausstrahlender, grauer resp. gelber Striche findet. Das Epithel kann über der Trübung etwas gebläht und gestichelt erscheinen. Im weiteren Verlauf nimmt die Eiterinfiltration entweder an Umfang zu oder das gelbe Infiltrat verkleinert sich concentrisch, wobei oft Gefässe zu demselben hinziehen, und es hinterbleibt eine mehr oder minder dichte, graue resp. weisse Trübung. In anderen Fällen bildet sich im Anschluss an den untern Umfang des Abscesses zwischen den Corneallamellen eine Eitersenkung **(Onyx)** in Gestalt eines Halbmondes. Der Eiter kann resorbirt werden, oder er senkt sich zwischen den Lamellen auf den Boden der Vorderkammer ohne oder nach Perforation der hinteren Cornealschichten, oder es stösst sich das vor dem Abscess gelegene Gewebe ab, und es bildet sich ein Hornhautgeschwür. Das Hypopyon erreicht eine verschiedene Grösse; entweder finden wir nur einen schmalen gelben Strich, oder es erfüllt einen grösseren Theil der Vorderkammer. Die Iris ist immer afficirt. — Unter den peripheren Abscessen ist vor Allem der Ringabscess gefürchtet. der sich durch Infection der Schnittwunde nach Staaroperationen entwickelt und in 24—36 Stunden zur Abstossung der ganzen Cornea führt.

Die Ursachen des Cornealabscesses sind mannigfach; in erster Reihe ist die Blennorrhoea conjunctivae und des Thränensackes zu nennen, seltener compliciren sich die Diphtheritis conjunctivae und die Conjunctivitis granulosa mit diesem Hornhautleiden. Dasselbe entsteht voraussichtlich durch Infection mit dem Secret, aus dem durch das intacte Epithel oder durch kleine Defecte Mikroorganismen in die Cornea gelangen. Oft ist ein stumpfes Trauma die Ursache; das verletzende Agens braucht keinen nachweisbaren Substanzverlust zu setzen, muss aber inficirt sein und durch Epithellücken Infectionskeime in die Cornea einführen. Cornealabscesse entstehen ferner nach acuten Infectionskrankheiten (Erysipelas faciei. Masern. Scharlach. Variola) resp. auf Grund schwerer Kachexieen z. B. bei Krebskranken. Diabetikern. bei Frauen im Puerperium.

In manchen Fällen. namentlich bei Blennorrhöe und Diphtheritis ist schon in wenigen Tagen die ganze Cornea nekrotisch. in anderen Fällen ist der Verlauf ein langsamer. der Ausgang nach vielen Schwankungen von Besserung und Verschlechterung ein ungünstiger. Der Abscess ist eine der gefährlichsten Cornealaffectionen; es hinterbleibt entweder eine dichte leucomatöse Trübung. oder ein Partial- resp. Totalstaphylom, oder der Bulbus wird nach Panophthalmitis phthisisch.

Die **Prognose** ist abhängig von der Grösse des Abscesses. von der Constitution des Kranken und bei der Blennorrhöe und der Diphtheritis von dem Stadium. in welchem die Hornhautcomplication eintritt. Sie ist hier umso ungünstiger. je früher die Hornhaut in Mitleidenschaft geräth.

Die **Behandlung** ist oft machtlos. namentlich gegen die bei acuten infectiösen Bindehaut- und Thränensackleiden auftretenden Abscesse, speciell bei dem Ringabscess. Zunächst hat man in den letzteren Fällen gegen das Grundleiden vorzugehen. mit fleissiger Reinigung der Augen von dem infectiösen Secret und mit kalten Umschlägen etc. Bei den sonstigen Abscessen der Cornea ist die Kälte geradezu contraindicirt: hier macht man entweder laue Umschläge. abwechselnd mit Druckverband, Atropininstillationen oder legt den permanenten feuchtwarmen Druckverband an und lässt die Kranken im Bett liegen. Grössere Hypopyen entleert man durch Punction der Vorderkammer, bei der man das Kammerwasser nur langsam abfliessen lassen darf. Bei drohender Perforation des Abscesses nach aussen kann man die Punction auch an der dünnsten Stelle vornehmen. Bei peripherem Sitz desselben kommt man in Verlegenheit. ob Atropin oder Eserin gebraucht werden soll. Hat sich ein Ulcus gebildet und der Geschwürsgrund vorgebuckelt, so gibt man Eserin, um den Pupillarrand aus dem Bereich der Perforationsstelle zu bringen. dazwischen kann man zur Lösung etwaiger Synechieen gelegentlich einen Tropfen Atropin instilliren. — Sehr heruntergekommene. kachektische Individuen müssen in ihrer Ernährung gehoben werden. — Bisweilen kommt der Process nach Ausführung einer Iridektomie zum Stillstand.

Das **Hornhautgeschwür** (Ulcus corneae). Die Hornhautgeschwüre treten in mannigfachen Formen auf und haben je nach ihrer Ursache und

Form einen verschiedenen Charakter. Am bösartigsten ist das Ulcus corneae serpens. Wir unterscheiden folgende Gruppen:

a) **Die Resorptionsgeschwüre.** Es sind kleine, oft auf alten Trübungen, meist bei scrophulösen Kindern im Centrum der Cornea auftretende Defecte, welche sich gewöhnlich ohne nennenswerthe subjective und objective Reizerscheinungen entwickeln, einen ziemlich durchsichtigen, spiegelnden Grund und normale, nicht getrübte Umgebung haben. Sie füllen sich innerhalb weniger Tage von ihren Rändern aus mit Epithel; an ihrer Stelle constatirt man dann eine concave, spiegelnde Narbe (facettirte Narbe), welche Wochen, selbst Monate hindurch, ohne dass eine vollständige Regeneration bis zum Niveau der Umgebung eintritt, bestehen kann und die Gefahr frischer Ulcerationen involvirt. Sehr selten dringen diese Geschwüre bis in die tieferen Schichten der Cornea und perforiren nach der Vorderkammer; bisweilen werden in diesen Fällen die Patienten erst durch den im Moment der Perforation mit dem Abfluss des Kammerwassers in Folge Irishyperämie eintretenden heftigen Schmerz auf ihr Leiden aufmerksam. In anderen Fällen führt sie bei Sitz des Leidens vor der Pupille die Sehstörung zum Arzt. — Der Verlauf des Leidens ist oft recht langwierig, die Prognose aber bis auf die seltenen Fälle, in welchen eine Ausdehnung in die Tiefe und Perforation erfolgt, im Allgemeinen günstig. Unter antiscrophulöser Therapie, Atropin, warmen Umschlägen und Druckverband pflegt meist eine günstige Heilung einzutreten. Um facettirte Narben zu verhindern, streiche man häufig einwenig von der Pagenstecher'schen gelben Salbe in den Conjunctivalsack und verreibe dieselbe mit den Lidern oder stäube fein pulverisirtes Calomel in den Bindehautsack. Diese Reizmittel bewirken noch, dass die restirende Narbe klarer wird. Jodoform führt ebenfalls eine günstige Heilung der Geschwürchen herbei. — Wenn das Geschwür sehr tief greift, der Perforation nahe und die blanke Descemet'sche Membran (cfr. Fig. 63) nach vorn vorgebuckelt ist **(Keratocele),** so dass eine eingetretene glatte Heilung vorgetäuscht werden kann, punktire man, falls sich die Keratocele bei ruhiger Rückenlage, Druckverband und Eserin nicht von selbst zurückbildet, den Geschwürsgrund mit einer Desmarres'schen Nadel oder einem Gräfe'schen Messer, ev. in Narkose, wenn die Cocainanästhesie nicht ausreicht, und lasse die Kranken mehrere Tage mit beiderseitigem Druckverband im Bett liegen.

b) **Das Ulcus corneae perforans.** Dasselbe steht, was reizlosen Beginn und Verlauf, sowie centralen Sitz des Geschwürs und das Fehlen iritischer Complication anlangt, dem vorigen Geschwürstypus sehr nahe; es unterscheidet sich von ihm aber dadurch, dass es von vorneherein die Tendenz hat schnell in die Tiefe zu greifen und zu perforiren. Bei der Perforation legt sich oft die nach vorn vorrückende Linse an die Hinterfläche des Geschwürs und ihre Kapsel verklebt mit der Perforationsöffnung, oder es drängt gleichzeitig die Iris nach vorn, legt sich in die Perforationsöffnung mit dem Pupillarrand resp. angrenzendem Gewebe und wirkt dadurch, dass sich das Kammerwasser dahinter ansammelt und sie noch weiter vorschiebt, gewissermassen wie ein Pressschwamm, welcher die reguläre Vernarbung verhindert; das umgebende Cornealgewebe erweicht und wird weniger widerstandsfähig.

12*

Im günstigsten Fall schliesst sich sofort die Perforationsöffnung, und das Geschwür vernarbt mit Hinterlassung einer grauen durchsichtigen (**Macula**) oder weissen, dichten Trübung (**Leukom**). Heilt die Iris ein oder an, so spricht man von einem **Leukoma adhärens**; ist die mit der eingeheilten Iris verbundene weisse Narbe noch ektatisch und überragt sie das Niveau der Umgebung. so nennt man den Zustand **Leukoma adhärens prominens**. Wenn die Perforationsstelle etwas grösser ist und der ganze Pupillarrand circulär anheilt, so hinterbleibt ein **Leukoma centrale totale adhärens**, das mitunter noch prominirt. Diese beiden letzteren Vernarbungszustände bedingen die Gefahr der intraocularen Drucksteigerung und der Erblindung an Secundärglaucom. — Wenn sich die Linse allein an die Hinterfläche des Geschwürs anlegt und mit ihr längere Zeit in Contact bleibt, so trübt sich die Kapsel, und es tritt eine Wucherung der intrakapsulären Zellen an dieser Stelle ein; später wenn die Kammer sich füllt, und Iris und Linse in ihre normale Lage zurückgedrängt werden, sieht man entweder nur eine weissliche Trübung im Pupillargebiet (**Katarakta centralis anterior**), oder dieselbe prominirt kegelförmig nach vorn in die Vorderkammer und hängt oft noch durch einen dünnen Faden mit der Geschwürshinterfläche zusammen (**Katarakta pyramidalis**).

Die **Behandlung** besteht in Rückenlage im Bett. Atropin. warmen Umschlägen und Druckverband; wenn sich eine Keratocele ausbildet. kann man statt des Atropin das Eserin anwenden. um den intraocularen Druck herabzusetzen. Ist die Perforation unvermeidlich. so entferne man durch Atropin den Pupillarrand aus dem Bereich der Perforationsstelle und führe die Perforation künstlich herbei mit nachfolgendem beiderseitigem Druckverband und Jodoform. Auf dem operirten Auge kann man den Sattler'schen permanenten feuchtwarmen Verband appliciren.

Was den Gebrauch von Atropin und Eserin anlangt, so basirt derselbe im Allgemeinen darauf, bei drohender Perforation eines Geschwürs den Pupillarrand von der Perforationsstelle zu entfernen. weil bei Einheilung desselben in eine Hornhautnarbe durch den Reiz der Pupille bei Lichteinfall leicht Iritis erzeugt wird. Es gilt daher als Regel bei centralen Geschwüren Atropin, bei peripheren das Eserin zu verordnen. Doch kann man in letzteren Fällen auch gezwungen werden zum Atropin zu greifen; dies gilt bei Complication mit Iritis. — Dann träufelt man Atropin ein, sobald sich hintere Synechieen bilden, zur Lösung derselben und nachher wieder Eserin; dieser Turnus wiederholt sich je nach Bedarf.

c) **Das Ulcus corneae simplex.** Das einfache Hornhautgeschwür entsteht entweder nach Verletzungen der Cornea oder nach einfachen resp. eitrigen Infiltraten. ferner bei Abscessen durch Abstossung der vor dem Eiterherd befindlichen Parenchym- und Epithelschichten. Wir unterscheiden oberflächliche und tiefe, periphere und centrale Geschwüre. Die Randgeschwüre haben bisweilen eine Sichelform und erscheinen wie mit dem Nagel ausgedrückt; sie können sich schliesslich über die ganze Hornhautperipherie ausdehnen und einen geschlossenen Ring bilden, dessen Mitte durchsichtig ist und bleibt oder sich später ebenfalls trübt resp. eitrig zerfällt. — Diese Fälle sind im Ganzen selten, sie werden vorwiegend bei Blennorrhoea conjunctivae beobachtet. Veranlassung zu Geschwüren der Hornhaut sind ferner andere Bindehautentzündungen (Phlyktänen, einfache Katarrhe, Granulationen, Diphtheritis) und Erkrankungen des Thränensacks (Dakryocystoblennorrhöe), ohne dass ein Trauma vorangegangen ist.

In allen Fällen beginnt das Leiden mit gewöhnlich erheblichen Reizerscheinungen, Thränen, Lichtscheu, Injection des Bulbus und Ciliarschmerz. Mitunter besteht Röthung der Lidhaut, etwas Oedem des freien Lidrandes, sogar glasige Chemose der Conj. bulbi. Die Conj. tarsi ist meist gleichmässig geröthet und das Thränensecret oft mit Eiterflocken untermischt, ohne dass eine eitrige Bindehautaffection besteht. Der Rand des Geschwürs ist entweder glatt oder ausgezackt, bisweilen gleichmässig gewulstet, grau oder gelblich verfärbt; der Grund erscheint uneben, höckrig oder glatt, mehr oder minder stark getrübt resp. eitrig infiltrirt. In der Umgebung findet man oft einen gleichmässig grauen Hof oder einzelne graue Striche, die radienartig nach allen Richtungen von dem Geschwürsrand divergiren. Das Kammerwasser ist entweder klar oder getrübt, bisweilen mit Eiterkörperchen vermischt, welche von dem Geschwür und der Iris geliefert werden und sich auf den Boden der Kammer zu einem schmalen gelben Streifen **(Hypopyon)** senken; nur selten erreicht dieses eine grössere Ausdehnung. Gelegentlich ist die Kammer in Folge von Hypersecretion des Kammerwassers enorm tief. An der Iris besteht entweder nur einfache Hyperämie, kenntlich an Farbenveränderung des Gewebes und Verengerung der Pupille, oder Iritis mit hinteren Synechieen und plastischem Exsudat im Pupillargebiet. — Der Ciliarschmerz hält an, solange der Process noch progressiv ist; er wird umso intensiver, je stärker die Iris betheiligt ist. —

Die Grösse der Geschwüre ist variabel; man beobachtet Defecte von der Grösse eines Stecknadelkopfes, andererseits Ulcera, welche beinahe über die ganze Hornhaut ausgedehnt sind.

Die Regeneration der Geschwüre leitet sich ein durch Nachlassen aller Reizerscheinungen. Die gelben Massen vom Rand und Grund stossen sich zunächst ab, dadurch erscheint der Substanzverlust glatter; dann schwindet der graue Hof, das Epithel überwuchert vom Rand aus den Defect und vom Limbus corneae schieben sich Gefässe nach demselben vor **(Pannus regenerativus)**. Schliesslich füllt sich hinter dem Epithel die flache Delle noch weiter, und es hinterbleibt eine Narbe, deren Dichte von der Tiefe des Geschwürs abhängig ist. Je tiefer dasselbe vorgedrungen ist, desto undurchsichtiger ist die zurückbleibende Trübung.

Die Abweichungen in der Heilung sind folgende. Das Geschwür begrenzt sich nicht; es dehnt sich der Fläche und Tiefe nach weiter aus und dringt bis auf die Membrana Descemetii vor. Die letztere gibt dem intraocularen Druck nach, buckelt sich vor **(Keratocele** cfr. Fig 63) und erscheint als ein wasserklares, durchsichtiges Bläschen inmitten der trüben, schmierigen Geschwürsfläche, durch welches der Kranke oft wieder etwas sehen kann und zu der Annahme verleitet wird, dass er gesund sei. Bei ruhigem Verhalten und geeigneter Behandlung kann sich die Keratocele noch zu-

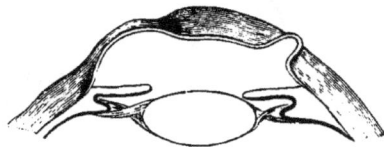

Fig. 63.

l. beginnende, r. ausgebildete Keratocele.

rückbilden und normale Heilung des Geschwürs eintreten. Oft platzt sie unter dem Einfluss von Husten, Niesen, Brechen, Schreien etc., das Kammerwasser fliesst ab, die Oeffnung verschliesst sich, um nach einiger Zeit wieder aufzugehen; es entsteht eine **Cornealfistel,** die weiterhin vernarben kann. Oder die Linse verlegt die Perforationsöffnung; die letztere verwächst, das Geschwür heilt, die Linse trennt sich wieder von der Geschwürshinterfläche, ohne organische Veränderungen ihrer Kapsel resp. des Epithels zu erfahren, resp. wenn der Contact längere Zeit angedauert hat, mit Ausbildung eines vorderen Kapselstaares, eventuell einer Katarakta pyramidalis. In anderen Fällen, besonders wenn das Ulcus peripher sitzt, legt sich die Iris mit dem Pupillarrand oder mit peripheren Theilen ihres Gewebes in das geplatzte Geschwür; es entsteht entweder nur eine vordere Synechie (cfr. Fig. 64), und hieraus ein **Leukoma adhärens;** oder es

Fig. 64.

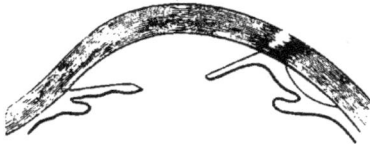

Vordere Synechie.

Fig. 65.

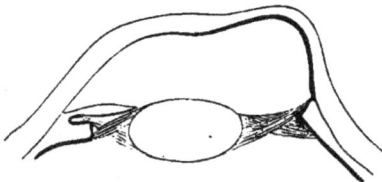

Partialstaphylom.

prolabirt die Iris über das Cornealniveau und, wenn das Geschwür vernarbt, kommt ein **Leukoma adhärens prominens,** resp. wenn die Umgebung des Ulcus noch stärker erweicht und ektatisch wird, eine Narbe, die prominirt und in grösserem Umfang mit der Iris verwächst, ein **Partialstaphylom** (cfr. Fig. 65) zu Stande. Wenn die Perforationsöffnung gross gewesen ist und sich die Iris mit dem ganzen Pupillarrande anlegt, entsteht ein **Leukoma totale adhärens** nach der Vernarbung des Ulcus. In den letzteren Fällen verändert die vordere Augenkammer ihre Form und Tiefe: bei adhärirendem Leukom und Partialstaphylom erscheint sie flacher in

der Umgebung der Verlöthungsstelle, dort wo die Iris in normaler Lage geblieben ist, tiefer, bei Leukoma totale adhärens ist sie in toto abgeflacht. Die Pupille erscheint nach der Narbe verzogen. Die Pupille kann bei adhärirenden Leukomen an normaler Stelle sich befinden, wenn die Irisperipherie eingeheilt ist; sie ist nach der Narbe verschoben, wenn der Pupillarrand mit ihr verwachsen ist. Die Lage der Linse kann sich in diesen Fällen unbeeinflusst zeigen; bei Leukoma totale adhärens pflegt indessen meist eine Verwachsung mit der Narbe und Trübung der Substanz, selbst Schrumpfung der kataraktösen Linse zu bestehen.

Fig. 66.

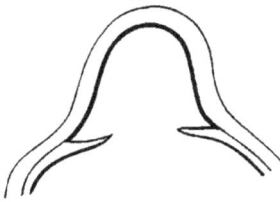

Kegelförmiges Totalstaphylom.

Wenn die Geschwüre eine gewisse Ausdehnung der Fläche und Tiefe nach erreicht, wenn sie über die Hälfte des Cornealparenchyms destruirt haben, so drohen den Augen andere Gefahren. Entweder bildet sich, nachdem die Perforation eingetreten ist, eine Narbe mit Abflachung des vorderen Augapfelabschnittes (**Phthisis anterior**), oder aber die Narbe, mit der die Iris verwachsen ist, wird ektatisch, und es entwickelt sich ein **Totalstaphylom** mit glatter Oberfläche (cfr. Fig. 66), welches kegel- oder halbkugelförmig aus der Lidspalte hervorragt, resp. ein **Staphyloma racemosum** mit unregelmässiger, vielhöckriger, maulbeerförmiger Configuration (cfr. Fig. 67). Jedes Staphylom verursacht bei seiner Entwickelung heftige Schmerzen im Auge und Kopf; der Endausgang ist absolute Amaurose in Folge von Secundärglaukom. Die Linse kann in dem Staphylom liegen und die Ektasie der Narbe noch steigern, oder sie befindet sich an normaler Stelle, oder sie ist bei Perforation des Geschwürs ausgetreten und fehlt ganz. Der Glaskörper ist meist verflüssigt. — Gelegentlich tritt bei der Perforation eines Geschwürs mit der Linse noch Corpus vitreum aus, dann inficirt sich der Glaskörper leicht, und

Fig. 67

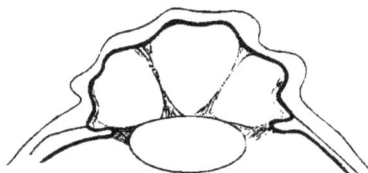

Staphyloma racemosum.

das Auge geht an Panophthalmitis zu Grunde; die letztere bildet sich bisweilen auch aus, wenn ein bereits entwickeltes Staphylom platzt und die Contenta des Bulbus prolabiren. Dabei treten intraoculare Blutungen, Ablösung der Retina und Choreoidea ein. Wenn Panophthalmitis zum Ausbruch kommt, wird der Bulbus nach Ablauf derselben phthisisch. Sehr selten entsteht bei perforirten Hornhautgeschwüren des einen sympathische Ophthalmie des anderen Auges.

Die **Prognose** richtet sich nach der Grösse und Tiefe der Geschwüre und der etwa zu Grunde liegenden Krankheit der Conjunctiva resp. der Thränenwege. In frühen Stadien bei Blennorrhöe und Diphtheritis der Bindehaut sich entwickelnde Geschwüre haben gewöhnlich einen ungünstigen Verlauf; das Auge geht meist an Phthisis bulbi oder an Secundärglaukom in Folge Staphyloma corneae zu Grunde. Auch adhärirende Leukome und Partialstaphylome compliciren sich gelegentlich mit Secundärglaukom; wird rechtzeitig operativ eingeschritten, so kann man indessen in der Regel noch Sehvermögen retten. Einfache Leukome nach blennorrhoischem Ulcus haben schliesslich häufig einen viel geringeren Umfang, als man von vornherein vermuthen sollte, zumal bei jungen kräftigen Individuen. — Alle grösseren, tiefen, atonischen Geschwüre bei elenden Personen geben eine schlechtere Prognose, als kleine, oberflächliche Ulcera. Je früher die Patienten in reguläre Behandlung kommen, desto günstiger pflegt der Verlauf zu sein.

Die **Behandlung** muss sich auf den Allgemeinzustand, auf die Bekämpfung des zu Grunde liegenden Leidens (Blennorrhoea conjunctivae oder Sacci lacrymalis, Diphtheritis), auf die Beseitigung der Entzündungserscheinungen, auf die Verhinderung der Progression des Geschwüres und die Beschleunigung der Heilung ohne die oben genannten Complicationen resp. auf Verringerung ihrer Gefahren beziehen.

Jedes Geschwür, welches bei Blennorrhöe oder Diphtheritis entsteht, erfordert zunächst die Behandlung des Bindehautleidens. Erst wenn die tieferen Schichten der Hornhaut ergriffen sind und eine Keratocele droht oder entsteht, geht man an die Therapie des Cornealleidens, indem man den Druckverband anlegt und denselben zum Reinigen des Bindehautsackes von dem Secret häufig wechselt, indem man den Kranken absolute Rückenlage einnehmen lässt, Eserin resp. Pilocarpin instillirt und bei unvermeidlicher Perforation je nach Bedarf ein- oder mehrmals den dünnen Geschwürsgrund punktirt. — Tritt Spontanperforation und ein Irisprolaps ein, der durch Eserin und Druckverband nicht mehr reponirbar ist, so kappt man ihn ab und legt darnach einen besonderen Druckverband an, nach Jodoformbestäubung der kranken Cornea. Bei Thränensackblennorrhöe muss die Sondirung und Ausspülung der Thränenwege mit desinficirenden Wässern vorgenommen werden. Eserin oder Atropin gibt man je nach Sitz des Ulcus und Complication mit Iritis. Jodoform und Druckverband werden abwechselnd mit lauwarmen Bor- oder Sublimatumschlägen verordnet. Bei Granulationen behandelt man zunächst das Cornealgeschwür.

In allen Fällen von Ulcus ist Ruhe des Auges und Körpers. Aufenthalt im Dunkelzimmer, bei tieferen Geschwüren im Bett, Atropin oder Eserin je nach Sitz und Complicationen, Druckverband ein- oder beiderseitig und die Anwendung von warmen Umschlägen (ausser bei Blennorrhöe und Diphtheritis) indicirt. Zu den Umschlägen kann man Camillenthee, warmes Wasser, Bor- oder Sublimatwasser nehmen. Auch der permanente feuchtwarme Druckverband von *Sattler* ist am Platze. Vor dem Anlegen des Verbandes empfiehlt es sich in allen Fällen auf das Geschwür fein vertheiltes Jodoformpulver zu stäuben. Bei heftigen Ciliarschmerzen ist die subcutane Injection von Morphium, namentlich zur Nacht, nothwendig.

Bei eitrigen Geschwüren, die progressiv bleiben, wird oft erst durch Anwendung von Glühhitze (**Galvanocauter** von *Sattler* und Ansatzstück von *Nieden* cfr. Fig. 68 *a* und *b* oder **Thermocauter** von *Eversbusch*

Fig. 68 *a*).

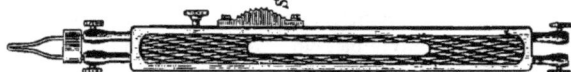

Fig. 68 a) Galvanocauter nach *Sattler*, *S* Schieber zum Unterbrechen und Schliessen des Stromes in der Platinschleife.

Fig. 68 *b)*

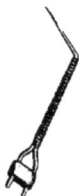

Fig. 68 *b)* Ansatzstück von *Nieden* statt der Schleife.

cfr Ulcus serpens) der Process zum Stillstand gebracht. Kleine Hypopyen resorbiren sich unter dem Druckverband von selbst, grössere erfordern die Entleerung durch Punction der Vorderkammer am untern Hornhautrand und, wenn der Eiter sehr dick ist, die Entfernung mit einer gebogenen Irispincette (cfr. Fig. 70). Die Punction geschieht mit einer Desmarres'schen Nadel (cfr. Fig. 61) oder mit einer sehr schmalen Lanze. Erzeugt sich der Eiter von Neuem, so lüftet man die Wunde mit einem graden Kautschuk- oder Schildpatstilet.

Gegen Keratocele und eingetretene Perforation, sowie bei Irisprolaps sind die eingangs empfohlenen Massnahmen erforderlich. Wenn nach Vernarbung des Geschwürs ein Leukom oder ein Leukoma adhärens resp.

Leukoma adhärens prominens zurückgeblieben ist, so führe man eine Iridektomie aus. Dieselbe hat beim einfachen Leukom optische Zwecke und muss demnach ins Bereich der Lidspalte fallen und, wenn möglich, convergirende Schenkel haben, nicht zu gross sein, d. h. nicht bis an den Ciliarrand der Iris reichen, damit nicht zu viel Licht in's Auge fällt, welches den Kranken blendet. Bei Leukoma adhärens resp. totale adhärens oder adhärens prominens und Partialstaphylom kommt neben dem optischen auch noch ein therapeutischer Zweck der Iridektomie in Betracht: sie soll die glaukomatöse Drucksteigerung verhindern und muss demnach möglichst gross ausfallen und nach oben angelegt werden, so dass die neue Pupille grösstentheils durch das obere Lid gedeckt wird. Bei Leukoma totale adhärens und sehr · seichter Vorderkammer gelingt es oft nur wenig Irisgewebe hervorzuholen; dann kann man, wenn der erste Effect nicht genügend ist, einen neuen Iridektomieversuch nach einiger Zeit unternehmen, jedenfalls stellt schon das kleinste Loch in der Iris eine Communication zwischen vorderer und hinterer Augenkammer her, welche zunächst ausreicht, um Secundärglaukom zu verhüten.

Die Behandlung des Totalstaphyloms wird in einem späteren Capitel besprochen werden. Der Entwicklung desselben kann man gelegentlich durch Herauslassen der Linse nach Querspaltung des Staphyloms oder durch eine rechtzeitig ausgeführte Iridektomie vorbeugen. Die Hauptsache ist, dass die Kranken nicht zu früh das Bett verlassen, möglichst lange unter Druckverband liegen bleiben und nicht schwere Arbeit verrichten. Ehe nach einem umfangreichen perforirten Ulcus die Narbe einigermassen consolidirt ist, pflegen wenigstens 3 Monate zu vergehen.

Hornhautfisteln, die sich abwechselnd schliessen und öffnen, heilen sehr schwer, bisweilen erst nachdem man die Ränder mit einem spitzen mitigirten Argentumstift vorsichtig betupft oder mit einem spitzen Galvano- oder Thermocauter gebrannt hat. Hierbei ist natürlich die Verletzung der Linsenkapsel zu vermeiden.

Tiefe, der Perforation nahe Randgeschwüre, welche keine Tendenz zur Heilung haben, kann man nach dem Vorgang von *Schöler* und *Kuhnt* mit gestielten, aus der Nachbarschaft herübergeflanzten Conjunctivallappen decken, nachdem die Ränder und der Grund des Ulcus vorsichtig mit einer Flinte abgekratzt und mit Sublimatlösung überrieselt sind. Der Conjunctivallappen heilt in wenigen Tagen nach Art eines Pterygiums auf und schrumpft später unter gleichzeitiger Aufhellung der Geschwürsnarbe; er muss natürlich möglichst dünn und eher grösser als das Geschwür sein und mit einem Stilet auf den Grund des Ulcus aufgedrückt werden. Die Wunde in der Conjunctiva bulbi wird durch ein paar Suturen geschlossen.

Ungestielte Conjunctivalstücke sind von *da Gama Pinto* zur Deckung von tiefen, perforirten Hornhautgeschwüren nach Abkappung von Irisprolapsen empfohlen, um eine schnellere, festere Vernarbung herbeizuführen. Dieses künstliche Deckmittel von Irisprolapsen verhindert andererseits auch die Entstehung einer Infection, die selbst noch nach Jahren eintreten und das Auge durch Iris- und Glaskörpereiterungen *(Swanzy, Leber)* gefährden kann.

d) **Das Ulcus corneae serpens.** Dasselbe ist die bösartigste Form des Hornhautgeschwürs. Es schliesst sich am häufigsten an Verletzungen der Cornea und Infectionen der Wunde an; die Infectionskeime können dem verletzenden Agens (z. B. dem Strohhalm oder der Getreidegranne) selbst anhaften oder im Conjunctival- resp. Thränensacksecret enthalten sein. Sehr selten ist eine Verletzung nicht nachweisbar, dann aber meist Dakryocystoblennorrhöe vorhanden. In einem Fall hat *Leber* Aspergillussporen in der Cornea nachgewiesen und dem Process den Namen Keratomycosis aspergillina beigelegt; eine einschlägige Mittheilung ist nur noch von *Berliner* gemacht.

Das Ulcus sitzt meist central, seltener peripher und gewöhnlich im Bereich der Lidspalte. Rand und Grund sind unregelmässig, grau oder gelblich verfärbt; der Rand ist an einer Stelle stark gewulstet, unterminirt und von einem halbmondförmigen Eiterhof oder von einzelnen Eiterinfiltraten umgeben. In der Richtung dieses Eiterhofes schreitet das Geschwür vor, indem sich die Corneallamellen mit dem Epithel abstossen; dann bildet sich ein neuer Halbmond in derselben Richtung u. s. w. Derselbe entwickelt sich oft unter unseren Augen aus einzelnen confluirenden Infiltraten. Auf diese Weise kann sich das Geschwür über die ganze Hornhaut ausdehnen. Ausser dem halbmondförmigen Hof resp. den einzelnen Infiltraten ist ferner für das Ulcus serpens charakteristisch ein Hypopyon, das eine verschiedene Grösse hat und bisweilen die ganze Vorderkammer erfüllt; dasselbe ist entweder dünnflüssig oder eingedickt, das Kammerwasser immer trübe. Gelegentlich ist es schwer zu entscheiden, ob der Eiter sich zwischen den Corneallamellen oder in der Vorderkammer befindet. Derselbe stammt zum grössten Theil aus dem Geschwür und senkt sich zwischen den Lamellen in die Kammer; meist sieht man graugelbe Striche von dem Geschwürsgrund und Rand schräg durch die Hornhaut laufen, die Eitergänge, die an der Hornhauthinterfläche in einem gelben Pünktchen endigen, von dem aus ein gelber Faden zu dem Hypopyon herabzieht. Ein geringer Theil des Hypopyons wird von der Iris geliefert. Die letztere ist meist durch plastische Iritis an dem Process betheiligt. Wir finden einzelne schmale oder breite hintere Synechieen, ein flaches oder wolkiges Exsudat im Pupillargebiet, welch' letzteres mitunter zu einer linsenähnlichen Masse zusammengeballt bis an die Hornhauthinterfläche heranreicht.

Die Kranken klagen meist über heftige Reizerscheinungen (Thränen, Lichtscheu, Ciliar- und Kopfschmerz); die Conj. bulbi ist chemotisch und lebhaft injicirt, der freie Lidrand geröthet und oft etwas geschwellt. Sehr selten fehlen erhebliche Reizerscheinungen; oft kommen die Kranken erst in Behandlung, wenn der grösste Theil der Cornea geschwürig degenerirt und die Kammer von einem grossen Hypopyon erfüllt ist.

Das Ulcus serpens befällt vor Allem Arbeiter in Bergwerken sowie Landarbeiter oder Steinklopfer; es kommt hauptsächlich im Sommer oder Herbst während und nach der Ernte zur Beobachtung. Wenn sich die Patienten frühzeitig in Behandlung begeben, ist der Ausgang gewöhnlich günstig. Viele Fälle setzen indessen selbst der geregeltsten Therapie einen energischen Widerstand entgegen. Wenn ein grösserer Theil der Hornhaut ergriffen ist, ist die Prognose zum mindesten dubiös. Ein Leukoma adhärens oder Partialstaphylom ist dann unter Umständen noch ein günstiger Ausgang, mit dem man zufrieden sein kann. Gewöhnlich ist der Verlauf noch viel schlimmer. Aplanatio corneae oder Totalstaphylom, selbst Panophthalmitis ist nicht zu verhindern. Dazu kommt, dass die Kranken sich selbst die Geschwüre durch alle möglichen Volksmittel (Umschläge mit Urin, Käse, Fleisch oder Auslecken) auf's Ausserste verunreinigen.

Bei der **Behandlung** des Ulcus serpens lasse man vor Allem den Thränenwegen volle Beachtung zu Theil werden: selbst wenn sich bei Druck auf den Thränensack kein eitriges Secret aus den Thränenpunkten entleert, unternehme man die Probesondirung und sondire methodisch nach Ausführung des Weber-Stilling mit dickeren Sonden, wenn sich Stricturen im Thränenkanal finden. Melden sich die Kranken früh, so gelingt es meist durch den Gebrauch von Atropin, Jodoform und warmen Bor- oder Sublimatumschlägen abwechselnd mit Druckverband den Process zum Stillstand und zur Heilung zu bringen. Schreitet das Geschwür vor, so brenne man den verdächtigen Rand resp. die einzelnen Infiltrate und den Grund mit dem Galvanokauter oder mit dem Thermokauter von *Eversbusch*. Der letztere ist nach Art eines Pacquelin eingerichtet und hat keine gerade, sondern eine nach Analogie eines Schielhakens gebogene Spitze, mit der man mit Leichtigkeit jedes Infiltrat trifft, ohne die Nachbarschaft zu lädiren. Die Spitze selbst ist nicht ausgehöhlt: daher wird sie auch nur roth- nicht weissglühend. Das Ansatzrohr, welches in die gebogene Spitze ausläuft, führt ein Ventil, mit welchem der aus einer Wulff'schen Flasche aus den mit Benzin getränkten Schwämmchen zuströmende und durch Compression eines Ballons in Bewegung gesetzte Benzinluftstrom beliebig in das spitze Ende des Thermokauters eingeleitet oder von ihm abgesperrt werden kann. Die Spitze des Ansatzrohres wird vor der Operation in einer Spiritusflamme geglüht und das Ventil derartig gestellt, dass der Benzinluftstrom in die Spitze einströmt, damit die Rothglühhitze, solange als man ihrer bedarf, erhalten bleibt. Lässt die Röthe nach, so darf man durch den Ballon nur von Neuem die Wulff'sche Flasche mit comprimirter Luft füllen. Sofort arbeitet der Apparat wieder gut und bleibt genügend lange (ca. 5 Minuten) in Thätigkeit. Man vermag mit ihm nöthigenfalls auch künstlich eine Perforation des Geschwürsgrundes zu erzeugen. Genügt eine einmalige Sitzung nicht, so kann man an 2 oder 3 aufeinander folgenden Tagen jedesmal von Neuem brennen. Nach der Operation stäubt man Jodoform auf und legt einen permanenten feuchtwarmen Druckverband an, den man unter Umständen nach einigen Stunden mit lauwarmen Umschlägen vertauscht, die man weiterhin fortsetzt, sobald die Regeneration eingeleitet ist. — Kalte Umschläge sind beim Ulcus serpens unter jeder Bedingung zu verwerfen. — Kleine Hypopyen resorbiren sich von selbst, grössere müssen durch Punction entleert werden; wenn sie sehr fest sind, lassen sie sich mitunter mit einer Irispincette aus der Punctionswunde hervorziehen. — In vielen Fällen kommt man ausserdem mit Jodoform oder Kauterisation des Geschwürs nicht aus. dann gelingt es noch durch die von *Sämisch* empfohlene Querspaltung, welche man mit diesen beiden Mitteln combiniren kann, ein weiteres Fortschreiten des Geschwürs zu verhindern. Die Querspaltung verspart man sich in der Neuzeit am liebsten für die allerschwersten Fälle: denn man eröffnet die Vorderkammer dabei in grösserem Umfange, setzt eine neue Narbe, in welche leicht die Iris einheilt, und beobachtet nach der Heilung nicht nur unregelmässigen Cornealastigmatismus, sondern oft einerseits durch den Contact der Linse mit dem Geschwür. andererseits durch Contusion derselben beim Schnitt mit dem Messer *(Deutschmann)* nach der Operation eine progressive Katarakt. Man operirt in der Weise. dass man den halbmondförmigen Hof in der Mitte halbirt. und sticht zu dem Zweck ein mit dem Rücken gegen die Cornea gerichtetes Gräfe'sches Messer neben dem Geschwür im Gesunden ein, senkt das Heft des Messers und schiebt die Schneide in der Vorderkammer vor. so dass die Spitze neben dem Hof im Gesunden contrapunktirt. dann führt man die Schneide in langsamen Zügen durch den Geschwürsgrund nach aussen. Mit dem Kammerwasser entleert sich gewöhnlich auch das Hypopyon. In den nächsten Tagen soll. wenn das Ulcus fortschreitet. die Schnittwunde mit einem stumpfen Stilet wieder geöffnet werden. Die Kranken bleiben mit beiderseitigem Druckverband. der nach einigen Tagen mit warmen Umschlägen gewechselt wird, mehrere Tage in Rückenlage und bekommen. falls heftige Schmerzen auftreten. eine Morphiumeinspritzung. Bisweilen ist man gezwungen einen Kreuzschnitt auszuführen. — Bei sehr tiefen Geschwüren. welche der Perforation nahe sind. entscheidet der Sitz derselben und die Complication mit Iritis. ob man Atropin oder Eserin resp. beide Mittel abwechselnd gebrauchen soll. — Gegen die Folgezustände finden die bei dem einfachen Ulcus aufgeführten Massnahmen Anwendung.

c) **Das Ulcus rodens.** Auf das Vorkommen dieser Geschwüre hat zuerst *Mooren* aufmerksam gemacht: sie haben die Tendenz oberflächlich über die ganze Cornea fortzukriechen und an der primären Entstehungsstelle zu heilen. Perforation und Hypopyon kommen dabei selten zu Stande. Die Kranken werden meist von heftigen Schmerzanfällen gequält; das Auge zeigt sonst mässige Reizerscheinungen. Atropin. laue Umschläge. Druckverband. ev. die galvano- oder thermokaustische Zerstörung des ominösen Randes haben gelegentlich einen günstigen Erfolg. doch kriecht mitunter trotz aller therapeutischen Massnahmen das Geschwür fort. *Schmidt-Rimpler* suchte dies durch mehrfache Scarificationen der Gefässe am Hornhautrande zu verhindern.

3. Die Keratitis xerotica.

Dieselbe wird nur bei elenden, atrophischen. durch Bronchialkatarrhe oder profuse Diarrhöen heruntergekommenen Kindern. oder bei in ihrer Ernährung ebenfalls stark herabgekommenen erwachsenen Individuen beobachtet; bei letzteren soll nach *Gouvea* gleichzeitig meist Hemeralopie bestehen.

Auf der glanzlosen. in Falten verschiebbaren und nur wenig injicirten Conjunctiva bulbi sieht man weisse Schüppchen. welche aus in fettigem Zerfall begriffenen Pflasterepithelien und feinen Coccen resp. Bacillen *(Kuschbert-Neisser, Leber)* bestehen. Die Bacillen haben keine pathogene Bedeutung; denn sie kommen auch bei normaler Conjunctiva oder anderen Bindehautaffectionen vor *(Sattler. Schleich, Fränkel-Franke, Weeks)*. In der Cornea bildet sich im Bereich der unteren Hälfte ein eitriges Infiltrat, welches sich. ohne Steigerung der Injection zu verursachen. schnell in ein Geschwür umwandelt und in wenigen Tagen zu totaler Nekrose der Membran führt. Wenn nicht frühzeitig der Exitus lethalis eintritt, kommt es noch schliesslich zu Panophthalmitis. Häufig werden beide Augen zu gleicher Zeit oder nacheinander befallen.

Die **Prognose** ist meist absolut schlecht, zumal bei elenden Kindern; hier geht die Affection gewöhnlich dem Tode kurz voran. Bei Erwachsenen ist sie etwas besser und davon abhängig, ob es gelingt, die Ernährungsverhältnisse zu bessern. Local wendet man Atropin, Jodoform, Druckverband an. Das Secret entfernt man durch Ueberrieselung mit Sublimatwasser.

Schöler hat neuerdings auf ihr Vorkommen in Folge der Schweninger'schen Entziehungsdiät aufmerksam gemacht. Es bildeten sich in seinen Fällen, meist von einem auf das andere Auge überspringend randständige, oberflächliche, epitheliale Defecte unter heftigen Schmerzen resp. Gefühl von Trockenheit mit nachträglicher intensiver Trübung in der Randzone der Cornea ohne Anästhesie, ohne Hemeralopie bei normaler Sehschärfe und reizloser Bindehaut. Heilung trat ein nach Veränderung der Diät (gemischte Kost, Zufuhr grösserer Mengen von Flüssigkeit).

4. Die Keratitis neuroparalytica.

Die Affection entwickelt sich auf Hornhäuten, welche aus centralen oder peripheren Ursachen anästhetisch geworden sind, auch bei Glaucoma absolutum im Stadium degenerativum. Entweder kommen einfache Infiltrate oder Abscesse vor, welche sich in Geschwüre umwandeln und zu totaler Vereiterung der Cornea zu führen pflegen. Heilungen sind selten. Die Entzündung beginnt im Bereich der Lidspalte. Das Epithel erscheint zunächst trocken, glanzlos und an einzelnen Stellen defect; nunmehr trübt sich das Parenchym. Der Defect wird grösser, die Hornhautsubstanz trüber, graugelb. Das Ulcus greift nun der Fläche und Tiefe nach um sich.

Nachdem *Magendie* zuerst in Folge intracranieller Durchschneidung des Trigeminus diese Hornhautaffection erzeugt, hat man sich dem Studium dieser merkwürdigen Erkrankungsform, die auch beim Menschen vielfach bei Trigeminusanästhesie beobachtet wurde, zugewandt und den Streit über die Genese des Processes bis in die Neuzeit fortgeführt. *Schiff* nahm dann an, es handle sich um eine durch Lähmung der im Ganglion Gasseri verlaufenden vasomotorischen Nerven bedingte Hyperämie; *Snellen* sprach zuerst die Ansicht aus, dass es sich um eine traumatische Affection handle, indem durch die Gefühllosigkeit der Hornhaut leicht Fremdkörper eindringen und haften bleiben könnten, dass die Affection ausbleibe, wenn man das Auge genügend schütze z. B. durch Vornähen des Ohrs. Die Sensibilitätsstörung reicht nach *Samuels* Ansicht allein nicht aus; er suchte die Ursache in einer Affection der trophischen Nerven, die nach den Experimenten von *Meissner* in der medialen Hälfte des Trigeminus liegen sollen; blieb die letztere intact, so trat die Hornhauterkrankung trotz vollständiger Anästhesie nicht ein, sie entwickelte sich aber bei isolirter Alteration des medialen Abschnittes. — Das klinische Bild spricht mehr für einen traumatischen Ursprung der Keratitis. In Folge der Anästhesie wird ferner der Lidschlag verringert, das Auge weniger befeuchtet, die Verdunstung der Thränenflüssigkeit, wie v. *Gräfe* annahm, beschleunigt und dadurch leichter eine Vertrocknung des Epithels herbeigeführt. In diesem vertrockneten Epithel siedeln sich leichter Pilzmassen an, die sich schnell in der Hornhaut verbreiten und die Membran zerstören.

Anatomisch ist entweder eine Erkrankung des Nervenstammes z. B.
bei Tumoren, oder eine Alteration des Ganglion Gasseri (entzündliche Erweichung resp. Hämorrhagie) nachgewiesen.

Man schützt das Auge entweder durch einen Druckverband oder
vernäht die Lidspalte, befeuchtet die Cornealoberfläche möglichst oft
durch laue Umschläge oder Ueberrieselung und verordnet bei Iritis
Atropininstillationen.

5. Hornhauttrübungen, Hornhautflecke.

Dieselben sind in seltenen Fällen angeboren in Folge einer fötalen
Keratitis oder kommen erworben vor nach Infiltraten, büschelförmiger
Keratitis, Pannus, parenchymatöser Keratitis und Geschwüren resp. Abscessen; sehr selten sind einfache, nicht aus Ulcerationen hervorgegan-
gene Trübungen der Hornhaut in Folge Trigeminusanästhesie beobachtet.
Eine Alterstrübung kommt halbkreis- oder ringförmig an der Hornhautperipherie vor, der sog. Greisenbogen (Gerontoxon); er hat meist eine
intensiv weisse Farbe und ist durch eine schmale durchsichtigere Zone
vom Limbus getrennt. Nach *His* beruht diese Trübung auf einer fettigen
Degeneration der Hornhautkörperchen. Die Affection erzeugt keine Sehstörungen und ist unheilbar.

Im Uebrigen unterscheiden wir periphere und centrale, oberflächliche und parenchymatöse Trübungen. Wenn sie hellrauchgrau und transparent sind, nennen wir sie nubeculae, wenn sie etwas stärker sind, macu-
lae, sind sie absolut undurchsichtig, weiss, so heissen sie Leukome.
Grösse und Form schwanken. — Häufig sehen wir in den Trübungen
secundäre Veränderungen z. B. Verkalkungen und Verfettungen, die ganz
oberflächlich sind, eine weisse oder gelbliche Farbe haben und sich ab-
kratzen lassen. Citronengelbe Verfärbungen sind bedingt durch das Auftreten colloider oder amyloider Schollen in den tieferen Epithelschichten
resp. in den subepithelialen Parenchymschichten. — Es gibt partielle und
totale, adhärente und einfache, prominente und nicht prominente Leukome.

Je nach dem Sitz, der Dichte und Ausdehnung der Trübungen sind
die Sehstörungen verschieden; am erheblichsten sind sie bei ziemlich
durchsichtigen centralen Maculis. Dieselben stören theils durch die
Zerstreuung der Lichtstrahlen und bedingen dadurch eine Undeutlichkeit
der Bilder, theils durch unregelmässigen Hornhautastigmatismus. In einzelnen Fällen nähern die Kranken die Objecte, um deutlicher zu sehen,
dauernd sehr stark den Augen, so dass sie myopisch werden; mitunter
verbessern Concavgläser scheinbar d. h. subjectiv, nicht objectiv das
Sehvermögen.

Ausser der Anamnese dient zur Diagnose alter Hornhauttrübungen
die graue oder weisse Farbe gegenüber der bläulichen oder gelblichen
Farbe frischer Trübungen, ferner die Reizlosigkeit des Auges, das sich
selbst bei längerer Beleuchtung nicht injicirt und nicht thränt. Bei der
Augenspiegeluntersuchung treten sie vor dem rothen Hintergrund als
dunklere, unregelmässig schillernde Flecke hervor.

Je dünner und oberflächlicher die Trübungen und je jünger die
Individuen sind, desto leichter ist eine Aufhellung möglich. Dieselbe
wird begünstigt durch Einstreichen von gelber Präcipitatsalbe oder Jodkalisalbe mit nachfolgender Massage der Cornea, indem man das obere

Lid gegen die Hornhautoberfläche im Kreise oder in radiärer Richtung unter leichtem Druck verschiebt. Oder man instillirt von einer Jodkali- lösung (0.15: 0.25 Natr. bicarbon. und 15.0 Aq. destillat.) 3mal täglich einige Tropfen in den Bindehautsack; ferner kann man warme Wasser- dämpfe mit Zusatz einiger Tropfen Opiumtinctur aus einem Inhalations- apparat gegen die Cornea anblasen lassen. *Rothmund* hat in kurzem Abstand vom Limbus subconjunctivale Injectionen einer 3—10% Koch- salzlösung mit nachfolgendem Druckverband empfohlen. Der Gebrauch der Elektricität ist von zweifelhaftem Nutzen.

Bei Leukomen erzielt man durch Tätowirung des weissen Fleckes mit schwarzer chinesischer Tusche. die in einem Porzellanschälchen mit einigen Tropfen reinen Wassers verrieben. mit einem Pinsel auf den Fleck aufgetragen und mit einer Nadel oder einem aus mehreren Nadeln zusammengesetzten besonderen Instrument durch oberflächliche Stichelung in die Cornea eingeführt wird, in einer oder mehreren Sitzungen oft einen erstaunlichen kosmetischen Effect. Zu optischen Zwecken macht man bei centralen Leukomen eine schmale Iridektomie im Bereich der Lidspalte. *v. Hippel* ist es neuerdings gelungen, die schon von *Power*. *Wolfe* und *Nussbaum* in Anregung gebrachte Transplantation von gesunder Cornea in einfache Leukome mit dauerndem Erfolge auszuführen. Mit einem besonderen Trepan wird aus dem Leukom ein rundes Stück bis auf die Membrana Descemetii excidirt und mit Irispincette und Gräfe'schem Messer abpräparirt. dann aus einer Kaninchencornea mit demselben Trepan ein entsprechend grosses Stück ihrer ganzen Dicke nach excidirt und in den Hornhautdefect transplantirt. Die Erhaltung der Descemet'schen Membran ist für die Transparenz des transplantirten Stückes ein unbedingtes Erfor- derniss. da dasselbe durch den Contact mit Kammerwasser aufquillt und sich dauernd trübt.

Bei allen adhärirenden Leukomen hat die Iridektomie die Gefahr der intraocularen Drucksteigerung hintanzuhalten.

6. Anomalieen der Hornhautkrümmung.

Die Aplanatio corneae, Abflachung der Hornhaut. findet sich nach Operationen und ausgedehnten perforirten Geschwüren resp. nach umfangreichen Verletzungen der Cornea. wenn die Iris mit der Narbe verwächst. Die Vorderkammer ist immer sehr seicht und das Sehver- mögen wegen der Trübungen und veränderten Brechungsverhältnisse hoch- gradig alterirt. Die Sehkraft kann gelegentlich. wenn noch ein Theil der Hornhaut durchsichtig geblieben ist. später durch eine Iridektomie ge- hoben werden.

Die **Phthisis corneae** finden wir in phthisischen Augäpfeln nach Panophthalmitis oder nach Vereiterung der Hornhaut in Folge Blennor- rhoea, Diphtheritis conjunctivae, Ulcus serpens. Bisweilen erreicht die Hornhaut kaum den Durchmesser einer kleinen weissen Erbse; sie ist total getrübt und mit der Iris resp. Glaskörper und Retina verwachsen. Die Linse ist bei der Perforation gewöhnlich aus dem Auge ausgetreten.

Bei der **Mikrocornea** ist die Wölbung und Transparenz der Horn- haut meist erhalten; wir beobachten dieselbe bei angeborenem Mikro- phthalmus mit und ohne innere Anomalieen z. B. bei Colobom der Iris

resp. Choreoidea, gelegentlich bei Augen, die in allen Durchmessern in
Folge chronischer choreoiditischer Processe gleichmässig verkleinert sind.
Die abnorm gewölbte Cornea kann eine verschiedene Form haben.
Sie ist entweder kegelförmig (**Keratoconus**) oder sphärisch ausgedehnt
(**Kerektasia**). In letzterem Fall kann entweder nur das Centrum der
Cornea halbkugelförmig vorgewölbt sein (z. B. nach Pannus granulosus
oder scrophulosus, seltener nach Keratitis parenchymatosa), oder die
ganze Cornea ist gleichmässig ausgedehnt und verdünnt. Gewöhnlich
hat neben der Wölbung auch die Transparenz des Gewebes gelitten. Die
Kranken haben starke Sehstörungen in Folge des unregelmässigen Hornhautastigmatismus, der sich leicht mit dem Placido'schen Keratoskop ermitteln lässt. Die Vorderkammer ist vertieft. Iris und Linse können
normal sein oder durch die primäre Hornhautaffection bedingte Veränderungen zeigen. Die Augen erblinden oft an Secundärglaukom. Zur
Verhütung des letzteren muss eine breite Iridektomie nach oben ausgeführt werden; in frischen Fällen verringert sich nach der letzteren die
Cornaltrübung. Später kann ev. noch eine optische Pupille gemacht
werden.

Der Keratoconus entsteht meist in der Pubertätszeit ohne nachweisbare Entzündung; er kommt ein- und beiderseits vor, vorwiegend
bei weiblichen Personen. Die Spitze des Kegels ist bedeutend dünner
als die Basis; sie lässt sich oft leicht eindrücken, ist gewöhnlich durchsichtig, selten leicht getrübt. Mitunter findet sich daneben Pyramidal-
staar. Die Augen sind sehr amblyopisch in Folge unregelmässigen Hornhautastigmatismus; oft klagen die Kranken über Polyopie.

Bei Keratoconus helfen bisweilen stenopäische Brillen oder hyper-
bolische Gläser (*Rühlmann*). *v. Gräfe* hat dagegen folgende Operation
vorgeschlagen. Man schneidet aus dem Centrum der Hornhaut ein kleines
ca. 2—3 *mm* grosses Stückchen der oberflächlichen Schichten aus — *Bowman* und *de Wecker* bedienen sich dazu eines besonderen Trepans —
und touchirt am 2. Tage mit einem mitigirten Lapisstifte die Wunde;
man unterhält, indem man die Aetzung alle 3—4 Tage wiederholt, das
kleine Geschwür solange, bis es auf die Membrana Descemetii gedrungen
ist. Dann (nach ca. 4 Wochen) perforirt man den dünnen Geschwürsgrund, erhält die Perforationsöffnung 8 Tage offen und lässt nun das
Ulcus heilen. Durch den Narbenzug auf die Umgebung verringert sich
die Wölbung; es hinterbleibt ein centrales Leukom, neben dem oft noch
eine Iridektomie zur Verbesserung des Visus beiträgt. —

Laqueur fand in einigen Fällen hochgradigen regelmässigen Astigmatismus, der durch entsprechende Cylindergläser (5 D bis 15 D) corrigirt
werden konnte mit gutem Erfolg für das Sehvermögen.

Unter **Keratoglobus, Megalocornea** verstehen wir eine meist angeborene, selten erworbene, in allen Richtungen gleichmässige Ausdehnung der Cornea; sie ist häufig complicirt mit Hydrophthalmus congenitus oder Buphthalmus, der ein- und doppelseitig vorkommt. Beim
Hydrophthalmus ist die Transparenz der Hornhaut normal; beim Buphthalmus ist die Cornea oft hauchartig oder intensiver getrübt. Die anstossende
Sclera ist auch etwas ektatisch, die Vorderkammer enorm tief, die Iris
häufig atrophisch, die Pupille erweitert und die Papille glaukomatös
excavirt. Das Sehvermögen verfällt trotz frühzeitiger Behandlung allmäh-

lig; die Iridektomie vermag in dieser Beziehung auch nur wenig zu leisten. Eserin resp. Pilocarpininstillationen und die Sclerotomie verzögern die allmählige Erblindung.

Das **Hornhautstaphylom** kommt sehr selten angeboren *(Krückow, Pincus)* vor, häufiger im späteren Leben nach allen umfangreichen Geschwüren, bei denen Perforation und Irisvorfall eintritt. Es stellt eine mit der Iris in grösserer oder ganzer Ausdehnung verwachsene, undurchsichtige und vascularisirte Narbe dar, hinter der sich Kammerwasser ansammelt, welches die Ektasie des Narbengewebes bedingt. Die Linse kann bei der Perforation des Geschwürs aus dem Auge ausgetreten oder an ihrer richtigen Stelle vorhanden sein resp. im Staphylom liegen. Der Glaskörper ist meist verflüssigt. Mitunter ist die Narbe nicht gleichmässig dick, sondern stellenweise verdünnt, und hier schimmert die Uvea mit dunkler Farbe durch. Auch die angrenzende Sclera kann ektatisch sein bis zum Aequator, oder nur die dem Limbus unmittelbar benachbarte Zone im Bereich der Insertion des Ciliarmuskels **(Intercalarstaphylom)**. Entweder ist die ganze Cornea in solch ein Narbengewebe verwandelt **(Totalstaphylom)** und die Ausdehnung schon durch die geschlossenen Lider oder in der offenen Lidspalte sichtbar; dabei pflegt das Auge absolut blind zu sein. Oder ein Theil der Cornea ist in ektatisches, mit Iris verwachsenes Narbengewebe verwandelt **(Partialstaphylom)**. Hierbei kann die Pupille erhalten und noch Sehvermögen vorhanden sein. — In diesen Staphylomen findet sich bei der anatomischen Untersuchung von der Iris selten ein anderer Theil als das atrophische, mit der Narbe verwachsene, Pigmentblatt erhalten. In der Hornhautnarbe ist ein wirres, gefäss- und pigmenthaltiges Fasergewebe nachweisbar; das Epithelstratum überzieht dasselbe ohne scharfe Grenze, bisweilen erstrecken sich zapfenähnliche Epithelfortsätze in die oberflächlichen Gewebsschichten, gewöhnlich ist die Epithelschichte enorm verdickt. In einzelnen Fällen kann man in der Narbe colloide oder amyloide Schollen, gelegentlich Reste der Linsenkapsel und Linsenreste in Form von Bläschen-Zellen oder Myelinkugeln *(Pincus)* nachweisen. — Bisweilen verdünnt sich das Staphylom an einer Stelle durch eine secundäre Entzündung, platzt, und es kommt zu intraocularer Eiterung mit Panophthalmitis oder zu starken intraocularen Blutungen; in beiden Fällen wird der Bulbus gewöhnlich phthisisch.

Lässt sich trotz sorgfältiger Pflege und Behandlung die Ausbildung eines Staphyloma totale nicht mehr verhindern, so stehen ausser der Enucleation und Exenteration des Bulbus noch verschiedene operative Eingriffe zu Gebote, welche zwar bisweilen einen günstigen Erfolg, d. h. eine Abflachung des Staphyloms herbeiführen, zuweilen aber noch nachträglich die Enucleation erforderlich machen. Man kann das Staphylom mit einem Gräfe'schen Messer querspalten und die Linse herauslassen *(Küchler);* nachher wird Jodoform auf die Wunde gestreut, beiderseits Druckverband angelegt und der Kranke veranlasst strenge Rückenlage bis zur Verheilung der Wunde einzunehmen. Der Erfolg ist sicherer, wenn man nach der Querspaltung des Staphyloms noch ein Stückchen aus seiner Wandung excidirt und die Wunde durch 1 bis 2 Suturen feiner Conjunctivalseide schliesst.

Von Radicaloperationen ist zu nennen das Verfahren von *Beer.* Man umschneidet mit einem Beer'schen Lappenmesser (cfr. Fig. 74), welches hinter dem Staphylom quer von aussen nach innen im horizontalen Durchmesser durchgestossen wird, die untere Hälfte desselben an seiner Basis, fasst diesen unteren Lappen mit einer Pincette und schneidet von hier aus den Rest des Staphyloms mit einer Scheere ab. Die Nachbehandlung besteht in Jodoformaufstäubung, Druckverband, Rückenlage im Bett. Die Heilung erfolgt schneller, wenn man den hinteren Bulbusabschnitt durch Suturen verschliesst. *Critchett* stiess zu dem Zwecke 3—4 stark gekrümmte, mit dicker Lidseite armirte Nadeln hinter dem Staphylom von oben nach unten durch Conjunctiva, Sclera, Corpus ciliare und Glaskörper durch, excidirte dann erst das Staphylom und knüpfte die Fäden. Nach dieser Operation ist gelegentlich sympathische Ophthalmie beobachtet; *Pinto* hat ein solches Auge mikroskopisch untersucht und die Zeichen einer chronischen Entzündung im Uvealtractus gefunden. *Knapp* legte die Suturen nicht durch die Sclera und das Corpus ciliare. sondern durch die Conjunctiva allein; *de Wecker* vereinigte die Conjunctivalwunde durch die sog. Beutelnaht, durch welche die Wunde ebenso wie ein Tabaksbeutel zugeschnürt wird.

Trotz aller Cautelen kommt nach diesen Operationen eine Infection des Glaskörpers mit stürmisch verlaufender Panophthalmitis oder schleichender Iridocyklitis und der Gefahr der sympathischen Ophthalmie vor. Es ist deshalb im Allgemeinen gerathener den ganzen Bulbus zu exstirpiren, wozu bei den ektatischen Augäpfeln oft die Spaltung der äusseren Commissur erforderlich ist.

7. Geschwülste der Cornea.

Dieselben entstehen entweder vom Limbus her oder sie wachsen nach Art eines Pannus von der Conjunctiva bulbi her subepithelial oder epithelial (Carcinom) über die Hornhaut. Meist sind es **Sarkome**, über denen das Epithel unverändert gefunden werden kann, oder **Carcinome**. Es kommen pigmentirte und pigmentlose Geschwülste vor. In frühen Stadien kann man sie oberflächlich mit Erhaltung des Bulbus exstirpiren, doch kommen darnach Recidive vor. Am sichersten ist die Enucleatio bulbi oder die Exenteratio orbitae.

Sehr selten sind die auf einer Hypertrophie des Epithels beruhenden Hauthörner der Cornea, Analoga der gleichen Bildungen der äusseren Haut.

Das angeborene **lipomatöse Dermoid** hat eine weiche Beschaffenheit und ragt von der Conjunctiva Sclerae aus, auf die Hornhaut. Es sitzt gewöhnlich im unteren äusseren Quadranten der Cornea und besteht aus einem oberflächlichen Epidermisantheil mit Haaren, drüsigen Gebilden, Nerven und verdicktem Epithel und in der Tiefe aus reichlichem gefässhaltigen Fettgewebe. Ihre Farbe ist gelblich. Sie kommen bisweilen an beiden Augen vor und neben angeborenem Lidcolobom. Sie lassen sich leicht mit Pincette und Gräfe'schem Messer oberflächlich von der Hornhaut und Sclera abtragen. —

Bernheimer beschrieb ein angeborenes Hornhautstaphylom mit Dermoidbildung in der die Cornea ersetzenden Gewebsmasse; dieselbe war vorgebuckelt, mit der Iris verwachsen und zeigte epidermoidale Bestandtheile (Haare und Haarbälge, Papillen, Binde- und Fettgewebe).

B. Krankheiten der Sclera.

1. Die Scleritis resp. Episcleritis.

Die Entzündung der Lederhaut und des episcleralen Zellgewebes ist eine Krankheit, welche nur Erwachsene und zwar Männer häufiger als Frauen befällt. Sie entsteht oft auf Grundlage von chronischem Rheumatismus, von Gicht, Menstruations-Störungen, seltener auf scrophulöser oder luetischer Basis *(Mooren)*. Die Affection ist sehr hartnäckig, Recidive sind häufig; bis zum vollständigen Ablauf der Krankheit vergehen oft Monate.

Die Scleritis beginnt entweder primär in der Lederhaut resp. dem episcleralen Gewebe oder sie kommt secundär bei Entzündungen des Corpus ciliare zu Stande. Bei Phlyctänen ist nicht selten das episclerale Gewebe betheiligt. Unter meist geringer Lichtscheu und Epiphora, aber oft recht bedeutenden, bis in den Kopf ausstrahlenden und die Nachtruhe raubenden Schmerzen entsteht in geringem Abstand vom Hornhautrand, häufig gerade über der Insertion eines geraden Augenmuskels, ein blaurother Fleck mit buckelförmiger Prominenz der Bindehaut, an welchem man eine dreifache Injection constatiren kann; dieselbe betrifft die conjunctivalen, die feinen ciliaren und die tiefen scleralen Gefässe, letztere schimmern mit blaurother Farbe durch. Bisweilen hat der Buckel mit einer Phlyctäne Aehnlichkeit, nur fehlt das charakteristische Bläschen, welches später platzt. —

Nachdem die Affection einige Zeit bestanden, blasst zunächst die Injection ab; dann bildet sich oft wieder unter frischem Schmerzanfall ein neuer Buckel in der Nachbarschaft. So geht die Affection schliesslich bisweilen um die ganze Hornhautperipherie herum, und es hinterbleibt eine leicht livide Verfärbung der Sclera. Bei sehr hartnäckigen Fällen tritt eine Verdünnung und Neigung der Lederhaut zu Ektasieen auf. Von sonstigen Complicationen sind zu nennen Cyklitis, die durch Schmerzhaftigkeit der Herde auf Druck charakterisirt ist, seltener Iritis; am häufigsten ist die sclerosirende Keratitis. — Anfangs pflegt gewöhnlich das Sehvermögen nicht alterirt zu sein; es leidet nur, wenn Hornhauttrübungen oder Glaskörpertrübungen hinzutreten, oder wenn ein vorderes Scleralstaphylom mit der Gefahr des Secundärglaucoms sich entwickelt.

Gegen die heftigen Schmerzen empfehlen sich Morphiumeinspritzungen; local wendet man warme Umschläge, Druckverband und in mässiger Quantität Atropin an. Daneben hat man den Allgemeinzustand und die Aetiologie des Leidens zu berücksichtigen. Bei scrophulösen oder sehr elenden Personen sorge man für roborirende Diät und für Aufenthalt in gesunder, frischer Luft. Bei rheumatischer Basis verordne man Natr. salicyl. mit Natr. bicarbon. a̅a̅ 1,0 2—3mal tgl. 1 Pulver, und eine Schwitzcur mit Pilocarpin. Calomel innerlich oder eine Inunctionscur ist namentlich bei Complication mit Cyklitis, auch ohne dass Lues besteht, bei kräftigen Personen gestattet. Von Blutentziehungen nehme man Abstand. *Arlt* empfiehlt längere Zeit hindurch den Gebrauch leicht abführender Mineralwässer (Ofener Bitterwasser, Eger Salzquelle, Marienbader resp. Kissinger Rakoczy-Brunnen). Auch andere Bäder können bei hartnäckigen Fällen in Frage kommen, besonders Teplitz, Kreuznach und Nauheim. Gelegentlich leistet das Auskratzen der Buckel *(Adamück, Schöler)* gute

Dienste; doch muss diese Procedur mit Vorsicht ausgeführt werden, da an sich schon Neigung zur Verdünnung der Lederhaut besteht.

2. Die vorderen **Scleralstaphylome** erreichen mitunter eine beträchtliche Grösse und überragen oft die Cornea, die an der Ektasie theilnehmen kann. Bisweilen prominiren sie schon aus der Lidspalte. Sie entstehen nach Scleritis oder Sclerotico-choreoiditis resp. Cyklitis. Die Augen erblinden gewöhnlich an Secundärglaucom. Bei höheren Graden der Affection ist die Enucleatio bulbi indicirt.

3. Geschwülste der Sclera

kommen selten primär, in der Regel nur von der Umgebung fortgeleitet vor. Den intraocularen Sarkomen und Gliomen gegenüber setzt die Sclera grossen Widerstand entgegen; man erkennt die letztere nämlich in extrabulbär gewucherten Tumoren meist mit blossem Auge noch mit grosser Deutlichkeit als einen weissen Streifen. — Von primären Scleraltumoren sind **Sarkome** und **Fibrome** beschrieben. — Angeboren kommt eine violette Verfärbung der Sclera unter dem Namen **Melanosis sclerae** vor; in diesen Augen soll sich bisweilen ein melanotisches Sarkom des Uvealtractus entwickeln *(Hirschberg)*. —

Krankheiten der Iris und des Corpus ciliare.
Anatomische und physiologische Vorbemerkungen.

Iris und Corpus ciliare bilden den vorderen Abschnitt der Gefässhaut (tunica uvea) des Auges; die Iris mit der Pupille wirkt als ein in seiner Weite veränderliches Diaphragma und liegt mit ihrem Pupillarsaume der Linsenvorderfläche unmittelbar auf. Die Pupille selbst finden wir etwas nasalwärts verschoben, nicht central; sie misst nach *Schwalbe*, je nachdem das Auge beleuchtet oder beschattet wird, 3—6 *mm*.

Den in das Corpus ciliare übergehenden Theil der Iris nennen wir Iriswurzel oder Ciliarrand; die Irisbreite zwischen Ciliar- und Pupillarrand hängt von der Weite der Pupille ab und misst bei enger Pupille im Durchschnitt 4—5 *mm*. Die Farbe der Regenbogenhaut richtet sich im Allgemeinen nach dem Pigmentgehalt des Individuums; blonde Menschen haben meist eine blaue, graue oder grünliche, dunkle eine braungefärbte Regenbogenhaut.

Auf ihrer Oberfläche befindet sich in der Nähe des Pupillarrandes eine zu letzterem parallel verlaufende, zackige, flache Leiste, welche dem kleinen Gefässkranz der Iris (circulus iridis minor) entspricht; bis zu demselben reicht ungefähr der Sphincter pupillae. Von dieser zackigen Leiste gehen in radiärer Richtung zahlreiche feine, helle Leisten zum Ciliarrand, welche unter einander netzförmig verbunden sind und von Gefässen und Nerven herrühren. Das Irisrelief präsentirt sich uns am besten bei Betrachtung mit der *Zehender-Westien'schen* binocularen Loupe. Die Dicke der Iris ist abhängig von dem Füllungsgrade der Gefässe und Lymphlücken, welch' letztere in dem schwammigen Gewebe sehr reichlich vertreten sind und nach den Untersuchungen von *Fuchs* auch von der Vorderfläche der Iris aus sich weit in ihr Parenchym erstrecken.

Der Entwicklungsgeschichte nach zerfällt die Iris in zwei verschiedene Abschnitte, in das eigentliche Stroma und in die Pars retinalis, die hintere Pigmentschicht, welche aus zwei Zelllagen besteht, einer vorderen mit Spindelzellen und einer hinteren mit mehr cylindrischen oder cubischen, sich gegenseitig abflachenden Zellen. An dem Irisstroma unterscheiden wir zunächst das vordere Endothel, welches einen Rest der Membrana pupillaris darstellt *(Michel)*, unter demselben die reticulirte Schicht; dieselbe besteht aus mehreren Lagen über einander geschichteter und unter einander anastomosirender, pigmenthaltiger und pigmentfreier Sternzellen ohne Bindegewebsfibrillen und geht continuirlich in die Gefässschicht über, welche die Mitte der Iris einnimmt und ihrer lockeren Beschaffenheit wegen von *Schwalbe* mit einem Schwamm verglichen wird.

Gefässe und Nerven verlaufen in ihr radiär und werden durch lockere, theils radiär. theils quer verlaufende Bindegewebsfibrillen verbunden. Die zwischen den letzteren gelegenen Lymphlücken communiciren nach vorn mit den viel engeren Lücken der reticulirten Schicht, andererseits wahrscheinlich auch mit den Fontana'schen Lacunen. welche sich in dem Balkengewebe des Lig. pectinatum befinden. Die Gefässschicht enthält ferner klumpige resp. sternförmige Pigmentzellen. den Sphincter und Dilatator pupillae (cfr. S. 208). Irisstroma und Retinalblatt sind getrennt durch die sehr resistente. elastische hintere Grenzlamelle. Durch die Balken des Lig. pectinatum ist die Iris mit der Cornea verbunden; dieselben perforiren die Descemet'sche Membran und gehen in der Gegend des Schlemm'schen Canals direct in die tieferen Corneallamellen über.

Das Corpus ciliare zerfällt in zwei Theile; nach vorn von der Ora serrata liegt der ungefaltete Theil. welcher sich allmählig verbreiternd in den gefalteten Theil mit den Ciliarfortsätzen und dem Ciliarmuskel übergeht. Jener wird Orbiculus, dieser Corona ciliaris genannt; beide überzieht die pars ciliaris retinae, welche eine äussere Lage pigmenthaltiger und eine innere Lage pigmentloser. zunächst cylindrischer, dann cubischer Zellen enthält. In dem Orbiculus ciliaris hört die Choreocapillaris auf. Die Choreoidea setzt sich in das Corpus ciliare nur in Form eines schmalen Bindegewebsstreifens fort, an welchen sich der Ciliarmuskel ansetzt. Der letztere stellt auf dem Durchschnitt ein rechtwinkliges Dreieck dar. dessen Spitze nach der Abbildung von *Flemming* in der Gegend des Canalis Schlemmii liegt und dessen Hypothenuse der Pars ciliaris retinae zugekehrt ist; die kürzere Kathete stösst an die Fontana'schen Lacunen, die längere an das vordere Ende des Perichoreoidealraumes resp. an die Sclera. Der Muskel besteht aus den äussersten meridionalen, den mittleren radiären und den inneren ringförmigen Bündeln. Es sind glatte Muskelfasern; die Lücken zwischen den Faserbündeln werden durch Bindegewebe ausgefüllt.

Die Arterien der Iris stammen aus dem Circulus iridis major, welcher nach *Leber* von den ca. 1 mm vom Limbus corneae entfernt die Sclera durchsetzenden Rami perforantes der vorderen Ciliararterien und von den Endästen der hinteren langen Ciliararterien gebildet wird. Die vorderen Ciliararterien entspringen aus den Aesten der geraden Augenmuskelgefässe, die beiden hinteren langen Ciliararterien aus der Ophthalmica; letztere perforiren zu jeder Seite des N. opticus je eine die Sclera im horizontalen Meridian. An der Grenze des Sphincter pupillae bilden die Arterien der Iris den Circulus iridis minor.

Die Arterien des Ciliarkörpers entspringen theils aus dem Circulus iridis major. theils direct aus den Endästen der hinteren langen Ciliararterien. theils aus den Rami perforantes der vorderen Ciliararterien. In dem Orbiculus ciliaris verlaufen Rami recurrentes aus diesen letzteren und den hinteren langen Ciliararterien zu den hinteren kurzen Ciliargefässen und helfen den vorderen Choreoidealabschnitt versorgen.

Das venöse Blut aus Iris und Corpus ciliare wird theils durch vordere Ciliarvenen, welche die Rami perforantes begleiten, theils durch die Vortexvenen nach aussen entleert. Die vorderen Ciliarvenen nehmen ferner Blut auf aus dem Plexus venosus des Schlemm'schen Kanals und aus dem Randschlingennetz der Cornea.

Die Nerven sind Aeste des Ganglion ciliare, das vom Trigeminus. Oculomotorius und Sympathicus versorgt wird, und heissen Ciliares breves, während die Ciliares longi aus dem N. Naso-ciliaris des Ramus ophthalmicus entspringen.

Das Kammerwasser stammt vorwiegend aus dem Corpus ciliare und der hinteren Irisfläche; die Irisvorderfläche hat nur einen unbedeutenden Antheil. Es gelangt aus der hinteren in die vordere Augenkammer durch den feinen Spalt zwischen Pupillarrand und vorderer Linsenfläche und wird durch die Fontana'schen Lacunen nach dem Canalis Schlemmii in den plexus venosus entleert.

Iris und Corpus ciliare erkranken entweder für sich allein oder in Folge ihres innigen anatomischen Zusammenhanges gleichzeitig, resp. unmittelbar nach einander, d. h. zuerst tritt eine Affection der Iris auf, die dann auf das Corpus ciliare übergreift oder umgekehrt nimmt an einer Erkrankung des Corpus ciliare im weiterem Verlauf die Iris Theil. Besonders häufig ist dieses Verhältniss bei den Entzündungen; aber auch Tumoren gehen oft von der Iris auf den Ciliarkörper über und umgekehrt. Gelegentlich greifen die entzündlichen Affectionen noch weiter um sich und ziehen die Choreoidea in Mitleidenschaft; wir theilen dieselben je nach ihrer Localität ein in Iritis, resp. Cyclitis, Irido-Cyclitis und Irido-Choreoiditis, resp. Cyclochoreoiditis.

A. Erkrankungen der Iris.

1. Die Iritis.

Residuen derselben finden wir bisweilen bereits bei Neugeborenen, wenn die Affection im fötalen Leben abgelaufen ist; selten werden Kinder in den ersten Lebensjahren von ihr befallen. Am häufigsten beobachtet man die Krankheit während der Pubertätszeit oder im mittleren, resp. höheren Lebensalter.

Sie entsteht nach heftigen Erkältungen oder auf Grund von Gicht und veraltetem Rheumatismus, besonders auch bei Tripperrheumatismus, nach zufälligen und durch Operationen bedingten Traumen des Auges, ferner auf syphilitischer Basis und zwar sowohl in frühen Stadien neben Roseola, Mund- und Rachenaffection, Condylomen, als auch im tertiären Stadium der Lues. Ausserdem sind von constitutionellen Erkrankungen, welche sich mit Iritis compliciren, die Scrophulose, der Morbus Brightii, der Diabetes mellitus, die Tuberculose und andere acute Infectionskrankheiten z. B. Variola und Febris recurrens, als Ursache einer Iritis zu nennen. — Schliesslich können sich alle acuten Entzündungen der Conjunctiva und Cornea mit Iritis vergesellschaften.

Jede acute Iritis beginnt mit einer mehr oder minder breiten pericornealen Injectionszone und mit Ciliarschmerzen, die sowohl im Auge, als in dessen Umgebung localisirt werden und nach der Nase, der Stirn, Schläfe und den Zähnen ausstrahlen, gelegentlich sogar bis über den Hinterkopf sich ausbreiten. Die Patienten sind ausserdem meist lichtscheu, klagen über vermehrte Thränensecretion und über Blendung durch Licht, sowie über Sehstörungen, welche je nach der Trübung der brechenden Medien oder nach inneren Complicationen (Choreoiditis, Glaucom etc.) einen verschieden hohen Grad erreichen. Die Conj. bulbi und tarsi ist bisweilen etwas geschwellt. ebenso die Haut am freien Lidrande, die Cornea gewöhnlich klar oder leicht hauchähnlich getrübt, kann aber auch secundär erkranken (Descemetitis). Die vordere Kammer ist entweder normal tief oder etwas abgeflacht resp. vertieft, das Kammerwasser gewöhnlich getrübt, so dass das Irisgewebe leicht verschleiert erscheint. Bisweilen beobachten wir über die ganze Hinterfläche der Hornhaut feine punktgrosse oder grössere Beschläge von grauer oder weisslicher Farbe oder wir finden ein schmales Hypopyon, seltener ein Hyphäma, welches aus den stark erweiterten und injicirten Irisgefässen stammt.

Das Irisgewebe selbst ist anfangs gewöhnlich etwas geschwellt, sehr hyperämisch durch Erweiterung der anatomisch präformirten und neugebildeten Gefässe, die bisweilen mit Loupenvergrösserung deutlich sichtbar sind und vereinzelte rothe Streifen darstellen oder zu kleinen rothen Flecken zusammengedrängt sind. Der kleine Kreis (Circulus iridis minor), welcher 1 *mm* vom Pupillarrande gelegen ist, ist oft sehr stark injicirt, das Relief der Irisvorderfläche, welches feine, helle, leistenähnliche Erhabenheiten darstellt, die mit einander netzförmige Verbindungen eingehen, ist verwischt und die Farbe der Iris verändert — bei blauem oder grauem Grundton grünlich, bei bräunlichem Grundton röthlich oder dunkelbraun.

Bei manchen Formen von Iritis entwickeln sich im Irisgewebe kleine weissliche oder gelbliche Knötchen (**I. tuberculosa, gummosa**). Bei chronischen Formen von Iritis verdünnt sich die Iris, ihr Gewebe wird atrophisch. bisweilen durchlöchert; die normale Gewebszeichnung erscheint vollständig verwischt.

Bei der mikroskopischen Untersuchung finden wir das vordere Endothelhäutchen, welches ein Rest der fötalen Pupillarmembran ist, entweder stellenweise zerstört oder verdickt infolge Wucherung der Endothelzellen, gelegentlich durch kleine Heerde von lymphoiden Zellen abgehoben. Das Irisgewebe zeigt anfangs eine reichliche Kerninfiltration, die oft an der Stelle, wo sich ein Gefäss gabelt, am stärksten ausgesprochen ist. Später findet man eine Neubildung von Bindegewebe und die Zusammensetzung des Irisgewebes vollständig verändert; man sieht nur vereinzelte pigmentirte und sternförmige Zellen, die Gefässe entweder von einem hyalinen Mantel umgeben oder durch Endarteritis obliterirt, die hintere Pigmentschicht (Pars iridica retinae Schwalbe's) beträchtlich verdickt und mit der Linsenkapsel verwachsen. Die anatomischen Veränderungen des Corpus ciliare sind analog.

Jede Iritis erzeugt ein Exsudat, das entweder in die Vorderkammer oder in's Pupillargebiet, resp. an die Hinterfläche oder Vorderfläche der Iris abgesetzt wird, und nach dessen Beschaffenheit man verschiedene Formen der Iritis unterscheidet. 1. Dasselbe ist entweder ein bindegewebiges, zellen- und gefässreiches Häutchen (**Iritis plastica**), welches die Irisvorderfläche, den Pupillarrand und die vordere Linsenkapsel überzieht oder an der Irishinterfläche etablirt ist oder die Fontana'schen Räume, durch Verwachsung der Irisvorder- und Hornhauthinterfläche obliterirt, nicht selten von Pigmentkörnchen durchsetzt ist, die aus dem Irisgewebe selbst oder aus den Pigmentzellen des Uvealblattes hineingeschwemmt werden. In anderen Fällen findet vorwiegend eine Exsudation an den Pupillarrand statt, dessen Pigmentsaum stark wuchert und mit der Linsenkapsel verwächst, (ringförmige oder zungenförmige, breite oder schmale hintere

Synechieen); oder fibrinöse, sich später organisirende, pigmenthaltige Exsudate werden nur auf die vordere Linsenkapsel abgelagert und erfüllen die ganze Pupille (**Synicesis pupillae**) — gelegentlich finden sich halbkuglig geballte, in die Vorderkammer hineinragende Exsudate in der Pupille, welche die Form einer Linse nachahmen.

2. Das Exsudat ist serös (**Iritis serosa**), flüssig, in demselben sind reichlich Rundzellen suspendirt, die sich später zu Boden senken in das Balkenwerk der Fontana'schen Lakunen oder an der Hornhauthinterfläche präcipitiren; der Ueberschuss an Flüssigkeit in der Vorderkammer bedingt eine Vertiefung derselben.

3. Das Exsudat ist eitrig (**Iritis suppurativa**), die Eiterzellen werden sowohl in das Irisgewebe, als in die Kammer abgesetzt; bisweilen kommen fibrinös-eitrige Exsudate vor nach Traumen oder bei diabetischer Iritis *(Leber)*.

Die Pupille ist bei Iritis gewöhnlich verengt, selten etwas erweitert. Sie reagirt in der Regel sehr träge auf Licht, oder ist reactionslos, ohne dass Synechieen zu bestehen brauchen; ihre Form ist rund oder oval oder, wenn Synechieen vorhanden sind, ausgezackt. Gelegentlich ist ihre Rundung nur an einer Seite aufgehoben. Die Verengerung der Pupille ist die Folge der starken Blutfülle der Iris, zum Theil vielleicht auch durch reflectorische Contraction des Sphincter pupillae bedingt.

Die Entzündung der Iris kann ganz acut unter heftigen Schmerzen, starker Lichtscheu, Thränenfluss, lebhafter Injection eintreten oder ganz ohne äussere Symptome verlaufen, bis die Patienten bei Pupillarab- und verschluss durch Sehstörungen zum Arzt getrieben werden. Ihr Verlauf kann sich verschieden gestalten. Sie kann heilen, ohne dass Reste der entzündlichen Producte zurückbleiben, oder es lassen sich die Synechieen nicht mehr ganz lösen und werden Veranlassung zu häufigen Recidiven der Iritis, die mit neuen Exsudationen an den Pupillarrand und ins Pupillargebiet einhergehen.

Die totale hintere Synechie führt durch Behinderung der Communication zwischen vorderer und hinterer Augenkammer zu abnormer Flüssigkeitsansammlung in der letzteren, die Iris wird in ihrer Mitte vorgebuckelt, schliesslich kommt es zu intraocularer Drucksteigerung und Erblindung infolge von Secundärglaucom, welches auch leicht bei Iritis serosa ohne Synechieen eintritt. In andern Fällen greift der Process auf das Corpus ciliare über, es kommt zu cataraktöser Trübung der Linse, zu Exsudation in den Glaskörper; die Membranen schrumpfen hier, die Retina wird abgelöst, dabei sinkt der intraoculare Druck, der Bulbus wird weich und im Gesichtsfeld treten Defecte auf, welche der abgelösten Netzhautpartie entsprechen. — Sehr selten treten im Verlauf einer Iritis Complicationen von Seiten der Cornea auf. — Die eitrige Iritis hat meist einen ungünstigen Ausgang in absolute Amaurose; nicht selten kommt es zu Panophthalmitis. — Eine Ausnahme ist die Ausbildung einer sympathischen Ophthalmie bei einer nicht durch Infection entstandenen Iridocyclitis. Aus den geschilderten Folgezuständen ergiebt sich, dass jede Iritis zu den schwersten Augenaffectionen zu rechnen ist; ihr Verlauf ist um so günstiger, je früher die Patienten ärztliche Hilfe nachsuchen.

Bei der Behandlung der Iritis spielt das Atropin, oder Duboisin. sulfur. die Hauptrolle. Man träufelt von einer $1^0/_0$ Lösung 3—4—5mal täglich 1—2 Tropfen ein, so lange bis sich die Synechieen lösen, was selbst noch nachträglich gelegentlich bei partiellen hinteren Synechieen möglich ist. Die Kälte in Form von Eisumschlägen wird gewöhnlich nur anfangs bei traumatischen Iritiden vertragen, alle anders bedingten Entzündungen der Iris werden durch die Kälte verschlechtert, was sich durch Steigerung der Schmerzen anzeigt. Die letzteren geben auch bei den traumatischen Iritiden den Zeitpunkt an, wenn man zu warmen Umschlägen übergehen soll. Am günstigsten ist der Verlauf, wenn die Behandlung im Bett geleitet wird. Blutentziehungen verschaffen oft eine wesentliche Erleichterung; entweder setzt man einige Blutegel hinter's Ohr oder applicirt einen Heurteloup an der Schläfe. Oft sieht man nach der Blutentziehung nicht nur sofort die Schmerzen sistiren, sondern auch die Pupille sich erweitern, während sie vorher dem Mydriaticum widerstand. — Neben diesen allgemeinen Vorschriften beachte man das ätiologische Moment; bei Diabetes regele man die Diät nach Cantani und verordne eine Karlsbader Cur, bei Gonorrhöe beseitige man die letztere, bei Rheumatismus ist eine Schwitzcur mit Holzthee oder Pilocarpin am Platze, bei Gicht eine Cur in Toeplitz, bei Lues eine energische antisyphilitische Behandlung. Nach *Leber's* Beobachtungen ist das Natron salicylicum bei der Iritis von günstigem Erfolg gekrönt. Man gibt dasselbe entweder mit Natron bicarbon. $\overline{aa}$ 1.0 2mal täglich 2 Pulver oder man verordnet 3 *gr* Abends mit nachfolgender Einwickelung in Decken zur Beförderung der Transpiration. Ferner sorge man für regelmässigen Stuhlgang durch salinische Abführmittel oder Calomel.

a) Die **Iritis simplex** tritt in zwei Formen, acut und chronisch, auf.

Bei den acuten Fällen besteht spontan und auf accommodative Reize Schmerz im Auge, der oft Nachts exacerbirt und dem Kranken den Schlaf raubt, Thränen, Lichtscheu, anfangs mässige, später sich steigernde pericorneale Injection, gelegentlich etwas Chemose, unbedeutende oder gar keine Trübung des Kammerwassers, Verfärbung und mattes, stumpfes Aussehen der Iris. Verengerung der Pupille mit einzelnen zungenförmigen Synechieen. Das Sehvermögen entspricht dem Verhalten der brechenden Medien; wenn dieselben getrübt sind, ist auch die Sehschärfe herabgesetzt.

In dieser Form tritt die Iritis idiopathisch oder bei Conjunctival- und Cornealerkrankungen auf, namentlich wenn die letzteren mit Eis behandelt sind. Die häufigste Ursache ist die Syphilis in frühen Stadien. In späterem Lebensalter wird sie durch Rheumatismus und Gicht veranlasst.

Die Krankheit ist vollständig heilbar, namentlich bei rechtzeitiger geeigneter Behandlung; Recidive sind jedoch keine Seltenheit, wenn das ätiologische Moment fortdauert. Sie kommt ein- und doppelseitig vor, dauert einige Tage oder Wochen.

Ihre **Behandlung** kann ambulant geführt werden; aber wenn der Prozess sich dabei steigert, ist Bettlage im Dunkelzimmer und knappe Diät anzurathen. Man atropinisire das Auge in kurzen Zwischenräumen, bis Dilatatio pupillae ad maximum eintritt, und dann erhalte man die Pupille durch regelmässige Instillationen von 1—2 Tropfen, täglich 2mal, dauernd weit, bis alle Reizerscheinungen gewichen sind. Bei schwereren Fällen verordne man von Zeit zu Zeit kleine Blutentziehungen und warme Umschläge 3mal täglich eine Stunde lang, bei Syphilis eine Schmiercur, bei Rheuma Schwitzen mit Pilocarpin ev. unter Zuhilfenahme von Natr. salicylicum.

Die chronische Form zeichnet sich aus durch Fehlen aller Reizerscheinungen oder nur durch vorübergehende schwache Injection und Schmerzhaftigkeit; selbst die Irisverfärbung kann nur unbedeutend sein. Dabei ist meist schon eine Unzahl feiner brauner Synechieen oder vollständige ringförmige Verwachsung des Pupillarrandes mit Retraction desselben nach hinten und Vorbuckelung der Irismitte vorhanden, wenn die Kranken unsere Hilfe nachsuchen. Das Pupillargebiet kann frei sein oder ein feines, spinnwebiges Häutchen enthalten; im vorderen Glaskörperabschnitt findet man nicht selten Trübungen.

Wir beobachten die chronische Iritis simplex oft bei Rheumatikern und bei Frauen mit Menstruationsstörungen. Bei unzureichender Behandlung tritt entweder Erblindung durch Amotio retinae oder Glaucoma secundarium ein. Wird rechtzeitig ärztliche Hilfe nachgesucht, so ist die Verhütung dieser üblen Ausgänge ziemlich sicher. Man atropinisire so lange, als sich Synechieen lösen lassen, und mache später eine Iridektomie nach oben, und wenn diese wegen starker Vorbuckelung der Iris nicht möglich ist, und wegen gleichzeitiger Katarakt bei gutem Lichtschein eine Aufbesserung des Visus davon allein nicht zu erwarten ist, so durchschneide man auf *Gräfe's* Rath gleichzeitig die Iris und die kataraktöse Linse mit dem Linearmesser, entferne die Linse und excidire so viel Iris, als sich von hinten her mit einem stumpfen Haken ohne grosse Zerrung vorziehen lässt. Schliesst sich die Pupille, so kann man nach einiger Zeit noch mit einer Iridotomie nach *de. Wecker* etwas Sehvermögen schaffen.

b) Bei der **Iritis plastica** findet man etwas Lidödem, Chemose, lebhafte pericorneale Injection, starken Ciliarschmerz spontan und auf Druck, trübe brechende Medien, selten ein Hypopyon. Die Iris ist stark verfärbt und von deutlichen Gefässen durchsetzt, der Sphinctertheil oft blutroth injicirt, die Pupille eng, durch breite Synechieen mit der Linsenkapsel verklebt. Im Pupillargebiet finden wir meist ein graugelbes, gelegentlich ein glasiges, wolkiges Exsudat, das bisweilen bis an die Hornhauthinterfläche heranreicht oder die ganze Irisvorderfläche überzieht.

Der acute Anfall kann vollständig vorübergehen, ohne Störungen von Seiten der Pupille zu hinterlassen, auch das Exsudat kann sich ganz resorbiren; in anderen Fällen geht er in ein chronisches Stadium über und greift auf die rückwärts gelegenen Theile des Uvealtractus über.

Im Kindesalter ist die Krankheit selten, ebenso im Greisenalter, am häufigsten bei Personen mittleren Alters. Sich selbst überlassen führt sie immer zu vollständigem Verlust des Auges. Bei passender Behandlung ist die Prognose nicht gerade ungünstig. Ihr Verlauf ist langwieriger als der der Iritis simplex. Ihre Aetiologie anlangend sind besonders Traumen, eitrige Hornhautprozesse, namentlich das Ulcus serpens und der Cornealabscess, acuter Gelenkrheumatismus (Gonorrhöe), seltener chronischer Rheumatismus, Diabetes und Lues zu nennen.

Die **Behandlung** besteht in Atropin, warmen Umschlägen, Blutentziehung. Auch ohne dass Lues vorliegt, ist der Gebrauch von Quecksilberpräparaten indicirt, wenn die Kranken nicht zu elend sind. Schneller als Inunctionen wirkt Calomel bis zur beginnenden Salivation. Man gibt 1—2-stündlich 1 Pulver à 0,06 *gr* auch die Nacht hindurch, bei heftigen Schmerzen eine Morphiuminjection in schlafmachender Dosis oder Chloral, wenn Morphium nicht vertragen wird. — Schlagen alle

Mittel, selbst die Mercurialien fehl, so mache man eine Iridektomie, bei der oft eine starke Blutung eintritt, die sich indessen, wenn auch langsam, zu resorbiren pflegt. — Man verordne eine leicht verdauliche Diät und sorge für regelmässige Stuhlentleerungen. Schwitzcuren unterstützen gelegentlich den Gebrauch der Mercurialien mit gutem Erfolg.

c) Die **Iritis serosa** befällt meist beide Augen zu gleicher Zeit oder in kurzen Zwischenräumen. Sie tritt unter weniger stürmischen Erscheinungen als die plastische Form auf: die Reizerscheinungen, selbst die Injection des Bulbus, sind gewöhnlich nur gering. Sehr häufig werden die Kranken erst durch Sehstörungen auf ihr Leiden aufmerksam. Dasselbe befällt häufiger weibliche, als männliche Individuen; das Kindesalter scheint ziemlich immun zu sein. Die Pubertätsjahre und die klimakterischen Zeiten sind bevorzugt. Von Ursachen sind besonders Scrophulose, Störungen der Menstruation, seltener rheumatische Einflüsse und Syphilis zu nennen. Gelegentlich gesellt sich die Krankheit zu parenchymatöser Keratitis. Der Bulbus ist kaum erheblich injicirt, an den Lidern keine Veränderung nachweisbar; die Augen thränen nicht, sind nicht lichtscheu. An der Hinterfläche der zunächst normal transparenten Cornea finden sich entweder gleichmässig vertheilt oder besonders in der unteren Hälfte punkt- bis stecknadelkopfgrosse graue, weissliche oder bräunliche Beschläge der Descemet'schen Membran, die aus Rund- und Pigmentzellen bestehen. Das Kammerwasser ist diffus getrübt, die Iris verschleiert, die Kammer oft abnorm tief. Die Pupille ist häufig erweitert und bei der reinen Form ohne Synechieen, doch kommen Mischformen mit Synechieen vor. Im vordern Glaskörperabschnitt finden wir eine diffuse, staubförmige Trübung. Das Sehvermögen ist gewöhnlich den Trübungen entsprechend beträchtlich herabgesetzt. Der Verlauf des Leidens ist sehr schleppend. Von den Beschlägen der Cornea aus entwickelt sich leicht in den tieferen Schichten eine partielle oder umfangreichere sclerosirende Keratitis (Descemetitis); oder es kommt zu intraocularer Drucksteigerung wegen der abnormen Flüssigkeitsmenge im Auge. Sehr selten ist der Ausgang in Amotio retinae. Bei rechtzeitiger Behandlung ist die Prognose gut.

Die **Therapie** berücksichtigt vor Allem den Allgemeinzustand und hat die Diät zu regeln. Spirituöse und andere stark aufregende Getränke wie Thee, Kaffee sind zu meiden, eine nahrhafte, kräftige Kost ist erwünscht, bei Scrophulose Leberthran, Jodeisen oder Eisen mit Bädern aus Salz oder Kreuznacher Mutterlauge. Bei Menstruationsanomalieen (Menstruatio nimia) kann man Eisen mit Extr. secalis cornut. verbinden. — Bei nicht anämischen Individuen kann man eine schwache Blutentziehung mittelst Heurteloup riskiren und durch eine Schwitzcur mit Pilocarpin oder Holzthee die Heilung des Leidens beschleunigen. Ferner sorge man für regelmässige Stuhlentleerungen durch salinische Abführmittel. Local wende man, bei Synechieen, Atropin an und warme Umschläge. Um die Beschläge von der Membrana Descemetii zu entfernen, kann man Punktionen der Vorderkammer machen, bei denen die Niederschläge von dem abfliessenden Kammerwasser fortgeschwemmt werden. Steigt der intraoculare Druck, so führe man eine breite Iridektomie aus. Bei Syphilis leite man eine Schmiercur ein.

d) Die **Iritis suppurativa** pflegt unter den heftigsten Reizerscheinungen aufzutreten. Die Lider sind gewöhnlich geschwollen, namentlich am freien Lidrand; die Conj. bulbi ist hochgradig injicirt und chemotisch, heftiger Ciliarschmerz vorhanden. Das Kammerwasser ist durch Eiterbeimischung getrübt, die Vorderkammer mit einem der Insensität des Processes entsprechend grossen Hypopyon erfüllt. Die Iris ist hochgradig verfärbt von einem leicht gelblichen Farbenton. Die Krankheit geht meist auf das Corp. ciliare und die Choreoidea über und endigt mit Panophthalmitis. Ihre häufigste Ursache ist ein Trauma, sei es dass zufällig ein septischer Fremdkörper in das Auge eingedrungen oder eine Operation an der Cornea, Iris und Linse mit nicht genügend desinficirten Instrumenten ausgeführt ist; eitrige Cornealaffectionen können sich mit eitriger Iritis compliciren, besonders der Abscess und das Ulcus serpens. Schliesslich kann eine eitrige Cyclitis auf die Iris übergreifen. Gelegentlich treffen wir bei Diabetes eine Iritis suppurativa.

Die **Prognose** ist gewöhnlich eine ungünstige; nur in seltenen Fällen gelingt es das betreffende Auge zu erhalten, allerdings ist dann meist der Ausgang in Netzhautablösung unvermeidlich. Die Gefahr der sympathischen Ophthalmie ist nicht ausgeschlossen.

Die **Therapie** besteht in ruhiger Rückenlage im Bett, in knapper Diät, Atropin, warmen Umschlägen mit Druckverband, Blutegeln hinters Öhr; Mercurialisation (Calomel) hat gelegentlich noch einen günstigen Erfolg. Droht der Ausbruch der Panophthalmitis, so ist die Enucleatio bulbi indicirt; bei florider Panophthalmitis warnte *v. Gräfe* vor der Enucleation, weil man dabei die Gefahr einer Meningitis mit tödtlichem Ausgang heraufbeschwört. Dieselbe ist indessen nicht so gross, wenn man unter antiseptischen Cautelen die Operation ausführt.

e) Die **Iritis gummosa** ist charakterisirt durch das Auftreten bald solitärer, bald multipler, isolirter oder zu Gruppen angehäufter stecknadelkopf- bis kleinerbsengrosser Knötchen sowohl im Pupillartheil als in der Irisperipherie. Dieselben haben eine gelbliche oder röthliche Farbe, ihre Umgebung ist in Folge starken Gefässreichthums geröthet. Dieser Gefässreichthum differenzirt sie von den Tuberkeln. Anatomisch genommen unterscheiden sie sich in nichts von Gummata an anderen Körperstellen. Die Affection geht meist mit heftigen nächtlichen Schmerzen einher. Am Pupillarrande bilden sich an der Stelle eines Gumma's Synechieen, gelegentlich plastische Exsudate, oder es treten Hypopyen auf. Das Gumma kann ganz schwinden mit Hinterlassung einer partiellen Irisatrophie oder es zerfällt eitrig, resp. es treten Gummata in dem Corpus ciliare und der Choreoidea auf *(v. Hippel)*, die das Auge zu Grunde richten. Bisweilen erreichen sie eine beträchtliche Grösse und perforiren die Bulbushüllen in der Gegend der Corneoscleralgrenze. Bei frühzeitiger, energischer, antisyphilitischer Behandlung sind Heilungen mit Erhaltung des Auges keine Seltenheit. Daneben verordne man Atropin, warme Umschläge. Ist der Process abgelaufen und die Pupille in grossem Umfang adhärent, so ist eine Iridektomie erforderlich.

f) Die **Iritis tuberculosa** kommt ein- und doppelseitig zur Beobachtung; die Erkrankung kann anf beiden Augen gleichzeitig oder in verschieden grossem Intervall auftreten. Die Affection wird meist nur bei Personen beobachtet, welche an Tuberkulose der Lungen oder eines anderen Organs leiden, resp. hereditär belastet sind. Dass es eine primäre, locale Tuberkulose der Iris, resp. des vorderen Uvealtractus gibt, möchte ich im

Einklang mit *Wagenmann* bezweifeln, so lange nicht Sectionsergebnisse dafür vorliegen. Das Granulom der Iris in der älteren Literatur ist mit der Tuberkulose der Iris identisch *(Baumgarten, Haab, Leber u. A.)*. Vorwiegend werden jugendliche Individuen in den ersten Lebensjahren bis zum 30. Lebensjahr, seltener ältere Leute davon befallen.

Zuerst findet man entweder das Bild einer plastischen oder serösen Iritis mit ziemlich hochgradigen Sehstörungen. Nach einiger Zeit (Wochen oder Monaten) treten die charakteristischen, graugelben, gefässlosen Tuberkelknötchen zuerst in der Irisperipherie, später auch im Pupillargebiet auf. Dieselben bestehen aus einem Conglomerat von Epitheloidzellen, die sich nach den Untersuchungen von *Baumgarten* aus den Stromazellen der Iris durch Karyokinese entwickeln, oder seltener aus Rundzellen und aus Riesenzellen; sie enthalten reichlich Tuberkelbacillen.

Die Diagnose kann bisweilen im Anfang erst mit Sicherheit durch Impfversuche mit dem Kammerwasser oder mit excidirten Irisknötchen bei Kaninchen gestellt werden; hierbei sind die ersten Tuberkeleruptionen in der Iris nach 14 Tagen nachweisbar, schliesslich tritt der Exitus lethalis bei den Thieren an allgemeiner Tuberkulose ein. Gegenüber einem Gumma entscheidet die Farbe und Gefässlosigkeit, gegenüber kleinen unpigmentirten Sarkomen die Multiplicität und die Iritis, die bei Sarkomen im Anfang fehlt. Die Quecksilber-Jodkalibehandlung ist, wie ein neuerdings aus der *Gräfe'schen* Klinik von *Schneller* publicirter Fall beweist, für die Differentialdiagnose zwischen Gumma und Tuberkel nicht zu verwerthen. Bei dem 5jährigen Knaben war durch die mikroskopische Untersuchung und Ueberimpfung des excidirten Irisstückes die Diagnose auf Tuberkulose der Iris sicher gestellt. An der Iris trat unter heftigen Reizerscheinungen ein Recidiv ein. Der Bulbus sollte nach Ablauf der letzteren exenterirt werden. In der Zwischenzeit wurden Inunctionen neben Jodkali innerlich gebraucht. Das Recidiv heilte, Patient blieb gesund. — Sehr selten treten zunächst die Tuberkel und dann erst die entzündlichen Symptome auf. Gelegentlich kann im Anfang ein Hypopyon am Boden der Vorderkammer die Tuberkel verdecken. — Gewöhnlich nehmen die Entzündungserscheinungen schnell an Intensität zu, die Conj. bulbi wird stark injicirt und chemotisch, die Lider schwellen an; in der hochgradig hyperämischen Iris schiessen reichliche Knötchen auf, welche confluiren, die Pupille verlagern, schliesslich die ganze Vorderkammer erfüllen, so dass nur gelbliche, käsige Massen sichtbar sind. Weiterhin wird die Cornea vom Iriswinkel aus ergriffen, auch in der Sclera, dem Corpus ciliare, der Choreoidea, Retina, dem Opticus und Corpus vitreum treten Tuberkel auf. Unter heftigen Schmerzen verdünnt sich die Sclera in der Gegend des Corpus ciliare, wird ektatisch, schliesslich tritt Perforation des Bulbus ein; er wird weich, phthisisch, und der Schmerz lässt nach. Die Perforation wird gewöhnlich am unteren, seltener am oberen Umfang des Bulbus beobachtet; bisweilen kommen mehrfache Perforationen vor *(Haab)*. Die Linse hält der tuberculösen Wucherung gegenüber lange Stand; sie wird entweder einfach verdrängt, kataraktös getrübt und verkalkt, oder die Kapsel wird durchwuchert und das Linsengewebe durch Tuberkelmassen ersetzt. — In anderen selteneren Fällen ·zerfallen die Tuberkelknötchen, wenn sie eine gewisse Grösse erreicht haben, oder sie verschwinden ohne diesen Zwischenfall ganz, und die Augen gehen an einer schleichenden Choreoiditis zu Grunde, oder sie bleiben functions-fähig *(Haab)*.

Bei Kindern ist das Allgemeinbefinden sehr schnell hochgradig alterirt und der Verlauf viel stürmischer als bei älteren Personen. die sich relativ wohl befinden können. Die Prognose ist quoad visum meist schlecht. für den Allgemeinzustand zum mindesten zweifelhaft, weil immer die Gefahr einer secundären allgemeinen Tuberkulose vorliegt.

Sobald die Diagnose sicher ist, entferne man den Krankheitsherd, wenn man früh zur Behandlung kommt, durch die Iridectomie; hat der Process bereits einen grösseren Umfang erreicht. so enucleire man den kranken Bulbus.

Bei **Lepra** bilden sich gelegentlich im Ciliartheil der Iris Knötchen, welche unter dem Bilde einer Iritis plastica oder serosa verlaufen: wenn dieselben wuchern, so führen sie oft zu wulstförmigen Vorbuckelungen der Corneoscleralgrenze.

2. Geschwülste der Iris.

Nach Verletzungen finden wir **Epidermoidome** um eingedrungene Cilien- oder um Epidermisstückchen als kleine rundliche, grauweisse unter Reizerscheinungen wachsende Geschwülste von perlartiger Form. die aus epitheloiden Zellen und Cholestearinplättchen bestehen, ferner **Cysten,** die aus abgeschnürten Irisstückchen entstehen oder als Exsudationscysten um in die Iriswurzel eingedrungene Fremdkörper aufzufassen und nicht mit den Kammerabsackungen *(Eversbusch)* zu verwechseln sind, welche durch Traumen entstehen cfr. Capit. XV. Die Iriscysten stellen graue, mit durchsichtiger Flüssigkeit erfüllte und mit Epithel ausgekleidete Bläschen von halbkugeliger oder ovaler Form dar; sie werden sammt der Iris nach Anlegung eines Cornealschnittes mit einer Lanze oder dem Gräfe'schen Linearmesser mit Pincette und Scheere excidirt. **Cysticerken** in der Vorderkammer sind relativ selten; sie lassen sich, nach Incision der Cornea mit einer Lanze oder dem Gräfe'schen Messer, leicht extrahiren.

Mit Tuberkelknötchen nicht zu verwechseln sind die oft sehr reichlich ausgebildeten, über die ganze Iris zerstreuten, kleinen weisslichen oder hellgrauen Knötchen, welche in der Iris bei **Leukämie** auftreten, gelegentlich, noch ehe die Milz- und Lymphdrüsenschwellung sehr stark ausgeprägt ist. Es sind Lymphome *(Michel)*, welche entweder zwischen hinterer Begrenzungs- und Gefässschicht oder unmittelbar unter der vorderen Begrenzungshaut zwischen dieser und der reticulirten Schicht gelegen sind, im Gegensatze zu den Tuberkeln keine Neigung zu eitrigem Zerfall oder zu käsiger Metamorphose haben, sondern sich langsam zurückbilden und theilweise Atrophie des Irisgewebes hinterlassen. Sie bestehen aus grossen epitheloiden resp. Spindelzellen und setzen sich scharf gegen die Umgebung ab. Die Iris selbst zeigt anfangs mehr oder minder hochgradige Entzündungserscheinungen, Synechieen des Pupillarrandes resp. ein Pupillarexsudat, mitunter sogar eine dicke Pupillarschwarte, später Atrophie des Gewebes. Nur bei diesen schweren Formen, bei denen die Lymphdrüsen des Gesichtes und Halses gewöhnlich stark geschwellt sind, wird schliesslich mitunter das ganze Auge phthisisch. Meist werden nur jugendliche Individuen befallen. Die Behandlung richtet sich gegen das Allgemeinleiden. wobei der Arsenik eine Hauptrolle spielt. Local kommt Atropin ev. eine Iridectomie in Betracht.

Angeboren kommen **Teleangiektasieen** und schwärzlich-braune, bisweilen prominente Naevi vor. **Sarkome** können pigmentirt und ungefärbt sein; sie sind aus Spindelzellen oder Rundzellen zusammengetzt, wuchern entweder direct aus dem Irisgewebe hervor oder aus dem Corpus ciliare in die Iris hinein. Sie können die Sclera und Cornea perforiren und den Bulbus umwachsen. Im Ganzen sind primäre Irissarkome selten; sie kommen meist bei jugendlichen Individuen vor und können in den ersten Stadien durch Iridektomie beseitigt werden. Später ist die Enucleation erforderlich.

3. Motilitätsstörungen der Iris.

Die normale Function der Iris äussert sich in Verengerung und Erweiterung der Pupille. Die Verengerung erfolgt durch Einfall von Licht in's Auge, während der Accommodation, bei Convergenz der Blicklinien und bei Reizung der sensiblen Endäste des Trigeminus in der Conjunctiva und Cornea. Der Sphincter pupillae wird versorgt vom Oculomotorius. Ob die Pupille durch einen besonderen Dilatator activ erweitert wird, oder ob die Dilatation derselben unter normalen Verhältnissen lediglich unter dem Einfluss des Sympathicus erfolgt, ist immer noch eine Controverse unter den Anatomen, Histologen und Physiologen. Bekanntlich ist *Grünhagen* der Angabe von *Ivanoff, Henle* und *Merkel* entgegengetreten, dass in den hinteren Lagen der Iris ein besonderer, mit seinen Bündeln radiär verlaufender Muskel vom Ciliartheil bis zum Pupillarrande sich ausbreite. In neuerer Zeit hat sich *Schwalbe* der Anschauung Grünhagens, dass ein besonderer Dilatator pupillae nicht existire, angeschlossen. Dagegen will *Dogiel* neuerdings auf Grund eingehender Untersuchungen bei den verschiedensten Thieren und dem Menschen die Existenz des Dilatator erwiesen haben. An Präparaten *Merkels* und bei eigenen Untersuchungen fand ich unter dem Uvealblatt eine deutliche Schicht glatter, dem Dilatator angehöriger Muskelfasern; radiäre, wenn auch nicht bis in den Ciliarrand reichende Bündel sah auch *Eversbusch*.

Wir haben besonders 2 Functionsstörungen der Iris:

a) **Die Mydriasis.** Die Erweiterung der Pupille kann auf einer Reizung des Sympathicus beruhen (sog. spastische Form) oder auf einer Lähmung des Oculomotorius (sog. paralytische Form); die Pupille ist in beiden Fällen gewöhnlich nur mittelweit; jedenfalls nicht so weit als bei vollkommener Atropinwirkung. Lichteinfall, Convergenz, Accommodation verringern die Weite der Pupille nicht, wohl aber concentrirte Lösungen von Eserin oder Pilocarpin, doch tritt kaum der höchste Grad von Verengerung ein. Bisweilen bestehen gleichzeitig Störungen der Accommodation, die man durch Convexgläser beseitigen kann, während die durch die Mydriasis bedingten Blendungserscheinungen nicht gehoben werden.

Wir finden die paralytische Mydriasis ein- auch doppelseitig bei partieller oder totaler Oculomotoriuslähmung aus centralen und peripheren Ursachen, auf rheumatischer und syphilitischer Basis, häufig auch bei Lähmung des Abducens. Hierher gehört die ein- und doppelseitige Erweiterung der Pupille, welche eintritt, sobald die Retina resp. der Opticus gegen den Reiz des Lichtes unempfindlich geworden ist, z. B. bei Atrophia optica. Periphere Ursachen liegen vor bei der nach Contusionen und bei intraocularer Drucksteigerung (Glaucom) eintretenden Mydriasis. Die spastische Mydriasis kommt vor bei allen denjenigen Zuständen, welche eine Reizung der pupillendilatirenden Nervenfasern unterhalten. Sie ist ein Symptom hochgradiger Hirnanämie, z. B. bei Ohmacht, nach profusen Blutverlusten; sie findet sich bei Urämie, Eklampsie und Epilepsie während der Convulsionen. Directe Reizung der centrifugal im Rückenmark zum Sympathicus verlaufenden Fasern bei Pott'scher Kyphose, bei traumatischen Difformitäten der Wirbelsäule, bei Entzündungen der Meningen, Tumoren der Medulla spinalis, Tetanus, und directe Reizung des Halssympathicus bei Lymphdrüsentumoren, Aneurysmen, Struma, entzündlichen Processen ruft ebenfalls Mydriasis hervor. Hierher gehört die einseitige Erweiterung der Pupille, die wir als Vorläufer von Geisteskrankheiten oder im Beginn der Tabes bald auftreten, bald verschwinden sehen. Auf reflectorischem Wege wird eine spastische Mydriasis erzeugt bei Hysterischen, vom Darm aus durch Entozoen, bei starken Schmerzen z. B. während heftiger Kolikanfälle, oder durch Schreck.

Die Mydriasis tritt ein bei einer Reihe von Infectionskrankheiten und Intoxicationen, so nach Typhus, selten nach Diphtheritis, und bei Trichinose, nach Schlangenbiss, bei Fleisch- und Fischvergiftungen, sowie nach Vergiftung durch pflanzliche Alkaloide (Belladonna, Datura Strammonii, Hyoscyamus niger, Morcheln); theilweise handelt es sich in diesen letzteren Fällen um eine Lähmung des Oculomotorius, theilweise um directe Einwirkung auf die glatte Musculatur des Sphincter.

Die Prognose der Mydriasis richtet sich nach dem Grundleiden; bei allen paralytischen Formen pflegt sie ungünstig zu sein.

Die Behandlung ist abhängig von der Ursache; bei Lues ist eine antisyphilitische Cur einzuleiten, bei Rheumatismus eine Schwitzcur. Local verordne man Eserin- oder Pilocarpineinträufelungen, ferner den Inductions- resp. constanten Strom. Ausserdem hat man als Reiz für die Endigungen des Trigeminus in der Conjunctiva täglich 1mal Einträufelung eines Tropfens von Tinct. theba'ca, Kneifübungen mit den Lidern, Uebungen mit Convexgläsern in der Nähe empfohlen. —

b) Die **Myosis,** Verengerung der Pupille; sie beruht entweder auf einer Reizung der pupillenverengernden Fasern (spastische Form) oder auf einer Lähmung der dilatirenden Fasern (paralytische Form). Wir finden die erstere bei allen Congestionszuständen und diffusen Entzündungen des Hirns und seiner Häute, wenigstens in ihren Anfangsstadien, meist doppelseitig. Hierher gehört ferner die Myosis bei Hyperästhesie der Retina, bei allen Reizzuständen der Conjunctiva und Cornea, welche mit Schmerzgefühl einhergehen, ferner bei hochgradigen Accommodations- anstrengungen, die wir bei Leuten gewisser Gewerbe finden, z. B. bei Juwelieren, Uhrmachern etc.), schliesslich die durch chronische Intoxication mit Morphium, Alkohol und Nicotin bedingte Myosis, die Myosis nach Eserin und Pilocarpin und Muscarin. Die paralytische Form wird theilweise durch Läsion des Halssympathicus bei Tumoren, theilweise durch Lähmung der in der Medulla spinalis verlaufenden Faserzüge bedingt, namentlich bei Erkrankung der Theile des Rückenmarks oberhalb der beiden obersten Brustwirbel bis zur Medulla oblongata hinauf (primäre und secundäre Myelitis des Halsmarks, multiple Sclerose, progressive

Muskelatrophie — spinale Myosis —). Auch bei Tabes können wir trotz vollständiger Amaurose hochgradige Myosis finden, ferner bei progressiver Paralyse, wenn dabei Zeichen von Ataxie vorhanden sind. Hier sehen wir die Verengerung auf Licht fehlen (reflectorische Pupillenstarre), während die Reaction auf Convergenz und Accommodation noch eintreten kann, bisweilen aber auch fehlt (accommodative Pupillenstarre). Die Pupillenstarre kommt auch bei tabetischer Mydriasis vor.

c) Unter **Hippus** versteht man eine oscillatorische Verengerung und Erweiterung der Pupille unabhängig von Licht- und Accommodationswirkung; er wird beobachtet bei Albinismus, Darmreizen und meningitischen Processen. Auch bei ganz normalen Augen können wir die Schwankungen der Pupillenweite sehr gut mit der *Zehender-Westien'schen* Loupe constatiren.

d) Die **Iridodonesis,** (Iris tremulans, Irisschlottern) ist eine bei Bewegungen des Auges auftretende, passive, zitternde Bewegung des Irisgewebes, welche nur dadurch möglich ist, dass die Linse der Iris nicht den normalen Halt gewährt. Sie ist pathognomonisch für vollständige und unvollständige Linsenluxation, für Aphakie. Gewöhnlich zittert nur ein Theil der Iris und zwar der gleichzeitig etwas nach hinten retrahirte Abschnitt derselben; Verflüssigung des Glaskörpers allein, ohne Dislocation der Linse, bedingt kein Irisschlottern.

4. Angeborene Anomalieen der Iris.

Pigmentmangel findet sich bei Albinismus. Man sieht ferner kleine oder grössere Pigmentflecke ähnlich den Nävi der Haut in der Iris. Unter **Aniridie (Irideremie)** versteht man den partiellen oder vollständigen Defect der Iris, der mit Aphakie und Mikrophthalmus verbunden sein kann, ein- und beiderseitig vorkommt und ausser Blendungserscheinungen keine erheblichen Sehstörungen zu verursachen braucht.

Mit dem Namen **Polycorie** bezeichnet man das Vorhandensein mehrerer Pupillen, welche monoculare Diplopie verursachen können, aber nicht mit Iridodialyse oder den in einer atrophischen Iris gelegentlich zu beobachtenden rundlichen oder spaltförmigen Defecten des Irisgewebes zu verwechseln sind.

Bei der **Korektopie** besteht eine excentrische, meist gleichzeitig mit der Linse nachweisbare Verschiebung der Pupille nach oben oder unten innen, seltener gerade nach oben. Dabei ist oft Kurz- und Schwachsichtigkeit, sowie Mikrophthalmus vorhanden.

Die **Membrana pupillaris perseverans** stellt Reste der fötalen Pupillarmembran dar, die bei einer grauen oder blauen Iris graue, bei einer braunen bräunliche Fäden bilden und von der Irismitte aus. vor dem Pupillarrand hin, nach dem Pupillargebiet ziehen und auf der vorderen Linsenkapsel in einer hellen Platte endigen. Die Pupille reagirt normal und lässt. sich durch Atropin ad maximum erweitern.

Das **Colobom** der Iris, ein Rest der fötalen Augenspalte, stellt einen dreieckigen Defect des Irisgewebes nach unten oder unten innen dar; seine Spitze ist nach der Corneoscleralgrenze gerichtet. Es kommt ein- und beiderseitig vor, oft mit Colobom des Corpus ciliare, der Choreoidea und der Linse combinirt und betrifft entweder nur den Pupillartheil oder reicht bis in den Iriswinkel hinein. Mitunter findet man in dem Colobom noch einen feinen Faden brückenförmig von der einen zur anderen Seite ziehen, der den Defect in zwei Abschnitte theilt. — Bisweilen fehlen nur die vorderen Schichten, während das Uvealblatt vorhanden ist *(Franke)*. Die Sehstörungen sind abhängig von intraocularen Veränderungen; wo die letzteren fehlen, ist der Visus gewöhnlich normal.

5. Operationen an der Iris.

a) Die **Iridektomie.** Sie ist bereits im Anfang des vorigen Jahrhunderts von *Woolhouse* (1711) in Vorschlag gebracht, von *Cheselden* (1728) zuerst ausgeführt; er stellte einen Spalt in der Iris her. In der jetzt üblichen Form wurde sie erst nach mannigfachen Variationen von *Beer* (1796) gemacht. *v. Gräfe* erweiterte ihre Indicationen; er führte sie zu antiphlogistischen Zwecken, vor Allem aber — und darin liegt sein grösstes Verdienst — als Heilmittel bei Glaucom zur Herabsetzung des intraocularen Druckes aus.

Ihre Indicationen sind folgende:

1. Erfüllt sie optische Zwecke, indem sie bei Trübungen der brechenden Medien des vorderen Augapfelabschnittes (Cornea, Pupillargebiet, Linse) den Lichtstrahlen den Weg ins Augeninnere bahnt.

2. Dient sie antiphlogistischen Zwecken: bei chronischer oder abgelaufener acuter Iritis mit multiplen hinteren Synechieen, die durch den permanenten Reiz der Pupille Recidive herbeiführen, verhindert sie die letzteren. Bei eitrigen Hornhautprocessen (Infiltrat, Geschwür, Abscess). welche jeder anderen Behandlung trotzten, sah *v. Gräfe* bisweilen erst nach einer Iridektomie die Heilung eintreten.

3. Setzt sie den gesteigerten intraocularen Druck bei Glaucom herab oder verhindert das Zustandekommen einer Drucksteigerung bei Kerektasie, Partialstaphylom, totaler hinterer Synechie und Pupillarverschluss. ohne ein Präservativ gegen Glaucom zu sein.

4. Dient sie bei der Staaroperation dazu die Gefahren einer Iritis zu verringern und den Linsenaustritt zu erleichtern. *Jacobson* gebührt das Verdienst die Kataraktoperation mit der Iridektomie combinirt zu haben.

5. *Mooren* schickte zuerst die Iridektomie der eigentlichen Staaroperation einige Wochen voraus, um der Hornhautvereiterung vorzubeugen; *Förster* hat in der Neuzeit wieder die präparatorische Iridektomie besonders warm empfohlen. Sie erleichtert die eigentliche Staaroperation und befördert die Reifung einer immaturen Katarakt.

6. Hat man neuerdings wieder nach dem Vorgange *Dransart's* und *Warlomont's* die Iridektomie gegen Amotio retinae mit unsicherem oder negativem Erfolg ausgeführt.

7. Dient die Iridektomie zur Entfernung von Tumoren oder Fremdkörpern aus der Iris.

Zu antiphlogistischen Zwecken, zur Herabsetzung des intraocularen Druckes, bei der Staaroperation macht man eine breite Iridektomie mit divergenten Schenkeln. zu optischen Zwecken genügt eine schmale Iridektomie mit convergenten Schenkeln, die nicht bis in den Ciliartheil der Iris reicht. Zu einer breiten Iridektomie nimmt man eine breite Lanze (cfr. Fig. 69), zu einer kleinen optischen Pupille eine schmale Lanze. In ersterem Falle sticht man das Instrument im Corneoscleralbord oder ca.

14*

1 *mm* davon entfernt in der Sclera ein. bei der optischen Pupille in der durchsichtigen Hornhaut ca. 1 *mm* vom Limbus entfernt. Die breite Iridektomie legt man am besten nach oben an, die vergrösserte Pupille wird dabei theilweise vom oberen Lid gedeckt: dadurch verringert man die Blendung. Die optischen Pupillen macht man möglichst im Bereich der Lidspalte. — Von Instrumenten gebraucht man ausser der Lanze einen Gräfe'schen Sperrelevateur, eine Fixirpincette mit Schloss, eine gebogene (cfr. Fig. 70) und eine gerade (cfr. Fig. 71) Irispincette mit Haken, eine auf die Fläche gebogene Cooper'sche Scheere, einen Kautschuklöffel (cfr. Fig. 72). und einen kleinen Spatel. Die Operation wird in Cocainanästhesie oder in Chloroformnarkose ausgeführt und zerfällt in drei Acte.

Fig. 69.   Fig. 70.   Fig. 71.   Fig. 72.

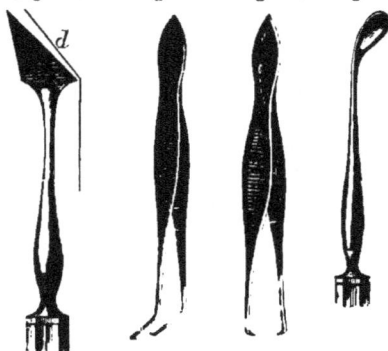

Fig. 69 breite Lanze, deren Biegung die Linie *d* anzeigt.
Fig. 70 gebogene } Irispincette mit Haken.
Fig. 71 gerade
Fig. 72 Kautschuklöffel.

1. Act. Hornhautschnitt. Nachdem man den Sperrelevateur angelegt und die Conj. bulbi an der der Incisionswunde gegenüberliegenden Stelle dicht am Hornhautrand mit der Fixirpincette gefasst hat, setzt man die Lanze mit der Spitze steil in den Limbus oder 1 *mm* davon in der Sclera resp. Cornea auf und schiebt sie soweit vor, bis sie in der Vorderkammer sichtbar ist. Dann senkt man den Schaft des Instrumentes, bis die Schneide der Lanze in einer zur Iris parallelen Ebene angelangt ist, schiebt dann das Instrument so weit vor, bis der Schnitt die erforderliche Ausdehnung gewonnen hat, senkt dann noch mehr den Stil des Instrumentes, so dass seine Spitze gegen die Hornhauthinterfläche gerichtet ist, und zieht es langsam aus der Vorderkammer heraus, damit nicht die Entleerung der Kammer zu plötzlich eintritt und durch die schnelle Herabsetzung des intraocularen Druckes Blutungen in's Auge erfolgen. Bei schnellem Herausziehen der Lanze legt sich ferner sehr häufig die Iris in die Wunde. Bei sehr enger Vorderkammer kann zur Anlegung des Hornhautschnittes das Gräfe'sche Messer benutzt werden. — Im ersten Act besteht die Gefahr, dass man die Linse ansticht oder die Iris aufspiesst und durch Zerrung im Ciliartheil ablöst; die Folge der Linsenverletzung ist traumatischer Katarakt. Man kann ausserdem, wenn man die Cornea nicht in gerader Richtung perforirt, einen zu schrägen Gang in der Hornhaut machen resp. die Lanze nur zwischen den Corneallamellen verschieben. wenn man den Schaft des Instrumentes zu früh senkt.

2. Act. Excision der Iris. Der Assistent übernimmt die Fixirpincette, der Operateur führt mit der linken Hand die Irispincette zwischen Daumen und Zeigefinger, mit der rechten die Scheere, so dass Daumen und 4. Finger in die Löcher der Scheere gesteckt werden, der Zeigefinger an das Schloss und der dritte Finger an die hintere Branche der Scheere gelegt wird. Die Convexität der Scheere sieht gegen die Wunde.

Die Irispincette wird durch die letztere bis zum Pupillarsaum geschlossen vorgeführt, dann federn ihre Branchen auseinander, werden gegen das Irisgewebe angedrückt, so dass der Pupillartheil zwischen die Branchen der Pincette kommt. Dann drückt man die Branchen fest aneinander und zieht die Iris aus der Wunde hervor, in der sie mit einem Scheerenschlage abgeschnitten wird. Ist die Iris bereits nach dem Cornealschnitt prolabirt, so fasst man sie in der Mitte der Wunde mit einer geraden Irispincette und excidirt sie. Im zweiten Act können sich die Sphincteren in der Wunde einklemmen; dann muss man sie von Neuem fassen und excidiren, damit sie in's Pupillargebiet heruntertreten können. Ausser der Einklemmung der Sphincterecken kommt es im 2. Act oft zu Blutungen in die Vorderkammer. Man comprimirt dann das Auge mit Eiscompressen und lüftet nachher die Wunde, wobei durch Streichen mit den Lidern das Blutextravasat aus der Vorderkammer entfernt wird. Eine dünne Blutschicht resorbirt sich von selbst.

Bei einer optischen Pupille zieht man die Iris nur wenig aus der Wunde hervor, fasst sie aber am Pupillarrand etwas breiter.

3. Act. Reinigung der Wunde. Treten die Sphincteren nicht sofort herunter, so streicht man mit dem Lide oder mit einem Kautschuklöffel sanft über die Wunde oder schiebt die Iris mit einem Stilet herunter, was grosse Vorsicht erfordert. Dann wischt oder spült man die Coagula aus der Wunde, sucht etwa haftengebliebene Pigmentpartikel zu entfernen und bestreut schliesslich, wenn die Wunde geglättet ist und die Sphincterecken reponirt sind, die Wunde mit Jodoform, legt beiderseitigen Druckverband an und auf das operirte Auge eine Eisblase.

Der Kranke liegt 6—8—14 Tage zu Bett, bis sich die Wunde fest geschlossen hat, was beim Glaucom besonders wichtig ist. Der Verband bleibt ebenso lange doppelseitig und wird je nach Bedarf, innerhalb 24 oder 48 Stunden einmal gewechselt. Vom 6. bis 8. Tage genügt einseitiger Verband. Nach 12—14 Tagen bleibt das operirte Auge frei, wenn nicht besondere Indicationen für einen Verband vorliegen. Sobald stärkere Schmerzen mit Reizerscheinungen am Bulbus auftreten, ist Atropin resp. ein Narcoticum erforderlich; bleiben die Schmerzen trotzdem heftig, so kann man eine locale Blutentziehung machen mit Heurteloup an der Schläfe oder Blutegeln hinter dem Ohr.

Sehr selten geht ein Auge durch die Iridectomie bei Infection der Wunde zu Grunde. Reine Instrumente und Finger, sowie normale Thränenwege, normale Stellung der Lider und Fehlen infectiösen Secrets sind jedoch eine unbedingte Voraussetzung zum Gelingen der Operation. Diese Affectionen müssen daher stets zuvor beseitigt werden. Wenn die Wundränder nicht dicht aufeinander liegen, kann man cystoide Degeneration der Narbe beobachten. Iriseinheilung in die Wunde verursacht einen Reizzustand an der Iris, selbst Cyklitis; von solchen alten Irisprolapsen aus kann eine secundäre Infection und sympathische Ophthalmie des anderen Auges eintreten. Jede Iritis wird nach den früher besprochenen Grundsätzen behandelt.

b) Die **Iridotomie.** *Cheselden* schnitt die Iris mit einer Discisionsnadel ein; *v. Gräfe* benutzte ein sichelförmiges Instrument, welches er durch die Iris durchstiess und zur Durchtrennung der Gewebe von hinten her nahm, oder er schnitt mit seinem Linearmesser die Iris von vorn durch: *de Wecker* führte eine besondere Scheerenpincette ein, die später durch *Weiss* verbessert wurde, eine goldene stumpfe und eine stählerne spitze Branche erhielt.

Die Iridotomie dient besonders zur Durchschneidung der Iris und Schwarten nach einer Staaroperation; sie ist weniger angezeigt, wenn die Linse noch erhalten ist, und wird in Cocainanästhesie ausgeführt. Man legt den Sperrelevateur ein, fixirt den Bulbus, macht einen Lanzenschnitt in die Cornea und kann, wenn keine Oeffnung in der Iris besteht, die Lanze sogleich durch die Iris und Schwarte durchstossen. Dann führt man die Scheerenpincette in die Kammer, die eine Branche durch die Irisöffnung hinter die Iris und durchschneidet Schwarte und Iris senkrecht zur Faserung. Der Glaskörper legt sich in die Iriswunde und drängt die Wundränder auseinander. Gelegentlich schliesst sich die Wunde wieder durch ein undurchsichtiges Narbengewebe. Klafft der Spalt in der Iris noch nicht genügend, so kann man sie noch in einer zur ersten senkrechten Richtung durchschneiden. Wiederholungen der Operation an demselben Auge können in mehrwöchentlichen Zwischenräumen vorgenommen werden.

Ganz veraltet ist die von *Critchett* 1859 zur Anlegung einer excentrischen Pupille empfohlene **Iridodesis**, bei der durch einen Einschnitt im Limbus mit der Pincette die Irisperipherie nach aussen gezogen und durch eine Fadenschlinge abgebunden wurde. Nach 2 Tagen schnitt man den Irisprolaps ab. Diese Operation ist ebenso gefährlich durch sympathische Ophthalmie, wie die **Iridenkleisis** nach *Himly,* bei der der Pupillartheil in einen schrägen Einstich der Cornea eingeklemmt und die Irisperipherie excidirt wurde.

B. Krankheiten des Corpus ciliare.

1. Die Cyklitis.

Sie kommt primär, häufiger secundär in Verbindung mit Iritis, Scleritis und Choreoiditis vor. Die Ursache ist entweder ein Trauma oder Rheumatismus, Scrophulose, Syphilis und Tuberculose. Unter die Traumen sind auch die operativen Eingriffe zu zählen, die wir selbst unternehmen, z. B. die Kataraktextraction. Als ursächliche Momente sind ferner anzuführen Menstruationsanomalieen. gewisse acute Infectionskrankheiten (Typhus, Febris recurrens, Meningitis cerebrospinalis epidemica.)

Wie bei der Iritis, können wir auch bei der Cyklitis je nach der Beschaffenheit des Exsudates eine plastische, seröse und eitrige Form unterscheiden; doch kommen häufig Uebergänge vor. Die Exsudate werden an die Oberfläche des Corpus ciliare abgeschieden und bilden hier entweder dicke Schwarten vor der Zonula in der hinteren Augenkammer, welche zu Vorbuckelung der Iris führen, oder die Zonula wird von einer bindegewebigen, gefäss- und zellenreichen Masse durchsetzt, oder es ziehen dicke, gefässreiche und mit Pigment durchsetzte Schwarten quer durch den vorderen Glaskörperabschnitt unmittelbar hinter der Linse von einer Seite zur andern. Dieselben haben ihren Ausgangspunkt mit Vorliebe an der Stelle, wo der ungefaltete Theil des Corpus ciliare in die Choreoidea übergeht und die Retina an der Ora serrata endigt; von hier strahlen die Exsudate nach allen Richtungen in die Substanz des Glaskörpers hinein aus. nach der Papille, nach einzelnen Punkten der Retina. Schrumpfen die Membranen, so wird die Netzhaut abgelöst. Auch in den Suprachoreoidalraum tritt Exsudation ein und drängt die Lamellen der Suprachoreoidea auseinander und das Corpus ciliare von der Sclera ab. Hier finden wir disseminirte Rundzellennester um die Gefässe oder um die N. ciliares, die im Suprachoreoidalraum sich verästeln und auf der Scleralseite des Ciliarmuskels in letzteren eintreten. Das Corpus ciliare selbst zeigt einen grösseren Kernreichthum und ist sehr gefässhaltig. In anderen Fällen wird kein flüssiges, sondern ein festes plastisches Exsudat in den Suprachoreoidalraum ausgeschieden, dasselbe führt zu Verwachsung des Corpus ciliare und der Sclera.

Das klinische Bild gestaltet sich folgendermaassen: Es besteht etwas Röthung und ödematöse Schwellung des freien Lidrandes, sehr lebhafte pericorneale Injection resp. Chemose, die bisweilen an einzelnen Regionen einen besonders hohen Grad erreicht. Die Kranken sind lichtscheu, haben Blepharospasmus, und spontan heftige Schmerzen, die permanent oder anfallsweise eintreten. Berührung der Gegend des Corpus ciliare durch die geschlossenen Lider ist so empfindlich, dass die Patienten mit dem Kopf nach hinten ausweichen; mitunter entspricht die Schmerzhaftigkeit einer localisirten Injection. Die brechenden Medien (Glaskörper) sind trübe. Bei plastischer Cyklitis ist die Irismitte vorgebuckelt, ihr Pupillartheil retrahirt, oft ·sieht man einzelne Buckel ausgesprochen. Die Kammer ist dadurch unregelmässig verengt. Der Pupillarrand zeigt entweder einzelne Synechieen oder eine ringförmige Verwachsung mit der Linsenkapsel, das Pupillargebiet ist frei oder enthält ein Exsudat. Bei seröser Cyklitis finden sich Beschläge auf der Descemet'schen Membran bei tiefer Kammer; bei eitriger Cyklitis tritt ein bisweilen periodisches Hypopyon auf. Die Reizerscheinungen sind bei der plastischen und eitrigen Form viel heftiger als bei der serösen.

Das Sehvermögen ist den Trübungen der brechenden Medien entsprechend herabgesetzt, am stärksten beeinträchtigt, wenn sich Membranen hinter der Linse oder durch den ganzen Glaskörper gebildet haben, oder wenn Complicationen von Seiten der Retina (amotio) bestehen, die sich durch Gesichtsfelddefekte zu erkennen geben resp., wenn die brechenden Medien nicht zu trübe sind, mit dem Augenspiegel wahrnehmen lassen. — Ausser Membranen finden wir anfangs im vorderen Glaskörperabschnitt noch eine diffuse staubförmige Trübung, welche das Hintergrundsbild leicht verschleiert.

Von der Iritis unterscheidet sich die Cyklitis durch die heftigen, spontan und auf Druck in der Gegend des Corpus ciliare auftretenden Schmerzen, ferner durch die Glaskörpertrübungen und durch die Weichheit des Bulbus.

Bei der **Cyklitis syphilitica** bilden sich Gummata, bei der **Cyklitis tuberculosa** Tuberkeln, die zu Ektasie der Sclera und Perforation führen, nach der oft Phthisis bulbi eintritt. *Schmidt-Rimpler* sah 2 Fälle von Gumma des Corpus ciliare mit Heilung endigen. Bei Lepra finden wir auch im Corpus ciliare Knoten.

Jede Cyklitis ist eine schwere Affection, die oft mit hochgradigen Störungen des Allgemeinbefindens (Fieber) einhergeht. Bei der traumatischen, durch Infection eitrigen Cyklitis ist der Ausgang gewöhnlich in

Panophthalmitis oder, wenn die Suppuration nicht fulminant eintritt, die Gefahr der sympathischen Ophthalmie vorhanden. Bei der rheumatischen, typhösen und nach Febris recurrens auftretenden Cyklitis ist der Verlauf günstiger. — Als schliessliche Ausgänge beobachten wir entweder Heilung mit normalen brechenden Medien, oder es bleiben Glaskörpertrübungen zurück; in anderen Fällen tritt eine hintere Polarkatarakt auf, oder es kommt zu Amotio retinae.

Ferner bilden sich Ektasieen der Sclera bei Verwachsung mit dem Corpus ciliare (sog. vordere Scleral- oder Ciliarstaphylome) mit intraocularer Drucksteigerung und Erblindung an Secundärglaucom; der Bulbus wird hart, bei Amotio weich. Wir unterscheiden eine acute und chronische Cyklitis; die letztere complicirt sich fast immer mit Amotio retinae und führt zu Phthisis bulbi.

Die **Therapie** hat zunächst das etwaige Grundleiden zu berücksichtigen. Bei Rheumatismus verordne man Salicylsäure rein à 0,5 per Dosis 2—3stündlich oder salicylsaures Natron mit Natr. bicarb. a͞a 1,0 2—3 Dosen mit Einwickelung in Decken zum Schwitzen, resp. eine Schwitzcur mit Holzthee- oder Pilocarpin-Injectionen, die namentlich bei der serösen Form gute Dienste leistet; bei Lues ist eine antisyphilitische Behandlung indicirt. Bei Menstruations-Anomalien, Anämie und Chlorose ordinire man Eisen.

Local sind warme Umschläge bei ruhiger Rückenlage im Bett und verdunkeltem Zimmer und mässige Quantitäten Atropin zu gebrauchen; eine zu intensive Anwendung von Mydriaticis reizt oft und erhöht die Schmerzen. Bei kräftigen Personen und plastischen Exsudaten verordne man Calomel bis zu leichter Salivation und eine Blutentziehung durch Blutegel hinter's Ohr oder einen Heurteloup an der Schläfe; auch eine Schmiercur kann, wenn man eine schnelle Mercurwirkung nicht vorzieht, unternommen werden, namentlich bei eitriger Cyklitis.

Bei heftigen Schmerzen mache man eine Morphiumeinspritzung, besonders zur Nacht.

Ferner sorge man für regelmässige Stuhlentleerungen durch salinische Abführmittel und regele die Diät. Die Kost darf nicht zu reichlich und zu fett, sie muss leicht verdaulich sein; wenn es sich um schwächliche, elende, anämische Individuen handelt, verordne man roborirende Diät und etwas Wein.

Steigt der intraoculare Druck bei seröser Cyklitis, so kann man wiederholt Punktionen der Vorderkammer machen; wenn eine plastische Iridocyklitis vorliegt, so ist die Iridektomie indicirt.

Die tuberculöse Cyklitis erfordert die Enucleation, ebenso die eitrige Cyklitis nach Traumen, ehe die sympathische Ophthalmie oder Panophthalmitis zum Ausbruch kommt.

2. Tumoren

kommen primär und secundär von der Iris oder Choreoidea fortgeleitet zur Beobachtung. Sie sind im Ganzen selten, perforiren entweder durch den Iriswinkel in die Vorderkammer oder in der Corneoscleralgrenze um die Rami perforantes der Ciliararterien nach aussen, oder sie wuchern in den Glaskörperraum und greifen auf die Iris resp. Choreoidea über. Beobachtet sind pigmentirte und Leukosarkome, *de Wecker* hat einen Fall von Myosarkom mitgetheilt und *Schleich* ein Endotheliom des Corpus ciliare beschrieben. Therapie. Enucleatio bulbi.

3. Irido-Choreoiditis.

Die Krankheit beginnt entweder in der Iris oder in der Choreoidea und greift dann durch das Corpus ciliare auf die andere Membran über. Im ersteren Falle entwickelt sich eine Iritis mit Synechieen am Pupillarrand; dieselbe hat einen chronischen Verlauf und recidivirt häufig. In einzelnen Schüben setzt sich die Affection zunächst auf den vorderen Choreoidalabschnitt, später auch auf die hinter dem Aequator gelegenen Theile der Aderhaut fort, ohne dass äusserlich heftige Reizerscheinungen (Thränen, Lichtscheu, Injection) bestehen. Nur während der einzelnen Attaquen röthet sich der Bulbus etwas, wird gegen Licht empfindlich und zeigt mässigen Ciliarschmerz, der die Anfälle überdauern kann. Mit jedem derartigen Schub tritt eine Verschlechterung des Sehvermögens ein, die auf Glaskörpertrübungen beruht, welche einen feinen staubförmigen Charakter haben oder dicke Flocken und Membranen darstellen. Schliesslich wird der Pupillarrand total adhärent, die Irismitte durch Exsudat nach vorn gedrängt, der Pupillartheil nach hinten retrahirt; es tritt eine Linsentrübung ein, der Bulbus wird weicher und der Lichtschein geht in Folge Netzhautablösung verloren.

Oder die Entzündung beginnt mit einer nur unbedeutende, dumpfe Schmerzempfindungen verursachenden Choreoiditis, die durch Glaskörpertrübungen das Sehvermögen herabsetzt. Während das letztere allmäblig abnimmt, zeigen sich ohne heftige Reizerscheinungen von Seiten der Iris einzelne Synechieen, die schliesslich den ganzen Pupillarrand adhärent machen; auch feine plastische Exsudate in dem Pupillargebiet treten auf. Die Linse trübt sich, und das Auge wird zum Schluss in Folge Amotio retinae total amaurotisch.

In beiden Fällen wird der Bulbus weiterhin phthisisch; er verliert seine normale Rundung, bekommt flache Einziehungen und verkleinert sich allmählig.

Bei der anatomischen Untersuchung derartiger Bulbi findet man den Uvealtractus in seiner ganzen Ausdehnung afficirt, entweder einzelne Stellen atrophisch andere verdickt, oder eine gleichmässige Verdickung. Die Choreoidea ist entweder mit der Sclera verwachsen oder durch ein eiweissreiches Exsudat von derselben abgehoben, die Retina faltig abgelöst bis an die Ora serrata, der Glaskörperraum hochgradig geschrumpft, die Linse unregelmässig getrübt, oft mit einem vordern Kapselstaar behaftet, bisweilen verkleinert, verkalkt und geschrumpft. Die mikroskopische Untersuchung weist reichliche Rundzelleninfiltrate in dem Uvealtractus nach, die unter der Membrana elastica gelegen sind, die letztere abheben, das Pigmentepithel durchbrechen und in Form langer gefässhaltiger Züge in den Glaskörperraum hinein sich fortsetzen. Aehnliche Infiltrate finden sich um die Nervenausbreitungen und an den gröberen Gefässen des Perichoreoidalraums. Von dem vorderen Choreoidalabschnitt aus erstrecken sich ferner längs der Zonula nach vorn bindegewebige, gefässhaltige, mit Pigmentkörnchen durchsetzte Schwarten, welche die hintere Augenkammer erfüllen und am hinteren Linsenpol vorbei von einer Seite zur anderen ziehen. Die Zellen der Pars ciliaris retinae sind gewöhnlich stark in die Länge gezogen. Sehr häufig beobachtet man Ablagerung von Kalksalzen oder Knochenschalen in der Aderhaut in derartigen, durch Iridochoreoiditis phthisisch gewordenen Augen, die sich schon äusserlich durch die Sclera hindurch fühlen lassen: oder man findet die sog. Drusen der Glaslamelle, geschichtete Excrescenzen auf der Glaslamelle, die durch Degeneration der Pigmentepithelien entstehen. — Hinsichtlich der Aetiologie gelten die bei der Iritis und Cyklitis angegebenen schädlichen Momente. Der Verlauf ist stets sehr schleichend. Rückfälle sind häufig, selbst in erblindeten Augen. Bis zur vollständigen Amaurose pflegen viele Jahre zu vergehen. Jede Complication von Seiten der Retina trübt die Prognose von vornherein: denn mag die Retina abgelöst werden oder secundär an der Entzündung theilnehmen und bindegewebig degeneriren: immer wird das Sehvermögen in hohem Maasse beeinträchtigt oder absolute Amaurose der Endausgang des Processes.

Die Therapie ist dieselbe wie bei chronischer Iritis und Cyklitis; Atropin, Heurteloups von Zeit zu Zeit wiederholt, Schwitzcuren. Fussbäder, Sublimatpillen, bei Lues eine Schmiercur, Aufenthalt im Dunkeln, absolute Schonung der Augen. Fremdkörper im Auge erfordern die Enucleation oder Exenteration. Eine Iridektomie ist bei Synechieen geboten: gelegentlich folgt hierbei aber das Irisgewebe nur wenig dem Zuge der Pincette, oder der anfänglich günstige Effect wird durch eine nachträgliche, frische Schwarte vereitelt. Bei gleichzeitiger Katarakt wird die letztere in der früher (S. 203) angegebenen Art operirt.

4. Die Irido-Choreoiditis suppurativa. Panophthalmitis.

Bei dieser Krankheit, die besonders durch Infection von zufällig bei Traumen oder Operationen gesetzten Wunden entsteht, sind sämmtliche Abschnitte des Uvealtractus betheiligt, schliesslich sind alle inneren Theile des Auges eitrig infiltrirt. Auch nach Ulcus serpens, diphtheriticum und blennorrhoicum der Cornea kommt sie zu Stande. Sie tritt ferner metastatisch im Puerperium resp. bei Pyämie, Endocarditis oder im Anschluss an eine Meningitis auf. Bei den metastatischen Processen haben *Virchow, Roth, Heiberg, Litten, Hosch* und *Wagenmann* Gefässembolien durch niedere Organismen nachgewiesen; hier ist die Krankheit des Auges ein- oder doppelseitig.

Der Verlauf der Affection ist gewöhnlich sehr acut. Unter heftigen Schmerzen, starker Injection und Chemose der Conj. bulbi, Schwellung der Lider, Thränen und Lichtscheu tritt eine enorme Härte des Bulbus und eitrige Infiltration des Glaskörpers auf, bei der die Iris und Linse nach vorn gedrängt wird. Schliesslich wenn das orbitale Zellgewebe infiltrirt ist, entsteht Protrusio bulbi und Steigerung der Schmerzen, selbst Fieber. Innerhalb 8—14 Tagen erreicht die Entzündung ihr Höhestadium. Dann lassen die Schmerzen allmählig nach, die Lidgeschwulst nimmt ab, der Bulbus wird kleiner und weicher, gelegentlich nachdem eine Perforation des Abscesses durch die Sclera nach aussen erfolgt ist. Der Bulbus schrumpft weiterhin bei den schlimmsten Fällen zur Grösse einer kleinen Nuss oder Erbse und enthält nicht selten vollständige Kalkschalen oder Knochenablagerungen in der Choreoidea. Bisweilen werden solche phthisische Augen durch nachträgliches Aufflackern der Entzündung. zumal wenn eine Verletzung mit Infection vorausgegangen war. noch nach vielen Jahren die Veranlassung zu einer sympathischen Erkrankung des anderen Auges.

Im Allgemeinen ist es gerathen durch warme Umschläge die Entzündung zu verringern, ev. Mercurialien zu versuchen, und, wenn der Process schnell fortschreitet, die Enucleation zu machen, zumal bei Anwesenheit eines Fremdkörpers, damit der Kranke von seinen Schmerzen befreit und vor einem langwierigen, schwächenden Krankenlager bewahrt wird.

5. Die Irido-Cyklitis sympathica. Ophthalmia migratoria. *(Deutschmann.)*

Die sympathische Ophthalmie ist die gefürchtetste und tückischste aller Augenkrankheiten, ausgezeichnet durch die Langsamkeit und Schmerzlosigkeit ihres Verlaufes; durch den verderblichen Einfluss auf das Sehvermögen und durch ihren hartnäckigen Widerstand gegenüber allen therapeutischen Maassnahmen.

Mackenzie machte zuerst auf ihr Vorkommen nach Verletzungen eines Auges auf dem unverletzten Auge aufmerksam und bezeichnete den N. opticus als den Weg, auf welchem die Entzündung von dem einen auf das andere Auge fortgeleitet werde. Sein Landsmann *Grichard* empfahl die Enucleation des verletzten Bulbus zur Heilung des Leidens. Später verliess man Mackenzie's Theorie, als *H. Müller* die Vermuthung aussprach, dass den Ciliarnerven die vermittelnde Rolle zukäme; für diese Theorie erwärmten sich besondes *Pagenstecher* und *Mooren.* Ihre jetzigen Anhänger führen zur Stütze ihrer Ansicht die oft anatomisch erwiesene *(de Maats, Iwanoff, Schmidt-Rimpler, Goldzieher, Uhthoff, Krause),* Veränderung der Ciliarnerven an, ferner die allerdings bestehende Thatsache, dass man oft an dem zweiten Auge an einer dem cyklitischen Entzündungsheerd des primär afficirten Auges correspondirenden Stelle Schmerzhaftigkeit des Corpus ciliare auf Druck und locale Injection des Bulbus auftreten sieht. Schliesslich stützt man sich auf die Experimente von *Mooren* und *Rumpf,* nach denen Reizung der Irisnerven eines Auges zuerst Gefässkrampf, dann eine Hyperämie des anderen Auges erzeugt, ferner auf die Experimente von *Grünhagen* und *Jessner,* nach denen bei Reizung des ersten Trigeminusastes auf der einen Seite Fibringerinnungen in der Vorderkammer des anderen Auges auftreten. Man nimmt also einen Transfert von einem auf das andere Auge an. Der Reflex wird auf dem Wege der sympathischen Fasern in den Ciliarnerven, central durch das vasomotorische Centrum geleitet und auf dem sympathisch erkrankten Auge entsteht, wie *Michel* sich ausdrückt. eine neurotonische Congestion. Andere Autoren gehen zwar von einer Leitung durch den Opticus des ersten Auges aus, nehmen aber an, dass der Reiz im zweiten Auge von dem Sehnerv auf die Ciliarnerven überspringe.

In dem letzten Decennium hat die alte *Mackenzie'sche* Lehre wieder neue Anhänger gewonnen. *Knies* und *Mac Gillavry* verschafften ihr von Neuem Eingang, jener auf Grund seiner Untersuchung eines Falles von beiderseitiger Iritis serosa, bei dem an beiden Opticis die Scheiden bis zum Chiasma zellig infiltrirt waren, dieser mit Rücksicht auf die anatomische Untersuchung eines Falles von sympathischer Irido-Choreoiditis, in welchem durch Conglomerate lymphoider Zellen Versperrungen in dem Lymphraum zwischen Dural- und Arachnoidealscheide stattfanden, welchen eine Rolle bei dem Zustandekommen der Entzündung am anderen Auge zugeschrieben wird, ferner auf Grund der Thatsache, dass reflectorisch entstehende Entzündungen in der Pathologie ohne sichere Belege seien. *Leber* vertrat weiterhin die Lehre von der Opticusleitung. Er führte ausser diesem letzten Grunde gegen die Ciliarnerven-Theorie vor Allem das Factum an, dass das zweite Auge meist erst mehrere Wochen, selbst Jahre später erkrankt, dass sogar noch nach der Enucleation des primär afficirten Auges sympathische Entzündung des anderen Auges beobachtet sei, dass nach den Untersuchungen von *Deutschmann* über die Fortleitung der Tuberkulose von der Schädelhöhle nach dem Auge der infectiöse Process längs der Sehnervenscheiden bis zur Papille und in den Glaskörper sich verbreite. Er machte ferner auf die Thatsache aufmerksam, dass die wegen sympathischer Ophthalmie enucleirten Bulbi eine starke Hyperämie des Opticusquerschnitts zeigen, der aus zahlreichen kleinen Pünktchen blute, und dass er selbst bei der mikroskopischen Untersuchung derartiger Sehnervenstümpfe immer hochgradige entzündliche Erscheinungen (Hyperplasie des Zwischenscheidengewebes mit Wucherung der Endothelien) gefunden habe. Wegen der Aehnlichkeit ihres Verlaufes mit anderen Iritiden resp. Iridocyklitiden parasitären Ursprungs vindicirte er auch der sympathischen Iridocyklitis einen solchen um so mehr, da die meisten Fälle nach Verletzungen bei einer infectiösen, septischen Entzündung des ersten Auges zu entstehen pflegen. Dass die acute Panophthalmitis die sympathische Ophthalmie nicht inducire, liege daran, dass die Mikroben theilweise mit dem Eiter nach aussen entleert, theilweise durch die Eiterung unwirksam und vernichtet würden.

Deutschmann suchte *Leber's* Ansicht experimentell zu begründen. Er zeigte, nachdem er sich durch Einstich-Injectionen von Aspergillussporen in den Sehnerv des einen Auges von der Ueberleitung der Sporen auf den anderen Opticus überzeugt hatte, durch höchst interessante Impfversuche mit Lösungen von Aspergillus fumigatus, die mehrfach hinter einander an demselben Auge gemacht wurden, und durch einmalige Injection von verdünnten Lösungen des Staphylococcus pyogenes aureus und des Streptococcus pyogenes in den Glaskörper von Kaninchen, dass auf dem anderen Auge nicht nur eine Papillitis, sondern auch eine Entzündung der Uvea eintrat, und dass in dem sympathisch afficirten Bulbus dieselben Coccen wie die zur Injection verwendeten vorhanden waren. Auch durch Injection chemischer Reizmittel (Crotonöl) in den Glaskörper erzielte er neben einer foudroyanten Ophthalmie auf diesem eine Papillitis des anderen mit anatomisch nachweisbarer entzündlicher Infiltration der Scheiden beider Optici bis zum Chiasma. Erschien hiermit schon die Leber'sche Angabe bestätigt, so ging *Deutschmann* noch weiter. Zunächst untersuchte er genauer die wegen sympathischer Ophthalmie enucleirten Bulbi auf Mikroorganismen und fand darin regelmässig Coccen, die nach ihren biologischen Eigenschaften dem Rosenbach'schen Staphylococcus pyogenes aureus und albus glichen und auf Thiere übertragen von dem einen Auge aus eine ophthalmoskopisch und anatomisch nachweisbare Neuritis und Perineuritis optica des anderen erzeugten. Später fand er noch in dem unter antiseptischen Cautelen entnommenen Kammerwasser der sympathisch erkrankten Augen von Menschen und in den entsprechenden Opticusstümpfen der primär afficirten Bulbi den Staphylococcus pyogenes albus, einmal mit dem aureus vermischt. *Deutschmann* glaubte so die Annahme Leber's, dass die sympathische Ophthalmie eine Infectionskrankheit sei, bewiesen zu haben.

Es lässt sich nicht leugnen, dass viele Momente für diese Theorie sprechen, so die vielfach *(Fränkel, Ayres, Eversbusch* und *Pemerl, Spalding, Lapersonne* et *Vasseur, Abadie, Deutschmann)* und auch von mir beobachtete Thatsache, dass die ersten Symptome einer sympathischen Erkrankung des zweiten Auges bisweilen entzündliche Veränderungen der Papille (Neuroretinitis) sind; dieselben mögen häufiger vorkommen, als man constatiren kann, weil die Kranken sich gewöhnlich erst sehr spät in geeignete Behandlung begeben. Auch das Vorkommen von sympathischer Ophthalmie mit Hirnsymptomen *(Mooren)*, das ich ebenfalls einmal constatiren konnte, kann für die Propagationstheorie durch die Sehnervenscheiden angeführt werden. Immerhin gibt es Thatsachen, welche gegen eine Verallgemeinerung derselben sprechen und die Ciliarnerventheorie zu Rechte bestehen lassen. Die Infectionstheorie lässt sich nicht für alle Fälle verwerthen. *Becker* wies in einem Fall nach, dass nur an den bulbären Enden der beiden Sehnerven Entzündungserscheinungen in den Scheiden bestanden, weiter hinauf aber fehlten. Die sympathische Neurose lässt sich nur mit Hilfe der Ciliarnervenreizung erklären. Die Fälle, in welchen intraoculare Cysticerken oder Verkalkungen der Choreoidea oder luxirte Linsen die Ursache einer sympathischen Iridocyklitis gewesen sind, lassen sich nicht gut mit einer durch die Sehnervenscheiden fortgeleiteten Infection vereinigen. Schwer verständlich bleibt es ferner, wie alte phthisische Bulbi, die nach 10 und mehr Jahren die Ursache einer sympathischen Ophthalmie werden, so lange ohne Reizerscheinungen Mikroben beherbergen sollen. Schliesslich gibt es Fälle genug, in denen unter unseren Augen die Erkrankung des zweiten Auges mit einer plastischen Entzündung der Iris beginnt, ohne dass an der Papille entzündliche Veränderungen wahrnehmbar sind oder werden.

Erwähnt sei noch, dass *Gifford* bei Experimenten mit Milzbrandbacillen gefunden hat, dass dieselben sich nicht in den Sehnervenscheiden des primär inficirten Auges verbreiten, sondern in den perivasculären Lymphräumen der Centralgefässe.

Wir unterscheiden verschiedene Formen der sympathischen Affection eines Auges. Die gutartigste ist die sog. **sympathische Neurose.** Das Auge ist lichtscheu und thränt; es besteht Blepharospasmus, leichte pericorneale Injection, schnelle Ermüdung und Beschränkung der Accommodation. Alle Beschwerden steigern sich, wenn das Auge angestrengt wird; sie schwinden sofort, wenn der primär erkrankte Bulbus enucleirt wird. Greifbare entzündliche Veränderungen am Bulbus fehlen.

Bedeutend ungünstiger sind die **sympathischen Entzündungen,** die selten acut, gewöhnlich ganz schleppend auftreten. Relativ am wenigsten gefährlich ist die sympathische Irido-Cyklitis serosa. Es besteht mässige pericorneale Injection, Trübung des Kammerwassers mit Beschlägen an der Cornealhinterfläche, missfarbenes Aussehen der Iris, Erweiterung der Pupille und relativ hoher, selten pathologisch gesteigerter Druck. Schmerzen sind nicht immer vorhanden; sie kommen sowohl spontan, als auf Druck in der Gegend des Corpus ciliare vor. Schmerz und Injection sind bisweilen auf beiden Augen an correspondirenden Stellen nachweisbar. Das

Sehvermögen ist entsprechend den Trübungen der brechenden Medien herabgesetzt: am Augenhintergrund findet man mitunter eine Röthung und Verwaschenheit der Papille.

Am bösartigsten ist die plastische Form: sie kommt leider am häufigsten zur Beobachtung. Meist klagen die Kranken zunächst über asthenopische Beschwerden und Verdunkelungen des Auges. Der Nahepunkt rückt heraus, die Accommodationsbreite ist eingeschränkt. Dann treten heftigere Reizerscheinungen, Thränen, Lichtscheu, Injection und Blepharospasmus auf. Der Humor aqueus trübt sich, die Iris wird missfarben, sieht verdickt, ihre normale Reliefzeichnung verwischt aus. Die Pupille erscheint verengt und zeigt Synechieen oder ist total mit der Linsenkapsel verwachsen. Auf letzterer beobachtet man oft ein feines, graues, spinngewebartiges, schillerndes Exsudathäutchen, an der Hinterfläche der Cornea Präcipitate. Später wird die Iris durch retroiritische Exsudate in unregelmässigen Buckeln oder gleichmässig vorgetrieben und die Kammer verengt, die Linse trübt sich. Schliesslich verkleinert sich der Bulbus, wird eckig, seine Consistenz nimmt ab und mit der zunehmenden Erweichung des Auges erfolgt Netzhautablösung und allmählig totale Erblindung. In seltenen günstigen Fällen bleibt das Sehvermögen auf einer niedrigen Stufe stehen und die Phthisis bulbi aus. Oft geht das Auge erst in mehreren entzündlichen Schüben zu Grunde; dieselben fallen bei Frauen bisweilen mit den Menses zusammen. Bilden sich sehr dicke cyklitische und retroiritische Schwarten. so werden die Kranken mitunter von den heftigsten Ciliarneuralgieen geplagt.

Mischformen zwischen plastischer und seröser Irido-Cyklitis sympathica sind bisweilen beobachtet. Auch Bindegewebswucherungen in der Papille kommen vor, ferner diseminirte choreoiditische Plaques an der Peripherie des Augenhintergrundes. Aus den Präcipitaten an der Descemet'schen Membran entwickelt sich gelegentlich eine sclerosirende Keratitis mit Pigmenteinlagerung, die der Hornhaut zuweilen ein vollständig tätowirtes Aussehen verleiht.

v. Gräfe hat eine sympathische Choreo-Retinitis beschrieben in 2 Fällen mit allmähliger Besserung nach Enucleation des zuerst erkrankten Bulbus.

Die Zeit zwischen der Affection beider Augen ist variabel; gewöhnlich vergehen 4—6 Wochen oder einige Monate, gelegentlich sogar Jahre. ehe das zweite Auge erkrankt. Bei Kindern scheint der Verlauf viel ungünstiger zu sein als bei Erwachsenen. Auf die seröse Form kann man durch die Therapie günstig einwirken, bei der plastischen vermögen wir meist selbst bei Monate und Jahre langer klinischer Behandlung den ungünstigen Ausgang nicht zu verhindern. Derselbe tritt mitunter so rasch ein, dass das erst erkrankte Auge gelegentlich noch eine bessere Sehschärfe hat, als das sympathisch afficirte.

Jedes Trauma des Bulbus kann, wenn das verletzende Agens verunreinigt ist und Infectionskeime in's Innere des Auges importirt hat, die Veranlassung einer sympathischen Affection des zweiten Auges werden. Am bedenklichsten sind die Wunden des Corpus ciliare und die Verletzungen, bei denen ein inficirter Fremdkörper in den Glaskörper eingedrungen ist. Ein im Auge weilendes Corpus alienum kann selbst noch nach 15—20 Jahren, wenn der Bulbus bereits lange phthisisch geworden ist. die Ursache einer Entzündung des anderen Auges werden. zumal wenn durch einen äusseren Reiz oder durch Ortsveränderung des Corp. alienum ein Aufflackern der Entzündung in dem primär afficirten Augapfel eintritt. Verkalkungen resp. Knochenschalen in der Choreoidea. luxirte und verkalkte Linsen. intraoculare Cysticerken. neuerdings sind auch in einzelnen Fällen *(Milles, Brailey)* einen Choreoidealtumor enthaltende Bulbi als Veranlassung der sympathischen Ophthalmie genannt.

Unter allen Umständen erscheint es deshalb geboten, wo die Gefahr der sympathischen Ophthalmie droht, dem Ausbruch derselben durch die Entfernung des entzündeten. druckempfindlichen Bulbus, zumal wenn er phthisisch geworden ist. vorzubeugen. Bei Anwesenheit eines Fremdkörpers versuche man zuvor die Beseitigung desselben. Die vereinzelten Fälle, in welchen kurze Zeit nach der Enucleation die sympathische Ophthalmie ausgebrochen ist *(Mooren, Pagenstecher, Knies, Schmidt-Rimpler, Steinheim u. A.)* sind kein Hinderungsgrund. Vielleicht bestand hier schon die Erkrankung des zweiten Auges in ihren ersten Anfängen und die Enucleation war zu spät. — Manche Patienten, namentlich Arbeiter, verweigern die Exstirpation eines phthisischen Bulbus; man mache sie dann auf die Gefahr aufmerksam und rathe ihnen dringend sofort zur Enucleation zu kommen. sobald sich Reizerscheinungen an dem kranken Auge oder gar die Zeichen der sympathischen Neurose des anderen einstellen.

Schwieriger ist die Entscheidung, ob man enucleiren soll, wenn die sympathische Ophthalmie bereits entwickelt ist. namentlich wenn das zuerst erkrankte Auge noch sieht: man weiss nicht, ob es ganz zu Grunde gehen wird. und soll das zweite Auge schützen, von dem es unsicher ist, ob es ganz gesund werden wird. Nur wenige Fälle sind bekannt. in welchen ohne Enucleation des primär afficirten Bulbus die sympathische Ophthalmie mit gutem Sehvermögen geheilt ist *(v. Gräfe, Pooley, Power, Samelsohn, Bresgen, Waldhauer, F. W. Hoffmann)*.

Oft sistirt die Enucleation den Process auf dem zweiten Auge nicht mehr. Trotzdem soll jedes Auge, welches einen Fremdkörper enthält, auf Druck schmerzhaft und erblindet ist, sofort enucleirt werden; denn es sind Fälle von durch die Entfernung des kranken Bulbus geheilter sympathischer Ophthalmie bekannt. Natürlich muss man eine energische Cur in einer Heilanstalt einschlagen. Am günstigsten sind die Aussichten bei der serösen Form. Die Patienten müssen im Dunkelzimmer gehalten, vor jeder grellen Beleuchtung. Blendung und Anstrengung der Augen bewahrt werden; energisches Atropinisiren, bei vollblütigen Personen Heurteloup's. Inunctionen mit grauer Salbe, Laxantien, bei seröser Irido-Choreoiditis Schwitzcuren führen manchmal noch zum Ziel. Stundenlang fortgesetzte warme Umschläge unterstützen die Cur.

An dem sympathisch erkrankten Auge müssen alle operativen Eingriffe möglichst lange hinausgeschoben werden, bis das Auge absolut reizfrei ist. Zunächst versuche man (selbst mehrmals hinter einander) die Iridektomie; meist holt man dabei gar kein oder nur wenig Irisgewebe heraus, während das verdickte Pigmentblatt zurückbleibt, oder die künstliche Pupille schliesst sich wieder durch ein aus einer Blutung hervorgegangenes Exsudat. Schliesslich kann man nach der Methode von *Wenzel* die Linse extrahiren. indem man mit dem Gräfe'schen Linearmesser durch Iris und

Linse quer durchgeht, die Linse extrahirt, dann mit einem stumpfen Häkchen von hinten her die Iris am Pupillarsaum umfasst, vorzieht und excidirt. Gelingt die Operation, wird aber der Visus durch ein frisches Exsudat wieder herabgesetzt, so kann man später die *Wecker'sche* Iridotomie machen und ein relativ gutes Resultat erzielen.

Statt der Enucleation des primär afficirten Auges kann man nach dem Vorschlage *Alfred Gräfe's* die Exenteratio bulbi machen.

Die Anhänger der Ciliarnerventheorie haben, nachdem *v. Gräfe* zuerst die Operation vorgeschlagen, die Durchschneidung der Ciliarnerven am hinteren Bulbusumfang ausgeführt, entweder mit Schonung des Sehnerven *(Snellen)* oder mit gleichzeitiger Durchtrennung desselben *(Boucheron, Schöler)*. Viele Ophthalmologen haben sich jedoch gegen diese **Neurotomia optico-ciliaris** ausgesprochen *(Alfred Gräfe, Michel, Leber, Hirschberg)*, andere z. B. *Schmidt-Rimpler* drücken sich sehr reservirt über dieselbe aus. Die Anästhesie der Cornea gleicht sich nämlich oft nach einiger Zeit wieder aus, wenn die Nervenstümpfe zusammenwachsen; dann ist die Enucleation doch erforderlich, nachher aber viel schwieriger. Ferner treten nach dieser Operation oft starke retrobulbäre Blutungen auf; der Bulbus wird phthisisch und *Leber* hat einen Fall mitgetheilt, in welchem nach der Neurotomie die sympathische Ophthalmie ausgebrochen ist. *Schweigger* verbindet mit der Neurotomie noch die Resection eines Opticusstückes von mindestens 10 *mm* Länge (**Neurectomie des Opticus**). *Schöler* operirt vom Rect. externus, *Schweigger* vom Rect. internus. Man durchtrennt die Conj. bulbi über der Sehne des Muskels in einer Ausdehnung von 12 *mm*, führt hinter letzteren einen Schielhaken und fixirt die Sehne mit einem Faden, ehe man sie durchschneidet (Schweigger braucht 2 Fäden, die er durch Sehne und Bindehaut einerseits und durch die Sehne andererseits anlegt und durchschneidet die Sehne zwischen ihnen). Dann erweitert man die Conjunctivalwunde nach oben und unten, macht die Tenotomie und lockert das Zellgewebe auf dem Bulbus, den man an dem Faden nach innen *(Schöler)* resp. nach aussen *(Schweigger)* zieht, bis man zum Opticus kommt, durchschneidet den letzteren möglichst weit nach rückwärts, dreht den Bulbus noch weiter nach vorn und schneidet an dem hinteren Pol mit einer flach gekrümmten Scheere die Ciliarnerven und dann den Sehnerv ab (auch die Sehnen der Obliqui), reponirt den Bulbus, vernäht die Bindehautwunde (incl. Sehne) und schliesst die Lidspalte der grösseren Sicherheit wegen durch Suturen, Druckverband, Eis, Rückenlage.

6. Die Enucleatio und die Exenteratio bulbi.

Beide Operationen werden ihrer Schmerzhaftigkeit wegen in Chloroformnarkose ausgeführt. Da nach der Enucleation in einigen Fällen durch Infection des Orbitalgewebes eine Meningitis, selbst mit tödtlichem Ausgang beobachtet ist, hat *Alfred Gräfe* die Exenteratio bulbi in letzter Zeit warm befürwortet. Die Infection kann bei der Enucleation theils dadurch bedingt werden, dass ein inficirter Bulbus während der Operation platzt und seinen Inhalt über die Orbitalwunde ergiesst, theils durch infectiöses Conjunctival- und Thränensecret, theils durch mangelhafte Antisepsis der Instrumente und Hände des Operateurs. Die Infectionskeime können sich von der Orbita auf verschiedenen präformirten Bahnen nach dem Cavum cranii fortpflanzen, entweder mit dem venösen Blutstrom oder durch die Lymphwege oder längs der Nerven resp. in ihren Scheiden. Hierbei kommt sowohl der N. opticus als der N. trochlearis, abducens und oculomotorius in Betracht.

Die Indication zur Enucleation geben acute und chronische intraoculare Entzündungen mit der Gefahr der sympathischen Ophthalmie, schmerzhafte phthisische Bulbi mit und ohne Kalk- oder Knochenschalen, alle intraoculären Tumoren oder Entozoen (Cysticerken), die nicht isolirt zu entfernen gehen.

Zur Ausführung der **Enucleatio bulbi** *(Bonnet)* legt man den Gräfe'schen Sperrelevateur in den Conjunctivalsack ein, circumcidirt die Conj. bulbi in einer Entfernung von höchstens 2—3 *mm* um die Cornea in der ganzen Circumferenz des Bulbus mit einer stumpfspitzigen Cooper-schen Scheere, lockert dann die Bindehaut über der Insertion des Internus oder Externus, nimmt diesen Muskel auf den grossen Schielhaken und schneidet ihn mit der Scheere dicht an der Insertion am Bulbus ab. Darauf durchtrennt man der Reihe nach alle übrigen geraden Muskeln am Bulbus in der gleichen Weise, luxirt den Augapfel aus der Lidspalte, nachdem zuvor der Sperrelevateur entfernt ist, mit dem an dem hinteren Pol des Bulbus angelegten Schielhaken, jedoch ohne starken Druck zu gebrauchen, da ein geschwüriger, verletzter oder staphylomatöser Bulbus leicht platzt, geht mit dem Zeigefinger der linken Hand hinter den Bulbus von aussen oder innen ein, bis die Spitze des Fingers den Sehnerv tangirt und führt dann die grosse Enucleationsscheere (cfr. Fig. 59) mit der rechten Hand längs des Zeigefingers bis an den Opticus heran. Darauf öffnet man die Scheere, schiebt sie vor, so dass der Sehnerv zwischen die Branchen derselben kommt, und schliesst die Scheere, wobei man während der Durchschneidung des Sehnerven ein eigenthümliches, knackendes Geräusch wahrnimmt. Dann zieht man schnell den Bulbus weiter aus der Lidspalte vor und schneidet die letzten Weichtheile dicht am Auge ab, während der Assistent die blutende Orbita mit in Sublimatwasser getränkter Eiswatte ausfüllt. Während dieses letzten Actes fungirt der Spray, ebenso während der Anlegung der Suturen durch die Conjunctivalwunde, die nach Stillung der Blutung mit feiner Conjunctivalseide angelegt werden. 2—3 Fäden genügen. Jodoform, bds. Druckverband, Eisblase auf dem operirten Auge. Rückenlage im Bett 2—3 Tage lang. Vom zweiten Tage an einseitiger Verband; nach 2—3mal 24 Stunden Entfernung der Suturen. Nach dieser Zeit lässt man abwechselnd kühle Blei-, Bor- oder Sublimatwasserumschläge und Verband machen. Nach einigen Wochen kann man ein künstliches Auge einsetzen. — Bei verletzten Augen empfiehlt es sich, wenn irgend möglich die Wunde vor der Exstirpation des Bulbus durch Suturen zu schliessen. Zur Erleichterung des letzten Actes und zur Vermeidung der Incision des hinteren Bulbusabschnittes kann man den Löffel von *Welz* benutzen, welcher einen Einschnitt für den Sehnerv hat, nach Durchtrennung aller Muskeln hinter den Bulbus eingeführt wird und zum Hervorziehen des Auges dient. Hinter dem Löffel schneidet man den N. opticus durch. —

Die **Exenteratio bulbi** soll einen besseren, beweglicheren Stumpf für das künstliche Auge liefern und die Gefahr der Meningitis beseitigen. Man umschneidet die Conj. bulbi 1—2 *mm* vom Cornealrande entfernt, sticht dann ein *Gräfe'sches* Messer nur durch die Sclera mit Schonung des Corpus ciliare ein, schneidet von dieser Stelle aus die Lederhaut allein parallel zum Hornhautrand ringsherum durch mit einer stumpfspitzigen Scheere, ohne die inneren Theile des Bulbus zu verletzen, und löffelt vom Suprachoreoidalraum aus nun mit einem breiten scharfkantigen Löffel den ganzen Bulbusinhalt sammt der Choreoidea bis an die Papille aus. Nachdem die Blutung gestillt ist durch Irrigation des Scleraltrichters mit eiskalter Sublimatlösung (1:3—5000), wird derselbe mit Jodoform ausgepudert, durch Catgut die Scleral- und Conjunctivalwunde geschlossen, Jodoform aufgepudert und Sublimatverband angelegt. Die absolute Entfernung allen Blutes aus der Sclera ist nicht nöthig; das Blutgerinsel organisirt sich später. Die Secretion pflegt verschieden lange anzuhalten, erreicht aber selten einen bedenklichen Grad. Ausser subconjunctivalen Nachblutungen hat *Gräfe* nie bedenkliche Zufälle beobachtet. Ein Oedem des oberen Lides geht bald zurück. Die Nachbehandlung besteht in sorgfältiger Reinigung des Conjunctivalsackes mit Sublimatwasser, Druckverband, Eis, Bettlage. Bei stärkeren Reizerscheinungen und etwaiger Suppuration macht man Cataplasmen ev. Incisionen. — Dass die Operation keine Gefahren hat, und dass die Kranken ebenso schnell wie nach der Enucleation aus der klinischen Behandlung entlassen werden können, beweist *Bunge* durch die in seiner Monographie über die Exenteratio erfolgte Publication von 200 Fällen. 3 Patienten mit ausgebrochener sympathischer Ophthalmie wurden auf diese Weise völlig und dauernd geheilt. Wenn die Exenteratio bulbi den Ausbruch der sympathischen Ophthalmie verhindert, dürfte sie die Enucleatio bulbi fast ganz verdrängen und die letztere nur noch für intraoculare Tumoren gelten lassen.

Die Gefahrlosigkeit und leichte Ausführbarkeit der Operation kann ich bestätigen. desgleichen die schnelle Heilung; der kosmetische Effect ist aber nicht besser, da die Falte des oberen Lides in den von mir operirten Fällen sehr tief war. Die Beweglichkeit des Oculus arteficialis ist meist grösser.

Auch von anderer Seite *(Deutschmann, Schreiber)* werden der Exenteratio bulbi gute Erfolge nachgerühmt. *Knapp* erwähnt einen Fall von Orbitalcellulitis in Folge Venenthrombose mit günstigem Ausgang, sowohl was den Stumpf des Bulbus als das Leben anlangt. Ein abschliessendes Urtheil über die Operation lässt sich zunächst noch nicht abgeben. *Knapp* behauptet, dass die Reaction stärker und die Heilungsdauer länger sei als nach der Enucleation. Diese Angabe kann ich nach meinen allerdings nur geringen Erfahrungen und nach der Statistik *Bunge's* nicht gelten lassen.

Erwähnt sei noch, dass die Engländer, um einer Schrumpfung des Scleraltrichters entgegen zu arbeiten, in denselben Kugeln eingeheilt haben, *Mules* eine Glaskugel und *Heall* eine silberne Hohlkugel. Ich möchte der letzteren den Vorzug geben, weil bei unglücklichen Zufällen nicht leicht eine Zersplitterung und innere Verletzung eintreten kann wie bei den Glaskugeln. Im Allgemeinen sind die Kugeln überflüssig.

7. Das Einsetzen eines künstlichen Auges. Prothesis.

Bei Kindern empfiehlt es sich Bleiplatten dem Conjunctivalsack entsprechend zuzuschneiden und dieselben dem Wachsthum gemäss zu wechseln, damit die Orbita in ihrem Grössenwachsthum nicht zurückbleibt. Wenn kosmetische Gründe es verlangen, kann man gleich zu den Porzellanaugen übergehen; eine billige und gute Qualität liefert die Firma Müller-Uri in Coburg in Thüringen. Die Schalen haben für das rechte und linke Auge eine verschiedene Form, gewöhnlich am unteren Rande einen flachen Einschnitt; doch gibt es ganz verschiedene Formen und Grössen für alle denkbaren Conjunctivalformationen passend. Die Prothesen werden in den verschiedensten Farben hergestellt. Unter Umständen muss man einen engen oder mit narbigen Brücken versehenen Conjunctivalsack erst durch plastische Operationen für ein künstliches Auge passend gestalten. Da sie leicht zerbrechen, hat man neuerdings aus dem in warmem Wasser biegsamen Vulcanit *(Nieden)* und aus Celluloid *(Fröhlich-Hamecher* in Berlin) Schalen hergestellt, welche für jeden Conjunctivalsack passend geschnitten werden können.

Zunächst schiebt man die Platte unter das obere Lid, dann zieht man das untere Lid ab und drückt den unteren Rand der Platte in die untere Hälfte des Conjunctivalsackes. In umgekehrter Reihenfolge nimmt man das Auge mit einer hinter den unteren Rand geschobenen Haar- oder Stecknadel heraus, was jeden Abend zur Reinigung geschehen muss. Im Anfang reizt die Platte oft; dann entfernt man dieselbe und kühlt das Auge zeitweise.

X. Capitel.
Krankheiten des Linsensystems.
I. Die Anomalieen der Linsentransparenz. Katarakt.

A. Allgemeine Bemerkungen zur normalen und pathologischen Anatomie der Linse, über Katarakt und Kataraktoperationen.

Die Linse ist ein auch im embryonalen Leben im Inneren gefässloses, aber in dieser Zeit auf ihrer Aussenfläche von einem dichten, der Pupillarmembran und der art. hyaloidea entstammenden, später wieder schwindenden Gefässnetz umsponnenes Gebilde, welches sich aus dem Ectoderm entwickelt und durch die Zonula Zinnii in ihrer Lage hinter der Iris erhalten wird. Die Zonulafasern entstehen aus der das Corpus ciliare überziehenden Pars ciliaris retinae, theilweise bereits an der Ora serrata retinae und inseriren sich sowohl an der vorderen als an der hinteren Linsenkapsel, zu deren Verstärkung sie beitragen. Zwischen den Fasern der Zonula am Aequator der Linse befindet sich ein Lückensystem, der Canilis Petiti. Strittig ist es noch, ob Fasern der Zonula auch aus dem Glaskörper entspringen. Die klinische Erfahrung, dass bei Glaskörperverflüssigung oft Defecte der Zonula gefunden werden, spricht dafür; *Flemming* bildet solche Fasern ab.

Die Linsenkapsel ist eine structurlose Membran, in deren vorderer Hälfte sich nur durch gewisse Präparationsmethoden eine lamelläre Spaltung erkennen lässt, die von den Hilfsfasern der Zonula herrührt. Die vordere Hälfte der Kapsel ist bedeutend dicker als die hintere und an ihrer dem Linsenkörper zugekehrten Fläche mit einem Epithel bedeckt, dessen Zellen nach dem Linsenäquator zu an Höhe zunehmen, schliesslich cylindrische Gestalt und eine leichte S-förmige Biegung bekommen und sich durch weiteres Längenwachsthum zu Linsenfasern ausbilden. Die ersten Fasern sehen anfangs mit ihrer Concavität nach aussen, die daran anstossenden strecken sich allmählig und kehren schliesslich ihre Convexität nach aussen. Die Kerne verändern dabei ihre Form, werden grösser, oval, dann länglich und platt. Die hintere Linsenkapsel ist in der Norm frei von Epithel. Im Aequator der Linse bilden die Kerne der Fasern einen Bogen, dessen Convexität nach hinten gerichtet ist (*Becker's* Kernbogen).

Für die zu jungen Fasern sich umbildenden Epithelzellen wird im Epithel der ganzen Vorderkapsel durch Karyokinese Ersatz geschaffen (*Henle, Becker*). Die peripheren Linsenfasern sind glatte, gewöhnlich sechseitige Prismen, weich, wasserreich und kernhaltig; die centralen sind gezähnt, platt, wasserarm und kernlos. Alle Fasern werden unter sich und mit der Linsenkapsel resp. dem vorderen Epithel durch eine durchsichtige

Kittsubstanz zusammengehalten und sind zu concentrisch geschichteten Lamellen angeordnet. Beim Neugeborenen verursachen sie durch Apposition ihrer beiden Enden sowohl auf der vorderen als auf der hinteren Linsenfläche eine dreistrahlige, einem **Y** entsprechende Figur, den Linsenstern, von dem je zwei benachbarte Schenkel einen Winkel von 120 Grad bilden; bei dem vorderen Linsenstern geht der eine Schenkel senkrecht nach oben, bei dem hinteren senkrecht nach unten.

Die Ernährung der Linse findet vom Glaskörper aus statt; der Ernährungsstrom dringt in dieselbe im Aequator ein.

Beim Foetus und dem Neugeborenen hat die Linse nahezu Kugelform. Bald nach der Geburt ändert sich ihre Gestalt und wird biconvex, doch ist der Radius der Vorderfläche grösser als der der Hinterfläche. Die Achse der Linse wird erheblich kleiner und erreicht eine Länge von 3¹⁄₂ bis 4 *mm.* während ihr äquatorialer Durchmesser durch Apposition neuer Fasern eine beträchtliche Zunahme erfährt und beim Erwachsenen 10 bis 11 *mm* misst. Nach dem 20. Lebensjahr beginnt sich in der Mitte der Linse der Kern auszubilden; derselbe grenzt sich durch seine gelbliche Farbe von den peripheren Schichten, der sog. Corticalis, ziemlich scharf ab. Mit der Entstehung des Kernes nimmt die Consistenz der Linse zu, indem die epithelialen Linsenfasern allmählig einem der Verhornung der Oberfläche ähnlichen Process verfallen, welcher im Centrum der Linse stärker ausgesprochen ist als in der Peripherie. Mit der Sclerosirung der Linse geht Hand in Hand eine Verkleinerung ihres Volumens. Die vordere Kapsel trennt sich dabei nicht von der Linsenmasse: aber im Aequator, wo die Linsenkapsel durch die Zonula fixirt ist, findet eine Lockerung des Zusammenhanges zwischen den Faserzellen und der Kapsel statt. Der dadurch entstehende Hohlraum füllt sich mit vermehrter Flüssigkeit **(Liquor Morgagni)**, die äquatorialen Faserlagen trüben sich. und es bildet sich das sog. **Gerontoxon lentis,** welches eine, die Aequatorialpartie einnehmende, aus kurzen Strichen zusammengesetzte graue oder weisse Trübung und ein Analogon zu dem Gerontoxon corneae darstellt.

Die Folge der Linsensclerose ist eine Veränderung ihres Brechzustandes, eine von der Peripherie nach dem Centrum zunehmende Steigerung ihres Brechungsvermögens. Es findet daher eine stärkere Lichtreflection an der Linsenoberfläche statt und diese bedingt, dass die Pupille bei älteren Leuten grau und nicht schwarz erscheint, so dass man eine kataraktöse Trübung der Linse vor sich zu haben glaubt, während sich bei der Augenspiegeluntersuchung die Transparenz der Linse als ganz normal erweist und der rothe Augenhintergrundsreflex ebenso deutlich zu Stande kommt, wie bei jugendlichen Individuen.

Da die Linse gefässlos ist, kommen Entzündungsprocesse an ihr primär nicht zu Stande; secundär kann die Kapsel bei Eiterungsprocessen in der Vorderkammer oder im Glaskörper arrodirt und eine Einwanderung von Eiterzellen in die Linsensubstanz beobachtet werden *(Deutschmann).* Bei plastischer Iridocyklitis und Schwarten vor und hinter der Linse kann durch Schrumpfung derselben ein Kapselriss eintreten und durch den Spalt aus der Nachbarschaft Granulationsgewebe mit Gefässen in die Linse hineinwuchern.

Mit dem Namen **Katarakt** bezeichnen wir jede Trübung der Linse: durch letztere wird der Eintritt der Lichtstrahlen in's Auge verhindert und das Sehvermögen des betreffenden Individuums mehr oder minder beeinträchtigt. Die Trübung kann sowohl die Kapsel und ihre epitheliale Auskleidung, als den eigentlichen Linsenkörper, als beide zusammen betreffen; wir unterscheiden darnach eine **Katarakta capsularis, lenticularis** und **capsulo-lenticularis.** Die Linsentrübung kann circumscript, d. h. partiell oder diffus resp. total sein. Die partiellen Trübungen können stationär bleiben oder allmählig in eine totale Katarakt übergehen. Wenn die Linsentrübung in Verbindung mit anderen inneren Augenkrankheiten (Iritis, Choreoiditis, Glaucom, Amotio retinae) auftritt, so sprechen wir von einer **Katarakta complicata,** und wenn neben der Katarakt eine partielle oder totale hintere Synechie besteht, so nennen wir den Staar **Katarakta accreta.** Entzündliche Exsudate auf der vorderen oder hinteren Linsenkapsel können eine Katarakt vortäuschen, aber auch im weiteren Verlauf in Folge mangelhafter Ernährung zu einer Trübung der Linse führen.

Die Diagnose einer Linsentrübung stützt sich auf das Resultat der Untersuchung mittelst seitlicher Beleuchtung bei auffallendem und mit dem Augenspiegel bei durchfallendem Licht. Wir finden dort graue oder weisse Punkte resp. Striche oder diffuse Trübungen über einen grösseren Abschnitt des Linsensystems in verschiedenen Ebenen hinter dem Pupillargebiet, deren oberflächliche oder tiefe Lage wir darnach ermessen, ob wir uns mit der zur seitlichen Beleuchtung erforderlichen Convexlinse weiter oder näher am Auge befinden müssen, um ein scharfes Bild zu bekommen. Diffuse Trübungen der vorderen Schichten haben eine nach vorn convexe, die der hinteren Rinde eine nach vorn concave Fläche. Der Kapselstaar unterscheidet sich vom Linsenstaar durch das Fehlen jeder Structur und durch die gewöhnlich kreideweisse Farbe der meist eckigen, polygonalen Trübung. — Bei dichteren, umfangreicheren Trübungen hat man noch in der Breite des Schlagschattens der Iris ein Mittel, um ihre Lage zur Linsenkapsel zu bestimmen. Der Schlagschatten der Iris wird von der letzteren bei der seitlichen Beleuchtung durch die noch durchsichtigen Theile der Linse auf der getrübten Schichte entworfen. Je schmäler derselbe ist, desto oberflächlicher, je breiter, desto tiefer liegt die Trübung. Fehlt der Schlagschatten ganz, so kann es sich um eine bis dicht an die Kapsel heranreichende Trübung des Linsenkörpers handeln oder um eine Auflagerung, ein altes Exsudat auf der Kapsel **(Katarakta spuria).** Bei der letzteren pflegen meist noch andere Zeichen einer abgelaufenen Iritis zu bestehen, hintere Synechieen oder bräunliche Pigmentreste.

Die Untersuchung bei durchfallendem Licht wird mit einem Planspiegel gemacht, da der Concavspiegel eine zu intensive Beleuchtung abgibt und feinere Trübungen durchleuchtbar und unsichtbar macht. Linsentrübungen erscheinen vor dem rothen Augenhintergrundsreflex als schwarze Punkte, Striche oder Flecke, welche sich nicht selbständig bewegen, sondern nur den Bewegungen des Auges folgen, und zwar treten Trübungen der oberen Hälfte beim Blick nach oben, Trübungen der äusseren Randzone beim Blick nach aussen u. s. w. in's Pupillargebiet. Wenn die Trübungen noch durchsichtig sind, nimmt man nur einen lichten Schleier wahr, der den rothen Hintergrund umnebelt.

Ausser durch alte Exsudate kann noch durch Reste der Pupillarmembran eine Katarakt vorgetäuscht werden; die letzteren sind mit dem

Augenspiegel gewöhnlich vollständig durchleuchtbar und hängen mit der Irisvorderfläche durch feine Fäden zusammen. — Laien bezeichnen oft fälschlich einen weissen Hornhautfleck als Staar. — Ein unverzeihlicher Irrthum ist es, wenn vom Arzt Glaucom mit Katarakt verwechselt und der Patient angehalten wird mit der Operation so lange zu warten, bis er ganz blind ist.

Hinsichtlich der Consistenz unterscheiden wir weiche und harte Staare (Kat. mollis und dura). Im Allgemeinen sind die Katarakten bei jugendlichen Leuten weich, bei älteren hart, ferner pflegt jede schnell sich trübende Linse eine weiche Consistenz zu haben. Es gibt auch ganz flüssige Staare, bei denen der Kapselinhalt einer stark verdünnten, bläulichen Milch gleicht (Kat. lactea) und keine Structur erkennen lässt. — Ob eine Katarakt weich oder hart ist, entscheidet man durch das Aussehen der Trübung; für weiche Consistenz sprechen breitblättrige, blaugraue, perlmutterartig glänzende Streifen, starke Blähung der Linse mit Vortreibung der Iris und Abflachung der Vorderkammer. Bei wasserarmen, harten Katarakten ist die Farbe mehr rauchgrau oder weiss, die Striche sind schmäler, fast oder ganz linear, die Iris ist nicht vorgetrieben, die Tiefe der Vorderkammer nicht verändert. — Wenn ein Kern vorhanden ist, so gibt sich derselbe durch eine gelbliche bis braune Farbe zu erkennen. Ist die Rinde ganz verflüssigt, so senkt sich der Kern nach unten (Kat. Morgagniana).

Die durch den Staar verursachten Sehstörungen hängen ab von dem Sitz und Umfang der Trübungen; sie sind bei centraler Lage am erheblichsten und können bei peripherem Sitz vollständig fehlen. Erweiterung der Pupille, (spontan in der Dunkelheit oder Atropin) kann das Sehvermögen verbessern. Bisweilen tritt scheinbar Myopie auf, indem die Kranken angeben durch Concavgläser besser zu sehen. Sehr häufig klagen die Staarkranken im Anfang über Polyopie, gewöhnlich über einen Nebel, welcher im Laufe der Zeit immer dichter wird, bis schliesslich nur noch Hell und Dunkel unterschieden werden kann. Die Farben werden erkannt. Vollständige Erblindung ohne jede Spur von Lichtschein finden wir bei Katarakt nur dann, wenn eine Complication mit anderen Augen-Affectionen (Sehnervenatrophie, Glaucom, Amotio retinae) besteht. In den beiden letzteren Fällen dient zur Diagnose der Complication die Consistenz des Bulbus — ein weicher Bulbus spricht für Netzhautablösung, ein harter für Glaucom — ferner das Exterieur — weite, dicke, vordere Ciliarvenen, die einen dichten Gefässkranz um die Cornea bilden, findet man fast nur bei Glaucom. Bei Katarakta glaucomatosa im Stadium degenerativum des Glaucom's finden wir ferner eine atrophische Iris mit weiter Pupille und eine flache Vorderkammer.

Wir beobachten Linsentrübungen in jedem Lebensalter, von der Geburt an, bis in's höchste Greisenalter. Sie kommen angeboren vor oder entwickeln sich erst bald nach der Geburt. Abgesehen von den traumatischen Formen sind sie indessen vorzugsweise eine Krankheit des späteren Lebensalters: sie entwickeln sich am häufigsten nach dem 40. oder 50. Lebensjahr. Treten sie früher auf, so muss man an eine innere Augenkrankheit als Ursache denken (Iritis, Iridocyklitis, Choreo-Retinitis, Amotio retinae), oder sie beruhen auf einer schweren Störung des Allgemeinbefindens (Diabetes, Nephritis, Ergotismus). *Michel* constatirte einen Zusammenhang mit Arteriosclerose, *Nieden* mit Teleangiektasieen der Gesichtshaut. Bisweilen entsteht Katarakt in Folge perforirender Hornhautgeschwüre. ferner nach Querspaltung eines Ulcus serpens *(Deutschmann)*, wenn die Linse lange mit dem Geschwürsgrund in Contact bleibt. Dass die Vererbung vorkommt ist sicher. *Meyhöfer* hat auffallend oft und in jungen Jahren bei Glasarbeitern Staarbildung beobachtet.

Was die pathologische Anatomie und Histologie der Katarakt anlangt. so finden wir Veränderungen des Epithels und der Fasern. Zunächst entwickelt sich ein Epithelbelag der hinteren Kapsel. ferner oft eine Wucherung der vorderen Epithelieen zu hyalinen Drusen. die aus confluirten Epithelmassen entstehen. oder zu geschichteten. lamellären Gebilden. über welche die Kapsel gefaltet hinwegzieht, oder zu cancroidähnlichen Zapfen, welche sich in die Linsenmasse hineinsenken. Im Aequator der Linse, seltener an ihrer Vorder- oder Hinterfläche, finden wir *Wedl's* Bläschen-Zellen, welche aus den Epithelien enstehen und hydropischen Zellen ähnen. Zwischen den Linsenfasern bilden sich kleine ovale oder spindelförmige, mit geronnenem Liquor Morgagni erfüllte Hohlräume; die Fasern selbst zerbröckeln und wandeln sich in grosse und kleine Myelinkugelhaufen um. Gelegentlich finden wir Cholestearinkrystalle oder Kalkkörnchen. selbst Knochenneubildung in der Linse.

Trübungen der Linse können sich wieder aufhellen. weiche Katarakten sogar ohne voraufgegangene Verletzung der Kapsel spontan resorbiren; selbst bei Altersstaar ist diese Beobachtung einigemale gemacht *(Brettauer, Leber, Lange)*. In den von *Nordmann* und *Lange* beschriebenen Fällen wurde die getrübte Rinde in eine vollständig klare, wässrige Flüssigkeit verwandelt, welche sich bei dem Kranken von *Lange* weiterhin resorbirte. Weder die medicamentöse, noch die von *Neftel* empfohlene galvanische Behandlung vermag eine Heilung des Staars herbeizuführen. Eine Besserung des Sehvermögens kann nur auf operativem Wege erzielt werden. Ehe man an die Operation geht, hat man sich natürlich darüber Rechenschaft abzulegen, ob der Eingriff ein günstiges Resultat für die Sehkraft erwarten lässt. Zu dem Zweck ist die genaue Prüfung der quantitativen Lichtempfindung im Centrum und an der Peripherie des Gesichtsfeldes. sowie der Projection vorzunehmen (cfr. S. 9). Sobald der Lichtschein unsicher oder erloschen ist, besteht eine innere Complication. welche die Aussichten für das Sehvermögen illusorisch macht.

Wir können den Staarkranken durch verschiedene Operationen Sehvermögen verschaffen; die Wahl derselben hängt ab von der Beschaffenheit und Form der Katarakt, wie wir im speciellen Theil sehen werden.

Bis in die Mitte unseres Jahrhunderts wurde noch die Linse einfach in den Glaskörper herabgedrückt **(Reclinatio s. Depressio Kataraktae),** ein Verfahren, welches schon *Celsus* geübt hat. Die erste methodische Ausführung der Kataraktextraction rührt von *Jaques Dariel* (1750) her. Er machte einen Lappenschnitt in der durchsichtigen Cornea mit einer Lanze resp. einem zweischneidigen Messer und Scheere, eröffnete die Kapsel und liess die Linse durch Druck auf die Aequatorialgegend austreten. Später gab *Beer* (1813) ein besonderes Messer mit einer dreieckigen Schneide an. mit welchem man den Lappen in einem Zuge umschnitt. Die Operation wurde nach unten ausgeführt. die Basis des Lappens fiel mit dem horizontalen Durchmesser der Cornea zusammen.

Im Jahre 1855 wurde von *v. Gräfe* die einfache, schon früher von *Gibson* geübte Linearextraktion für weiche Staare angegeben; später combinirte er die Operation mit einer Iridektomie (modificirte Linearextraktion). Im Jahre 1862 empfahl *Mooren* der Lappenextraction eine Iridektomie mehrere Wochen vorauszuschicken. Sie sollte ein Palliativmittel gegen die Cornealeiterung sein, da er bei *Gräfe* gesehen hatte, dass maligne Cornealgeschwüre bisweilen nach einer Iridektomie heilten. 1863 führte *Jacobson* ein neues Verfahren mit einem modificirten Beer'schen Messer aus. Er verlegte den Schnitt in den gefässhaltigen Limbus, einerseits um eine grössere, den Durchtritt voluminöser Linsen erleichternde Wunde zu erzielen, andererseits um die häufigen Vereiterungen zu vermeiden und stützte sich dabei auf die Erfahrung, dass alle perniciösen eitrigen Hornhautprocesse immer an dem gefässhaltigen Limbus Halt machen, oder dass Ulcera corneae um so schneller heilen, je näher dem Limbus sie liegen. Ferner combinirte er die Extraktion sogleich mit der Iridektomie, welche eine Folge des peripheren Schnittes ist und den Austritt der Linse erleichtert. Die mit der peripheren Lage des Schnittes gesteigerte Gefahr des Glaskörpervorfalles bedingte die Ausführung der Operation in tiefer Chloroform-Narkose. Sein Messer hatte keine gerade, sondern eine bogenförmige Schneide. Später verliess er seine Methode zu Gunsten der auch jetzt noch geübten, aber von den einzelnen Operateuren mehr oder weniger modificirten, im Jahre 1865 eingeführten Extraktion *v. Gräfe's* mittelst des peripheren Linearschnittes, dessen Länge (11 *mm*) gerade ausreicht die Linse in toto austreten zu lassen. Der Schnitt klafft nicht so leicht, er heilt günstiger und tangirt nur am oberen Ende des verticalen Meridians die Cornea, während Ein- und Austichspunkt in die Sclera fallen. Er lieferte die besten Resultate und drückte die totalen Verluste auf 5% herab gegen 10% bei der früheren Lappenextraktion. Im Laufe der Jahre sind diese Resultate noch durch strenge Antisepsis bei der Operation bedeutend gebessert. *Pagenstecher* extrahirte die Linse in der Kapsel und *Förster* führte zur Beschleunigung der Staarreife die präparatorische Iridektomie mit Cortextritur durch die collabirte Cornea ein. In der Neuzeit mehrt sich die Zahl der Operateure, welche zu dem Lappenschnitt, wenn auch nicht in der ursprünglichen Daviel'schen Form und Grösse in der durchsichtigen Cornea, sondern im Limbus zurückkehren. Die Anregung hiezu ging hauptsächlich von den Franzosen *(de Wecker)* aus, die auch die Iridektomie vermeiden *(Galezowski)*.

Die **Reclination** der Katarakt wurde in folgender Art ausgeführt. Ein an der Spitze gebogenes, der Discisionsnadel ähnliches, besonderes Instrument wurde einige Millimeter vom Limbus corneae entfernt aussen etwas unterhalb des horizontalen Meridians durch Sclera, Choreoidea und Retina in den Glaskörper eingestochen und dann so gedreht und vorgeschoben, dass die convexe Fläche nach vorn gerichtet und in der Pupille vor der Linse sichtbar wurde. Dann wurde sie noch über den gegenüberliegenden Pupillarrand hinaus, zwischen Irishinter- und Linsen-Vorderfläche vorgeschoben und unter Erhebung des Heftes der Nadel die Katarakt nach hinten und unten in den Glaskörper gedrückt. Nach einigen Minuten, nachdem der Glaskörper sich über die Linse geschoben hatte, wurde die Nadel, deren Convexität wieder nach oben gerichtet war, aus dem Auge herausgezogen. — Die Operation, welche unmittelbar die glänzendsten Resultate und schwärzesten Pupillen lieferte. wurde schliesslich verlassen. weil sich schleichende intraoculare Entzündungen ausbildeten. welche nicht nur das gewonnene Sehvermögen vernichteten, sondern auch noch das andere Auge durch sympathische Ophthalmie gefährdeten.

Der **Lappenschnitt** nach *Daviel* (cfr. Fig. 73) wurde in folgender Art ausgeführt. Der Assistent hielt mit den Daumen beider Hände die Lider auseinander. Der Operateur markirte sich den horizontalen Meridian der Cornea, stach das Beer'sche Messer, welches zwischen Daumen, Zeige- und Mittelfinger der rechten Hand derartig gehalten wurde, dass der Daumen auf die vordere. Zeige- und Mittelfinger auf die hintere Breitseite des Heftes gelegt, der Ringfinger eingeschlagen, der kleine Finger auf der Backe resp. Schläfe gestützt wurde, die Schneide des Messers nach unten, sein Rücken nach oben sah. 1 mm vom Hornhautrand entfernt in die durchsichtige Cornea ein. Dann führte er das Messer parallel zur Irisebene in der Vorderkammer vor. so dass der Rücken desselben parallel zum horizontalen Meridian der Cornea blieb und die Contrapunktion in der durchsichtigen Cornea wieder 1 mm nach innen vom Limbus entfernt erfolgte. Hierauf wurde das Messer weiter nach dem innern Augenwinkel bei derselben Haltung seiner Schneide vorgeschoben und dabei die Umschneidung des Lappens vollendet: der Rand des Lappens verlief concentrisch zum Hornhautrand. Im zweiten Akt wurde die vordere Kapsel mit dem in der rechten Hand nach Art einer Schreibfeder gehaltenen Cystitom (Fig. 74), das hinter dem Lappen in die vordere Kammer eingeführt wurde, unter sanftem Druck nach mehreren Richtungen aufgeritzt. im dritten Akt die Entbindung der Katarakt mit dem Daviel'schen Löffel (Fig. 75) ausgeführt. Derselbe wurde auf die obere Hornhauthälfte in der Höhe des oberen Linsenrandes gelegt, sanft nach hinten und unten gedrückt, so dass der Lappen aufklaffte und die Linse sich um die horizontale Achse derart drehte, dass der untere Rand sich nach vorn in die klaffende Hornhautwunde einstellte. Dann wurde der Druck weiter fortgesetzt. bis die Linse zur Hälfte in der Wunde lag. und nun wurde allmählig der Löffel nach unten vorgeschoben unter Nachlassen des Druckes. bis die ganze Linse ausgetreten war. ev. wurde der Daviel'sche Löffel noch gegen die untere Wundlefze oder an die Sclera sanft angedrückt, um den Linsenaustritt zu beschleunigen. Im vierten und letzten Act erfolgte die Reinigung der Wunde, des Conjunctivalsackes. ev. der Pupille von etwaigen Corticalresten durch streichende Bewegungen mit dem oberen Lide über die Cornea. — Abgesehen von der Möglichkeit eines irregulären Schnittes und der Läsion der sich vor

Fig. 73.

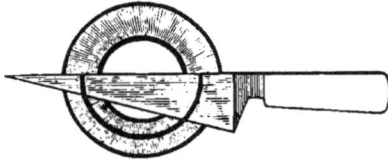

Lappenschnitt nach Daviel in der durchsichtigen Cornea.

Fig. 74. Fig. 75.

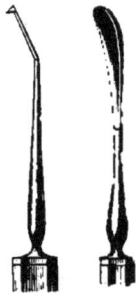

Fig. 74 Cystitom.

Fig. 75 Daviel'scher Löffel.

das Messer legenden Iris will ich nur noch einige Zufälle nennen, welche bei dem peripheren Linearschnitt, zumal in Narkose, besser und sicherer vermieden werden können, den Iris- und Glaskörpervorfall, der oft unmittelbar nach dem ersten Akt eintrat, andererseits den tiefen Collaps der Cornea, bei dem die Wundränder weit von einander abstanden und die normale Vernarbung verhindert wurde oder, wenn nicht genäht wurde, ganz ausblieb. Die Folge war der berüchtigte Ringabscess mit nachfolgender Panophthalmitis und Phthisis bulbi. Ferner trat oft eine schleichende Iridocyklitis resp. Choreoiditis mit Ausgang in Amotio retinae und Phthisis bulbi ein.

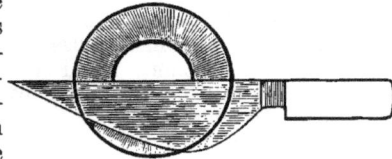

Um die vielfachen Vereiterungen der Cornea zu vermeiden, verlegte *Jacobson* nach den oben angegebenen Raisonnements den Schnitt in den Limbus (cfr. Fig. 76). Dieser Schnitt gestattete eine Excision der Iris bis in den Ciliartheil; er ermöglichte eine ergiebigere Eröffnung der Kapsel bis in den Linsenäquator und dadurch einen vollständigeren Linsenaustritt. Wegen der grösseren Gefahr des Glaskörperaustrittes erforderte er indessen tiefe Chloroformnarkose, die auch heute noch nicht durch Cocainanästhesie ersetzt werden kann, wenn der Glaskörper prolabirt. Das Messer wurde ebenso gehandhabt wie das Beer'sche Instrument, im zweiten Act wurde die Iridektomie, im dritten die Cystitomie, im vierten die Entbindung der Katarakt ausgeführt.

Fig 76.

Lappenschnitt nach Jacobson im Limbus.

Die Gefahr der Hornhautvereiterung, welche durch den grossen Schnitt und die dadurch herbeigeführte mangelhafte Ernährung doch immer noch nicht beseitigt war, ferner die Antipathie gegen Chloroform, dessen Vorzüge er zwar richtig erkannte, dessen Gebrauch bei ihm aber Migraine hervorrief, veranlassten *v. Gräfe* schon früher auf eine Abänderung der Operation zu sinnen. Zuerst führte er die **einfache Linearextraction** durch einen Lanzenschnitt in der Cornea ein (Fig. 77); der kleine Schnitt war jedoch nur bei einem kleinen Linsensystem oder weichen Staaren indicirt. Grosse Staare traten nicht aus oder quetschten die Wundränder zu sehr. Die Operation wird in 3 Tempo's ausgeführt; der Hornhautschnitt erhält eine Ausdehnung von 6—8 *mm* und wird nach oben oder aussen gemacht, die Pupille ad maximum dilatirt. Cocainanästhesie genügt. Die Lider werden entweder mit dem Sperrelevateur oder von einem Assistenten mit den Fingern auseinander gehalten. Der Operateur fixirt den Bulbus mit der Fixirpincette, die in der Conj. bulbi am unteren oder inneren Hornhautrand angelegt wird; dann macht er mit der Lanze den Schnitt 2—3 *mm* nach innen vom Limbus corneae.

Fig. 77.

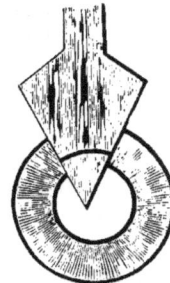

Einfache Linearextraction, Hornhautschnitt mit der Lanze.

Die Lanze wird zuerst steil aufgesetzt und durchgestossen, bis die Spitze in der Vorderkammer frei beweglich ist, dann senkt man den Stiel, bis die Schneidefläche parallel zur Irisebene liegt und schiebt in dieser Lage die Lanze in der Vorderkammer vor, bis der Schnitt die gewünschte Ausdehnung erlangt hat. Dann senkt man den Stiel noch weiter, bis die Spitze fast die Hornhauthinterfläche streift, und zieht die Lanze langsam aus der Vorderkammer heraus, damit das Kammerwasser nicht zu schnell abfliesst und die Iris nicht in die Wunde gespült wird. Legt sich trotzdem die Iris in die Wunde, so muss man sie durch streichende Bewegungen mit dem Lide oder mit einem Kautschukspatel zu reponiren versuchen und, wenn dies nicht gelingt, das prolabirte Irisstück aus der Wunde sorgfältig excidiren (dadurch geht natürlich der Vortheil der runden Pupille, den man anstrebt, verloren). Wenn man den Schnitt nach oben macht, kann man statt der Lanze das Gräfe'sche Linearmesser benützen und mit demselben die Cornea oberhalb des Pupillarsaumes quer spalten. Die Lanzenwunde heilt indessen schneller und leichter. Im zweiten Act zerreisst man die vordere Kapsel möglichst ausgiebig mit dem Cystitom, dessen Flinte bei der Einführung des Instrumentes in die vordere Kammer parallel zur Kapsel stehen und erst auf der Kapsel um einen Winkel von 45 bis 90 Grad gedreht werden muss, damit die Zerreissung der Kapsel vorgenommen werden kann. Die Kapsel wird nach verschiedenen Richtungen gespalten. Im dritten Act lässt man die Katarakt austreten, indem man mit dem Daviel'schen Löffel die Cornealwunde lüftet und mit dem schwarzen Kautschuklöffel (Fig. 72) gegen den der Wunde gegenüberliegenden Linsenrand drückt und den Linsenbrei herausstreicht. Im Anfang braucht man mit dem Druck nicht ängstlich zu sein; wenn der grösste Theil der Staarmasse herausgetreten ist, darf man nur vorsichtig drücken, damit nicht die Membrana hyaloidea platzt und der Glaskörper austritt, um so mehr, wenn die Mitte des Pupillargebietes bereits schwarz geworden ist. Bei einiger Geduld gelingt es meist die ganze Staarmasse zu entfernen. Wenn Reste bleiben, so resorbiren sich dieselben leicht unter dem Verband, ohne erhebliche Reizerscheinungen zu verursachen. Sollte die Pupille Neigung zur Dilatation behalten und die Wunde nicht alsbald verkleben, so ist es gerathen, bis zur Verklebung des Hornhautschnittes ein paar Tropfen Eserin zur Verengerung der Pupille zu instilliren und zu Atropin erst überzugehen, wenn sich an der Iris Reizerscheinungen einstellen. Nach der Operation wird zunächst der Conjunctivalsack gereinigt, Jodoform auf die Wunde gestreut, beiderseits Druckverband und ruhige Rückenlage im Bett verordnet. Nach 4 bis 6 Tagen man nur über dem operirten Auge den Verband und lässt den Kranken vorsichtig aufstehen; nach 8 bis 10 Tagen lässt man ihn eine Schutzbrille tragen und nach 14 Tagen in's Freie gehen, wenn das Auge reizlos ist. Bei Iritis resp. Cyklitis sind die früher angegebenen Maassnahmen erforderlich.

Harte Staare mit grossem Kern werden durch den **peripheren Linearschnitt** mit dem 1—2 *mm* breiten und ca. 16—17 *mm* langen *v. Gräfe'sche* Linearmesser aus dem Auge entfernt. Der classische, ideale Schnitt soll eine Ausdehnung von 11—12 *mm* haben, damit die Linse mit ihrem grössten Durchmesser in toto austreten kann. Ein- und Ausstichspunkt fallen in die Sclera, die Mitte des Schnittes tangirt den oberen Hornhautrand am oberen Ende des verticalen Meridians (Fig. 78); der Schnitt selbst fällt in die Ebene eines grössten Kreises. Die innere und äussere Schnittwunde sind gleich gross. Zu seiner Construction

hat man sich in den beiden Endpunkten des
horizontalen Durchmessers der Cornea eine Senkrechte zu errichten und dann durch den oberen
Endpunkt des verticalen Durchmessers eine Tangente zu legen. 1—1^1/$_2$ mm unterhalb des Durch-
schnittspunktes der Tangente in der Senkrechten
und 1—1^1/$_2$ mm vom Hornhautrand entfernt, wird
das Gräfe'sche Messer durch die Sclera in schräger Richtung nach unten innen in die Vorderkammer vorgeschoben. Nachdem es 7—8 mm
(bis zum unteren inneren Pupillarrand) vorgedrungen ist, senkt man den Stiel, so dass das
Messer horizontal liegt, schiebt es dann in den
Kammerwinkel und contrapunktirt die Sclera an
einer dem Einstich correspondirenden Stelle. Nach

Fig. 78.

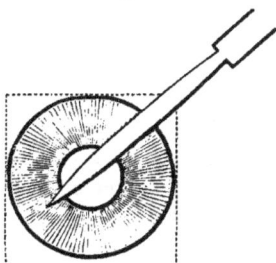

Gräfe'scher peripherer
Linearschnitt.
Die obere punktirte Linie
gibt die Lage des Schnittes an.

der Contrapunction dreht man das Messer mit
der Schneide nach vorn um einen Winkel von 45 bis 90 Grad und
führt es in sägenden Zügen aus der Vorderkammer. Nachdem die Sclera
durchschnitten ist, bildet man noch einen niedrigen Conjunctivallappen
von ca. 1—2 mm Höhe. Wenn man bei der Drehung des Messers die
Iris ansticht, versuche man durch leichtes Anziehen desselben ohne
Kammerwasserverlust die Spitze frei zu bekommen; gelingt es nicht, so
vollende man den Schnitt, selbst mit Verletzung der Iris. Tritt nach
dem Schnitt eine Blutung in der Vorderkammer auf, so comprimire man
das Auge mit Eiswatte und lasse nachher durch Lüften der Wunde das
Blut heraus. Bisweilen ist die Blutung so stark, dass die Operation
überhaupt nicht vollendet werden kann. Im Allgemeinen steht sie jedoch
schnell, so dass man zur Entleerung des Blutes und zum zweiten Act,
der Iridektomie, übergehen kann. Ist die Iris prolabirt, so erfasst man
sie in der einen Wundecke mit der geraden Irispincette, excidirt sie hier
und dann mit einem zweiten Scheerenschlage bis aus der gegenüberliegenden Wundecke und streicht nachher die Iris mit den Lidern aus dem
Wundbereich, so dass die Sphinkterecken herabtreten; bleiben die letzteren
in der Wunde, so muss man sie von Neuem excidiren oder mit einem
Spatel vorsichtig aus der Wunde herunterschieben. Wenn nach dem
Corneoscleralschnitt die Iris nicht prolabirt ist, klappt man den Conjunctivallappen auf die Cornea um und excidirt die Iris, indem man
sie mit einer gebogenen Irispincette in der Kammer erfasst, hervor-
zieht und mit einem Scheerenschlage in der Wunde abschneidet. Nachdem die Sphinkteren herabgetreten sind, kommt der dritte Act, die
Cystotomie, die mit dem Cystitom nur bei dünner Kapsel ausführbar ist.
Kapselverdickungen oder Auflagerungen müssen mit der Förster'schen
Kapselpincette entfernt werden. — Um eine Einklemmung der unsichtbaren Kapsel in der Wunde zu vermeiden, macht *Knapp* die periphere
Kapseleröffnung im Linsenäquator. — Im vierten Act wird die Entbindung der Linse ausgeführt, wobei man mit dem Gräfe'schen Kaut-
schuklöffel sanft auf die Gegend des unteren Linsenrandes drückt und so
die Drehung des oberen Linsenrandes nach vorn und seine Einstellung in der
Wunde bewerkstelligt. Die Linse kann sich nicht einstellen, wenn die
Kapsel nicht genügend aufgerissen ist, oder wenn die Wunde zu klein

ist. Bestehen bei der Einstellung der Linse Schwierigkeiten, so geht man zunächst noch einmal mit dem Cystitom ein und, wenn sich die Linse dann noch nicht einstellt, so vergrössert man den Schnitt von der einen Wundecke aus mit der spitzen Cooper'schen Scheere. Dann erfolgt gewöhnlich der Linsenaustritt mit Leichtigkeit. Kommt Glaskörper, so muss die Linse mit dem goldenen Löffel von Critchett, den man hinter die Katarakt bis zum unteren Linsenrand einführt und dann gegen die Cornea andrückt, unter Assistenz von vorn mit dem schwarzen Kautschuklöffel, aus dem Auge herausbefördert werden. War die Linsenkapsel schon aufgerissen, so hinterbleiben oft Staarreste, die nicht mehr herausgestrichen werden können. — Wenn schon vor der Operation Verflüssigung des Glaskörpers wahrscheinlich oder eine Verschiebung des Linsensystems sicher ist, so unterlässt man die Cystotomie und holt die Linse gleich nach der Iridektomie in der geschlossenen Kapsel mit dem goldenen Löffel. — Bei regulärem Verlauf des dritten und vierten Actes sucht man im fünften Act zunächst etwaige Staarreste durch Streichen mit den Lidern aus dem Pupillargebiet und dem Auge zu entfernen, reinigt Wunde und Conjunctivalsack von Bluttcoagulis, glättet den Bindehautlappen, streut Jodoform auf die Wunde und legt einen beiderseitigen Druckverband an. Derselbe bleibt, wenn kein zwingender Grund (Schmerz) vorliegt, 24 bis 48 Stunden liegen. Oft quälen die Patienten in den ersten Stunden nach der Operation Thränen, dann nimmt man den Verband ab und lässt die Thränen abfliessen. Besteht sonst nur leichter Wundschmerz, so legt man auf das operirte Auge über den Druckverband eine Eisblase, so lange es dem Kranken angenehm ist. Iritische Reizung erfordert 24 bis 48 Stunden nach der Operation Atropin- resp. Duboisininstillationen, die man nach Bedarf täglich wiederholt. Der Verband wird dann jeden Tag gewechselt, bleibt beiderseitig 8 bis 10 Tage, dann lässt man ein Auge frei und vom 10. bis 12. Tage an steht der Kranke auf. In der dritten Woche lässt man das Auge ganz frei und den Kranken mit einer Schutzbrille in's Freie gehen; natürlich darf er nicht geblendet werden.

Die Verfahren von *Jäger*, *Küchler* und *Weber* übergehe ich; es bleibt nur noch die Besprechung der **Discission** der Katarakt, die zur Beschleunigung der Staarreifung, zur Resorption des Staars und zur Zerreissung des Nachstaars gemacht wird. Wenn die Beleuchtung des Tageslichtes nicht ausreicht, benützt man die künstliche Beleuchtung mit einer Lampe und starker Convexlinse. Die Operation macht man bei Cocainanästhesie und maximaler Mydriasis. Die Lider werden entweder von einem Assistenten oder durch den Sperrelevateur auseinander gehalten. Der Operateur fixirt den Bulbus mit der Fixirpincette und stösst die in der rechten Hand nach Art einer

Fig. 79.

Discissionsnadel.

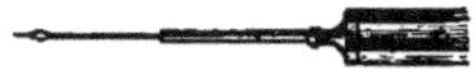

Schreibfeder gehaltene Discissionsnadel (Fig. 79) in der Mitte des unteren äusseren Corneal-Quadranten durch die Cornea, bis er mit der Spitze auf der Linsenkapsel ist, und macht dann, je nach dem Zwecke, den er verfolgt, einen verschieden grossen, einfachen, horizontalen oder verticalen Einriss oder einen Kreuzschnitt in der Kapsel; dann zieht er die Nadel aus dem Auge heraus. Durch den Riss kommt die Linsensubstanz mit dem Kammerwasser in Berührung, sie quillt auf und zerfällt in Flocken, welche in die vordere Kammer austreten und hier resorbirt werden. — Hat eine einmalige Discision nicht den vollen Erfolg, so kann sie öfter wiederholt werden. Die vollständige Resorotion der Linse tritt gewöhnlich erst innerhalb mehrerer Monate ein. — Eine zu stürmische Quellung kann Iritis oder in älteren Augen Glaucom hervorrufen; zur Vermeidung der letzteren Complication kann man dann später gezwungen werden die einfache Linearextraction nachzuschicken. Um Iritis zu verhüten, muss man die Pupille dauernd durch Atropin oder Duboisin maximal erweitern.

Einseitige Katarakte operirt man im Allgemeinen dann, wenn das andere Auge auch bereits schlechter sieht, oder wenn der Kranke dringend von seinem Leiden befreit zu sein wünscht. Bei beiderseitigem Staar extrahirt man beide Augen nur dann in einer Sitzung, wenn der Allgemeinzustand des Patienten ein längeres Krankenlager unmöglich macht, oder wenn bei erforderlicher Narkose die letztere schlecht ist und eine Wiederholung derselben Gefahren für den Patienten involvirt; sonst operirt man zunächst das schlechtere Auge und hat in dem Operations- und Heilungsverlauf desselben einen wichtigen Anhaltspunkt für das andere Auge.

Nach allen Staaroperationen müssen die Kranken ruhige Rückenlage einnehmen, nur flüssige Kost geniessen und für Stuhl erst nach 2 bis 3mal 24 Stunden sorgen. Wein kann nach Bedarf verabfolgt werden. Man schaffe ferner durch eine Morphiuminjection oder Chloral ruhigen Schlaf, zumal wenn etwas Schmerz im Auge besteht. Wichtig ist es, dass die Patienten bequem liegen; bei Athembeschwerden lege man sie sofort hoch. Sehr elende, catarrhalisch afficirte Personen kann man schon nach 2—3mal 24 Stunden vorsichtig, mit Unterstützung durch Warte-Personal, ohne Selbsthilfe aufsitzen lassen.

Von den früher üblichen Vorbereitungen zur Staaroperation sieht man heut zu Tage ganz ab. Die Hauptsache ist, dass der Kranke vollständig sauber gehalten wird, und dass der Operateur seine Finger, die Instrumente und das Operationsterrain gründlich desinficirt. Von der grössten Wichtigkeit ist es, die Thränenorgane einer sorgfältigen Untersuchung zu unterwerfen, da das eitrige Thränensecret die grösste Infectiosität besitzt. Wenn sich durch Druck auf den Thränensack oder bei einer Probesondirung ein Thränenleiden herausstellt, darf die Operation nicht früher unternommen werden, als bis das letztere beseitigt ist (durch den Weber-Stilling und nachfolgende Sondirung). Ausser der Blennorrhöe der Thränenwege contraindicirt die Kataraktextraction noch jede mit eitriger Secretion der Conjunctiva einhergehende Affection des Auges (Blepharitis, Ektropium, Entropium, Trichiasis, Conjunctivitis blennorrhoica etc.) Die Conjunctivitis granulosa mit und ohne Pannus gibt keine absolute Contraindication ab.

Ehe die Staaroperirten aus der Behandlung entlassen werden können, vergeht eine verschieden lange Zeit; nach der einfachen Linearextraction verstreichen bei normalem Heilungsverlauf 2—3 Wochen, nach der peripheren Linearextraction 3—4 Wochen, nach der Discision Monate. Nach dieser Zeit dürfen die Patienten jedoch noch keine schwere Arbeit verrichten oder ihre Augen anstrengen; die Nahbrille dürfen sie nicht zu früh gebrauchen.

Was nun die **Heilungsvorgänge** nach der Extraction anlangt, so ist die Hauptbedingung für eine reguläre Heilung, dass die Wundränder normal aneinander liegen. Wenn die Wunde stark klafft, was bei tiefem Collaps der Cornea, namentlich nach Glaskörperverlust zuweilen der Fall ist, so ist der Verschluss der Wunde durch die Sutur geboten. Man kann die Cornea ohne Gefahr mit sauberen, scharfen Nadeln und dünner Conjunctivalseide nähen.

Die Adaptation der Wundränder kann verhindert werden durch Einrollung des Bindehautlappens, durch Blutcoagula, Staarreste, eingelagerte Iris, Kapselzipfel oder durch Glaskörper. Man reinige daher die Wunde, glätte den Bindehautlappen und beseitige die Iriseinklemmung resp. den Glaskörperprolaps durch Abkappen, wenn er sich unter Compression nicht retrahirt oder abstösst. Jede Störung der Adaptation der Wundränder bewirkt, dass sich ein pathologisches Zwischengewebe von grauer Farbe bildet, welches grosse Neigung zu Ektasie resp. cystoider Degeneration hat. Liegen die Wundränder dicht aufeinander, so verheilt die Wunde mit linearer, kaum sichtbarer Narbe, an deren Aufbau das vordere Epithel und die Hornhautkörperchen betheiligt sind. Meist ist nach der Heilung die Wölbung der Cornea alterirt und als Folge dieses Zustandes Corneal-Astigmatismus nachweisbar.

Wenn der Schnitt die Cornea in grösserem Umfang getroffen hat, so beobachten wir oft in den ersten Tagen nach der Operation die zuerst von *Jacobson* studirte und beschriebene, von *Becker* vorzüglich geschilderte, und neuerdings von *Laqueur* wieder in Erinnerung gebrachte Streifenkeratitis, zu deren Studium sich die *Zehender-Westien'sche* binoculare Loupe sehr gut eignet. Man sieht von der Wunde in radiärer Richtung nach unten bis über den unteren Pupillarrand in der Cornea verlaufende graue Striche, selten horizontale Streifen, zwischen denen das Gewebe der Hornhaut hauchig getrübt sein kann. Die Aetiologie und das Wesen der Affection, die in wenigen Tagen ohne schädliche Folgen vergeht und auch nach anderen Corneal-Schnittwunden entsteht, ist noch nicht ganz aufgeklärt. Vielleicht treten diese Streifen auf an Stelle der durch den Zug der Fixirpincette bedingten Hornhautfalten *(Knies)*. *Becker* hält sie für mit abnormer Flüssigkeit und Wanderzellen erfüllte Saftkanäle, in denen sich die Flüssigkeit der Schwere nach senkt. *v. Recklinghausen* fand in einem Falle *Laqueur's* enorme Ausdehnung der Saftkanäle der Hornhaut in Folge seniler Atrophie des Grundgewebes und hyaliner Degeneration der protoplasmatischen Elemente. Die Affection tritt nach *Laqueur* um so leichter ein, je älter die Personen, je grösser die Wunde und je stärker die Contusion der Cornea bei der Operation ist. — Wenn durch starke Quetschung der Descemet'schen Membran das Epithel derselben verloren geht, beobachtet man eine durch Kammerwasserinfiltration entstehende scheibenförmige Trübung der hinteren Cornealschichten, welche sich wieder vollständig zurückbildet *(Leber)*. —

Ausser der Streifenkeratitis hat *Jacobson* nach der Extraction noch einige andere seltenere Hornhautaffectionen beschrieben, oberflächliche Epithelabschilferungen, kleine Geschwüre der Descemet'schen Membran, an die gelegentlich die Iris anheilt.

Durch Infektion der Wunde kann eine eitrige Keratitis mit Iritis und Glaskörperinfiltration, Panophthalmitis oder der gefürchtete Ring-Abscess entstehen und das Auge phthisisch werden. Gewöhnlich ist die Infection schon nach 12—24 Stunden durch graugelbe Verfärbung der

Wunde. etwas Lidoedem. eitriges Secret. Chemose und Injection der Conjunctiva. sowie durch Schmerz kenntlich. Beim Ringabscess kann bereits am dritten Tage die ganze Cornea nekrotisch abgestossen sein. Wenn die Wundränder die ersten Spuren der Infection zeigen. lässt sich das Auge mitunter noch durch Cauterisation des Infectionsherdes oder durch Lüften der Wunde und Betupfen mit 5% Carbollösung resp. mit 0.1% Sublimatlösung erhalten.

An der Conjunctiva bulbi beobachten wir gelegentlich. ohne dass eine innere Entzündung besteht. durch Aussickern von Kammerwasser eine glasige Chemose. die keine üble Bedeutung hat, in der Vorderkammer durch secundäre Wundsprengung ein bisweilen recidivirendes Hyphäma. das sich unter Druckverband resorbirt oder durch Kammerpunktion entleert werden muss. wenn es nicht spontan zurückgeht. Die Iriseinklemmung unterhält, wie der Irisprolaps. lebhafte Reizerscheinungen des Auges: es kommt zu Iritis resp. Iridocyklitis oder mitunter sogar zu sympathischer Ophthalmie am anderen Auge resp. zu Amotio retinae und Phthisis am operirten Auge. Wenn der Reizzustand des Auges einigermaassen beseitigt ist, macht man neben der Einklemmung oder dem Prolaps eine Iridektomie. Den Prolaps kann man abkappen oder mit Conjunctiva decken.

Das einfache Trauma oder Staarreste verursachen gelegentlich eine plastische Iritis mit plastischem Exsudat in der Pupille: an dem Pupillarrand treten Synechieen auf. die Pupille zieht sich nach der Wunde. Man behandelt diese Iritis nach den früher angegebenen Regeln: den Zerfall und die Resorption der plastischen Exsudate beschleunigt neben warmen Umschlägen der innerliche Gebrauch von 10 — 15 Dosen Calomel à 0.05 gr in Zwischenräumen von 2 Stunden bei sorgfältiger Reinigung der Zähne. Das Mittel wird ausgesetzt. sobald Halitus mercurialis resp. Salivation eintritt.

Sehr selten entsteht nach der Staaroperation Glaucom.

Nach Löffelextractionen finden wir meist im Glaskörper Flocken oder Membranen. die sich unter geeigneter Behandlung (Schwitzcur) noch verringern können.

Die häufigste Complication nach der Extraction ist die Ausbildung eines Nachstaars (Katarakta secundaria). Man versteht darunter eine spinnwebenähnliche oder dichtere. das Sehvermögen mehr oder weniger stark herabsetzende Trübung des Pupillargebietes, welche durch Wucherung der intracapsulären Zellen. aus den Linsenresten und durch entzündliche. iritische Exsudate gebildet wird. Nur auf operativem Wege durch Discision oder durch die Iridotomie von *Wecker* mit der von *Weiss* verbesserten Scheerenpincette kann man eine Aufbesserung des Sehvermögens erzielen.

Von Allgemeinerscheinungen nach der Staaroperation sei die hypostatische Pneumonie mit und ohne Delirium tremens genannt; auch ohne Pneumonie kommt als Folge des Trauma's oder des beiderseitigen Verbandes bisweilen ein mit Delirien verbundener Zustand vor, der in letzterem Falle aufhört. sobald man ein Auge ohne Verband lässt.

Laqueur hat bei mehreren Staaroperirten als plötzliche Todesursache eine Embolie der Art. pulmonalis gesehen. welche ausging von einer Thrombose der Venen der unteren Extremitäten.

Mit diesen kurzen Auseinandersetzungen über die Staaroperation und ihre Folgezustände beschliesse ich die allgemeine Besprechung der Linsentrübungen und ihrer Behandlung und gehe zur speciellen Schilderung der einzelnen Staarformen über.

B. Specielle Beschreibung der verschiedenen Katarakten.

Am zweckmässigsten ist die Eintheilung in angeborene und erworbene Staare: es kann sich dabei um einen Kapsel- oder Linsenstaar handeln oder um eine Combination beider. Bei den Linsenstaaren unterscheiden wir partielle und totale; bei jenen können in der hinteren oder in der vorderen Rinde oder in beiden zugleich Trübungen bestehen, welche umschrieben bleiben oder diffus werden können.

Die totalen Katarakten sind entweder weich oder hart; jene haben keinen. diese haben einen in seiner Grösse schwankenden Kern. Bei den letzteren kann die getrübte Rinde eine weiche oder harte Consistenz haben.

Die angeborenen Staare.

Sie können in der Achse des Linsensystems oder in den peripheren Schichten sitzen, partiell und total sein.

a) **Die achsialen Formen.** Der angeborene Kernstaar (Katarakta centralis congenita). In der Mitte der Linse an der Stelle, wo sich später der Kern ausbildet, findet man eine kugelige, weisse Trübung, welche stationär bleibt. Die übrige Linsenmasse ist meist normal transparent. Das Sehvermögen kann dabei relativ gut sein. Zuweilen zeigen die Augen einen lebhaften Nystagmus.

Der vordere Kapselstaar (Kat. capsularis anterior). Am vorderen Linsenpol befindet sich in der Mitte des Pupillargebietes eine kreideweisse, etwa stecknadelkopfgrosse Trübung. die oft kegelförmig in die vordere Kammer prominirt und zuweilen noch mit der Hornhaut-Hinterfläche durch einen feinen Faden in Zusammenhang steht (Kat. pyramidalis). Die Cornea kann normal transparent oder in der Mitte getrübt sein. Als Ursache muss man beim Centralkapselstaar, in Uebereinstimmung mit den beim Erwachsenen gesammelten Erfahrungen, eine fötale Keratitis ulcerativa mit Perforation und längerem Contact der Linse mit dem Geschwür annehmen; für diesen Vorgang spricht auch, wenn vorhanden, die centrale Cornealtrübung. Die Linsenkapsel zieht ganz intact, bisweilen in wellenförmigem Verlauf über die Trübung hinweg; die letztere stellt ein geschichtetes. dem lamellären Bau der Cornea gleichendes, kernhaltiges, fasriges Gewebe dar, welches von den Kapsel-Epithelien gebildet wird. Dieselben wuchern zunächst. platten sich ab und bekommen seitliche Fortsätze, mit denen sie sich zwischen einander schieben und auf diese Weise ein förmlich lamelläres Gewebe bilden. Innerhalb des letzteren finden sich gelegentlich homogene colloide Schollen und Kalkablagerungen. Die nach der Linsenmasse gekehrte Fläche hat bisweilen einen continuirlichen Ueberzug von abgeplatteten Epithelzellen, denen mitunter noch eine dünne abgespaltene Kapsellamelle anhaftet.

Der hintere Kapselstaar (Kat. capsularis posterior). Er stellt eine am hinteren Linsenpol gelegene, mit der Concavität nach vorn

gerichtete, weisse, scheibenförmige, glänzende Trübung von Stecknadelkopf-
bis Linsengrösse dar, welche häufig nach dem Glaskörper zu prominirt
und als Rest der embryonalen Art. hyaloidea aufzufassen ist. Sie ist
nicht mit der streifigen, sternförmigen hinteren Corticalkatarakt zu verwechseln, welche ausser durch die Streifen noch durch ihr mattes Aussehen charakterisirt ist und im späteren Leben, meist bei typischer Pigment-
Degeneration der Retina und der Choreoiditis, zur Entwickelung gelangt.

Der S p i n d e l s t a a r (Kat. fusiformis). Man sieht eine spindelförmige graue Trübung quer durch die ganze Linse vom vorderen zum
hinteren Pol ziehen. Die Katarakt kommt für sich allein oder zusammen
mit Kernstaar vor.

Das Sehvermögen ist bei allen vier achsialen Staaren entweder so
gut, dass eine Behandlung gar nicht nöthig ist, oder es erfordert eine
Besserung durch eine schmale optische Pupille mit convergenten Schenkeln.
Alle eigentlichen Staaroperationen sind wegen ihres zweifelhaften Erfolges
contraindicirt. Auch die Discision lässt sich in ihrem Endresultat nicht
immer im Voraus übersehen; gelegentlich geht nach derselben das Auge
durch schleichende Iridocyklitis phthisisch zu Grunde. Ausserdem haben
bei diesen Staarformen die eigentlichen Staaroperationen vor der Iridektomie den Nachtheil, dass die Accommodation aufgehoben wird.

b) **Periphere angeborene Katarakten.** Wir finden stationäre,
punkt- und strichförmige Trübungen in der Linsenperipherie, sowohl am
vorderen als am hinteren Pol; *Becker* beschreibt eine keilförmige Trübung.
Hierher gehört ferner die **Katarakta punctata caerulea s. stellata,**
welche zuerst von *Liebreich* beobachtet ist. Sie ist stationär. Man findet
kleine Punkte in der Linse, welche nach dem Aequator zu dichter beisammen liegen und am vorderen resp. hinteren Pol eine dreistrahlige
Figur zusammensetzen, deren Schenkel einen Winkel von 120 Grad bilden
und bläulich aussehen.

Der S c h i c h t s t a a r (Kat. perinuclearis s. zonularis). Derselbe ist
durch *Ed. v. Jäger* und *A. v. Gräfe* eingehend beschrieben und die
häufigste der bei jugendlichen Individuen zu beobachtenden Staarformen
Er kommt fast nur doppelseitig vor; einseitige Fälle sind selten *(Heuse,
Schäfer).* Zuweilen haben die Augen lebhaften Nystagmus. Gelegentlich
haben mehrere Mitglieder einer Familie dieselbe Anomalie, mitunter auf
hereditärer Basis. Dieser Staar ist in der Regel angeboren, entwickelt sich
aber in sehr seltenen Fällen auch erst nach der Geburt. Der Kern
und die äusserste Peripherie der Linse unter der Kapsel ist immer un-
getrübt. —

Wenn man bei erweiterter Pupille von vorn auf die Linse sieht,
so erscheint die äusserste Peripherie der weiten Pupille schwarz, die
Mitte ist von einer kreisrunden, schalenartigen Trübung eingenommen,
welche hinter der Pupillarebene gelegen ist und an ihrer peripheren,
kreisförmigen Grenzlinie undurchsichtiger als in der Mitte zu sein pflegt.
Sie setzt sich zusammen aus einer Trübung in der vorderen und einer solchen in der hinteren Corticalis; beide berühren sich an ihren Rändern, ähnlich
wie zwei gleichgrosse, mit ihren Rändern auf einander gelegte Uhrschälchen.
Oft findet man in der Randzone noch kleine weisse Punkte oder Striche,
welche auf die vordere und hintere Trübung hinaufziehen und auf den Rändern
förmlich reiten („Reiterchen"). In der Mitte der vorderen Schichte sieht

16*

man häufig noch eine rundliche, weisse, dichte Trübung, die wie ein Knopf der vorderen Schale aufsitzt, oder zwei bis drei runde weisse Flecken, welche bis fast an die vordere Kapsel heranreichen. Gelegentlich findet man in der Peripherie einzelne strichförmige Trübungen. Bisweilen sind zwei oder drei Zonen in der vorderen und hinteren Corticalis getrübt; jede Zone wird durch eine durchsichtige Linsenschichte von der folgenden getrennt. Die Trübung jeder Zone ist keineswegs immer gleichmässig intensiv; meist ist die hintere Schichte stärker getrübt, undurchsichtiger als die vordere, die bisweilen nur wie ein matter Hauch erscheint. Oft findet man in beiden Zonen gesättigtere, graue oder weisse, radiäre Streifen und die dazwischen liegende Masse nur hauchig getrübt. — v. Gräfe behauptete, dass der Schichtstaar in den ersten Lebensjahren noch an Intensität zunehmen könne und dann stationär bleibe.

Bei der Augenspiegeluntersuchung mit durchfallendem Licht und erweiterter Pupille sehen wir die Peripherie der Pupille roth, die Mitte von einer grauen, mehr oder weniger undurchsichtigen Scheibe eingenommen.

Die Kranken haben oft trotz des Staars ein gutes Sehvermögen; dasselbe hängt ab von der Dichte und Ausdehnung der Trübung. Es kommt vor, dass bei solchen Kindern die Anomalie der Augen erst in der Schule, wenn sie lesen lernen, bemerkt wird. Man glaubt, die Kinder seien kurzsichtig, weil sie die Schrift so nahe an die Augen halten, ein Nothbehelf, durch den sie sich grössere Netzhautbilder verschaffen. Die Myopie ist indessen nicht immer nur scheinbar, sondern oft in der That vorhanden; doch kommt auch Hypermetropie bei Schichtstaar vor. Durch Erweiterung der Pupille und einen stenopäischen Spalt kann die Sehschärfe oft noch wesentlich verbessert werden. — Im späteren Leben wird die Katarakt bisweilen progressiv; es sind dies Fälle, in denen die periphere Rindenzone punkt- und strichförmige Trübungen enthält.

Was die Aetiologie des Schichtstaares anlangt, so machte Arlt darauf aufmerksam, dass man die Affection oft bei Kindern sehe, die in ihren ersten Lebensjahren viel an Zahnkrämpfen leiden; Horner fand daneben häufig eine Difformität der Zähne und des Schädels wie bei Rhachitis. Arlt glaubte, dass durch die Convulsionen eine Verschiebung der periphersten, jüngsten Linsenfasern und dadurch eine Trübung entstehe, um welche sich weiterhin durchsichtige Fasern ablagern. Nach Horner bildet die Linsentrübung eine Analogie zu der mangelhaften Ausbildung des Zahnschmelzes bei rhachitischen Kindern, der stellenweise in Form dicker Wülste auf dem Zahnbein liegt, welches eine braune Farbe zeigt, während die Zähne selbst plumpe, oft unförmliche Gebilde darstellen.

In der Neuzeit sind zwei mikroskopische Befunde von Schichtstaar publicirt. Deutschmann fand in der getrübten Zone zwischen erhaltenen Linsenfasern Spalten und Lücken, welche mit feinkörnigem, fettig glänzendem Detritus und Myelintropfen erfüllt waren, in den Linsenfasern selbst reichlich Vakuolen und geronnene Myelinkugeln, stellenweise keulenförmig angeschwollene und sehr bröckelige, brüchige Linsenfasern. — Beselin beobachtete in einem extrahirten Schichtstaar eines Erwachsenen einen von zahlreichen kleinen, wahrscheinlich postmortalen Coagulations-Produkten durchsetzten Kern und um denselben vorn und hinten eine unvollständig herumreichende Zone aus kataraktöser Substanz, in der sich grosse und kleine mit Detritus erfüllte Spalten fanden. daneben in Zerfall begriffene Linsenfasern. Im Einklang mit der *Becker'schen* Theorie über die Entstehung der Katarakta senilis nimmt *Beselin* eine chemische Alteration des Linsenkerns als Ursache des Schichtstaars an; dieselbe soll veranlasst werden durch eine rhachitische Ernährungsstörung in einer Zeit. in welcher die Linse nur noch aus den ersten, den späteren Kern bildenden Schichten besteht. Die Folge der chronischen Alteration dieser Kernschichten ist eine Schrumpfung derselben und die Bildung von Spalten zwischen ihnen und den peripheren, neu angelegten Linsenschichten. In den Spalten sammelt sich Gewebsflüssigkeit mit körnigen Massen an, während die anstossenden Linsenfasern zum Theil zerfallen. Die wesentlichste Abweichung dieser Theorie von den früheren besteht darin. dass eine Alteration des Kerns eintreten soll; jedenfalls bedarf der Befund Beselin's zur Stütze dieser Theorie noch weiterer Bestätigung.

Wenn das Sehvermögen ausreicht und die Trübung nur einen kleinen Durchmesser hat, so unterlässt man jeden operativen Eingriff. Hat die Trübung einen grossen Umfang und verbessert Atropinisirung und der stenopäische Spalt das Sehvermögen, so macht man eine schmale Iridektomie mit convergenten Schenkeln des Colobom's und verordnet eine Concavbrille für die Ferne, falls sie den Visus bessert. Man kann auch die Discision der Katarakt machen und dieselbe ev. mehrmals wiederholen, um die vollständige Resorption der Linse zu erzielen. Während der Folgezeit muss dauernd atropinisirt werden. — Unter Umständen ist es vortheilhaft, auf einem Auge die Discision, auf dem anderen die Iridektomie zu machen; jenes sieht in die Ferne mit einem Staarglas, dies hat Accommodation und sieht in der Nähe. Zuweilen kann es bei der Discision, wenn die Linse stürmisch quillt. geboten sein, nachher den Linsenbrei durch Linearextraction zu entleeren. Jedenfalls vergehen durchschnittlich mehrere Monate, ehe das Auge nach der Discision gebrauchsfähig ist.

c) **Totale angeborene Katarakten.** Der w e i c h e S t a a r (Kat. mollis). Derselbe kann bei der Geburt bereits vollständig ausgebildet oder in der Entwickelung sein. Man sieht eine geblähte, milchweisse Linsentrübung. durch welche die Iris vorgetrieben und die vordere Augenkammer abgeflacht ist. Die Pupille ist gewöhnlich verengt. Die Katarakt ist immer doppelseitig, vererbt sich gelegentlich und befällt meist gesunde. kräftige Kinder. Die Linsenmasse ist anfangs breiig. später verflüssigt wie Milch (Kat. fluida s. lactea); sie kann bei längerem Bestehen schrumpfen. so dass nur die beiden Kapselblätter mit eingedickten, verfetteten oder verkalkten Linsenresten übrig bleiben. Der Staar muss schon früh durch Operation beseitigt werden entweder durch die Discision oder durch die einfache Linearextraction bei ad maximum dilatirter Pupille. Nach der Cystotomie fliesst die meist milchige. flüssige Masse sofort ab. Die Iridektomie ist nur dann erforderlich, wenn sich die Iris in die Wunde legt und nicht reponiren lässt.

Der h ä u t i g e S t a a r (Kat. membranacea). Er entsteht aus dem weichen angeborenen Staar oder kommt auch bereits als solcher angeboren vor; er ist gewöhnlich doppelseitig und oft von Nystagmus begleitet. Man findet bisweilen nur eine dünne. weissliche Membran hinter der Pupille, und kann neben derselben bei künstlicher Mydriasis noch rothes

Licht vom Augenhintergrund bei der Augenspiegeluntersuchung erhalten. Bisweilen sieht man von der häutigen Staarmasse die straff gespannten Zonulafasern abgehen und an den vorspringenden Firsten der Ciliar-Fortsätze endigen. In anderen Fällen präsentirt sich der Staar als eine undurchsichtige, weisse Masse, über der die normale oder verdickte und gefaltete vordere Kapsel mit dem Epithel hinwegzieht; der Inhalt des Kapselsackes besteht dann aus einem Brei, der gebildet wird von Linsenfaserbröckeln, verfetteten und verkalkten Linsenresten und Myelinkugeln, oder an der Peripherie findet man gestreckte Linsenfasern, in der Mitte Staarmasse. — Die Vorderkammer ist tief, die Iris oft atrophisch, der Pupillarrand durch Synechieen mit dem Staar verwachsen, wie denn überhaupt die Katarakta membranacea sehr häufig die Folge einer fötalen Irido-Cyklitis und mit Mikrophthalmus verbunden ist. Die Aussichten auf Heilung durch Operation sind bedeutend unsicherer und ungünstiger als bei der Katarakta mollis congenita. Alle Extractionsversuche der Membran sind gefährlich, weil man durch zu starken Zug an derselben mit einer Pincette leicht eine Cyklitis oder Amotio retinae erzeugt,in deren Gefolge sich Phthisis bulbi entwickelt. Entweder macht man eine Iridektomie, eine Discission, wenn die Katarakt nicht zu dick ist, oder eine Iridotomie.

2. Die erworbenen Staare.

a) **Die Katarakt des jugendlichen Alters** (Kat. mollis). In den ersten Lebensjahren resp. im Jünglingsalter beobachten wir die Entstehung eines Staars als Ausdruck eines Allgemeinleidens (Nephritis, Diabetes mellitus), oder ohne ein solches Grundleiden als Folge einer Augenentzündung (Iritis, Cyklitis), bisweilen im Anschluss an eine breite, zungenförmige Synechie. Netzhautablösung kann sich in jedem Alter ebenfalls mit Katarakta mollis compliciren; schliesslich kommen Fälle vor, in welchen es nicht gelingt eine Ursache ausfindig zu machen.

Der Staar ist kernlos, eine gleichmässig breiige Masse. Er beginnt entweder im Aequator oder in der vorderen resp. hinteren Corticalis, häufiger in den hinteren als in den vorderen Schichten oder an verschiedenen Stellen gleichzeitig mit grauen Punkten und Strichen, welche schliesslich zu breiten, perlmutterartig glänzenden Blättern sich aufblähen, und wenn der Staar noch nicht reif ist, durch durchsichtige Streifen getrennt sind. Die Linsenmitte verfällt auch immer der Trübung. Die reife Katarakta mollis ist gebläht, sehr voluminös, ihre Kapsel gespannt, die Iris vorgetrieben, die Kammer abgeflacht und die Pupille eng. Die sichere Diagnose der Maturität hängt ab von dem Fehlen oder Vorhandensein des Schlagschattens der Iris und seiner Breite; man darf sich indessen nicht verleiten lassen, den immer sichtbaren, breiten, schwarzen Pigmentsaum des Pupillarrandes für den Schlagschatten zu halten. Mitunter reift die Katarakt ausserordentlich schnell in wenigen Wochen, gewöhnlich vergehen indessen einige Monate.

Ueberlässt man den Staar sich selbst, so beobachtet man zunächst eine vollständige Erweichung der structurlosen Linsenmasse, in der sich Fettmassen (Cholestearin) und Kalksalze ablagern, schliesslich Verflüssigung, Resorption und Abflachung des Linsensystems — es bleibt entweder eine Katarakta membranacea zurück oder eine Katarakta arido-siliquata, welche aus dem eingetrockneten Linsenrest innerhalb der Kapsel besteht und hierdurch eine gewisse Aehnlichkeit mit der Hülse einer Schotenfrucht hat. Bisweilen verkalkt eine Katarakta mollis vollständig; gewöhnlich bestehen dabei dann hochgradige Veränderungen des Augenhintergrundes, die zu absoluter Amaurose geführt haben. Als Ausdruck einer Glaskörper- verflüssigung sehen wir einen Defect der Zonula und ein Zittern der geschrumpften Linse an (Kat. tremulans sive natatilis). Hat in solchen Fällen mit Zonuladefect noch keine Schrumpfung der verflüssigten Linsenmasse stattgefunden, so nimmt die Kapsel eine kugelige Form und die Linse die Gestalt einer Blase an (Kat. cystica). Wenn die Katarakt die Folge einer inneren Augenentzündung (Iritis, Cyklitis, Choreoiditis) ist, so findet man meist multiple Synechieen oder totale hintere Synechie (Kat. accreta) oder Kapselkatarakt.

Für die Katarakta mollis eignet sich am besten die einfache Linear-Extraction, mit runder Pupille oder die Discision. Aussicht auf ein gutes Sehvermögen besteht natürlich nur dann, wenn keine Complication mit einer Hintergrundsaffection vorhanden ist, welche sich durch unsicheren oder fehlenden Lichtschein verräth. Unter Umständen kann man in letzteren Fällen aber auch trotz negativer Aussichten für das Sehvermögen aus kosmetischen Rücksichten genöthigt werden die Operation zu machen.

Als Folge von äusseren oder inneren Augenerkrankungen sehen wir bei jüngeren Personen verschiedene, auch angeboren vorkommende Linsentrübungen entstehen, so z. B. die Kat. capsularis anterior s. pyramidalis nach perforirtem Ulcus corneae. Wir können ferner breite, weisse Striche oder Punkte in der vorderen resp. hinteren Corticalis auftreten sehen, namentlich bei chronischer Cyklitis oder Choreoiditis; dieselben finden sich ganz zerstreut über die ganze Linse. In der hinteren Corticalis kommt entweder eine punktförmige oder sternförmige Trübung bei der typischen Pigmentdegeneration (Retinitis pigmentosa) oder bei der chronischen Choreo-Retinitis zur Entwickelung. — Diese Katarakten bleiben gewöhnlich stationär, doch können sich aus ihnen auch progressive, totale Katarakten entwickeln.

Beiläufig sei noch eine seltene, in den Pubertätsjahren sich ausbildende resp. angeborene Linsenanomalie mit hochgradiger Sehstörung genannt, bei der aus der vorderen Linsenfläche eine kegelförmige Protuberanz der durchsichtigen Linsenmasse in die vordere Kammer, resp. der hinteren Linsenmasse in den Glaskörperraum stattfindet, der **Lenticonus anterior** resp. **posterior**. Die Linse kann Trübungen aufweisen. Einschlägige Fälle sind beschrieben von *Webster, van der Laan, Placido* und *Meyer. Becker* lieferte den anatomischen Befund von einem Kaninchenlenticonus.

b) **Der Greisenstaar** (Kat. senilis). Das Charakteristische des Altstaares ist das Vorhandensein eines harten, gelblichen oder dunkelbraunen Kernes, dessen Grösse verschieden ist, und dessen Anfänge in das 20. Lebensjahr fallen. Der Kern behält seine Durchsichtigkeit, während die Rinde sich trübt. Die Trübung beginnt in der Mehrzahl der Fälle, wie *Förster* zuerst nachgewiesen hat, in der Aequatorialgegend mit grauen Punkten resp. mit nach dem Centrum der Pupille convergirenden Strichen und Streifen, welche sich im weiteren Verlauf über die ganze

Linsenperipherie verbreiten. Je nach der grösseren oder geringeren Schnelligkeit, mit welcher die kataraktöse Trübung der Rinde eintritt, sehen wir die Linse voluminöser oder von normalem Umfang, die Iris vorgedrängt und die Kammer flacher, oder die Regenbogenhaut in normaler Lage und die Tiefe der Vorderkammer unverändert. Bei schneller Trübung haben die Speichen oder Striche der Rinde einen perlmutterartigen Glanz (Kat. tumescens). So lange die Iris noch einen Schlagschatten auf der Trübung entwirft, bezeichnen wir die Katarakt als unreif, sobald der Schatten fehlt, ist die Rinde bis unter die Kapsel getrübt und die Katarakt matur. In diesem Stadium ist der Zusammenhang zwischen Kapsel und Linsenmasse gelockert wie bei einer reifen Frucht *(Arlt)*, so dass sich dieselbe leicht in toto entfernen lässt, während bei unreifen Staaren die klebrige Rinde sehr schwer vollständig austritt.

Bleibt eine Katarakta senilis matura lange Zeit sich selbst überlassen, so macht sie verschiedene regressive Metamorphosen durch. Die getrübten Linsenfasern geben Wasser ab und schrumpfen, die Vorderkammer wird tiefer, der Kern schimmert deutlicher durch die flache Rinde durch, in welcher man kleine, weisse Punkte oder Striche in einer zur eigentlichen Linsenfaseranordnung entgegengesetzten Richtung oder Cholestearinkrystalle auftreten sieht. Ferner bilden sich secundäre Veränderungen des Epithels aus. Wucherungen, die sich als weisse oder hellgraue, structurlose, meist unregelmässige, polygonale Trübungen von der eigentlichen Staarmasse abheben (Kat. capsularis). Sehr selten luxirt sich solch eine hypermature Katarakta senilis in Folge von Zonuladefecten bei Glaskörperverflüssigung.

In einer zweiten Reihe von Fällen behält die Rinde ihren Wassergehalt; sie verflüssigt sich und fliesst zu einer structurlosen, milchigen Masse zusammen, in welcher der Kern zu Boden sinkt (Kat. Morgagniana) und sich bei erweiterter Pupille mitten im Pupillargebiet oder über dem unteren Pupillarrand mit seinem oberen Rande als nach oben convexem Bogen präsentirt. Bisweilen verändert der Kern bei Kopfbewegungen seine Lage. Auch bei Katarakta Morgagniana können wir Veränderungen des Kapselepithels beobachten.

Eine besondere Form des Greisenstaars ist die **Katarakta nigra,** bei welcher die Pupille ganz dunkel aussieht, aber das Sehvermögen bis auf Lichtschein erloschen ist und die Untersuchung mit seitlicher Beleuchtung und dem Augenspiegel eine dunkelbraune Färbung und vollständige Undurchsichtigkeit der ganzen Linse ergibt.

Nach *Becker* haben wir uns den Vorgang der Staarbildung folgendermassen zu denken. Zunächst nimmt die Linse in Folge Kernsclerose und Schrumpfung an Volumen ab. Da der Zusammenhang zwischen Linsenmasse und Linsenkapsel am vorderen und hinteren Pol am stärksten, in der Aequatorialgegend am geringsten ist, so lockert sich hier die Rinde von der Kapsel und in dem entstehenden Hohlraum sammelt sich eine grössere Flüssigkeitsmenge an. Durch Diffusion zwischen diesem in abnormer Menge vorhandenen Liquor Morgagni und dem Inhalt der benachbarten Linsenfaserschläuche treten punkt- und strichförmige Trübungen der letzteren ein, die auf einer Zerklüftung der Fasern beruhen. Schliesslich zerfallen sie in einzelne Bröckel und grössere Myelinkugelhaufen *(Morgagni'sche* Kugeln) resp. in einen molekulären Brei, in welchem sich

Cholestearinkrystalle und Kalkkörner niederschlagen können. Gleichzeitig mit der Schrumpfung der Linse verändert sich der intracapsuläre Druck, welcher sonst dem Wachsthum der Epithelien einen gewissen Widerstand entgegensetzt — er verringert sich. Die Epithelien gelangen in Proliferation, ziehen sich über den Aequator hinaus auf die Innenfläche der hinteren Kapsel und bilden andererseits im Aequator grosse, blasige, kernhaltige und kernlose Gebilde (*Wedl'sche* Bläschenzellen), die nur selten vereinzelt, meist in grösseren Haufen beisammen liegen. Unter dem Einfluss des verminderten intracapsulären Druckes gerathen mithin die Zellen des vorderen Epithels in Wucherung, mehrere benachbarte Zellen können confluiren zu rundlichen, drusigen Gebilden, über deren Ränder das Epithel hinwegziehen kann; es sind dies die makroskopisch sichtbaren, weissen, runden Flecken dicht unter der Kapsel. Oder die Zellen bekommen Ausläufer, die sich durch einander schieben und die geschichtete Kapsel-Katarakt darstellen, die mitunter die ganze Innenfläche der Kapsel überzieht und durch Ablagerung von Kalksalzen die Veranlassung zu einer Katarakta calcarea (gypsea) werden kann. Sehr selten verknöchert die Linse (Kat. ossea).

Der Greisenstaar entwickelt sich durchschnittlich erst nach dem 50. Lebensjahr und braucht bis zu seiner vollständigen Reife gewöhnlich viele Monate. Meist erkranken beide Augen in verschieden grossen Intervallen. Zuweilen wird nur ein Auge befallen; dann muss man an eine intraoculare Complication denken. Viele Staare werden gar nicht reif. In solchen Fällen hat *Förster* die präparatorische Iridektomie mit nachfolgender Cortextritur zur Beschleunigung der Reife empfohlen. Nachdem die Iridektomie gemacht ist, reibt man durch die Cornea hindurch vorsichtig mit einem Schielhaken oder Kautschuklöffel über der vorderen Rinde hin und her, ohne durch zu starken Druck die Linse zu luxiren. Als Folge dieses Manövers sieht man bisweilen, ohne dass die Kapsel rupturirt ist, eine sehr stürmische Trübung und Quellung der Rinde eintreten, und dieselbe mit lebhafter Iritis (starke Injection, hochgradige Chemose der Conj. bulbi etc.) einhergehen.

Beim Staar lässt sich oft Erblichkeit nachweisen. Da nicht alle Menschen am grauen Staar erkranken, aber den Sclerosirungsprocess des Kernes durchmachen, muss man noch eine Disposition der Augen, ev. eine Gefässalteration der Choreoidea annehmen, die zwar mit dem Augenspiegel und bei der gewöhnlichen Functionsprüfung unbemerkt bleiben kann oder so weit nach vorn zu suchen ist, dass man sie mit dem Augenspiegel nicht mehr entdecken kann. Wie *Deutschmann* gezeigt hat, findet man bisweilen im Urin von Kataraktösen die Zeichen von Nephritis, doch, leugnet *Becker* auf Grund umfangreicher Statistiken den Zusammenhang zwischen Katarakt und Albuminurie. Häufiger besteht ein Connex zwischen Diabetes und Katarakt; in letzterer ist dann auch gelegentlich Zucker nachgewiesen *(Leber)*. Man kann sich hinsichtlich des Zusammenhanges zwischen Diabetes und Katarakt auf die Experimente *Kunde's, Kühnhorn's* und *Mitchell's* beziehen, nach denen bei Fröschen, Katzen und Hunden durch Einführung von Zucker in die Blutbahn eine Linsentrübung auftrat. Auch an der herausgenommenen Linse trat bei Suspension in einer Zuckerlösung eine Trübung auf, die bei Uebertragung der Linse in Wasser wieder schwand; der mikroskopischen Untersuchung nach waren die Linsenfasern unter Ausscheidung einer stark lichtbrechenden Flüssigkeit geschrumpft. Dass die von *Kamocki* und von *Deutschmann* gefundenen hydropischen Veränderungen der Pigmentzellen der hinteren Irisfläche mit der diabetischen Katarakt in besonderem Zusammenhang stehen, scheint mir unwahrscheinlich, da ich sie nicht nur in diabetischen, sondern auch in Augen von sonst gesunden Menschen mit Alterskatarakt und in Augen von Nephritikern ohne Katarakt und ohne Diabetes gefunden habe. *Michel* fand bei einseitiger Katarakt sehr häufig auf derselben Seite Carotisatherom.

Zur Operation empfiehlt sich in erster Linie der Gräfe'sche Linearschnitt, der bei möglichster Reinlichkeit des Operateurs und der Instrumente die besten Resultate liefert. Man kann durch Asepsis die Zahl der Infectionen absolut auf Null herabdrücken. Ob man zu dem Lappenschnitt zurückkehren, ob man die Iridektomie ausführen oder unterlassen soll, ist neuerdings vielfach in Publikationen, namentlich französischer Autoren, erörtert; wie mir scheint, liegt kein Grund vor, Gräfe's Linearschnitt zu verlassen. Auch die neuesten Statistiken ermuthigen nicht dazu: jedenfalls bedarf man einer sehr grossen Zahl von Fällen, ehe man beweisen kann und darf, wie dies *Schweigger* gethan hat, dass mit dem Linearschnitt durch v. *Gräfe* ein Rückschritt in der Kataraktoperation gemacht ist. Möglich ist es ja, dass man bei gründlicher Antisepsis die Gefahr der Vereiterungen beim Lappenschnitt vermeiden kann; aber die anderen Gefahren (Glaskörperprolaps, Irisvorfall) bleiben bestehen. Ausserdem hat noch Niemand den alten Daviel'schen Lappenschnitt wieder empfohlen; alle Operateure der Neuzeit, welche für den Lappen eintreten, operiren im Limbus corneae, wie dies *Jacobson* befürwortet hatte, und umschneiden einen Lappen, der nur ca. ¹/₃ der Cornealperipherie umfasst.

Dass die Diabetiker, wie man früher annahm, mehr zu Eiterungen disponiren, scheint nicht der Fall zu sein: ich habe eine Reihe von diabetischen Augen mit einem ganz normalen Heilungsverlauf des peripheren und einfachen Linearschnittes gesehen.

Mit schwerem Bronchialkatarrh behaftete Greise darf man nicht eher operiren, als bis der Katarrh beseitigt ist, um eine hypostatische Pneumonie zu umgehen.

Der periphere Linearschnitt wird im Allgemeinen nach oben gemacht, weil auf diese Weise das durch die Iridektomie gesetzte Iriscolobom zum grössten Theil unter das obere Lid fällt und die Blendung dadurch nur gering ist. Nur bei tief liegenden Augen und sehr stark vorspringendem oberen Augenhöhlenrand ist die Extraction nach unten vorzuziehen. — Wenn irgend möglich empfiehlt es sich, die Iridektomie der eigentlichen Staaroperation 2 bis 3 Monate voraus zu schicken; die Operation wird hierdurch wesentlich erleichtert, und die Chancen des Kranken, was den Operationserfolg anlangt, sind viel günstiger. — Bei Kapselkatarakt muss die Verdickung der vorderen Kapsel mit der gezähnten *Förster'schen* Kapselpincette besonders extrahirt werden; die Morgagni'sche Katarakt extrahirt man am sichersten mit dem Löffel ohne Cystotomie in der Kapsel.

Als seltene Nachkrankheit nach der peripheren Linearextraction sei die sympathische Ophthalmie genannt. Sie kommt besonders nach zu peripherem Schnitt und bei Iriseinklemmung in die Wunde vor; bei Irisprolapsen kann secundär eine Infection eintreten, auf das Corpus ciliare übergreifen und sympathische Opthalmie resp. einen Glaskörperabscess mit Panophthalmitis bedingen. Schrumpfender Nachstaar kann einen Reizzustand der Iris und des Corpus ciliare unterhalten, der durch die Iridotomie oder Iridektomie beseitigt werden muss.

Jeder Staaroperirte braucht zum Mindesten für die Nähe ein Glas, weil ihm die Accommodation fehlt. Die Lese- resp. Arbeitsbrille darf er indessen nicht zu früh in Gebrauch nehmen, weil zu leicht ein Reizzustand des Auges eintritt, welcher den guten Erfolg der Operation und das Auge gefährdet. — Das Nähere über die Brille vergl. man beim aphakischen Auge. —

c) Der Kernstaar (Kat. nuclearis). Bei körperlich sehr heruntergekommenen, marastischen Personen kommt nicht so selten zwischen dem 40. und 50. Lebensjahr eine eigenthümliche Staarbildung zur Beobachtung, bei welcher die mittlere Partie, d. h. der Kern der Linse, Sitz einer Katarakt wird, die sich durch ihre weisse, milchige Farbe gegenüber der ziemlich transparenten Rinde scharf absetzt. Die letztere kann indessen auch allmählig an dem Trübungsprocess Theil nehmen; doch kommen die Kranken wegen der sehr hochgradigen Sehstörungen schon früher zur Operation. Die letztere ist insofern schwerer und die vollständige Entfernung der Rinde nicht immer möglich, weil die klebrige, durchsichtige Corticalis der Linsenkapsel fester adhärirt.

d) Der Kapselstaar (Kat. capsularis). Derselbe kommt für sich allein oder mit Linsenstaar combinirt zur Beobachtung und entsteht durch Wucherung der Kapselepithelien. Die Ursache zur Bildung eines Kapselstaars kann die Perforation eines Hornhautgeschwüres mit längerem Contact von Geschwürshinterfläche und Kapsel, eine Irido-Cyklitis oder eine Choreoiditis sein. Der Kapselstaar entwickelt sich ferner bei hypermaturen Katarakten; andererseits kann sich zu einem primären Kapselstaar auch ein Linsenstaar gesellen.

Jede Kat. capsularis complicirt die Staaroperation; bisweilen ist ihr Gewebe so fest, dass beim Extractionsversuche mit der Förster'schen Pincette die ganze Linse mit der Kapsel folgt. Der Glaskörper ist häufig verflüssigt, die Zonula defect und Glaskörperverlust bei der Operation die Folge. In anderen Fällen ist die Befestigung der Linse durch die Zonula am Corpus ciliare so innig, dass man bei etwas stärkerem Zuge an der Kapselkatarakt Gefahr läuft eine Ablösung der Retina zu erzeugen.

II. Anomalieen der Form und der Lage der Linse.

Die traumatische Linsenluxation wird bei Gelegenheit der Verletzungen besprochen; hier seien nur noch die spontanen und angeborenen Lageveränderungen der Linse erwähnt.

Beim Mikrophthalmus, welcher mit dem in Folge mangelhaften oder verspäteten Verschlusses der fötalen Augenspalte auftretenden Coloboma oculi in genetischem Zusammenhange steht, finden wir zuweilen die Linse tiefer im Glaskörperraum nach hinten durch Reste der Art. hyaloidea und an die Iris durch Reste der Pupillarmembran fixirt; die Iris ist dann gewöhnlich trichterförmig nach hinten gezogen.

Wir beobachten ferner angeboren eine excentrische Verschiebung der Linse, die **Ectopia lentis** deren Ursache eine ungleichmässige Entwickelung der Zonula ist *(Becker)*. Die Verschiebung kommt häufiger nach den Seiten oder nach oben als nach unten vor; sie ist meist doppelseitig und auf beiden Augen symmetrisch. Die vordere Kammer ist ungleich tief, nach der Seite der Linsenverschiebung flacher als dort, wo die Linse fehlt, die Iris kann schlottern. Das Sehvermögen ist gewöhnlich beeinträchtigt und durch Gläser kaum zu bessern; gelegentlich gelingt eine subjective Aufbesserung durch relativ starke Concavgläser. Bisweilen klagen die Kranken über monoculare Diplopie. Die Accommodation kann erhalten sein. Atropinisirt man das Auge, so sieht man bei der Augenspiegeluntersuchung und durchfallendem Licht den Linsenrand in Folge totaler Reflexion des Lichtes als schwarzen Bogen in der rothen Pupille und bekommt, je nachdem man durch den linsenfreien oder linsenhaltigen Theil der Pupille sieht, ein verschieden grosses, aufrechtes Papillenbild mit verschiedenen Gläsern, das umgekehrte Bild in verschiedenen Ebenen, verschieden gross und durch die als Prisma wirkenden Randpartien der luxirten Linse noch eine Verschiebung des Bildes.

Bei Colobom der Iris, des Corpus ciliare und der Choreoidea finden wir gelegentlich eine flache Einkerbung des unteren Linsenrandes (**Coloboma lentis**).

Die spontane Luxation der Linse kommt sowohl bei normal transparentem als bei kataraktösem Linsensystem, am häufigsten in excessiv myopischen Augen mit Verflüssigung des Glaskörpers vor. Die Voraussetzung ist immer ein umfangreicher Defect der Zonula. Die Linse kann sich seitlich verschieben oder in den Glaskörper sinken. Bei geschrumpfter Katarakt spielt nach *Becker* zum Zustandekommen der spontanen Luxation die Kapselveränderung eine wichtige Rolle; die Kapsel ist dabei immer gefaltet, ein Zeichen, dass die Kapselkatarakt schrumpft, was nicht ohne Einfluss auf den Zusammenhang zwischen Linsenkapsel und Zonulafasern bleiben kann. Infolge spontaner Linsenluxation kann sich Secundärglaucom entwickeln. Hinsichtlich der Therapie gelten die bei den Verletzungen (Capit. XVII) angegebenen Principien.

III. Aphakie.

Unter Aphakie verstehen wir den Zustand des Auges, bei welchem die Linse, sei es durch eine Operation oder ein anderes Trauma, sei es spontan, aus dem Bereich der Pupille verschwunden ist.

Die optischen Verhältnisse eines solchen Auges sind die denkbar einfachsten; es besteht aus einer einzigen, sphärisch gekrümmten Fläche, der Cornea, und zwei brechenden Medien, dem Humor aqueus und Corpus vitreum, welche annähernd denselben Brechungsindex 1,336 haben. Der Cornealradius misst ca. 7,7 mm, die vordere Brennweite ist 22,91, die hintere 30,61 mm. Parallel auf das aphakische Auge auffallende Strahlen vereinigen sich also, da die Augenachse kleiner als 30 mm ist, hinter dem Auge; es ist hochgradig hypermetropisch und bedarf für die Ferne und Nähe starker Convexgläser. Die Achsenlänge des aphakischen Auges lässt sich leicht nach der von v. *Helmholtz* aufgestellten Formel

$$f_2 = \frac{f_1 \times F_2}{f_1 - F_1}$$

berechnen. f_2 ist die Achse, f_1 die Entfernung des Fernpunktes, welche durch Gläser bestimmt wird und bei der Hypermetropie ein negatives Vorzeichen hat. F_1 ist die vordere, F_2 die hintere Brenn-

— 253 —

weite. Beispiel: Wenn man f_1 mit $+ 10\ D = -100\ mm$ gefunden hat, so ist

$$f_2 = \frac{-100 \cdot 30}{-100 - 22} = \frac{-3000}{-122} \quad 24.6\ mm.$$

Die Diagnose der Aphakie stellen wir aus der abnormen Tiefe der Vorderkammer, aus Iridodonesis und dem Fehlen des Purkinje-Sanson'schen Reflexbildchens der Linse, aus dem Ergebniss der Augenspiegel- und Loupenuntersuchung des Pupillargebietes und dem Gebrauch starker Convexgläser für die Ferne. Die Stärke der letzteren ist verschieden, je nach dem ursprünglichen Brechzustand des aphakischen Auges. Ein Emmetrop braucht ca. $+ 10\ D$. für die Ferne, der Hypermetrop eine stärkere, der Myop eine schwächere Nummer oder kein Glas, selbst Concavgläser, wenn excessive Myopie bestand. Das richtige Fernglas wird an den Snellen'schen Leseproben mit starken resp. schwächeren Convexgläsern ausprobirt. Die Sehschärfe ist abhängig von der Reinheit des Pupillargebietes: sie kann herabgesetzt werden durch starke Secundärkatarakt, ferner durch Hornhautastigmatismus, der mehrere Dioptrieen betragen *(Laqueur, Pfalz)* und als stärker brechenden Meridian den horizontalen haben kann. Bei regulärem Heilungsverlauf beobachten wir $S = 1$: ein Resultat von $^2/_3$ bis $^2/_5$ kann noch gut genannt werden, selbst mit $S = ^2/_{10}$ können die Operirten arbeitsfähig sein. Ungünstig ist der Erfolg der Operation, wenn nur Finger in einiger Entfernung gezählt werden.

Dem Aphakischen fehlt die Accommodation: er bedarf daher noch eines Convexglases für die Nähe, das der gewohnten Distanz entsprechen muss: beträgt dieselbe 20 resp. 25 *cm.* so muss man dem Fernglas noch $+ 5\ D$ resp. 4 D hinzufügen. Um auch für andere Entfernungen sich einstellen zu können, verschiebt der Aphakische die Brille vor dem Auge.

Sehr oft klagen Staaroperirte über **Rothsehen, Erythropsie.** Diese Erscheinung kommt selten auch bei nicht Operirten, nach Atropineinträufelungen vor, *(Szili, Mayerhausen, Fuchs, Reuss, Purtscher).* Theils sehen die Patienten alles rosa oder violett, theils blutroth. Es sind ferner Fälle bekannt, wo die Patienten im Freien alles roth, im Dunkeln oder bei Verkleinerung der Lidspalte grün sehen. Bisweilen dauert dies Phänomen nur Minuten, manchmal Tage lang; es tritt theils bei greller Sonnenbeleuchtung, theils bei Schneelicht oder trübem Wetter, theils bei Mondschein oder künstlicher Beleuchtung auf. Ueber das Wesen der Erythropsie divergiren noch die Ansichten der Autoren. Nach *Mackenzie* soll sie durch Entstehen von Nachbildern erklärt werden, eine Erklärung, die mit den Untersuchungsergebnissen von *Dobrowolsky* an seinem eigenen Auge übereinstimmt. Nach *Purtscher* und *Hirschler* beruht sie auf einer Ermüdung der Retina gegen die stärker brechbaren Lichtstrahlen des Spectrums.

Dem Aphakischen verordnet man zwei Brillen, eine Fern- und Nahbrille, zu denen manche Patienten bläuliche Gläser vorziehen. Der Staaroperirte darf die Nahbrille indessen nicht früher als 6—8 Wochen nach seiner Entlassung gebrauchen. Der Emmetrop gebraucht meist $+ 10\ D$ für die Ferne und $+ 14\ D$ für die Nähe, der Hypermetrop $+ 12\ D$ bis $+ 14\ D$ für die Ferne, $+ 16\ D$ bis $+ 18\ D$ für die Nähe. Wenn ein Myop emmetropisch wird, verordnet man ihm nur eine Nahbrille z. B. $+ 4\ D$. Der excessive Myop kann sogar ein Concavglas für die Ferne und für die Nähe nöthig haben.

XI. Capitel
Krankheiten des Glaskörpers.

Der Glaskörper wird gegen die Retina von einer structurlosen Haut, der Membrana hyaloidea, umschlossen, welche nicht mit der von den Enden der Radiärfasern gebildeten Membrana (Margo) limitans der Retina identisch ist. Derselbe stellt beim Menschen eine gallertige, klebrige Masse dar, die vorwiegend Wasser und nur wenig feste Bestandtheile enthält; die Vertheilung beider hat man sich nach *Schwalbe* ähnlich wie in einem mit reichlicher Flüssigkeit durchtränkten Schwamm zu denken. In der Rinde kann man concentrische Spalträume nachweisen *(Stilling)*, die nicht durch Membranen, sondern von der eigentlichen Glaskörpersubstanz begrenzt werden. Der Kern ist wasserreicher; er zeigt normaler Weise keine Spalträume. Nur an Augen, welche längere Zeit in Müllerscher Flüssigkeit gelegen haben, kann man, wie *Hannover* gezeigt hat, auf Querschnitten durch das Corpus vitreum innerhalb des Kerns ein System von radiären, geschrumpfte Reste von Glaskörpersubstanz darstellenden Scheidewänden beobachten, welche von dem Kern nach der Peripherie ziehen und den Schnitten eine gewisse Aehnlichkeit mit dem Querschnitt einer Apfelsine verleihen. Der Kern enthält den an der Papille mit einer mässigen Erweiterung beginnenden und schräg von innen und hinten nach aussen und vorn zur Linsenhinterfläche ziehenden, mit einer Fortsetzung der Hyaloidea ausgekleideten und mit klarer Flüssigkeit erfüllten Centralkanal oder Cloquet'schen Canal, in welchem während des embryonalen Lebens die Art. hyaloidea zur Linsenhinterfläche verläuft. Diese Arterie schwindet weiterhin gewöhnlich ganz und als Rest des dieselbe begleitenden Bindegewebes findet sich in der physiologischen Excavation nach *Kuhnt* beim Erwachsenen ein zartes Bindegewebe, der sog. Meniskus.

Aus der Membrana hyaloidea entsteht vorn die Zonula Zinnii, welche sich an der vorderen resp. hinteren Linsenkapsel inserirt. Die sehr resistenten und dem chemischen Verhalten nach den elastischen Fasern am meisten ähnelnden Fasern der Zonula, welche theils aus dem Glaskörper, theils aus der Pars ciliaris retinae entspringen, durchkreuzen sich in der Gegend des Linsenäquators vielfach und bilden dadurch zwischen sich feine Spalten, durch welche der zwischen Zonula und Glaskörper gelegene Canalis Petiti mit der vor ihr befindlichen hinteren Augenkammer communicirt.

Dicht hinter der Hyaloidea finden sich in den peripheren Glaskörperschichten regellos zerstreut Zellen, welche ausgewanderte weisse Blutkörperchen sind und mannigfache Formen, sowie eigenthümliche Fortsätze und oft Vacuolen zeigen. Ihrem histologischen Charakter nach ist die Glaskörpersubstanz zu betrachten als ein wasserreiches Bindegewebe, dessen fixe Zellen zu Grunde gegangen sind. Nach *H. Virchow* sind die drehrunden Fasern nicht in Form von Fibrillenbündeln, sondern gerüstartig mit einander verbunden. An der Glaskörperoberfläche sind diese Fibrillen so dicht an einander gelagert, dass das Gewebe gestreift erscheint. An der Ernährung des Glaskörpers ist weniger die Retina als das Corpus ciliare und die Choreoidea betheiligt. Daher leidet in erster Linie bei Erkrankungen dieser Häute die Transparenz des Corpus vitreum.

1. Als eine Alterserscheinung beobachten wir eine Verflüssigung des Glaskörpers **(Synchysis)**. Dieselbe kann nur in dem hinteren oder in dem vorderen Abschnitt des Corpus vitreum stattfinden oder den ganzen Glaskörper betreffen. Gelegentlich treten dabei in der Flüssigkeit Cholestearinkrystalle, Tyrosinnadeln und Phosphate auf, welche bei Bewegungen des Auges hin- und herschwirren und sich dann bei der Augenspiegeluntersuchung im durchfallenden Licht, d. h. wenn man im aufrechten Bilde aus einer Entfernung von einigen Zollen mit dem Spiegel in's Auge schaut, als goldglitzernde Punkte präsentiren, welche nach Art von Sternschnuppen oder von Funken der Feuerwerkskörper vor dem rothen Augenhintergrund herauf und herabsteigen **(Synchysis scintillans)**. Die Sehschärfe kann vollkommen normal sein, ebenso der Augenhintergrund; bisweilen findet man aber auch Drusen der Glaslamelle der Choreoidea, welche gleichfalls eine senile Veränderung darstellen. Nur wenn wirkliche Flocken dabei vorhanden sind, klagen die Kranken über Sehstörungen, die sich objectiv durch Herabsetzung der Sehschärfe nachweisen lassen.

Die Verflüssigung des Glaskörpers kommt ausser bei alten Leuten ohne wahrnehmbare Affection des Augenhintergrundes ferner vor als Folge von lange dauernden Erkrankungen des Corpus ciliare oder der Choreoidea, ferner in excessiv myopischen Augen, bei Glaucom und in ektatischen Augen (Cornealstaphylom, Buphthalmus). Die Zonula ist dabei häufig defect, die Linse seitlich verschoben und Irisschlottern vorhanden.

2. Auf einer entoptischen Erscheinung beruhen die **Mouches volantes (Myodesopsie)**, über welche viele Menschen jeglicher Refraction klagen. Es sind dies entweder durch Schleimflocken auf der Cornea oder durch Hornhaut- und Linsentrübungen bedingte entoptische Phänomene oder von den Glaskörperzellen auf der Netzhaut entworfene Schatten, welche in Form von runden, perlschnurartig an einander gereihten Gebilden wahrgenommen werden und in ganz gesunden Augen sichtbar gemacht werden können, wenn man durch eine feine Oeffnung in einem dunklen Kartenblatt auf eine weisse Fläche schaut. Sie werden bei Blutandrang nach dem Kopf und den Augen, sowie bei progressiver Myopie deutlicher und störender und ängstigen oft die Patienten unnöthig. Bisweilen bildet die Zunahme der Mouches volantes eine Vorstufe zur Entstehung von wirklichen, morphologischen Veränderungen im Corpus vitreum, von Glaskörpertrübungen, die mit dem Augenspiegel sichtbar werden. Solange letztere fehlen und die Sehschärfe normal bleibt, hat man den Mouches volantes keine erhebliche Bedeutung beizumessen.

Man lasse alle Momente, welche Blutandrang zum Kopf und zu den Augen herbeiführen, meiden, die Patienten sich nicht zu lange und zu anhaltend in der Nähe beschäftigen, bei habituellen Congestionen resp. bei

Obstipation sorge man für regelmässige Stuhlentleerungen durch salinische Abführmittel. und verordne eine Marienbader resp. Kissinger Cur. Trockene Schröpfköpfe in den Nacken und Fussbäder verringern oft die Beschwerden. event. ein Heurteloup. Patienten mit progressiver Myopie lasse man eine Atropincur gebrauchen. Zur Beseitigung von Hyperämie der Uvea, welche die Erscheinung der Mouches volantes steigert. kann man zur Nacht mehrere Tropfen einer 2"/₀ Pilocarpinlösung instilliren.

3. Eine grössere Bedeutung haben die. ophthalmoskopisch wahrnehmbaren **Trübungen** des Glaskörpers. welche auf Immigration reichlicher Wanderzellen beruhen und häufiger durch Erkrankungen des Uvealtractus als durch Affectionen der Retina oder des Opticus bedingt werden.

Wir unterscheiden feine staubförmige, flockige resp. fadenförmige und membranöse Trübungen. Sie können in den verschiedensten Regionen des Corpus vitreum sitzen. Je nach ihrer Lage zur Papille muss man sich, um sie zu sehen, dem Auge nähern oder von ihm entfernen. Je tiefer sie sitzen, desto näher muss man an's Auge herangehen. Zur Untersuchung auf Glaskörpertrübungen eignet sich am besten der lichtschwache Planspiegel. den man eventuell noch mit einem Convexglas bewaffnen kann.

Man constatirt die Trübungen am leichtesten nach Erweiterung der Pupille bei der Untersuchung im durchfallenden Licht, wobei sie sich vor dem rothen Augenhintergrund als schwarze resp. graue transparente oder undurchsichtige Punkte, Fäden, Klumpen oder Membranen präsentiren, welche bei schnellen Bewegungen des Auges lebhafte Ortsveränderungen wahrnehmen lassen. — Dichte membranöse Trübungen des vorderen Glaskörperabschnittes hinter der Linse sind mitunter schon bei seitlicher Beleuchtung deutlich wahrnehmbar.

Wir finden entweder vereinzelte. circumscripte oder diffuse Trübungen durch den ganzen Glaskörper (z. B. bei Glaucom). Die staubförmigen Trübungen können im vorderen oder im hinteren Abschnitt desselben sitzen und das Augenhintergrundsbild verschleiern; dort kommen sie vorzugsweise bei Cyklitis serosa, hier bei Choreoretinitis syphilitica vor. Sie können schnell auftreten und vollständig schwinden oder sich zu dickeren Fäden und Klumpen zusammenziehen.

Fäden und Flocken können sich in allen Theilen des Corpus vitreum bilden. aus den staubförmigen Trübungen hervorgehen oder von vornherein als flockige resp. fadenförmige Gebilde wahrnehmbar sein. Sie finden sich in Folge von Iridocyklitis. Choreoretinitis diffusa und circumscripta auf luetischer und anderer Basis. Auch Blutungen sind nicht selten die Veranlassung. — Besonders disponirt sind excessiv myopische Augen mit Staphyloma posticum oder entzündlichen Veränderungen der Choreoidea. Sie treten auch ohne innere Entzündungen in emmetropischen oder hypermetropischen Augen auf, ferner nach schweren Allgemeinkrankheiten (Typhus. Febris recurrens) als Folge einer chronischen Cyklitis; bei syphilitischer Neuroretinitis resp. Choreo-Retinitis wächst bisweilen ein bindegewebiger Zapfen aus der physiologischen Excavation der Papille in den Glaskörper-Centralcanal. — Nach Operationen (Iridektomie. Extraction) sehen wir gelegentlich ein schalenartiges, plastisches Exsudat sich in die tellerförmige Grube von der Wunde her fortsetzen.

Membranen können theils spinnwebenähnliche transparente, theils dicke, graue, undurchsichtige Wolken oder förmliche Schwarten bilden, vascularisirt und gefässlos sein. Sie stammen entweder aus dem Corpus ciliare bei cyklitischen Processen (hier finden sich nicht selten vascularisirte Schwarten) oder aus der Retina und können dicht vor der Papille liegen, so dass die Netzhautgefässe unsichtbar sind. Bisweilen entstehen sie aus Glaskörperblutungen. Gelegentlich ziehen sie nach Art von Coulissen quer durch den Glaskörper, namentlich bei Cysticerken *(v. Gräfe)*. Gefässhaltige Membranen können mit Netzhautablösung verwechselt werden oder daneben bestehen: zur Differentialdiagnose beider ist es wichtig, wenn möglich, das Gesichtsfeld oder den quantitativen Lichtschein mit der Projection zu prüfen. Bei Netzhautablösung besteht ein peripherer sectorenförmiger oder hemiopischer Defect des Gesichtsfeldes, während bei einfachen Membranen Aussen- und Farbengrenzen normal sind resp. bei Complication mit Hintergrundsaffectionen z. B. Choreo-Retinitis, concentrische Einengung zeigen können. Bei Netzhautablösung werden ausserdem blau und grün verwechselt. Die quantitative Lichtempfindung und Projection ist bei einfachen Membranen normal, bei Netzhautablösung unsicher oder nach einer Seite ganz defect. Wenn man sicher gehen will, prüft man mit zwei Lampen, deren eine vom Patienten auf ca. $\frac{1}{2}$ *m* fixirt wird, während der Arzt die andere an der Peripherie des Gesichtsfeldes gleichzeitig herumführt und die Flamme abwechselnd verdeckt und frei lässt, wobei der Patient angeben muss. ob er den zweiten Schein wahrnimmt und in welcher Richtung.

Der Glaskörper kann bei den Trübungen verflüssigt oder normal consistent resp. geschrumpft sein. Die Opacitäten können sich aufhellen oder verdichten und durch Schrumpfung zu Netzhautablösung führen.

Die Klagen der Kranken mit Glaskörpertrübungen sind theils auf die entoptische Wahrnehmbarkeit der Trübungen, theils auf Abnahme der Sehkraft gerichtet. Je dünner und kleiner, je circumscripter und weniger zahlreich die Trübungen sind, um so weniger pflegt das Sehvermögen zu leiden. Die diffusen Trübungen setzen die Sehkraft am stärksten herab. Die Sehschärfe hängt andererseits von begleitenden Complicationen (Hintergrundsaffectionen, Linsentrübungen) ab.

Die **Prognose** der Opacitäten richtet sich nach der Grundursache. Vereinzelte Opacitäten haben weniger zu bedeuten als reichliche dichte Trübungen, welche bei längerem Bestehen sehr leicht zu Amotio retinae führen können.

Die **Behandlung** betrifft in frischen Fällen zunächst das Grundleiden. die Iridocyklitis resp. Choreoiditis oder Choreo-Retinitis. Im Uebrigen ist sie rein ableitend. Man verordnet einen Heurteloup. welcher nach Bedarf nach einiger Zeit wiederholt wird, Fussbäder, trockene Schröpfköpfe oder Sinapismen in den Nacken, salinische Abführmittel, eine Schwitzcur mit Pilocarpin und Sublimatpillen, auch ohne dass Lues vorliegt; wenn die letztere sicher constatirt ist, wird eine energische Schmiercur und Jodkali erforderlich. Bei schwächlichen anämischen Personen ist der Gebrauch von Eisen neben roborirender Diät indicirt.

4. **Glaskörperblutungen.** Dieselben kommen abgesehen von den traumatischen Fällen, bei Gefässkrankheiten der inneren Augenhäute und bei Circulationsstörungen, auf Grund von Hämorrhoidal- und Menstruations-Anomalieen, bei Diabetes und Nierenleiden, ferner während der Gravidität vor. Sie werden ausserdem beobachtet bei Glaucoma hämorrhagicum,

bei Thrombose der Vena centralis retinae. Recidivirende Hämorrhagieen treten gelegentlich bei jugendlichen, anämischen Personen neben Nasenbluten und halbseitigem Kopfschmerz ohne intraoculare Erkrankung auf. und ohne dass ein Herzklappenfehler nachweisbar ist. — Die Blutung stammt entweder aus den Netzhaut- resp. Choreoidalgefässen oder aus dem Corpus ciliare; bisweilen ist noch die Perforationsstelle eines Netzhautgefässes. an das sich die Blutung anschliesst. sichtbar. Sie tritt meist ganz plötzlich auf und verursacht je nach ihrem Sitz und ihrer Intensität mehr oder minder hochgradige Sehstörungen, selbst Amaurose bis auf Lichtschein, der bei Complication mit Netzhautablösung ganz fehlt oder wenigstens sehr unsicher ist.

Kleine Hämorrhagieen können, zumal bei jugendlichen Individuen, unter allmähligem Zerfall spurlos resorbirt werden, worüber indessen Wochen resp. Monate vergehen; grössere pflegen zur Bildung dicker, flockiger, klumpiger oder membranöser Trübungen Veranlassung zu werden und können zu Amaurose in Folge Amotio retinae führen.

Bei der Augenspiegeluntersuchung findet man im Glaskörper mehr oder minder ausgedehnte dicke, dunkle Massen von rother oder schwarzer Farbe, welche den Augenhintergrund vollständig oder theilweise verdecken. Die befallenen Augen sind keineswegs immer myopisch.

Hinsichtlich der Behandlung gelten die bei den Trübungen angegebenen Principien. Vor Allem hat man den Patienten Ruhe der Augen und Aufenthalt im Dunkeln. Vermeidung von Congestionen nach dem Kopf. salinische Abführmittel. Eisen, Ergotininjectionen resp. Secale innerlich, in der Dämmerstunde mässige Bewegung in frischer Luft und eine reizlose, nicht zu schwere Kost anzurathen: man verordne trockene Schröpfköpfe resp. Senfteige in den Nacken, ev. einen Heurteloup an der Schläfe, wenn nicht gerade Anämie die Ursache ist, und, wenn kein Herzleiden resp. keine Gefässkrankheit nachweisbar ist, eine Schwitzcur. Bei luetischer Basis ist eine Schmiercur einzuleiten, bei Diabetes regulire man die Diät und verordne Karlsbader Brunnen, bei Menstruationsanomalieen suche man die letzteren zu heben.

5. Die eitrige Entzündung des Glaskörpers; der Glaskörper-Abscess. Die Frage, ob sich der Glaskörper bei seiner Zellen- und Gefässlosigkeit primär entzünden könne, ist vielfach discutirt. Theils wurde sie verneint. um so mehr als *H. Pagenstecher* nachwies, dass bei Einführung von Fremdkörpern die Entzündungsproducte immer von der Verletzungsstelle in den Umhüllungshäuten herrühren, theils wurde sie bejaht. In der Neuzeit neigt man der Annahme zu, dass sich primäre Entzündungen des Corpus vitreum ausbilden können. *Schmidt-Rimpler* weist auf die Analogie mit der Cornea hin, bei deren Entzündung die Entzündungsproducte gleichfalls zum grössten Theil von aussen einwandern; er bezieht sich ferner auf die Erfahrungen *Leber's*, welcher durch Einführung von Fremdkörpern in den Glaskörper eine Entzündung derselben erzeugen konnte, und auf eigene Experimente, bei denen nach Extraction der Linse von Kaninchen durch die Cornea Thränensackeiter in den Glaskörper gespritzt wurde und zunächst der Verlauf der Entzündung um die Eitermasse, erst später das Auftreten einer Iritis und Choreoiditis resp. Retinitis suppurativa beobachtet werden konnte.

Der Glaskörperabscess kommt am häufigsten nach Traumen durch Infection des Corpus vitreum mit unreinen Instrumenten oder Fremdkörpern zu Stande; die Eiterkörperchen sind gewöhnlich immigrirt und stammen aus den bei dem Trauma verletzten Umhüllungsmembranen des Corpus vitreum. Die Suppuration des Glaskörpers kann ferner nach eitriger Iritis. Cyklitis resp. Choreoiditis eintreten und eine Theilerscheinung einer Panophthalmitis sein. Sie kommt schliesslich bei metastatischen Ophthalmieen. z. B. im Puerperium. bei Endocarditis ulcerosa. durch Gefässembolieen der inneren Augenhäute vor. In diesen Embolis sind früher Mikroorganismen theils vermuthet, theils nachgewiesen (*Roth, Heiberg, Leber. Litten, Hosch, Kahler); Wagenmann* fand bei einem kürzlich publicirten Fall in den inneren Augenhäuten und im Glaskörper. Streptococcencolonieen.

Bemerkenswerth ist ein Fall von *Deutschmann;* derselbe entdeckte in einem wegen eines Glaskörperabscesses enucleirten Bulbus eine primäre Tuberkulose des Corpus vitreum.

Es gibt circumscripte Eiterherde im Glaskörper. die sich abkapseln können, aber im weiteren Verlauf sich oft, wenn nicht immer, mit Netzhautablösung compliciren. Die diffusen Eiterinfiltrationen gehen immer in Panophthalmitis über oder begleiten dieselbe.

Bei seitlicher Beleuchtung resp. bei der Augenspiegeluntersuchung. mitunter schon ohne jedes Hilfsmittel bemerkt man hinter der Linse einen gelben Schein. der eine gewisse Aehnlichkeit mit dem Befund beim amaurotischen Katzenauge, dem Glioma retinae. hat. Die Augen zeigen gewöhnlich lebhafte Reizerscheinungen und sind schmerzhaft.

Die **Behandlung** pflegt den Verlust des Auges meist nicht aufzuhalten; man verordne ausser Atropin in frischen Fällen Bettlage, warme Umschläge. eventuell Inunctionen oder Calomel in refracta dosi bis zu eintretender Salivation. Droht die Panophthalmitis. so ist es gerathen den Bulbus zu enucleiren oder zu exenteriren.

6. Bei abgelaufener Choreo-Retinitis wuchern gelegentlich neugebildete **Gefässe** aus der Netzhaut in den Glaskörper, der dann nur selten seine normale Transparenz bewahrt.

Häufiger findet man angeborene **Ueberreste der Art. hyaloidea** in dem Cloquet'schen Kanal. Man sieht dann einen grauen Strang von der Mitte der Papille quer durch den Glaskörper nach vorn, eventuell bis zur Linsenhinterfläche, ziehen und in diesem Strang, der entweder blind und abgerundet oder fein verzweigt endigt, noch einen dunklen, selten rothen Streifen, den Rest des Gefässes. Sehr oft sieht man von der Basis dieses Stranges noch weisse Bindegewebszüge in der Netzhaut längs den Gefässen verlaufen.

Bei der Art. hyaloidea persistens findet man häufig noch Reste der Membrana pupillaris, bisweilen eine Katarakta polaris posterior spuria.

Eversbusch beschrieb eine graue. scharf begrenzte, durchsichtige Membran vor der Papille und angrenzenden Retina, hinter welcher die Centralgefässe hindurchschimmerten. als den ungemein stark entwickelten bindegewebigen Meniscus mit Verdickung der angrenzenden Limitans interna.

Das Sehvermögen dieser Augen ist immer stark herabgesetzt; in einem meiner Fälle bestand Strabismus convergens des behafteten Auges.

Bei einer anderen Patientin fand ich zufällig ein venöses Gefäss nach Art eines um sich selbst zusammengedrehten Stranges; dasselbe entsprang mitten an der Papille aus einem Venenstamm, ragte weit in den Glaskörper vor und bog am vorderen Ende in das umschlungene rückläufige Gefäss um, ohne seinen venösen Charakter zu ändern, wie dies *Michel* in seinem Lehrbuch von einem ähnlichen Fall erwähnt.

7. Als Vorläufer der Amotio retinae lehrte *Iwanoff* die **Ablösung des hinteren Glaskörpers** von der Retina kennen nach Maassgabe anatomischer Funde. Die Ablösung erfolgt durch ein seröses Transsudat; die Hyaloidea bleibt dabei mit der Retina in Zusammenhang. Der fibrillär degenerirte Glaskörper schrumpft so lange, bis die Netzhaut reisst und die Flüssigkeit sich hinter die Netzhaut ergiesst, ein Vorgang, den *Leber* und *Nordenson* neuerdings für alle Fälle von spontaner Netzhautablösung annehmen. Der abgehobene Glaskörper besteht dabei aus dem geschrumpften normalen Fasergerüst; die Schrumpfung desselben ist eine durch veränderte Ernährungsverhältnisse verursachte physikalische Erscheinung. Sie wird begünstigt durch neugebildete, aus der Retina in den Glaskörper hineinwuchernde bindegewebige Fasern. — Die Ablösung des hinteren Glaskörperabschnittes findet sich ferner in hochgradig myopischen Augen und nach Traumen mit Glaskörperverlust, z. B. nach Staaroperationen (*Hirschberg*).

Im vorderen Bulbusabschnitt hat *Pagenstecher* durch Ergüsse in den Petit'schen Kanal eine Abhebung des Corpus vitreum von der Zonula gefunden; *Nordenson* hat diese Beobachtung neuerdings bestätigt. Diese Anomalie findet sich vorwiegend in ektatischen Augen in Folge Sclerotico-Choroiditis anterior und bei cyklitischen Processen.

Die Diagnose beider Zustände ist bei Lebzeiten ziemlich unmöglich. Dass der von *Weiss* beschriebene, silberglänzende, bogenförmige Reflexstreifen auf der Netzhaut in der Nähe des medialen Papillenrandes als der Ausdruck des Randes der hinteren Ablösung des Glaskörpers aufzufassen ist, scheint mir noch nicht sicher erwiesen.

8. Der **Cysticerkus** im Glaskörper. Der Cysticerkus kann primär im Glaskörper auftreten oder sich zunächst subretinal entwickeln und dann durch Perforation der Netzhaut in das Corpus vitreum gelangen. Er findet sich nur in Gegenden, in welchen die Taenia solium sehr verbreitet ist; die Finne der Taenia mediocanellata kommt beim Menschen nicht vor. Die Embryonen aus den Fruchthältern der mit den Faeces entleerten Bandwurmglieder kommen entweder mit der Nahrung oder mit dem Trinkwasser in den Magen des Menschen, verlieren hier ihre Hülle, gelangen in den Kreislauf und werden in die hinteren Ciliargefässe eingeschwemmt. Hier bleiben sie entweder in der Choreoidea haften und entwickeln sich subretinal weiter, oder sie gelangen in das Corpus ciliare und von hier in den Glaskörper. In beiden Fällen findet man später eine mit Flüssigkeit gefüllte Blase, in welcher an einem dünnen, gegliederten Halstheil der Kopf eingestülpt ist. An letzterem befinden sich 4 Saugnäpfe und dazwischen 1 Hakenkranz. — Gelegentlich leiden die Patienten mit intraocularem Cysticerkus gleichzeitig am Bandwurm; im Ganzen ist aber diese Beobachtung nur selten zu machen.

Beim Durchleuchten des Glaskörpers nimmt man eine rundliche, weissliche oder bläuliche, stark irisirende Blase wahr, deren Rand goldgelb schimmert und bei längerer Betrachtung wurmförmige. wellige Bewegungen d. h. regelmässige Einziehungen und Vorwölbungen zeigt. In der Blase sieht man ein rundliches. gelbliches, stark glänzendes. knopfähnliches Gebilde. den Kopf, welcher zeitweise hervorgestreckt wird. Die Bewegungen des Entozoon sind um so lebhafter, je jünger es ist. — Bei kleinen jungen Blasen kann die Diagnose Schwierigkeiten machen; sie ist leicht, wenn der Kopf entwickelt ist und hervorgestreckt wird.

Wie es scheint, wird der Cysticerkus im Glaskörper leichter und länger ohne deletäre Folgen für das Auge vertragen als bei subretinalem Sitz; so berichtet *Schmidt-Rimpler* über einen Fall, in welchem die Sehschärfe 4 Jahre hindurch $=$ 1 und der Glaskörper klar geblieben war. Gewöhnlich trübt sich der letztere indessen schon früher um die Blase; es treten zunächst glitzernde Punkte, dann coulissenartige Membranen auf, welche bei Bewegungen des Auges wellige Bewegungen zeigen. Aber auch innerhalb dicker Membranen ist die Erkennung eines Cysticerkus an dem gelben Glanz der Blase meist noch möglich. — Schliesslich kommt es zur Ausbildung einer Iridocyklitis, die häufig exacerbirt und zu Phthisis bulbi führt. Selbst eitrige intraoculare Entzündungen kommen vor, als deren Ursache *Leber* zunächst die Absonderung einer chemisch reizenden Substanz in die Umgebung vermuthet. da es vorauszusehen ist, dass die Entozoen auf ihrer Wanderung aus dem Darmtractus bis in's Auge die etwa anhaftenden Mikroben längst abgestreift haben und andererseits bei Anwesenheit von Coccen sofort eine starke Entzündung eintreten würde, während dieselbe doch meist erst später sich ausbildet. *Leber* lässt es indessen noch unentschieden, ob nicht die durch das Wachsthum des Parasiten afficirten Gewebe in der Umgebung einen günstigeren Ernährungsboden für von aussen zufällig zugeführte Mikroben abgeben; in einem Falle ergab die bakterioskopische Untersuchung ein negatives, in einem anderen ein positives Resultat, dessen Werth zur Entscheidung dieser Frage vorläufig noch unsicher bleiben muss.

Das Sehvermögen kann im Anfang relativ gut sein. Die Hochgradigkeit der Sehstörungen hängt natürlich von dem Sitz der Blase ab; dieselben bestehen zunächst in der Wahrnehmung einer dunklen Wolke. Später werden die Augen ganz amaurotisch. Ob ein mit intraocularem Cysticerkus behaftetes Auge die Veranlassung zu einer wirklichen sympathischen Ophthalmie werden kann, ist noch nicht sicher entschieden. *Jacobson* hat dabei sympathische Amblyopie beobachtet; *v. Gräfe* und *Hirschberg* haben nie eine wirkliche sympathische Ophthalmie gesehen.

Im nördlichen Deutschland ist der Cysticerkus häufiger als im Süden und Westen Deutschland's, resp. als in Frankreich, England, Holland und der Schweiz. Das Verhältniss der Glaskörperparasiten zu den subretinalen ist $=$ 1 : 2. Im Ganzen kommt etwa auf 1000 Augenkranke 1 Fall von Cysticerkus. Er ist nur einseitig beobachtet; *Gräfe* in Halle und *Becker* haben in einem Auge sogar zwei Exemplare gefunden.

v. Gräfe entfernte den Cysticerkus aus dem Glaskörper von vorn, indem er zunächst die durchsichtige Linse mittelst Lappenschnitt und Iridektomie extrahirte, dann die tellerförmige Grube mit einer Pincette perforirte und den Parasiten aus dem Glaskörper zog, wenn er sich nicht von selbst einstellte. Die Resultate dieses Verfahrens ermuthigten, wie nur noch *Leber* neuerdings betont, wenig zur Nachahmung, weil die meisten Augen an Irido-Choreoiditis zu Grunde gingen uud nachträglich doch enucleirt werden mussten. Sehr viel günstigere Erfolge hat die Operation mittelst des meridionalen Scleralschnittes, den *Arlt* zuerst übte und *Alfred Gräfe* besonders empfohlen und cultivirt hat. Bei dem subretinalen Cysticerkus ist das Operationsresultat noch viel besser. — Unter allen Umständen soll man, so lange das Auge noch nicht phthisisch ist, den Extractionsversuch machen, da die intraoculare Entzündung nach Entfernung des Parasiten sich zurückbildet und der Bulbus in seiner Form erhalten bleibt. Wenn das Sehvermögen bereits erloschen, das Auge. phthisisch ist und heftige Entzündungserscheinungen zeigt, so ist die Enucleatio oder Exenteratio bulbi indicirt.

Von anderen Entozoen ist nur einmal die Filaria oculi humani beobachtet.

Ueber Fremdkörper und luxirte Linsen vergleiche man das Capitel der Verletzungen.

Krankheiten der Choreoidea.

I. Anatomische Vorbemerkungen.

Die Choreoidea bildet den hinteren Abschnitt des Uvealtractus und kleidet die ganze Innenfläche der Sclera von der Eintrittsstelle des Sehnerven in den Bulbus bis zur Corneoscleralgrenze aus, ohne mit dieser Membran durchweg fest verlöthet zu sein. Nur an der Ein- resp. Austritts-Stelle der grösseren Gefässe und Nerven, an dem Opticusumfang und in der Corneoscleralgrenze ist sie an die Lederhaut fixirt, vorn durch die Sehne des Tensor choreoideae s. m. ciliaris, welche sich an dem Scleralwulst *(Schwalbe)* in der Gegend des Schlemm'schen Kanals inserirt, hinten einerseits durch Fasern, welche den Sehnerv quer durchsetzen und sich am Aufbau der Lamina cribrosa betheiligen, andererseits durch Fasern, welche in die Sclera übergehen, und ausserdem durch Fasern, welche nach hinten umbiegen und in der Pialscheide des Sehnerven endigen. — Die eigentliche Choreoidea erstreckt sich nach vorn bis ca. 6 *mm* vom Limbus corneae entfernt. Sie umfasst vier Schichten. Auf ihrer Innenfläche bleibt gewöhnlich das Pigmentepithel der Retina haften; unter demselben liegt die Membrana elastica s. *Bruchii*, eine Glashaut, die durch ihren Glanz ausgezeichnet ist, auf die letztere folgt nach aussen die Choreocapillaris, dann das *Sattler'sche* Endothelhäutchen, hierauf die Choreoidea propria, welche pigmentirte und nicht pigmentirte Stromazellen von Spindel- oder Sternform und die mittleren und gröberen Gefässe enthält. In der Wand der Gefässe findet man reichliche Ganglienzellengruppen. Die vierte d. h. äusserste Schichte der Choreoidea ist die Membrana suprachoroidea, welche aus elastischen Fasern, ungefärbten Endothelien und gefärbten, platten, viel verzweigten Zellen besteht, die in mehreren lamellenähnlichen Reihen angeordnet sind. Beim Abziehen der Choreoidea von der Sclera bleiben die äussersten Lamellen als Lamina fusca auf der Lederhaut haften. Innerhalb der Suprachoreoidea befindet sich ein Lymphraum, der Suprachoreoidalraum, welcher von dem Opticus bis fast zur Corneoscleralgrenze reicht und durch die denselben und die Sclera durchsetzenden Nerven und Gefässe, welche von Lymphspalten umgeben sind, mit dem Tenon'schen oder suprascleralen Raum in Verbindung steht. Der Suprachoreoidalraum endigt vorn unmittelbar hinter der Sehne des Tensor, vor dem die Fontana'schen Lacunen der Kammerbucht liegen.

Die Aderhaut wird bis zur Ora serrata versorgt von den hinteren kurzen Ciliararterien (Art. ciliares posticae breves), welche als 4 bis 6 Stämmchen direct aus der Art. ophthalmica hervorgehen, sich weiterhin bis zu 20 Aesten verzweigen und in der Umgebung des Sehnerven in einem Abstand von 3—4 *mm* die Sclera perforiren, um in die Choreoidea überzutreten. Sie lösen sich in mittlere und feinere Aestchen auf und endigen in Capillaren. aus welchen die venösen Capillaren unmittelbar hervorgehen. Die Choreocapillaris hört am Orbiculus ciliaris auf. In der Höhe der Lamina cribrosa anastomosiren die hinteren kurzen Ciliargefässe mit den Centralgefässen der Retina durch Vermittelung des *Zinn'schen* oder *Haller'schen* Gefässkranzes; im Uebrigen haben die Netzhaut- und Aderhautgefässe keine weiteren Anastomosen.

Die beiden hinteren langen Ciliararterien (Art. ciliares posticae longae) perforiren die Sclera etwas weiter nach aussen von den kurzen Ciliararterien. Sie sind ebenfalls Aeste der Art. ophthalmica und versorgen vor Allem das Corpus ciliare und durch Vermittelung des Circulus arteriosus iridis major, der von den Endästen der hinteren langen Ciliararterien und von den Rami perforantes der vorderen Ciliararterien gebildet wird, die Iris. Rami recurrentes der hinteren langen Ciliararterien und der perforirenden Aeste der vorderen Ciliararterien. welche im Orbiculus ciliaris rückwärts verlaufen, anastomosiren in der Höhe der Ora serrata retinae mit den Endästen der hinteren kurzen Ciliararterien, um sich an der Ernährung des vorderen Choreoidalabschnittes zu betheiligen.

Die Vortexvenen sammeln in erster Linie das venöse Blut der Aderhaut, theilweise auch das Blut des vorderen Uvealabschnittes. Es sind 4 Hauptstämme, welche den 4 Quadranten der Bulbusoberfläche entsprechen und in der Mitte derselben etwa im Aequator des Auges die Sclera in schräger Richtung durchbohren, nachdem sie sich vorher etwas erweitert haben (*Fuchs* Ampulle). Sie sind ohne Klappen und haben nicht absolut streng gesonderte Ernährungsgebiete. sondern anastomosiren in der Choreoidea unter einander. — Den vorderen Ciliararterien entsprechen die vorderen Ciliarvenen, welche die Rami perforantes begleiten und das venöse Blut des Ernährungsgebietes des Circulus arteriosus major, sowie des Leber'schen Venenplexus aufnehmen.

Die Ciliarnerven begleiten theils die Blutgefässe, theils perforiren sie die Sclera isolirt. Sie verlaufen in der Suprachoreoidea nach vorn bis zum Ciliarmuskel und bilden weitverzweigte Plexus untereinander; an den Verästelungsstellen finden sich Ganglienzellengruppen. Die langen Ciliarnerven (2—3) sind Aeste des N. naso-ciliaris des I. Trigeminus-Astes; die kurzen (8—12) entstammen dem Ganglion ciliare, welches ca. 16 *mm* vom Bulbus entfernt der unteren äusseren Fläche des N. opticus aufliegt und drei Wurzeln hat, die Radix longa vom Naso-ciliaris, die Radix brevis vom Oculomotorius und die sympathische Wurzel.

II. Specieller Theil.

1. Als Altersveränderung beobachten wir mit dem Augenspiegel bei sonst in ihrer Function nicht beeinträchtigten Augen älterer Personen entweder an der Peripherie des Hintergrundes oder in der Umgebung der Papille die **Drusen** der Glaslamelle, welche kaum erbsengrosse gelbe Plaques darstellen, deren Rand nur selten pigmentirt ist. Hierdurch sowie durch ihre Kleinheit und durch das Auftreten bei älteren Personen ohne Sehstörungen unterscheiden sie sich von den Producten einer plastischen Choroiditis. Es handelt sich um Wucherung und colloide Degeneration des Pigmentepithels. Bei der Untersuchung pathologischer Bulbi

findet man sie nicht selten auch bei jugendlichen Individuen, z. B. nach Traumen in Folge chronisch-degenerativer Entzündungen, bei Gliom der Retina.

2. Die entzündlichen Processe der Choreoidea.

Dieselben beginnen entweder primär in der Aderhaut oder sie schliessen sich an Entzündungen der Iris und des Corpus ciliare an. Sie können auf die Aderhaut beschränkt bleiben oder auf die Umgebung übergreifen: dann spricht man von Irido-Choreoiditis. Sclerotico-Choreoiditis. Choreo-Retinitis. Auch auf den Sehnerv kann sich die Entzündung fortsetzen. wenn sie sich am hinteren Pol des Auges in der Umgebung der Papille etablirt hat.

Die Choreoiditis kommt in jedem Lebensalter vor; selbst congenital finden wir schon choreoiditische Veränderungen. die aus dem fötalen Leben herrühren. Bei männlichen und weiblichen Individuen tritt sie gleich häufig auf und bei letzteren oft im Anschluss an Chlorose. Menstruations-Anomalieen, im Puerperium, bei Lactatio nimia. Eine häufige Ursache ist die Syphilis. — Myopische Augen disponiren besonders zu einer Entzündung der Aderhaut; die Myopie nimmt in Folge derselben gelegentlich an Stärke zu. — Die Choreoiditis tritt ferner im Verlauf vieler acuter und chronischer Infectionskrankheiten auf, so nach Meningitis cerebrospinalis, bei Variola. Febris recurrens. gelegentlich bei acutem Gelenk-Rheumatismus und bei Lepra. ferner bei acuter Miliartuberculose. — Auch auf metastatischem Wege kommt es zu Entzündungen der Choreoidea, z. B. bei Puerperalfieber, bei Pyämie. Erysipel. bei eitrigen Phlegmonen etc. — In einem Fall von eitriger Choreoiditis führte *v. Gräfe* den Process auf Infection durch Rotzgift zurück.

Das entzündliche Exsudat kann wie bei der Iritis und Cyklitis eine verschiedene Beschaffenheit haben: es findet sich in erster Linie in der Choreoidea und im Glaskörper. Wir sehen diffuse seröse Ergüsse. welche eine staubförmige, gleichmässige Trübung des Corpus vitreum verursachen, theils Fäden, Flocken oder grössere Klumpen, theils Membranen. die bisweilen vascularisirt sind, theils blutige. theils eitrige Ergüsse. Im weiteren Verlauf beobachten wir gelegentlich Beschläge der Membrana Descemetii, Hypopyon in der Vorderkammer, ferner Verflüssigung des Glaskörpers, in Folge mangelhafter Ernährung der Linse Trübungen derselben: schliesslich kommt es nicht selten zu Netzhautablösung oder bei eitrigen Processen zu Panophthalmitis mit Ausgang in Phthisis bulbi. Glaucomatöse Drucksteigerung kommt nur bei den seltenen serösen Choreoiditiden vor.

Bei der anatomischen Untersuchung derartiger Bulbi erweist sich das Gewebe der Aderhaut theils diffus, theils in zerstreuten Herden von weissen Blutkörperchen. bei eitrigen Affectionen von Eiterkörperchen durchsetzt, sehr blutreich und das Stromapigment gewuchert. Die entzündlichen Infiltrate sitzen mit Vorliebe in der Nähe der Gefässe. namentlich an Theilungsstellen derselben. oder um die Nerven. Die Gefässe sind meist mit rothen Blutkörperchen strotzend erfüllt: bei metastatischen Processen hat man in ihnen Coccen (Streptococcen. *Wagenmann*) gefunden. Wir constatiren ferner eiweissreiche oder fibrinöse oder fibrinöseitrige Exsudate in den Suprachoreoidalraum resp. unter die Netzhaut. ferner fibröse Schwarten. in denen sich Kalksalze ablagern, selbst Knochenschalen ausbilden können. Bei plastischen Processen verwächst die Retina mit der Aderhaut und wird pigmentirt gefunden.

Je nach der Form der Entzündungsproducte unterscheiden wir, wie bei der Iritis. eine seröse, plastische und eitrige Choreoiditis.

a) Die **seröse Choreoiditis** kommt meist mit Cyklitis und Iritis combinirt vor und ist wegen der vermehrten Secretion von intraocularer Flüssigkeit oft mit Drucksteigerung complicirt, als deren Folge eine glaucomatöse Papillenexcavation eintreten kann. Wenn die Retina an der Entzündung Theil nimmt, ist sie grau getrübt; später mit der Resorption des Oedems treten Pigmentveränderungen. Entfärbungen oder stärkere Pigmentirungen des Hintergrundes und Abnormitäten der Choroidalgefässe hinzu, die sich entweder als blassrothe oder bei sclerotischer resp. colloider Degeneration ihrer Wandungen als weisse oder gelbliche Netze präsentiren, zwischen denen unter Umständen die blasse Sclera durchschimmert, oder in deren Maschen abnorme Pigmentmassen angehäuft sind. Wenn die Choreoiditis zu einer Iritis oder Cyklitis serosa hinzutritt, ist das Symptombild dieser Affectionen meist so stark ausgeprägt, dass man eine Betheiligung der Choroidea gewöhnlich nur vermuthen kann. Der Beginn der Erkrankung in der Aderhaut ist jedenfalls nur sehr selten. Die Folge der Netzhautaffection und der Glaskörpertrübung ist eine Herabsetzung des Sehvermögens, welche sich in der Dunkelheit besonders fühlbar macht. Genauere und öftere Controle von Sehschärfe, Gesichtsfeld und Lichtsinn ist wegen der Gefahr des Secundärglaucoms von grösster Wichtigkeit. Die Behandlung des Leidens fällt mit der Therapie der Iritis resp. Cyklitis serosa zusammen; bei intraocularer Drucksteigerung ist die Ausführung einer Sclerotomie oder breiten Iridektomie geboten.

b) Bei der **plastischen Choreoiditis** trennen wir die diffusen Entzündungen, welche ein grösseres Areal des Hintergrundes befallen, von den circumscripten, bei denen die Entzündungsproducte in zerstreuten Herden auftreten. Anatomisch genommen handelt es sich um dieselben Veränderungen — Infiltration der Choreoidea mit Lymphzellen nebst Alteration des Pigmentepithels und der äusseren Netzhautschichten. Anfangs kann eine Trübung der Retina über den Herden bestehen; sie kann aber auch fehlen. In den späteren Stadien geht das Pigmentepithel verloren, die Retina verwächst entweder mit der Choreoidea. welch' letztere meist hochgradige atrophische Veränderungen zeigt, oder sie wird abgelöst. Andererseits können sich die Entzündungsproducte spurlos zurückbilden, ohne dass die Choreoidea atrophirt; es bleiben aber oft starke Pigmentwucherungen zurück. Wegen der anatomisch und ophthalmoskopisch nachweisbaren Betheiligung der Retina ist es gerathener für die in Rede stehenden Erkrankungen die Bezeichnung Choreo-Retinitis zu wählen. — Die entzündlichen Veränderungen können an der Peripherie des Augenhintergrundes sitzen oder in der Umgebung resp. an der Macula; in letzterem Fall sprechen wir von Choreo-Retinitis centralis. Bei den circumscripten Formen trennen wir ferner die Choreo-Retinitis diseminata von der Choreo-Retinitis areolaris *(Förster)*. Diese Trennung findet nur aus localen Gründen statt; der Process als solcher ist derselbe. Wir sind ferner daran gewöhnt noch ein Krankheitsbild wegen seines specitischen Gepräges gesondert zu behandeln, die Choreo-Retinitis luetica (s. specifica) im strengen Sinn des Wortes. Das ophthalmoskopische Bild der Choreoiditis schwankt je nach der Form des Leidens.

Bei der diffusen Choreo-Retinitis ist zunächst die Farbe des Hintergrundes an einem grossen Theil desselben oder über den ganzen Fundus verändert; er sieht nicht gleichmässig roth aus. Wenn die Entzündung ganz frisch ist, so erscheint die Retina meist grau oder blass; die Gefässe treten auf der Trübung sehr scharf hervor. Gelegentlich prominirt die Netzhaut etwas an einzelnen Stellen, wie man aus dem welligen Verlauf der Gefässe deutlich ersehen kann. Erst mit dem Rückgang der Netzhauttrübung treten die Choreoidalveränderungen deutlich zu Tage. Meist fehlt aber, wenn wir die Kranken zu Gesicht bekommen, bereits die Affection der Retina; die krankhaften Veränderungen der Choreoidea sind schon in hohem Grade ausgeprägt. Die normale Röthe fehlt in einem grossen Abschnitt des Hintergrundes, weil die Aderhaut atrophisch ist. Wir sehen eine weisse oder gelbliche Fläche, herrührend von der frei liegenden Sclera, auf welcher nur vereinzelte oder zahlreiche Pigmenthaufen nachweisbar sind, welche zum Theil in den äussersten Retinaschichten liegen. Die Pigmentmassen stellen entweder compacte schwarze Flecken von der mannigfachsten Form und Grösse dar, oder sie erscheinen aufgelockert, so dass die helle Unterlage hindurchschimmert. Zwischen den Pigmentschollen oder Streifen findet man noch gröbere Choreoidalgefässe, die theils eine blassrothe, theils bei Sclerose der Wandungen eine gelbe oder weisse Farbe haben resp. von gelben oder weissen Streifen eingerändert sind. Ueber die Pigmentmassen und über die Choreoidalgefässe ziehen die Netzhautgefässe unverändert fort. — Wenn nicht der ganze Fundus, sondern nur ein grösserer Abschnitt von dieser diffusen, zu Atrophie des Gewebes führenden Choreoiditis ergriffen ist, so sieht man die atrophischen Abschnitte nicht scharf gegen die Umgebung abgegrenzt, sondern in der nächsten Nachbarschaft noch Veränderungen, welche darauf hindeuten, dass der entzündliche Process noch nicht abgelaufen ist. An die weisse Fläche schliessen sich gelbröthliche oder schmutziggraugelbe Flecken an, an deren Rand oder auf deren Oberfläche Pigmentmassen in der Entwickelung oder bereits ausgebildet, Aderhautgefässe aber gar nicht nachweisbar sind oder nur undeutlich hindurchschimmern. Später können diese isolirten Herde mit den grossen atrophischen confluiren. Bisweilen findet man an verschiedenen Partien des Augenhintergrundes eine derartige diffuse, atrophirende Choreoiditis und zwischen den einzelnen hellen Flächen die Farbe des Hintergrundes dunkelrostbraun und darin einzelne kleine, circumscripte, helle Flecken oder schwarze Pigmentballen.

Die Affection der Aderhaut reicht gewöhnlich von der äussersten Grenze des ophthalmoskopischen Gesichtsfeldes bis in die Nachbarschaft der Papille; in sehr veralteten Fällen nimmt auch die letztere an dem Process Theil und wird atrophisch (graugelbe Atrophie cfr. Opticusatrophie). Mitunter wuchern aus der atrophischen Retina, deren Gefässe verengt und an Zahl verringert sind, feine Gefässschlingen in den Glaskörper, welche bei Bewegungen des Auges hin- und herschwanken. Das Corpus vitreum behält gewöhnlich seine normale Transparenz, doch kommen darin auch einzelne Flocken zur Beobachtung. In späteren Stadien zeigt die Linse oft Trübungen.

Das Spiegelbild der **Choreo-Retinitis diseminata** ist dadurch charakterisirt, dass man gewöhnlich zunächst in der Peripherie des rothen Augenhintergrundes pigmentirte und ungefärbte Flecken findet. Dieselben haben eine verschiedene Form und Grösse (cfr. Fig. 80). Sie übertreffen selten an Ausdehnung die Papille, sind vielmehr gewöhnlich erheblich kleiner. Sie sind entweder rundlich oder länglich, oder oval oder eckig. Die pigmentirten Plaques sehen tiefschwarz aus; die ungefärbten haben eine weisse, gelbe, gelbröthliche oder rosarothe Farbe. Die röthlichen Flecken sind frischen Datums, die gelblichen und weissen älter. Die frischen entzündlichen Infiltrate prominiren meist etwas über die Umgebung, was namentlich an dem Verlauf der Netzhautgefässe sichtbar ist, während an den weissen Stellen die Choreoidea atrophisch ist und die Netzhautgefässe tiefer liegen. Ausser den rein pigmentirten und ungefärbten Plaques kommen alle möglichen Variationen und Uebergänge vor.

Fig. 80.

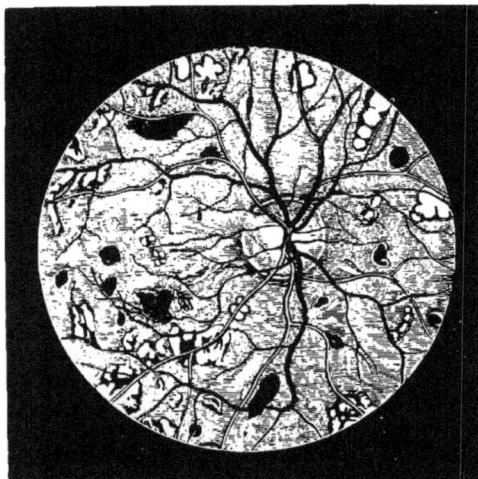

Choreo-Retinitis diseminata.
Rechtes Auge nach Jäger.

Wir constatiren Pigment theils am Rande, theils auf der Oberfläche, theils in Form compacter kleiner Haufen mit weissem oder gelbem Rande oder in Form von Ringen, die auf dem hellen Untergrunde wie Pigmentaugen aussehen. Ueber alle diese Flecken ziehen die Netzhautgefässe unverändert fort; bisweilen sieht man darunter noch Choreoidalgefässe. Wenn 2 helle Plaques neben einander liegen, können sie auch confluiren. Immer entsprechen die weissen, sehnig glänzenden Stellen atrophischen Herden der Aderhaut. — Selten kommen nur pigmentirte oder nicht pigmentirte Plaques vor, meist sind beide Arten von Entzündungsherden durch einander zerstreut und bei den helleren Plaques alle Uebergänge von den frisch rosarothen durch die gelbrothen zu den atrophischen, weissen Herden zu constatiren. In sehr vorgeschrittenen Fällen sieht man zwischen den hellen oder schwarzen Choroidalherden nur noch ganz vereinzelte rothe Inseln oder Netze. Das Pigment liegt meist in den äussersten Retinaschichten.

Die eben beschriebenen Veränderungen können auf die Peripherie des Fundus beschränkt bleiben, oder sie schreiten nach der Papille zu vor; die Gegend der Macula pflegt am längsten davon verschont zu bleiben. Sie können nur einen Sector des Hintergrundes oder eine nahezu ringförmige Zone desselben einnehmen. Schliesslich treten auch atrophische Veränderungen an der Netzhaut und Papille auf: die Gefässe verengern sich. schwinden. die Papille bekommt eine schmutziggraugelbe Farbe und verschwommene Grenzen. die Lamina cribrosa wird in Folge Bindegewebswucherung unsichtbar. — Der Glaskörper ist entweder ganz klar oder es tritt eine diffuse. staubförmige Trübung auf. oder man findet Fäden resp. Flocken darin.

Der diseminirten Choreo-Retinitis stellte *Förster* die **areoläre** gegenüber, bei welcher sich die entzündlichen Veränderungen zunächst in der Umgebung der Pap`lle an der Macula etabliren. Sie ist im Ganzen selten und dadurch charakterisirt, dass die anfangs kleinen Flecken allmählig an Ausdehnung zunehmen und zu grösseren atrophischen. weissen Flächen confluiren, deren Zusammensetzung aus einzelnen Plaques an tiefen Einschnitten am Rande oft noch zu constatiren ist. Im Anfang findet man ferner schwarze Pigmentflecken mit röthlichem Saum und hellgelbem Centrum, später grosse weisse Plaques mit Pigmentsaum und durchsichtigem Pigment auf der Oberfläche. Auf diesen weissen Flecken können die gröberen Choreoidalgefässe sichtbar bleiben. — In späteren Stadien tauchen auch an der Peripherie des Fundus Aderhautveränderungen auf.

Die **centrale Choreo-Retinitis** hat ihren Sitz gerade an der Macula; sie findet sich oft in myopischen Augen mit hochgradigem Staphyloma posticum, seltener bei emmetropischen oder hypermetropischen Menschen. Wir constatiren entweder dunkle Pigmentflecke oder weisse. atrophische Herde in unregelmässig pigmentirtem Terrain. oder gelbliche resp. röthliche Plaques mit Pigment eingesäumt und bedeckt oder das Pigmentepithel degenerirt, dahinter die hellrothen Choreoidalgefässnetze mit dunkleren Intervascularräumen bei dunklen Personen.

Entweder finden wir nur einen grösseren rundlichen. ovalen oder eckigen Plaque oder mehrere kleinere Flecken. Von denselben gehen bisweilen weisse oder gelbliche, sich oft netzförmig verbindende Streifen aus, Sprünge der Choreoidea. die bei der mit der excessiven Myopie einhergehenden übermässigen Dehnung der Aderhaut eintreten. — Sehr selten bilden kleine atrophische Herde in der Choreoidea eine ähnliche Strahlenfigur an der Macula wie die Plaques bei Morbus Brightii. — Im acuten Stadium der centralen Choreoiditis an der Macula ist Retina und Glaskörper immer getrübt.

Die specifische Choreo-Retinitis (luetica) findet ihre Besprechung bei den Krankheiten der Netzhaut.

Was die functionellen Störungen anlangt, welche die plastische Choreo-Retinitis bedingt, so ist die Intensität derselben im Allgemeinen abhängig von der Ausdehnung und dem Sitz der entzündlichen Veränderungen. Die stärksten Störungen veranlassen Affectionen der Macula. Dieselben sind zum grössten Theil verursacht durch die Alteration (Zerstörung oder Verschiebung) des Pigmentepithels und der Stäbchen und Zapfen von Seiten der plastischen Exsudate; sie sind vorwiegend subjectiver Natur.

Eine häufige Erscheinung ist die **Hemeralopie,** eine Herabsetzung der Empfindlichkeit des Auges gegen geringe Lichtintensitäten. die sich darin äussert, dass die Patienten bei herabgesetzter Beleuchtung z. B.

des Morgens oder Abends im Dämmerlicht schlecht sehen. Die Störung des Lichtsinnes, über deren Prüfung das Nähere im Capitel „Amblyopie und Amaurose" zu vergleichen ist, befindet s'ch dabei meist in auffallender Disharmonie zur Sehschärfe.

Alterationen der Farbenempfindung sind selten, namentlich die von *Mauthner* postulirte Blaugelbblindheit; manche Patienten klagen über **Chromopsie** — sie sehen am häufigsten alles roth oder gelb. Unter den subjectiven Symptomen spielen eine Hauptrolle die **Photopsieen**, d. h. Lichterscheinungen vor den Augen in Form von Funken oder Blitzen resp. Flimmern, und die **Metamorphopsieen**, bei denen die beobachteten Gegenstände z. B. Linien oder Stangen verbogen resp. geknickt erscheinen. Gelegentlich sehen die Objecte dabei verkleinert aus (Mikropsie). Die Verbiegung der Linien tritt nach *Förster's* Angaben vorwiegend nach dem Fixirpunkt d. h. nach dem Kranken zu ein und beruht auf der Verdrängung resp. Verbiegung oder Zerrung der Stäbchen und Zapfen. Die Mikropsie entsteht durch den Defect der empfindenden Elemente.

Eine Herabsetzung der centralen Sehschärfe bemerken die Patienten gewöhnlich nur, wenn die Macula befallen oder der Glaskörper getrübt ist. Im ersteren Falle kann das centrale Sehen bis auf Fingerzählen in geringer Entfernung herabgesetzt sein. Bei Affection der Peripherie kann, wenn die Fovea intact ist und bleibt, der Visus normal sein und bleiben.

Die Untersuchung des Gesichtsfeldes ergibt meist normale Aussen- und Farbengrenzen, wenn der Sehnerv noch nicht atrophisch ist, doch kommen auch ohnedies gleichmässig concentrische Einengungen der Aussen- und Farbengrenzen vor. Die diseminirten Herde können bei Zerstörung der Stäbchen- und Zapfenschicht entsprechende umschriebene Defecte im Gesichtsfeld (**Scotome**) hervorrufen, welche den Kranken bisweilen schon spontan so deutlich bemerkbar sind, dass sie dieselben auf einer weissen Fläche in dem richtigen Verhältniss zum Fixirpunkt aufzeichnen können. Diese Scotome, welche die Kranken selbst sehen, nennen wir positiv; die negativen werden erst durch farbige Quadrate, welche dunkler resp. undeutlich erscheinen, zur Perception gebracht. Bei diesen Zeichnungen kommt gelegentlich ein vollständiges Netzwerk heraus (**Visus reticulatus**). — Bei Maculaexsudaten kann ein positives Scotom fehlen oder vorhanden sein. Sehr selten beobachten wir ringförmige, zu der Fixirpunktzone concentrisch angeordnete Scotome, deren Breite 10 bis 20 Grad erreichen kann. Zwischen diesem Scotom und dem Fixirpunkt kann normale Farbenempfindung bestehen und ausserhalb des Scotoms ein nach aussen normal begrenztes Gesichtsfeld nachweisbar sein. Die ringförmigen Scotome weisen nach den Beobachtungen *Förster's* u. A. auf syphilitischen Ursprung der Choreo-Retinitis hin und entsprechen nicht selten der erkrankten Hintergrundszone. Da die Pigmentirung in derselben häufig derjenigen bei typischer Pigmentdegeneration der Retina gleicht, bei der letzteren aber das ringförmige Scotom sehr selten vorkommt, so dürfte diese Gesichtsfeldanomalie vielleicht, wo sie vorhanden ist, nach *Förster* und *Schön* einen wesentlichen Anhaltspunkt für die Differentialdiagnose beider Processe abgeben. *Schön* wies darauf hin, dass diese Zone der Gegend der Vasa vorticosa in der Choroidea entspreche, und dass die letztere vielleicht wegen ihres Gefässreichthums besonders zu diesen Entzündungen disponire. — Periphere sectenförmige oder ähnliche Gesichtsfelddefecte kommen gewöhnlich nur dann vor. wenn eine Complication mit Netzhautablösung besteht; Farbenstörungen treten nur bei vorgeschrittener Papillenatrophie auf.

Aeusserlich bieten die mit Choreo-Retinitis behafteten Augen keine Zeichen einer Entzündung dar. ausser wenn eine Complication z. B. mit Iritis vorliegt. Ueber Schmerzen haben die Kranken gewöhnlich nicht zu klagen. Die Diagnose stützt sich daher vorwiegend auf den ophthalmoskopischen Befund, auf die Entfärbung des rothen Augenhintergrundes resp. auf die starken Pigmentwucherungen. Bei der diffusen, zu Atrophie der Aderhaut führenden Choreo - Retinitis könnten die grossen weissen Flächen mit den Choreoidalgefässen vielleicht einmal im ersten Augenblick zur Verwechselung mit einem albinotischen Augenhintergrund führen: vor diesem Irrthum schützt einerseits die nur geringe Anzahl von sichtbaren Aderhautgefässen bei der Choroiditis, ferner die Pigmentirung.

Die fast nur mit der Bildung von Pigmentplaques einhergehende Choreo-Retinitis unterscheidet sich von der typischen Pigmentdegeneration der Retina vor Allem durch die Form. Grösse und Anordnung der Pigmenthäufchen. Dort sind sie rund. relativ gross und hinter den Netzhautgefässen gelegen; hier sind sie klein. strich- oder sternförmig. verbinden sich mit ihren Ausläufern zu Netzen und liegen vor oder neben den Gefässen der Retina. —

Selbst bei Netzhautablösung gelingt es mitunter, wenn eine Ruptur des Netzhautsackes vorhanden ist. durch dieselbe choreoiditische Plaques, zumal wenn sie pigmentirt sind. zu diagnosticiren. —

Ob die weisslichen oder gelblichen Flecken der diseminirten Choreo-Retinitis frischen Datums oder durch Atrophie der Aderhaut entstanden sind, entscheidet einerseits die Prominenz oder Excavation. andererseits das Sichtbarsein oder Fehlen von Choreoidalgefässen und die Auflagerung von Pigment, ferner das Aussehen der Herde. Wenn über leuchtend weisse, mit Pigment bedeckte Plaques gröbere Choreoidal-Gefässe ziehen und die weissen Stellen tiefer liegen als die Umgebung, so haben wir alte atrophische Herde vor uns: frische Exsudate haben ein mehr gelbröthliches oder rosarothes, matteres Aussehen. verschwommenere Grenzen und prominiren oft, die gröberen Choreoidalgefässe werden durch das Infiltrat verdeckt.

Der Verlauf der Choreoiditis ist meist ein schleppender von Anfang an und erstreckt sich über Monate, resp. Jahre. Selten heilt der Process ganz aus; Recidive sind häufig, ebenso selten ist aber auch totale Erblindung. In der Umgebung alter Herde treten oft frische Infiltrate auf; so schreitet der Process allmählig von der Peripherie nach der Papille resp. umgekehrt von der Macula nach dem Aequator zu vor. Bei geeignetem Verhalten kann indessen für lange Zeit auch ein Stillstand eintreten. — Im weiteren Verlauf treten oft Trübungen der Linse und des Glaskörpers auf. Die Katarakt kann partiell bleiben oder progredient werden; entweder sind es feine weisse Punkte oder Striche und breite Blätter, die vorwiegend am hinteren Pol der Linse sitzen und sich häufig mit Kapselkatarakt verbinden. — Atrophie der Retina und Papille, sowie Netzhautablösung kommen nicht gerade häufig vor.

Bei strenger Behandlung und Schonung der Augen pflegen die Fälle eine bessere Prognose zu geben, als wenn sie sich selbst überlassen bleiben. Die syphilitischen Processe verlaufen im Allgemeinen günstiger, als die aus anderen Ursachen entstehenden und sind der Behandlung weit zugänglicher.

Die Lues ist fast die häufigste Veranlassung der plastischen Aderhautentzündungen, vor Allem bei den mit starker Pigment- und Bindegewebswucherung in der Retina einhergehenden Fällen. Sowohl bei congenitaler als bei acquirirter Lues können diese Affectionen auftreten. — Von sonstigen Ursachen sind die Chlorose. Menstruationsstörungen und Lactatio nimia zu nennen. Frauen pflegen überdies häufiger als Männer zu erkranken. Personen in mittleren Jahren öfter als Kinder und Greise. — Weiterhin sind Scrophulose, starke Blendung bei sonst gesunden Individuen und excessive Myopie anzuführen. In vielen Fällen ist keine Veranlassung nachweisbar. In der Regel werden beide Augen gleichzeitig oder bald nach einander befallen; doch kann das Leiden auch auf ein Auge beschränkt bleiben.

Die **Behandlung** richtet sich in erster Linie nach dem Grundleiden. Sie muss bei Lues streng antisyphilitisch sein; bei Chlorose gibt man Eisenpräparate und. wenn Menstruatio nimia besteht, daneben Secale in der Menstruationszeit. Sehr geeignet ist folgende Vorschrift: Ferr. lactic. resp. hydrogen. reduct. 3,0, Extr. secal. cornut. 1,0, Syr. liquirit q. s. ut fiant pilul. Nr. 60. Ds. 2—3 Pillen täglich: bei sehr starker Periode gibt man Secale in Pulvern à 0.5 3—4stdl. am Tage. Bei Scrophulose sind die entsprechenden Maassnahmen erforderlich.

Im Uebrigen sorge man in jedem Falle für absolute Schonung der Augen und lasse die Patienten selbst Monate lang nicht feine Handarbeiten machen oder anstrengende Lectüre treiben. jede Blendung durch grelles Licht durch Tragen einer Schutzbrille resp. durch Aufenthalt im Halbdunkeln vermeiden. Ferner verordne man Atropineinträufelungen und verbiete alle Momente, welche Congestionen nach dem Kopf und den Augen erzeugen — Thee. Kaffee, Spirituosen, schwere Kost und reichliche Mahlzeiten. Erhitzung.

Ausserdem lasse man Fussbäder, Sublimatpillen, gleichviel ob Lues besteht oder nicht, Monate lang. Laxantien (Bitterwasser resp. Marienbader Kreuzbrunnen). trockene Schröpfköpfe resp. Sinapismen in den Nacken, ev. Schwitzcuren gebrauchen. Bei vollblütigen Personen kann man eine Blutentziehung durch einen Heurteloup machen oder einige blutige Schröpfköpfe in den Nacken setzen. In vielen ·Fällen leistet der innerliche Gebrauch von Jodkali gute Dienste, selbst wenn keine luetische Basis des Leidens vorliegt.

c) Die nach Traumen resp. infectiösen eitrigen Augenentzündungen auftretende und zu Panophthalmitis führende **Choreoiditis suppurativa** ist bereits bei den Krankheiten der Iris und des Corpus ciliare besprochen. Einer kurzen Erwähnung bedürfen nur noch zwei ebenfalls eitrige Choreoiditiden.

Die **metastatische Choreoiditis**, welche sich bei Puerperalfieber und Pyämie aus anderen Ursachen. bei Endocarditis ulcerosa. bei Nabelschnurentzündung der Neugeborenen. bei Erysipel, Phlebitis, Empyem etc. entwickelt und meist einseitig auftritt. Bei dieser Affection besteht etwas Röthung der Lidhaut. Lidgeschwulst und Chemose der Conj. bulbi, nur geringe entzündliche Hyperämie der Conj. tarsi und der Uebergangsfalte. Die Patienten haben oft nicht so erhebliche Schmerzen wie bei der gewöhnlichen nach Traumen sich entwickelnden Choreoiditis, Fieber kann vorhanden sein. Der Bulbus ist meist etwas protrudirt und sieht vergrössert, stärker gefüllt aus. In den brechenden Medien (Vorderkammer und Glaskörper) ist ein eitriges Exsudat bemerkbar: das Hypopyon tritt gewöhnlich schon früh auf neben Zeichen von Iritis (Synechieen und Exsudat im Pupillargebiet). Gewöhnlich ist das Sehvermögen bereits frühzeitig erloschen. Später füllt sich das Auge noch stärker mit Eiter; derselbe entleert sich dann entweder nach Aussen durch Perforation der Sclera an den normalen Emissarien resp. in der Gegend der Insertion der geraden Augenmuskeln, oder die Entzündungserscheinungen verringern sich allmählig, während der Bulbus phthisisch wird. Mitunter hat der Process schon nach 24 Stunden seinen Höhepunkt erreicht. — Unerklärt sind die bei zahnenden Kindern auftretenden eitrigen Choreoiditiden, welche ihrem Verlaufe nach in diese Kategorie gehören.

Die **Behandlung** ist ziemlich machtlos — Atropin, warme Umschläge, selbst Inunctionen vermögen den traurigen Ausgang meist nicht aufzuhalten. Wenn Spontanperforation zu befürchten ist, enucleire man den Bulbus.

In die Reihe der metastatischen Affectionen gehören auch eitrige Entzündungen der Aderhaut bei Typhus, Febris recurrens, Variola; hier kann gelegentlich noch eine Besserung ohne Ausgang in absolute Amaurose erfolgen. Gewöhnlich bleiben aber dichte Glaskörpertrübungen zurück, zu denen sich später noch Linsentrübungen gesellen, die das Sehvermögen erheblich herabsetzen.

Allen metastatischen septischen Processen der Aderhaut liegen, wie man seit der Entdeckung *Virchow's* wiederholt zu beobachten Gelegenheit gehabt hat, septische Embolieen der Choroidalgefässe zu Grunde; *Horner* nannte daher die Krankheit embolische Choroiditis. Meist erliegen die Patienten dem septischen Grundleiden.

Schmidt-Rimpler sah bei einer Thrombose des Sinus transversus eitrige Irido-Choreoiditis; doch auch ohne dieses Mittelglied treten an den Augen bei Sinusthrombose, wie *Knapp*, *Heubner*, *Leyden* u. A. gezeigt haben, acute einseitige resp. doppelseitige Störungen auf, welche leicht zu Verwechselung mit einer Choreoidealaffektion führen können, Exophthalmus, Oedem und Hyperämie der Lider, der Bindehaut und des Zellgewebes der Orbita.

Die Choreoiditis nach Meningitis kommt sowohl bei sporadischen Fällen als bei Epidemieen vor und entsteht wohl sicher durch directe Fortpflanzung der Entzündung auf dem Wege der natürlichen Lymphbahnen, d. h. der Opticusscheiden. Sie kommt vorwiegend bei Kindern zur Beobachtung, meist einseitig, selten doppelseitig und führt zu absoluter Amaurose und Phthisis bulbi, d. h. die Augen schrumpfen concentrisch, werden nicht eckig — auch die transparente Cornea verkleinert sich, die Kammer verengt sich durch Vorrücken der Iris, die Pupille ist eng und oft durch Synechieen adhärent, die anfangs klare Linse trübt sich später. Beiläufig erwähnt sei, dass *Manz* nach Meningitis in den Sehnervenscheiden endotheliale Degeneration fand; es handelte sich nicht um einen Fall von Choreoiditis nach Meningitis.

Bei dieser Krankheit tritt unter geringer pericornealer Injection, mässigem Schmerz und Thränenfluss ein gelblicher Reflex aus dem

Glaskörperraum bei enger Pupille auf, welcher einem hinter der Linse befindlichen, nach vorn concaven Exsudat entstammt. Die Pupille zeigt bisweilen feine Synechieen und ein Exsudat, die Vorderkammer ist abgeflacht, der Bulbus in seiner Tension unverändert, das Sehvermögen erloschen. Lidoedem fehlt. Schliesslich schrumpft der Bulbus, die Linse wird kataraktös, die Cornea bleibt normal transparent.

Vor der Verwechselung des amaurotischen Katzenauges in Folge der Choreoiditis und Glioms schützt die concave, gefässlose Oberfläche des gelb reflectirenden Exsudats und die Anamnese.

Die Therapie ist machtlos; degenerative, mit Schmerzen einhergehende Veränderungen des phthisischen Auges erfordern die Enucleation.

3. Die Sclerotico-Choreoiditis.

a) **Die Sclerotico-Choreoiditis anteroir.** Dieselbe führt zu Atrophie der Aderhaut und zu Verwachsung derselben mit der Sclera, schliesslich zu Ektasie der verdünnten Lederhaut (vorderes Scleralstaphylom). Die vorderen Scleralstaphylome sitzen gewöhnlich zwischen Hornhautrand und Aequator des Bulbus; doch kommen dieselben auch in der Aequatorialzone vor. Bisweilen ist der ganze vordere Scleralabschnitt bis zum Aequator ringförmig ausgedehnt, die Cornealwölbung ganz abgeflacht und die Transparenz der Cornea hochgradig alterirt. — Andererseits kommen Fälle vor, in denen die Sclera nicht ringförmig, sondern nur nach einer Seite buckelförmig ausgedehnt wird; diese Buckel erreichen gelegentlich einen beträchtlichen Umfang und verdecken resp. verdrängen die Cornea so, dass man die letztere bei oberflächlicher Betrachtung gar nicht sieht. —

Bei der anatomischen Untersuchung findet sich auf der Innenfläche der verdünnten Lederhaut gewöhnlich nur ein schwacher Pigmentbelag als Rest der atrophischen Choreoidea; meist ist das Corpus ciliare und die Iriswurzel noch in das Staphylom hineinbezogen und ebenfalls atrophisch. Die Gefässe und Nerven sind im Bereich desselben zu Grunde gegangen. In der dünnen Sclera und dem episcleralen Bindegewebe sind oft noch einzelne circumscripte Lymphzelleninfiltrate und Gefässe nachweisbar. Der Glaskörper ist verflüssigt, die Zonula defect und die Linse luxirt, die Papille glaucomatös excavirt in Folge intraocularer Drucksteigerung. Die Cornea zeigt oft secundär eine vom Rande nach dem Centrum zu fortschreitende, dichte, weisse Trübung (sclerosirende Keratitis).

Den Beginn des Leidens deutet eine circumscripte, bläuliche Verfärbung der Sclera — häufig in der Gegend der Insertion eines der vier geraden Augenmuskeln — an; bisweilen besteht dabei locale pericorneale Injection, oft sehr heftiger Schmerz, der nach der Umgebung ausstrahlt und den Kranken die Nachtruhe raubt. Man findet ferner zuweilen Verfärbung der Iris, träge Reaction und partielle Erweiterung der Pupille. — Besserung und Steigerung der Beschwerden wechseln ab; mitunter besteht ein ziemlich grosses Intervall zwischen den einzelnen Attaquen. Schliesslich dehnt sich die Sclera aus und buckelt sich flach vor. Indem so ein Buckel neben dem andern auftaucht, vergrössert sich das Staphylom; es bleibt partiell oder umgibt ringförmig die meist sclerotisch getrübte

Cornea. Der Bulbus erblindet dabei in Folge glaucomatöser Druck-steigerung. Sehr selten platzt die Ektasie und der Bulbus wird phthisisch. Der Verlauf ist schleppend; Recidive sind häufig. Die ersten Anfälle können ohne Ektasie und ohne Schädigung des Sehvermögens vorüber-gehen. Eine Radicalheilung ist nicht immer sicher.

Die Affection tritt oft in Folge von chronischem Rheumatismus und von Gicht. bisweilen ohne nachweisbare Veranlassung auf; wir finden sie häufiger bei jugendlichen als bei bejahrten Individuen.

Im acuten Stadium verordne man Atropin, warme Umschläge, Aufenthalt im Dunkeln resp. im Bett und bei rheumatischer Basis eine Schwitzcur und Jodkali oder Salicylsäure innerlich. Ferner sorge man für regelmässige Darmausleerungen durch salinische Abführmittel, eventuell lasse man eine Cur z. B. in Marienbad oder Homburg unternehmen. — Bei heftigen Schmerzen verabfolge man Morphium subcutan; Blutentziehungen an der Schläfe sind nur bei kräftigen, vollblütigen Personen indicirt. Dem Staphylom kann man ev. durch eine Iridektomie entgegenarbeiten. Ist dasselbe in seiner Entwickelung nicht aufzuhalten und die Entstellung gross, so enucleire man den Bulbus.

b) Als **Sclerotico-Choreoiditis posterior** (Sclerektasia posterior. Staphyloma posticum) hat man eine Ektasie des Bulbus am hinteren Pol bezeichnet, bei der man gewisse Veränderungen des Augenhinter-grundes vorfindet, welche neben der Papille, gewöhnlich an deren tem-poralem Umfang, nachweisbar sind. Man nahm als Ursache derselben immer eine mit Ektasie der Sclera einhergehende Sclerotico-Choreoiditis an; doch die Ektasie fehlt oft, während die Hintergrundsveränderung besteht.

Das Staphyloma posticum (cfr. Fig. 27, 28 und 29) stellt einen angeborenen Defect oder eine erworbene Atrophie der Choreoidea am Seh-nervenumfang dar. der sich im Augenspiegelbild meist als ein mondsichel-förmiger, weisser Streifen auf der temporalen Seite der Papille präsentirt und in seinen Anfängen oft schwer von einer Verbreiterung des Scleral-ringes zu unterscheiden ist. Die weisse oder gelbliche Farbe rührt von der frei liegenden Sclera her; die Netzhautgefässe ziehen darüber hinweg. Nicht selten findet man darauf noch Choreoidalgefässe und etwas Pigment. Der Rand des Conus ist ebenfalls oft pigmentirt.

Die Grösse dieser Sicheln schwankt in erheblichen Grenzen; oft übertreffen sie an Breite sogar noch die Papille. Die letztere erscheint bei der temporalen Sichel stehend oder schräg oval. im Querdurchmesser förmlich seitlich comprimirt; diese Difformität der Papille ist jedoch nur scheinbar, weil der Sehnerv in toto gegen die Augenachse schräg steht, und wir dann nicht in gerader, sondern in schräger Richtung auf die Papille sehen. Die letztere ist in vielen Fällen hyperämisch, hat ver-waschene Grenzen nach innen, oben und unten und eine excentrische bis dicht an den Conus heranreichende physiologische Excavation.

Die Sichel kann nach allen Seiten der Papille liegen, auch in den Diagonalrichtungen; am häufigsten kommt sie nach aussen oder unten, seltener nach innen oder oben vor. Sie findet sich sowohl in emme-tropischen und hypermetropischen, als in myopischen und astigmatischen Augen *(Vossius).* Den Conus nach unten beobachten wir am häufigsten in astigmatischen Augen *(Fuchs, Vossius);* dabei ist die Papille queroval,

18*

oder wetzsteinförmig oder halbkreisförmig, und der Conus ergänzt sie zu einem Kreis. Der Form der Papille entspricht die der physiologischen Excavation, die gelegentlich dicht unter dem oberen oder dicht über dem unteren Papillenrand liegt und in schräger Richtung in die Tiefe abfällt. Die Gefässe der Papille zeigen bei diesem Conus oft eine unregelmässige Anordnung; sie verlaufen nicht gerade nach oben und unten, sondern gehen zunächst nasalwärts unter spitzem Winkel aus der Excavation heraus und beschreiben bei ihrem Eintritt in die Retina grosse Bögen, um in ihr Ernährungsgebiet zu gelangen. Oft ist dabei das Pigmentepithel im unteren Hintergrundssector atrophisch und leichter Albinismus vorhanden. Das Sehvermögen ist in vielen Fällen trotz Correctur des bisweilen hochgradigen Astigmatismus nicht auf die Norm zu bringen. — Man fasst diese Sichel nach unten am besten als ein rudimentäres Aderhautcolobom auf *(Fuchs, Vossius)*, welches entstanden ist durch unvollständigen Verschluss der fötalen Augenspalte. Bisweilen kommt sie dann auch mit einem wirklichen Aderhautcolobom nach unten vergesellschaftet vor *(Hoffmann, Hirschberg)*.

Auch der nach aussen und aussen unten, sowie an den übrigen Rändern der Papille befindliche Conus kommt angeboren resp. bereits in den ersten Lebensjahren ohne Unterschied der Refraction vor, nicht selten in amblyopischen Augen. Am häufigsten fällt er mit progressiver Myopie zusammen, besonders der temporale; er zeigt gelegentlich dabei einzelne Absätze, in denen er sich vergrössert hat. Er nimmt nicht selten durch choreoiditische Veränderungen in seiner Nachbarschaft an Umfang zu und bildet sich zu einem ringförmigen Staphyloma posticum durch Choreoidalatrophie um. Die Grenzen dieser annullären, weissen Figur sind gewöhnlich nicht scharf, sondern unregelmässig gezackt. Neben den entzündlichen resp. atrophischen Veränderungen in der Nähe des Conus finden · sich dieselben oft auch noch an der Macula oder im übrigen Augenhintergrund.

Die Papille ist innerhalb des Conus an ihrer röthlichen, undurchsichtigen Farbe und an dem Conflux der Gefässe zu erkennen.

Die Farbe des Staphyloma posticum schwankt; es gibt weisse Sicheln, welche am Rande oder auf der Oberfläche pigmentirt und mit Choreoidalgefässen bedeckt sind; nicht selten ist ihre Farbe durch Pigmentreste graugelb. Auch ganz schwarze Sicheln kommen vor.

Ein stationärer Conus im emmetropischen oder hypermetropischen Auge verursacht gewöhnlich keine Sehstörungen, bisweilen sind die Patienten etwas amblyopisch, sehr selten fast amaurotisch. Bei progressiv myopischen Augen mit Sicheln klagen die Kranken dagegen viel über Flimmern, Mouches volantes, Photopsieen und über Abnahme der Sehkraft, ohne dass immer an der Macula Veränderungen nachweisbar sind. In anderen Fällen finden sich Glaskörpertrübungen, Linsentrübungen, Choreoidalblutungen, Exsudate in der Choreoidea, Amotio retinae.

Der progressive Conus hat immer eine ernste Bedeutung.

Die **Therapie** ist gegen das Grundleiden, die excessive, progressive Myopie gerichtet; man verordne Atropin- und Dunkelcuren, Schonung der Augen mit Vermeidung von Congestionen nach dem Kopf; bei Complication mit Choreoiditis leite man die entsprechende Behandlung ein.

4. Blutungen.

Dieselben kommen in der Aderhaut, ausser bei Traumen, am häufigsten in excessiv myopischen Augen in Folge hochgradiger Atrophie und Dehnung der Choreoidea vor, seltener bei acuter Choreoiditis oder bei allgemeinen Circulationsstörungen in Folge eines Vitium cordis oder in Folge einer Affection des Gefässsystems (Arteriosclerose). Sie finden sich vorwiegend in der Gegend der Macula und werden oft durch eine leichte Netzhauttrübung etwas verschleiert. Bei der Augenspiegeluntersuchung finden wir meist grosse, rothe, rundliche Flecken, welche in Form und Grösse der Papille gleichen und je nach dem Alter der Hämorrhagie entweder dunkel- oder hellroth aussehen und hinter den Netzhautgefässen liegen. — Sie bedingen gewöhnlich hochgradige Sehstörungen, zumal wenn das Blut noch die äusseren Netzhautschichten auseinander drängt; periphere Hämorrhagieen können ganz latent bleiben. — Die Resorption des Blutes erfordert sehr lange Zeit. Dabei verändert sich die Farbe des Ergusses; zunächst wird er im Centrum gelblich, schliesslich hinterbleibt ein weisser Fleck mit schwarzem Pigment am Rand und auf der Oberfläche.

Die **Behandlung** geht mit der des Grundleidens Hand in Hand. Gegen die Augenaffection wendet man eine künstliche Blutentziehung durch einen Heurteloup an, die je nach Bedarf und Erfolg wiederholt wird, Dunkelzimmer, Fussbäder, Sublimatpillen, zumal wenn Choreoiditis dabei besteht. Zur Hebung des Sehvermögens kann man später noch Strychnininjectionen versuchen.

5. Die Ablösung der Choreoidea.

Dieselbe ist gewöhnlich nur bei der anatomischen Untersuchung zu diagnosticiren und erfolgt durch seröse, eiweissreiche oder eitrige Exsudate resp. durch Blutextravasate. In den ersteren Fällen ist die Veranlassung eine Entzündung der Choreoidea oder des Corpus ciliare resp. ein Tumor, in den letzteren ein Trauma. Meist ist daneben Netzhaut ablösung vorhanden.

6. Die Tuberculose der Aderhaut.

Die Affection kommt entweder in Form der Miliartuberculose und als Symptom der acuten Miliartuberculose oder in Form der diffusen, chronischen, tuberculösen Choreoiditis mit Bildung grösserer Tumoren aus confluirenden Tuberkeln vor.

Die Miliartuberkel der Choreoidea sind zuerst von *Ed. v. Jäger* und *Manz* gefunden, von *A. v. Gräfe* und von *Leber* mit dem Augenspiegel genauer beobachtet und beschrieben und nach *Cohnheim* ein constanter Fund bei der acuten Miliartuberculose resp. bei der Meningitis tuberculosa. Sie werden bei beiden Affectionen erst in den letzten Lebenstagen und oft sehr reichlich in kurzer Zeit sichtbar. Die Angaben über den Procentsatz variiren; *E. Bock* fand sie in 82,7%. Die Zahl der ophthalmoskopisch sichtbaren Tuberkel stimmt keineswegs mit der bei der anatomischen Untersuchung gefundenen überein; bisweilen kann man hierbei mehrere Dutzend der kleinen bis hirsekorngrossen Knötchen constatiren.

Meist finden sie sich in beiden Augen, doch ist die Untersuchung
bei den somnolenten Kranken oft sehr schwer. Bei der Augenspiegeluntersuchung stellen sie sich dar als runde, gelbliche, am Rande etwas
verschwommene, nach vorn ein wenig prominente Flecken, welche höchstens
dem vierten oder dritten Theil der Papille an Grösse entsprechen und
vorwiegend in der Nachbarschaft des Opticus resp. an der Macula gelegen
sind. Der Sehnerv und die angrenzende Retina kann die Zeichen einer
Neuro-Retinitis darbieten, während die Peripherie des Augenhintergrundes
normal aussieht. Der Glaskörper ist immer klar.

Von choreoiditischen Plaques unterscheiden sich die Tuberkel durch
ihre matte, goldgelbe Farbe, durch das Fehlen des Glanzes, durch die
verschwommene Begrenzung und durch den Mangel an Pigment.

Bei der anatomischen Untersuchung finden wir ein Rundzellen-
Infiltrat in den mittleren Schichten der Choreoidea, die Glaslamelle und
Choreocapillaris intact und etwas vorgedrängt, in dem Infiltrat bisweilen
verkümmerte Stromapigmentzellen, mehr oder minder reichliche Riesenzellen und Tuberkelbacillen. Die Choreoidea ist immer in toto hyperämisch, bisweilen sind in ihr kleine Hämorrhagieen nachweisbar. Regressive
Veränderungen (Verkäsung) finden sich nur an den grösseren Knoten,
die indessen sehr selten angetroffen werden.

Die chronische tuberculöse Entzündung der Choreoidea kommt auf
die Aderhaut beschränkt und meist nur bei sehr heruntergekommenen,
schwer kranken Individuen vor. Am häufigsten findet sich die Krankheit
bei Kindern, selten bei Erwachsenen. Sie bildet gewöhnlich grössere
Tumoren, welche in das Innere des Bulbus hineinwuchern, über einen
grösseren Abschnitt oder über die ganze Choreoidea verbreitet sein können,
oft die Sclera perforiren und nach aussen wuchern und dabei die vorher
intacte Conjunctiva inficiren. *A. v. Gräfe* fand diese Affection zuerst in
einem Schweineauge, *Weiss, Manz, Haab* und *Schäfer* sahen sie beim
Menschen und lieferten genaue mikroskopische Beschreibungen. *Bremer*
hat einen Fall mitgetheilt, in welchem wahrscheinlich durch eine diffuse
tuberculöse Entzündung des Uvealtractus eine sympathische Entzündung
des anderen Auges veranlasst wurde, welche nach der Enucleation des
primär afficirten Bulbus heilte. Bei der anatomischen Untersuchung
findet man einerseits Granulationsgewebe mit verkästen Herden, andererseits umschriebene Knötchen mit Riesenzellen und Tuberkelbacillen
(Haab, Michel); die miliaren Knötchen sind allerdings selten sehr typisch.

Das klinische Bild ist durch folgende Symptome ausgezeichnet: die
Augen sind äusserlich stark entzündet und schmerzhaft, meist erblindet
oder wenigstens sehr sehschwach. Der Glaskörper ist transparent, die
Netzhaut bucklig hervorgetrieben durch eine gelbliche, höckrige Masse,
welche *Horner* in einem Falle als tuberculös daran erkannte, dass er auf
der Oberfläche blassgrauröthliche Knötchen mit dem Exterieur von Miliar-
tuberkeln bei der Augenspiegeluntersuchung wahrnahm. Im Verlauf der
Krankheit kommt Iritis und ein periodisch auftretendes und verschwindendes
Hypopyon vor. Später mit dem Wachsthum der Geschwulst tritt Perforation der Sclera ein; dabei lassen dann die Schmerzen nach, es entleert
sich ein Theil der verkästen Massen nach aussen. Weiterhin wuchert
Granulationsgewebe hervor und der Bulbus wird phthisisch. Die Patienten
gehen oft an Tuberculose des Centralnervensystems zu Grunde.

Ausser mit einem Gliom der Retina, gegen das die intacte Netzhaut, oder mit einem Glaskörperabscess. gegen den der normal transparente Glaskörper spricht, könnte noch eine Verwechselung mit einem Sarkom der Choreoidea möglich sein: dasselbe pflegt jedoch bei Kindern nur äusserst selten vorzukommen.

Wenn die Diagnose sicher ist, muss der Bulbus enucleirt werden.

7. Tumoren der Aderhaut.

Gummata sind äusserst selten; *v. Hippel* hat einen Fall beschrieben, bei welchem gleichzeitig im vorderen Abschnitt des Uvealtractus gummöse Knoten vorhanden waren. Sie sind für das Auge absolut deletär, stellen weissliche resp. gelbliche Geschwülste dar, welche zerfallen. nach aussen durch die Sclera perforiren und zu Phthisis bulbi führen. Die .Tumoren können einen grossen Umfang erreichen und gewisse Aehnlichkeit mit den durch chronische Tuberculose erzeugten Geschwülsten haben; die mikroskopische Untersuchung, die Berücksichtigung des Allgemeinzustandes, der Anamnese und des Lebensalters werden für die Diagnose entscheidend. Selbst durch streng antisyphilitische Behandlung lässt sich der Ausgang in Zerfall des Tumors und Phthisis bulbi nicht immer aufhalten.

Bei **Lepra** finden sich ebenfalls Knoten in der Aderhaut, welche reich an Leprabacillen sind.

Angiome der Choreoidea sind selten. *Nordenson* beschrieb ein cavernöses Aderhautsarkom mit partieller Ossification bei einem Kinde, *Iwanoff* ein Myosarkom, *Michel* ein Fibrom.

Carcinome sind als metastatische Geschwülste beobachtet bei Patienten, welche an Mammacarcinom litten und operirt waren *(Hirschberg, Schöler, Manz)*. *Perls* fand in der Leiche eines 43jähr. Mannes neben primärem Epithelialkrebs der Lunge Carcinose beider Aderhäute; äusserlich boten die Augen keine Anomalie dar. Die Metastasen waren immer doppelseitig und schon kurze Zeit nach der Operation zu constatiren. Die weisslichen Knoten fanden sich theils in der Nähe der Papille resp. Macula und machten schon früh erhebliche Sehstörungen, theils sassen sie mehr peripher. Sie wuchsen schnell der Fläche und Dicke nach, schliesslich trat totale Amotio retinae hinzu, während anfangs die getrübte Netzhaut den Tumoren auflag. Auffallend ist es, dass der intraoculare Druck nicht gesteigert befunden wurde; in den von *Hirschberg* und *Manz* beschriebenen Fällen verringerte sich sogar die Spannung des Bulbus. — Für die Erkrankung des zweiten Auges ist entweder eine Metastase oder eine ·Propagation von einem auf das andere Auge durch die Sehnervenscheiden *(Manz)* anzunehmen. eine Möglichkeit, welche durch einen Befund *Uhthoff's* an Wahrscheinlichkeit gewinnt.

Bock beschrieb eine eigenthümliche, reichliche Biliverdinkrystalle enthaltende und aus grossen, den Leberzellen sehr ähnlichen zelligen Gebilden und reichlichen weiten Capillaren zusammengesetzte Geschwulst; die Zellen waren zu förmlichen Schläuchen angeordnet, so dass die Figur von Querschnitten einer Rosette von Zellen um einen centralen Gallentropfen glich. Aehnliche Tumoren fanden sich in der Leber, in dem subcutanen Zellgewebe, in einzelnen Bauchmuskeln, in der Lunge und in der Arachnoidea. Voraussichtlich handelte es sich um Metastasen eines Leberadenoms.

Der Haupttypus der Aderhauttumoren ist das **Sarkom**. Dasselbe kommt gewöhnlich primär, selten secundär zur Entwickelung auf metastatischem Wege nach Entfernung pigmentirter, sarkomatös degenerirter und sehr gefässreicher Naevi der Wange (*Brömser, Schiess-Gemuseus, Pflüger*).

Die primären Sarkome der Choreoidea entwickeln sich in der Regel nach dem 30., selten zwischen dem 15. und 30. Lebensjahr, am seltensten im Kindesalter. Zuweilen entstehen sie nach einem Trauma, vielleicht begünstigt das letztere indessen auch nur das schnellere Wachsthum eines sich langsam entwickelnden oder embryonalen Keimes (*Cohnheim*). Bei dem hohen Alter der Patienten ist die Annahme eines embryonalen Keimes, den *Cohnheim* für alle Geschwülste postulirt, wenig wahrscheinlich.

Ihrem anatomischen Charakter nach sind es entweder nicht pigmentirte (**Leukosarkome**) oder pigmentirte Tumoren (**Melanosarkome**). Die Geschwülste des Kindesalters sind nach *Horner* nur Leukosarkome. Was den histologischen Bau anlangt, so finden wir Rund- und Spindelzellen, welche ohne nennenswerthe Intercellularsubstanz dicht an einander gelagert sind und in ihrer Anordnung den gewöhnlich sehr zahlreichen und dünnwandigen Gefässen folgen; die Wandung der letzteren wird bisweilen nur von einer einzigen Zellschichte gebildet, welche sich von dem umgebenden Geschwulstgewebe nur schwer differenziren lässt. — In den Melanosarkomen finden wir zwei Arten von Pigment (*Vossius, Oppenheimer, Maschke*), diffus staubförmig pigmentirte Zellen von chocoladenbrauner Farbe, welche Abkömmlinge der in loco vorhandenen, physiologischen Pigmentzellen sind und grobkörniges, freies oder in Zellen abgelagertes Pigment von gelbröthlicher bis dunkelrostbrauner Farbe in der Nachbarschaft der Gefässe, welches hämatogenen Ursprunges ist und sowohl die *Perls'sche* Eisenreaction d. h. Blaufärbung mit gelbem Blutlaugensalz und Salzsäure, wie die *Quincke'sche* Schwefelammoniumreaction d. h. eine grüne oder schwarze Farbe zeigt. — Nach *Fuchs* sind etwa 11.3% aller Fälle Leukosarkome. Die Choreoidalsarkome entstehen aus der Schicht der gröberen Gefässe; an ihrem Aufbau betheiligen sich einerseits die Stromazellen, andererseits die Adventitialzellen der Gefässe.

Wir finden diese Neubildungen entweder in der Maculagegend oder im vorderen Abschnitt der Aderhaut zwischen Aequator des Bulbus und Corpus ciliare. Sie erreichen eine verschiedene Grösse und Gestalt; theils ragen sie als circumscripte rundliche bis kirschgrosse Knoten in den Glaskörperraum vor, theils haben sie Kegelform oder die Gestalt eines Pilzes mit einer flachen Einschnürung, entsprechend der Stelle, an welcher die Geschwulstmasse bei ihrem weiteren Wachsthum die Membrana elastica perforirt hat. — Sehr selten ist eine diffuse, schalenartige Infiltration der Aderhaut mit Geschwulstzellen. — Die Netzhaut findet man schon frühzeitig abgelöst; nur bei den an der Macula sich entwickelnden Tumoren kann die Retina mit der Oberfläche der Neubildung verwachsen und von ihr durchwuchert werden. — Der Glaskörper zeigt oft eine feine fibrilläre Streifung, den optischen Ausdruck des lamellären Baues; diese „fibrilläre Degeneration" soll nach *Nordenson* wesentlich

...na beitragen. Die subretinale Flüssigkeit stammt
bisweilen finden sich unter der Netzhaut Hämor-
nse wird kataraktös getrübt oder sie erfährt durch
Geschwsenden Neubildung Formveränderungen (Impressio-
finden wir im vorderen Bulbusabschnitt die Zeichen
Irido-Cyklitis mit Atrophie der Iris und des Corpus
chwarten in der Pupille und dem retroiritischen Raum,
kern-, pigment- und gefässreich sind. Der Iriswinkel und
idalraum ist dabei oft obliterirt. Sehr selten durchbricht
wulst die Sclera im vorderen Bulbusabschnitte in der Nähe
ea. meist hinten an den natürlichen Emissarien: dann wird der
phthisisch, die Sclera bleibt aber in der schnellwachsenden Neu-
ng an ihrer weissen Farbe kenntlich. Mit dem Wachsthum des
neoplasma gehen oft Hand in Hand regressive Veränderungen; wir finden
Blutungen oder partielle Nekrosen und in den nekrotischen Bezirken
Hämatoidinkrystalle, am Rande körniges hämatogenes Pigment. Die nekrotischen Herde zeichnen sich durch ihre hellgraue Farbe aus. — Nur
in wenigen Fällen ist in einem unter dem Bilde einer plastischen Irido-
Cyklitis erblindeten und phthisischen Auge ein vorher nicht diagnosticirtes
Sarkom gefunden (*M. Berthold, Bunge, Maschke*). — Sehr selten kommen
Sarkome in beiden Augen vor.

Die ersten Anfänge des Leidens pflegen gewöhnlich latent zu bleiben,
zumal bei peripherem Sitz, während Maculatumoren früher centrale Sehstörungen verursachen. Die Sehstörungen fallen sonst meist erst mit
dem Eintritt der Netzhautablösung zusammen und bestehen in einer
lateralen Verdunckelung des Auges. welcher ein seitlicher Gesichtfeld-
defect entspricht; bei einem Neoplasma an der Macula finden wir ein
centrales Scotom. Weiterhin tritt vollständige Erblindung durch totale
Amotio retinae oder Secundärglaucom ein. In seltenen Fällen erblindet
das Auge unter dem Bilde einer plastischen Irido-Cyklitis mit Katarakt
und nachfolgender Phthisis bulbi oder vorderen Scleralstaphylomen; die
Diagnose auf einen Aderhauttumor kann dann wegen der Unmöglichkeit
ein ophthalmoskopisches Bild vom Augenhintergrund zu bekommen grosse
Schwierigkeiten haben. Man muss deshalb bei einem phthisischen Bulbus
an das Vorhandensein eines Sarkom's denken, wenn nicht gerade die
Anamnese oder andere sichere Zeichen dagegen sprechen. — Ist die
Sclera perforirt und die Geschwulst nach aussen durchgewuchert, so wird
die Diagnose nicht schwer fallen. — Interessant ist das Uebergreifen der
Tumoren auf den Sehnerv; es erfolgt auf 4 Wegen — entweder umwuchert ein episcleraler Knoten den Opticus von aussen und durchsetzt
ihn, oder die intraoculare Geschwulst überlagert die Papille und wächst
dann rückwärts weiter, oder die Tumorzellen wuchern direct aus der
Aderhaut in den Zwischenscheidenraum, oder die Retina wird in Mitleidenschaft gezogen und von hier gerathen die Geschwulstzellen durch
die Lamina cribrosa in den Sehnerv.

Wir unterscheiden in dem klinischen Bilde des Choreoidalsarkoms
3 Stadien, die latente Wucherung bis zum Eintritt der Netzhautablösung.
die glaucomatöse Drucksteigerung und die extraoculare Wucherung. Ist
die Sclera perforirt, so wächst die Geschwulst sehr schnell weiter. umwuchert den ganzen Bulbus, erfüllt die Orbita, greift längs des Seh-

nerven nach dem Cavum cranii zu um sich und ... Leber oder in anderen Organen. *Hirschberg* beob...
Herzmuskel.

Die **Diagnose** auf ein intraoculares Sarkom der ... mit Sicherheit nur nach dem Ergebniss der Augenspiegel... gestellt werden; wenn die Netzhautablösung seicht und die ... hinter derselben klar ist, kann man den dunkeln oder weisslichen mit Gefässen und Blutungen auf seiner Oberfläche sehr leicht durchs... Geringe Schwierigkeiten macht die Diagnose, wenn die Geschwulst den Glaskörperraum perforirt ist und bis an die Hinterfläche der Linse reicht, so dass man ihn schon bei seitlicher Beleuchtung sehen kann.' — Auch bei etwas weniger seichter Ablösung der Retina kann man bisweilen noch aus der Tiefe einen hellen Schein wahrnehmen, welcher im Verein mit der Anamnese und dem sonstigen Befund am Auge auf ein Sarkom schliessen lässt. Um Gefässe auf der Oberfläche des Tumors mit dem Augenspiegel leichter wahrnehmen zu können, hat *Becker* vorgeschlagen durch Convexgläser bei möglichster Annäherung an's Auge eine stärkere Vergrösserung des Untersuchungsobjectes zu erzielen. Die letztere wird noch erheblich gesteigert, wenn man das Convexglas nicht hinter dem Spiegel, sondern zwischen Spiegel und untersuchtem Auge anbringt, denn auf diese Weise vermag man das Glas der Cornea bis auf wenige Linien zu nähern. Auch der Sitz einer Ablösung der Netzhaut ist manchmal schon für einen Tumor verdächtig; spontane Amotio nach oben entsteht sehr selten idiopathisch, häufiger durch eine Geschwulst. Auffallend dunkle, scharf umschriebene seitliche Ablösungen müssen ebenfalls den Verdacht auf ein Choreoidalsarkom erwecken. Dieser Verdacht ist um so mehr gerechtfertigt, wenn später die Erscheinungen des Glaucoms auftreten.

Die **Prognose** ist immer ernst; die Kranken gehen oft früher oder später, selbst wenn die Enucleation des kranken Bulbus rechtzeitig vor der Perforation des Tumors nach aussen erfolgt ist, an Metastasen der inneren Organe zu Grunde. In etwa 25°/₀ aller Fälle ist nach einer Statistik von *Hirschberg* dauernde Heilung erzielt. Die nach der Operation auftretenden Metastasen in inneren Organen pflegen sich durchschnittlich in den ersten 4—5 Jahren bemerkbar zu machen: Recidive kommen nach der Exstirpation perforirter Geschwülste sehr schnell, zumal wenn die Operation unrein war.

Wir enucleiren so früh als möglich, wenn wir einigermaassen eine Garantie für dauernde Heilung haben wollen. Bei extrabulbärem Wachsthum ist die Exenteratio orbitae mit Entfernung des Periost's allein im Stande locale Recidive zu verhüten: auf Erhaltung des Lebens hat man indessen für die Dauer nicht zu rechnen. Jedenfalls darf man die extrabulbären Sarkome mit Knoten in der Orbita durchaus nicht als ein Noli me tangere betrachten, es sei denn, dass sichere Symptome auf eine Affection der Knochen mit Progression der Geschwulst nach dem Gehirn oder einer anderen benachbarten Höhle weisen. Wir verlängern immer das Leben der Patienten und erleichtern ihnen den durch Schmerzen oft unerträglichen Zustand.

8. Knochenbildungen der Choreoidea.

Dieselben kommen nicht selten in phthisischen Augen, zumal nach Traumen, zu Stande, wenn eine chronische Entzündung mit Schwartenbildung der Verletzung gefolgt ist. Wir finden entweder in den fibrösen Schwarten einzelne Knochenbälkchen mit charakteristischen Knochenkörperchen oder der ganze Uvealtractus kann mit der Linse in eine dicke Knochenschale verwandelt sein, welche an Stelle der Papille ein Loch enthält. In ihrem Innern constatirt man sogar Havers'sche Kanäle. An Stelle des Glaskörpers kann innerhalb der Knochenschale ein unregelmässiger Hohlraum vorhanden sein; es kommt aber auch eine Verknöcherung des Glaskörpers vor (Virchow). Die Knochenschalen führen meist zu heftigen Reizerscheinungen, selbst zu sympathischer Reizung des zweiten Bulbus, welche mit der Enucleation des erkrankten Auges schwindet. Man erkennt die Knochenschalen an ihrer enormen Härte und der unregelmässigen Begrenzung.

9. Angeborene Anomalieen der Aderhaut.

Der **Albinismus** ist bereits Seite 7 kurz skizzirt. Die Albino's haben gewöhnlich helles Haar, farblose Wimpern, eine weisse Iris und enge Pupille. Beim Durchleuchten mit dem Augenspiegel bekommt man auch durch die Iris den rothen Reflex vom Augenhintergrund. Der letztere zeigt auf der weissen Sclera die breiten, vielfach anastomosirenden, enge Netze bildenden Choroidalgefässe, über welche die Centralgefässe der Retina hinziehen. — Die Patienten sind enorm lichtscheu und oft mit Nystagmus behaftet; bisweilen leiden sie noch an Strabismus. Myopie und Amblyopie.

Das **Colobom der Choreoidea** macht zum Verständniss seiner Entwickelung die Besprechung einzelner embryonaler Verhältnisse erforderlich. Die primäre Augenblase, ein Auswuchs des Vorderhirnes, wird durch die von den Kopfplatten des Ektoderms sich bildende Linse von vorn eingestülpt, so dass 2 Blätter entstehen. Aus dem äusseren entwickelt sich das Pigmentepithel, aus dem inneren die übrige Retina. Mit der Ausbildung dieser secundären Augenblase fällt zusammen die Entstehung der fötalen Augenspalte, einer Rinne an ihrem unteren Umfang, welche bis in ihren Stiel, den späteren Sehnerv, hineinreicht, durch welche ein Mesodermafortsatz in das Innere der secundären Augenblase gelangt, aus dem sich der Glaskörper mit der Art. hyaloidea und den Netzhautgefässen entwickelt. Mit der aus der Kopfplatte erfolgenden Bildung der Choreoidea und Sclera schliesst sich gewöhnlich der fötale Augenspalt.

Manz nimmt an, dass das Aderhautcolobom auf mangelhaftem Verschluss dieses Spaltes beruhe, eine Annahme, welche für die meisten Fälle richtig ist, und der ziemlich allgemein gehuldigt wird. Derselben gegenüber macht *Schmidt-Rimpler* darauf aufmerksam, dass man, wenn der Verschluss des Spaltes ausbliebe, dabei eigentlich nur die Netzhautelemente vermissen müsse, während Choreoidea und Sclera als Abkömmlinge der Kopfplatten nicht direct betheiligt sein dürften. Bei anatomischen Untersuchungen sei indessen stets die Choreoidea atrophisch gefunden, während Netzhautelemente und Pigmentepithelien in einzelnen ähnlichen Fällen nachgewiesen seien (*Arlt, Manz, Haab*). In diesen letzteren Fällen nun solle von einem eigentlichen Defect im Verschluss der Fötalspalte nicht die Rede sein; die Anomalie falle zwar anatomisch mit der Lage derselben zusammen, sie sei aber nur als eine Entwickelungshemmung der Aderhaut aus der Kopfplatte aufzufassen. In den Fällen, in welchen die Netzhautelemente fehlen, müsse man demnach noch einen hemmenden Einfluss auf die Bildung der Choreoidea aus der Kopfplatte an dieser Stelle supponiren. *Schmidt-Rimpler* trennt demnach Retina- und reine Aderhautcolobome. Auch *Haab* ist der Ansicht, dass die primäre Störung ausserhalb der secundären Augenblase in der Kopfplatte zu suchen ist, und stützt sich auf die Beobachtung *Deutschmann's*, dass in einem Falle von fötaler Sclerotico - Choreoiditis bei Kaninchen ein Colobom der Choreoidea und Iris verursacht wurde.

Bei der histologischen Untersuchung findet man an Stelle des Colobom's ein zartes, dem Narbengewebe ähnliches Bindegewebshäutchen (*Manz, Litten, da Gama Pinto*), das sich continuirlich in das Aderhautstroma und die Retina fortsetzt. Die letztere fehlt in loco entweder ganz oder ist als ein sehr atrophisches Gewebe nachweisbar; nur zweimal zog sie intact über den Defect der Aderhaut (*Pause, Haab*). Die Sclera ist häufig verdünnt und ektatisch.

Das Colobom umfasst zuweilen den Sehnerv und greift oft nach vorn auf das Corpus ciliare resp. auf die Iris über; doch kommen auch auf die Aderhaut beschränkte Colobome vor. In den ersteren Fällen sieht man bisweilen noch eine Einkerbung am unteren Linsenrand. — Sehr selten ist es beiderseitig, meist einseitig. Der Bulbus kann in allen Dimensionen verkleinert sein; auch eine Complication mit Lidcolobom oder mit Spaltbildung im Gesicht und Rachen kommt vor. —

Colobome finden sich nicht nur am unteren Umfang des Bulbus, sondern auch an der Macula.

Bei der Augenspiegeluntersuchung findet man eine der Ausdehnung des Coloboms entsprechende grosse weisse Fläche, die einen nach der Papille zu convexen, pigmentirten Rand hat, selten die Papille noch theilweise oder ganz umgreift. Auf dieser Fläche findet man einzelne Reste von Choreoidalgefässen, selten Pigment. Die Netzhautgefässe endigen gewöhnlich am Rande dieses mitunter excavirten weissen Bezirkes. In seiner Nachbarschaft ist der Hintergrund oft ziemlich stark pigmentirt oder durch diseminirte choreoiditische Herde unregelmässig entfärbt, im Uebrigen normal roth. — Es gibt auch ovale Colobome, welche bisweilen quer überbrückt sind und durch schmale rothe Streifen in einzelne Abtheilungen zerfallen, welche nach der Peripherie zu grösser werden. An der Papille ist dabei gelegentlich ein Conus nach unten beobachtet (*Hoffmann, Hirschberg*). Die Sehnervenscheibe ist meist nicht rund, sondern queroval.

Bei den seltenen Fällen von Maculacolobom finden wir entweder einen rundlichen oder ovalen, mit Pigment eingesäumten, glänzend weissen Plaque von mehreren Papillendurchmessern Grösse, auf dem man noch Pigment resp. Choreoidalgefässe sehen kann. Auch diese Maculacolobome beruhen, da die Macula ein Rest der fötalen Augenspalte ist (*Kölliker, Manz, Vossius*), auf mangelhaftem Verschluss der letzteren. Aehnliche ophthalmoskopische Bilder können aber auch durch eine fötale

Choreoiditis hervorgerufnn werden. Sehr selten kommen sie auf beiden Augen vor (*de Wecker, Fuchs, Schmidt-Rimpler*). Entwickelungsdefecte der Iris fehlen meist; *Montmeja* sah gleichzeitig Aniridie. Auch Conus nach unten resp. aussen ist dabei beobachtet. In 2 Fällen begann das Colobom bereits an der Papille (*Montmeja, de Wecker*).

Das Sehvermögen ist nur bei kleinen, sehr selten bei grossen Colobomen nach unten normal, sonst immer herabgesetzt, am stärksten bei Maculacolobom. Im Gesichtsfeld finden wir meist einen dem Colobom entsprechenden Defect nach oben oder im Centrum; in einzelnen Fällen ist im Bereich des Defectes der Aderhaut noch Lichtempfindung vorhanden gewesen (*Schmidt - Rimpler, Haab*), einmal auch Farbenempfindung. In dem erhaltenen Gesichtsfeld sind alle Farben mit normalen Grenzen nachweisbar. Die Augen zeigen oft lebhaften Nystagmus; bisweilen besteht Strabismus.

XIII. Capitel.
Krankheiten der Retina.
Anatomische Vorbemerkungen.

Die Netzhaut stellt die Endausbreitung des Sehnerven im Auge dar. Sie entwickelt sich aus der secundären Augenblase, das Pigmentepithel aus dem äusseren, das übrige Gewebe aus dem inneren Blatt derselben; die Nervenfasern wachsen erst allmählig hinein.

Wir unterscheiden 3 Hauptabschnitte der Retina, die eigentliche Netzhaut, welche an der Ora serrata unter allmähliger Verjüngung endigt, den Ueberzug des Ciliarkörpers, die Pars ciliaris retinae und den hinteren Pigmentbelag der Iris, die Pars iridica retinae. Die Netzhaut reicht also von dem Foramen sclerae bis zum Pupillarrand.

Die 9 Schichten der eigentlichen Retina, welche aus dem inneren Blatt der secundären Augenblase hervorgehen, theilt *Schwalbe* in 2 Gruppen, 1. in die **Gehirnschicht**, welcher der Margo limitans (Membrana limitans interna), der aus den Basaltheilen der Müller'schen Stützfasern gebildete Grenzstreifen, ferner die Nervenfaser-, die Ganglienzellenschicht, die innere reticuläre (granulirte), die (innere) Körnerschicht und die äussere reticuläre (granulirte) Schicht angehören, 2. in das **Neuroepithel** oder die Schicht der Sehzellen, welche die äussere Körnerschicht, die Limitans externa und die Stäbchen und Zapfen umfasst.

In der Nähe der Papille und Macula sind die Nervenfaser- und Ganglienzellenschicht am dicksten, nach der Peripherie des Fundus nehmen beide an Dicke ab — an der Ora serrata fehlen Nervenfasern, Ganglienzellen, Stäbchen und Zapfen. Hier hören ferner die beiden reticulären Schichten auf und es confluiren die beiden Körnerschichten zu einer Lage. — In der Pars ciliaris retinae finden wir nur Pigmentzellen aussen und Cylinderzellen innen. An der Macula kommen nur Zapfen vor, nach der Ora serrata zu verringert sich die Zahl derselben allmählig, hier überwiegen die Stäbchen. Nach *Michel* bilden die Nervenfasern vielfach unter einander plexusähnliche Verbindungen; nach *Bernheimer* fehlen diese Verzweigungen an den Peripheriefasern.

In der inneren Körnerschicht unterscheiden wir 3 Arten von Körnern, die sog. Spongioblasten (*W. Müller*), welche der inneren reticulären Schicht aufliegen, einen feinen Fortsatz in dieselbe entsenden und wahrscheinlich zur Bildung derselben beitragen, ferner die Kerne der Radialfasern und die eigentlichen bipolaren Ganglienzellen. Ob die inneren Fasern der letzteren mit den Fortsätzen der Ganglienzellenschicht zusammenhängen, ist noch nicht sicher erwiesen, wenn auch vielfach behauptet; der äussere dickere Fortsatz der bipolaren Körner geht in die äussere reticuläre Schicht und verästelt sich in derselben.

In der äusseren Körnerschicht finden wir Fasern und Zapfen- resp. Stäbchenkörner; jene sind grösser als diese und liegen der Limitans externa dicht auf, während die Stäbchenkörner bald in der Nähe der äusseren reticulären Schicht, bald in der Nähe der Limitans externa resp. zwischen beiden in der Mitte liegen. Jedem Stäbchen oder Zapfen entspricht nur 1 Korn.

Die Stäbchen und Zapfen haben ein inneres und ein äusseres Glied; das letztere ist bei den Stäbchen länger als bei den Zapfen, dort cylindrisch, hier conisch. Die inneren Glieder enthalten noch einen feinfaserig gestreift erscheinenden, ellipsoiden Körper.

Die bindegewebigen Stützfasern schwellen in der Nervenfaserschicht zu Kegeln an, deren Basis sich berühren und den Margo limitans bilden.

Die Fovea centralis enthält ausser der Limitans interna nur Neuroepithel; die äusseren Körner sind hier von der Limitans externa abgerückt, die Fasern verlaufen schräg und die Zapfen sind etwas länger als in der Nachbarschaft. — *Chievitz* bestreitet neuerdings die Richtigkeit der bis dahin allgemein geltenden Anschauung, dass die Macula mit der Fovea centralis ein Rest der fötalen Augenspalte sei. Nach seiner Angabe soll sich die Fovea erst nach dem 6. Fötalmonat bilden; am Ende des 6. Monats soll nur eine Area centralis mit allen Netzhautschichten und der Anlage der Zapfen vorhanden und dieselbe durch relative Dicke der Ganglienschicht, dünne Lage und eine eigenthümliche Anordnung der Nervenfasern charakterisirt sein. Von der Area soll die Bildung der Zapfen und Zwischenkörnerschicht anfangs des 5. Monats ausgehen. Später bleibt die Area in ihrer Entwickelung gegenüber der übrigen Retina zurück. Die Fovea, welche bei dem 7½ bis 8monatlichen Fötus vorhanden ist, entsteht als Vertiefung in der Area und beginnt vom Glaskörper aus allmählig in die Tiefe vorzuschreiten; dabei werden die einzelnen Schichten verdünnt, zum Theil auch ausgebuchtet. Diese Ausbuchtung der Area an Stelle der Fovea soll durch einen vom Centrum der Fovea allerseits nach dem Glaskörperraum zu gerichteten Zug veranlasst werden, wie *Chievitz* aus der divergenten Anordnung der Retinaelemente folgert. — Ob die Anschauung dieses Autors richtig ist, bleibt weiteren Untersuchungen zu entscheiden vorbehalten; jedenfalls glaubte ich dieselbe den Lesern nicht vorenthalten zu dürfen.

Gefässe und Capillaren der Netzhaut reichen nur bis an die äussere reticuläre Schicht; die gröberen Gefässe liegen sämmtlich in der Nervenfaserschicht, die feineren Verästelungen dringen bis in die innere Körnerschicht. Das Neuroepithel ist gefässlos. Die äusseren Netzhautschichten werden von der Choreocapillaris ernährt. Die Macula lutea ist an ihren Rändern noch gefässhaltig, die Fovea aber ist frei von Gefässen. Die Arterien sind Endarterien; ihre Capillaren gehen direct in die venösen über.

Ueber den Zusammenhang der einzelnen Netzhautelemente unter einander wissen wir noch wenig. Sicher ist, dass die Nervenfasern mit den Ganglienzellen zusammenhängen; nach *W. Müller* ist es wahrscheinlich, dass die bipolaren Ganglienzellen der inneren Körnerschicht ebenfalls Sehnervenfasern liefern, als dritte Möglichkeit bezeichnet *Schwalbe* eine Vereinigung der feinen Fibrillen der inneren reticulären Schicht zu Nervenfasern. *Merkel* constatirte, dass die äusseren, dickeren Fortsätze der bipolaren Zellen der inneren Körnerschicht theilweise unverästelt

die äussere reticuläre Schichte durchsetzen und in Zapfenfasern über-
gehen: er nimmt an, dass die flächenartig umbiegenden, sich verästelnden
Fasern der inneren Körner in Stäbchenfasern endigen. *Gunn* und *Kuhnt*
konnten die positive Beobachtung *Merkel's* bestätigen; einem inneren
Zapfenkorn entspräche darnach nur 1 Zapfen, während einem inneren
Stäbchenkorn mehrere Stäbchen angehören würden.

Interessant sind die Beobachtungen von *van .Genderen Stort;* er sah
regelmässige Form- und Ortsveränderungen der Elemente des Neuroepithels
unter dem Einfluss der Beleuchtung und Beschattung, während am Pigmentepithel ähnliche Vorgänge schon früher von *Kühne* und *Segall* nachgewiesen waren. Aus dem Pigmentepithel dringen bei der Belichtung
der Netzhaut feine Fäden zwischen die Stäbchen und Zapfen fast bis an
die Limitans externa vor. die Zapfeninnenglieder verkürzen sich erheblich,
während im Dunkeln die Pigmentfasern sich verkürzen und die Zapfen
sich verlängern.

Der von *Boll* entdeckte Sehpurpur ist nur in den Stäbchen abgelagert. Unter dem Einfluss der Beleuchtung blasst er ab, während er
sich im Dunkeln aus dem Pigmentepithel regeneriren soll.

Die Nervenfaserschicht enthält gewöhnlich nur marklose, durchsichtige Axencylinder; dieselben verlieren bekanntlich ihr Mark beim
Durchtritt durch die Lamina cribrosa. Nicht so selten behalten indessen
einzelne oder mehrere Bündel ihr Mark noch eine Strecke weit in die
Retina hinein bei oder bekommen es weiterhin in der Netzhaut wieder,
ohne dass dadurch bei den betreffenden Individuen auffällige Sehstörungen
veranlasst werden: untersucht man das Gesichtsfeld, so constatirt man
nur eine entsprechende Verbreitung des der Papille entsprechenden,
temporalwärts vom Fixirpunkt gelegenen blinden Fleckes. Im ophthalmoskopischen Bilde heben sich die Bündel markhaltiger, sog. doppelt-
contourirter Nervenfasern (**fibrae medullares**) in sehr charakteristischer
Weise ab. Unmittelbar an den Papillenrand oder von ihm entfernt
treten in der Retina mehr minder grosse, weisse, fettglänzende Plaques
auf, welche am Rande entsprechend dem Verlauf der Nervenfasern auf-
gefasert erscheinen, sich in der Netzhaut verschieden weit verbreiten,
bisweilen als breite Streifen im Halbkreis nach der Macula verlaufen.
In einzelnen Fällen sehen wir nach oben und unten von der Papille
solch' einen Plaque abgehen, oder in beiden Richtungen 2 Plaques auftreten, welche sich noch auf die Papille erstrecken können und ihr eine
gewisse Aehnlichkeit mit geflammten Herzen verleihen. Bisweilen ist die
ganze Papille von solchen markhaltigen Bündeln verdeckt und nur in
der Mitte die Eintrittsstelle der Gefässe mit der physiologischen Excavation sichtbar. — Die Gefässe verhalten sich verschieden je nach
der Lage der markhaltigen Bündel zu ihnen; sie sind entweder in normaler Deutlichkeit nachweisbar, oder sie werden ganz verdeckt, oder sie
tauchen stellenweise unter und dann wieder für eine Strecke auf.

Durch ihre glänzendweisse Farbe und die Lage der Gefässe unterscheiden sich diese Flecken von den choreoiditischen Plaques: ihre Grösse
und die Auffaserung der Ränder schützt sie vor einer Verwechselung mit
Bindegewebswucherung oder mit den Plaques bei Retinitis albuminurica
ganz abgesehen von dem Fehlen des Albumen im Urin.

In senilen Augen finden wir oft eine eigenthümliche Anomalie der Retina in der Gegend der Ora serrata, **die cystoide Degeneration,** deren Aetiologie noch vollkommen unaufgeklärt ist. *Blessig* und *Henle* beschrieben diese Alteration zuerst, *Iwanoff* und *Merkel* erkannten aber erst ihren senilen Ursprung. Gelegentlich finden wir diese Veränderung aber auch in nicht senilen, kranken Augen. Sie kommt fast nur in dem vorderen, an die Ora serrata angrenzenden Abschnitt, selten in der Pars ciliaris retinae vor. Es bilden sich theils in der äusseren, theils in der inneren Körnerschicht, theils in beiden verschieden grosse, bisweilen confluirende Hohlräume bei Hypertrophie der Stützfasern. *Max Schultze* und *Iwanoff* bezeichneten den Zustand als Netzhautoedem; nach *Kuhnt* kommt er nie in einem ganz normalen Netzhautgewebe vor.

II. Specieller Theil.

Die Krankheiten der Netzhaut betreffen theils die Gefässe, theils das Parenchym.

1. An den **Venen** beobachten wir gelegentlich eine starke Schlängelung, ohne dass eine Spur einer Erkrankung des Augenhintergrundes besteht; im Uebrigen ist aber die Schlängelung und Erweiterung der Venen neben hochgradiger Dunkelheit ein Zeichen der Blutstauung, welche durch Compression des Sehnerven bei Orbitaltumoren oder durch Phlebitis der Orbitalvenen bedingt sein kann oder neben Entzündung des Sehnervenkopfes (Papillitis) ein charakteristisches Zeichen für einen Hirntumor resp. für andere mit intracranieller Drucksteigerung einhergehende Cerebralaffectionen (Hydrocephalus, Gehirnabscess) abgibt. Auffallend ist es, dass sich bei acquirirten Herzfehlern mit den ausgesprochensten Circulationsstörungen im grossen Kreislauf die venösen Centralgefässe der Retina fast gar nicht an der Stauung betheiligen. Nur bei angeborenen Herzfehlern, welche mit der stärksten Cyanose der Hautdecken verbunden sind, ist mitunter venöse Hyperämie in der Netzhaut beobachtet; *Liebreich* hat solch' eine Cyanosis retinae abgebildet und *Leber* darauf hingewiesen, dass in den meisten derartigen Fällen Venen und Arterien ziemlich gleichmässig erweitert sind. In einem Falle von Mediastinalsarkom, welches die linke Vena anonyma obliterirt hatte und weit in die obere Hohlvene gewachsen war, konnte *Leber* trotz enormer venöser Stauung der oberen Körperhälfte und beiderseitigem Exophthalmus keine nennenswerthe Erweiterung der Netzhautvenen mit dem Augenspiegel constatiren. *Schnall* beobachtete sogar in einigen Fällen von uncompensirten Herzfehlern trotz Cyanose der Hautdecken eine Abnahme im Kaliber der Augenhintergrundsvenen.

Sehr selten kommen wirkliche Varicositäten an den Venen vor z. B. bei Glaucom (*Liebreich, Pagenstecher*). Beschrieben sind Fälle von Aneurysma arterio - venosum, bei denen Arterien und Venen eine Communication, starke Erweiterung und Schlängelung zeigten. Bei . den Kranken von *Fuchs* und *Magnus* lag als Ursache dieser Bildung ein Trauma vor, während diese Anomalie bei dem 8jährigen Knaben von *Schleich* voraussichtlich auf einer Missbildung beruhte.

2. An den **Arterien** können wir nicht selten spontan eine evidente **Pulsation** wahrnehmen; sie findet sich fast stets beim acutem Glaucom-

anfall und beim chronisch entzündlichen Glaucom im Anfall, seltener bei Neuritis (*v. Gräfe*), am häufigsten bei Aorteninsufficienz, wie *Quincke* und *Becker* gezeigt haben. In letzteren Fällen kommt neben der starken Pulsation der Arterien an der Papille Kapillarpuls zur Beobachtung d. h. ein systolisches Erröthen der Papille. Der Arterienpuls ist jedoch keineswegs bei Aorteninsufficienz constant (*Helfreich*), sehr selten kommt er bei anderen Herzfehlern (an der Mitralklappe) vor oder bei Aneurysma aortae.

Entweder finden wir eine Krümmungszunahme (Locomotion) resp. Streckung des Arterienrohrs oder daneben noch eine deutliche Zu- und Abnahme des Kalibers, die an einer Verbreiterung der rothen Blutsäule und des Wandungsreflexes (*Becker*) kenntlich ist. Der Arterienpuls bei Aorteninsufficienz kommt zu Stande durch eine abnorm hohe und schnell abfallende Pulswelle in der Aorta, der linke Ventrikel braucht dabei keineswegs hypertrophisch oder dilatirt zu sein, wenngleich diese beiden Momente das Pulsiren sicher begünstigen. *Becker* machte ferner auf den Arterienpuls bei Morbus Basedowii aufmerksam. *Rählmann* bei chlorotischen, anämischen und neurasthenischen Personen, ohne dass ein Herzfehler vorlag. In diesen letzteren Fällen liegt nach *Rählmann* die Ursache theilweise in der gesunkenen Herzthätigkeit, theilweise in der anomalen Beschaffenheit des Blutes resp. in den durch vasomotorische Einflüsse veränderten Blutdruckverhältnissen. Auffallend ist die Inconstanz des Pulsphänomens bei ein und demselben Individuum, das oft nur einseitige Vorhandensein und der Wechsel der Erscheinung bald auf dem rechten, bald auf dem linken Auge; sie tritt fast immer nur an einem Hauptgefäss auf und ist an Stellen, wo das Gefäss einen Bogen macht am deutlichsten, sie schwindet indessen keineswegs mit den körperlichen Beschwerden der Anämischen oder Chlorotischen. *Schmall* führt den Arterienpuls meiner Ansicht nach mit Recht in allen diesen Fällen, ebenso bei fiebernden und in der Reconvalescenz von fieberhaften Leiden befindlichen Kranken nicht auf die grössere Strömungsgeschwindigkeit des Blutes zurück, die er gar nicht nachweisen konnte, sondern auf eine gewisse Verstärkung und auf schnellen Ablauf der einzelnen Herzcontractionen bei herabgesetztem mittlerem arteriellem Blutdruck. Die Inconstanz des Pulses, der Wechsel auf beiden Augen bei ein und demselben Individuum, sein Auftreten nur an einem Auge sprechen ihm jede pathognomonische Bedeutung ab, um so mehr da er oft auch bei ganz gesunden robusten Menschen sichtbar ist. Wir finden ihn ferner bei der Ohnmacht und im Stadium asphykticum der Cholera (*v. Gräfe*).

Aneurysmen der Centralarterie sind sehr selten. Aus der älteren Literatur wäre eine Beobachtung von *v. Gräfe* zu nennen, wo eine cylindrische Erweiterung bis zur Dicke eines Strohhalmes bestand, *Sous* beschrieb einen eiförmigen aneurysmatischen Sack, der die Papille überragte und sich systolisch erweiterte, diastolisch contrahirte, während die übrigen Arterien fadenförmig, die Venen erweitert waren, *Liouville* multiple miliare Aneurysmen der Aeste der Centralarterie bei derselben Affection der Gehirngefässe und *Schmall* ein eiförmiges kleines Aneurysma eines atheromatös degenerirten Arterienastes. — Präpapillare Arterienschlingen, welche strangförmig zusammengedreht waren, sahen *Hirschberg* und *Szili*, eine ähnliche Venenschlinge beobachtete *Hirschberg*.

3. Die Hyperämie der Retina.

Dieselbe fällt zusammen mit der Hyperämie des Sehnerven; sie ist ein Symptom, welches verschiedene Affectionen des Auges und des Gesammtorganismus begleitet und verschiedene Bedeutung hat. Die arterielle oder active Hyperämie ist schwierig oder gar nicht zu erkennen. Bei der venösen oder Stauungshyperämie tritt neben dem weiteren Kaliber und der dunkleren Färbung der Venen, sowie der Verbreitung des Reflexstreifens auf der Gefässwand noch eine Schlängelung ein. Die Gefässe beschreiben Bögen, welche theils an die Oberfläche ansteigen; theils in die Tiefe tauchen, was man an der verschiedenen Deutlichkeit resp. Refraction der einzelnen Schlingen erkennt, dabei erscheinen die Umbiegungsstellen dunkel, während die oberflächlichen Stücke des Gefässrohres heller aussehen. Die Arterien sind · im Gegensatz dazu gewöhnlich verengt. — Die Diagnose einer Netzhauthyperämie ist am leichtesten, wenn sie einseitig besteht, und nach dem Aussehen der Papille wegen des grösseren Reichthums an Capillaren eher möglich als nach dem Befunde in der Retina.

Die active Hyperämie der Netzhaut tritt ein bei übermässiger Blendung der Augen, ferner bei allen Zuständen, welche eine vermehrte Anforderung an die Augen bei der Arbeit stellen — bei musculärer und accommodativer Asthenopie, bei hochgradiger Myopie, bei Astigmatismus, Conjunctivitis — zumal wenn die Arbeit bei schlechter Beleuchtung ausgeführt wird. Sie wird ferner auch ohne Anstrengung der Augen bei Conjunctivitis acuta, Iritis und Choreoiditis beobachtet.

Die venöse Hyperämie ist der Ausdruck einer entzündlichen Reizung der Retina und des Opticus. Nicht so selten kommt sie bei Glaucom vor, ferner bei Phlebitis der Orbitalvenen und bei allen Zuständen, welche eine Stauung im Bereich der Vena centralis retinae, der Vena ophthalmica und der Hirnsinus herbeiführen (bei Tumoren der Orbita, des Cavum cranii, Hydrocephalus, Meningitis). — Sehr selten kommt sie bei erworbenen, häufiger bei angeborenen Herzfehlern vor. — Die von *Rühlmann* gefundene Hyperämie der Retina bei allgemeiner Anämie konnte *Schmall* nicht bestätigen, ausser wenn Conjunctivitis oder Accommodationsspasmus und andere intraoculare .Veranlassungen dabei vorlagen. — *Litten* beobachtete bei einer Vergiftung mit durch Anilin verunreinigtem Nitrobenzol allgemeine Cyanose (auch der Conjunctiva) und fand die Arterien und Venen der Netzhaut so dunkel wie mit schwarzer Tinte erfüllt, die Venen erweitert. Prognose und Behandlung der Hyperämie sind abhängig von der Grundursache.

4. Die Anämie der Retina.

Dieselbe coincidirt mit Anämie der Papille, die blass aussieht und wie die Retina enge Arterien zeigt; der Zustand ist nicht identisch mit Atrophie der Papille und Netzhaut. Die Anämie kommt bei allgemeiner Anämie nur in den hochgradigsten Fällen vor z. B. nach starken Blutverlusten. Das ausgesprochenste Bild der arteriellen Anämie haben wir bei der Embolie der Centralarterie, ferner nach Durchschneidung des Sehnerven am Bulbus. Sie tritt ferner auf bei retrobulbärer Neuritis und bei retrobulbärer Blutung in die Opticusscheiden, bei Chinin- und

Bromkaliintoxication mit Amblyopie resp. Amaurose. Dünne, blasse Arterien findet man auch bei Ohnmächtigen und dünne, dunkle Arterien trotz guten Sehvermögens im Stadium algidum der Cholera *(v. Gräfe);* hier sollen sie durch leisen Fingerdruck sogar ganz blutleer werden oder pulsiren. *Jackson* beschrieb als **Epilepsia retinae** eine gewöhnlich beiderseits auftretende, durch vasomotorische Einflüsse bedingte Anämie der Papille und Retina, welche nach *Pristley-Smith* bisweilen reflectorisch von den Geschlechtsorganen aus erzeugt werden soll.

5. Degenerative Veränderungen der Netzhautgefässe.

Dieselben sind oft nur mit dem Mikroskop nachweisbar und bestehen entweder in einer fettigen Degeneration mit oder ohne Kalkablagerung, welche an den 3 Membranen des Gefässrohres auftreten kann und eine senile Abnormität darstellt oder bei Entzündungen des Sehnerven und der Netzhaut gefunden wird. — Man beobachtet ferner Sclerose der Gefässe, deren Wandung auf dem Querschnitt einen gleichmässigen structurlosen, stark lichtbrechenden Ring um ein gewöhnlich verengtes Lumen bildet; sie kommt bei Herzhypertrophie und Atherom der Körpergefässe vor, nicht selten bei hämorrhagischem Glaucom. — Aehnliche Veränderungen an den Gefässen hat man besonders häufig auch bei Morbus Brightii beobachtet und zwar vorwiegend an den kleinen Arterien und Capillaren, deren Endothel nicht selten fettig degenerirt und das Lumen obliterirt; sie kommen in der Retina und Choreoidea vor (*Herzog Karl Theodor in Bayern*). Wenn die grösseren Gefässe afficirt sind, findet man nicht selten nur weisse, blutleere Striche im Augenhintergrund bei der Augenspiegeluntersuchung; wenn sich Kalk- oder Cholestearinkrystalle darin niedergeschlagen haben, so sieht man bisweilen kleine glitzernde Pünktchen. *Iwanoff* und *Nagel* haben Fälle von Perivasculitis beschrieben, in denen die Netzhautgefässe theils in weisse Stränge verwandelt, theils von weissen Streifen begleitet waren und als anatomisches Substrat der Veränderung eine lymphoide Infiltration der Gefässwände constatirt wurde.

Entzündlich verdickte resp. sclerotische Gefässwände kommen oft bei Neuritis optica zur Beobachtung (z. B. nach Erysipel) oder auf syphilitischer Basis *(Hirschberg, Haab);* sie bilden sich aber auch als selbstständiges Leiden aus, ohne dass Sehnerv oder Netzhaut in ihrer Substanz weiter alterirt sind. Sie verursachen an sich keine weitere Functionsstörung des Auges, wenn dieselbe nicht durch das Grundleiden oder durch Blutextravasate resp. durch mangelhafte Ernährung der Retina bedingt wird.

6. Die Embolie der Art. centralis retinae.

Der erste einschlägige Krankheitsfall ist von *Albr. v. Gräfe* beschrieben und richtig diagnosticirt, wie der Sectionsbefund von *Schweigger* bestätigte.

Die Embolie kann den ganzen Stamm oder nur einen Ast betreffen; wir finden daher entweder absolute Amaurose oder einen dem verstopften Ernährungsgebiet der Netzhaut entsprechenden Gesichtsfelddefect mit mehr oder minder starker Amblyopie. Den definitiven Sehstörungen gehen bisweilen in den Tagen zuvor oder an demselben Tage mehrere schnell vorübergehende Anfälle von Verdunkelung des Auges voraus; mitunter erfolgt die Amaurose aber auch ganz plötzlich z. B. über Nacht. In einzelnen Fällen findet man, dass die Patienten in einem kleinen ganz excentrischen, temporalwärts gelegenen Bezirk noch Finger oder Handbewegungen auf einige Fuss Entfernung sehen können.

Bei der partiellen Embolie kommt im Anfang bisweilen auch Erblindung bis auf Lichtschein vor, die sich in wenigen Stunden oder Tagen wieder so lichtet, dass selbst normale centrale Sehschärfe wiederkehrt. Meist bleibt indessen das Sehvermögen etwas herabgesetzt. Das Gesichtsfeld zeigt dauernd einen dem obliterirten Gefässgebiet entsprechenden Defect, bisweilen ein centrales oder paracentrales Scotom und in dem erhaltenen Rest alle Farben, die bis unmittelbar an den Sector heranreichen.

Das erste ophthalmoskopisch wahrnehmbare Zeichen ist eine auffallende Blässe der Papille und eine starke Verdünnung der Gefässe, besonders der Arterien, die nach der Peripherie zu etwas weiter als auf der Opticusscheibe sein können. Nach wenigen Stunden ist die Netzhaut um die Papille bis über die Macula milch- oder grauweiss getrübt; in der Maculagegend sieht man einen kirschrothen oder braunen, selten goldgelben Fleck, nach welchem die enorm deutlichen feinen Gefässchen convergiren. Dieser rothe Fleck stellt keine Hämorrhagie dar; man sieht vielmehr nach *Liebreich* an dieser Stelle wegen der starken Verdünnung der Retina und des Fehlens der Gehirnschicht, in welcher die Trübung sitzt, die Choreoidea deutlicher durch, und das Roth ist nur durch den Contrast viel greller. Blutungen in der Netzhaut sind bei Embolie selten beobachtet; sie stellen meist nur kleine Punkte oder Striche dar, welche zwischen Papille und Macula liegen; sie sind häufiger bei Verstopfung eines Astes, bei welcher das Bild eines hämorrhagischen Infarctes mit reichlichen Blutungen oder die milchweisse Netzhauttrübung in toto resp. in dem Ernährungsgebiet dieses Astes auftreten kann. Der rothe Fleck kann dabei nur zur Hälfte vorhanden sein.

Einige Tage nach dem Eintritt der Embolie bessert sich die Füllung der Gefässe; ferner tritt ein Zerfall der dünnen Blutsäulen, besonders der Venen, in kleine rothe, sich in der Richtung des Blutstromes rhythmisch vorwärtsbewegende oder pendelnde Bewegungen zeigende Cylinderchen ein. Bisweilen kann man dies Phänomen, welches nach *Leber* als ein Zeichen der äussersten Abschwächung der Circulation aufzufassen ist, noch nach Monaten durch Druck auf den Bulbus erzeugen (*Meyhöfer*).

Im weiteren Verlauf nimmt die Netzhauttrübung ab, während der rothe Fleck undeutlicher wird. Die normale Augenhintergrundsröthe kehrt zurück, die Papille wird schärfer begrenzt, die Blässe bleibt bestehen, ihre Gefässe sind fadenförmig, oft von weissen Strichen eingefasst, die Lamina cribrosa wird sichtbar wie bei progressiver Opticusatrophie, an der Macula bilden sich mitunter weisse Plaques mit glitzernden Cholestearinpunkten (Verfettungsherde?). — Selbst wenn nur ein Hauptast befallen war, kann die ganze Papille blass werden, bei Verstopfung der Seitenäste tritt keine Farbenveränderung am Opticus nach dem Rückgang der Netzhauttrübung ein.

Wenn ein cilioretinales Gefäss vorhanden ist, kann das ophthalmoskopische und klinische Bild etwas modificirt werden. Das Ernährungsgebiet desselben erscheint dann nicht getrübt, sondern normal roth, und wenn das Gefäss die Macula versorgt, findet man trotz vollständiger Embolie des Hauptstammes nicht absolute Amaurose, sondern noch eine relativ gute, centrale Sehschärfe und ein kleines Gesichtsfeld an oder um den Fixirpunkt.

Die Embolie tritt fast immer nur einseitig auf; doppelseitige Fälle sind selten und gewöhnlich nur in mehr oder minder langen Intervallen beobachtet. Bei beiderseitigen, gleichzeitigen, plötzlichen Erblindungen denke man daher stets an eine andere Ursache (Neuritis- oder Opticusscheidenblutungen); doch gibt es bei keiner anderen Krankheit ein ophthalmoskopisches Bild, welches dem der Embolie gleicht. Nur bei einer in Folge Gefässerkrankung eintretenden Thrombose der Arterien kann, wenn dieselbe plötzlich erfolgt, natürlich das ophthalmoskopische und klinische Bild der Embolie bestehen. —

Die Ursache der Embolie ist in einem Klappenfehler, in einer Erkrankung der Gefässe (Atherom, Aneurysma), in einer frischen Endocarditis ulcerosa oder in Morbus Brightii (*Ewers*, *Völckers*) zu suchen. *v. Gräfe* nahm in seinem Falle als Ursache der acuten Endocarditis ein Trauma an. In einigen Fällen fiel die Erblindung in die Zeit einer Gravidität. Bisweilen ist es unmöglich ein ätiologisches Moment ausfindig zu machen.

Die pathologisch-anatomische Untersuchung ist nur selten ausgeführt; ausser *Schweigger* haben *Nettleship*, *Pristley-Smith*, *A. Sichel* und *H. Schmidt-Rimpler* den Embolus gefunden; derselbe lag in den Fällen von *Schweigger* und *Nettleship* hinter der Lamina cribrosa, sonst etwas weiter nach hinten im Opticusstamm. Die ersten beiden Forscher sahen hinter dem Embolus einen umfangreichen Thrombus. Sonst ergab sich bei der mikroskopischen Untersuchung hochgradige Atrophie der nervösen Elemente neben Hypertrophie des Bindegewebes in der Retina und in dem Sehnerv. Untersuchungen aus den ersten Stadien des Processes liegen nicht vor. In einem von *Hirschberg* neuerdings beschriebenen, unter dem Bilde einer Embolie verlaufenen Fall bei einem anatomisch erwiesenen Aortenfehler fand sich zwar bei der mikroskopischen Untersuchung des Bulbus in dem vorhandenen Sehnervenstück kein Embolus, doch lag die Möglichkeit vor, dass derselbe weiter rückwärts in der Centralarterie steckte. In der Netzhaut fehlte die Opticusfasern- und Ganglienzellenschicht; in der Zwischenkörnerschicht bestand hochgradiges Oedem, Stäbchen und Zapfen waren normal.

Die **Prognose** ist bei der vollständigen Embolie des Hauptstammes absolut schlecht, bei partieller oder unvollständiger Embolie besser; das Sehvermögen pflegt sich zu heben, aber der Gesichtsfelddefect bleibt. In seltenen Fällen ist nach Embolie der Ausbruch eines Secundärglaucom's beobachtet (*Nettleship*, *Loring*), welches heftiger Schmerzen wegen die Enucleation des Auges erforderlich machte.

Die **Behandlung** ist machtlos. Versuche durch Sclerotomie, durch Punction der Vorderkammer oder durch Iridektomie den intraocularen Druck herabzusetzen und hierdurch ein Einströmen von Blut in die Arterien zu befördern, haben bisweilen, allerdings wohl nur bei unvollständiger Embolie. einen positiven Erfolg gehabt; bei totaler Verstopfung helfen diese Mittel natürlich ebenso wenig, wie die von *Mauthner* empfohlene Massage des Auges.

7. Die Thrombose der Vena centralis retinae.

Nach *Michel* unterscheiden wir einen vollständigen und unvollständigen Verschluss der Hauptvene oder eines Astes, dessen Folge sich als Blutstauung mit Hämorrhagieen in der ganzen Retina oder nur in dem einem verstopften Venenast entsprechenden Ernährungsgebiet zu erkennen gibt.

Die durch die Thrombose verursachten Sehstörungen treten meist plötzlich ein, doch pflegt nicht absolute Amaurose, aber mehr minder hochgradige Amblyopie zu bestehen. Bei der Obturation nur eines Astes pflegt das Sehvermögen besser zu sein, namentlich wenn nicht gerade einer der Maculaäste befallen ist. Das Gesichtfeld kann normale Aussen- und Farbengrenzen haben.

Bei der vollständigen Thrombose sieht man die Papille stark geröthet und gegen den übrigen Hintergrund nicht abgrenzbar. Der ganze Fundus ist von zahlreichen Blutungen durchsetzt, welche meist ein streifiges Aussehen haben und Gefässen anliegen oder dieselben decken; auch grössere Blutungen kommen vor. Mitunter hängen kleine runde Hämorrhagieen wie Träubchen an kleinen Gefässästchen. Die Arterien sind häufig so eng, dass man sie kaum erkennen kann, die Venen hochgradig erweitert, geschlängelt, dunkel, ihr Reflexstreifen verbreitert; oft zeigen sie in ihrer Continuität Unterbrechungen, indem einzelne Gefässstücke oberflächlich liegen, andere im getrübten Netzhautgewebe untertauchen.

Bei der unvollständigen Thrombose und der Verstopfung nur eines Astes ist die Papille weniger geröthet und deutlicher begrenzt; die Arterien sind zwar auch enger als normal und die Venen erweitert, dunkel, geschlängelt und durch Blutungen unterbrochen oder spindelförmig verbreitert, aber die Hämorrhagieen sind nicht so reichlich. Sie sind vorwiegend streifig oder rundlich, grössere Blutlachen sind selten. — Wenn nur ein Ast thrombosirt ist, finden sich die Venenveränderungen und Hämorrhagieen nur in dem Bereich desselben. — In allen Fällen enthalten die grossen Apoplexieen oft ein weisses Centrum, oder es finden sich bisweilen reine weisse Plaques von verschiedener Grösse und meist unregelmässiger Form dazwischen.

Der Verlauf ist enorm protrahirt und eine merkliche Besserung des Sehvermögens nur sehr langsam, wenn überhaupt zu constatiren. Bisweilen treten nach geringer Besserung wieder neue Blutungen mit Verschlechterung des Visus auf. Mit der Resorption der grösseren Blutextravasate, welche lange Zeit erfordert, entstehen in ihrer Mitte weisse Flecken, welche von weissen Blutkörperchen gebildet werden; sehr selten bleibt an Stelle einer Hämorrhagie ein dunkler Pigmentfleck zurück. Auch in den Glaskörper können Blutungen eintreten. Kleine Blutplaques schwinden, ohne eine Spur zu hinterlassen. — Der Visus kann durch Atrophie der Papille oder durch Katarakt sich allmählig verschlechtern oder ganz erlöschen.

Die totale Thrombose der Hauptvene gibt eine schlechte Prognose; bei Verstopfung eines Astes ist der Ausgang günstiger, doch sind spätere Verschlechterungen nicht auszuschliessen.

Bei der anatomischen Untersuchung fand *Michel* in den Venen in der Organisation befindliche Thromben und in der Retina sowie im Sehnerv hochgradige atrophische Veränderungen, das Stützgewebe der Netzhaut stark gewuchert, ihre Körnerschichten und die Nervenfaserschicht von Blutungen durchsetzt und zerstört, im Glaskörper neugebildete Blutgefässe.

Von der Affection werden vorzugsweise Personen jenseits des 50. Lebensjahres mit atheromatöser Erkrankung der Arterien, Fettherz, Lungenemphysem und Hyperthrophie des rechten Ventrikels befallen. Die Erkrankung ist meist nur einseitig und zu den marantischen Thrombosen zu rechnen. Bei Leukämie und Diabetes kann man bisweilen einen ähnlichen Symptomencomplex finden, dessen Veranlassung in dem Einfluss der Blutmischung auf die Gefässwände zu suchen ist.

Die **Behandlung** ist im Allgemeinen exspectativ und richtet sich vorwiegend nach dem Allgemeinzustand der Patienten. Man schütze die Augen vor Ueberanstrengung, verhindere Congestionen nach dem Kopfe, sorge für eine leicht verdauliche, milde Kost ohne Spirituosen, für regelmässige Stuhlentleerungen, verordne Fussbäder und trockene Schröpfköpfe in den Nacken. Mit localen Blutentziehungen sei man vorsichtig; meist sind es nicht gerade blutreiche Personen, welche von der Krankheit befallen werden. Zur Hebung des Sehvermögens kann man Strychnineinspritzungen versuchen.

8. Blutungen der Retina.

Dieselben kommen theils nach Traumen, theils unabhängig davon vor, bei Circulationsstörungen z. B. bei Embolie der Centralarterie oder bei Thrombose der Centralvene, bei Herz- und Gefässkrankheiten mit Hypertrophie des linken Ventrikels, bei Suffocation, bei Menstruationsanomalieen. Auch Veränderung der Blutbeschaffenheit (Ikterus, Leukämie, perniciöse Anämie, Nephritis, Diabetes, Oxalurie, Scorbut, Hämophilie, Purpura hämorrhagica, Pyaemie, Febris recurrens) können Veranlassung zu Netzhautblutungen werden; neben den Blutungen bestehen in diesen Fällen meist entzündliche Veränderungen in der Retina. Bei Neugeborenen trifft man oft, zumal wenn die Entbindung schwer gewesen ist, in der Umgebung der Papille Netzhauthämorrhagieen. — Schliesslich sehen wir sie, ohne dass eine ursächliche Erkrankung am Herzen oder den Gefässen zu ermitteln ist, gelegentlich bei jungen, anämischen Personen bis zum 20. Lebensjahr, welche viel an Kopfschmerzen und Nasenbluten leiden; in Folge mehrfacher Recidive mit Hämorrhagieen in den Glaskörper können die Patienten an Secundärglaucom erblinden. — Am häufigsten kommen idiopathische, ohne Entzündung auftretende Blutungen in der Netzhaut bei älteren Personen vor.

Die Hämorrhagieen stellen sich entweder in Form feiner Striche dar und liegen dann in der Nervenfaserschicht; wenn grössere spindelförmige Apoplexieen bestehen, erscheinen sie an ihren Rändern immer zerfasert, oder sie bilden mehr rundliche, resp. unregelmässig begrenzte Plaques in verschiedener Grösse und Zahl. Diese runden Herde befinden sich entweder in den Körnerschichten oder sie liegen zwischen der Faserschicht und dem Glaskörper, bleiben aber mit dem Netzhautgefäss in Zusammenhang. Auch der ganzen Dicke nach kann die Retina von einer Hämorrhagie durchsetzt werden. Die Apoplexieen liegen entweder den Gefässen an oder scheiden dieselben auf eine Strecke spindelförmig ein oder verdecken sie ganz; das letztere ist nur bei grösseren Blutungen der Fall. Hämorrhagieen, welche sich an den Papillenrand anschliessen und schalenartig über den Hintergrund verbreiten, stammen aus dem Zwischenscheidenraum. — Die Farbe der Apoplexieen schwankt in weiten Grenzen und entspricht meist der Dicke, sowie dem Alter der Blutschicht; frische Hämorrhagieen sehen kirschroth, ältere bräunlich oder schwärzlich aus.

Kleine Extravasate pflegen die Netzhautelemente einfach auseinanderzudrängen und sich in kurzer Zeit vollständig zu resorbiren; manchmal nehmen sie eine dunkelbraune oder schwarze Farbe an. Meist blassen sie allmählig vom Rande her ab, oder sie zerfallen in einzelne Stippchen, welche weiterhin schwinden. Grössere Hämorrhagieen führen zu Destruction der Netzhautelemente. resorbiren sich nur sehr langsam. oft erst im Verlauf von Wochen oder Monaten und hinterlassen nicht selten eine pigmentirte Narbe. Sie haben häufig einen grauen Hof und bekommen im weiteren Verlauf gewöhnlich ein weisses Centrum, das sich stetig vergrössern und schliesslich ohne Spuren schwinden kann. Bisweilen kommen zwischen den Blutungen auch weisse oder gelbliche Plaques vor, welche aus weissen Blutkörperchen bestehen, die die zerfallenen rothen Blutkörperchen aufgenommen haben, oder sie werden gebildet von varikösen, sclerotischen Nervenfasern.

Die Sehstörungen hängen von dem Sitz und dem Umfang der Hämorrhagieen, sowie von der Betheiligung des Glaskörpers und dem ursächlichen Leiden ab. Periphere vereinzelte Apoplexieen können ganz latent bleiben, auch im Gesichtsfeld keine Anomalie hervorrufen; an der Macula verursacht aber schon die kleinste Hämorrhagie starke Functionsstörungen — centrale Amblyopie und oft ein Scotom, welches der Kranke unter Umständen selbst wahrnimmt. Bisweilen sehen die Patienten den rothen Schein, wenn sie auf eine weisse Fläche blicken. Bei Alteration der Stäbchen und Zapfen klagen sie über Metamorphopsie. Glaskörperblutungen verdunkeln das Auge noch mehr. Complicirt sich das Leiden mit hämorrhagischer Netzhautablösung, so findet man einen entsprechenden Defect der Gesichtsfeldperipherie.

Die Sehstörungen verringern sich oder schwinden mit der Resorption des Extravasats ganz, so lange die Retina nicht abgelöst ist. Frische Hämorrhagieen mit Affection des Glaskörpers bedingen die Gefahr der Amotio retinae mit Ausgang in absolute Amaurose oder der Erblindung durch Secundärglaucom. Gelegentlich sind die Netzhauthämorrhagieen die Vorläufer einer lethalen Gehirnapoplexie.

Die **Prognose** richtet sich nach dem Sitz, dem Umfang der Extravasate und nach dem Grundleiden; das letztere ist auch für die **Behandlung** maassgebend. Man schlägt im Allgemeinen nur ein ableitendes Verfahren ein, verordnet Laxantien in Form von Bitterwasser, Fussbäder, trockene, seltener blutige Schröpfköpfe in den Nacken oder einen Heurteloup an der Schläfe bei Congestionen; man giebt Secale innerlich oder Ergotin subcutan, Mixtura acida Halleri und lässt alle Momente und Getränke vermeiden, welche Congestionen nach dem Kopf verursachen. — Bei schwächlichen, anämischen, mit Menstruationsstörungen behafteten Frauen verordnet man Eisen, bei Herzkranken Digitalis. Diabetiker müssen einer strengen Diät unterworfen werden, ev. eine Cur in Karlsbad unternehmen. — Man sage immer strenge Schonung der Augen an, lasse eine Schutzbrille tragen und jede plötzliche resp. übermässige Blendung vermeiden. — Zur Hebung des Sehvermögens können Strychninein-spritzungen beitragen.

9. Die Netzhautablösung (Amotio s. Sublatio retinae).

Wir bezeichnen mit diesem Namen eine Abhebung der Netzhaut von der Choreoidea, bei welcher das Pigmentepithel gewöhnlich der Aderhaut anhaftet.

Die Ablösung kann entweder durch einen wässrigen, serösen oder durch einen eiweissreichen, klebrigen Erguss oder durch Blut resp. Eiter, ferner durch Tumoren im weitesten Sinne des Wortes erfolgen. Sie setzt vor allen Dingen voraus, dass der Glaskörper in seiner physiologischen Beschaffenheit und in seinem Volumen alterirt ist, so dass Raum für das Vorrücken der Netzhaut vorhanden ist. Diese Verminderung des Glaskörperquantums wird entweder bei Traumen durch Austritt von Corpus vitreum geschaffen oder durch spontane Schrumpfung desselben, welche nach den neuesten anatomischen Untersuchungen von *Leber* und *Nordenson* in der That in allen Fällen von nicht traumatischer Amotio retinae vorliegt. Würde eine Volumsabnahme des Glaskörpers nicht vorangehen, so müsste man in allen frischen Fällen eine Härte des Bulbus constatiren können; diese Augen sind indessen in der Regel entweder weich oder normal consistent, eine Druckerhöhung kann erst später eintreten, jedoch durchaus nicht in allen Fällen, sondern nur selten nachgewiesen werden.

Hinsichtlich der Genese der Netzhautablösung standen sich früher verschiedene Ansichten gegenüber. *Arlt* war der Begründer der **Secretions-** resp. **Exsudationstheorie**; er behauptete, der subretinale Erguss werde immer von der Choreoidea geliefert und durch den Druck der Retina gegen den Glaskörper finde eine theilweise Resorption des letzteren statt. Später nahm er neben dem primären subretinalen Choreoidalexsudat noch einen Schrumpfungsprocess im Glaskörper an, welcher eingeleitet werden sollte durch ein von dem Corpus ciliare geliefertes, fasriges Glaskörperexsudat, durch dessen Schrumpfung die Retina von der Choreoidea abgetrennt werde. — *A. v. Gräfe* nahm mit Rücksicht auf die plötzliche Entstehung der Amotio an, dass die Ursache eine subretinale, aus den Aderhautgefässen stammende Blutung sei; später kam er aber wieder von dieser Ansicht zurück. In ähnlichem Sinne wie *v. Gräfe* sprach sich *Horner* aus.

Stellwag von Carion ist der Begründer der **Retractionstheorie**; er war der Ansicht, dass die Ablösung der Retina durch Schrumpfung des in seiner anatomischen Constitution durch eine Netzhauterkrankung veränderten, fibrillär degenerirten Glaskörpers eintrete, und dass die subretinale Flüssigkeit ex vacuo abgesondert werde. *Heinrich Müller* fand zuerst eine anatomische Grundlage für diese Schrumpfungstheorie; er constatirte in 3 Augen, welche *v. Gräfe* enucleirt hatte, im Glaskörper ein eigenthümliches Netz von Strängen und Bälkchen, welche der Innenfläche der abgelösten Netzhaut fest adhärirten, und sprach die Ansicht aus, dass die Amotio durch Zug des schrumpfenden Glaskörpers zu erklären sei. Eine weitere Stütze für diese Hypothese brachte *Iwanoff* bei; er machte darauf aufmerksam, dass bei der Netzhautablösung im Beginn eine Abhebung des Glaskörpers im hinteren Bulbusabschnitt bestehe, und sah in der Verlängerung des myopischen Auges eine Ursache der Glaskörper- und Netzhautablösung.

Später kam man von diesem Befunde wieder ab. *Rählmann* erklärte die Entstehung der Amotio aus einer primären Veränderung der chemischen Zusammensetzung des Glaskörpers mit nachfolgender Störung der Diffusionsvorgänge im Innern des Auges. *Schnabel* durch eine Secretionsneurose.

Erst *Leber* trat, veranlasst durch die Resultate seiner Beobachtungen über Fremdkörper im Glaskörper von Kaninchen und auf Grund klinischer und anatomischer Erfahrungen wieder für die Schrumpfungstheorie ein und nahm an, dass der spontanen Netzhautablösung zunächst eine chronische Entzündung des Uvealtractus mit Schrumpfung des Glaskörpers vorangehe, dass die Netzhaut dabei schliesslich einreisse, und dass nun durch das Netzhautloch sich die Flüssigkeit aus dem glaskörperfreien hinteren Augapfelabschnitt zwischen Retina und Choreoidea ergiesse. *Nordenson* brachte für diese Erklärung der Pathogenese der Amotio weitere wichtige Beweise bei. Zunächst wies er bei der anatomischen Untersuchung mehrerer mit spontaner Netzhautablösung behafteter Augen der Göttinger Sammlung stets eine fibrilläre Degeneration des Glaskörpers nach, theils concentrisch, zur Netzhautinnenfläche angeordnete Fasern, theils senkrecht darauf gerichtete, mit der Retina verwachsene Fibrillen von oft lockiger Configuration; er fand ferner in einigen Fällen eine Ruptur des Netzhautsackes. *Nordenson* behauptete hiernach, dass die Schrumpfung des fibrillär degenerirten und von der Retina im hinteren Abschnitt durch einen Flüssigkeitserguss abgehobenen Glaskörpers die Ablösung veranlasse und konnte diese Theorie auch für die Amotio in excessiv myopischen Augen, bei Morbus Brightii und bei Aderhauttumoren bestätigen. Er nimmt deshalb an, dass der schon im normalen Zustand feinfasrige Glaskörper noch dichtfasriger wird, schrumpft und sich in vielen Fällen von der Retina retrahirt, dann die letztere einreisst und der zwischen abgelöstem Corpus vitreum und Netzhaut befindlichen Flüssigkeit dadurch den Weg hinter die Retina bahnt. In anderen Fällen bleibt bei der Schrumpfung der Glaskörper mit der Retina in Zusammenhang und die letztere wird durch einen Flüssigkeitserguss aus der Choreoidea abgelöst; dabei ist jedoch nicht ausgeschlossen, dass secundär durch weiteren Zug des schrumpfenden Glaskörpers ein Riss in der Retina eintritt. Die Ursache der fasrigen Degeneration des Glaskörpers ist in einer schleichenden Choreoiditis zu suchen, die sowohl bei idiopathischen Fällen von Netzhautablösung, als auch in myopischen Augen häufig genug anatomisch nachgewiesen ist. — Beim Choreoidalsarkom kann nach meiner Ansicht zwar auch die von mir ebenfalls gefundene fibrilläre Beschaffenheit des Glaskörpers zur Entstehung der Netzhautablösung beitragen, der Hauptsache nach aber wird sie herbeigeführt durch die aus den gefässreichen Tumoren stattfindende Transsudation einer eiweissreichen Flüssigkeit resp. durch Blutungen unter die Retina. —

Die Retina wird entweder partiell oder in toto abgelöst gefunden und hat in letzterem Falle auf dem Durchschnitt eine Trichterform;

innerhalb des Trichters. dessen Spitze an der Papille, dessen Oeffnung an der Ora serrata sich befindet, liegt der geschrumpfte Glaskörper. Die partiellen Ablösungen kommen am häufigsten nach unten vor, seitliche Ablösungen sind selten; die Amotio kann auch oben beginnen und sich später in eine untere umwandeln. Die Flüssigkeitsschicht hinter der Netzhaut kann nur dünn sein oder die Retina kann kuglig in das Augeninnere vorgetrieben werden. so dass sich die beiden Blätter beinahe berühren. — Das Pigmentepithel haftet der Choreoidea an; bisweilen bestehen in Folge choreoiditischer Processe feste. flächenhafte oder lang ausgezogene Verwachsungsnarben zwischen Ader- und Netzhaut. Die letztere ist oft stark gefaltet, entweder verdickt oder atrophisch und in ein zartes Bindegewebshäutchen verwandelt. Die Stäbchen und Zapfen gehen frühzeitig verloren oder zeigen hochgradige Difformitäten resp. sie zerfallen in runde, mattglänzende Tropfen. Nicht selten findet man in der Retina ein Loch, dessen Ränder einwärts gewendet sind, oder kleine cystoide Gebilde. welche an der Aussenfläche prominiren und mit derselben Flüssigkeit wie der subretinale Raum erfüllt sind.

Die Linse ist meist zum Schluss diffus getrübt, oft findet sich eine Kapselkatarakt und Verwachsung der Kapsel mit dem Pupillarrand. Die vordere Kammer kann normale Tiefe haben oder vertieft sein; die Vertiefung wird durch die Verzerrung der Iris durch den schrumpfenden Glaskörper bewirkt.

Die Amotio kommt am häufigsten einseitig, gelegentlich auch beiderseitig vor. Der Bulbus ist in seiner Form unverändert oder er ist in Folge Phthisis verkleinert und eckig.

Symptomatologie. Entsprechend dem plötzlichen Eintritt des Flüssigkeitsergusses unter die Retina klagen die Kranken, nachdem bisweilen kürzere oder längere Zeit hindurch Mouches volantes oder Flockensehen auf Grund organisirter Glaskörpertrübungen vorangegangen. über eine Verdunckelung des Gesichtsfeldes, welche am häufigsten nach oben, seltener nach den Seiten wahrgenommen wird. Sie werden ferner vielfach von heftigen Photopsieen und Chromopsieen geplagt, welche namentlich in der ersten Zeit nach dem Eintritt der Amotio sehr lästig sind. Die blitz- und funkenähnlichen Lichterscheinungen entstehen voraussichtlich durch die Zerrung der Retina; worauf das Roth-, resp. Blau- oder Violetsehen dieser Kranken beruht. ist bisher noch nicht ergründet.

Eine andere häufige Klage der Patienten bezieht sich auf die durch die Schwankungen oder Unebenheiten des Netzhautsackes hervorgerufenen Verzerrungen oder Knickungen, selbst Unterbrechungen der Gegenstände; diese zur Metamorphopsie zählenden Erscheinungen setzen natürlich noch eine theilweise Erhaltung der Function der abgelösten Partie voraus.

Bei der Untersuchung mit Farben verwechseln die Kranken blau mit grün und umgekehrt. *Leber* erklärt diese Anomalie durch die gelbe Farbe der subretinalen Flüssigkeit und vergleicht die Empfindung mit der Absorption eines Theiles der blauen Strahlen bei Lampenlicht, wodurch die Unterscheidung von Blau und Grün erschwert wird.

Die centrale Sehschärfe ist gewöhnlich alterirt und am stärksten herabgesetzt. wenn die Ablösung sich der Macula nähert resp. sie selbst betrifft. Sie ist am wenigsten beeinträchtigt bei Sitz des Leidens in der nasalen Hälfte des Hintergrundes. Wenn das Centrum der Retina nicht gelitten hat, können die Patienten unter Umständen noch kleinen Druck, wenn auch mit Anstrengung, lesen.

Das Gesichtsfeld (cfr. Fig. 81) zeigt einen der Ablösung entsprechenden Defect, welcher entweder einen Sector darstellt und bis dicht an den Fixirpunkt heranreicht oder eine Hälfte des Gesichtsfeldes einnehmen kann. Der Defect liegt am häufigsten nach oben, weil die Retina

Fig. 81.

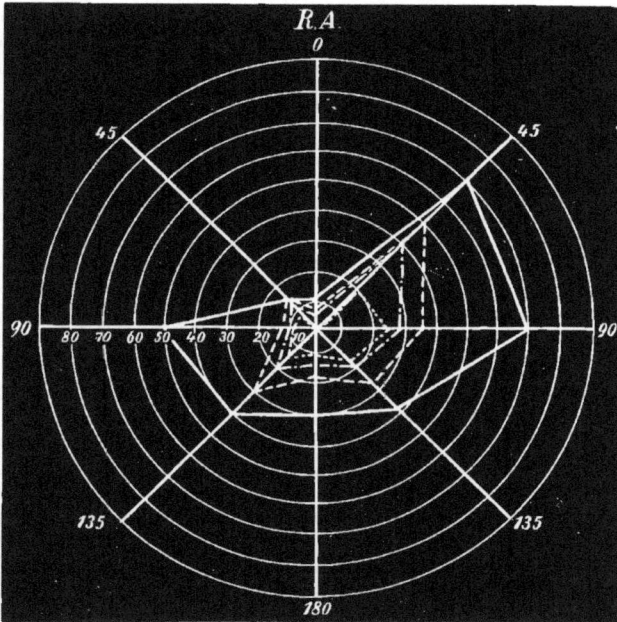

Aussengrenze, — — — Blaugrenze, —·—·— Rothgrenze, ······ Grüngrenze, R. A. Rechtes Auge.

in der Regel unten abgelöst ist. Bisweilen ist nur noch ein Quadrant erhalten, dessen Grösse dem anliegenden Netzhautbezirk entspricht. Innerhalb des Gesichtsfeldes sind die Farben entweder in der normalen Reihenfolge vorhanden oder wird weiter als blau empfunden oder die Farbengrenzen greifen durch einander. Auch bei der Perimeteruntersuchung sind die Verwechslungen von blau und grün mitunter sehr auffallend.

Der Lichtsinn ist bei Netzhautablösung immer sehr stark herabgesetzt; die Kranken sehen deshalb im Dämmerlicht und in der Nacht sehr viel schlechter als bei Tage und heller Beleuchtung. Auffallend ist ferner die starke Verschlechterung des Sehens bei bedecktem Himmel.

Die **Diagnose** ist mit Sicherheit erst aus dem Augenspiegelbefund zu stellen. Das Aeussere des Auges ist normal, die brechenden Medien des vorderen Bulbusabschnittes sind anfangs unverändert transparent, die vordere Kammer bisweilen vertieft, der Augapfel entweder von normaler Consistenz oder etwas weicher. Wenn wir als Emmetropen oder nach Correctur der eigenen Ametropie uns im durchfallenden Licht den rothen Augenhintergrundsreflex verschaffen und denselben bei den verschiedenen Blickrichtungen des Kranken aus einer Entfernung von 10 bis 12 Zoll von seinem Auge mustern, so finden wir zunächst oft im Glaskörper bewegliche, flockige oder membranöse Trübungen, ausserdem aber beim Blick des Patienten nach der Richtung, in welcher die Ablösung besteht, eine Veränderung des rothen Reflexes — er ist entweder mattroth oder grau oder graugrün oder weisslich. Nähern wir uns nun dem Auge, so constatiren wir auf der grau reflectirenden Fläche gewöhnlich die dunkelrothen oder schwärzlichen, sehr dünnen, oft grosse Bögen beschreibenden Gefässe, welche bei Bewegungen des Auges mit der grauen Membran zittern. Wir sehen auf der Oberfläche der letzteren ferner oft weisse Streifen und Netze, welche ein ähnliches Bild wie die Gebirgskämme auf Gebirgskarten gewähren und zwischen diesen weissen Streifen dunklere Schatten; die weissen Netze entsprechen faltigen Erhebungen, die Schattenvertiefungen des Netzhautsackes. Die Bilder werden also durch Netzhautfalten hervorgerufen. Die Dünnheit der Gefässe beruht auf der geringeren Vergrösserung, unter der wir dieselben auf dem Netzhautsack sehen, ihre Dunkelheit ist nur eine Contrasterscheinung. — Bei seichter Abhebung durch eine klare Flüssigkeitsschicht können wir durch die letztere oft noch einen röthlichen Schimmer von der Choroidea wahrnehmen; die Netzhaut sieht nur hellgrau, wie zerknittert oder wie eine durch Wind gekräuselte Wasserfläche aus.

Für die Diagnose ist ganz besonders wichtig der Unterschied der Refraction an der Stelle der Ablösung gegenüber der Papille und angrenzenden, anliegenden Retina. Bei einem Emmetropen wird an der Oberfläche der Amotio Hypermetropie gefunden, bei einem Myopen entweder schwächere Myopie als an der Papille, oder Emmetropie oder Hypermetropie je nach dem Grade der vorhandenen Kurzsichtigkeit, bei einem Hypermetropen stärkere Weitsichtigkeit als an der Papille; der Untersucher wird daher seinem eigenen Refractionszustande entsprechend entweder kein Glas oder ein schwaches Concavglas oder ein Convexglas für die Betrachtung der Oberfläche der Amotio im aufrechten Bilde nöthig haben. — Mitunter finden wir in der abgelösten Retina ein Loch, durch welches das Roth des Hintergrundes deutlich hervorleuchtet oder Choroidalgefässe resp. entzündliche Veränderungen der Aderhaut wahrnehmbar sind; sehr selten sieht man Netzhautblutungen.

Wenn ein subretinaler Bluterguss die Sublatio retinae hervorgerufen hat, so ist die Farbe der Retina nicht hell, sondern dunkelbraun oder selbst schwarz; ein pigmentirtes Choroidalsarkom verleiht ihr ein dunkles Aussehen, ein Leukosarkom schimmert mit weisser oder gelblicher Farbe durch. — Ganz charakteristisch ist das Bild beim **subretinalen Cysticerkus**. Zunächst sehen wir eine flache, gelbliche Blase; allmählig dehnt sich dieselbe aus und präsentirt sich dann im Spiegelbild als ein rundlicher, scharf umschriebener Sack, über dessen Oberfläche Netzhautgefässe verlaufen. Der Rand der Blase schillert goldgelb und zeigt wurmförmige Bewegungen, Einziehungen und Vorwölbungen. Die Blase selbst hat einen gelblichen, grünlichen oder bläulichen Schimmer und irisirt stark. Wenn man oft und lange untersucht. so kann man den in ihr befindlichen goldgelben. rundlichen Kopf hervorstrecken sehen und auf demselben die Saugnäpfe und den Hakenkranz wahrnehmen.

Bei totaler Netzhautablösung erhalten wir keinen rothen Hintergrundsreflex mehr; nach allen Seiten sehen wir die graue. wellige Bewegungen zeigende Retina mit Gefässen. mitunter schon bei seitlicher Beleuchtung. wenn sie bis dicht an die Linse heranreicht. —

In kataraktösen Augen können wir abgesehen von den wichtigen Aufschlüssen. welche die Anamnese giebt, die Diagnose auf Amotio aus der Weichheit des Bulbus und dem mangelhaften Lichtschein mit fehlerhafter Projection stellen.

Die **Prognose** des Leidens ist gewöhnlich ungünstig. zum mindesten zweifelhaft; relativ am günstigsten pflegen noch die bei Retinitis albuminurica und während der Gravidität auftretenden Ablösungen zu verlaufen. Die partielle Amotio kann stationär bleiben oder sich ganz anlegen, was nicht gerade häufig geschieht; sie kann ferner ihre Lage verändern — durch Senkung der Flüssigkeit kann aus einer oberen eine untere Sublatio werden. Auf solchen Schwankungen beruhen oft temporäre Besserungen, oder sie werden bewirkt durch eine plötzliche Ruptur des Sackes. — In anderen Fällen entwickelt sich allmählig eine totale Ablösung. Der Bulbus wird stetig weicher. die Linse trübt sich; es treten selbst iritische Symptome mit hinterer Synechie auf, und das Auge verkleinert sich. — Der subretinale Cysticerkus bohrt sich unter der Retina weiter, erzeugt umfangreiche Veränderungen in der Choreoidea. Pigmentirungen und Entfärbungen des Hintergrundes, schliesslich bricht er durch die Retina in den Glaskörper, kapselt sich ein und macht schmerzhafte eitrige Entzündungen der Iris und des Corpus ciliare. in deren Verlauf der Bulbus ebenfalls phthisisch werden und sympathische Reizung des anderen Auges eintreten kann.

Hinsichtlich der **Aetiologie** sei noch kurz bemerkt, dass die Amotio nach Traumen. Entzündungen der Choreoidea und des vorderen Uvealtractus. nach Tumoren der Choreoidea und Retina, durch Cysticerken. nach Blutungen in den Glaskörper, in seltenen Fällen bei Retinitis albuminurica eintritt; gelegentlich sind Abscesse und Tumoren der Orbita *(v. Gräfe, Berlin)* als Veranlassung genannt. Besonders disponirt sind myopische Augen, zumal wenn die Myopie einen hohen Grad erreicht; früher nahm man an, dass bei der Dehnung des hinteren Augenpols sich die Retina von der Choreoidea trenne. *Nordenson* hat auch für diese Fälle die Schrumpfung des fibrillär degenerirten Glaskörpers als veranlassendes Moment ermittelt. — Männer und Frauen werden ziemlich gleichmässig von der Affection befallen; bei letzterer fällt die Entstehung der Ablösung häufig in die Zeit einer Gravidität.

Die **Behandlung** entspricht im Allgemeinen den bei der Choreoiditis angeführten Prinzipien. Vor Allem ist absolute Schonung der Augen, Vermeidung von Congestionen nach dem Kopf und Auge, von Ueberanstrengung bei schlechter Beleuchtung und von Blendung der Augen dringend geboten; die Patienten müssen eine regelmässige Lebensweise führen, blutarme Personen für Aufbesserung der Constitution sorgen.

In ganz frischen Fällen haben gelegentlich künstliche Blutentziehungen an der Schläfe mit Druckverband des kranken Auges und nachfolgender, längere Zeit hindurch befolgter Rückenlage Heilung zur Folge; den gleich günstigen Ausgang kann man bisweilen nach Schwitzcuren mit Pilocarpin mit Druckverband und mehrwöchentlicher Rückenlage oder nach Punction des Netzhautsackes durch die Sclera und Choreoidea mittelst eines Gräfe'schen Linearmessers und nach Ablassen der subretinalen Flüssigkeit beobachten. — Schwitzcuren verhindern, auch wenn keine Heilung eintritt, doch wenigstens eine vollständige Erblindung. — Nach *Samelsohn* soll der Druckverband auf beiden Augen allein bei mehrwöchentlicher Rückenlage schon im Stande sein eine Anlegung der abgelösten Retina zu bewirken.

Die Iridektomie, welche von französischen Autoren besonders empfohlen ist, leistet nach meinen Erfahrungen keinen Nutzen; die s. Z. von *de Wecker* angepriesene Drainage des Netzhautsackes ist wegen der Gefahr einer destruirenden Entzündung verwerflich. Die Punction des subretinalen Ergusses führt nur in wenigen Fällen zu einem günstigen Resultat.

Der subretinale Cysticerkus kann durch den von *Alfred Gräfe* cultivirten Meridionalschnitt an der zuvor ophthalmoskopisch bestimmten und auf der Aussenfläche der Sclera nach der Formel $\frac{2\,r\,\pi}{2}$ berechneten, von dem Limbus corneae aus nach rückwärts abgemessenen Stelle in der Mehrzahl der Fälle extrahirt werden. Man erhält auf diese Weise zum mindesten die Form des Bulbus, oft noch ein relativ gutes, der Aufbesserung fähiges Sehvermögen. Gelingt die Extraction durch den Meridionalschnitt nicht, so lasse man die Enucleatio oder Exenteratio bulbi nachfolgen. — Hinsichtlich der Operation sei noch folgendes bemerkt. Der Cysticerkus sitze z. B. 6 Papillendurchmesser nach innen von der Papille im horizontalen Meridian des Auges; sein Abstand von der Macula beträgt dann 7 ÷ 3 Papillendurchmesser oder, da die Papille 1,5 *mm* im Durchmesser hat, 15 *mm*. Die innere halbe Bulbusperipherie im horizontalen Meridian ist $=\ r\,\pi$ oder wenn man 2 *r*, den Durchmesser des Auges, im Durchschnitt $= 22\ mm$ annimmt, — 11. $\frac{22}{7}$, d. h. $= 35\ mm$. Rechnen wir die halbe Cornealperipherie = ca. 6 *mm* ab, so bleiben vom Limbus corneae bis zum Centrum der Macula 29 *mm* und bis zum Cysticerkus 29—15 $= 14\ mm$. Man muss demnach in diesem Abstand vom Limbus die Sclera incidiren. Im vorliegenden Beispiel wäre zuerst die Tenotomie des Internus auszuführen und die Sehne mit einer Seiden- oder Catgutsutur zu armiren; dann müsste man das episclerale Zellgewebe bei Rotation des Auges nach aussen bis zu der oben berechneten Entfernung unter sorgfältiger Blutstillung lockern und schliesslich Sclera und Choreoidea mit einem Gräfe'schen Linearmesser Schicht für Schicht durchtrennen in einer Ausdehnung, welche der Grösse des Cysticerkus entspricht. Macht man den Schnitt etwas klaffen, so pflegt, wenn seine Lage richtig bestimmt war, der Blasenwurm herauszuschlüpfen. Nach beendigter Operation näht man die Internussehne mit dem Seiden- oder Catgutfaden an ihrer ursprünglichen Insertionsstelle an und schliesst die Conjunctival-

Nacht vermögen sich die Patienten nicht zurechtfinden; sie laufen auf Gegenstände und Personen herauf. Bei Mondschein erkennen sie nur hell beleuchtete Objecte. Abends auf der Strasse orientiren sie sich mit gen Himmel gerichtetem Blick nach dem zwischen den Dächern der Häuser sichtbaren Himmelsstreifen. Bei Lampenlicht sehen die Patienten ganz gut. Die Ursache der Hemeralopie liegt in einer geringeren Empfindlichkeit der Retina gegen minimale Beleuchtungsintensitäten (Torpor retinae). Nur in seltenen Fällen geben die Kranken an, dass sie Abends besser sehen, während sie bei Tage geblendet werden; als Grund für diese Erscheinung führt *Leber* eine Complication mit Linsentrübungen an. — Der Torpor retinae ist mit Leichtigkeit in Zahlen bei der Untersuchung am Förster'schen Photometer zu berechnen.

Die centrale Sehschärfe bleibt meist lange so gut erhalten. dass die Kranken feinste Schrift lesen können; wir finden sogar noch S = $\frac{1}{2}$ oder $\frac{2}{3}$ bei minimalem Gesichtsfeld und hochgradig herabgesetztem Lichtsinn. Später nimmt die Sehschärfe entsprechend der Steigerung der Pigmentirung indessen auch allmählig ab; schliesslich tritt vollständige Erblindung ein.

Das Gesichtsfeld ist schon früh concentrisch eingeengt (cfr. Fig. 83). Entweder sind die Aussengrenzen nur mässig eingeengt um 20 bis 30⁰

Fig. 83.

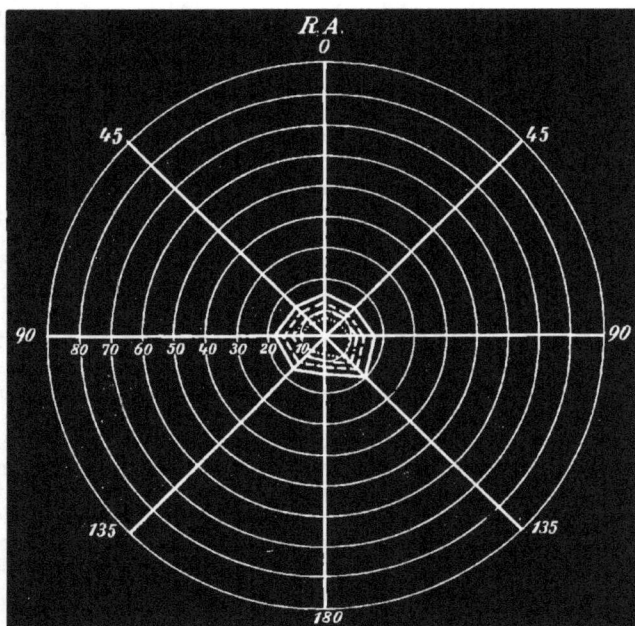

_____ Aussengrenze, _ _ _ Blaugrenze, _.._.._ Rothgrenze, ... Grüngrenze.

gegen die Norm und die Farbengrenzen nur in geringem Abstand von dem Fixirpunkt wahrnehmbar oder Aussen- und Farbengrenzen sind bis auf wenige Grade an den Fixirpunkt herangerückt; diese Kranken sehen daher wie durch einen Tubus. Gesichtsfeld und Sehschärfe harmoniren also nicht in ihrer Alteration. — Sehr selten finden sich ringförmige Scotome (Defecte) im Gesichtsfeld. Der Durchmesser dieser Scotome hat eine variable Ausdehnung; er kann 10 bis 20 Grad betragen. Innerhalb des Scotoms, d. h. zwischen demselben und dem Fixirpunkt sind alle Farben vorhanden;. die Aussengrenzen können dabei ziemlich normal sein.

Bei Affection der Macula kommt auch mitunter ein centrales Scotom zur Beobachtung.

Der Farbensinn ist in der Regel intact; selbst wenn schon hochgradige Amblyopie besteht, können die Farben doch noch auf grossen Flächen richtig erkannt werden. Erst in den spätesten Stadien des Leidens, wenn die Papille ausgesprochene Atrophie zeigt, finden sich Anomalieen der Farbenempfindung. *Schmidt-Rimpler* erwähnt einen Fall mit Blaugelbblindheit.

In wenigen Fällen klagen die Kranken über Photopsieen.

Von sonstigen seltenen Abnormitäten der Augen wären Nystagmus, Mikrophthalmus und Colobom der Iris resp. Choreoidea zu nennen.

Häufiger ist Schwerhörigkeit oder Taubheit resp. Taubstummheit, Idiotismus mit und ohne Mikrocephalie. Mitunter findet man überzählige Finger oder Zehen, oft an beiden Extremitäten, oder Kinderlähmung.

In einzelnen Fällen ist das klinische Krankheitsbild der typischen Pigmentdegeneration vorhanden, aber der Augenhintergrund ist frei von Pigment; *Leber* bezeichnet diesen Zustand als Pigmentdegeneration (Sclerose) der Retina ohne Pigment.

Die Krankheit befällt fast immer beide Augen, wenn auch bisweilen in Intervallen und macht sich meist erst in den ersten Jahren nach der Geburt bis zur Pubertätszeit bemerkbar. Sie kommt angeboren und erworben vor. Bei den angeborenen Fällen fehlt oft zunächst die Pigmentirung des Hintergundes, und es besteht nur Sehschwäche neben Nachtblindheit oder Amaurose bei Atrophie der Retina, während sich die Pigmentirung erst mehrere Jahre nach der Geburt entwickelt; gewöhnlich finden wir bei diesen Kindern Nystagmus. *Leber* nennt diesen Zustand angeborene Amaurose durch Retinalatrophie. Ihr gegenüber steht die angeborene Pigmentdegeneration mit den oben geschilderten Symptomen, bei der indessen die Pigmentirung auch erst allmählig an Intensität zunimmt, während in den Uebrigen die typischen Sehstörungen (Amblyopie, Hemeralopie und concentrische Gesichtsfeldeinschränkung) ausgesprochen sind und sich langsam steigern; zwischen 30. und 50. Lebensjahr pflegt vollständige Amaurose einzutreten. Sehr selten bleiben die Sehstörungen stationär. — Ferner kommt angeborene Hemeralopie ohne Pigmentirung und Gesichtsfeldanomalie vor, bisweilen durch mehrere Generationen; der Hintergrund bleibt normal und die Nachtblindheit constant. — Schliesslich ist die erworbene Pigmentdegeneration zu nennen. Sie kommt in den ersten beiden Lebensdecennien zur Beobachtung und Entwickelung, führt in mehr minder kurzer Zeit zur vollständigen Erblindung und tritt in seltenen Fällen nur einseitig auf.

Die **Ursache** des Leidens ist im Allgemeinen unbekannt. In einzelnen, namentlich einseitigen Fällen lässt sich Syphilis annehmen (*Quaglino, Hutschinson*); sowohl congenitale als erworbene Lues kann zu

Grunde liegen. *Galezowski* geht indessen zu weit in der Annahme, dass alle Fälle von typischer Pigmentdegeneration auf syphilitischen Ursprung zurückzuführen seien.

Die syphilitischen Processe haben in der Regel ein etwas abweichendes Krankheitsbild; die Pigmentflecke sind oft rund und ein wenig grösser als gewöhnlich, das Gesichtsfeld ist nicht so concentrisch eingeengt. Die Frage, ob acut fieberhafte Krankheiten, wie Typhus und Meningitis diese Affection der Netzhaut hervorrufen können, lässt *Leber* offen. *Wider* gibt an, dass in der *Nagel'schen* Klinik 7 Beobachtungen gemacht seien, in welchen das Leiden im Anschluss an acute, fieberhafte Krankheiten aufgetreten sei. Mir steht keine ähnliche Beobachtung zur Verfügung.

Wichtiger als diese genannten ätiologischen Momente ist die Heredität und die Consanguinität der Ehen, die sehr oft nachweisbar ist. Einerseits kann sich die Krankheit direkt vererben, selbst durch Generationen; es können auch einzelne Geschlechter übersprungen werden. Andererseits muss man an die Uebertragung einer Disposition denken, zumal wenn bei gesunden Eltern mehrere oder alle Kinder befallen werden, oder wenn gesunde mit kranken Kindern abwechseln, oder wenn bei dem einen Kind Taubstummheit, bei einem andern Schwachsinnigkeit oder eine Psychose, bei einem dritten „Retinitis pigmentosa" besteht.

Die typische Pigmentdegeneration ist über die ganze Erde verbreitet, sie kommt nach *Liebreich* am häufigsten bei Juden vor. Personen männlichen Geschlechtes scheinen eine grössere Disposition als weibliche zu zeigen. Es kommt sogar vor, dass in einer Familie, in welcher die Krankheit erblich ist, nur die Knaben erkranken; bisweilen ist das Umgekehrte der Fall. Nach einer Statistik von *Leber* waren 73% männlichen und nur 27% weiblichen Geschlechtes.

Die **Prognose** ist ungünstig, nur selten ist ein Stillstand des Leidens zu constatiren. Ziemlich regelmässig nimmt die Sehschärfe allmählig ab; das Ende ist immer absolute Amaurose in Folge Opticusatrophie.

Die Krankheit ist unheilbar; durch Strychnineinspritzungen, roborirende Diät und Eisen lässt sich nur eine vorübergehende Aufbesserung des Visus erreichen. Die **Therapie** verspricht um so weniger Erfolg, wenn hereditäre Belastung besteht. Bei den Fällen luetischen Ursprunges kann man mitunter durch eine strenge antisyphilitische Cur eine Besserung des Leidens — Hebung der Sehschärfe und Erweiterung des Gesichtsfeldes — erzielen, aber keine Resorption der Pigmentmassen.

II. Die Netzhautentzündung. Retinitis.

Die Entzündungen der Retina können diffus oder circumscript sein; sie können nur die Umgebung der Papille oder die Stelle der Macula oder die Peripherie des Augenhintergrundes betreffen. Der Sehnerv kann intact sein und bleiben oder in Mitleidenschaft gezogen werden (Neuro-Retinitis).

Die Retinitis kann ferner ihren Hauptsitz in den äusseren Schichten haben und erst secundär auf die inneren Schichten über greifen — die Primäraffection ist dann gewöhnlich in der Choroidea zu suchen (Choreo-

Retinitis): oder die Krankheit betrifft vorwiegend die Gehirnschicht mit den Gefässen und Stützfasern und erst im weiteren Verlauf wird das Neuroepithel ergriffen. In einer dritten Reihe von Fällen sind sämmtliche Schichten zu gleicher Zeit befallen oder können es sein z. B. bei Retinitis albuminurica.

Eine strenge systematische Eintheilung der Netzhautentzündungen nach Maassgabe des anatomischen Befundes ist im Allgemeinen zur Zeit noch nicht möglich; sie ist am übersichtlichsten, wenn man das ätiologische Moment zu Grunde legt. Dabei ergibt sich, dass gewisse typische Krankheitsbilder im Verlaufe einiger chronischer Allgemeinerkrankungen auftreten und voraussichtlich auf der mit diesen Allgemeinerkrankungen einhergehenden Veränderung der Blutbeschaffenheit beruhen.

Die Retinitis externa d. h. die von plastischen Choreoidalentzündungen inducirte Entzündung der Netzhaut ist bereits früher (Cap. XII) beschrieben; erwähnt sei nur, dass wir eine diffuse und eine circumscripte Form trennen, und dass der Haupttypus der letzteren die Choreo-Retinitis diseminata ist.

a) Die eitrige Netzhautentzündung.
Retinitis suppurativa.

Dieselbe stellt entweder nur eine Theilerscheinung einer eitrigen Panophthalmitis dar und ist nur von der Umgebung (Glaskörper, Aderhaut) auf die Netzhaut fortgepflanzt, oder sie kommt primär in der Retina bei pyämischen Zuständen vor, z. B. bei Puerperalfieber, acuter Endocarditis ulcerosa, durch multiple septische (Coccen) Embolieen. Auch in diesen Fällen sind oft gleichzeitig die Aderhautgefässe durch Embolie verstopft. Bei der ophthalmoskopischen Untersuchung fallen zunächst mehr minder zahlreiche Blutungen in der Retina auf: wenn nicht zuvor der Exitus lethalis bereits eingetreten ist, kommt es weiterhin innerhalb weniger Stunden zu Trübungen des Glaskörpers neben Trübung der Retina, später zu Eiterinfiltration in der Netzhaut und im Glaskörper, resp. zu einem eitrigen, schalenartigen Belag auf der Limitans interna. Circumscripte, durch Eiterung herbeigeführte, nekrotische Herde erscheinen als weisse oder gelbliche Plaques.

Die Affection durch septische Embolie tritt gewöhnlich beiderseits auf, bisweilen erkranken beide Augen in geringen zeitlichen Intervallen; sie führt schnell zu unheilbarer Erblindung, indem von der Nervenfaserschicht aus die Eiterkörperchen sämmtliche Schichten der Netzhaut durchdringen und mit eitrigem Zerfall derselben endigen. Am schnellsten tritt der letztere in der Stäbchen- und Zapfenschicht ein.

Schliesslich bildet sich auch bei septischen Processen der Retina das Bild einer Panophthalmitis aus, welche mit und ohne Perforation der Sclera in Phthisis bulbi endet. Gewöhnlich tritt indessen der Tod vorher ein, wenigstens ist die septische Retinitis nach den bisherigen Erfahrungen fast immer ein lethales Symptom. Bei der Differentialdiagnose zwischen Sepsis resp. acuter Endocarditis und Typhus kann gelegentlich eventuell der Augenspiegelbefund entscheidend werden, indem beim uncomplicirten Typhus die oben genannten Blutungen und weissen Plaques (nekrotische, septische Herde) fehlen.

Die **Therapie** ist nur symptomatisch: gegen die Schmerzen bei drohender Panophthalmitis macht man warme Umschläge oder Morphium-injectionen.

b) Die Retinitis hämorrhagica.

Blutungen in der Netzhaut finden wir zwar bei verschiedenen Entzündungen dieser Membran; als Retinitis hämorrhagica bezeichnen wir indessen nur diejenige Affection, bei welcher in der getrübten Retina ohne Veränderungen des Urins, die auf ein Nierenleiden oder Diabetes schliessen lassen, weit verbreitete, meist umfangreichere Blutungen auftreten. Die Krankheit entwickelt sich am häufigsten bei Patienten, welche an einer Herz- oder Gefässkrankheit mit Hypertrophie des linken Ventrikels leiden und ist gewöhnlich nur auf einem Auge zu constatiren. Meist handelt es sich um Personen zwichen dem 40. und 60. Lebensjahr. welche oft eine Complication mit schwerem Bronchialkatarrh haben. Bei Frauen tritt sie gelegentlich in der klimakterischen Zeit oder bei plötzlicher Unterdrückung der Menstruation ein. Bei Hämorrhoidariern fällt sie bisweilen zusammen mit der Cessation der Blutungen.

Bei der Augenspiegeluntersuchung finden wir die Papille in variablem Grad geröthet und getrübt: bisweilen sieht sie so roth aus, dass man sie kaum gegen den rothen Hintergrund abgrenzen kann, bald ist die Hyperämie und die Verwaschenheit der Grenzen nur gering. Die Arterien haben entweder ein normales Caliber oder sie sind verengt und haben sclerotisch verdickte, weisse Wandungen, die Venen sind gewöhnlich erweitert, geschlängelt und dunkel, oft in ihrem Verlauf durch Blutungen unterbrochen oder spindelförmig aufgetrieben: bisweilen sitzen runde Apoplexieen den Gefässen wie Träubchen auf. Die Blutungen sind theils streifig, theils rund. In dem Centrum der grösseren Extravasate finden wir ferner weisse Flecken, welche theils durch variköse resp. gangliöse Hypertrophie der Nervenfasern, theils durch Fettkörnchenzellen, theils durch weisse Blutkörperchen bedingt sind.

Die Sehstörungen hängen ab von der Ausdehnung und dem Sitz der Hämorrhagieen: je umfangreicher die Extravasate sind, desto mehr leidet die Sehkraft. Bisweilen nehmen die Kranken die Blutung als positives Scotom wahr und klagen, dass sie auf einer weissen Fläche einen braunen Fleck sehen. Dieses Scotom können wir dann auch im Gesichtsfeld constatiren; es stört am meisten bei Alteration der Macula und liegt dann central. Im Uebrigen kann das Gesichtsfeld normale Grenzen haben. Die Maculahämorrhagie setzt natürlich am stärksten die centrale Sehschärfe herab; geringer ist die Amblyopie bei peripherem Sitz der Extravasate.

Die Kranken klagen ferner bisweilen über Chromopsieen, Photopsieen und Metamorphopsie.

Die **Prognose** ist im Ganzen wenig günstig, da sich ein völlig normales Sehvermögen kaum je wieder herzustellen pflegt. zumal bei Extravasaten an der Macula. Je zahlreicher dieselben sind, desto langsamer erfolgt die Resorption. Recidive sind nicht selten: im weiteren Verlauf kann die Papille ein atrophisches Exterieur bekommen und das Caliber der Gefässe. namentlich der Arterien. sehr eng werden.

Die Therapie ist rein symptomatisch und hat alle Momente, welche Congestionen nach dem Kopf erzeugen oder den Blutdruck im kleinen Kreislauf steigern, zu verhüten; die Patienten dürfen keine Spirituosen, keinen Kaffee oder Thee trinken. Man beachte ferner den Zustand des Herzens und der Lungen, regulire die Herzthätigkeit durch Digitalis, ev. verordne man Mixtura acida Halleri. — Blutentziehungen an der Schläfe mache man nur bei vollblütigen Personen und in nicht zu kurzen Intervallen. Im Uebrigen regulire man die Diät, sorge für regelmässige Stuhlentleerungen, verordne trockene Schröpfköpfe in den Nacken. Fussbäder, Jodkali innerlich und absolute Schonung der Augen im Dunkelzimmer. Man versuche ferner Ergotininjectionen oder Strychnineinspritzungen an der Schläfe. —

c) Die Retinitis albuminurica.

Eine Netzhautentzündung kann bei den verschiedensten Nierenaffektionen auftreten, sowohl beim chronischen Morbus Brightii als bei der acuten Nephritis der Schwangeren oder nach Scharlach, Diphtheritis, resp. Masern (*Horner*). Auch bei amyloider Degeneration kann die Retina afficirt sein, ferner bei Nephritis nach schwerer Intermittens (*Wagner*), durch chronische Bleivergiftung und durch Diabetes. — Von der Krankheit scheinen Männer häufiger als Frauen befallen zu werden, sehr selten Kinder unter 15 Jahren. Nicht zu jedem Fall von Morbus Brightii gesellt sich indessen die Netzhauterkrankung; sie tritt etwa in 8—10% aller Fälle hinzu. Bisweilen haben die Kranken von ihrem chronischen Nierenleiden keine Ahnung gehabt, und sind erst auf dasselbe durch Sehstörungen und die Augenspiegeluntersuchung geführt; in anderen Fällen sind häufig Kopfschmerzen und Magenbeschwerden vorangegangen. Ueber den Zusammenhang zwischen Augen- und Nierenleiden herrscht immer noch nicht vollständige Einigkeit der Ansichten. Die Hypertrophie des linken Ventrikels (*Traube*) kann nicht die Ursache der Netzhautaffection sein, weil sie oft fehlt; sie kann höchstens eine Vermehrung der Blutungen bewirken. Am wahrscheinlichsten ist es, dass die Retinitis auf der veränderten Blutmischung beruht (*Gräfe, Leber*), welche zu Erkrankung des Netzhautgewebes und der Gefässe führt.

Bei der anatomischen Untersuchung finden wir an den Arterien der Netzhaut sclerotische Wandungen, in dem Parenchym der Retina Blutungen in der Nervenfaserschicht zwischen den Fasern von streifiger Form und in der Körnerschicht von rundlicher Gestalt. Die Nervenfasern zeigen variköse Hypertrophie oder kolbige Anschwellungen von der Grösse von Ganglienzellen. Die Körnerschichten enthalten Fettkörnchenzellen. Auch in den Radiärfasern findet man gelegentlich Fetttröpfchen in den basalen Kegeln derselben. Die Retina ist gewöhnlich in Folge Infiltration mit einer fibrin- oder eiweissreichen Flüssigkeit und Hyperplasie der Stützfasern verdickt; die Radiärfasern sind verlängert und verbreitert. Die Flüssigkeit durchtränkt entweder alle Schichten gleichmässig oder gerinnt innerhalb der Körnerschichten in Hohlräumen zu homogenen, glasigen, colloiden Schollen oder zu fibrinösen, netzförmigen Massen. Die äussere Körnerschicht ist oft unregelmässig verdickt, so dass die Stäbchen und Zapfen nicht in gerader Richtung verlaufen, sondern in einer förmlichen Schlangenlinie.

Von anderen, mehr minder seltenen Befunden an den Augen bei Morbus Brightii sind zu nennen Amotio retinae und diseminirte choreoiditische Herde, ferner sclerotische resp. hyaline Verdickung der arteriellen Choreoidalgefässe mit vollständiger Obliteration ihres Lumens und fettiger Degeneration der Gefässendothelien. In besonders ausführlicher Weise sind diese Zustände der Choreoidalgefässe von Herzog *Carl Theodor in Bayern* studiert und beschrieben; eigene Untersuchungen haben mich zu ähnlichen Befunden geführt.

Bei der Augenspiegeluntersuchung ergeben sich folgende Veränderungen des Augenhintergrundes. Die Papille ist getrübt und geröthet; die streifige Trübung erstreckt sich noch bis weit in die Netzhaut hinein. Die Grenzen der Papille sind bisweilen so verwischt, dass die Sehnervenscheibe sich gar nicht gegen den rothen Augenhintergrund abgrenzt. In anderen Fällen stellt die Papille einen hellgrauen, verschwommenen Fleck dar. Die Arterien sind eng, die Venen weit und geschlängelt und auffallend dunkel. Die Netzhaut sieht blass, hellgrau aus. In ihr heben sich in der Umgebung der Papille strich- und punktförmige Blutungen und rundliche, weisse Plaques (cfr. Fig. 84) ab, welch' letztere bisweilen zu einem breiten Ring confluiren, der unmittelbar aus der Papille hervorgeht. In vielen Fällen sind die eben geschilderten Veränderungen die einzigen. Bei den meisten Kranken indessen finden wir noch eine eigenthümliche Abnormität an der Macula. Hier sehen wir eine Sternfigur, deren Strahlen entweder compacte weisse oder gelbliche Streifen mit rothen Interstitien darstellen oder aus kleinen weissen Stippchen zusammengesetzt werden. Die Strahlen haben verschiedene Breite und Länge. Das Centrum der Strahlenfigur sieht durch Contrast dunkelrostbraun aus. Die weissen, fettglänzenden Plaques bestehen theils aus Fettkörnchenzellen oder aus fettig infiltrirten Stützfasern, theils aus homogenen colloiden Tropfen in der äusseren oder in-

Fig. 84.

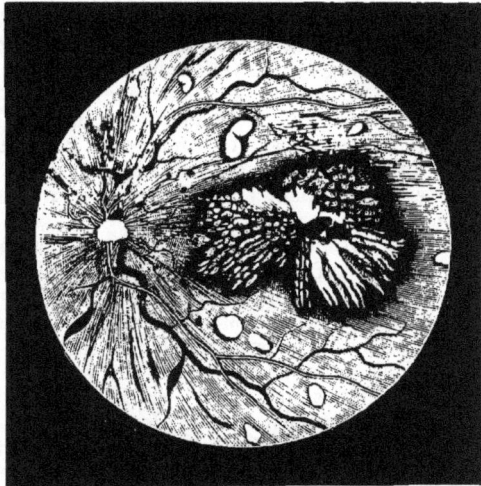

Retinitis albuminica combinirt nach Ed. v. Jäger. Strablenfigur an der Macula, weisse Plaques in der Retina, streifige, rundliche u. spindelförmige Blutungen, gelegentlich an den Venen.

neren Körnerschicht. In späteren Stadien des Processes können sie so diffus über den ganzen Hintergrund verbreitet sein, dass man kaum einen rothen Fleck wahrnimmt. Sehr selten erstrecken sich die weissen Plaques bis an die äusserste Grenze des ophthalmoskopischen Gesichtsfeldes.

In leichten Fällen sieht man ausser Hyperämie der Papille und Netzhauttrübung Blutungen und nur vereinzelte Plaques. Dieselben können sich mit dem Grundleiden spurlos zurückbilden. Die Sternfigur an der Macula entwickelt sich immer erst in späten Stadien der Retinitis und hält sich am längsten; sie kann indessen auch theilweise oder ganz rückgängig werden. *Leber* sah an ihrer Stelle viele silberglänzende Pünktchen auftreten. Die Papille kann weiterhin abblassen und wieder scharfe Grenzen bekommen; bisweilen zeigt sie ähnliche Veränderungen wie bei Hirntumoren.

Die Sehstörungen, welche die Kranken zum Arzt führen, bestehen in Herabsetzung der centralen Sehschärfe. Zunächst nehmen die Patienten einen Schleier vor den Augen wahr, der allmählig dichter und dunkler wird, so dass sie nicht mehr feinen Druck lesen können. Sehr selten ist die Amblyopie so hochgradig, dass kaum noch Finger in kurzer Entfernung gezählt werden können; gewöhnlich besteht dann neben der Retinitis noch. Amotio. Vollständige Erblindung kommt durch die Netzhautentzündung allein nicht zu Stande.

Das Gesichtsfeld zeigt meist normale Aussen- und Farbengrenzen, bisweilen ein centrales Scotom oder bei Amotio einen peripheren Defect. — Licht- und Farbensinn sind normal.

Die Sehstörungen treten wie die Retinitis stets auf beiden Augen, wenn auch nicht immer zu gleicher Zeit und in gleicher Intensität auf. Besserungen und Verschlechterungen des Sehvermögens wechseln permanent. Eine Besserung der Sehkraft ohne Rückgang der nephritischen Erscheinungen pflegt nicht von langer Dauer zu sein. — Mitunter ist trotz typischen Netzhautbildes nur periodisch und dann oft minimal Albumen im Urin vorhanden. — Absolute Amaurose kann durch totale Netzhautablösung oder in einem urämischen Anfall eintreten. Bisweilen beobachtet man im weiteren Verlauf einer Retinitis albuminurica Blutungen in den Glaskörper.

Die **Diagnose** stützt sich ausser auf die Beschaffenheit des Urins vor Allem auf die beiderseitige Affection des Hintergrundes und in manchen Fällen nur auf die Form der Retinitis. Die Maculaerkrankung ist so typisch für den Morbus Brightii, dass die wenigen Fälle, in welchen eine ähnliche Veränderung an der Macula ohne diese Grundaffection beobachtet werden sollte, nicht von erheblichem Belang sind. Hierher gehört bisher nur der eine seltene Fall von Tumor cerebri, den *Schmidt-Rimpler* und *Wegner* beschrieben haben. Jedenfalls sind in einer solchen Lage andere Tumorsymptome vorhanden, welche der richtigen Diagnose keine Schwierigkeiten bereiten; wo sie fehlen, ist sonst die Diagnose auf ein Nierenleiden als Ursache der Netzhautaffection sicher. — Die Blutungen und weissen, grossen Plaques um die Papille sind nicht charakteristisch für Retinitis ex morbo Brightii; sie kommen auch bei Leukämie, Diabetes und Tumor cerebri vor.

Die **Prognose** der Retinitis albuminurica ist immer ernst; sie pflegt sich meist in den Schlussstadien des Nierenleidens, nur wenige Jahre oder Monate vor dem Exitus lethalis auszubilden. Trotz fortbestehender Albuminurie kann die Retinis sich bisweilen bessern oder heilen; der letztere Ausgang ist zu beobachten bei Retinitis albuminurica nach Scharlach und während der Gravidität.

Die **Behandlung** fällt mit der Therapie der Nephritis zusammen. Gegen das Augenleiden ist ausser Schonung und Abhaltung grellen Lichtes durch eine Schutzbrille nichts direct zu unternehmen. Man hebe die Kräfte der Patienten durch reizlose, kräftige Kost (Milch, Eier, Fleisch) und sorge für regelmässige Stuhlentleerungen, verbiete den Genuss von Spirituosen, Kaffee und Thee. Lang dauernde Dunkelcuren und Blutentziehungen werden nicht vertragen; gute Dienste leisten aber trockene Schröpfköpfe in den Nacken und Fussbäder. Anregung der Diaphorese (Pilocarpin) führt bisweilen zu einer Verschlechterung des Allgemeinzustandes.

d) Die Retinitis diabetica.

Dieselbe kommt bei Diabetes vor, ohne dass die Nieren betheiligt sind, und neben Nephritis. Im letzteren Fall gleicht das Augenhintergrundsbild vollkommen dem der Retinitis albuminurica, was die Maculaaffection anbelangt. Bei reinem, uncomplicirten Diabetes tritt sie unter einem anderen Bilde auf. Jedenfalls ist sie eine seltenere Complication desselben als Katarakt und Amblyopie auf Grundlage eines Sehnervenleidens. Meist werden beide Augen befallen, entweder gleichzeitig oder kurze Zeit nacheinander.

Die Kranken nehmen entweder eine allmählig sich steigernde Verdunkelung oder eine plötzliche Herabsetzung der Sehkraft wahr; gelegentlich gehen Photopsieen, Chromopsieen und Metamorphopsie voran. Die Sehschärfe ist je nach Betheiligung der Macula und des Sehnerven bisweilen sogar bis auf Fingerzählen in geringer Entfernung herabgesetzt. — Im Gesichtsfeld finden wir entweder nur eine geringe Abweichung der Aussen- und Farbengrenzen von der Norm oder bei Erkrankung der Macula ein centrales Scotom. — Licht- und Farbensinn pflegen intact zu sein.

Bei der Augenspiegeluntersuchung erweist sich der Opticus hyperämisch, getrübt und seine Umgrenzung verwaschen; die Arterien sind verengt, die Venen erweitert. In der Retina sehen wir reichlich strichförmige und fleckige Blutungen, nur wenige weisse Plaques, bisweilen beobachten wir Hämorrhagieen in dem Glaskörper und sehen aus ihnen Trübungen entstehen.

Im weiteren Verlauf können sich die Hämorrhagieen an Zahl steigern, mehrere Recidive von Glaskörperblutungen auftreten und zu Erblindung in Folge Netzhautablösung oder Glaucom führen.

Die **Prognose** ist ungünstig, zumal wenn der Diabetes mit Nephritis complicirt ist, und um so ungünstiger, je mehr der Glaskörper durch Hämorrhagieen leidet.

Die **Behandlung** ist gegen das Grundleiden zu richten — Cantani'sche Diät, Karlsbader Cur, innerlich Gebrauch von Carbolpillen à 0,05 zweimal tgl. 1; ferner müssen die Kranken ihre Augen schonen und vor Blendung in Acht nehmen. Von Zeit zu Zeit leisten trockene Schröpfköpfe in den Nacken gute Dienste; Fussbäder, Regulirung der Verdauung unterstützen den Erfolg der allgemeinen Therapie. Durch Strychnineinspritzungen bessert sich nicht selten die Sehschärfe.

e) Die Retinitis bei Leukämie.

Dieselbe wurde zuerst von *Liebreich* beobachtet und ist immer doppelseitig.

Der Augenhintergrund sieht auffallend blassroth, in den extremsten Graden sogar leicht gelblich aus, die Papille erscheint getrübt, blass und verschwommen; die Blutfarbe in den Gefässen der Retina ist enorm hell, besonders in die Augen springend ist die blasse Farbe der Venen. Die Retina ist diffus streifig getrübt. Anfangs beobachten wir reichliche, meist kleine, strich- und punktförmige, selten grössere Blutungen, welche an der Macula oder in der Peripherie des Augenhintergrundes sitzen; später treten zwischen den Apoplexieen weisse Herde mit rothem Hof, seltener ganz weisse Plaques auf. Die ersteren prominiren etwas (*Becker*, *Leber*) und bestehen aus weissen Blutkörperchen, der rothe Hof aus rothen Blutkörperchen. Die weissen Plaques können fettige Degenerationsherde (*Perrin*) oder variköse Nervenfasern (*v. Recklinghausen*) darstellen. Die sonstigen anatomischen Veränderungen in der Netzhaut sind nur gering. In der Choreoidea können auch Lymphzelleninfiltrate bestehen.

Sehstörungen können fehlen, wenn die Veränderungen nicht an der Macula sitzen; im letzteren Fall ist immer eine entsprechend starke Amblyopie ev. ein centrales Scotom im Gesichtsfeld vorhanden. Das letztere kann sonst normale Aussen- und Farbengrenzen haben. Licht- und Farbensinn sind intact.

Besserung der Beschwerden ist möglich; oft schwankt das Befinden. Die **Behandlung** ist hauptsächlich auf den Allgemeinzustand gerichtet; von dem Auge ist jede Schädlichkeit fernzuhalten.

f) Retinitis bei perniciöser Anämie.

Die ophthalmoskopischen Veränderungen sind besonders durch *Horner, Manz* und *Quincke* studiert.

Die Netzhaut ist bei dieser Krankheit ganz auffallend oft in Mitleidenschaft gezogen. Wir finden entweder neben normaler Transparenz ihres Gewebes und venöser Hyperämie Blutungen und matte, weisse Plaques, welche sich durch das Fehlen des Fettglanzes von den weissen Herden bei Retinitis albuminurica unterscheiden. Oder es bestehen wirkliche Entzündungserscheinungen, Trübung der Papille und Retina, Erweiterung der Venen, Enge der Arterien, ferner Blutungen und weisse Plaques. Die Blutungen sind theils streifig, theils rundlich und in der Regel nur sehr klein; sie haben oft ein helles Centrum, welches aus Lymphkörperchen besteht (*Manz, Quincke*). *Manz* sah ferner die Capillaren ampullenartig erweitert und mit weissen Blutkörperchen erfüllt. — *Litten* constatirte bei der mikroskopischen Untersuchung einschlägiger Fälle Oedem der Retina und Papille mit zelliger Infiltration des Gewebes und der Gefässwände ohne interstitielle Bindegewebswucherung. *Quincke* und *Galezowski* fanden in je einem Fall an der Macula eine ähnliche Strahlenfigur aus weissen Tüpfelchen wie bei Morbus Brightii.

Die Sehstörungen hängen von dem Sitz der Blutungen ab und schwanken in ihrer Stärke sehr erheblich. Anomalieen des Farben-, Lichtsinnes und Gesichtsfeldes sind nicht beobachtet.

Dieselbe Netzhautaffection kommt nicht nur bei perniciöser Anämie. sondern auch bei hochgradiger Anämie im Allgemeinen vor, z. B. nach starken Blutverlusten in Folge Abort, Ulcus ventriculi. nach schweren Typhen, bei Carcinom des Darmtractus und des Uterus (*Litten*). Auch bei Leberkrankheiten mit schwerem Ikterus sah dieser Autor ähnliche Veränderungen in der Retina. Dieselben sind gewöhnlich beiderseitig und erfordern keine specifische Behandlung ausser der Therapie des Grundleidens und Schonung der Augen.

g) Retinitis punctata albescens.

Bei dieser seltenen, zuerst von *Mooren* und von *Kuhnt* beschriebenen Affection der Netzhaut treten in der. Umgebung der Papille. besonders an der Macula, eine Unzahl kleiner, weisser, runder. scharf umschriebener Stippchen auf. welche keine Strahlenfigur bilden und keine Beziehung zu Netzhautgefässen erkennen lassen. Es sieht so aus, als habe der Maler einen Pinsel ausgekleckst. Die Papille zeigt nur leichte Trübung der Grenzen, normale Gefässe. Später haben *Hirschberg* und *Landesberg* noch einzelne Fälle mitgetheilt. Die Affection ist gewöhnlich doppelseitig, aber auch einseitig beobachtet. Ueber die Aetiologie und Histogenese des Leidens ist man noch im Unklaren; *Wedl* und *Bock* halten es für wahrscheinlich. dass die Retinitis punctata albescens m't der von ihnen anatomisch untersuchten Retinitis mit kleinen diseminirten Hohlräumen identisch ist. Die Therapie ist die bei Netzhautentzündungen im Allgemeinen übliche.

h) Die Retinitis proliferans (*Manz*).

Diese zuerst von *Jäger* abgebildete, von *Manz* genauer beobachtete Affection gibt ein eigenthümliches ophthalmoskopisches Bild, dessen Aetiologie noch nicht ganz sicher aufgeklärt ist. Nach *Leber* entstehen die wahrnehmbaren Veränderungen aus Blutungen. nach *Manz* sind es entzündliche, bindegewebige Hyperplasieen. welche von der Innenfläche der Retina ausgehen, mit den Gefässen der Netzhaut aber nicht in Zusammenhang stehen, wie er anfangs vermuthete.

Man findet meist vor der Papille resp. von ihr ausgehend eine weisse, bindegewebige, auf der Oberfläche an die Reliefkarte eines Gebirges erinnernde membranöse Neubildung vor der Retina, in welcher die Netzhautgefässe theils auf-, theils untertauchen und deren Endigungen oft längs der Gefässe in die Retina streifig ausstrahlen. Die Papille wird von der Neubildung entweder ganz verdeckt oder sie ist innerhalb derselben theilweise sichtbar, oder die Membran geht nur von den Rändern des Opticus aus. Die in der Membran sichtbaren Gefässe sind, wie die mikroskopische Untersuchung gezeigt hat, neugebildet.

In allen Fällen bestehen Circulationsstörungen in den Augen, Glaskörperblutungen, welche sich aufhellen und recidiviren, Netzhautblutungen an der Peripherie des Fundus, grünliche Verfärbung der Iris; selbst Blutungen in die Vorderkammer sind beobachtet. Die *Leber'sche* Ansicht hat also viel für sich.

Das Sehvermögen ist sehr herabgesetzt. Das Gesichtsfeld zeigt centrale oder paracentrale Scotome oder periphere Defecte; bisweilen bleiben nur kleine, excentrische Inseln übrig. Licht- und Farbensinn sind normal.

Das Sehvermögen kann sich bessern, die Membran kann sich aufhellen; Rückfälle sind jedoch nicht selten. Andererseits kann auch totale Amaurose in Folge Amotio retinae eintreten, die sich bisweilen an eine Iritis anschliesst.

Es handelt sich gewöhnlich um jugendliche, seltener um ältere Patienten; bei denselben erkranken meist beide Augen. In einzelnen Fällen liess sich Hypertrophie des Herzens nachweisen. Lues war auszuschliessen. Der Urin war frei von Eiweiss, enthielt aber einige Male eine grosse Menge von oxalsaurem Kalk (Oxalurie) in der bekannten Form von Briefcouverts (*Mackenzie, Leber*). In einem Fall sah ich ähnliche Bildungen beiderseits von der Papille ausgehend bei einer Patientin *Jacobson's*, welche einen enormen Consum von Tabak angab.

Manz empfiehlt zur Behandlung Blutentziehungen an der Schläfe und Jodkali innerlich. *Leber* sah in den beiden Fällen mit Oxalurie einen guten Erfolg von dem innerlichen Gebrauch von Acid. muriat. mit Acid. nitr.

i) Die Retinitis bei Lues.

Wir finden Entzündungen der Retina sowohl bei congenitaler als bei acquirirter Lues; die Form der Erkrankung ist sehr mannigfach.

Am häufigsten beobachten wir die Retinitis der äusseren Schichten, theils die diffuse Choreo-Retinitis, theils die Choreo-Retinitis diseminata. Bei der letzteren überwiegen meist die Pigmentplaques; bisweilen kommen runde und knochenkörperchenähnliche Gebilde vermischt vor. Gelbe atrophische Herde sind bedeutend seltener. Eine häufige Complication ist Iritis.

Ferner treten sehr oft Blutungen, welche auf einer syphilitischen Gefässerkrankung beruhen und sich an Netzhautgefässe anschliessen, in der Retina und im Glaskörper auf. Neben den Blutungen finden sich nicht selten Bindegewebswucherungen, die bisweilen aus der physiologischen Excavation zapfenartig in den Glaskörper hervorragen, oder von dem Sehnerv aus in die Nervenfaserschicht ausstrahlen und die Gefässe verdecken; oder sie treten ganz selbstständig ohne Zusammenhang mit der Papille auf. Bisweilen constatiren wir umfangreiche, netzförmige Verzweigungen weisser oder gelblicher Streifen vor den Gefässen.

Jacobson beschrieb als **Retinitis syphilitica simplex** eine Erkrankung, bei welcher neben anderen allgemeinen Erscheinungen der Syphilis (Roseola, Condylomen, Schleimhautaffection) die Papille hyperämisch ist und verwaschene Grenzen hat, die Venen erweitert sind und die Retina, namentlich in der Umgebung des Opticus, diffus getrübt ist. Blutungen und weisse Plaques fehlen. Der Augenhintergrund erscheint ferner durch eine diffuse, staubförmige Trübung des Glaskörpers im hinteren Abschnitt zuweilen so verschleiert, dass man Details nur mit Mühe erkennt. Gelegentlich finden sich lichte Membranen mit hellen Pünktchen im Corpus vitreum wie beim Cysticerkus. Die Patienten klagen meist über Nebligsehen, ferner über Photopsieen und Chromopsieen. Ihr Sehvermögen ist im Anfang nicht erheblich, spter stärker herabgesetzt. — Sich selbst überlassen ist der Verlauf für die Sehkraft sehr ungünstig. Bei regulärer antisyphilitischer Behandlung (Inunctionen. Jodkali) tritt regelmässig Besserung resp. Heilung des Processes ein.

In anderen Fällen finden wir nur eine geringe venöse Hyperämie der Papille und Retina. streifige Trübung der letzteren und weisse Streifen längs der Arterien. im Glaskörper runde bewegliche Punkte und Flocken oder eine diffuse. staubförmige Trübung. Später treten. namentlich in der Peripherie des Augenhintergrundes, choreoiditische Veränderungen auf — kleine, stecknadelkopf- bis erbsengrosse. weisse oder gelbliche Plaques mit unregelmässiger Pigmentirung: seltener beobachtet man ähnliche Veränderungen an der Macula.

Die Sehschärfe ist abhängig von dem Sitz der Hintergrundsanomalie. Anfangs ist sie nur mässig, später, wenn auch die Macula erkrankt. stärker herabgesetzt, so dass oft nur Finger in geringer Entfernung gezählt werden können.

Das Gesichtsfeld kann normale Aussen- und Farbengrenzen oder periphere Einschränkungen zeigen. Sehr oft findet sich zwischen Centrum und Peripherie ein ringförmiges Scotom: bisweilen ist der Ring nicht vollständig geschlossen. Oder man kann ein centrales. positives Scotom constatiren. welches oft eine grosse Ausdehnung erreicht und nach *Ole Bull* lange bestehen kann. bevor ophthalmoskopisch die Zeichen einer Retinitis wahrnehmbar sind.

Der Lichtsinn ist immer stark herabgesetzt. bisweilen ebenso gering wie bei typischer Pigmentdegeneration.

Der Farbensinn bleibt normal, so lange die Papille nicht die Zeichen der Atrophie darbietet.

Von subjectiven Symptomen sind ausser der Verschlechterung des Sehvermögens zu nennen mouches volantes. Photopsieen. Chromopsieen. seltener Mikropsie und Metamorphopsie. Die beiden letzteren Symptome beruhen auf einer Alteration der Stäbchen und Zapfen, welche immer erst in späteren Stadien des Processes aufzutreten pflegt.

Der Verlauf des Leidens ist sehr chronisch; Heilung ist nicht ausgeschlossen. doch kommen sehr oft Recidive vor. welche natürlich zu einer Verschlechterung des Sehvermögens führen. Dieselbe ist am stärksten, wenn sich am Sehnerv die Zeichen der Atrophie — graugelbe Farbe mit verwaschenen Grenzen der Papille, Enge und Verringerung der Gefässe — ausgebildet hat. Ausser dieser gelben Atrophie der Papille finden sich bisweilen in späten Stadien noch Bindegewebswucherungen der Retina neben Pigmentinfiltration.

Die Retinitis luetica tritt ein- und doppelseitig auf: sie kommt öfter bei Personen mittleren Alters als bei jüngeren Individuen vor und befällt die Kranken sehr selten vor Ablauf des ersten Jahres nach der Infection. Nach *v. Gräfe* und *Förster* erkranken 2,5 bis 4 per mille aller Syphilitiker an dieser Retinitis; *Ole Bull* gibt noch einen höheren Procentsatz an.

Bei der anatomischen Untersuchung derartiger Bulbi zeigen sich zunächst die innersten Schichten der Netzhaut (Faser und Ganglieen) verdickt, zellig infiltrirt und mit reichlichen Bindegewebsfibrillen durchsetzt. Die Radiärfasern wuchern stark; sie erscheinen verdickt und verlängert. Von ihrer Basis aus bilden sich oft feine Bindegewebsnetze auf der Innenfläche der Netzhaut aus. welche mehr minder weit nach dem

Glaskörper prominiren. Nervenfasern und Ganglienzellen werden schon frühzeitig atrophisch, während die Körnerschichten lange intact bleiben. Die Gefässwandungen sind stark verdickt. Später finden sich auch an den Stäbchen Veränderungen. Wenn Amotio retinae eintritt, schwinden sie; oder sie gehen zu Grunde, wenn die Retina mit der Choreoidea verwächst, dabei infiltrirt sie sich mit Pigment, welches unabhängig oder längs dem Verlauf von Gefässen wuchert. Gelegentlich werden die Stäbchen hypertrophisch (*Klebs*, *Nettleship*, *Pagenstecher*, *Leber*) und erscheinen entweder verlängert oder in grosse umgestaltete Gebilde verwandelt. Auch in den Körnerschichten können wir bisweilen starke Wucherungen, an der Papille eine mitunter beträchtliche Schwellung beobachten.

Die **Therapie** hat nur dann einen Nutzen, wenn man die Patienten früh in Behandlung bekommt, noch ehe hochgradige degenerative Veränderungen eingetreten sind. Vor Allem muss man eine energische antisyphilitische Cur vornehmen, welche so lange fortgesetzt werden muss, bis alle Zeichen der Lues geschwunden sind; eventuell muss man die Schmiercur öfter wiederholen und kann in der Zwischenzeit eine Schwitzcur unternehmen.

12. Affectionen der Macula lutea.

Bei älteren Leuten mit atheromatöser Degeneration der Gefässe oder Emphysema pulmonum resp. cor adiposum finden wir nicht selten **Blutungen** an der Macula, welche auf einem oder beiden Augen auftreten und eine hochgradige Herabsetzung der Sehkraft bewirken. Dieselbe kehrt nie wieder zur Norm zurück. Hinter dem Blutextravasat kann man mitunter noch choreoiditische Veränderungen beobachten. — Zuweilen sind Hämorrhagieen an der Macula die Vorläufer einer Gehirnapoplexie. — Die Therapie ist ziemlich machtlos; man schütze die Augen vor Blendung, sorge für ein ableitendes Verfahren durch Fussbäder, Abführmittel, trockene Schröpfköpfe in den Nacken, mache Strychnineinspritzungen und behandle das Grundleiden.

Als Folge von Lues kommt (allerdings selten) eine lediglich auf die Macula beschränkte, zuerst von *v. Gräfe* beschriebene und **centrale recidivirende Retinitis** benannte Entzündung vor. Dieselbe tritt bisweilen erst mehrere Jahre nach der Infection auf unter plötzlicher Verdunkelung der centralen Sehschärfe, welche sich bessert, um sich nach kurzer Zeit zu verschlechtern. Die einzelnen Rückfälle können sich gelegentlich schnell folgen. Anfangs ist der Visus in den meist grossen Intervallen noch normal, später wenn die Zwischenräume zwischen den einzelnen Attaquen immer kürzer werden, leidet die Sehkraft dauernd. Der centralen Verdunkelung entspricht ein centrales Scotom, welches sich bisweilen noch seitwärts über einen ganzen Sector des Gesichtsfeldes erstreckt. Bei der Augenspiegeluntersuchung finden wir zunächst im Anfall, später dauernd, einen grauen oder gelblichen Fleck, selten mehrere kleine helle Stippchen oder Pigmentflecke an der Macula, der übrige Augenhintergrund zeigt keine erheblichen Veränderungen. Bisweilen werden beide Augen abwechselnd befallen. — Durch wiederholte Inunctionen tritt entweder völlige Heilung mit normaler Sehkraft oder bedeutende Besserung des Leidens ein.

Bei **Myopie** finden wir Blutungen oder gelbliche resp. pigmentirte
rundliche choreoiditische Herde oder strahlige gelbe Linien in der Maculagegend des Augenhintergrundes, letztere Sprüngen der Aderhaut entsprechend, den Visus stark herabgesetzt und im Gesichtsfeld bisweilen
ein centrales Scotom.

Unabhängig von Myopie und Syphilis bildet sich gelegentlich unter
heftigen Sehstörungen ein choreo-retinitisches **Exsudat** von gelber Farbe
an der Macula mit Pigmentirung am Rande und auf der Oberfläche; der
hintere Glaskörperabschnitt ist gewöhnlich getrübt und die Papille geröthet, ihre Begrenzung verwaschen. Wenn der entzündliche Process
an der Macula abgelaufen ist, erscheint die temporale Papillenhälfte oft
abgeblasst. Die Sehschärfe kann sich allmählig bessern oder herabgesetzt
bleiben; im Gesichtsfeld findet man bei normalen Aussen- und Farbengrenzen ein centrales Scotom, dessen Ausdehnung der Grösse des Exsudates entspricht. — Die **Behandlung** ist die bei Choreo-Retinitis angegebene: Schonung der Augen im Dunkelzimmer, Heurteloup, Schwitzcur,
Fussbäder, Sublimatpillen.

Nach einer **Sonnenfinsterniss** häufen sich oft Patienten, welche über
eine plötzliche Verdunkelung eines Auges klagen, die durch Betrachtung
der Sonnenscheibe mit freiem Auge entstanden ist. Die Sehschärfe ist
gewöhnlich erheblich herabgesetzt; es besteht starkes Flimmern, im
Gesichtsfeld ein centrales Scotom mit Undeutlichkeit der Farben und im
Augenhintergrund ein rother Fleck an der Macula, deren Lichtring fehlt
(*Haab, Deutschmann, Schmidt-Rimpler*). Nach Experimenten von *Czerny*
und *Deutschmann* handelt es sich um eine wirkliche Verbrennung der
Netzhaut mit Exsudation einer eiweissreichen Flüssigkeit in dieselbe. —
Die Sehstörung kann sich zurückbilden oder nicht vollständig vergehen;
der rothe Fleck schwindet wieder. — Die **Behandlung** besteht in Dunkel-
zimmer, Blutentziehung, derivirenden Maassnahmen und Strychnineinspritzungen.

Goldzieher erklärt neuerdings die im Ganzen seltene *Hutchinson'sche*
Veränderung des Augenhintergrundes für eine Affection der innersten
Netzhautschichten, welche mit atheromatöser Degeneration der Gefässe
zusammenhängen soll. Man findet bei dieser **Hutchinson'schen Erkrankung der Netzhaut** bei der Augenspiegeluntersuchung entweder
nur auf einem oder auf beiden Augen in der Umgebung der Macula bei
intacter Fovea helle Flecke von verschiedener Grösse und unregelmässiger
Configuration, die bisweilen zu einem grösseren Ring confluiren; in ihrer
Nachbarschaft sieht mnn kleine helle Stippchen, wie wenn der Maler
seinen Pinsel ausspritzt. Diese Flecken sind nicht so weiss wie die
Sclera und nicht so gelb wie die Plaques bei Retinitis albuminurica;
sie liegen dicht unter den Gefässen, wenn die letzteren in Beziehung zu
ihnen treten. Die Papille ist normal; an der Peripherie des Hintergrundes
können ähnliche Stippchen fehlen und vorhanden sein. An den Gefässen
der Retina lässt sich keine Abnormität constatiren. — Der starken
Herabsetzung der centralen Sehschärfe und dem Sitz des Leidens entspricht
ein centrales Scotom bei normalen Aussen- und Farbengrenzen des
Gesichtsfeldes. Der Licht- und Farbensinn ist intact. Weder Syphilis,
noch Scrophulose, noch eine andere constitutionelle Erkrankung des
Organismus, wie Morbus Brightii oder Diabetes, lässt sich als Ursache

der Affection ermitteln. — Meist werden Frauen befallen; im Allgemeinen
sind es gesunde Personen oder solche. welche Zeichen von atheromatöser
Degeneration darbieten.

Der Verlauf des Leidens ist chronisch und schmerzlos; dasselbe
kann Jahre hindurch unverändert bestehen. Die Stippchen können aber
auch schwinden. und das Sehvermögen kann sich bessern. Gelegentlich
kommen massenhafte strichförmige Hämorrhagieen in der Retina vor,
welche nach dem Glaskörper durchbrechen können; sie pflegen sich unter
Aufbesserung der Sehschärfe wieder zu resorbiren.

Ueber den anatomischen Befund ist noch nichts bekannt; die Therapie beschränkt sich auf Schonung der Augen und Strychnineinspritzungen.

Magnus und *Goldzieher* haben eine eigenthümliche angeborene
Anomalie der Macula beschrieben, welche beide Augen betrifft und mit
hochgradigen Sehstörungen einhergeht. In dem Fall von *Goldzieher*
bestand totale Amaurose, ebenso in einem Fall *Hirschberg's*. Bei der
Augenspiegeluntersuchung ergab sich. neben Blässe der Papille bei normalen Gefässen. an der Macula ein scharf umschriebener, blasser Fleck
mit hellem Reflexring, in der Mitte desselben der kirschrothe Fleck der
Macula mit hellem Centrum und dunkelrother Peripherie; auf dem blassen
Fleck konnte man einzelne feine Gefässchen constatiren. — Einen ähnlichen Fall hat *Knapp* beschrieben; die Veränderungen hatten voraussichtlich einen entzündlichen Ursprung. Der helle Fleck war nicht so
scharf umschrieben. Blässe der Papille und Enge der Gefässe schwanden,
der Fleck an der Macula blieb bestehen. Sehvermögen und binoculare
Fixation kehrten zurück. der vorhandene Nystagmus glich sich vollständig aus.

13. Neubildungen der Retina.

Sehr selten sind secundäre Neoplasmen bei Tumoren des Uvealtractus.

Der Repräsentant der primären Netzhautgeschwülste ist das **Gliom**,
welches von früheren Autoren als Fungus medullaris s. hämatodes resp.
als Encephaloid oder Markschwamm der Netzhaut bezeichnet wurde und
erst durch *Virchow* seinen richtigen Namen Gliom (resp. Gliosarkom)
erhielt. Wegen des dabei aus der Pupille wahrnehmbaren hellweissen
oder geblichen Reflexes und der Aehnlichkeit desselben mit dem Leuchten
des Katzenauges im Dunkeln nennt man dieses Leiden auch „amaurotisches
Katzenauge" (*Beer*).

Das Gliom kommt ein- und doppelseitig vor; zwischen der Erkrankung beider Augen kann eine verschieden lange Zeit vergehen. Die
Erkrankung des zweiten Auges findet meist statt, ohne dass ein Uebergreifen von einem auf den andern Opticus zu constatiren ist. Das Leiden
entwickelt sich bei Kindern bis zum 12. Lebensjahr. am häufigsten in den
ersten 4 Lebensjahren und nimmt von dieser Zeit an Häufigkeit ab.
Nach dem 12. Lebensjahr tritt es nicht mehr auf. Es ist congenital beobachtet und reicht voraussichtlich überhaupt mit seinen ersten Anfängen
in die Fötalperiode zurück. Die congenitalen Fälle sind oft doppelseitig.
Mitunter werden mehrere Kinder einer Familie von diesem Leiden befallen. Nach einer Statistik *Hirschberg's* erkranken mehr Knaben als
Mädchen; in den von mir beobachteten Fällen überwiegen, wie aus der

Dissertation von *Buchert* ersichtlich ist, dagegen die Mädchen. Gewöhnlich sind es kräftige, gut entwickelte Kinder.

Lange Zeit war man über den **Ursprung** der Tumoren strittig. Alle Autoren, ausser *Klebs*, nehmen mit *Virchow* die Neuroglia als Matrix der Neubildung an; *Klebs* lässt sie von allen Elementen der Retina in gleicher Weise ausgehen. Nach eigenen Beobachtungen kann ich so viel als sicher angeben, dass die Gliomknoten sich in ein und demselben Auge in den verschiedenen Schichten der Retina entwickeln können, nicht allein aus der inneren Körnerschicht, wie früher die meisten Autoren (*Schweigger*, *Hirschberg*, *Knapp*) annahmen; auch die äussere Körnerschicht und die Nervenfaserschicht, ebenso die Ganglienschicht sind oft betheiligt. Am seltensten ist die Nervenfaserschicht der Ausgangspunkt. Häufig findet man Knoten, welche gleichzeitig aus der Ganglien-, inneren und äusseren Körnerschicht entstanden sind und noch durch einen Streifen der reticulären Schichten getrennt erscheinen. *Hirschberg-Happe* sahen in einem Fall den Tumor aus der Pars ciliaris retinae hervorgehen.

Das histologische Element der Geschwülste ist die kleine, meist einkernige, den inneren Körnern gleichende Rundzelle mit grossem Kern und schmalem Protoplasmahof; die Zellen haben oft feine Ausläufer. Den Zellen gegenüber tritt die fasrige Grundsubstanz meist ganz in den Hintergrund. — Diese Tumoren sind ausserordentlich reich an Blutgefässen, welche, wie *Baumgarten*, *Pinto* und *Grohmann* gezeigt haben und meine Erfahrungen bestätigen, eine dicke Wandung haben, die entweder einen streifigen, mit einzelnen Kernen versehenen, concentrisch geschichteten oder einen ganz kernlosen, homogenen Saum darstellt. — Man findet ferner hämatogenes Pigment und schon frühzeitig in den jüngsten Tumoren neben den Proliferationsvorgängen die Zeichen regressiver Metamorphose der Geschwulstzellen, Verfettung, Verkäsung, Verkalkung, seltener schleimige Degeneration.

Hirschberg unterschied das **Glioma endo- und exophytum**, je nachdem die Tumormasse in den Glaskörperraum oder nach Abhebung der Retina nach der Choreoidea zu wächst. Beim Glioma endophytum findet sich in dem Glaskörperraum zunächst eine Aussaat miliarer Gliomknötchen, welche allmählig wuchern und später den Glaskörperraum ganz erfüllen; es ist erheblich seltener als das Glioma exophytum. Hier treten in der abgelösten Retina isolirte Knoten, meist in nicht erheblichem Abstand von einander in den verschiedenen Schichten auf, welche bei weiterem Wachsthum confluiren und Tumoren von unregelmässiger Oberfläche, einem Blumenkohlkopf ähnlich, darstellen. In anderen Fällen gruppiren sich die Geschwulstzellen um die reichlichen und dickwandigen Gefässe, so dass auf den Quer- und Längsschnitten der letzteren ähnliche Bilder wie von schlauchförmigen Drüsen entstehen. Die Zellen dringen schliesslich auch in die Gefässwände ein.

Auf der Choreoidea constatirt man reichliche kleinere und grössere Geschwulstbröckel, welche zunächst gefässlos, später gefässhaltig sind. Sie wachsen selbstständig weiter, liegen auf dem Pigmentepithel und werden von letzterem umwuchert. Bei ihrem späteren Wachsthum unter dieser Pigmenthülle obliterirt die basale Pigmentepithelschicht; die Geschwulstzellen liegen dann frei auf der Membrana elastica und dringen durch dieselbe schliesslich in die Choreoidea ein, in welcher sie sich zunächst der Fläche nach vermehren und schalenartige Tumoren bilden. Die letzteren dringen nach vorn bis in das Corpus ciliare und die Iris, von hier in die Vorderkammer und Cornea vor. Die Infection der Choreoidea kann ferner in der Art stattfinden, dass Gefässe aus der der Aderhaut aufliegenden Geschwulst in dieselbe hineinwachsen und von Tumorzellen begleitet werden, oder von der Papille aus wuchert die Tumormasse hinein.

Der Sehnerv kann von der Retina oder von der Aderhaut oder vom Glaskörper aus inficirt werden; in letzterem Fall wachsen Tumortheile, welche sich vor die Papille gelagert haben, selbstständig nach hinten in den Sehnerv, der zuweilen schon vorher excavirt ist, und dringen durch die Poren der Lamina cribrosa längs der Nervenfasern in den Nervenstamm, von hier aus in das Cavum cranii bis an's Chiasma und darüber hinaus.

Wenn die Aderhaut erkrankt ist, treten im vorderen Abschnitt des Uvealtractus (Iris, Corpus ciliare) schon frühzeitig Entzündungserscheinungen auf, die sich vor Allem in Verwachsung des Iriswinkels äussern. Erreicht der secundäre Choroidaltumor eine erheblichere Grösse, so dass Circulationsstörungen in den Venen des vorderen Choroidalabschnitts eintreten, so resultirt vermehrte Transsudation von Flüssigkeit in den Glaskörperraum und intraoculare Drucksteigerung. Der anfangs normal gespannte Bulbus dehnt sich wegen der Nachgiebigkeit seiner Hüllen (Sclera, Cornea) aus; es kommt zu **Buphthalmus.** Die Folge der übermässigen Dehnung der Hornhaut ist ein Platzen und Einrollen der Membrana Descemetii, eine Veränderung, die man bei der mikroskopischen Untersuchung dieser Augen mit Buphthalmus oft findet. (*Pinto, Bochert*). —

Im weiteren Verlauf tritt die extraoculare Wucherung der Geschwulst ein; der Tumor perforirt entweder die Sclera, oder die Geschwulstzellen folgen den natürlichen Emissarien, oder die Neubildung usurirt die Cornea, oder die letztere ulcerirt in dem glaucomatösen Stadium, das Geschwür perforirt, der Bulbus verkleinert sich, während die Tumormasse durch die Perforationsstelle der Hornhaut nach aussen wuchert und den Bulbus umwächst.

Die Linse erfährt Lage- und Formveränderungen, wenn die Geschwulst bis in ihre Nähe vorgedrungen ist; dabei degenerirt das Epithel, es werden die Linsenfasern alterirt, wie bei Katarakt. Aus den gewucherten Epithelien bildet sich ein vorderer Kapselstaar. In seltenen Fällen usurirt die Geschwulstmasse die Kapsel und wuchert in die Linse hinein.

Das Gliom zeichnet sich aus durch **Metastasen,** die an den Schädelknochen, den Lymphdrüsen des Gesichtes und des Halses, ferner an den langen Röhrenknochen der oberen Extremität, sowie an den drüsigen Organen des Leibes (Leber, Ovarium) beobachtet sind.

Entsprechend den bei der pathologischen Anatomie angegebenen Befunden unterscheiden wir in dem **klinischen Bilde** des Markschwammes der Netzhaut 3 Stadien.

Ueber die ersten Anfänge der indolenten, intraocularen Wucherungsperiode, bei welcher die Kinder über keine Schmerzen oder Sehstörungen klagen, ist man selten in der Lage genaue Befunde zu erheben. Gewöhnlich werden die Eltern erst mit dem Auftreten eines gelben Scheines aus der Pupille auf das Leiden des Kindes aufmerksam. Bei genauer Prüfung des Sehvermögens zeigt sich dann meist, dass die kleinen Patienten ganz erblindet sind; nur selten kann man noch etwas Sehvermögen constatiren. — *r. Hippel* hat einen Fall durch *Grohman* publiciren lassen, in welchem bei der wegen des Verdachtes einer intraocularen Eiterung eingeleiteten Calomelcur Besserungen und Verschlechterungen des Sehvermögens mit dem Zerfall der Gliommassen eintraten, bis schliesslich das Auge absolut amaurotisch wurde. — Das helle Leuchten der Pupille ist gewöhnlich anfangs nur nach einer Blickrichtung wahrzunehmen; erst mit dem weiteren Wachsthum des Tumors, sieht man dasselbe bei den verschiedensten Augenstellungen. — Als drittes Symptom tritt mit der Erblindung des Auges eine Erweiterung der Pupille auf. — Untersucht man den Glaskörper genauer, so bemerkt man mitunter (jedoch nur bei Gl. endophytum) dicht hinter der Linse oder weiter nach hinten einzelne kleine, helle Geschwulstbröckel und mehr minder weit nach vorn hervorragend eine Geschwulst von gelblicher Farbe, welche entweder eine glatte Oberfläche hat, was nur selten der Fall ist, oder verschiedene Buckel zeigt und in ihrer Umgebung in der Netzhaut zerstreute, kleinere, gelbliche oder weissliche prominente Herde. Auf der Tumormasse kann man viele Gefässe constatiren, welche theils oberflächlich verlaufen, theils in die Tiefe tauchen und oft ein dichtes Netz bilden. Gelegentlich sieht man Blutungen oder heller glänzende weisse Plaques in der Neubildung, welche nach *Leber* fettig und kalkig degenerirten Stellen entsprechen. Je weiter die Geschwulst in den Glaskörper hervorragt, aus desto grösserer Entfernung kann man bei der Augenspiegeluntersuchung bereits Details erkennen.

Es folgt nunmehr das Stadium der glaucomatösen Drucksteigerung unter mehr minder hochgradigen entzündlichen Symptomen des vorderen Bulbusabschnittes. In dieser Periode tritt oft eine gleichmässige Ektasie des Bulbus (Buphthalmus) ein auf Grund der durch eine Alteration der Choreoidea bedingten Stase in den Vortexvenen. In diesem Stadium ist gewöhnlich schon der Sehnerv erkrankt und ein geringer Grad von Exophthalmus vorhanden, welcher dem weiteren Wachsthum des Sehnerventumors entsprechend sich steigert. Weiterhin trüben sich die brechenden Medien, Cornea und Linse, wodurch das Augenleuchten undeutlicher wird oder ganz aufhört. Schmerzen treten erst später auf, erreichen dann aber einen hohen Grad und können mit Fieber und cerebralen Symptomen einhergehen, ohne dass bereits ein Fortschreiten der Geschwulst durch den Sehnerv nach dem Cavum cranii stattgefunden hat. Vorübergehend kann schliesslich unter dem Bilde einer eitrigen Iridocyklitis oder in Folge eines perforirten Hornhautgeschwüres (*A. v. Gräfe*) Phthisis bulbi eintreten.

Das Schlussstadium des Processes bildet nach Perforation der Bulbushüllen in der Corneoscleralgrenze oder durch die Cornea resp. Sclera die extraoculare Wucherung des Tumors. Die Neubildung umwächst dann den Augapfel, so dass oft enorme Geschwülste aus der Lidspalte hervorwuchern, welche ihren Zusammenhang mit dem Bulbus durch Bewegungen verrathen. Sie können die Orbitalknochen usuriren und in die Nachbarhöhlen wuchern, oder es treten Metastasen auf, und die Kinder sterben unter cerebralen Symptomen oder an Erschöpfung. Die

Schwäche steigert sich oft noch durch Fieber in Folge Verjauchung der Tumoren.

Die **Diagnose** kann im Anfang nur dann Schwierigkeiten machen, wenn eine Netzhautablösung die Neubildung verdeckt; bleibt dieselbe aus, so kommen hinsichtlich der Differentialdiagnose nur wenige Leiden in Frage, bei denen ebenfalls ein heller Schein aus der Pupille wahrgenommen wird. In erster Reihe ist der Glaskörperabscess zu nennen. Hier gibt einerseits die Anamnese (Verletzung), andererseits die foudroyante Entzündung resp., wenn die letztere in der Rückbildung ist, die Narbe in der Bulbuskapsel Aufschluss. Ferner ist das klinische und ophthalmoskopische Bild, vor Allem die Gefässlosigkeit der gelben Masse maassgebend. — Ausserdem käme in Frage die eitrige Choreoiditis nach Meningitis; hier entscheidet ebenfalls die Anamnese einerseits über das der Erblindung vorangegangene, schwere, fieberhafte mit Nackenstarre oder Krämpfen oder anderen cerebralen Symptomen verbundene Leiden, andererseits gibt sie über eine anfangs vorhandene heftige Entzündung des Auges Aufschluss, während die letztere beim Gliom erst in späten Stadien eintritt, jedenfalls erst der Erblindung folgt. Ferner spricht gegen ein Gliom der ganze Befund am Bulbus, der verkleinert und weich ist, meist eine flache Vorderkammer, atrophische Iris, eine durch Synechieen mit der Linsenkapsel verengte Pupille zeigt und eine gefässlose, nach vorn concave, graue oder gelbliche Trübung hinter der Linse erkennen lässt, wenn nicht schon frühzeitig eine Katarakt den Einblick in's Auge verhindert. — Cysticerken kommen nur selten bei Kindern vor und dürften bei genauerer Untersuchung keine diagnostischen Schwierigkeiten bereiten, ebenso wenig reine uncomplicirte Netzhautablösungen. — Sobald der Tumor extraocular wuchert, ist die Diagnose nach dem vorhandenen Befund und der Anamnese sicher.

Die **Behandlung** kann, wenn das Gliom erkannt ist, nur operativ sein. Man muss sofort den Bulbus enucleiren. Wenn die Patienten frühzeitig zur Enucleation kommen, kann man mitunter auf diese Weise dauernde Heilung verschaffen; doch ist man selbst im Verlauf von drei oder vier Jahren nicht vor einer Metastase oder vor Erkrankung des anderen Auges sicher. Bleibt die letztere über vier Jahre aus, so ist die absolute Heilung gewiss. — Wenn die Geschwulst bereits extraocular ist, muss die Exenteratio orbitae mit Entfernung des Periost's ausgeführt werden. Dieselbe verlängert gewöhnlich das Leben und erleichtert das Leiden der Kinder; selbst wenn die letteren durch Blutungen oder Verjauchung der Neubildung sehr heruntergekommen sind, erholen sie sich nach der Exenteratio orbitae noch merkwürdig bei guter Pflege. Sie sterben indessen schliesslich an Metastasen in entfernten Organen, wenn nicht dieselbe Geschwulst in dem anderen Auge die Todesursache wird.

Krankheiten des Sehnerven.

A. Einleitung.
I. Anatomische Vorbemerkungen.

Wir unterscheiden am N. opticus den centralen Ursprung, den Stamm und die periphere Endausbreitung in der Retina; der Stamm des Sehnerven besteht aus 3 Theilen, dem Tractus opticus, dem Chiasma und dem eigentlichen Sehnervenstamm.

Der Tractus opticus taucht mit 2 Wurzeln, der hinteren oder medialen, welche mit dem Corpus geniculatum mediale in Verbindung tritt, und der vorderen oder lateralen aus dem Corpus geniculatum laterale an der Gehirnbasis auf. Nach *v. Gudden* unterscheiden wir an ihm zwei verschiedene Bestandtheile, die Fasern der sog. Commissura inferior, welche am medialen Rande des Tractus längs des hinteren Chiasmawinkels von der einen zur anderen Seite verlaufen und wahrscheinlich aus dem Corpus geniculatum mediale direct entspringen, und die an Zahl überwiegenden Sehnervenfasern.

Die eigentlichen Sehnervenfasern haben folgende 2 Wurzelgebiete (*Schwalbe*):

1. Die **Vierhügelwurzel**, welche aus dem vorderen Corpus quadrigeminum hervorgeht; ihre Fasern gelangen einerseits durch den Seitenarm des vorderen Vierhügels zwischen Corpus geniculatum mediale und Pulvinar, andererseits über die Oberfläche des Corpus geniculatum mediale hinweg in den Tractus.

2. Die **Thalamuswurzel**, deren Fasern einerseits aus dem Corpus geniculatum laterale, andererseits aus dem Pulvinar stammen. Bei den letzteren unterscheidet *Schwalbe* die oberflächliche oder äussere Wurzel, welche sich oberflächlich aus dem Stratum zonale des Sehhügels entwickelt und über die freie Oberfläche des Corpus geniculatum laterale hinweg in den Tractus geht, während die tiefen oder inneren Bündel von Wurzelfasern, in Form transversaler Streifen aus den tiefen Schichten des Pulvinar hervorgehen und unter dem Corpus geniculatum laterale zum Tractus verlaufen.

Das Sehcentrum der Hirnrinde ist im Orcipitallappen zu suchen. Die Bahnen, auf welchen die Rinde des Hinterhauptlappens mit dem Tractus opticus in Verbindung tritt, stellen voraussichtlich die Sehstrahlungen (*Gratiolet*) in dem hinteren Abschnitt des Stabkranzes innerhalb des Thalamus opticus, speciell in dessen Pulvinar dar, in welches Nervenfasern aus dem Tractus direct eintreten. Das Pulvinar ist ein starker Wulst, welcher in der hinteren Hälfte der Thalamusoberfläche beginnt, die

Hinterfläche des Sehhügels bildet. die Arme der Vierhügel und das Corpus geniculatum mediale s. interum von oben her überwölbt und bedeckt und lateralwärts zu dem äusseren Kniehöcker. dem Corpus geniculatum laterale s. externum, anschwillt. Das Corpus geniculatum mediale liegt dem hinteren Seitenarm (Arm des hinteren Vierhügels) direct an. der vordere Seitenarm (Arm des vorderen Vierhügels) geht zwischen Pulvinar und Corpus geniculatum mediale in den Tractus über.

Ausser mit dem Hinterhauptlappen und dem vorderen Vierhügel geht. der Tractus noch verschiedene andere Verbindungen mit dem Centralorgan ein. Er ist dorsalwärts mit der die Lamina perforata anterior und das Tuber cinereum verbindenden grauen Substanz verwachsen. In dieser grauen Substanz befinden sich reichliche, spindelförmige, gelblich pigmentirte Ganglienzellen (*Meynert's* basales Opticusgangliom), aus denen ungekreuzte d. h. zum gleichseitigen Opticus verlaufende Fasern entstehen sollen. was *v. Gudden* indessen, ohne Beweise beigebracht zu haben, bestritten hat. Nach *Stilling* und *v. Gudden* sollen Fasern aus dem Pedunculus cerebri in den Tractus übergehen; ferner hat *Stilling* Fasern gefunden. welche den Tractus mit dem Oculomotoriuskern verbinden und andere Fasern. welche aus der unteren Olive stammen und den Sehnerv mit der Medulla spinalis in Verbindung setzen. —

Die Tractus schlagen sich als platte Stränge um die Aussenseite der Grosshirnschenkel auf die Basis des Gehirns herum. ziehen schräg von aussen und hinten nach innen und vorn zwischen Substantia perforata anterior und Tuber cinereum und vereinigen sich vor dem Infundibulum unter der grauen Bodencommissur zu einem vierseitigen plattigen Gebilde, dem Chiasma, aus welchem in divergenter Richtung nach aussen und vorn die beiden Sehnervenstämme abgehen. Am Chiasma unterscheiden wir 4 Winkel, den vorderen und hinteren. welcher grösser, den rechten und linken. welcher kleiner als 90 Grad ist; das Chiasma selbst liegt der Sella turcica auf.

Die Sehnervenstämme verlaufen in schräger Richtung nach vorn; bis zum Canalis opticus, dessen Länge 8—9 *mm* beträgt, sind sie 5—6 *mm* lang und abgeplattet, im Canalis opticus. der 5—6 *mm* lang ist. werden sie rund und ca. 4 *mm* im Durchmesser. Nach ihrem Austritt in die Orbita sind sie noch 28—29 *mm* lang, in dem Muskeltrichter gelegen, von Orbitalfettzellgewebe umgeben. Die Art. ophthalmica geht mit dem Sehnerv an dessen unterem Umfang durch den Canalis opticus in die Augenhöhle und schlägt sich dann um den äusseren Rand auf die Oberfläche des Opticus. In der Orbita ist am Sehnerv zunächst eine Torsion um seine Längsachse, so dass die untere Fläche zur äusseren wild, und eine S-förmige Krümmung zu verzeichnen, deren Ursache das Missverhältniss zwischen Länge der Augenhöhlenachse und des Sehnerven ist. Der Opticus inserirt sich in der inneren Hälfte der Sclera.

Im Tractus und Chiasma finden wir ausser der an ihren Kernen kenntlichen Neuroglia keine breiten Bindegewebszüge zwischen den dicht an einander liegenden, markhaltigen Nervenfasern. — Das kurze intracranielle Stück des Sehnervenstammes ist nur von der Pialscheide bedeckt; es liegt mit seinem medialen Rande dem Keilbeinkörper, mit dem lateralen Rande der nach dem Cerebrum aufsteigenden Carotis interna auf. Erst im Canalis opticus treten die 3 Scheiden auf, von denen die äussere oder Duralscheide gleichzeitig das Periost des knöchernen Kanals bildet: die innere oder Pialscheide umgibt die eigentliche Nervenfasermasse und sendet Septen in dieselbe. Zwischen Pial- und Duralscheide befindet sich die Arachnoidalscheide, welche durch kurze straffe Fasern mit der Duralscheide, durch längere, verästelte, mit Endothel bedeckte Fasern mit der Pialscheide zusammenhängt und den Intervaginalraum in zwei Räume theilt, einen ganz schmalen äusseren Spalt, den Subduralraum und einen weiteren inneren Raum, den Subarachnoidalraum. welche Analoga der gleichnamigen Räume des Gehirnüberzuges sind. Innerhalb des Canalis opticus communiciren diese Räume nur am unteren Umfang des Nervenstammes mit den gleichen Räumen der Gehirnhäute: im Uebrigen ist hier der Zwischenscheidenraum durch Verlöthung von innerer und äusserer Scheide obliterirt.

Vom Chiasma abwärts wird das interstitielle Bindegewebe der Nervenstämme reichlicher. Dasselbe bildet ein viel verzweigtes Septennetz, welches in seinen rundlichen oder eckigen Maschenräumen Nervenfaserbündel birgt und zwischen die letzteren noch secundäre Septen entsendet, durch welche die grösseren Bündel in kleinere Unterabtheilungen getrennt werden. Die primären Septen gehen von der Pialscheide aus und enthalten vielfach Gefässe. In dem intracraniellen Abschnitt des Opticus sind die primären Bindegewebssepten noch spärlich, ihre Maschen räume nicht rund, sondern mehr eckig und oblong. vom Canalis opticus abwärts werden sie runder und die Bindegewebszüge reichlicher. so dass der Querschnitt des Nerven nach *Schwalbe* ca. 800 gröbere Nervenfaserbündel enthält. Nach dem Eintritt der Centralgefässe verändert sich das Bild des Querschnittes insofern. als die Gefässe in der Achse des Nerven in einem dicken Bindegewebsstrang bis an die Oberfläche der Papille verlaufen.

Ueber Verlauf und Anordnung der Fasern in den einzelnen Abschnitten des Nervenstammes ist Folgendes zu sagen. Entgegen den älteren Angaben von *Biesiadecki*, *Mandelstamm*, *Michel*, *Brown-Séquard*, *Scheele* nehmen seit den bahnbrechenden Arbeiten *v. Gudden's*, deren Resultate auch die neuesten Untersuchungen *Michel's* nicht zu entkräftigen vermögen, fast alle Autoren eine Partialkreuzung der Sehnervenfasern im Chiasma des Menschen an. Hierfür sprechen abgesehen von den Fällen von beiderseitiger Hemianopsie bei einseitiger Erkrankung des Gehirns. welche bereits durch *Joh. Müller* und später durch *v. Gräfe* auf **Semidecussation** der Fasern im Chiasma zurückgeführt wurden. in erster Linie zahlreiche experimentelle resp. pathologisch-anatomische Erfahrungen am Menschen resp. Thier, bei welchen ein Auge entweder enucleirt oder er blindet war und nach Jahren die Section in beiden Tractus gesonderte atrophische Herde aufdeckte. *Woinow*, *Schmidt-Rimpler*, *Manz*, *Donders*, *Samelsohn* u. A. haben über einschlägige makroskopische Befunde berichtet; *Baumgarten*, *v. Gudden*, *Purtscher*, *Kellermann*, *Marchand*, *Ganser*, *Deutschmann*, *Burdach* haben mikroskopische Untersuchungsresultate als Beweise für die Theorie von *Johannes Müller* beigebracht. Sie fanden bei einseitiger Atrophie des Sehnervenstammes atrophische Herde in beiden Tractus.

Wir unterscheiden also in jedem Tractus opticus ungekreuzte und gekreuzte Fasern; die ersteren bilden den Fasciculus non cruciatus (dexter resp. sinister von *Hannover*), die letzteren den Fasciculus cruciatus. Dieser ist stärker als jener: das gegenseitige Verhältniss ist nach den Angaben von *Mauthner* — 3 : 2. Das Sehcentrum der linken resp. rechten Orcipitalrinde versorgt also beide Sehnerven; die Macula lutea bezieht ihre Fasern von beiden Fascikeln.

Ueber die Lage der beiden Fascikel zu einander ist man in der Neuzeit dahin übereingekommen. dass sie scharf gegen einander abgegrenzt sind, während *Kellermann* in seinen Fällen eine solche Trennung nicht hatte finden können. Nach den Angaben *v. Gudden's* und *Purtscher's* soll das ungekreuzte Bündel in der dorsalen Hälfte des Tractus mehr central, das gekreuzte am unteren, d. h. ventralen Umfang des Tractus querschnitts gelegen sein, während *Hannover* den ungekreuzten Fascikel am lateralen Umfang des Tractus, Chiasma und Sehnerven verlaufen liess. Die neueren Forscher wie *Baumgarten, Marchand, Ganser, Burdach* und *Deutschmann* sind zu anderen Ergebnissen als *v. Gudden* gekommen; nach ihnen liegt das ungekreuzte Bündel an dem lateralen und oberen Rand des Tractus, während die Fasern des gekreuzten Bündels längs des unteren Umfanges des Tractus verlaufen. — Der ungekreuzte Fascikel versorgt die temporale Hälfte der gleichseitigen, der gekreuzte die nasale Hälfte der gegenüberliegenden Retina. Die linke Orcipitalrinde beherrscht also die rechten, die rechte die linken Gesichtsfeldhälften.

Im Chiasma befinden sich die Fasern des Fasciculus non cruciatus am oberen und äusseren Umfang derselben Seite, die des gekreuzten Bündels dagegen rücken an den medialen und unteren Umfang der gegenüberliegenden Hälfte. Ueber das Lagerungsverhältniss der Fasern beider Bündel im Sehnerv selbst fehlen noch sichere Resultate.'v. *Gudden* gab an. dass die Fasern des ungekreuzten Bündels auf die mediale Seite rücken: doch diese Angabe bedarf noch weiterer Bestätigung. Einzig in seiner Art ist ein Fall von *Ganser*; in demselben war der ungekreuzte Fascikel als ein besonderer Strang erhalten, der in der medialen Hälfte des Corpus geniculatum laterale entsprang. der ventralen Seite des Tractus auflag, bis an's Chiasma am medialen Rande des Tractus verlief, hier einen Bogen nach dem lateralen Winkel des Chiasma beschrieb und im Sehnervenstamm lateral blieb, bis er sich 34 *mm* vom Bulbus in die Scheiden des Opticus einsenkte. Der neueste Autor in dieser Frage *(Siemerling)* fand den Fasciculus non cruciatus im N. opticus und vorderen Abschnitt des Chiasma an der lateralen, im hinteren Abschnitt der dorsalen Seite und im Tractus zwar central, aber etwas mehr dorsal.

Ueber den **Faserverlauf** innerhalb des eigentlichen Sehnerven ist man bisher im Allgemeinen nur wenig unterrichtet gewesen; so viel ist gewiss, dass die einzelnen Bündel nicht in gerader Richtung bis in die Papille zu verfolgen sind, sondern dass sie ihr gegenseitiges Lageverhältniss vielfach ändern. Auch in der Nähe des Bulbus stellt ein Querschnitt durch den Sehnerv keineswegs einen Abklatsch der Retina derart dar, dass die peripheren Bündel die Netzhautperipherie, die centralen das Centrum der Retina versorgen. Nach dem klinischen Befunde bei temporaler beiderseitiger Hemianopsie, den ich mehrfach zu erheben Gelegenheit gehabt habe, für den aber leider bisher noch die anatomische Bestätigung aussteht, habe ich entsprechend einer partiellen Atrophie der Papille, von der ein schmaler Randstreifen am oberen, inneren und unteren Rande der Sehnervenscheibe frei blieb. gefolgert. dass die Fasern des Fasciculus non cruciatus in der Papille am oberen. inneren und unteren Rande gelegen sind. während die Bündel der Fasciculus cruciatus im Centrum der Papille gelegen seien. — Wir wissen ferner nach dem Ergebniss der Augenspiegeluntersuchung und der mikroskopischen Forschung einschlägiger Fälle. dass Fasern des Papillo-Macularbündels *(Bunge)*, welches die Macula und den zwischen ihr und der Papille gelegenen Netzhaut- bezirk versorgt. einen Sector der temporalen Sehnervenhälfte einnehmen. welcher mit seiner Basis an den temporalen Papillenrand anstösst und mit seiner Spitze die Centralgefässe berührt. Nach meiner Ansicht würde also die Oberfläche der Papille im ophthalmoskopischen Bilde von dem Papillo-Macularbündel und dem Fasciculus cruciatus abhängen. Die Fasern des nichtgekreuzten Fascikels treten erst im Spiegelbilde hervor. wenn die des gekreuzten atrophisch geworden sind: sie sind für gewöhnlich nicht sichtbar, werden von den nach innen. oben innen und unten innen ausstrahlenden Fasern des Fasciculus cruciatus gedeckt. Dieser Anord- nung entsprechend haben wir auf dem Horizontalschnitt durch die Papille in der medialen Hälfte eine erheblich dickere Nervenfaserschicht. als in der temporalen. *Jatzow* hat sich dahin ausgesprochen. dass die Fasern des nichtgekreuzten Bündels in 2 Hälften getheilt nahe dem oberen und unteren Papillenrand liegen. während die Fasern des gekreuzten Fasci- kels die Mitte zwischen beiden einnehmen und den medialen Papillenrand erreichen sollen. Welche von beiden Hypothesen die richtige ist. bleibt weiteren anatomischen Untersuchungen zu entscheiden vorbehalten. Nach einem Schema von *Bunge* nehmen die periphersten Nervenfasern der Re- tina das Centrum der Papille ein. die der Papille zunächst endenden Retina- fasern liegen in der Randzone der Papille: zwischen Centrum und Peri- pherie der Papille sind die Fasern angeordnet. welche ungefähr die Aequatorialzone der Retina versorgen. Nach *Siemerling* liegen die Bündel des Fasciculus cruciatus innerhalb der Papille in der Nähe des inneren. oberen und unteren inneren Papillenumfanges. während die Fasern des Fasciculus non cruciatus in der temporalen Hälfte des Sehnervenkopfes zu suchen sind und im unteren und oberen äusseren Papillenquadranten beisammen liegen. Weitere Bestätigungen dieses Befundes bleiben abzuwarten.

Sehr wichtige Aufschlüsse haben neuere Forschungen über den Verlauf der **Papillo-Macularfasern** in der Papille und dem Sehnerv bis in's Chiasma und den Tractus ergeben. Bei Kranken mit centralem Scotom und partieller Opticusatrophie in der temporalen Papillenhälfte. in der nach dem Schema von *Michel* die Nervenfasern für die Macula lutea gelegen sind. deren Functionsausfall das centrale Scotom erzeugt. ist von allen Forschern übereinstimmend constatirt (*Samelsohn, Vossius, Bunge. Uhthoff*), dass diese Faserbündel in der Papille und im Sehnerv aufwärts bis zur Eintrittsstelle der Centralgefässe einen keilförmigen Sector einnehmen. welcher an den temporalen Rand des Querschnittes reicht und dessen Spitze von den Centralgefässen gebildet wird. Weiter rückwärts in dem orbitalen Abschnitt des Nerven rückt dieses Bündel von der Peripherie mehr nach dem Centrum. wird nahezu mondsichel- förmig und mit dem grössten Durchmesser vertical gestellt. Im Canalis opticus liegt es central und mit dem grössten Durchmesser quer. Diese

Lage behält es bis zum Chiasma bei, dann überkreuzen sich die Bündel und liegen direct unter dem Recessus opticus (*Michel*) des dritten Ventrikels in der dorsalen Hälfte des Chiasma's, um im Tractus wieder central zu verlaufen (*Bunge*, *Uhthoff*). Neben diesem centralen Fleck fand ich noch einen peripheren Streifen am unteren Umfang atrophisch; ob derselbe auch dem Papillo-Macularbündel angehört oder der Netzhautperipherie wage ich jetzt nicht zu entscheiden, da die Gesichtsfelder dieses Falles mir nicht zur Verfügung standen; nach dem übereinstimmenden Befunde von *Bunge* und *Uhthoff* möchte ich indessen annehmen, dass diese peripheren Fasergruppen in keiner Beziehung zu dem Papillo-Macularbündel stehen. *Uhthoff* war noch in der Lage von einem interessanten Fall mit partieller Atrophie der Opticusfasern, welche den unteren äusseren Netzhautquadranten versorgen, die Papille, den Sehnerv und das Chiasma mikroskopisch zu untersuchen; er fand, dass diese Fasern im orbitalen Theil des Opticusstammes anfangs an der unteren äusseren Seite verlaufen, sich allmählig mehr an die untere Seite schieben und im intracraniellen Theil des Nerven an der Unterseite liegen. Aus der Quadrantenform gehen sie allmählig in eine Halbmondform über und halten sich mit der Convexität an der Peripherie des Opticus. Im intracraniellen Abschnitt bilden sie ein rechtwinckliges Dreieck, dessen Hypothenuse mit dem unteren Rand des Opticus zusammenfällt. Das entartete Bündel zeigte also nicht ganz in Uebereinstimmung mit dem oben geschilderten Befunde *Siemerling's* neben Veränderung seiner Configuration noch eine Lageveränderung, entsprechend einer Spirale. *Uhthoff* vergleicht den Sehnerv mit einem leicht zusammengedrehten Strang, dessen periphere Fasern spiralig verlaufen, während das Papillo-Macularbündel zunächst central liegt und dann in Gestalt eines Keiles an den äusseren Umfang des Sehnerven rückt. Bei ihrem Eintritt in die Lamina cribrosa, welche von der Sclera und Choreoidea gebildet wird, verlieren die Nervenfasern ihr Mark und biegen in die Retina unter nahezu rechtem Winkel um. Bei ihrer Ausstrahlung in die Netzhaut weichen die centralen Fasern trichterförmig auseinander und bilden die physiologische Excavation, in welcher *Kuhnt* ein zartes Bindegewebshäutchen, den Meniscus, fand. Die Papille stellt das ophthalmoskopisch als runde oder ovale, gelbröthliche Scheibe sichtbare Ende des Sehnerven im Auge dar und misst ca. 1,5 *mm* im Durchmesser.

Was die **Gefässe** des Sehnerven anlangt, so werden Tractus und Chiasma theils von den Aesten des Pialüberzuges versorgt, theils stammen ihre Gefässe aus der Art. communicans posterior oder aus der Carotis interna. Die vordere Hälfte des Chiasma wird noch ernährt von Aesten der Art. communicans anterior und der Art. corporis callosi. Das intracranielle Stück des Sehnerven erhält sein arterielles Blut aus Aesten der Pialscheide und der Art. corporis callosi. In der Orbita versorgen den Nerv theils die Gefässe der Pialscheide, theils die Art. centralis retinae, welche ca. 15 *mm* vom Bulbus eintritt und einen rückläufigen Ast abgibt, dessen Verästelungen ich bis in die Gegend des Canalis opticus verfolgen konnte. Die Art. centralis retinae ist der erste Hauptast der Art. ophthalmica und entspringt oft mit der Art. ciliaris interna aus einem gemeinschaftlichen Ast. Bisweilen liegt sie in eine dünne Lamelle der Duralscheide eingebettet. (*Meyer*). Innerhalb der Lamina cribrosa bilden

Anastomosen zwischen den hinteren kurzen Ciliararterien und den Centralgefässen der Retina den *Zinn'schen* oder *Haller'schen* Gefässkranz, aus welchem selbstständige Gefässe in der Papille als cilioretinale Gefässe (*Schleich*) auftauchen.

Der Centralarterie entspricht die Centralvene. Dieselbe verlässt etwas näher am Bulbus und wie die Arterie gewöhnlich im unteren äusseren Quadranten (*Vossius*) den Sehnerv und ergiesst ihr Blut entweder in die Vena ophthalmica superior oder direct in den Sinus cavernosus. Die Gefässe können aber auch unten oder unten innen in den Sehnerv eintreten. Innerhalb des Canalis opticus fanden *Kuhnt* und ich eine Vena centralis posterior, welche sich aus Aesten des hinteren orbitalen Abschnittes des Opticus zusammensetzt und sich nach ihrem Austritt am unteren Umfang des Nerven durch die intracranielle Oeffnung des Canalis opticus in eine grössere Vene der Pialscheide oder in den Sinus cavernosus ergiesst oder sich nach der Orbita zu in eine Scheidenvene einsenkt.

2. Die normale Papille und ihre Variationen.

Das Aussehen des Sehnervenkopfes ist bereits in Kürze in dem I. Capitel S. 6 geschildert, für das bessere Verständniss der an der Papille sich markirenden Sehnervenerkrankungen ist indessen noch eine genauere Beschreibung aller in die Norm fallenden Befunde geboten.

Gewöhnlich erscheint die Papille als eine runde grau- oder gelbröthliche Scheibe, welche sich zunächst schon durch ihre hellere Färbung von dem umgebenden rothen Augenhintergrund abhebt. Bisweilen ist ihre Form nicht rund, sondern eckig, längs- oder queroval; sie unterscheidet sich dann von der astigmatischen Papille dadurch, dass sie im umgekehrten Bilde in demselben Sinne oval wie im aufrechten erscheint. Bei Myopen ist die längsovale Gestalt der Papille nur eine scheinbare und dadurch bedingt, dass wir schräg auf sie heraufsehen; bei Astigmatikern ist sie aus optischen Gründen oval, weil die Brechkraft des Auges, mithin auch die Vergrösserung des Bildes im verticalen Meridian stärker ist als im horizontalen.

Nicht immer ist eine scharfe Abgrenzung möglich, doch fällt in der Regel auf der einen oder anderen Seite eine deutliche Grenze der Sehnervenscheibe auf — am schärfsten ist sie gewöhnlich auf der temporalen Seite. Wir sehen einerseits einen gelblich-weissen, hellglänzenden Kreisbogen oder halbkreisförmigen Streifen, den **Scleralring,** der entweder nur die Breite einer Linie oder das 2—3—4 und mehrfache einer Linie erreicht; er markirt sich meistens am temporalen Umfang der Papille am deutlichsten. Andererseits finden wir einen mehr oder minder vollständigen Pigmentring, den **Choreoidalring,** welcher sich an den Scleralring nach aussen anschliesst und ebenfalls verschiedene Dimensionen haben kann, bisweilen sogar in zwei Ringe gespalten erscheint, zwischen denen nur wenig oder kein Pigment nachweisbar ist. Gelegentlich sehen wir nur einzelne Pigmentbröckel an der Grenze der Papille, bisweilen aber auch eine breite Pigmentsichel, selten einen geschlossenen Kreis oder einen Quadranten pigmentirt. *Ed. v. Jäger* fand bei Neugeborenen bereits einen Pigmentsaum, die sog. Primitivform des Conus.

Die Papille sieht in der temporalen Hälfte blasser als in der nasalen aus; bei Greisen und neugeborenen Kindern ist ihre Farbe heller, bei Neugeborenen grau, im jugendlichen Alter hat sie eine röthere Färbung. Die fein röthliche Punktirung rührt von den Capillaren her, die namentlich bei Myopen bisweilen sehr stark injicirt sind. — Sehr selten sehen wir eine hellweisse Farbe bei normaler Function, ohne dass Atrophie des Nerven besteht. Als Rarität ist noch die angeborene bläuliche Verfärbung des Sehnerven bei normaler Function zu nennen. In sehr seltenen Fällen finden wir eine congenitale Pigmentirung der Papille (*van Trigt*, *Ed. v. Jäger*, *Hilbert*); bisweilen ist dieselbe daneben noch von einem breiten Pigmentsaum umgeben. *Liebreich* sah bräunliche Verfärbung bei der sog. Cyanosis bulbi in Folge eines angeborenen Herzfehlers.

In der Mitte des Discus oder excentrisch d. h. in der temporalen resp. nasalen Hälfte finden wir die sog. **physiologische Excavation,** welche eine variable Breite und Tiefe hat, und der ein verschiedenes Verhalten der Gefässe entspricht. Wir constatiren entweder nur einen kleinen scharf umschriebenen hellen Fleck, welcher einer ganz seichten Vertiefung entspricht, wie die deutliche Sichtbarkeit der Gefässe beweist, oder die Stelle der Excavation nimmt $^1/_4$—$^1/_3$ der ganzen Papille ein und hat eine der letzteren analoge Form. Die Wand fällt nach der Tiefe zu allmählig oder steil ab. Demgemäss sehen wir die Gefässe allmählig nach der Oberfläche ansteigen, oder sie biegen am Rande der Excavation um und sind weiter in der Tiefe ganz undeutlich resp. mit stärkeren Concavgläsern sichtbar; bei Anwendung der letzteren sehen wir ferner in einem sehnigweissen Netzwerk dunkle Tüpfel von variabler Grösse und Form, die Poren der **Lamina cribrosa,** hinter die die Nervenfasern markhaltig sind. Gewöhnlich steigen die Gefässe an der nasalen Wand der Excavation empor und verästeln sich erst an der Papillenoberfläche; bisweilen verästeln sie sich schon in der Excavation, so dass die Hauptstämme nicht sichtbar sind. In wenigen Fällen reicht die angeborene physiologische Excavation fast bis an den Rand der Papille, so dass nur ein schmaler Saum röthlicher Nervenfasersubstanz die Randzone der letzteren bildet und die Differentialdiagnose gegenüber einer totalen glaucomatösen Randexcavation nur aus der Anamnese und nach dem Ergebniss der Functionsprüfung (Sehschärfe, Gesichtsfeld) möglich ist. Bisweilen reicht in hochgradig myopischen, seltener in anderen Augen die partielle Excavation scheinbar bis fast an den temporalen Rand des Discus; sieht man aber genauer zu, so kann man noch einen schmalen Saum von Sehnervenfasern constatiren, der die Excavation von dem Papillenrande trennt.

Nach *Michel* strahlen die Nervenfasern radienartig aus der Papille in die Retina aus und bilden durch ihr Auseinanderweichen in der Mitte die physiologische Excavation. — In einzelnen Fällen ist eine sog. Opticustheilung und dabei angeborene Sehschwäche beobachtet (*Ed. v. Jäger*, *Mauthner*). Dieselbe äussert sich darin, dass die Nervenfasern nach dem oberen und unteren Papillenrand zusammengedrängt sind und in dieser Art noch eine Strecke weit in die Retina übergehen. Im Spiegelbild sieht man dann eine zarte, rothe Streifung nach oben und unten über den Papillenrand verlaufen und sich erst allmählig im Augenhintergrund verlieren; die Gefässe sind meist nur spärlich vorhanden und gestreckt, feine Verästelungen fehlen. — Bündel markhaltiger Fasern stellen sich in der

Papille entweder als weisse. dreieckige kleine Plaques dar, oder sie bilden grössere Flecke, welche erst in der Nähe des Papillenrandes auftauchen und in die Netzhaut übergehen.

Die normale Gefässvertheilung und Bezeichnung nach *Magnus*, der Unterschied von Arterien und Venen, das Vorkommen von cilioretinalen Gefässen, welche zuerst *Schleich* ophthalmoskopisch, *Nettleship* und *Birnbacher* anatomisch nachgewiesen haben, ist bereits auf S. 6 und 7 erwähnt. In äusserst seltenen Fällen (*v. Gräfe, Mooren*) fehlten die Gefässe bei Kindern mit angeborener Sehnervenatrophie vollständig: die Ursache wird aber wohl in dem gleichzeitigen Sehnervenleiden und nicht in einem angeborenen Mangel zu suchen sein. — Die Gefässe entspringen gewöhnlich neben einander. sehr selten decken sich die Hauptstämme der Arterien und Venen, oder es drehen sich die einzelnen Aeste der Arterien und Venen nach Art eines zusammengedrehten Stranges um einander resp. sie bilden knäuelartige Schlingen. die einem Glomerulus der Niere ähneln können. wie ich einmal zu sehen Gelegenheit hatte. *Elschnig* beschrieb als opticociliares Gefäss einen Venenast. der bei sonst normalem Befund aus der Hauptvene auf der Papille abging. am Papillenrand endigte. in der Papillensubstanz verschwand und nach seiner Ansicht eine Anastomose mit den Aderhautgefässen darstellte, durch welche Blut von der Choreoidea in die Centralvene abgeleitet wird. Ich sah ähnliche Aeste in Papillen. welche neuritische Atrophie zeigten und vermuthete in ihnen secundäre Anastomosen der vielleicht im Stamme obliterirten Centralvene mit dem Zinn'schen oder Haller'schen Gefässkranz. — Als gelegentliche Anomalie beobachten wir einen weiten Zwischenraum zwischen dem Ursprung der Centralarterie und der Centralvene, noch seltener sind die Hauptstämme ganz in der Papillensubstanz verborgen. von Nervenfasern verdeckt und erst die Hauptäste an der Oberfläche des Sehnervenkopfes sichtbar. — *Szili* machte auf eine andere Abnormität des Gefässverlaufes aufmerksam; er fand, dass die für die obere Netzhauthälfte bestimmten Aeste dicht am oberen Papillenrand auftauchten, während die Hauptstämme und Aeste der unteren Netzhauthälfte über die Papillenoberfläche verliefen. — Als seltene Anomalie ist noch die sog. **verkehrte Gefässanordnung** zu nennen, welche am häufigsten bei Conus nach unten und in astigmatischen Augen angetroffen wird *(Fuchs, Vossius, Szili);* sie besteht darin, dass alle Gefässe aus der Mitte der Papille unter einem spitzen Winkel nach der nasalen Papillenhälfte ziehen, als ob sie nur für die mediale Netzhauthälfte bestimmt wären, und dass erst beim Uebertritt in die Netzhaut die für die äussere Hälfte der Retina bestimmten Gefässe unter grossem Bogen nach ihrem Ernährungsgebiet verlaufen. — Gelegentlich findet man längs der Gefässe weisse Streifen.

Eine häufige normale Erscheinung ist der **Venenpuls,** welcher ohne Vitium cordis auftritt. Derselbe entsteht nach der Theorie von *Donders* dadurch, dass während der Herzsystole der Druck in den arteriellen Capillaren des Auges, also auch der gesammte intraoculare Druck gesteigert wird und sich durch Compression auf diejenigen Stellen des Augeninneren, in welchen negativer Druck besteht, also auf die Hauptstämme der Venen, geltend macht. Nach dem Aufhören der Systole dehnt sich die Vene durch das aus der Peripherie einströmende Blut wieder aus. Die Verschmälerung ihres Calibers geht dem Radialpuls voraus, die Verbreiterung folgt ihm unmittelbar nach. *Coccius* nahm einen vermehrten Blutabfluss aus den Venen in Folge der Drucksteigerung, darauf eine Verengerung an; *Helfreich* sah in dem Venenpuls den Ausdruck der Druckschwankungen im Sinus cavernosus.

B. Specieller Theil.

Die pathologischen Processe des N. Opticus können sich entweder mit dem Augenspiegel an der Papille erkennen lassen, oder der Augenspiegelbefund kann negativ sein resp. nur unbedeutende Veränderungen an der Papille aufweisen. ein Sehnervenleiden aber hauptsächlich aus den Functionsstörungen gefolgert werden. Aeusserlich fehlen an dem Bulbus gewöhnlich alle Zeichen einer Entzündung, Form und Lage des Auges sind nur bei Geschwülsten des Sehnerven alterirt, das Sehvermögen und Gesichtsfeld zeigen aber mehr oder minder hochgradige Störungen.

I. Die Hyperämie der Papille.

Der Sehnervenkopf erscheint stärker geröthet, der Unterschied fällt besonders auf. wenn das andere Auge normal ist und zum Vergleich herangezogen wird. Die Capillaren sind stärker gefüllt und deutlicher sichtbar; der weisse Reflex der physiologischen Excavation ist weniger deutlich. Die Venen sind erweitert, die Arterien können normales Caliber haben oder verengt erscheinen. Die Grenzen der Papille sind entweder scharf. der Scleral- und Choreoidalring ist sichtbar, oder die rothe Papille ist gar nicht resp. nur sehr schwer von dem übrigen Augenhintergrund zu unterscheiden; die Verwaschenheit der Grenzen ist gewöhnlich am intensivsten nach innen, oben und unten. Ausser der Verschwommenheit der Grenzen kann bei den höchsten Graden der Hyperämie auch durch entzündliche Infiltration ihres Gewebes eine Prominenz der Papille nach vorn und eine Verbreitung der Opticusscheibe wahrnehmbar werden (Stauungshyperämie).

Diejenige Form der Hyperämie, bei welcher die Venen erweitert und die Grenzen der Papille undeutlich sind, kommt vor bei Entzündung der Retina oder Choreoidea, bei Entzündungen des Sehnerven, welche selbstständig auftreten oder in Folge von Meningitis, Encephalitis, Tumoren des Cavum cranii und der Orbita oder bei Entzündungen der orbitalen Gebilde (Periostitis, Phlegmone, Phlebitis der Orbitalvenen, Tenonitis).

Hyperämie bei scharfen Grenzen finden wir bei Conjunctivitis, Iritis, bei Reizung durch grelles Licht, in Augen, welche ihre Accommodation stark anstrengen, ferner bei Accommodationskrampf. *Augstein* hat bei diesen Zuständen sogar Anomalieen der Farbengrenzen (concentrische Einengung) bei normalen Aussengrenzen des Gesichtsfeldes gefunden, welche mit der Beseitigung der Hyperämie wieder zur Norm zurückkehrten.

In der Neuzeit ist von *Tebaldi, Klein, Uhthoff* bei Geisteskranken (Dementia paralytica) mehrfach Hyperämie der Papillen mit Trübung der Retina beobachtet und beschrieben.

Ole Bull fand oft bei Syphilitikern höchstens 2 Jahre nach der Infection. aber in der Regel früher neben Roseola, Affection der Mundschleimhaut und Kopfschmerz, sowie rheumatoiden Schmerzen, wahrscheinlich als frühzeitiges Symptom der Gehirnsyphilis. Hyperämie der Papille mit Trübung der Retina um dieselbe, enge Arterien, weite Venen, keine Prominenz und Blutungen. Die Functionen waren normal, nur ermüdeten die Augen leicht. Die Augenhintergrundsveränderungen bildeten sich oft von selbst zurück. Sie sollen kein Zeichen einer Entzündung sein, doch ist diese Annahme nicht durch Sectionsbefunde gestützt.

2. Die Anämie der Papille.

Wir diagnosticiren dieselbe aus einer Abblassung der Sehnervenscheibe in Folge von Blutleere oder verringertem Blutgehalt der gröberen und capillaren Gefässe und aus dem verschmälerten Caliber der Hauptäste. Den höchsten Grad von Anämie finden wir bei der Embolie der Centralarterie oder der Art. Ophthalmica, ein ähnliches Bild bei den Blutungen in die Opticusscheiden oder gelegentlich bei der acuten retrobulbären Neuritis (*v. Gräfe*). Sie kommt ferner zur Beobachtung nach Durchschneidung des Sehnerven in unmittelbarer Nähe des Bulbus, nachdem die Centralgefässe in den Nerv eingetreten sind. Sie ist ausserdem beschrieben bei Chininamaurose. — Nach hochgradigen Blutverlusten sehen wir gleichfalls oft, seltener bei sonstigen Zuständen allgemeiner Anämie, z. B. während der Ohnmacht, bei Chlorose, in der Reconvalescenz nach schweren Krankheiten, starke Anämie der Papille eintreten. Sehr hochgradig ist sie im Stadium algidum der Cholera, wie *v. Gräfe* zuerst gezeigt hat.

Jacobson beobachtete mehrmals nach einer heftigen Neuralgie im I. Trigeminusast folgenden Symptomcomplex, der, wie derselbe Befund im Anfall von Hemicranie und in epileptischen Insulten vielleicht als Folge eines Gefässkrampfes aufzufassen ist. Blässe der Papille, Enge der grossen Gefässe, helles Flimmern im Gesichtsfeld, schmerzhafte Fixation bei normalem Visus und Accommodationsvermögen. Opticusfarbe und Gefässe wurden wieder normal bei Schonung, Eisen und Chinin, während die subjectiven Symptome erst ganz allmählig schwanden.

3. Blutungen in den N. Opticus.

Dieselben finden einerseits in den Nervenstamm selbst, andererseits in seine Scheiden statt; im ersteren Fall können sie entweder in der Papille oberflächlich localisirt und mit dem Augenspiegel sichtbar sein oder weiter rückwärts in dem hinter der Lamina cribrosa befindlichen Abschnitt des Nerven liegen und bei der Untersuchung mit dem Augenspiegel verborgen bleiben.

Hämorrhagieen in der Papille finden wir, abgesehen von Traumen (z. B. bei Neugeborenen in Folge schwerer Entbindung) oder nach Operationen am Auge und in der Orbita, bei verschiedenen Entzündungen der Retina und des Opticus, welche mit einer Gefässalteration einhergehen oder auf derselben beruhen (Neuro-Retinitis albuminurica, diabetica, syphilitica), ferner bei primären Erkrankungen der Gefässe allein (Thrombose der Vena centralis, Embolie der Art. centralis), bei Stauungspapille, bei perniciöser Anämie, bei Phosphorvergiftung neben Blutungen und weissen Fettherden in der Retina, nach umfangreichen Hautverbrennungen neben Hämorrhagieen der Netzhaut u. s. w. Sie sind entweder feinstreifig oder stellen grössere, aus einzelnen Strichen zusammengesetzte Flecken dar. Wenn sie im Bereich der Maculafasern gelegen sind und die letzteren comprimiren oder destruiren, rufen sie stärkere Sehstörungen hervor, sonst sind die letzteren von dem zu Grunde liegenden Augenleiden abhängig.

In dem Sehnervenstamm selbst sind Apoplexieen ausser nach Traumen (z. B. Schussverletzungen. Schädelbasisfractur durch den Canalis opticus) auf Grund von atheromatöser Degeneration der Gefässe theils bei Sectionen gefunden, theils klinisch diagnosticirt (*Magnus*); allerdings ist die Diagnose nicht durch die Autopsie bestätigt, aber auf Grund der Analogie mit dem Ergebniss von Experimenten an Kaninchen festgestellt. Je nach der In- und Extensität der idiopathischen Hämorrhagieen sollen die Sehstörungen entweder minimal oder hochgradig, vorübergehend oder dauernd sein; umfangreiche Blutextravasate können in Folge Zerstörung der Nervenfasern zu dauernder Amaurose führen. — Kleine Hämorrhagieen können unserm Blick dauernd verborgen bleiben, grössere sich unter einem Bilde präsentiren, welches dem der Embolie sehr ähnlich sieht. Die Retina soll in der Umgebung der Papille getrübt, der rothe Fleck an der Macula sichtbar, die Arterien zwar etwas verengt, aber nach der Peripherie weiter, die Venen weit und geschlängelt sein. Die Papille soll nur geringe Veränderungen, höchstens leichte Verschleierung der Grenzen zeigen; die Mitte des Sehnervenkopfes soll normal oder zuweilen mit einer Blutung behaftet sein. — Die Sehstörungen treten ganz acut auf; bisweilen werden sie eingeleitet durch vorübergehende Obscurationen resp. durch Flimmern oder Photopsieen. Das Gesichtsfeld soll entweder bis auf einen kleinen peripheren Rest defect sein, oder es soll ein peripherer, sectorenförmiger resp. hemiopischer Defect bestehen. In anderen Fällen von Opticusblutung kann in dem Centrum des Gesichtsfeldes ein geringer Grad von Sehvermögen vorhanden, aber die Peripherie amaurotisch sein. Der Grad der Sehstörung hängt wesentlich von dem Umfang der Blutung und der durch sie gesetzten Läsion der Nervenfasern ab. Bei den auf Schädelbasisfractur beruhenden Opticusblutungen ist der Hintergrund meist normal, das Sehvermögen aber hochgradig alterirt, selbst ganz aufgehoben, je nach den secundären Verletzungen der Sehnervenfasern. —

Im weiteren Verlauf hellt sich die Netzhauttrübung auf, so dass der rothe Hintergrund keine Unterbrechung mehr zeigt; die Papille bekommt scharfe Grenzen, die Netzhautgefässe erhalten normales Caliber. Umfangreiche Extravasate führen indessen meist zu Atrophie des Opticus und der Papille mit Verengerung der Gefässe und oft zu secundärer Pigmentirung an dem Papillenrande. — Ausgedehnte Extravasate geben eine schlechtere Prognose als kleinere.

Blutungen in den Zwischenscheidenraum sind am häufigsten auf dem Sectionstisch nach Traumen (Schussverletzungen, Schädelbasisfracturen) ferner nach Pachymeningitis hämorrhagica (*Manz, Förster*) zu constatiren. In seltenen Fällen muss man ihre idiopathische Entstehung vermuthen bei plötzlich auftretenden hochgradigen Amblyopieen oder bei acuter Amaurose, wenn das klinische und ophthalmoskopische Bild weder dem der Embolie noch dem der acuten retrobulbären Neuritis gleicht. Die Papille zeichnet sich aus durch blasse Farbe und enge Arterien bei relativ weiten oder etwas erweiterten Venen. Das Sehvermögen kann sich weiterhin wieder bessern oder dauernd herabgesetzt bleiben; das Gesichtsfeld kann sich erweitern, oder es schwindet auch noch der letzte Rest von Sehkraft. Bisweilen findet die Diagnose der intervaginalen Blutung ihre Bestätigung durch secundäre Pigmentirung der häufig atrophischen Papille an ihrer Peripherie.

Die **Therapie** der Opticusblutungen ist eine rein exspectative. Man lässt die Kranken sich im Dunkelzimmer aufhalten, die Augen absolut schonen, leitet eine derivirende Behandlung ein (Abführmittel, trockne Schröpfköpfe in den Nacken), nimmt eventuell eine künstliche Blutentziehung an der Schläfe vor und sucht die Function des Nerven durch Strychnineinspritzungen zu beleben.

4. Seltenere Affectionen des Sehnerven.

Pigmentirungen kommen angeboren oder erworben vor. Im letzteren Fall entstehen sie entweder aus Opticusblutungen durch Metamorphose des Blutfarbstoffes, oder es treten bei typischer Pigmentdegeneration der Retina schliesslich Pigmentplaques in der Papille von derselben Form wie in der Netzhaut auf. Ausser den Pigmentflecken kommen in letzteren Fällen auch Analoga der **Drusen** der Glaslamelle der Choreoidea in der Papille vor (*Remak*, *Anicke*), welche sich im Spiegelbilde als rundliche graue oder grünliche Plaques abheben.

Flächenhafte resp. streifige **Bindegewebswucherungen** des Sehnerven bilden sich bis in die Netzhaut hinein aus Hämorrhagieen, ferner primär bei chronischen Entzündungen des Nerven, namentlich nach Lues. Bisweilen treten auch vollständige zapfenähnliche Gebilde in dem Centralkanal des Glaskörpers auf; *Jacobson* sah sie öfter bei Febris recurrens. — Auch angeborene Bindegewebswucherungen kommen in der Papille und angrenzenden Retina vor.

5. Die Entzündung des Sehnerven. Neuritis optica.

Die Entzündung des Sehnerven lässt sich entweder mit dem Augenspiegel durch gewisse Veränderungen an der Papille nachweisen, oder die Augenspiegeluntersuchung hat in dieser Beziehung ein negatives Ergebniss und die entzündliche Affection des N. opticus lässt sich nur aus den charakteristischen Functionsstörungen des Auges diagnosticiren. Wir haben demnach Entzündungen mit und ohne sichtbare Abnormitäten des intraocularen Sehnervenendes zu trennen. Jene Formen bezeichnen wir als **Papillitis** (*Leber*), als **Neuritis descendens** (*v. Gräfe*) s. **Neuro-Retinitis** und als **Retinitis circumpapillaris** (*Ivanoff*). Diejenigen Entzündungen, in deren Beginn und Verlauf die Papille in der Regel entweder gar keine oder nur unbedeutende Veränderungen erkennen lässt, bei denen aber schliesslich partielle Atrophie der temporalen Papillenhälfte eintreten kann, nannte *v. Gräfe* **retrobulbäre Neuritis**; dass es sich hierbei in der That um einen interstitiellen Entzündungsprocess handelt, hat die mikroskopische Untersuchung bereits in einer grossen Reihe einschlägiger Fälle erwiesen. Was früher unter dem Namen „Intoxicationsamblyopieen" gesondert beschrieben wurde, ist nach neueren Untersuchungen nichts weiter als eine chronische retrobulbäre Neuritis.

a) Die Papillitis.

Fast alle Autoren identificiren mit derselben die Stauungspapille, wie *Jacobson* zuerst gezeigt hat. mit Unrecht. Die reine **Stauungspapille** tritt zunächst ohne Entzündungserscheinungen auf. Wir sehen zuerst den Sehnervenkopf intensiv geröthet und geschwellt, die Grenzen desselben diffus verschleiert, die Venen sehr erweitert, dunkelblauroth und bis an die Peripherie des Hintergrundes geschlängelt. Später bekommt die Papille eine gleichmässig graurothe oder gelblichrothe Farbe, der Centralkanal wird unsichtbar, ihre Prominenz, die Erweiterung und Schlängelung der Venen nimmt zu, die Arterien sehen stark verengt aus, die Grenzen sind durch eine streifige Trübung (Oedem) verdeckt; die Papille erscheint dadurch pilzförmig verbreitert. Bisweilen finden sich an den Venen auf dem Sehnervenkopf oder in der Retina Blutungen. Zu der reinen Stauungspapille kann schliesslich das Bild einer Neuritis intraocularis hinzukommen; es kann aber auch ausbleiben. Jedenfalls bedingt eine einfache venöse Stauung nie eine Entzündung.

Die eigentliche Stauungspapille finden wir entweder einseitig bei Affectionen der Orbita, welche mit Behinderung des Blutstromes in den Venen einhergehen (Entzündungen, Phlebitis, Tumoren), oder sie tritt beiderseitig auf und kann in das typische Bild der Papillitis bei der intracraniellen Drucksteigerung übergehen, welche vor Allem durch den Tumor cerebri bedingt wird.

Das Sehvermögen kann unbeeinflusst oder alterirt sein und bleiben; es kann absolute Amaurose bestehen oder eintreten. Das letztere ist bei Hirntumoren immer der Fall, wenn die Kranken nicht vorher ihrem Leiden erliegen. Die **Prognose** und **Therapie** ist abhängig von dem Grundleiden.

Diesem Krankheitsbild gegenüber steht die von vornherein mit entzündlichen Veränderungen einhergehende **Papillitis** *Leber's*, die **Neuritis intraocularis**. Die Papille prominirt, sieht gleichmässig roth oder hellgrau aus; die Trübung reicht noch eine Strecke weit in die Retina und verliert sich nach der Peripherie des Hintergrundes allmählig. Ihre Grenzen sind ganz unregelmässig, sie ist nicht immer streifig getrübt, sondern ziemlich homogen. Innerhalb der Papille sieht man reichliche feine Gefässchen. Die Arterien sind verengt, mitunter kaum sichtbar, die Venen erweitert, sehr dunkel und geschlängelt; sie tauchen stellenweise in dem getrübten Gewebe unter, stellenweise kommen sie wieder an die Oberfläche, so dass sie in ihrem Verlauf unterbrochen erscheinen. Die Umbiegungsstellen der Venen sehen besonders dunkel aus. Die Hauptstämme der Gefässe sind durch die entzündliche Infiltration des Papillengewebes entweder ganz verdeckt oder schimmern nur undeutlich durch. Innerhalb der grauen Trübung finden wir oft feine streifige Blutungen, ferner sehr häufig weisse Streifen oder verschwommene Plaques, welche auf varicöser Hypertrophie der Nervenfasern beruhen, bisweilen auch an der Macula eine der bei Retinitis albuminurica geschilderten, ähnliche Sternfigur (*Schmidt-Rimpler* und *Wegner*).

In diesem letzteren Krankheitsbild sind die entzündlichen Symptome, bei der eigentlichen Stauungspapille aber die Zeichen der venösen Stase mit Transsudation in die Papille vorherrschend; beiden Processen gemeinsam ist die Prominenz. Dieselbe kann einen verschieden hohen Grad erreichen und wird diagnosticirt aus der Veränderung der Refraction an der Oberfläche der Papille gegenüber der Retina. Vorausgesetzt, dass der Untersucher emmetropisch und der Untersuchte schwach myopisch ist, so kann jener bei letzterem, wenn hier Stauungspapille besteht, an der Retina die Myopie, an dem Sehnervenkopf Emmetropie oder Hypermetropie, bei excessiver Myopie des Untersuchten bedeutend schwächere Myopie finden. Wenn der Untersuchte an der Papille Hypermetropie zeigt und mit Convexgläsern die Details gesehen werden können, so kann aus der Stärke des Glases die Prominenz der Papille berechnet werden nach der Formel $f_{,,} = \dfrac{f_1 \times F_{,,}}{f_1 - F_1}$. Einige Beispiele mögen dies illustriren. Jemand habe als Emmetrop die Retina ohne Glas, die Papille erst mit $+ 4\, D$ deutlich gesehen. Man hat nun nach jener Formel die Augenachse für die Retinaoberfläche und für die Papille zu bestimmen; die Differenz ergiebt die Prominenz in Millimetern an. f_1 ist gleich der Entfernung des Fernpunktes, die beim Hypermetropen negativ ist; $F_{,,}$ (die hintere Brennweite) ist nach dem *Donders'schen* reducirten Normalauge $= 20\, mm$, F_1 (die vordere Brennweite) ist $=\; 15\, mm$. Für die Retina würde demnach

$$f_{,,} = \frac{\infty \times 20}{\infty - 15} = 20\, mm \text{ sein. Für die Papille ist } f_1 = -\frac{1}{4} \text{ Mtr.} = -$$

$\dfrac{100}{4}\, cm = -250\, mm$, also $f_{,,} = \dfrac{-250 \times 20}{-250 - 15} = \dfrac{-5000}{-265} = 18{,}8\, mm.$

Die Prominenz würde also $1{,}2\, mm$ betragen. Es sei ferner vorausgesetzt, dass der Emmetrop an der Retina $- 10\, D$, an der Papille $- 5\, D$ gefunden habe, so würde im ersten Fall $f_1 = \dfrac{1}{10}$ Mtr. $= 10\, cm$ und

$f_{,,} = \dfrac{100 \times 20}{100 - 15} = \dfrac{2000}{85} = 23{,}5\, mm$ sein; im zweiten Fall wäre $f_1 = \dfrac{1}{5}$ Mtr.

$$= 20\, cm \text{ und}$$

$f_{,,} = \dfrac{200 \times 20}{200 - 15} = \dfrac{4000}{185} = 21{,}6\, mm.$ Die Prominenz würde also $23{,}5 - 21{,}6$

$= 1{,}9\, mm$ sein.

Vorkommen und Aetiologie. Die Papillitis kommt ein- und doppelseitig vor; einseitig sehen wir sie fast nur bei Erkrankungen der Orbita (Entzündungen, Tumoren) oder bei Geschwülsten des Sehnerven. — Am häufigsten kommt sie bei Gehirntumoren vor; für dieselben ist sie geradezu pathognomonisch. Nur bei Geschwülsten des Balkens scheint die Tumorpapille relativ am häufigsten fehlen zu können. Nach einer Zusammenstellung von *Annuske* und *Reich* fehlte sie bei 88 einschlägigen Fällen nur 4mal, 2mal war sie einseitig, 82mal doppelseitig. Der Process braucht auf beiden Augen keineswegs die gleiche Intensität zu zeigen, wie sich aus dem Augenspiegelbefund und der Functionsprüfung ergiebt. Wir können auf dem einen Auge schon absolute Amaurose und vollständige Opticusatrophie finden, während das andere noch starke Entzündungserscheinungen zeigt, aber auch schon erheblich amblyopisch sein kann. Die Höhe des Processes in der Papille ist im Allgemeinen von der Höhe des intracraniellen Druckes abhängig. Die reine Stauungspapille ist bei Hirntumoren erheblich seltener als die Papillitis. Geschwülste aller Art rufen die letztere hervor, sowohl die von dem Knochen, als die von den Hirnhäuten und der Gehirnsubstanz selbst ausgehenden Sarkome, Carcinome, Gliome; Gummata; käsige Tuberkel; Entozoen; auch Aneurysmen der Carotis *(Michel)* können Veranlassung zu der Stauungspapille werden. Sitz und Grösse der Geschwülste ist ziemlich irrelevant; doch scheinen Kleinhirntumoren viel früher zu gleichzeitiger Erblindung beider Augen in Folge Papillitis zu führen. Die Affection des Sehnervenkopfes ist keineswegs ein Herdsymptom; sie kann dazu nur verwerthet werden, wenn dabei noch Lähmungen des einen oder des anderen Augenmuskelnerven bestehen, welche dann durch directe Compression zu erklären sind, oder wenn z. B. beiderseitige gleichnamige Hemianopsie nachweisbar ist. In diesem Fall würde man an einen Tumor der Orcipitalrinde oder an eine Neubildung denken müssen, welche den einen Tractus opticus zerstört hat. — Frühzeitige schnelle Amaurose, ebenso anfallsweise auftretende Erblindungen, die wieder rückgängig werden, lassen darauf schliessen, dass die Ventrikel und der Recessus opticus im Chiasma durch übermässige Ansammlung von Flüssigkeit stark ausgedehnt sind; die Anfälle von Amaurose können durch periodisch eintretende und schwindende Congestionen nach dem Tumor resp. durch periodische Vergrösserung der Geschwülste bedingt sein.

Beiderseitige Papillitis beobachten wir ferner beim Gehirnabscess, aber nicht mit der Regelmässigkeit wie beim Tumor, bei Meningitis tuberculosa, bei chronischer Basilarmeningitis, bei Pachymeningitis hämorrhagica, bei Hydrocephalus acutus der Kinder und bei Hydrocephalus der Erwachsenen. Auch in Fällen von angeborener Schädeldifformität hat man Papillitis gefunden *(Michel, Hirschberg)*; hauptsächlich sind es Kranke mit Thurmschädel. — Bald ein-, bald beiderseitig ist sie constatirt bei Blutungen, welche nach der Schädelbasis durchbrechen, bei Gumma an der Schädelbasis, bei Thrombose der Sinus cavernosi. Unsicher ist es noch, ob die bei Hirnblutungen und Hirnerweichung *(Wilbrand)* nachgewiesene Papillitis auf die Hirnblutungen als solche oder auf eine etwa zu Grunde liegende Nephritis zu beziehen ist. — Die einseitige Papillitis kann als Herdsymptom für ein intracranielles Leiden gelten, wenn sich eine Affection der Orbita ausschliessen lässt; sie ist fast nur bei Meningitis und Gumma resp. Tuberkel beobachtet.

Bei der **anatomischen** Untersuchung hat man eine pilzförmige Schwellung des Sehnervenkopfes und Verdickung, sowie Abdrängung der Körnerschichten in der an den Sehnerv angrenzenden Retina gefunden, innerhalb des Papillengewebes Oedem oder ein entzündliches Exsudat mit Auflockerung der Substanz, Kernwucherung, reichliche zum Theil neugebildete Capillaren, bindegewebige Verdickung der Gefässcheiden mit Kerninfiltration, hypertrophische Verdickung der Nervenfasern, in dem Sehnervenstamm selbst Bindegewebswucherung, Kernvermehrung, grossen Reichthum an Capillaren, Perineuritis d. h. entzündliche Veränderungen der Scheiden mit Endothelwucherung und Exsudation in den Zwischenscheidenraum (Scheidenhydrops). Der Scheidenhydrops wird in vielen Fällen vermisst oder nur unbedeutend gefunden. Die Veränderungen reichen in dem Opticus centralwärts verschieden weit hinauf. *R. Ulrich* will an den Venen dort, wo sie den Scleralring passiren, Zeichen von Compression gefunden haben, welche *Deutschmann* und *Gowers* nie nachweisen konnten.

Ueber die **Pathogenese** der Papillitis, speciell bei Hirntumoren, sind die verschiedensten Hypothesen aufgestellt; fast alle gipfelten in der Steigerung des intracraniellen Druckes. Nach *v. Gräfe* sollte die Raumbeengung im Cavum cranii die Ursache einer Compression der Sinus cavernosi und auf diese Weise die Veranlassung zu einer Hemmung des Blutabflusses aus der Vena ophthalmica in den Sinus werden. Durch die venöse Stase sollte eine Transsudation in den Sehnerv hervorgerufen werden und in Folge des Oedems das unnachgiebige Foramen sclerae wieder eine neue Stauungsursache durch Constriction der Venen sein. Die Theorie verlor ihre Stütze, als *Sesemann* die Anastomose zwischen Vena Ophthalmica und Vena facialis anterior nachwies und auf diese Weise den Beweis erbrachte, dass bei Compression des Sinus cavernosus ein genügender Abfluss des Blutes aus der Vena ophthalmica superior durch die Vena facialis anterior stattfinden könne.

Jackson, Brown-Séquard und *Benedikt* suchten die Ursache der Stauungspapille in einer vasomotorischen Neurose, eine Anschauung, welche bisher durch keine Thatsachen in der Pathologie gestützt wird.

Mehr Klarheit kam in die Stauungstheorie, als *Schwalbe* die Communication des Subarachnoidalraumes mit dem Intervaginalraum nachwies. Zuerst sprach *Schmidt-Rimpler* die Vermuthung aus, dass bei der intracraniellen Drucksteigerung die Cerebrospinalflüssigkeit in den Zwischenscheidenraum des Sehnerven eindringe und ein Oedem der Lamina cribrosa hervorrufe; als Beweis für die Richtigkeit seiner Annahme führte er positive Resultate bei Experimenten mit Injection in das Cavum cranii beim Kalbe an, die er indessen beim Menschen durch directe Injectionen in den Intervaginalraum nicht erzielen konnte. *Manz* kam wieder auf diese Theorie zurück, nachdem er bei allen Drucksteigerungen in der Schädelhöhle eine Ausdehnung des Intervaginalraumes am bulbären Ende durch Flüssigkeit gefunden und bei experimentellen Injectionen von Wasser oder defibrinirtem Blut in den Subarachnoidalraum von Thieren venöse Hyperämie, selbst Schwellung der Papilla optica erzielt hatte. — Auch *Schultén* hat sich neuerdings an der Hand seiner Experimente über Hirndruck für die Stauungstheorie ausgesprochen d. h. für die Compression des Opticus und der Vasa centralia durch die unter erhöhtem Hirndruck in den Intervaginalraum eingetriebene Cerebrospinalflüssigkeit; er fand bei seinen Experimenten vorübergehende Röthe und gelegentlich sogar eine Schwellung der Papille.

Kuhnt erklärte die Veränderungen an dem Sehnervenkopf nicht als Folge von Blutstauung, sondern durch eine Lymphstauung; die Lymphe soll, wie *Rumpf* gezeigt hat, die nackten Achsencylinder in der Papille zur Aufquellung und zum Zerfall bringen. Abgesehen davon, dass der Zusammenhang zwischen den Lymphgefässen der Lamina cribrosa und dem Intervaginalraum des N. opticus anatomisch und physiologisch noch nicht sicher erwiesen ist, lässt sich durch diese Annahme auch nicht die evidente Entzündung der Papille erklären. —

Parinaud constatirte bei Sectionen das Zusammentreffen der Papillenalteration bei Meningitis und Tumoren mit Hydrocephalus und nahm an, dass die Neuritis nur durch den Hydrocephalus erzeugt werde, dass sie ein Analogon zu dem Gehirnödem und die Folge der Lymphstauung sei, welche durch die Ventrikelausdehnung hervorgerufen werde. Die

Stauungspapille sei ein Oedem des N. opticus; aus ihrem Vorhandensein könne man auf die Existenz des Hydrocephalus und Hirnödems schliessen. Die Auffassung von *R. Ulrich* gipfelt ebenfalls vorwiegend in dem Oedem der Papille, durch welches die Centralgefässe comprimirt würden. Alle bisher genannten Autoren nehmen also zur Erklärung des Papillenbildes eine venöse Stauung an, die theils durch Constriction des Sehnerven innerhalb der Lamina cribrosa oder durch Compression der Gefässe in Folge von Sehnervenödem resp. Lymphstauung erzeugt werden soll. Die Entstehung der Entzündung blieb indessen durch alle Autoren unerklärt. *v. Gräfe* hatte zwar schon früher auf Grund zweier Sectionen die Meinung ausgesprochen, dass Tumoren eine Meningitis in ihrer Umgebung hervorrufen, welche sich auf die Nervi optici bis in das intraoculare Ende fortsetzen solle. Diese Möglichkeit wurde indessen weder durch weitere pathologisch-anatomische Befunde gestützt, noch von anderen Autoren weiter berücksichtigt.

Neuerdings haben *Leber* und *Deutschmann* für die Entzündung eine Erklärung zu geben versucht. *Leber* äusserte sich bereits auf dem Congress in London im Jahre 1881 dahin, dass die Papillitis nicht ein Product der Stauung, kein Oedem, sondern eine entzündliche Affection sei, welche sich nur graduell von anderen Sehnervenentzündungen unterscheide und durch den Einfluss der in ihrer chemischen Zusammensetzung alterirten und in den Zwischenscheidenraum eingetriebenen Cerebrospinalflüssigkeit erzeugt werde. In der Discussion schlossen sich ihm englische Autoren *(Gowers, Hutchinson)* an.

Deutschmann stellte sich die Aufgabe diese Theorie *Leber's* experimentell zu begründen. Gegen die *Schmidt-Manz'sche* Theorie führte er einerseits die anatomisch erwiesene Inconstanz des Scheidenhydrops, andererseits aber die oft geringe Quantität des Ergusses an. Er stützte sich ferner darauf, dass man selbst bei hochgradigem Hydrops des Intervaginalraumes weder an dem Sehnervenstamm noch an den Gefässen ein Zeichen von Compression habe nachweisen können, ausserdem auf die Deduction *Leber's*, dass die Stauung, wenn überhaupt, nur eine sehr geringe, dass dagegen anatomisch die Entzündung des Sehnerven und der Papille festgestellt und hochgradig sei. Den Experimenten *Schultén's* legte er für die Erklärung der in Rede stehenden Veränderungen keinen Werth bei, da dieser Autor nach seiner eigenen Angabe nicht über ein Anfangsstadium der Stauungspapille hinausgekommen sei; er habe zwar bei Hirndruckerhöhung die Scheiden des Opticus durch Flüssigkeit ausgedehnt gefunden, aber keine Zeichen von Compression nachgewiesen, ferner seien die ophthalmoskopischen Erscheinungen (Venenerweiterung, Schwellung der Papille) nur ganz vorübergehend gewesen und keineswegs als Anfangsstadien der Stauungspapille nach *Deutschmann's* Beobachtungen aufzufassen. *Deutschmann* versuchte nämlich bei Kaninchen die menschlichen Verhältnisse der dauernden reinen Hirndrucksteigerung durch wiederholte Injection einer sich gar nicht oder nur langsam resorbirenden Masse (Agar mit Tusche) in den Subarachnoidalraum zu erzeugen. Er fand zwar darnach eine starke Anfüllung des Zwischenscheidenraumes, aber weder bleibende anatomische (entzündliche) Veränderungen an der Papille und den Scheiden, noch auch das charakteristische ophthalmoskopische Bild der Papillitis. Die Entzündung bis zur Papillitis sich steigernd erzielte

er nur dann, wenn er entzündungserregende Keime (z. B. Tuberkelbacillen)
in den Subduralraum des Schädels injicirte. Sie gelangten von hier in
das bulbäre Ende des Intervaginalraumes und erzeugten von hier aus
eine Papillitis. Frühere Versuche von *Manz* suchte er aus des Autors
eigenen Protokollen in dem gleichen Sinne zu deuten: einzelne Thiere
desselben hatten nämlich nur dann entzündliche Veränderungen an den
Papillen gezeigt, wenn unbeabsichtigt eine Infection bei den Injectionen
erfolgt und dadurch Meningitis mit nachfolgender descendirender Neuritis
erzeugt war. *Deutschmann* schliesst also: „Reine Drucksteigerung in der
Schädelhöhle führt nicht zu einer Erkrankung des intraocularen Sehnervenendes; der Hauptfactor, welcher die letztere hervorruft, ist in entzündungs-
erregenden Stoffen zu suchen, welche von dem Cavum cranii auf präformirten Wegen in die Sehnervenscheidenräume gelangen." — Weiterhin
wies er nun an der Hand der vorhandenen Beobachtungen über Papillitis
bei Hirnaffectionen die Richtigkeit dieses Satzes nach. Er zeigte, dass
bei den Tumoren selten Hydrocephalus internus vermisst, dass die Flüssigkeit in abnorm grosser Menge und unter abnorm hohem Druck secer-
nirt werde, dass sie ein Product secretorischer Entzündung sei, welche
von den Geschwülsten ausgelöst werde, dass sie mit den reizenden Stoff-
wechselproducten der Neubildungen gemischt in den Intervaginalraum ge-
lange und die Papillitis erzeuge. Es sei gar kein hochgradiger Hydrops
der Scheiden nöthig, nur die Beimischung phlogogener Stoffe, um die
Neuritis hervorzurufen. Die Hirndrucksteigerung erleichtere den Abfluss
der Cerebrospinalflüssigkeit mit den phlogogenen Elementen in den Intervaginalraum. Ausser chemisch wirkenden Stoffen seien noch parasitäre
Elemente als wirksame Beimischung der Gehirnflüssigkeit zu nennen, so
bei tuberculöser Meningitis, beim Gehirnabscess; auch die mit Papillitis
sich verbindende Meningitis, die Entozoen dürften nicht frei von Infec-
tionskeimen sein. — Diese Theorie *Leber's* und *Deutschmann's* steht also
in vollem Einklang mit der Ansicht *Jacobson's*, dass die Stauungspapille,
welche sich wieder ausgleichen könne, zu trennen ist von der Papillitis,
welche bleibende entzündliche Veränderungen hinterlasse. So plausibel
auch *Deutschmann* durch seine Experimente die Entstehung der Papillitis
durch phlogogene Elemente gemacht hat, erwiesen hat er die letzteren
in der Cerebrospinalflüssigkeit nicht, nur wahrscheinlich gemacht.

    Symptomatologie. Ueber Entwickelung und Verlauf des klinischen
Krankheitsbildes der Papillitis (in Folge Tumor cerebri) ist Folgendes
zu sagen. Die Augen zeigen äusserlich keine Spur ihrer schweren Erkrankung; sie sind reizlos, thränen nicht und sind nicht schmerzhaft.
Die Kranken klagen bisweilen über Photopsieen und Chromopsieen, gewöhnlich aber über einen Nebel vor den Augen, der entweder zunächst
nur sehr dünn ist und bleibt und die Sehschärfe sowie die Arbeitsfähig-
keit gar nicht beeinträchtigt; oder der Nebel nimmt allmählig an Intensität zu und verschleiert das Auge schliesslich ganz, oder es tritt schon
früh, ohne dass erhebliche Sehstörungen vorangehen, mehr minder plötzlich hochgradige Amblyopie resp. totale Amaurose ein. Im letzteren
Fall finden wir die Pupille erweitert und starr. — Der dauernden Erblindung gehen bisweilen schnell vorübergehende Anfälle von plötzlicher
Amaurose voraus, welche begleitet sind von durch das Grundleiden bedingten Zufällen plötzlicher Convulsionen resp. Lähmungserscheinungen

— 346 —

und vielleicht. wie die Erblindung. herrühren von einer übermässigen Ausscheidung von Cerebrospinalflüssigkeit in die Ventrikel und ihre Appendices (Recessus opticus). — Trotz enormer Schwellung und Entzündung der Papille können wir bei den Hirntumoren oft noch lange eine relativ gute. selbst normale Sehschärfe nachweisen; dieselbe sinkt indessen, sobald sich Atrophie der Sehnervenfasern entwickelt. mitunter sehr schnell. — Häufig ist die Sehschärfe auf beiden Augen verschieden stark herabgesetzt. ein Auge bereits amaurotisch. das andere noch sehend. wenn auch amblyopisch. Diese Verschiedenheit entspricht dann den an beiden Papillen nachweisbaren verschiedenen Stadien des Processes.

Störungen des Farbensinnes gehen mit der Alteration der Sehschärfe Hand in Hand; so lange die Patienten noch nicht erblindet sind. erkennen sie Farben (bei hochgradiger Amblyopie allerdings erst auf grossen Bogen). Wenn die Farbenempfindung leidet. schwindet zuerst grün. dann roth. dann blau.

Der Lichtsinn kann relativ wenig alterirt sein, so lange noch nicht Opticusatrophie eingetreten ist; in den Anfangsstadien des Processes ist er nicht herabgesetzt.

Das Gesichtsfeld ist in der Regel in seinen Aussengrenzen entweder gar nicht oder nur wenig verändert, die Farbengrenzen aber sind zum mindesten von der Aussengrenze unter Verbreiterung der farbenblinden Zone abgerückt und concentrisch eingeengt. In vielen Fällen finden wir selbst bei guter centraler Sehschärfe ein minimales Gesichtsfeld. dessen Aussengrenzen an den Fixirpunkt auf 20 bis 30 Grad herangerückt. in dem aber alle Farben vorhanden sind; das Gesichtsfeld kann grosse Aehnlichkeit mit dem bei typischer Pigmentdegeneration der Retina haben (cfr. Fig. 83). In anderen Fällen bestehen unregelmässige Einengungen der Aussen- und Farbengrenzen; auch halbseitige bilaterale Defecte sind beobachtet. Bei Tumoren im vorderen oder hinteren Chiasmawinkel hat man z. B. die temporalen Gesichtsfeldhälften defect gefunden *(D. E. Müller).* Je schlechter die Sehschärfe ist. desto schlechter pflegt auch das Gesichtsfeld zu sein. desto eher eine Anomalie der Farben (Defect von grün etc.) im Gesichtsfeld nachweisbar zu sein.

Von begleitenden Erscheinungen sei noch bei Tumoren an der Basis das Vorkommen von Augenmuskellähmungen und von Anosmie erwähnt. Interessant ist ferner die Beobachtung einzelner Autoren *(Nettleship, Pristley Smith, Leber),* dass bei Patienten mit Papillitis aus der Nase continuirlich ein wässriger Ausfluss stattfand: die Flüssigkeit hatte ein sehr niedriges spec. Gewicht (1,007—1,008). enthielt minimale Mengen von Eiweiss, und Spuren einer reducirenden Substanz (Zucker?) — in *Leber's* Fall war die Ursache des Leidens Hydrocephalus internus: wie er vermuthet. bestand der letztere auch bei den Kranken der anderen Autoren. die Analyse der Flüssigkeit stimmte mit derjenigen des Liquor cerebrospinalis überein.

Was den **Verlauf** des Leidens anlangt. so bildet sich. wenn der Tod nicht zuvor die Kranken erlöst, allmählig eine atrophische Verfärbung der Papille aus; sie wird heller, schliesslich sieht sie blassgrau aus. Die Lamina cribrosa wird nicht sichtbar, die Grenzen bleiben verbreitert und verschwommen. die Prominenz verringert sich etwas. schwindet aber nie ganz. die Arterien bleiben eng. die Venen weiter und geschlängelt. —

Mit der Ausbildung der Opticusatrophie erlischt das Sehvermögen vollständig; etwas Lichtschein kann sich noch eine Zeit lang erhalten. Bisweilen kommen vorübergehende Aufbesserungen der Sehschärfe vor: dieselben sind aber nicht von langer Dauer.

Die **Prognose** ist schon durch das Grundleiden schlecht: nur die auf luetischer Basis eintretende Papillitis kann sich bessern. wenn die Grundaffection. z. B. ein Gumma. durch energische Behandlung einer Besserung fähig ist.

. Bei Lues wende man eine strenge Schmiercur und innerlich Jodkali an. Im Allgemeinen ist sonst aber die **Therapie** ziemlich machtlos. Bisweilen sieht man bei Gebrauch eines Haarseils oder von Senfteigen in den Nacken resp. trockenen Schröpfköpfen die Entzündungserscheinungen und die Sehschärfe sich zeitweise bessern. Jodkali verringert gleichfalls, auch ohne dass Lues vorliegt. zuweilen vorübergehend die Beschwerden. Der Vorschlag von *de Wecker*, die überfüllten Sehnervenscheiden anzuschneiden und die angesammelte Flüssigkeit abzulassen, hat keine Anhänger gefunden.

b) **Die Neuritis descendens** *(v. Gräfe).* **Neuro- (Papillo-)Retinitis.**

Vorkommen und Aetiologie. Die Neuritis optica tritt entweder acut oder chronisch auf und entwickelt sich ein- oder beiderseitig: der Process kann sogleich auf beiden Augen einsetzen oder ein Auge nach dem Anderen befallen oder einseitig bleiben. Das Leiden entsteht aus den verschiedensten Ursachen. sehr häufig bei acuter (tuberculöser) oder chronischer Meningitis. seltener bei Hirntumoren, ferner bei angeborener Schädeldifformität. Die Neuritis kommt weiterhin bei entzündlichen Erkrankungen der Orbita vor. nach Periostitis der Orbitalknochen in der Umgebung des Foramen opticum, bei der spontanen. oder bei der nach Periostitis oder metastatisch (z. B. nach Empyem des Sinus frontalis oder Antrum Highmori. welches in die Orbita perforirt), nach Zahncaries. nach Nasenaffectionen, nach Erysipelas capitis et faciei, nach Traumen auftretenden Phlegmone des Orbitalzellgewebes. In mehr selbstständiger Art beobachten wir sie ohne nachweisbare Veranlassung oder auf rheumatischer Basis, auf Grundlage von Lues. von Intoxicationen z. B. mit Blei, bei schwer fieberhaften (Infections-)Krankheiten (Masern. Scharlach, Typhus abdominalis und exanthematicus. Pneumonie). Bei Frauen spielen die Unterdrückung der Menstruation, abnorme Zustände der Periode in früheren und späteren Jahren, die klimakterischen Jahre, das Puerperium, profuse Blutverluste aus den Genitalien, lactatio nimia eine Hauptrolle in der Aetiologie des Leidens; ob die von *Mooren* beschuldigten Deviationen des Uterus wirklich eine nennenswerthe Schuld an der Entstehung der Neuritis haben, bedarf weiterer Aufklärung durch Beobachtungen der Gynäkologen. — Die Neuritis optica kann ferner nach Unterdrückung habitueller Secretionen (Schweissfüsse), nach plötzlicher Sistirung von nässenden Hautausschlägen, nach Masturbation und sehr oft nach profusen Blutverlusten auftreten. die letzteren mögen aus dem Magen oder Darm, aus der Nase oder Lunge, oder aus den Genitalien erfolgen. — Sie kommt schliesslich bei gewissen Allgemeinkrankheiten z. B. bei Morbus Brightii, bei Diabetes ganz selbstständig oder im Zusammenhang mit der charakteristischen Netzhautveränderung vor.

Die Neuritis kann sich in jedem Lebensalter entwickeln, selbst bei Kindern: auch angeborene resp. auf hereditärer Anlage basirende Fälle, sogar bei mehreren Mitgliedern einer Familie, sind beobachtet.

Ophthalmoskopischer Befund. Wir finden bei der Augenspiegeluntersuchung an der Papille die Zeichen, die schon bei der Papillitis besprochen sind, nur in erheblich geringerem Grade. Die Grenzen der Papille sind vollständig verwaschen, die Arterien etwas verengt, die Venen erweitert, bisweilen auch etwas geschlängelt. Die Farbe der Papille hängt ab von der Hyperämie und dem Reichthum an neugebildeten Capillaren, von der Stärke der entzündlichen Exsudate resp. der Bindegewebswucherung und von dem Stadium, in welchem man die Kranken zur Beobachtung bekommt: Ueberwiegen die Capillaren, so sieht der Sehnerv roth aus und ist kaum von dem übrigen Hintergrund zu unterscheiden; wenn das entzündliche Oedem und die Bindegewebswucherung vorherrscht, so ist seine Farbe mehr hellgrau und der verbreiterte helle Papillenfleck deutlicher abgrenzbar. Bei den acuten Fällen ist die Röthe, bei den chronischen die hellgraue Verfärbung charakteristisch.

Von der Papillenoberfläche, welche zuweilen etwas nach dem Glaskörperraum prominirt, zieht eine graue, streifige Trübung eine verschieden grosse Strecke weit in die Retina hinein. Die einzelnen Streifen treten besonders in der Nähe der Gefässe hervor; man sieht die Nervenfasern, förmlich wie ausgekämmt, vor sich. Zwischen den grauen Streifen fallen häufig weissliche, etwas glänzende Striche auf.

In der Umgebung des Opticus resp. in der getrübten Randzone kann man, zumal bei den chronischen Fällen, weisse mattglänzende Plaques (zuweilen auch an der Macula) sehen, ohne dass gerade eine Nephritis dem Sehnervenleiden zu Grunde liegt; sehr selten kommen streifige Blutungen zur Beobachtung.

Im weiteren Verlauf verliert sich entweder die Röthe oder graue Färbung der Papille, ihre Prominenz wird allmählig geringer, ihre Grenzen treten wieder schärfer hervor, die Gefässveränderungen schwinden und das Aussehen des Sehnerven kehrt zur Norm zurück, oder der Opticus wird ganz blass, die Arterien bleiben eng, die Venen etwas weiter, bisweilen werden beide Gefässarten von weissen Streifen eingescheidet, oder man sieht in manchen Fällen statt der Gefässe nur weisse Streifen (z. B. nach Erysipel), die Lamina cribrosa bleibt unsichtbar — es bildet sich die sog. neuritische Sehnervenatrophie aus. Nicht immer ist indessen die weisse Farbe nach Neuritis der Ausdruck einer Atrophie, dieselbe kann durch abnorme Bindegewebswucherung bedingt, aber das Auge schliesslich in seinen Functionen dauernd absolut normal sein, wie ich einmal in einem Fall von Neuritis optica nach Erysipelas faciei et capitis gesehen und beschrieben habe.

Ganz charakteristisch ist der Befund bei der **Sehnervenaffection nach Blutverlusten** z. B. nach Blutbrechen; das Spiegelbild ist schon wenige Tage nach der stattgehabten Blutung vollständig ausgeprägt. Die Papillen sehen gleichmässig blass, hell und getrübt aus, die Grenzen sind durch eine feine, in die Retina ausstrahlende Trübung so verschleiert, wie der Mond durch eine lichte Nebelwolke. Die Arterien sehen blassroth, die

Venen ebenfalls heller als normal aus. Das Caliber der Gefässe ist entweder unverändert oder etwas verengt. Innerhalb 8—14 Tagen schwindet die Trübung der Papillengrenzen und bildet sich Atrophie der Sehnerven aus, bei der der Opticus scharf begrenzt und getrübt, die Lamina cribrosa gewöhnlich nicht sichtbar und das Caliber der Gefässe meist etwas verengt ist.

Erwähnt sei schliesslich noch die **Retinitis circumpapillaris**, deren Bild zuerst *Iwanoff* und neuerdings auch *Wernicke* bei Patienten mit Meningitis beschrieben hat, und deren Entstehung nach Sectionsbefunden durch Fortleitung der Entzündung von den Meningen zu erklären ist. Ein ähnliches Bild sah ich einmal bei einem Patienten mit Orbitalphlegmone in Folge eines Trauma's. Die Papille sieht geröthet aus, ihre Mitte liegt tiefer als die Randzone, welche durch eine hellgraue, wallartig prominente Trübung ersetzt ist. Die Eintrittsstelle der Gefässe ist deutlich sichtbar, die Venen sind erweitert.

Was die **Pathogenese** der Neuritis anlangt, so ist, ausser bei den durch Erkrankungen der Orbita und durch Meningitis bedingten Fällen, in welchen die Entzündung direct auf die Sehnervenscheiden und den Opticus übergreift, der Zusammenhang zwischen der Grundursache und dem Sehnervenleiden noch ziemlich unklar. Man weiss z. B. bei gewissen acut fieberhaften (Infections-) Krankheiten z. B. beim Typhus, dem Erysipel nicht, ob sie direct durch die anomale Beschaffenheit des Blutes, oder indirect, vielleicht durch Vermittelung einer circumscripten Meningitis, die Veranlassung zur Erkrankung des Sehnerven werden. Ebenso unaufgeklärt ist der Zusammenhang zwischen den Blutverlusten und der Sehnervenaffection; ob es sich hier eventuell um eine basale Meningitis oder Blutung handelt, weiss man nicht. — *Ziegler* nahm als Ursache in einem anatomisch untersuchten Fall locale Ischämie an; diese Annahme ist sicher für einige Fälle zutreffend. In einem in der hiesigen Klinik von mir beobachteten Fall war vorübergehend in den kleineren Maculorästen ein bei der Embolie geschildertes Phänomen, der Zerfall der rothen Blutsäule in kleine Cylinderchen, constatirt.

Pathologische Anatomie. Die Papillensubstanz ist von reichlichen Kernen und Gefässen durchsetzt, das Bindegewebe gewuchert, die Wandung der Hauptstämme verdickt. In den an die Papille angrenzenden Netzhautschichten finden wir Oedem, sowie starken Kern- und Gefässreichthum der Faserschicht, ferner Hypertrophie der Stützfasern und eine unregelmässig wellige Begrenzung der Aussenfläche der Retina, welche in der Nachbarschaft des Sehnerven von der Choreoidea durch ein seröses Transsudat abgedrängt ist. Die Körnerschichten der Netzhaut zeigen eine ungleichmässige Breite; an einzelnen Stellen sind sie dicker als an anderen, bisweilen finden sich in ihnen Lücken. Durch die Wucherung der Stützfasern werden förmliche papilläre Excrescenzen an der Aussenfläche der Retina dicht neben dem Sehnerven erzeugt, an deren Stelle die Stäbchen und Zapfen bisweilen ganz defect sind. — Die weissen Degenerationsherde bestehen theils aus hypertrophirten, varicösen Nervenfasern, theils aus Haufen von Körnchenzellen in den Körnerschichten.

Bei der Retinitis circumpapillaris sind gleichfalls die äusseren Netzhautschichten neben der Papille gewuchert *(Iwanoff)* und die Nervenfasern dadurch emporgehoben.

Im atrophischen Stadium schwinden die Nervenfasern, während die bindegewebigen Elemente stark gewuchert, kern- und gefässreich sind. *Ziegler* hat neuerdings bei der mikroskopischen Untersuchung der Sehnerven von einer Patientin, welche unter dem charakteristischen Augenspiegelbilde nach Blutbrechen erblindet war, 23 Tage nach dem Eintritt der Blutung im Opticus und dessen Ausbreitung in der Retina hauptsächlich eine fettige Entartung gefunden, welche ihren Höhepunkt in der Lamina cribrosa erreichte. In der Nervenscheide waren weder Blutungen noch zellige Infiltrationen nachweisbar. *Ziegler* fasste diese Veränderungen als Folge einer localen ischämischen Degeneration auf, ähnlich wie bei Embolie der Centralarterie.

Klinisches Bild. Ausser bei den Orbitalaffectionen, zu denen sich Neuritis optica hinzugesellt, zeigt der Bulbus in Form, Lage, Beweglichkeit und sonstigem Exterieur keine Veränderung; die Kranken klagen nicht über Schmerzen, sondern fast nur über Sehstörungen.

Das Sehvermögen ist bei den acuten Fällen oft schon in kurzer Zeit (wenigen Stunden oder Tagen) erheblich alterirt, selbst ganz erloschen; die Pupille ist dann gewöhnlich weit und starr. In den chronischen Fällen besteht zunächst ein Nebel, der sich allmählig verdichtet; es kommt entweder zu stationärer hochgradiger Amblyopie oder zu Aufbesserung des Visus, selbst zu normaler Sehschärfe oder bei Uebergang in Atrophie des Sehnerven zu absoluter Amaurose.

Den besten Anhalt für die Beurtheilung der Fälle hat man in der regelmässigen Controle des Gesichtsfeldes, speciell mit Farben. Die Anomalieen des Gesichtsfeldes sind mannigfach und stehen im directen Verhältniss zu den Störungen der centralen Sehschärfe; je schlechter die letztere ist, desto stärker sind die Abnormitäten des Gesichtsfeldes. Mit der Hebung des Sehvermögens verbessert sich das Gesichtsfeld. Das letztere zeigt entweder concentrische oder unregelmässige Einengung der Aussen- und Farbengrenzen mit allen Farben. In seltenen Fällen constatiren wir einseitige, mit dem verticalen resp. horizontalen Meridian abschliessende Hemianopsie oder sectorenförmige Defecte oder ein sogenanntes minimales Gesichtsfeld. Die Farben können vorhanden, aber entsprechend eingeengt sein, es kann ein centrales Scotom für Farben bei nur wenig oder gar nicht veränderten peripheren Grenzen bestehen, die Farben können aber auch ganz oder theilweise fehlen; zuerst schwindet grün, dann roth, dann blau. Entweder verkleinert sich das Gesichtsfeld bis zu einem gewissen Grade und bleibt auf dieser Stufe stehen, oder die Farben schwinden allmählig, um nicht wieder zurückzukehren, wenn sich Atrophie ausbildet, oder sie treten in umgekehrter Reihenfolge zuerst an der Peripherie bei centralem Scotom — blau, roth, grün, dann auch im Centrum wieder auf, während das Scotom sich zurückbildet und das Gesichtsfeld sich erweitert. Schliesslich können wir ein vollständig normales Gesichts- und Farbenfeld beobachten; dabei kann aber Sehschärfe und Papille schon lange zur Norm zurückgekehrt sein, ehe die Aussen- und Farbengrenzen auf die Höhe ihrer Erweiterungsfähigkeit resp. zur Norm gekommen sind. Selbst bei Monate langer Dauer der Amblyopie und Farbenstörung ist noch eine relative oder vollständige Heilung möglich, sogar bei totaler Amaurose ist eine gewisse Aufbesserung der Functionen durchaus noch nicht ausgeschlossen. Jedenfalls bietet uns neben der Prüfung der centralen Sehschärfe die Untersuchung der Farbengrenzen in dem Gesichtsfeld erst die sicherste Handhabe zur richtigen Beurtheilung des momentanen Standes der Neuritis: wir weisen bei dieser Untersuchung nämlich oft noch rückbildungsfähige Störungen der Function nach, während der Sehnerv im Augenspiegelbilde schon ganz normal erscheint.

Die Neuritis optica zeigt nicht bei allen oben genannten Grundleiden denselben Verlauf: zur besseren Orientirung über denselben und die Behandlung mögen noch die folgenden specielleren Angaben dienen.

Bei **Meningitis** kann die Neuritis ein- und beiderseitig auftreten: bei den acuten Fällen von tuberculöser Meningitis bilden sich die entzündlichen Veränderungen an der Papille (Röthe und Trübung der Substanz. mässige Prominenz, Verschwommenheit der Grenzen. venöse Hyperämie) häufig bereits in wenigen Tagen aus. Die Art der Sehstörungen lässt sich bei der hochgradigen Alteration des Allgemeinbefindens. vor Allem bei dem benommenen Sensorium. gewöhnlich nicht feststellen: zudem tritt der Exitus lethalis sehr bald ein. Bisweilen geht demselben noch die Eruption von Tuberkeln in der Choroeidea voraus.

Ob auch bei acuter Meningitis aus anderer Veranlassung die einfache Neuro-Retinitis zur Beobachtung kommt. bedarf noch weiterer Controle. *Schirmer* constatirte sie gelegentlich bei Meningitis cerebrospinalis epidemica und *Grohe* fand bei der Section ein Fortkriechen der Entzündung von den Meningen auf die Sehnerven. *Manz* sah bei acuter Meningitis fast ausnahmslos Hydrops der Sehnervenscheiden, während an den Papillen ausser venöser Hyperämie und leichter Trübung der Grenzen keine nennenswerthen Veränderungen nachweisbar waren. Kurz erwähnt sei noch das Auftreten von Neuro-Retinitis unter meningitischen Symptomen bei Sonnenstich *(Hotz.)*.

Bei der chronischen Meningitis der Kinder und Erwachsenen kann man öfter Neuritis optica mit hochgradigen Sehstörungen. bis zu vollständiger Erblindung sich steigernd. constatiren. Die Patienten können sich von ihrem Cerebralleiden erholen. die Sehstörungen aber können dauernd bestehen bleiben resp. sich noch verschlechtern. während sich zugleich allmählig Sehnervenatrophie entwickelt. In anderen Fällen findet man aber noch Besserungen der Function unter innerlichem Gebrauch von Jodkali und energischen Ableitungen durch Sinapismen in den Nacken. trockene Schröpfkröpfe. oder Haarseil resp. durch eine Inunctionscur und durch Strychnineinspritzungen. Bei Kindern unterstützen die Cur noch Salzbäder.

Was das Sehnervenleiden bei angeborenen **Schädeldifformitäten** anlangt. so sei erwähnt. dass mannigfache Missbildungen in Betracht kommen. Der Schädel kann zu gross oder zu klein sein; er kann disproportionale Entwickelung seiner verschiedenen Durchmesser zeigen. Vor Allem sind es die verschiedenen Formen des Spitzkopfs. welche sich mit Neuritis complicirt zeigen. der Scaphocephalus, der Thurmschädel *(Michel, v. Gräfe, Hirschberg, Manz)*; bei dem letzteren weist der Schädel eine auffallende Höhe im Verhältniss zu dem sagittalen Durchmesser auf. Ich sah diese Sehnervenaffection bei einer dem Dolichocephalus ähnlichen Verbildung. Der Sehnerv ist immer beiderseits betroffen und gewöhnlich schon frühzeitig atrophisch verfärbt; der Discus ist nicht verkleinert. sondern meist unregelmässig verbreitert *(Manz)*. Seine Farbe ist bläulich-grau oder hellgrau, die Gefässe sind verdünnt, besonders die Arterien. Die Patienten sehen nach der Geburt noch etwas, ihr Sehvermögen kann herabgesetzt bleiben oder sich ganz verlieren; sie können aber auch schon blind geboren werden. Sie leiden oft an Krämpfen *(Hirschberg)* oder sind idiotisch.

Hinsichtlich der Pathogenese dieser Neuritis sei bemerkt, dass *Michel* bei der Section eines Falles Hyperostose des Schädels mit beträchtlicher Verengerung der Foramina optica fand, deren Folge Stauung der Inter-vaginalflüssigkeit mit Compression und Neuritis der Sehnerven sein sollte. *Ponfick* bestätigte in einem anderen Fall diese Anomalie der Foramina optica, die von einem verdickten und starren Knochenrande umgeben waren. *Manz* schreibt einer Meningitis resp. der Stenose des knöchernen Canalis opticus ebenfalls eine gewisse Bedeutung für die Entstehung der Neuritis zu; die Stenose soll die Atrophie begünstigen. Die Neuritis schob er in seinem zur Antopsie gekommenen Fall auf die Residuen einer Osti-tis mit Pachy- und Leptomeningitis. Die einzelnen Knochenvorsprünge an der Schädelbasis waren in diesem Fall enorm entwickelt, mit der theilweise verdickten Dura bedeckt und glatt. Sämmtliche Gefäss- und Nervenlöcher waren erweitert und hatten eigenthümlich zugeschärfte Rän-der: nur die Foramina optica mussten nach Maassgabe einer Einschnü-rung an den Nerven hochgradig verengt gewesen sein. Der rechte Opticus war total, der linke partiell atrophisch, und diesem Befunde entsprach bei Lebzeiten eine Herabsetzung des Visus auf $\frac{1}{2}$ und ein grosser sec-torenförmiger Gesichtsfelddefect.

Von den **Orbitalaffectionen** führen sowohl die acuten periostitischen und die phlegmonösen Processe des Zellgewebes als die chronische Perio-stitis in der Spitze der Orbitalpyramide zu Neuritis. Bei der chronischen Periostitis in der Umgebung des Foramen opticum können neben Seh-störungen noch Augenmuskellähmungen bestehen. Das Sehvermögen kann schon früh und schnell (in wenigen Stunden oder Tagen) verloren gehen, während sich an der Papille zunächst nur unbedeutende Veränderungen (leichte Trübung und Verschleierung der Grenzen bei venöser Hyperämie) und erst allmählig die Zeichen einer fortschreitenden neuritischen Atrophie entwickeln. Die Neuritis kann indessen auch rückgängig werden und das Sehvermögen sich bessern. — Bei der chronischen Periostitis in der Um-gebung des Foramen opticum können wir ebenfalls eine Entzündung des Sehnerven mit hochgradiger Amblyopie beobachten; dieselbe bildet sich in der Regel bei geeigneter Behandlung des Grundleidens wieder zurück, an der Papille hinterbleibt indessen oft eine helle Verfärbung.

Die Neuritis nach **Erysipel** geht entweder in Heilung oder häu-figer in Atrophie über; die letztere kann total und partiell sein, das Seh-vermögen dem entsprechend vollständig verloren gehen oder mehr minder stark herabgesetzt sein. Selbst nach totaler Erblindung ist noch vollstän-dige Heilung mit gutem Sehvermögen möglich; die Papille kann dabei ihr normales Aussehen wieder bekommen oder in Folge abnormer Binde-gewebswucherung so blass wie bei Atrophie erscheinen. Therapeutisch empfehlen sich neben Jodkali Inunctionen oder Schwitzcuren mit Pilocarpin.

Nach **Scharlach, Masern, Typhus, Pneumonie** können ein- oder beiderseitige acute Erblindungen resp. hochgradige Amblyopieen in Folge

Neuritis optica vorkommen; sie können sich zurückbilden oder in dauernde Amaurose in Folge Opticusatrophie übergehen. Eine Meningitis ist als Bindeglied sehr wahrscheinlich; bei Typhus können Darmblutungen der Neuritis voraufgehen. Zu versuchen sind Strychnin, der galvanische Strom, roborirende Diät, Ferrum; bei ausgeprägter Atrophie sind natürlich alle therapeutischen Versuche vergebens.

Auf **rheumatischer Basis** beobachten wir bisweilen nach starken Durchnässungen des Körpers resp. nach Erkältungen der Füsse eine acute, doppelseitige Amblyopie resp. Erblindung, die entweder in Heilung übergehen oder bestehen bleiben kann und als Ursache eine allmählig sich entwickelnde neuritische Atrophia optici erkennen lässt. Auch einseitige Neuritis kommt in Folge von Erkältung zur Beobachtung. Die Therapie besteht in einer Schwitzcur; bei starker Abkühlung der Füsse verordne man reizende heisse Fussbäder. Local kann man eine künstliche Blutentziehung und Strychnin, innerlich Jodkali oder Natr. salicyl. verordnen. Wenn die Schwitzcur nicht schnell wirkt, versuche man Inunctionen oder Calomel innerlich bis zur Salivation.

Bei **Blutverlusten** jeglicher Art treten meist schon nach 2—3 Tagen, seltener erst nach längerer Zeit heftige Sehstörungen bis zur vollständigen Erblindung ein; sie können nur einseitig bestehen, sind aber gewöhnlich doppelseitig und bilden sich in der Regel nicht mehr zurück. Bei Amaurose sind die Pupillen weit und starr. — Wenn nur Amblyopie auftritt, so ist Besserung der Sehkraft, selbst völlige Wiederherstellung möglich trotz Blässe der Papille *(Leber):* die Amblyopie kann aber auch in Amaurose übergehen. — Die Therapie besteht in kräftiger, roborirender Diät und in Strychnineinspritzungen sowie in Schonung der Augen.

Die descendirende **syphilitische Neuritis optica** entwickelt sich sowohl bei Gumma des Chiasma und der Meningen als ganz selbstständig und zwar auf beiden Augen zugleich, oder es erkranken beide Augen nach einander unter hochgradigen Sehstörungen, die sich schnell bis zur vollständigen Erblindung steigern. Bisweilen wird trotz einer energischen Inunctionscur das eine Auge befallen, nachdem das andere sich gebessert hat oder ganz hergestellt ist. Die Papille sieht sehr geröthet aus, sie ist verwaschen und verbreitert und prominirt häufig etwas. Die Arterien sind verengt, die Venen weit; bisweilen sieht man an den letzteren Blutungen. Die Gefässe zeigen oft verdickte Wandungen in Form weisser Streifen. Der Opticus blasst allmählig ab, auch ohne dass Atrophie eintritt, und behält oft eine schmutzige, hellgraue Farbe; bei Uebergang in Atrophie sieht er weisslichgrau aus. Der Glaskörper ist frei von Trübungen, während sich bei der syphilitischen Retinitis bekanntlich dichte Trübungen ausbilden. Symptome von Hirnsyphilis können zuweilen vorhanden sein. — Bei einer von *Horner* angestellten Section eines einschlägigen Falles von genuiner syphilitischer Neuritis fanden sich beide Optici vom Foramen opticum bis in das Chiasma und die Tractus stark entzündlich verdickt. — Nur eine energische Inunctionscur mit 4—6 *gr* grauer Salbe pro Dosis, die selbst lange nach Verschwinden der Symptome fortgesetzt werden muss, kann vor Recidiven, vor denen man sonst nie sicher ist, resp. vor unheilbarer Erblindung schützen. Später lässt man längere Zeit hindurch Jodkali gebrauchen.

Ueber den Zusammenhang zwischen **Menstruationsstörungen** und Neuritis ist man noch absolut unaufgeklärt, wenngleich das Factum des Vorkommens sichergestellt ist. Eine einfache vicariirende Congestion nach dem Sehnerv allein kann nicht die Erklärung der acuten Erblindungen abgeben; es muss sich um einen rückbildungsfähigen Entzündungsprocess handeln oder vielleicht bisweilen um Blutungen in den Nerv. — Bei den chronischen Fällen hat die Neuritis und Menstruationsstörung eventuell, wie *Leber* vermuthet, eine entfernte gemeinschaftliche Ursache; die gegenseitige Beziehung beider Zustände ist jedenfalls ebenso unbekannt wie bei der Iritis und Choreoiditis. In den acuten Fällen, bei denen die Sehstörungen entweder auf einem oder auf beiden Augen ganz rapid bis zur Amaurose mit und ohne Lichtschein sich steigern können, sieht man zunächst nur eine einfache leichte Trübung und Hyperämie der Papille; später kann es zu ausgesprochener Neuritis kommen, wenn der Process nicht schnell rückgängig wird. Die Papillitis kann aber auch ausbleiben. Tritt Heilung ein, so bildet sich die Sehnervenaffection ohne Atrophie zurück. — Auch in den chronischen Fällen 'kann bei der Neuritis Prominenz der Papille bestehen. — Die Prognose der acuten Fälle ist günstig, wenn die Suppressio mensium beseitigt werden kann durch warme Sitz- und reizende Fussbäder, durch Senfteige auf die Beine oder Blutegel an die Genitalien etc. Local kann man Blutentziehungen an der Schläfe, wenn der Kräftezustand es erlaubt, vornehmen, ferner wiederholte trockene Schröpfkröpfe oder Senfteige in den Nacken setzen lassen und Strychnineinspritzungen an der Schläfe verordnen. Bei Congestionen nach dem Kopf lässt man Eisumschläge machen oder legt ein Haarseil.

Die auf **congenitaler Anlage** oder auf **Heredität** beruhende Neuritis befällt meist nur männliche, sehr selten weibliche Personen; die Frauen bleiben in der Regel nicht nur an sich verschont, sondern auch, wenn sie selbst krank sind, ihre weiblichen Nachkommen. Directe Vererbung liegt selten vor, aber oft neuropathische Prädisposition. Die Patienten leiden ausser den Sehstörungen noch oft an Kopfschmerz, Migräne, Epilepsie. In einer Familie *Mooren's* bestand Consanguinität der Urgrosseltern. Das Leiden stellt sich zwischen dem 8. bis 23. Lebensjahr, selten später, in der Regel aber erst um die Pubertätszeit ein. Immer erkranken beide Augen an einem plötzlich auftretenden Nebel, welcher in kurzer Zeit an Intensität zunimmt, aber fast nie mit Amaurose endigt. Im Gesichtsfeld finden wir meist ein centrales absolutes Farbenscotom entsprechend der starken Herabsetzung der centralen Sehschärfe, während die Aussen- und Farbengrenzen an der Peripherie frei oder nur wenig concentrisch eingeengt sind. Die Papille ist anfangs hyperämisch und leicht getrübt; sie blasst allmählig vollständig ab, wird schliesslich ganz hellgrau, in der temporalen Hälfte blasser als in der nasalen. — Selbst wenn das Sehvermögen sich bessert, bleibt die Entfärbung des Sehnerven nicht aus; dieselbe beruht also voraussichtlich auf abnormer Bindegewebsentwickelung. Das centrale Sehen stellt sich selten wieder her, doch behalten die Patienten meist so viel Sehvermögen, dass sie sich genügend orientiren können. Nur in wenigen Ausnahmefällen werden sie wieder ganz arbeitsfähig; in anderen, ebenso seltenen Fällen tritt zunehmende Einengung des Gesichtsfeldes und absolute Amaurose ein. — Die Therapie ist ziemlich machtlos, eigentliche Directiven lassen sich für dieselbe nicht entwerfen.

Selbst Strychnin lässt bisweilen im Stich. Dasselbe gilt von der von *v. Gräfe* empfohlenen Schwitzcur. *Leber* sah im Anfang bisweilen von einer Inunctionscur einigen Nutzen. *Mooren* verordnete in der ersten Zeit mit Erfolg ein Setaceum, später Argent. nitr. innerlich.

c) Die retrobulbäre Neuritis.

v. Gräfe hat mit diesem Namen diejenigen Krankheitsprocesse bezeichnet, bei welchen trotz hochgradiger Sehstörungen das Augenspiegelbild sowohl in der Retina als vor Allem an der Papille normal ist und bleibt oder an dem Sehnervenkopf nur geringe Veränderungen (Hyperämie, leichte Verschwommenheit der Grenzen) zeigt, die sich wieder spurlos zurückbilden, oder in denen bei anfangs negativem Spiegelbefunde allmählig eine Abblassung der temporalen Papillenhälfte eintritt. Die Papille prominirt nicht, die Arterien behalten normales Caliber, die Venen pflegen, wenn überhaupt, bedeutend weniger ausgedehnt zu sein als bei der Papillitis oder descendirenden Neuritis.

Je nachdem die Sehstörungen acut einsetzen und sofort ihren Höhenpunkt erreichen (Neuritis fulminans) oder sich allmählig in Wochen und Monaten steigern, unterscheiden wir eine acute und eine chronische Form.

Bei der **acuten** Erkrankung tritt in wenigen Stunden oder Tagen entweder vollständige Erblindung ein, oder es bleibt noch Lichtschein bestehen, in anderen Fällen ist es den Kranken noch möglich nach den Seiten zu Gegenstände zu sehen, aber geradeaus erkennen sie nichts. — Im Gesichtsfeld finden wir dann nur die Aussengrenzen erhalten, aber weder peripher noch central Farben (selbst auf grossen Bogen nicht); oder es sind die Aussen- und Farbengrenzen zwar erhalten resp. nur wenig alterirt, aber im Centrum besteht ein grosses, unregelmässiges, absolutes Scotom für weiss und alle Farben.

Sogar wenn Tage lang absolute Amaurose bestanden hat, ist eine Besserung, selbst Heilung noch beobachtet. Zuerst bessert sich das periphere Sehen, während im Centrum des Gesichtsfeldes die Seh- (Farben-) störungen noch sehr intensiv bleiben: schliesslich können auch central die Farben wieder auftreten, zuerst blau, dann roth, dann grün, wenngleich sie anfangs noch etwas dunkler erscheinen. In der Perimeteruntersuchung mit Farben haben wir den sichersten Anhaltspunkt für die Beurtheilung, in wie weit der Process stationär bleibt, rückgängig wird oder sich verschlechtert.

Gewöhnlich wird nur ein Auge befallen, doch kommen auch beiderseitige plötzliche hochgradige Amblyopieen resp. Erblindungen vor, bei denen der Augenspiegelbefund negativ ist und bleiben kann. Bisweilen deuten begleitende Symptome (tiefer Schmerz in der Augenhöhle oder bei Bewegungen des Auges resp. beim Eindrucke des Bulbus in die Orbita) auf einen leichten periostitischen Process in der Umgebung des Foramen opticum resp. auf ein Uebergreifen der Entzündung auf die Scheiden, auf eine Perineuritis (*Hock*), hin.

Es erkranken sowohl Kinder als Erwachsene: bei Kindern findet man oft gar keine Ursache für ihr Leiden, bisweilen klagen sie über etwas Kopfschmerz in der Stirne, ohne dass Fieber besteht oder Zeichen einer Cerebralaffection nachweisbar sind. Die starre und weite Pupille deutet auf eine Störung der Lichtleitung im Sehnerven. Die Amaurose bleibt entweder bestehen oder sie bildet sich schnell zurück; so hat *Hirschberg* einen Fall bei einem 7-jährigen Knaben beschrieben, bei dem zuerst der Lichtschein nach 8 Tagen, dann das Sehvermögen langsam wiederkehrte.

Was die **Aetiologie** anlangt, so entsteht die acute retrobulbäre Neuritis vor Allem nach Erkältungen, besonders nach starken Durchnässungen, ferner durch Zug, ausserdem nach acut fieberhaften Krankheiten (Typhus, Scharlach, Masern, Angina, Mumps), nach plötzlicher vollständiger Suppressio mensium (z. B. durch Erkältung der Füsse, beim Baden) oder bei sehr spärlicher Menstruation, schliesslich auf luetischer Basis.

Die **Prognose** ist zwar ernst, doch ist Besserung resp. Heilung noch möglich.

Die **Therapie** richtet sich nach dem ätiologischen Moment; es kommen dem entsprechend Schwitzcuren, Inunctionscuren, Jodkali innerlich, Salicyls. resp. salicyls. Natron in grösseren Dosen, Emmenagoga, Strychnineinspritzungen und bei kräftigen, vollblütigen Personen Blutentziehungen an der Schläfe in Betracht. Von Derivantien wären noch trockene Schröpfköpfe in den Nacken und Fussbäder zu nennen, ferner Abführmittel.

Die **chronische retrobulbäre Neuritis** mit Ausgang in partielle Atrophie der temporalen Papillenhälfte (Maculafasern) ist eine der häufigsten Erkrankungen des N. opticus. Der Augenspiegelbefund ist im Anfang meist negativ, nur selten bestehen geringe entzündliche Veränderungen an der Papille. Im weiteren Verlauf blasst aber fast immer die temporale Sehnervenhälfte ab, während die nasale dauernd ein normales Exterieur behält oder etwas hyperämisch erscheint.

Die Kranken klagen meist über einen Nebel vor den Augen, welcher anfangs nur sehr dünn ist, so dass sie noch ihre Arbeit verrichten können und nur beim Lesen und Schreiben gestört werden. Später nimmt das Sehvermögen mehr ab, so dass sie auch ihre Arbeit aufgeben müssen. Am charakteristischesten ist die Affection des Gesichtsfeldes. Wir finden anfangs entweder noch normale Aussen- und Farbengrenzen bei einer centralen Sehschärfe von $\frac{1}{4}$ oder $\frac{1}{6}$ oder $\frac{1}{10}$, oder es besteht dabei bereits ein centrales Scotom von verschiedener Grösse und meist liegend ovaler Form. Dasselbe ist entweder absolut, d. h. weiss und alle Farben erscheinen in seinem Bereich grau oder schwarz, oder es ist relativ, d. h. die Farben erscheinen darin nur dunkler, behalten aber ihren Farbenton bei. *Samelsohn* hat als seltene Form hemiopische Scotome beschrieben und auf die auffallende, schon von *Schön* erwähnte Erscheinung aufmerksam gemacht, dass in dem Scotom bisweilen „weiss" „bläulich" empfunden wird. Gewöhnlich fallen diese Scotome, wie *Förster* zuerst gezeigt hat, den Kranken nicht auf; sie sind nicht positiv, sondern negativ, weil sie ihnen erst mit farbigen Quadraten zum Bewusstsein gebracht werden können. Am regelmässigsten ist dies mit rothen oder grünen Quadraten von 2—5 *mm* Seite möglich; die rothen erscheinen bräunlich oder gelblich, die grünen grau oder weisslich, jedenfalls in ihrer Farbe verändert. Nach den Untersuchungen von *Samelsohn* ist der Lichtsinn entgegen der Angabe von *Förster* immer alterirt; die Herabsetzung desselben steht nicht in directem Verhältniss zur Verringerung der Sehschärfe, sondern zu dem Verhalten des Scotoms. Merkwürdig ist dabei, dass die Kranken in der Regel bei gedämpfter Beleuchtung besser sehen wollen als bei grellem Licht, bei dem sie angeblich durch einen hellen Nebel geblendet werden.

Die **Prognose** der chronischen retrobulbären Neuritis ist zwar ernst, aber keineswegs absolut schlecht zu stellen; zur vollkommenen Amaurose kommt es nur selten. Entweder bessern sich die Beschwerden, und es tritt vollständige Heilung (selten) ein, oder die Amblyopie bleibt auf einer gewissen Höhe unverändert stehen. Das centrale Scotom verkleinert sich entweder von der Peripherie aus und schwindet ganz, oder es bleibt unverändert; das absolute verändert sich entweder gar nicht, oder es wird kleiner, oder es wird relativ und geht dann fort. Mitunter hellt sich zunächst das Centrum des Scotoms auf, und es hinterbleibt ein ringförmiges Scotom.

Die **Aetiologie** ist mannigfach; vor Allem wird das Leiden durch Erkältungseinflüsse, Menstruationsstörungen, Diabetes, und durch gewisse toxische Substanzen (Alcohol, Tabak) veranlasst. Die Intoxicationsamblyopieen sollen am Schluss etwas genauer besprochen werden.

Die **pathologische Anatomie** und Pathogenese des Processes war vollkommen unaufgeklärt; vor Allem war es fraglich, ob es sich wirklich, wie *v. Gräfe* angenommen hatte, um einen Entzündungsprocess handele, bis zuerst *Samelsohn, Bunge, Uhthoff* und ich in einschlägigen Fällen nachwiesen, dass es sich um eine Neuritis handle, die entweder vom Canalis opticus abwärts bis zum Bulbus verläuft oder in der Nähe des Augapfels selbst einsetzt (*Uhthoff*) und aufwärts fortschreitet. Das interstitielle Bindegewebe wuchert, ist sehr kern- und gefässreich, später schrumpft es und behindert entweder durch Druck die Function der Nervenfasern oder führt zu Atrophie derselben; dabei kommen zwischen den atrophischen meist noch normale Fasern vor. Alterirt werden vor Allem die Maculafasern; die Kenntniss ihres Verlaufes durch den Nervenstamm, das Chiasma und den Tractus verdanken wir lediglich diesen Krankheitsfällen (*Samelsohn, Vossius, Bunge, Uhthoff*). *Förster* vermuthete diese Fasern in der Achse des Nerven und liess daher von *Wilbrand* das Krankheitsbild unter dem Namen Neuritis axialis beschreiben. Andere Autoren, so *Krenchel* und *Berry* gaben der Affection wegen der starken Herabsetzung des centralen Sehens den Namen „centrale Amblyopie." *Leber* trennte die Intoxicationsamblyopieen von der retrobulbären Neuritis ab und *Samelsohn* wies nach, dass diese Trennung unbegründet ist, da alle die verschiedenen Ursachen dieselbe anatomische Veränderung als Endresultat erzeugen. Alle üben einen Reiz auf das interstitielle Gewebe des Nerven aus; die Erkrankung des Parenchyms erfolgt erst secundär. Den Einfluss der Erkältung deutete er an der Hand der Beobachtung *Lassar's*, dass plötzliche Abkühlung constant interstitielle Veränderungen fast aller inneren Organe, auch der Nervenscheiden, veranlasse, und nach der Hypothese *Rosenthal's*, dass das an der Körperperipherie abgekühlte und in die inneren Organe getriebene Blut als Entzündungsreiz wirke. Alcohol erzeugt im Uebermaass genossen, wie schon lange bekannt, interstitielle Processe in allen möglichen Organen. *Erismann* hatte beim Sehnerv schon früher interstitielle Veränderungen nachgewiesen. Dass gerade im Canalis opticus der Process so oft einsetzt, können wir, wie ich *Samelsohn* beipflichten muss, vor Allem dadurch erklären, dass der Nerv hier seinen anatomischen Charakter vollständig ändert; hier entwickelt sich erst das reichliche Septennetz mit Capillaren, hier wird er drehrund und von einer neuen Scheide umgeben.

Die Behandlung des Leidens richtet sich vor Allem nach dem ätiologischen Moment; *Samelsohn* empfiehlt unbekümmert um das letztere den innerlichen Gebrauch von Jodkali in steigender Dosis von 2 auf 5 *gr* pro die und zwar Monate hindurch. Die Augen muss man vor Anstrengung und vor Blendung durch Licht schützen. Zur Unterstützung der Cur dienen künstliche Blutentziehungen an der Schläfe bei kräftigen Personen und Strychnineinspritzungen.

Bei den **Intoxicationsamblyopieen** nehmen die **Alcohol-** und **Tabaksamblyopieen** unstreitig den ersten Platz ein; gewöhnlich wirken beide Noxen gemeinschaftlich; selten sind reine Tabaksamblyopieen. Die letzteren werden öfter in England als in Deutschland beobachtet. Nach einer kürzlich von *Uhthoff* veröffentlichten Statistik über 204 Fälle von retrobulbärer Neuritis lag 138 mal eine Intoxicationsamblyopie und nur 66 mal ein anderes ätiologisches Moment zu Grunde. Bei den Intoxicationsamblyopieen bestand 64 mal Abusus spirituosorum, 45 mal Abusus spirituosorum et nicotianae, 23 mal Tabaksmissbrauch; nur 6 mal hatte ein anderes schädliches Moment vorgelegen, darunter 3 mal Diabetes. Nach den eigens daraufhin gerichteten Recherchen von *Moëli* scheint es im Allgemeinen, dass nicht gerade bestimmte Schnapssorten besonders schädlich auf den Organismus einwirken. Die verschiedenen Sorten ergaben, was die Säuferepilepsie anlangt, annähernd die gleichen Procentverhältnisse; für die Amblyopie kann man daher wohl dieselbe Annahme machen. Von anderen schädlichen Momenten sei noch die **Bleivergiftung** genannt, deren klinisches und pathologisch-anatomisches Bild hinsichtlich des Sehnervenleidens ganz mit dem bei Alcoholismus übereinstimmt, ferner die **Schwefelkohlenstoffvergiftung**, welche bei Arbeitern in Gummiwarenfabriken und bei Kautschukarbeitern besonders oft beobachtet wird. Genannt, aber nicht genügend sichergestellt sind als Ursache einer Amblyopie **Bromkali** (*Rübel*), **Salicylsäure** resp. salicylsaures Natron (*Riess*, *Knapp, Bergmeister*) **Carbolsäure** (*Nieden*), **Jodoform** (*Hirschberg*), **Morphium** und **Chloral**, **Quecksilber**, **Argentum nitricum** (*Bresgen*), **Osmiumsäuredämpfe** (*Noyes*) und der **Schlangenbiss.**

Imbert-Gourbeyre erwähnt in seiner Monographie unter den Folgen der **Arsenik**vergiftung neben der Conjunctivitis noch Amblyopie und Amaurose, für die er Beobachtungen von *Myrrhen, Heuermann, Fleming* und *Ebers* anführt. *Briett* und *Hunt* sollen eine incomplete Arsenikamaurose beschrieben haben. Ueber den Augenhintergrundbefund enthält das Referat in Schmidt's Jahrbüchern keine näheren Angaben.

Bei den Patienten mit Alkohol- und Tabaksamblyopie handelt es sich vorwiegend um Männer zwischen dem 30. und 60. Lebensjahr; sehr viel seltener kommt sie bei jüngeren Personen zur Beobachtung.

Die charakteristische Veränderung ist ein Abblassen der temporalen Hälfte der Papille, die, wie ich *Uhthoff* aus eigener Erfahrung durchaus beipflichten muss, in schweren Fällen selten vermisst wird. Die temporale Papillenhälfte kann bei Alcoholisten atrophisch verfärbt sein, noch ehe erhebliche Sehstörungen bestehen und beruht, wie die mikroskopische Untersuchung von *Uhthoff* gezeigt hat. ebenfalls bereits auf einem interstitiellen neuritischen Process. Die Affection ist immer doppelseitig.

Die Sehschärfe sinkt selten unter $^1/_{10}$. oft ist sie auf beiden Augen verschieden stark herabgesetzt. Die Sehstörung beginnt mit einem Nebel, der allmählig an Dichte zunimmt. Sehr selten findet eine ganz acute Abnahme der Sehkraft statt.

Die werthvollsten Aufschlüsse über das Leiden ergiebt die Untersuchung des Gesichtsfeldes. Fast in allen Fällen kann man ein centrales Scotom nachweisen (cfr. Fig. 85), welches in der Regel negativ ist; roth und grün oder nur eine dieser Farben erscheint darin dunkler. (Gewöhnlich

Fig. 85.4

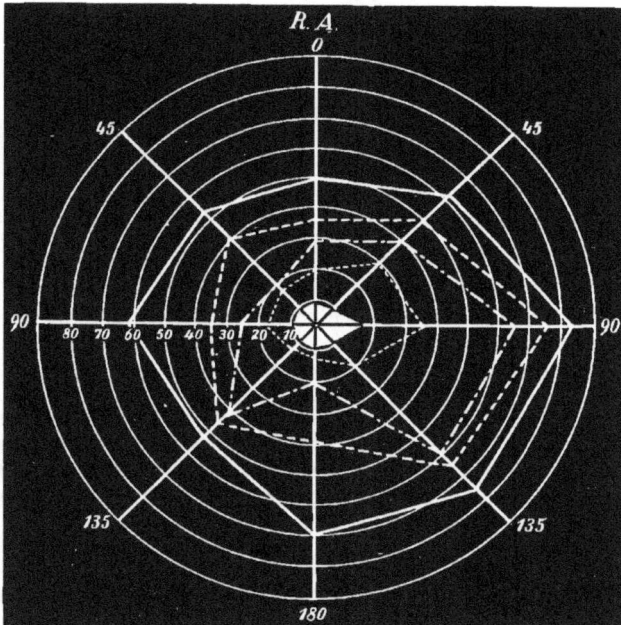

Gesichtsfeld des rechten Auges bei Intoxicationsamblyopie (Alkohol).
Das centrale Scotom ist weiss gezeichnet.
—— Weissgrenze, — — — Blaugrenze, —·—·— Rothgrenze,   Grüngrenze.

ist dasselbe nur relativ, die Farbe behält ihren Ton bei: in seltenen Fällen ist es absolut. Um das absolute Scotom befindet sich in der Regel noch eine mehr oder minder breite Zone, in welcher alle Farben undeutlich erscheinen. Die Form der Scotome ist rundlich oder oval; seine Grenzen laufen gewöhnlich den Aussengrenzen des Gesichtsfeldes parallel. Dass bei der Alcoholamblyopie das Scotom pericentrisch ist. d. h. dass der Fixirpunkt darin ganz oder fast ganz central liegt. und bei Tabaksamblyopie paracentrisch, d. h. dass das Scotom von dem Fixirpunkt nach aussen bis in die Gegend des blinden Fleckes sich erstreckt, wie *Hirschberg* angegeben hat. ist durch die Untersuchungen anderer

Forscher und meine eigenen Beobachtungen nicht bestätigt. Wir finden bei der Alcoholamblyopie sowohl para- wie pericentrale Scotome. — Die Aussen- und Farbengrenzen des Gesichtsfeldes sind gewöhnlich normal, selten erscheinen die Farbengrenzen concentrisch etwas eingeengt; nur bei grossem absoluten Scotom kommt es bisweilen vor, dass bei der Intoxicationsamblyopie roth und grün oder nur eine Farbe (grün) fehlt, resp. die Blaugrenze weit von der Aussengrenze abgerückt ist. In der Regel stellt sich die Farbenempfindung wieder her, wenn sich das Sehvermögen bessert. Sehr selten ist der Ausgang in progressive Atrophie.

Bei der Alcoholamblyopie bestehen oft noch andere Störungen, multiple periphere Neuritis, Augenmuskellähmungen (Abducens), Nystagmus, Ungleichheit und Starre der Pupillen.

Die centrale Sehschärfe hebt sich meist und kehrt, wenn kein Scotom besteht, bei geeigneter Behandlung häufig zur Norm zurück; Recidive sind jedoch nicht selten, sobald sich die Kranken den früheren Schädlichkeiten wieder aussetzen. In der Regel bringt jedes Recidiv eine bedeutende Verschlechterung mit sich. Wenn bereits Abblassung der temporalen Papillenhälfte besteht, pflegt vollständige Heilung der Sehstörungen nicht mehr einzutreten; Besserung ist möglich. Mit derselben hellt sich das Scotom von der Peripherie her auf.

Als anatomisches Substrat ist gerade bei der Intoxicationsamblyopie durch Alcoholmissbrauch die interstitielle Neuritis mit Schrumpfung des Bindegewebes und secundärer Atrophie der Maculafasern gefunden. Denselben Befund hat *Nettleship* bei der diabetischen Amblyopie (wenigstens am bulbären Ende des Opticus) und *Stood* bei der chronischen Bleiintoxication gemacht.

Von der gewöhnlichen retrobulbären Neuritis unterscheidet sich die Alcoholamblyopie in einzelnen Punkten: sie entwickelt sich im Allgemeinen langsamer, das Scotom ist kleiner und selten absolut, das Gesichtsfeld normal begrenzt, der Process selbst immer beiderseitig.

Die **Behandlung** besteht in Abstinenz und wird am besten in einer Anstalt geleitet; dabei ist Schonung der Augen und kräftige Ernährung erforderlich. Local wendet man Strychnineinspritzungen an der Schläfe an. *Horner* empfahl sehr eine Karlsbader Cur, andere Autoren sind für Schwitzcuren. Innerlich kann man auch Jodkali gebrauchen lassen.

Schliesslich ist noch **Chinin**, im Uebermaass genommen, als eine Drogue zu bezeichnen, welche oft zu hochgradigen Sehstörungen, selbst zu Amaurose führt; die letztere tritt indessen unter einem ganz abweichenden Bilde auf. Gewöhnlich bestehen daneben Störungen des Allgemeinbefindens (Schwerhörigkeit oder Taubheit, Benommenheit). Die Abnahme der Sehkraft tritt schnell ein, ebenso Blässe der Papille mit engen Gefässen, die oft dauernd bestehen bleibt. Das Gesichtsfeld ist gewöhnlich stark concentrisch eingeengt, sehr selten findet sich ein centrales Scotom *(Jodko)*. Bisweilen schwindet die Amblyopie, ohne im Gesichtsfeld oder in dem Augenspiegelbilde erhebliche Veränderungen zu hinterlassen. Auf Grund positiver Ergebnisse von Experimenten, welche *Brunner* unter Leitung von *Horner* angestellt hatte, nahm letzterer an, dass die Sehstörungen durch Ischämia retinae in Folge einer Endovasculitis hervorgerufen werden. Sehr selten bleiben dieselben Wochen oder Monate bestehen; meist gehen sie rasch vorüber.

6. Die Atrophia optici.

Dem Augenspiegelbefunde nach unterscheiden wir 3 Formen der Sehnervenatrophie.

a) **Die retinitische Atrophie.** Dieselbe tritt vor Allem nach chronischen choreo-retinitischen Processen ein, in erster Linie bei der typischen Pigmentdegeneration (Retinitis pigmentosa der Autoren) und in Folge der Choreo-Retinitis syphilitica. Sehr selten führen die reinen Entzündungen der Retina bei Nephritis, Diabetes u. s. w., ohne dass der Sehnerv dabei vorher betheiligt ist, zu Atrophia optici.

Die Papille nimmt eine schmutzig grau- resp. ockergelbe, wachsartige oder eine graugelbröthliche Farbe an; ihre Grenzen sind verschleiert, die Lamina cribrosa ist nicht sichtbar. Die Gefässe sind hochgradig verdünnt, fadenförmig, so dass der Unterschied zwischen Arterien und Venen vollständig verwischt ist; oft sind sie von weissen Streifen eingefasst. In späteren Stadien des Processes sind sie an Zahl verringert, häufig schon in der Umgebung der Papille, regelmässig aber an der Netzhautperipherie unsichtbar.

Mit dem Eintritt der Atrophie verschlechtert sich die Sehschärfe ganz erheblich; es treten Störungen der Farbenempfindung ein, grün, roth und blau gehen schliesslich selbst auf grossen Bogen verloren. Von dem Gesichtsfeld bleibt bisweilen nur ein wenige Grade umfassender, concentrisch um den Fixirpunkt belegener oder an denselben sich excentrisch anschliessender, kleiner Fleck übrig, in welchem in unmittelbarer Nähe Finger oder nur mit Mühe Handbewegungen erkannt werden können. Der Lichtsinn ist schon in den ersten Stadien der Krankheit enorm gesunken, später kaum noch messbar. Etwas Lichtschein erhält sich länger als bei den anderen Atrophieen.

b) **Die neuritische Atrophie.** Die Aetiologie ist ausführlich bei der Neuritis behandelt. Der Opticus sieht hellgrau oder weisslich aus; seine Substanz ist aber so getrübt, dass die Lamina cribrosa nicht sichtbar ist. Seine Grenzen sind leicht verschleiert, die Arterien enger als die Venen und oft von weissen Streifen eingefasst. — Bei der Atrophie nach Papillitis erhält sich noch immer etwas Prominenz der Papille, ebenso die Schlängelung der Venen; der Sehnervenkopf sieht verschwommen und unregelmässig verbreitet aus. — Wie schon bei der Neuritis angedeutet ist, darf man die weisse Farbe der Papille nach Neuritis allein noch nicht als Zeichen dafür ansehen, dass Atrophie eingetreten ist; die Entfärbung der Papille kann durch enorme Bindegewebswucherung bedingt sein. Entscheidend ist allein das Ergebniss der Functionsprüfung. — Wenn die Atrophie schon lange bestanden hat und die entzündlichen Erscheinungen vorher nicht sehr hochgradig gewesen sind, können die Papillengrenzen ganz scharf sein, die Lamina cribrosa bleibt aber immer unsichtbar.

Centrale Sehschärfe, Gesichtsfeld und Farbenperception verschlechtern sich entsprechend dem Uebergang der Neuritis in Atrophie stetig. Das Gesichtsfeld erfährt meist concentrische Einengung, doch kommen auch unregelmässige Begrenzungen, sectorenförmige oder hemiopische Defecte vor. In den erhaltenen Feldern sind die Farben concentrisch eingeengt resp. in der oben genannten Reihenfolge defect.

c) **Die weisse Atrophie oder progressive Atrophie.**
Die Papille ist ganz scharf begrenzt; sie hat ein leuchtend weisses oder grünliches oder bläuliches Aussehen. Die Lamina cribrosa ist sichtbar. Die gröberen Gefässe sind anfangs, was Zahl und Caliber anlangt, noch normal, im weiteren Verlauf erscheinen aber die Arterien oft verdünnt; sehr selten sind Arterien und Venen verengt. Weiterhin tritt an dem Sehnervenkopf eine flache Excavation auf, die vom Rande nach der Mitte zu ganz allmählig an Tiefe zunimmt, so dass die Gefässe beim Uebertritt in die Netzhaut nicht abgeknickt werden, sondern nur flache Bögen beschreiben. — Die Verfärbung der Papille tritt zunächst immer in der temporalen Hälfte auf, erst später wird auch die nasale Hälfte blasser und schliesslich weiss oder grünlich. Zur vollständigen Erkennung der Farbenunterschiede muss man sowohl das umgekehrte als das aufrechte Bild der Papille studieren; in letzterem hat der Sehnervenkopf nämlich oft noch ein leicht röthliches Colorit, während er im umgekehrten Bild schon deutlich weiss oder grünlich aussieht.

Das **pathologisch-anatomische** Substrat dieser Form von Sehnervenatrophie ist die einfache graue Degeneration der Nervenfasern, die wir auch bei der Sclerose der Hinter- und Seitenstränge, bei der Tabes dorsualis und Tabes spastica, finden. Der Sehnerv erscheint verdünnt, der Zwischenscheidenraum erweitert, die Substanz des Nerven grau und glasig durchscheinend. Auf dem Querschnitt ist das Septennetz noch erhalten, die Bindegewebsbalken erscheinen bisweilen verdickt und ihre Kerne relativ vermehrt, die Gefässe nicht reichlicher als in der Norm; in den Maschenräumen der Septen fehlen die Nervenfasern und sind ersetzt durch ein äusserst feinfasriges Gewebe, welches sich mit Carmin färbt. Ausser zu feinen, marklosen, ziemlich festen Fibrillen degeneriren bei der Atrophie die Nervenfasern noch zu einer krümligen, gelblichen Masse, welche aus Myelintropfen gebildet wird und sich mit Carmin nicht färbt. Diese Myelintropfen finden sich häufiger bei der neuritischen Atrophie. Schliesslich beobachten wir bei der Atrophie noch das Auftreten von Körnchenzellen und von Amyloidkörperchen. — In der Retina ist die Nervenfaser- und Ganglienzellenschicht atrophirt.

Was die **Aetiologie** des Leidens anlangt, so gibt es zunächst Fälle, in welchen sich die progressive Sehnervenatrophie **genuin,** d. h. selbstständig, primär im N. opticus entwickelt und auf ihn allein dauernd beschränkt bleibt. Sie kommen nach Excessen in Baccho et Venere, nach Gemüthsaufregungen, Strapazen, Erkältungen, ferner auf luetischer Basis vor. — Weit häufiger aber sind diejenigen Fälle, in welchen eine Complication mit **Erkrankungen des Centralnervensystems,** speciell der **Medulla spinalis,** vorliegt. Das gegenseitige Verhältniss der genuinen zu den spinalen Atrophieen hat sich erheblich auf Seite der letzteren verschoben, seitdem man einzelne spinale Symptome Dank des Einflusses von *Westphal* mehr würdigen gelernt hat. Als solche Symptome, die als Vorläufer der Tabes gelten müssen, sind in erster Linie die fehlenden Präpatellarreflexe zu nennen. Bei vielen Kranken bestehen ferner reflectorische Pupillenstarre oder Myosis, andere klagen über Crises gastriques, über Gürtelgefühl, über lancinirende, sog. „rheumatische" Schmerzen in den Extremitäten, über Parästhesieen (Formicationen); bei vielen liegt Impotenz oder gestörte Urin- und Stuhlentleerung vor. Einen richtigen

Einblick in die Häufigkeit der uncomplicirten oder spinalen Atrophie kann man nur bei einem grossen Material bekommen: hieran kann man auch entscheiden, in wie weit der neuerdings von *Erb* und *Fournier* in den Vordergrund gedrängte luetische Zusammenhang bei der spinalen Sehnervenatrophie zutrifft. Nach *v. Gräfe* sollten ungefähr 30% aller ominösen Sehnervenatrophieen spinalen Ursprungs sein. *Leber* fand unter 87 Fällen 23 spinale. 37 nicht complicirte progressive Atrophieen, *Uhthoff* in 37% aller Fälle des *Schöler'schen* Materials spinalen Ursprung — auf 8 einfache, etwa 34 spinale —: nach *Peltesohn* wies das Material *Hirschberg's* 39,5% spinale Atrophieen auf. Meine Beobachtungen sprechen ebenfalls dafür, dass die spinalen Atrophieen die uncomplicirten an Zahl bedeutend übertreffen. Ueber den Zusammenhang der Opticusaffection und des Spinalleidens sprach sich *Wharton Jones* dahin aus, dass in Folge der Tabes eine Affection des Sympathicus, eine vasomotorische Störung am Sehapparat vorliege, wie schon die oft vorhandene Myosis beweise. *v. Gräfe* nahm dagegen eine beiden Processen d. h. eine dem Sehnerven- und Rückenmarksleiden gemeinschaftliche Ursache an. Das grösste Contingent aller spinalen Atrophieen stellt die **Tabes dorsualis,** nach *Peltesohn* findet sich bei 31,4% aller einfachen Atrophieen, nach einer Statistik des allgemeinen Wiener Krankenhauses in 40% aller beginnenden Atrophieen. *Bernhardt* gibt an, dass 10,3% aller Tabiker an Atrophie des Opticus litten, *Erb,* dass dies bei 12,4% der Fall sei. Oft geht die Atrophie der Tabes Jahre voraus; in anderen Fällen entwickelt sie sich bald, nachdem die ersten Symptome derselben bemerkt werden, in einer dritten Reihe von Fällen mit letzteren gleichzeitig. — Am häufigsten werden Männer befallen: das Leiden tritt in der Regel zwischen dem 30. bis 35. Lebensjahr, seltener nach dieser Zeit auf. *Remak* hat 3 Fälle beschrieben, wo bei Kindern mit Tabes Opticusatrophie sich ausgebildet hatte. — Gewöhnlich beobachten wir die reine, weisse Atrophie, bisweilen aber auch eine Mischform mit der neuritischen: die Papille sieht weiss und scharf begrenzt aus, aber die Lamina cribrosa ist verdeckt, die Arterien sind verengt. — Von anderen Spinalerkrankungen, welche sich mit einfacher Opticusatrophie compliciren, ist weiterhin die **progressive Paralyse der Irren** (Dementia paralytica) zu nennen. Nach der Angabe *Moëli's,* welche sich auf die Untersuchung von verschiedenen Geisteskranken bezieht, wurden 12% aller Irren von der Sehnervenaffection befallen: *Mendel* und *Hirschberg* fanden dieselbe in 4—5% aller Fälle von progressiver Paralyse. Bei allen spinalen Atrophieen lag nach *Uhthoff* in 5%, nach *Peltesohn* in 3,06% Dementia paralytica vor. Auch hier kann die Atrophie dem Ausbruch der Affection des Centralnervensystems unter Umständen längere Zeit vorausgehen, in anderen Fällen können bereits bei dem Eintritt der psychischen Störung die Symptome der Sehnervenerkrankung vorhanden sein. Der Process tritt meist doppelseitig auf und führt immer zur Erblindung wie bei Tabes: mit dem Sinken der Sehschärfe gehen Störungen des Gesichtsfeldes Hand in Hand. Das ophthalmoskopische Bild entspricht fast immer dem der grauen Degeneration, doch kommen auch neuritische Atrophieen zur Beobachtung. — Sehr viel seltener kommen reine Atrophieen bei spastischer Tabes vor, am seltensten bei chronischer Myelitis (häufiger neuritisch), bei Paralysis agitans und Erschütterung des Rückenmarks bei Eisenbahnunfällen (Railway Spine) und ähnlichen Gelegenheiten.

Unter den Cerebralaffectionen ist zu nennen die multiple Hirn- und Rückenmarkssclerose, bei der nach *Uhthoff* bisweilen nur partielle Atrophie neben Nystagmus zur Beobachtung kommt. Hirntumoren können durch Compression gelegentlich absteigende weisse Atrophie ohne Papillitis erzeugen; ähnlich wirken Knochensplitter bei Fractur der Schädelbasis durch den Canalis opticus, ferner bindegewebige Schwarten nach Meningitis. *Türck* machte auf das merkwürdige Vorkommen der Opticusatrophie in Folge Compression durch Gefässe aufmerksam; an den Nervenstämmen übte den Druck die Art. corporis callosi, an dem Tractus die Art. communicans posterior aus. Bei Hydrocephalus mit Ausdehnung des Recessus opticus kann in Folge von Compression des Chiasma ebenfalls einfache Opticusatrophie eintreten.

Bei der Acromegalie *(Marie)*, dem krankhaften Riesenwuchs der Glieder (Hände und Füsse) und Gesichtstheile (Nase, Lippen, Ohren, Augenlider), einer Krankheit, deren Wesen und Aetiologie noch in tiefes Dunkel gehüllt ist, kommen, beiläufig bemerkt, nicht selten Sehstörungen vor, u. A. auch in einem Fall *(Minkowskis)* gefunden, die nach *Erb* voraussichtlich durch Compression des Chiasma und der N. Optici von Seiten der bei einzelnen Sectionen *(Brigidi, Henrot, Klebs)* gefundenen, enorm vergrösserten Hyphophysis mit secundärer Atrophie der Nerven bedingt werden. — Gehirnatrophie und Idiotismus complicirt sich bei Kindern bisweilen mit der Sehnervenaffection; sehr selten ist dies bei Encephalitis und bei Epileptikern der Fall.

Das Bild der progressiven weissen Atrophie finden wir ferner nach **Embolie der Centralarterie**; die Papille ist weiss, scharf begrenzt, die Lamina cribrosa sichtbar, aber die Gefässe sind sehr dünn, fast fadenförmig und Arterien und Venen schwer zu erkennen.

Schliesslich sei noch erwähnt, dass auch bei chronischem Glaucom das Bild der progressiven Atrophie an der excavirten Papille ausgesprochen ist.

Symptome und Verlauf. Die progressive Atrophie befällt fast immer beide Augen; indessen erkranken sie fast nie gleichzeitig, noch sind die Functionsstörungen an beiden Augen immer gleich stark.

Die Sehschärfe nimmt ganz allmählig bis zur vollständigen Erblindung ab; dieselbe tritt gewöhnlich innerhalb 1—3 Jahren ein, sehr selten kommen beiderseitige Erblindungen schon innerhalb weniger Wochen oder Monate zu Stande. Wir können dabei constatiren, dass plötzliche, stark schwächende Allgemeinkrankheiten oder Ernährungsstörungen, z. B. profuse Diarrhöen, den Verfall des Sehvermögens sehr beschleunigen. Die Amblyopie hält gewöhnlich mit den ophthalmoskopischen Veränderungen gleichen Schritt; bisweilen können wir aber trotz hochgradiger Entfärbung der Papille noch ein relativ gutes, selbst normales centrales Sehvermögen nachweisen. Andererseits gibt es Fälle, in welchen die Kranken über einen Nebel vor den Augen klagen, der ihr Sehvermögen subjectiv und objectiv trübt, der Augenspiegelbefund noch negativ ist oder nur unbedeutende Veränderungen, speciell eine geringe Entfärbung der temporalen Papillenhälfte aufweist, aber das Gesichtsfeld bereits ganz charakteristische Störungen zeigt.

Die erste Veränderung im Gesichtsfeld ist eine Verbreiterung der farbenblinden Zone, d. h. desjenigen Gebietes, welches zwischen der Aussen- und Blaugrenze gelegen ist. Die erste Untersuchung darf uns indessen hierbei noch nicht als Maassstab dienen; denn es kommt oft bei wenig intelligenten Personen vor, dass zunächst die farbenblinde Zone verbreitert ist und dass diese Verbreiterung bei der nächsten Untersuchung nicht mehr vorhanden ist. Die Aussengrenzen sind gewöhnlich im Anfang ganz normal oder nur wenig hereingerückt, dagegen ist regelmässig die Grüngrenze an den Fixirpunkt näher herangerückt, blau und roth ist concentrisch etwas eingeengt, der Abstand zwischen der Roth- und Grüngrenze verbreitert. Während sich im weiteren Verlauf die Grüngrenze noch mehr zusammenzieht, rückt roth und schliesslich auch blau näher an den Fixirpunkt heran. Gewöhnlich sind dann auch die Aussengrenzen nicht mehr normal, sondern concentrisch gleichmässig oder unregelmässig eingeengt.

Fig. 86.

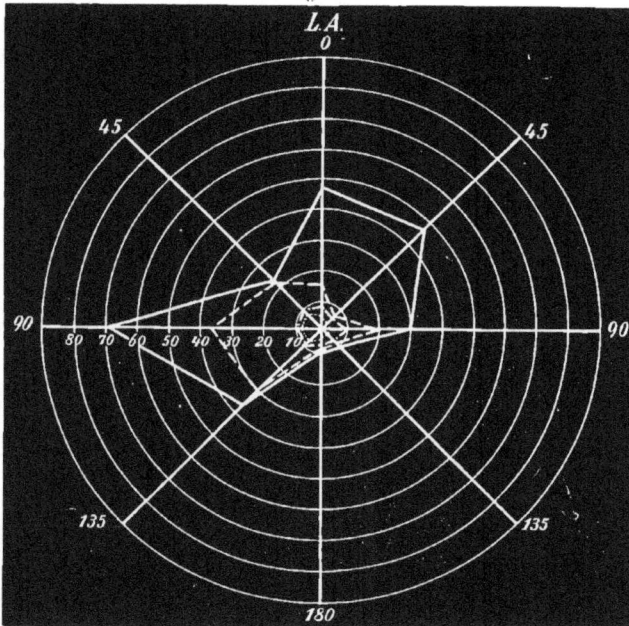

Gesichtsfeld des l. Auges im Allgemeinen eingeengt mit 2 sectorenförmigen Einsprüngen.
——— - Weissgrenze, —— —— Blaugrenze, —·——·— Rothgrenze, ·············· Grüngrenze.

Wir finden in letzterem Fall einen sectorenförmigen Defect, der sich damit einleitet, dass von einer Seite die Aussengrenze eine Einschränkung nach dem Fixirpunkt erfährt. Die Spitze dieses Sectors rückt nun allmählig immer mehr an den Fixirpunkt heran und endigt schliesslich in demselben. Mit der Aussengrenze halten die Farben gleichen Schritt; bisweilen ist die Andeutung dieses Sectors schon an den Farben vorhanden, noch ehe die Aussengrenze ihn zeigt. Gelegentlich bildet sich nicht nur ein Sector aus, sondern es kommen mehrere sectorenförmige Einsprünge vor. Nach *v. Gräfe* sollen sich diese Sectoren zuerst von der Nasenseite einstellen, nach *Förster*, *Schweigger* u. A. aber auch auf der temporalen Seite beginnen. Fig. 86 zeigt ein Gesichtsfeld, in welchem temporal oben und nasal unten ein Sector vorhanden ist. Der nasale untere Sector ist schon bis dicht an den Fixirpunkt herangerückt, ein anderer oben aussen in der Entwickelung begriffen; die Farben zeigen ausserdem noch einen sectorenförmigen Einsprung nach oben innen. Die farbenblinde Zone ist durchweg ganz unregelmässig verbreitert, grün und roth haben nur noch minimale Grenzen. Wenn die Aussengrenzen so starke Veränderungen aufweisen, ist gewöhnlich schon grün, häufig auch bereits noch roth ganz defect. Sehr selten wird grün noch erkannt, während roth schon verloren gegangen ist. Derartige Anomalieen sind u. A. von *Leber* und von *Uhthoff* beschrieben.

Fig. 87.

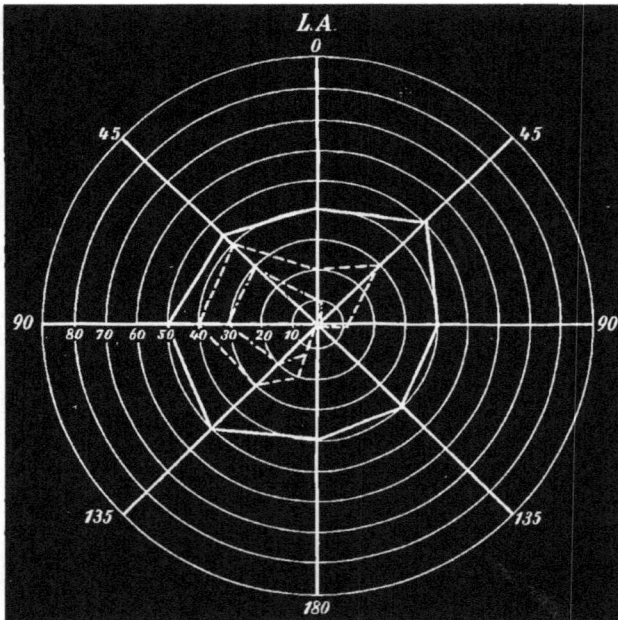

Die Aussengrenzen hauptsächlich nach aussen eingeengt; grün fehlt; blau hat einen sectorenförmigen Einsprung nach unten innen.

——— Aussengrenze, — — — Blaugrenze, — · — · — Rothgrenze.

Ein anderes Gesichtsfeld, in welchem die Aussengrenzen concentrisch, relativ am weitesten aber temporalwärts eingeschränkt sind, zeigt Fig. 87. Die farbenblinde Zone ist relativ am weitesten nach innen verbreitert; nach unten innen findet sich ein bis an den Fixirpunkt heranreichender Sector für Farben, von denen grün bereits ganz defect ist.

Den Verlust von grün und roth zeigt Gesichtsfeld Fig. 88. Die nasale Hälfte ist fast ganz verloren gegangen, die temporale hochgradig eingeengt; blau ist nur noch in einem kleinen Bezirk erhalten. Schliesslich schwindet auch dieser kleine Rest: wir behalten nur noch ein kleines Stückchen Gesichtsfeld excentrisch, in welchem Handbewegungen wahrgenommen werden, bis der letzte Lichtschein schwindet.

Sehr selten ist es, dass hemianopische Gesichtsfelddefecte auftreten; sie kommen entweder nach oben oder unten resp. in lateraler oder diagonaler Richtung vor und finden sich häufiger bei cerebralen Leiden als bei der idiopathischen oder spinalen Atrophie. Bisweilen beginnt die letztere mit einem centralen Scotom. — Bei Tabes dorsualis und Seitenstrangsclerose sah ich gelegentlich eine Anomalie, die auch bereits von *v. Gräfe, Schweigger, Treitel, Pötschke* und *Uhthoff* erwähnt ist, die con-

Fig. 88.

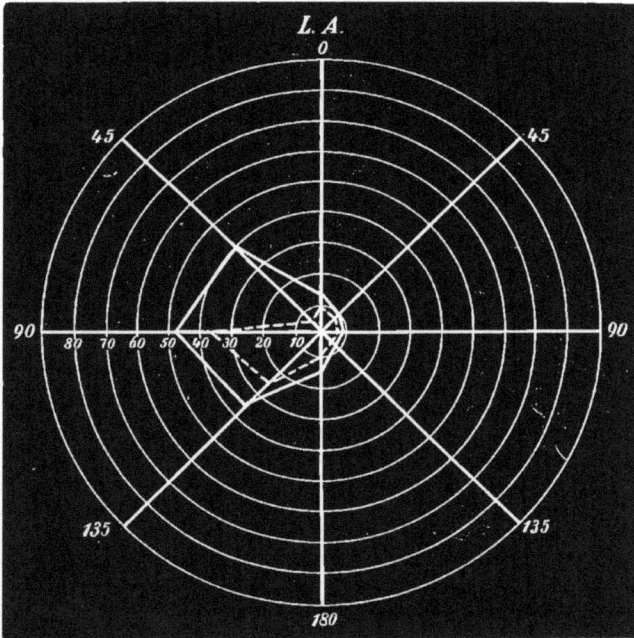

Gesichtsfeld hochgradig eingeengt, besonders nach innen, oben und unten; nur noch blau vorhanden; roth und grün fehlen.

———— Aussengrenze, — — — Blaugrenze.

centrische Einengung der Aussen- und aller Farbengrenzen zu einem minimalen, 10—20—30 Grad nach den verschiedenen Richtungen umfassenden Gesichtsfeld, wie es bei der typischen Pigmentdegeneration Fig. 83 abgebildet ist. In diesen Fällen war oft die centrale Sehschärfe sehr gut und der Lichtsinn hochgradig herabgesetzt. Ophthalmoskopisch war häufig jene Mischform (cfr. S. 363) zwischen neuritischer und einfacher Atrophie vorhanden, die Grenzen waren scharf, die Substanz hell, aber trübe, so dass die Lamina cribrosa nicht zu sehen war, die Arterien erschienen verdünnt.

Der Lichtsinn ist gewöhnlich nur relativ wenig alterirt; doch sind mir auch Fälle mit hochgradiger Herabsetzung desselben begegnet. Ich habe im Förster'schen Photometer $\frac{(12)^2}{2}$, $\frac{(14)^2}{2}$, $\frac{(20)^2}{2}$, $\frac{(24)^2}{2}$, $\frac{(30)^2}{2}$, selbst $\frac{(50)^2}{2}$ Beleuchtungsfläche zur Erkennung der Zeichen ermittelt bei einer Sehschärfe von $^{20}/_{30}$. $^{20}/_{40}$. $^{20}/_{70}$. $^{20}/_{100}$ und $^{20}/_{200}$ und hochgradig alterirtem Gesichtsfeld. Gerade sehr oft coincidirt diese Lichtsinnanomalie mit guter Sehschärfe und concentrisch eingeengtem Gesichtsfeld bei Tabetikern mit jener Mischform der Atrophie; ich sah sie aber auch bei reiner weisser Atrophie und defectem Gesichtsfeld neben starker Herabsetzung der Sehschärfe. Ein gegenseitiges, direct proportionales Verhältniss in der Störung der 3 Functionen konnte ich im Allgemeinen nicht constatiren. Andererseits ist nicht zu leugnen, dass oft, wie *Förster* angegeben hat, eine relativ geringe Beeinträchtigung des Lichtsinnes vorhanden ist, wo Sehschärfe und Gesichtsfeld schon stark gelitten haben.

Wie beim Gesichtsfeld schon berührt ist, leidet im Verlauf der Atrophie constant der Farbensinn der Kranken. Ehe die Farben verloren gehen — zuerst grün, dann roth, schliesslich blau — treten meist noch Veränderungen des Farbentones ein; so wird grün, selbst auf grossen Bogen. für weiss, gelb oder grau, roth für gelb gehalten.

Bisweilen bestehen neben den Sehstörungen noch subjective Licht- und Farbenerscheinungen (Photopsieen und Chromopsieen); in der Regel sind es Patienten, bei denen sehr schnell Amaurose eintritt. Manche Kranke klagen über einen hellen, weissen Nebel vor den Augen, andere über einen rothen oder blauen Schimmer.

Die **Prognose** der progressiven Atrophie ist immer schlecht; selten kommt es für einige Zeit zum Stillstand des Processes. Gewöhnlich verschlechtert sich das Sehvermögen und Gesichtsfeld regelmässig und gleichmässig. Es gibt indessen, wenn auch selten, Fälle, in welchen die Atrophie partiell bleibt; *Uhthoff* sah solche Ausnahmen bei Tabes und multipler Sclerose des Hirns und Rückenmarks, auch bei Hirnkrankheiten (Chiasma resp. Tractus) können sie beobachtet werden und im Gesichtsfeld eine Hemiopie erzeugen. Die Processe mit concentrischer oder sectorenförmiger Einengung des Gesichtsfeldes führen immer zu vollständiger Amaurose. —

Die **Therapie** ist im Ganzen vollständig machtlos; selbst bei luetischer Basis vermag oft eine Inunctionscur mit Jodkali durchaus nicht den stetigen Verfall des Sehvermögens aufzuhalten. In einigen Fällen sah ich Besserung desselben, selbst für die Dauer, in andern aber, obwohl sicher Lues bestanden hatte, einen traurigen Ausgang in kurzer Zeit. Aeusserlich ist den Fällen nicht anzusehen, ob sie die Inunctionscur vertragen oder nicht. Die Beschleunigung der Amaurose durch Inunctionscuren hat schon *A. v. Gräfe* beobachtet.

Auch Strychnineinspritzungen vermögen nur vorübergehend die Amblyopie zu bessern, ebenso geht es mit dem constanten Strom. Das Argentum nitricum hat gleichfalls keinen wesentlichen hemmenden Einfluss auf das Leiden.

Um einem schnellen Verfall des Sehvermögens vorzubeugen, sorge man vor Allem dafür, dass die Patienten nicht elend werden; man lasse sie eine gute, kräftige Lebensweise führen, sich in gesunder Luft aufhalten, vor Excessen jeder Art in Acht nehmen, Aufregungen von sich fernhalten und die Augen absolut schonen.

7. Die pathologischen Excavationen der Papille.

a) **Die atrophische oder muldenförmige Excavation.** Dieselbe kommt nur bei der grauen Degeneration, nicht bei der neuritischen oder retinitischen Atrophie des Sehnerven vor; sie erstreckt sich über den grössten Theil oder über die ganze Papille und ist dadurch charakterisirt, dass ihre Tiefe vom Rande nach der Mitte zu allmählig zunimmt. Die Gefässe erscheinen nicht abgeknickt oder seitlich verschoben, sondern sie ziehen in seichtem Bogen von der Papille in die Retina. — Der Sehnerv ist immer entfärbt.

b) **Die glaucomatöse Excavation.** Dieselbe ist, wie *Jacobson* mit besonderem Nachdruck betont, und wie ich *Dimmer* gegenüber hervorheben möchte, sowohl partiell als total, d. h. sie kann sich entweder nur über einen Abschnitt der Papille oder über die ganze Papille erstrecken. Sie geht aus der physiologischen Excavation durch allmählige Verbreiterung derselben hervor und kann entweder nur die eine Hälfte (z. B. die temporale) der Papille einnehmen oder sie kann derartig beschaffen sein, dass zunächst zwischen ihrem und dem Papillenrande noch ein mehr minder schmaler Ring röthlicher Nervenfasersubstanz vorhanden ist. Wenn die Excavation fortschreitet, erreicht sie schliesslich den Sehnervenrand; aus der partiellen kann also eine totale glaucomatöse Excavation werden. Die Entstehung der letzteren in einzelnen Absätzen kann man bisweilen ganz deutlich auf der Oberfläche der Papille constatiren, indem ihre Rand- und mittleren Partien geringe Refractionsunterschiede zeigen. Die Lamina cribrosa bleibt nicht in ihrer Lage, sondern erscheint nach hinten ausgebuchtet. Die Excavation wird erfüllt vom Glaskörper. — Früher, ehe *H. Müller* durch die Section einschlägiger Fälle die Aushöhlung der Papille nachwies, glaubte man, sie prominire nach vorn.

Was die Gestalt der Excavation anlangt, so kann dieselbe trichterförmig, cylindrisch oder ampullenförmig sein; in letzterem Fall hängen ihre Ränder über die Seitenwände herüber.

Der Rand der Excavation hebt sich bei der Augenspiegeluntersuchung fast immer ganz scharf ab und ist oft noch nach innen von einem dunklen, einem Schatten ähnlichen Contour begrenzt. Der Grund der Excavation sieht gewöhnlich gleichmässig hellweiss oder grünlich aus; die Tüpfel der Lamina cribrosa sind sichtbar. Das Bindegewebe der letzteren bedingt im Verein mit der Atrophie der Nervenfasern das helle Au sehen des Opticus. Die Papille ist oft umgeben von einem nicht gleichmässig breiten, gelblichen oder weisslichen Ring, dem **Halo glaucomatosus,** welcher nach den Untersuchungen von *Haab, Sattler* und *Kuhnt* durch Atrophie der Choroidea in Folge eines choroiditischen Exsudats erzeugt wird.

Untersucht man den Augenhintergrund im aufrechten Bild, so constatirt man einen mehr oder weniger erheblichen, von der Tiefe der Grube abhängenden Unterschied in der Refraction an der Netzhaut- und

Papillenoberfläche. Wir können beide nicht wie üblich gleichzeitig übersehen. Während wir die Retina z. B. ganz deutlich ohne Gläser mit ihren Gefässen erkennen, erscheint die Papille als eine blasse Scheibe ohne oder mit verschwommenen Gefässen, die erst durch entsprechende Concavgläser wahrnehmbar sind. Die Stärke der letzteren hängt einerseits von der Refraction der Retina, andererseits von der Tiefe der Excavation ab. In hypermetropischen Augen haben wir schwächere oder keine, in myopischen Augen stärkere Concavgläser für den Grund der Excavation nöthig als in emmetropischen. Ist der Untersuchte emmetropisch, so können wir die Gefässe in der Retina ohne Correctionsglas, falls wir selbst emmetropisch sind, bis an den Rand der hellen Papillenscheibe verlaufen und dann plötzlich nach hinten umbiegen und verschwinden sehen; an der Umbiegungsstelle erscheinen sie gewöhnlich dunkler und oft etwas breiter, knopfähnlich angeschwollen. Wenn man nun das für die Excavation erforderliche Concavglas nimmt, so sieht man die Hauptstämme der Gefässe, aber ihre Verbindung mit den Gefässen der Retina ist unterbrochen, namentlich bei ampullärer Excavation; die am Rande in die Retina übergehenden Gefässe sind zahlreicher, als man nach den Aesten auf der Papille annehmen sollte, weil die auf den Seitenwänden der Excavation gelegenen Gefässstücke mit ihren Verästelungen unsichtbar sind. Ausser der Unterbrechung finden wir ferner noch eine seitliche Verschiebung der Gefässe, die sich daran erkennen lässt, dass die Gefässe auf der Papille und in der Retina nicht in gleicher Richtung verlaufen. Auffallend ist es ferner, dass alle Hauptgefässe nasalwärts verschoben sind, bei den stärksten Graden der Excavation sogar ganz an den nasalen Rand heranrücken, während die temporale oder ganze Papillenoberfläche gefässlos erscheint. — Die Abknickung der Gefässe lässt sich im umgekehrten Bilde deutlich an der parallaktischen Verschiebung erkennen, welche das in der Fortsetzung eines Gefässes der Excavation am Rande in der Retina auftauchende Gefässstück vor jenem durch die Verschiebung des Convexglases erfährt.

An den Arterien oder an den Venen können wir oft eine lebhafte Pulsation wahrnehmen. Der Arterienpuls kommt dadurch zu Stande, dass nur im Moment der Systole des Herzens der Gefässdruck den Glaskörperdruck überwindet, in der Herzdiastole aber geringer ist; in der Systole wird also Blut ins Gefäss eingetrieben und das letztere ausgedehnt, in der Diastole verschmälert sich das Caliber des Gefässes. — Wenn der Puls nicht spontan besteht, kann man ihn schon durch leisen Druck auf das Auge erzeugen; oft genügt bereits die einfache Berührung der Sclera. Die Venen der Retina sind häufig sehr weit und etwas geschlängelt.

Die Tiefe der Excavation bestimmt man nach dem Unterschied der Refraction zwischen Retina- und Papillenoberfläche und berechnet sie aus dem für beide erforderlichen Glase nach der bekannten Formel $f_{,,} = \dfrac{f_1 \times F_{,}}{f_{,} - F_{,}}$; in derselben ist $f_{,}$ der Abstand des Fernpunktes, negativ bei Hypermetropie. $f_{,,,}$ die Achse des Auges, muss man für Retina und Excavation bestimmen; die Differenz beider gibt die Tiefe der Excavation an. $F_{,}$ ist die vordere Brennweite — 15 mm, $F_{,,}$ die hintere Brennweite $= 20\ mm$. Einige Beispiele mögen zur Illustration der Berechnung dienen.

1. An der Retina Hypermetropie von $5\,D$, f, also $= -\frac{1}{5}\,m = -$ $200\,mm$, Papille emmetropisch.

$f_{,,}$ bei der Retina $= -\dfrac{-200\times20}{-200-15} = \dfrac{-4000}{-215} = 18{,}6\,mm.$

$f_{,,}$ an der Papille $= \dfrac{\infty\times20}{\infty-15} = 20\,mm.$ Die Excavation misst also $20-18{,}6\,mm$, d. h. $1{,}4\,mm.$

2. An der Retina constatire man $Hp\ 2\,D$, f_1 also $= -\frac{1}{2}\,M - -$ $500\,mm$, an der Papille eine Myopie von $4\,D$ $(f_1$ also $-\frac{1}{4}\,m = 250\,mm)$;

dann ist im ersten Fall $f_{,,} = \dfrac{-500\times20}{-500-15} = \dfrac{-10000}{-515} = 19{,}4\,mm$

im zweiten Fall $f_{,,} = \dfrac{250\times20}{250-15} = \dfrac{5000}{235} = 21{,}28\,mm.$

Die Excavation wäre also $21{,}28-19{,}4 = 1{,}88\,mm$ tief.

3. An der Retina bestehe Mp von $2\,D$ $(f_1$ also $= \frac{1}{2}\,m = 500\,mm)$

an der Papille $Mp\ 5\,D$ $(f_1$ also $= \frac{1}{5}\,M - 200\,mm)$; dann ist

im ersten Fall $f_{,,} = \dfrac{500\times20}{500-15} = \dfrac{10000}{485}$ $20{,}6\,mm$

im zweiten Fall $f_{,,} = \dfrac{200\times20}{200-15} = \dfrac{4000}{185} = 21{,}6\,mm$

Die Excavation wäre demnach $21{,}6-20{,}6$ $1\,mm$ tief. 3 Dioptrieen Refractionsunterschied entsprechen mithin immer einer Niveaudifferenz von $1\,mm$.

Die Diagnose der glaucomatösen Excavation gegenüber einer partiellen oder bis fast an den Rand reichenden physiologischen Excavation bereitet kaum je Schwierigkeiten, wenn man neben dem Spiegelbilde (helle Farbe der Papille, Abknickung und seitliche Verschiebung der Gefässe) noch die Anamnese, das Ergebniss der Functionsprüfung und den sonstigen Befund am Auge berücksichtigt.

Bisweilen beobachten wir nach der Ausführung der Sclerotomie oder Iridektomie eine Abnahme oder sogar eine Ausgleichung der Excavation.

8. Tumoren des N. opticus.

Wir unterscheiden 2 grosse Gruppen von Opticustumoren, die primären oder eigentlichen d. h. innerhalb der Sehnervenscheiden sich entwickelnden oder von der Papille direct ausgehenden Neubildungen, und die secundären, welche von den Weichtheilen der Orbita (Endotheliom von *Neumann*) oder von der Duralscheide (Endotheliome, Psammome), von der Schädelbasis resp. von der Retina oder Choreoidea auf den Nerv übergreifen.

Eine isolirte Geschwulstbildung der Papille neben Myxosarkomen der Orbita ist von *Jacobson* beschrieben; sein Fall steht bisher einzig da. Er fand bei der Augenspiegeluntersuchung an Stelle der Papille eine unregelmässig prominirende. in verschiedenen Abschnitten verschieden (bläulich, röthlichgrau, hellgrau, braungelb) gefärbte Geschwulst, in welcher die Gefässe fast ganz verborgen waren; sie tauchten erst an den Rändern der Masse auf, waren verengt und hatten sclerotische Wandungen. Der Tumor bestand nach der Untersuchung von *von Recklinghausen* aus kleinen, in ein zartes Fasernetz eingebetteten Zellen und myxomatösen Herden und wurde als Myxosarkom bezeichnet.

An dem Sehnervenstamm selbst beobachten wir, wie aus der neuesten Literaturübersicht von *Wolfheim* erhellt und auch an anderen Nerven constatirt ist, als primäre, eigentliche Geschwülste in erster Reihe **Sarkome,** welche sehr häufig Mischgeschwülste, Fibro-. Glio-. Myxosarkome darstellen und oft neben Rundzellen Spindelzellen enthalten, mit enorm langen, einfachen oder getheilten Ausläufern, an denen sich gelegentlich variköse Anschwellungen und starke spiralige Drehungen, bisweilen bröcklige, glänzende, colloide Einlagerungen *(Willemer, Vossius)* nachweisen lassen. Den Ausgangspunkt dieser Tumoren bildet einerseits das Zwischenscheiden und Pialscheidengewebe, andererseits das interstitielle resp. Neurogliagewebe des Nerven selbst. Als seltene Sarkomformen seien Endotheliome *(Alt, Ewetzky)* und Psammome *(Billroth, Dussaussay, Wedl & Bock)* genannt. Cystöse Geschwülste, deren einen *v. Rothmund* beschrieben hat, gehen voraussichtlich aus Myxosarkomen hervor.

Sehr viel seltener als Sarkome sind **Fibrome** resp. **Fibromyxome** und **Gliome.** Der Fall von *Perls* hat sich bei meiner Nachuntersuchung mit mikrochemischen Reactionen nicht als ein wahres, aus neugebildeten Nervenfasern zusammengesetztes Neurom, sondern ebenfalls als ein Myxosarkom erwiesen. Ein ächtes Neurom ist bisher also noch nicht an dem Sehnerv zur Beobachtung gekommen.

Der Opticus verläuft bei den eigentlichen Tumoren desselben entweder mitten durch das Neoplasma oder excentrisch; manchmal verliert er sich in demselben so vollständig, dass von Nervenfasern keine Spur mehr nachweisbar ist, wie dies in einem Falle *v. Gräfe's* mit leidlicher Sehkraft von *Virchow* constatirt wurde. Gelegentlich lässt sich in der Geschwulst noch eine feine Längsstreifung ermitteln. Bisweilen ist der Nerv vor und hinter dem Tumor in einen ganz verdünnten Strang verwandelt. Die Nervenfasern sind in der Geschwulst entweder vollständig atrophisch oder durch die Geschwulstmasse auseinandergedrängt.

Grösse und Consistenz der Tumoren variiren; bald sind sie weich, bald sind sie hart; bald erreichen sie die Grösse einer Nuss, bald die eines Tauben- oder Hühnereis. In einzelnen Fällen hatten sie die Gestalt einer Wurst, in anderen die einer Pflaume oder Birne. welche an einem posthornförmig gekrümmten Sehnervenstück wie die Frucht am Stengel hing. Entweder ist der ganze intraorbitale Abschnitt oder nur ein Theil desselben in das Neugebilde aufgegangen; am häufigsten beginnt das Neoplasma in der Tiefe der Orbita, oft wuchert es noch durch den Canalis opticus nach dem Cavum cranii zu. Sehr selten sind in beiden Sehnerven Geschwülste beobachtet *(Willemer).*

Das Kindesalter ist besonders disponirt, aber auch in späteren Jahren sind Tumoren des Sehnerven beobachtet. Eine fötale Anlage lässt sich nicht ausschliessen. Erblichkeit besteht nicht. Als Gelegenheitsursache sind Traumen genannt.

Unter den **Symptomen** ist schon früh Exophthalmus vertreten; er erfolgt langsam und schmerzlos, gewöhnlich gerade nach vorn, bisweilen etwas nach unten und aussen. Die Beweglichkeit des Auges bleibt in der Regel gut erhalten; hierauf hat schon *von Gräfe* gegenüber den malignen Tumoren der Orbita grossen Werth gelegt. Ferner tritt oft bereits frühzeitig absolute Amaurose ein, noch ehe andere Symptome einer Sehnervengeschwulst vorhanden sind. Der Augenspiegel weist an der Papille entweder die Zeichen einer Neuritis oder das Bild der Atrophie nach.

Mit zunehmender Protrusio bulbi entsteht die Gefahr einer Keratitis traumatica in Folge mangelhaften Lidschlusses.

Die Tumoren sind gutartig; Recidive sind trotz unreiner Exstirpation nicht beobachtet, aber einige Male Exitus lethalis in Folge acuter eitriger Basilarmeningitis nach der nicht ganz antiseptisch ausgeführten Operation. Selten war eine Propagation auf das Gehirn eingetreten.

Die Exstirpation gelingt gewöhnlich leicht nach vorangegangener Enucleatio bulbi. *Knapp* hat mit Erfolg die Erhaltung des Bulbus versucht, andere Autoren sind nicht so glücklich gewesen.

Im intracraniellen Theil der Optici und in dem Chiasma kommen **Gummata,** multiple kleine **melanotische Geschwülste** *(Virchow)* und **käsige Tuberkel** *(Cruveilhier, Hjort)* vor. *Sattler* fand in einem cylindrischen, vom Bulbus bis zum Foramen opticum reichenden und von der Duralscheide überzogenen Sehnerventumor bei einem 5jährigen Kinde innerhalb einer diffusen Granulationsgeschwulst um ein käsiges Centrum reichliche, miliare, aus Endothelien und Riesenzellen zusammengesetzte Tuberkel. In der geschwellten Papille waren gleichfalls miliare Tuberkel nachweisbar. Von demselben Fall beschrieb *Chiari* in dem intracraniellen Theil des N. opticus und in dem Chiasma multiple Tuberkel. *Weiss* sah Tuberculose der Papille und Retina neben miliarer Tuberculose des Uvealtractus bei einem 51jährigen Arbeiter. Tuberkel des Sehnerven beobachten wir also sowohl bei Kindern als bei Erwachsenen, mit und ohne tuberculöse Meningitis resp. Miliartuberculose. — *Michel* fand eine eigenthümliche durch interstitielle Wucherung feiner Fasern bedingte Verdickung des Chiasma und rechten Sehnerven bei einem an Elephantiasis leidenden Patienten mit gutem Sehvermögen.

XV. Capitel.
Amblyopie und Amaurose.
A. Allgemeine Bemerkungen uber Blindheit.

Wir verstehen unter **Amblyopie** im weitesten Sinne des Wortes jede Schwachsichtigkeit, d. h. jede Herabsetzung der Sehschärfe, sei es dass dieselbe durch eine Trübung der brechenden Medien oder durch eine Refractionsanomalie, sei es dass sie durch eine sichtbare Erkrankung des Augenhintergrundes bedingt ist oder nicht. Mit dem Worte **Amaurose** bezeichnen wir jede Art von Blindheit, gleichviel ob dieselbe angeboren oder erworben ist, ob ihre Ursache in einem angeborenen oder erworbenen Mangel der Augen (Anophthalmus), ob sie in einem sicht- oder unsichtbaren Augenleiden zu suchen ist.

Die Definition der Blindheit ist für die Zwecke der Praxis von den verschiedenen Autoren verschieden angegeben. Das Fehlen des Lichtscheins kann man nicht als Grenze annehmen. *Fuchs* nennt denjenigen blind, dessen Sehvermögen in unheilbarer Weise so herabgesetzt ist, dass ihm dadurch jeder Beruf, welcher den Gebrauch der Augen verlangt, unmöglich gemacht wird. Wie viel Sehvermögen Jemand noch besitzt, ist hiernach ganz irrelevant; die Hauptsache ist, dass er sich nicht selbst erhalten kann, sondern auf die Hilfe seiner Mitmenschen angewiesen ist. Abgesehen wird dabei ferner davon, ob das betreffende Individuum durch Unterricht in einer Blindenanstalt für irgend ein Handwerk tauglich werden kann; ausserdem sind alle einseitigen und heilbaren Erblindungen ausgeschlossen.

Als Maassstab für die Amaurose hat man weiter vor allem das Orientirungsvermögen gewählt *(Emmert)* und nur denjenigen für blind erklärt, der sich nicht mehr allein orientiren (führen) kann. An der Grenze seiner Orientirungsfähigkeit steht nach *Fuchs* derjenige, welcher die vorgehaltenen Finger nicht mehr auf 1 Meter zählen kann, während *Schmidt-Rimpler* und *Magnus* erst diejenigen Personen für blind erklären, welche Finger höchstens in $\frac{1}{3}$ Meter Abstand zählen.

Die Schwachsichtigkeit ist ebenfalls ein relativer Begriff und lediglich nach dem Quantum von Sehkraft zu bestimmen, welches zur Ausübung eines gegebenen Berufs erforderlich ist.

Die Zahl der Blinden ist in den verschiedenen Ländern sehr verschieden; auch in den einzelnen Regionen eines Landes will man erhebliche Unterschiede gefunden haben. In heissen Ländern ist Blindheit im Allgemeinen häufiger als in solchen mit gemässigtem, kaltem Klima. Küstenländer sollen mehr Amaurotische besitzen, als die weiter vom Meere abgelegenen, speciell die Gebirgsgegenden, wie *Sormani* in **Italien** und *Dumont* in **Frankreich** gefunden hat und *Fuchs* für Belgien bestätigen konnte; hier kommen in den Küstenregionen 9,67 Blinde, in den südlichen Gebirgsgegenden nur 5. resp. 5.16 auf 10.000 Menschen. Auf der ganzen Erde schätzt man die Zahl der Blinden auf 8,7. in Europa auf 9.19 zu 10.000 Einwohner. Im Allgemeinen schwankt ihre Zahl, wie aus der folgenden Tabelle ersichtlich ist, in den verschiedenen Ländern beträchtlich.

In den Niederlanden beträgt sie	4.46 :	10.000
In Oesterreich	5.55 :	„
In Dänemark	6.67 :	„
In der Schweiz	7.61 :	„
In Schweden	8.05 :	„
In Belgien	8.11 :	„
In Frankreich	8.36 :	„
In Deutschland	8,79 :	„
In Italien	10.15 :	„
In Spanien	11.09 :	„
In Grossbritannien	11.32 :	„
In Ungarn	11.92 :	„
In Norwegen	13.63 :	„
In Island	19.00 :	„
In Finnland	22.45 :	„

In den heissen Ländern schreibt man dem grellen Sonnenlicht. dem Staub und der Trockenheit, in den Küstenländern hingegen der Feuchtigkeit der Luft einen grossen Einfluss auf die Erblindung zu.

Unter den Amaurotischen finden sich durchweg mehr Männer als Frauen, da die Männer den Ursachen der Blindheit im Allgemeinen viel mehr ausgesetzt sind. In den ersten 5 Lebensjahren ist die Gefahr der Erblindung am grössten, zwischen 5. und 20. Lebensjahr relativ am geringsten, vom 20. bis 70. Lebensjahr steigt sie, besonders zwischen 50. und 70. Lebensjahr, nachher sinkt sie wieder.

Was die **Ursachen** der Amaurose anlangt, so hat *Magnus* bei einer Zahl von 2528 beiderseitig Erblindeten folgende Ermittelungen angestellt. Die Blindheit war angeboren in $3,77\%$; idiopathische Erkrankungen der Augen lagen als Ursache vor in 67%, Verletzungen in $10,73\%$, Körperkrankheiten in $17,879\%$ der Fälle. Die höchsten Ziffern erreichte die Blennorrhöe und das Trachom mit $21,27\%$ zusammen, darunter die Blennorrhoea neonatorum mit $10,87\%$. dann folgte die Atrophia N. optici zusammen mit $18,3\%$, Glaucom mit $8,97\%$, Irido-cyklitis und Choreoiditis mit $8,86\%$, Krankheiten der Cornea mit $8,06\%$. Amotio retinae mit $4,74\%$, die sympathische Ophthalmie mit $4,5\%$ u. s. w.

Unsere Blinden erhalten heutzutage in den Blindenanstalten nicht nur denselben Unterricht wie die Schüler der Volksschulen, sondern sie erlernen auch ein Handwerk, vor allem Flechtarbeiten, so die Korbflechterei, Bürstenbinderei, Stricken, Spinnen, selbst Musik nach fühlbaren Tonzeichen. Es wird ihr Tastsinn verfeinert. Die erste Blindenanstalt wurde am Ende des 18. Jahrhunderts (1784) durch *Valentin Hauy* in Paris eingerichtet; die meisten Anstalten hat gegenwärtig Deutschland.

Zum Lesenlernen benutzen die Blinden Buchstaben, die auf Holz geschnitzt sind und auf einem Lesebrett zusammengesetzt werden, später Fibeln und Lesebücher mit lateinischen Buchstaben in Hautreliefs, die sie abtasten. Entweder sind die einzelnen Linien der Buchstaben als solche deutlich ausgeprägt oder sie sind aus Punkten zusammengesetzt, oder die Buchstaben werden, wie in der Telegraphie, durch einzelne resp. verschieden combinirte Punkte ausgedrückt.

Zum Schreiben sind eine Menge von Apparaten erfunden; die gebräuchlichsten sind der Flachschriftapparat von dem Blindenlehrer *Hebold* in Barby und der Punktschriftapparat von dem blinden Blindenlehrer *Louis Braille* in Paris.

Der Flachschriftapparat besteht aus einer rechteckigen Holztafel, einem Messinglineal und einem Stahlgriffel. Der rechte und linke Rand der Tafel sind mit metallenen, für das Lineal bestimmten Zahnleisten versehen; am oberen Rande kann eine Leiste durch 2 Schrauben niedergedrückt und dadurch das zum Schreiben erforderliche Papier festgehalten werden. Man klemmt einen Bogen weisses Papier und darüber ein Blatt Copirpapier ein. Das Lineal passt mit seinen Endzapfen genau in die Einschnitte der Zahnleisten und kann durch einen auf jedem Zapfen angebrachten Knopf mit Leichtigkeit aus einem Ausschnitt in den andern weitergesetzt werden. Jedes Lineal enthält in seiner ganzen Länge rechteckige Ausschnitte von verschiedener Zahl. Die Seiten dieser Rechtecke haben in der Mitte eine eingeschnittene Marke, welche für den Griffel bemerkbar, aber nicht hinderlich sind und mit den 4 Ecken und der Mitte des Ausschnitts 9 Punkte geben, welche numerirt werden und durch welche die Form jedes Buchstaben genau bestimmt werden kann. Durch diese Nummern können ferner Satzzeichen und Ziffern bezeichnet werden. Der Griffel läuft an beiden Enden in einen abgerundeten Stift aus, deren einer etwas stärker als der andere ist, und die je nach Bedürfniss gebraucht werden. Man muss den Griffel beim Schreiben stets senkrecht halten; der linke Zeigefinger vertritt dabei das Auge. Das Blatt, auf welchem die Schrift durch Vermittlung des Copirpapiers blau wird, kann auf beiden Seiten benutzt werden. Mit der Fertigkeit der Schüler im Schreiben nimmt die Grösse der Ausschnitte im Lineale ab; das erste enthält nur 19, das letzte 52 Ausschnitte.

Grössere Bedeutung als diese Flachschrift hat für den Blinden die erhabene Punktschrift, da er sie selbst lesen, controliren und corrigiren kann; sie hat eine bedeutende, eigene Literatur von Drucksachen, selbst von musikalischen Compositionen. Der Blinde verwendet die sog. Pariser Schreibtafel, welche nach Art einer Schiefertafel aus einer rechteckigen Zinkplatte besteht, die mit Querrillen und einem beweglichen, das Papier auf der Platte festhaltenden Holzrahmen versehen ist. Derselbe enthält an 2 Seiten Löcher, in welche das Messinglineal eingreift. Das letztere wird Zeile für Zeile von oben nach unten gerückt und ist mit 2 Reihen gleicher Ausschnitte zur Aufnahme der Punkte versehen, aus welchen die verschiedenen Lautzeichen bestehen. Die über einander liegenden Reihen der Punkte werden durch die Querfurchen der Platte bedingt und mit einem Stahlgriffel hergestellt. Der Schreibende betastet mit dem linken Zeigefinger die einzelnen Ausschnitte, in welche der Buchstabe kommt, und macht mit dem in der rechten Hand geführten Griffel die punktförmigen Eindrücke. Damit die letzteren, welche auf der anderen Seite des Papiers in leicht tastbarem Relief hervortreten, in der rechten Gestalt und Richtung erscheinen, müssen sie auf der Kehrseite stets von rechts nach links laufend dargestellt werden. Die Schüler lesen ihre

Schrift, indem sie mit den Spitzen beider Zeigefinger leise darüber hin-
tasten und erreichen in kurzer Zeit eine grosse Fertigkeit.

Zu einem das Schreiben erleichternden, wie mir scheint, ganz praktischen Apparat für Schwachsichtige und Blinde, die kein Institut besucht
haben, hat neuerdings Dr. *Wojciechowski* in Kalisch ein Project entworfen. Der Apparat besteht aus einem kleinen hölzernen Brett, auf
dem sich ein durch ein Charnier beweglicher, gleich grosser Rahmen
befindet. In dem Rahmen sind Drähte in einem gegenseitigen Abstand
von 1 *cm* ausgespannt. Ueber je 2 hinter einander befindliche Drähte
gleitet ein Ring, welcher so angebracht ist, dass sich einer über dem
andern befindet. Man legt nun unter den Rahmen auf das Brett das
Papier oder Schreibeheft, schliesst das Charnier, schiebt alle Ringe an
den linken Rand des Rahmens und entfernt zunächst den obersten Ring
etwas von dem nächstfolgenden. Man hält ihn sodann zwischen Mittel-
und Ringfinger der linken Hand und schiebt ihn durch den Druck des
mit der rechten geführten, schreibenden Bleistifts nach der rechten Seite
vor. Hier angelangt führt man die Hand unter Leitung des kleinen Fingers
an dem nächstfolgenden Draht entlang nach links bis zu dem Ring und
verfährt mit ihm ebenso u. s. w. Man kann auf diese Weise ununter-
brochen schreiben und an der richtigen Stelle wieder anfangen, wenn
man bedenkt, dass die rechts liegenden Ringe die abgeschriebenen sind.

B. Specieller Theil.

Unter Amblyopie und Amaurose im engeren Sinn verstehen wir
diejenigen Fälle, bei denen zunächst ein greifbares Augenleiden als Ursache der Sehstörung nicht nachweisbar ist, bei denen das Bild der
Papille normal bleiben kann, aber eine Affection der Sehnerven in ihrem
intracraniellen Verlauf oder in den Sehcentren resp. in den Verbindungs-
bahnen der letzteren mit dem Nerv nach Maassgabe der Functionsprüfung
vorliegt. Der Augenspiegelbefund kann negativ bleiben, oder es können
an der Papille Veränderungen (Neuritis, Atrophie) eintreten, welche wie
die Sehstörung die Folge des Grundleidens sind. — Zur richtigen
Beurtheilung dieser Fälle ist eine wiederholte genaue Functionsprüfung
erforderlich. Dieselbe muss die Untersuchung der centralen und peripheren Sehschärfe, des Licht- und des Farbensinnes umfassen.

I. Die Untersuchung der centralen und peripheren Sehschärfe; Anomalieen derselben; Simulation, Aggravation.

Zur Ermittelung der centralen Sehschärfe können wir uns verschiedener Leseproben bedienen, welche die mit dem Rücken dem Licht zugekehrten Patienten in 20 Fuss (6 Meter), resp. einer geringeren Entfernung entziffern müssen, wenn so grosse Räumlichkeiten nicht zur Disposition stehen. Bereits im I. Cap. S. 8 ist eine kurze Anleitung zu
der Bestimmung der centralen Sehschärfe gegeben. Wir haben zu diesem
Zweck eine grosse Zahl von Sehproben, von denen die gebräuchlichsten
die *Snellen'schen* und die *Schweigger'schen* Lesetafeln sind. Die letzteren
sind empirisch festgesetzt, die ersteren sind so eingerichtet, dass der
Strich der Buchstaben resp. Haken in jeder der 7 Reihen unter einem

Winkel von 1 Minute auf 200, 100, 70, 50, 40, 30 resp. 20 Fuss erscheint, der ganze Buchstabe unter einem Winkel von 5 Minuten, welcher den kleinsten Gesichtswinkel darstellt, unter dem 2. Punkte noch gesondert wahrgenommen werden können. Die Entfernung steht über jeder Reihe. Nach einer von *Bellarminoff* angestellten Untersuchung über die Genauigkeit der verschiedenen Leseproben sind die *Snellen'schen* Tafeln der alten Ausgabe, in welcher die Entfernung in Fuss ausgedrückt war, am genauesten, während seine neuesten Tabellen in der Meterausgabe, sowie die Tafeln von *de Wecker* und von *Schweigger* erhebliche Ungenauigkeiten aufweisen, was die Grösse der Lettern und die Stärke ihrer Striche anbelangt.

Donders statuirte als normal diejenigen Menschen, deren centrale Sehschärfe $^{20}/_{20}$ ($^{6}/_{6}$) ist; dies ist die äusserste Grenze. Es giebt Personen, welche noch eine weit grössere Sehschärfe haben bis zu $^{6}/_{5}$ resp. $^{6}/_{4}$.

Alle Untersuchungen der Sehschärfe setzen eine gute Beleuchtung voraus; wenn dieselbe herabgesetzt ist (trüber Himmel), hat der Untersucher in seiner eigenen momentanen Sehschärfe einen Maassstab für die Beurtheilung, in wie weit bei dem Untersuchten eine Abnormität vorliegt oder nicht. Sobald der Untersucher z. B. noch Snellen 6 erkennt, der Untersuchte aber nur Sn 9, so kann man die Sehschärfe als $^{6}/_{9}$ angeben. Wenn das unbewaffnete Auge nicht normale Sehschärfe besitzt, sieht man nach, ob eine Refractionsanomalie vorliegt, und ob durch Correction derselben die Amblyopie ausgeglichen werden kann oder nicht. Es giebt Amblyopieen, welche selbst durch Correctur einer Refractionsanomalie nicht beseitigt werden können, ohne dass der Augenspiegel eine Ursache der Sehschwäche nachweist. Zur Sicherheit muss das Gesichtsfeld aufgenommen werden; erst wenn dasselbe dauernd keine Anomalie aufweist, kann man sicher sein, dass kein extraoculares Leiden als Ursache vorliegt.

Wenn keine Buchstaben mehr erkannt werden, lässt man die Patienten Finger zählen, welche auf dunklem Grunde ausgespreizt werden müssen; die Dicke des Fingers entspricht der Dicke des Strichs in dem obersten Snellen'schen Buchstaben. Wer Finger auf 10 Fuss Entfernung zählt, hat also eine Sehschschärfe $^{10}/_{200}$. Wenn auch diese Untersuchung zu keinem Resultat mehr führt, prüft man, ob und in welchem Abstand der Kranke die Bewegungen der Hand erkennt.

Bei diesen Untersuchungen begegnen wir oft **Simulanten,** welche, einen bestimmten Zweck verfolgend (Befreiung vom Militär, Atteste zur Erklärung der Arbeits- und Erwerbsunfähigkeit), vorgeben an Sehschwäche zu leiden. Dieselben können angeben auf einem oder auf beiden Augen schlecht zu sehen, ohne dass ein Grund für die Sehschwäche nachweisbar ist; sie können aber auch bei einer de facto vorliegenden Amblyopie noch einen höheren Grad von Schwachsichtigkeit vortäuschen, dann spricht man von **Aggravation.** Andrerseits kommt es vor, dass ein Defect von Sehkraft geleugnet oder verheimlicht wird resp. verborgen bleibt, ohne dass eine absichtliche Täuschung vorzuliegen braucht. Die Patienten halten z. B. ihr Auge nicht so gewissenhaft zu, dass das Sehen ausgeschlossen ist, oder sie haben bereits die Buchstaben auswendig gelernt und sagen sie aus der Erinnerung her. In solch' zweifelhaften Fällen thut man gut für beide Augen verschiedene Leseproben zu wählen oder jedes Auge durch einen Monokel auszuschliessen.

Um Simulation vollkommener einseitiger Amaurose zu entdecken, sind verschiedene Mittel angegeben. In erster Reihe hat *v. Gräfe* vorgeschlagen starke auf- oder abwärts brechende Prismen vor dem sehenden, einen nahen Gegenstand fixirenden Auge zu halten, während das angeblich nicht sehende offen bleibt. Man erzeugt auf diese Weise, wenn beide Augen sehtüchtig sind, Diplopie, welche ungeschickte Simulanten wirklich angeben. *Alfred Gräfe* verfeinerte diese Untersuchungsmethode in der Art, dass er das blinde Auge verdecken liess und mit dem sehenden monoculare Diplopie erzeugte, indem er ein Prisma mit der Kante nach oben so vor dem Auge anbrachte, dass die Pupille zur Hälfte frei blieb, zur Hälfte von dem Prisma verlegt wurde. Nachdem dem Patienten auf diese Weise klar geworden, dass er doppelt sieht, lässt man das angeblich blinde Auge frei und bewegt das Prisma schnell aufwärts, so dass die ganze Pupille verdeckt ist; da er vorher auf die Diplopie aufmerksam gemacht war, wird er sie jetzt auch natürlich finden und nicht verleugnen, wenn überhaupt auf dem angeblich blinden Auge Sehvermögen besteht.

Man kann ferner an den *Snellen'schen* Tafeln untersuchen und durch starke Convexgläser ($+$ 18 oder 20 D) das sehende Auge ausschalten bei offenem anderen Auge. — *Kugel* schlug vor beide Augen mit gleichfarbigen Gläsern zu bedecken und vor dem sehenden Auge ein so dunkles Glas anzubringen, dass dadurch nichts gesehen werden kann. — *Snellen* wählte farbige Sehproben von *Stilling* (roth, grün oder blau). Wenn man dieselben durch ein entsprechend farbiges Glas sieht, so bleiben sie sichtbar, wählt man die Complementärfarbe z. B. bei rothen Buchstaben ein grünes Glas, so kann man nichts sehen. Zunächst hält man das gleichfarbige Glas bei der Untersuchung vor das gute Auge, dann das andere Glas, während das angeblich blinde dauernd offen bleibt; werden trotzdem im letzten Fall die Buchstaben gelesen, so wird simulirt. Natürlich muss man auch vorher an sich selbst prüfen, ob dieses zweite Glas die Buchstaben wirklich unsichtbar macht. Bei Kindern kommt man bisweilen durch den galvanischen Strom zum Ziel.

Mitunter macht die Entlarvung von Simulanten grosse Schwierigkeiten; viel schwieriger ist die Aggravation zu ermitteln. Gelegentlich kommt man hierbei durch Zureden vorwärts; wenn man beispielsweise S. $^{20}/_{70}$ gefunden hat, so sagt man den Patienten, dass sie unbedingt noch mehr sehen müssten, man könne ihnen nicht eher das Attest ausstellen etc.

Bei der Entlarvung von Simulation von beiderseitiger Blindheit kann man mitunter nur mit List vorgehen oder durch Internirung und längere Beobachtung volle Sicherheit erlangen. Bei der Untersuchung achte man vor Allem auf die Pupillenreaction bei Lichteinfall und Verdecken des Auges. Bei länger bestehender unheilbarer Amaurose aus in- oder extraocularer Ursache (Sehnerv) erweitert sich die Pupille und wird reactionslos. Auch bei einseitiger Blindheit kann man das Verhalten der Pupillenreaction des gesunden Auges zur Diagnose der Simulation benutzen, wenn man das angeblich blinde Auge abwechselnd verdeckt und frei lässt. Bei Lichteinfall in das Auge contrahirt sich auch die Pupille des anderen guten Auges, wenn die Leitung durch den Sehnerv nicht unterbrochen ist.

Die Sehschärfe der **Netzhautperipherie** untersuchen wir, wie schon im I. Capitel erwähnt ist, am genauesten mit dem **Perimeter**. Einen zahlenmässigen Ausdruck derselben für jeden einzelnen Punkt der Retina in den verschiedenen Meridianen haben wir bisher leider noch nicht, wenngleich eine grosse Anzahl von Autoren sich mit dieser Frage eingehend beschäftigt hat. *Purkinje* stellte, wie aus seinen Beiträgen des Jahres 1825 erhellt, bereits genaue Untersuchungen über den gesammten Inhalt und Umfang unseres directen und indirecten Sehens, über die Ausdehnung des Gesichtsfeldes, an. Er benutzte ein graduirtes Kreissegment aus Pappe von 7 Zoll Radius und 140 Grad Peripherie, welches an der unteren Fläche einen Handgriff, ferner einen Ausschnitt für die Nase, resp. Backe hatte. Von 10 zu 10 Grad waren an dem Bogen kleine Wachsstifte angebracht. Das Wachslichtchen im Nullpunkt wurde fixirt und im Dunkelzimmer ein brennender Wachsstock von der Peripherie nach dem Centrum herangeführt bis zur äussersten Grenze seiner Sichtbarkeit. *Purkinje* fand, dass unser Gesichtsfeld nach aussen bis 100 Grad, nach innen bis 60 Grad, nach oben bis 60 Grad, nach unten bis 80 Grad reicht. Etwas kleinere Resultate hatte *Thomas Young* erhalten. Auch über die Farbenempfindung an der Netzhautperipherie hatte schon *Purkinje* mit farbigen Quadraten Untersuchungen angestellt, deren Resultate ziemlich genau mit unseren heutigen Kenntnissen über diesen Gegenstand übereinstimmen und schon die Thatsache ergaben, dass jede Farbe, ehe sie in ihrem richtigen Ton erscheint, gewisse Veränderungen durchmacht.

Hueck, *Volkmann* und *E. H. Weber* suchten etwas genauer in diese Frage einzudringen; sie ermittelten theils, wie gross an den verschiedenen Stellen der Netzhautperipherie die Bildchen sein müssten, um erkannt zu werden, theils das Distinctionsvermögen der Retinaperipherie für 2 getrennte Punkte oder Linien von verschiedener Stärke. *Volkmann* benutzte dabei die momentane Beleuchtung des Blickfeldes durch den elektrischen Funken. Es ergab sich als Resultat dieser Untersuchungen, dass die Objecte um so grösser sein müssten, je weiter ab vom optischen Centrum ihre Bilder die Retina treffen, und dass das Distinctionsvermögen in den verschiedenen Richtungen verschieden sei, dass nach aussen und innen getrennte Punkte und Linien als solche weiter ab vom Centrum wahrgenommen werden können, als in den übrigen Richtungen.

Aubert und *Förster* nahmen diese Beobachtungen von Neuem auf und construirten bei der Gelegenheit ihr Perimeter, das auch heute noch für die in Rede stehenden Untersuchungen der excentrischen Sehschärfe in Gebrauch ist und von allen späteren Forschern *(Dobrowolsky* und *Gaine*, *Landolt* und *Ito*, *Königshöfer*, *Schadow*, *G. Becker* u. A.) benutzt wurde. Man wählte theils Punkte, theils Buchstaben der verschiedenen Grösse aus *Snellen's*, resp. *Schweigger's* Lesetafeln. Alle Untersuchungen, obwohl in ihren Angaben untereinander sehr abweichend, stimmen darin überein, dass die Sehschärfe vom Centrum nach der Peripherie hin abnimmt, am stärksten und schnellsten in unmittelbarer Nähe der Fovea centralis, von da an langsam, und dass die Abnahme der Sehschärfe nicht in concentrischen Kreisen, sondern am schnellsten nach oben und unten, langsamer nach innen, am langsamsten nach aussen erfolge. Die Inferiorität der Peripherie beruht hauptsächlich auf dem Mangel an Uebung, der seinerseits mit den anatomischen Veränderungen der Retina an ihrer Peripherie innig zusammenhängt.

Die genauesten Untersuchungen hat *G. Becker* angestellt; derselbe fand beispielsweise nach aussen vom Fixirpunkt bei 1° nur noch $S = \frac{3}{4}$, bei 2^0 $^3/_5$, bei 3^0 $^1/_2$, bei 5^0 $^1/_3$, bei 7^0 $^1/_4$, bei 10^0 $^1/_7$, bei 15^0 $^1/_{15}$, bei 20^0 $^1/_{30}$, bei 30^0 $^1/_{40}$, bei 45^0 $^1/_{75}$, bei 60^0 $^1/_{100}$. In den Diagonal-richtungen waren diese Zahlen noch viel ungünstiger als in den geraden Hauptmeridianen. Ich habe diese Resultate *Becker's* in Gemeinschaft mit Herrn *de la Bruyère* einer Controle unterworfen und etwas andere Zahlen gefunden. Wir nahmen die einfachsten *Snellen'schen* und *Schweig-ger'schen* Buchstaben *(l, i, c)* und constatirten S = 1 nach allen Richtungen 1^0 um den Fixirpunkt. Dieses Ergebniss stimmt, wenn wir den Durchmesser des blinden Flecks zu Grunde legen, mit den Angaben *Leber's* überein, dass die Fovea eine Ausdehnung von 0·5 mm. hat. Für die excentrische Sehschärfe weichen unsere Zahlen von denen *Becker's* noch mehr ab.

Bedeutend einfacher ist die Untersuchung der Gesichtsfeldgrenzen mit weissen und farbigen (blau, roth, grün) Quadraten von 2 cm. Seite am Perimeter. Wenngleich wir auf diese Weise auch keine Zahlen zum Vergleich haben, so sind die gefundenen Werthe doch genau und zuverlässig genug, um beurtheilen zu können, ob die Netzhautperipherie, *i. e.* die Endausbreitung der Sehnerven, normal functionirt oder nicht.

Das *Aubert-Förster'sche* **Perimeter** stellt einen auf einem festen Brett an einem Stativ befestigten, innen geschwärzten, um seine Achse drehbaren, vom Mittelpunkt jederseits in 90^0 eingetheilten Kreisbogen aus Metall mit 12 Zoll Radius dar. Die jeweilige, den verschiedenen Meridianen entsprechende Stellung des Kreisbogens kann man auf einer an der Rückfläche angebrachten, in 360^0 getheilten Scheibe direct ablesen. Für die Fixirung des Kopfes unserer Patienten befindet sich dem grossen Stativ gegenüber ein kleineres mit einem Kinnhalter, von dem aufwärts ein kleiner Metallstab mit Elfenbeinkuppe abgeht, die an den unteren Augen-höhlenbogen angedrückt wird. Das Auge des Kranken befindet sich auf diese Weise im Centrum des Kreisbogens und fixirt den Nullpunkt, an dem eine kleine Elfenbeinkugel oder mit Kreide ein weisser Fleck an-gebracht wird. An den inneren Kreisbogen werden in einer Klammer die oben genannten Quadrate von der Peripherie nach dem Centrum bewegt. Zuerst bestimmt man die Aussengrenze mit dem weissen Quadrate und lässt sich angeben, wann der Untersuchte die erste Bewegung wahrnimmt; dieser Punkt entspricht der äussersten Grenze des Gesichtsfeldes. Bei den Farben lässt man sich den Moment angeben, in welchem das Quadrat in seiner richtigen Farbe erscheint; dazu muss man nicht eine bestimmte Reihenfolge einhalten, sondern die Farben durcheinander wählen. Die weitesten Grenzen hat blau, engere roth, die engsten grün. Die Resultate trägt man in ein Schema ein, welches concentrische Kreise in einem Abstand von 10^0 hat und 12 Hauptradien in einem gegenseitigen Abstand von 30^0 Grad, für welche *Förster* die dem Zifferblatt der Uhr ent-sprechende Bezeichnung vorgeschlagen hat. Man zählt beim rechten Gesichtsfeld von rechts nach links, beim linken von links nach rechts; die rechte Seite entspricht im rechten Gesichtsfeld der inneren, im linken der äusseren Netzhauthälfte und umgekehrt, die obere Gesichtsfeldhälfte dem unteren, die untere dem oberen Abschnitt der Retina. Die obere Grenze ist abhängig von dem Stande des oberen Lides und dem Stande des oberen Augenhöhlenrandes mit den Augenbrauen; bei herabhängendem Lide muss man daher immer dasselbe anheben. Die mediale (innere) Grenze ist abhängig von der Höhe des Nasenrückens; man lasse deshalb immer bei der Untersuchung der nasalen Gesichtsfeldhälfte das Gesicht etwas nach der Nasenseite herumdrehen.

Im Allgemeinen genügt es die Untersuchung in den 4 geraden Hauptmeridianen und in den Diagonalen bei 45⁰ vorzunehmen. Die Ausdehnung normaler Gesichtsfelder ergiebt sich aus folgenden beiden Schematen (cfr. Fig. 89 a und b), bei denen L. A. das linke, R. A. das rechte Auge und B. den blinden Fleck bedeutet. Es reicht

Fig. 89 a).

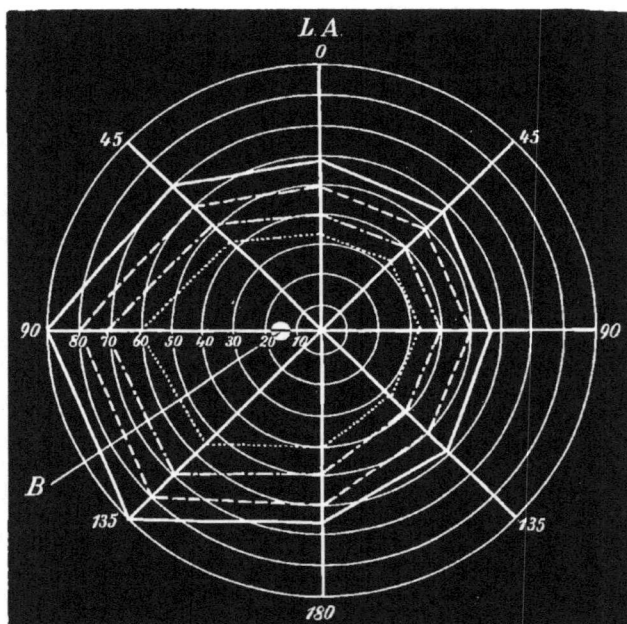

L. A. Gesichtsfeld meines linken Auges.

——— Aussengrenze, — — — Blaugrenze, —··—··— Rothgrenze,   Grüngrenze.
B Blinder Fleck.

	Weiss	Blau	Roth	Grün
aussen	90⁰	80⁰	70⁰	60⁰
innen	60⁰	50⁰	40⁰	35⁰
oben	55⁰	50⁰	40⁰	35⁰
unten	65⁰	60⁰	50⁰	40⁰
oben aussen	70⁰	60⁰	50⁰	45⁰
unten aussen	90⁰	80⁰	70⁰	55⁰
oben innen	55⁰	50⁰	40⁰	35⁰
unten innen	60⁰	50⁰	40⁰	35⁰

Den Raum zwischen Aussen- und Blaugrenze nennt man die **farben-blinde** Zone.

Im horizontalen Durchmesser hat also das Gesichtsfeld eine Ausdehnung von 150° (nach *Schön* 140°), im verticalen Meridian von 120°. Das rechte und linke Gesichtsfeld haben eine gleich grosse Ausdehnung. Durch Uebung wird der Umfang des Gesichtsfeldes weiter, was namentlich für Farben von Belang ist. Nach den Untersuchungen von *v. Hippel* und von *Nagel* erweitert sich das Gesichtsfeld bei Strychnineinspritzungen; den gleichen Einfluss hat die Elektricität. *Uschakoff* und *Reich* fanden die

Fig. 89 b).

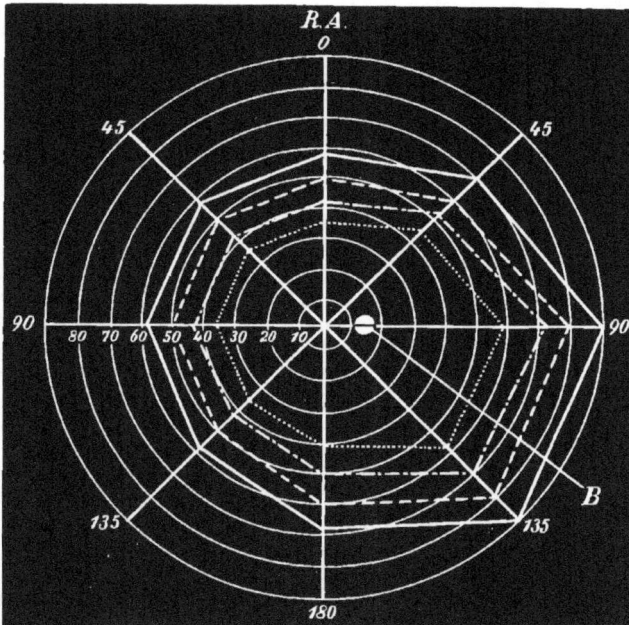

R. A. Gesichtsfeld meines rechten Auges.

——— Aussengrenze, – – – Blaugrenze, —·—·— Rothgrenze,   Grüngrenze.
B Blinder Fleck.

Ausdehnung des Gesichtsfeldes bei Myopen kleiner, bei Hypermetropen grösser als beim Emmetropen; nach *Köhlmann's* Untersuchungen besteht derselbe Unterschied hinsichtlich der Farbengrenzen bei den verschiedenen Refractionszuständen. *Liebreich* constatirte eine Abhängigkeit der Aussengrenzen von der Accommodation.

Für jede Perimeteruntersuchung ist Reinheit der Farben und helle Beleuchtung ein Haupterforderniss, beim Patienten ein gewisser Grad von Intelligenz. Er darf nicht vom Fixirpunkt fortsehen und muss schon vorher darauf aufmerksam gemacht werden, dass er die Farben nicht an derselben Stelle richtig erkennen kann.

Nach aussen vom Fixirpunkt zwischen 12° und 18° Grad liegt der **blinde** (*Mariotte'sche*) **Fleck,** eine für gewöhnlich nicht zum Bewusstsein kommende Lücke des Gesichtsfeldes, welche der Papilla optica entspricht und deren Grenzen durch Verschwinden resp. Auftauchen der Prüfungsobjecte ermittelt werden. *Schleich* fand bei genauen Messungen, wie aus der folgenden Tabelle ersichtlich ist, bei den verschiedenen Refractionszuständen abweichende Resultate.

	Emmetropie	Hypermetropie	Myopie ohne Conus	Myopie mit Conus
Abstand der äusseren Grenze des blinden Flecks vom Fixirpunkt	16, 69° bis 17, 22°	17, 48° bis 20, 3°	17, 48° bis 14, 3°	20, 05° bis 16, 96°
Abstand der inneren Grenze des blinden Flecks vom Fixirpunkt	11, 36° bis 12, 41°	12, 41° bis 15. 64°	12, 41° bis 10, 57°	13, 22° bis 7, 68°
Abstand des Centrums des blinden Flecks vom Fixirpunkt	14, 3° bis 14, 7°	15° bis 17, 9°	14. 7° bis 12, 5°	16, 6° bis 12, 2°,
Grösse des blinden Flecks	4, 5° bis 5, 4°	4, 3° bis 6, 2°	5, 3° bis 3, 5°	11, 6° bis 6, 1°

Schleich's Schlussresultat lautet hiernach. dass der blinde Fleck bei Hypermetropie weiter, bei Myopie ohne Conus näher am Fixirpunkt liegt als beim Emmetropen, und dass der Abstand mit der Stärke der Hypermetropie wächst. mit der Stärke der Myopie sich verringert. Während bei letzterer zugleich eine Abnahme der Grösse des blinden Flecks stattfindet. ist bei Hypermetropie keine wesentliche Veränderung dieses Werthes zu constatiren. Bei Myopie mit conus ist die constante Vergrösserung des blinden Flecks theils durch Annäherung der Innen-, theils durch Entfernung der Aussengrenze von dem Fixirpunkt, theils durch beide Momente zusammen und speciell durch die Choreoidalatrophie bedingt.

Statt des *Förster'schen* Perimeters sei noch das durch seine grössere Billigkeit ausgezeichnete Perimeter von *Badal* genannt. welches nur einen in 90 Grad getheilten und um den Fixirpunkt drehbaren Quadranten darstellt, ferner das Perimeter von *Scherk*, welches aus einer innen geschwärzten, halben Hohlkugel von 1 Fuss Radius besteht. in der um den Fixirpunkt als Mittelpunkt von 10 zu 10 Grad Parallelkreise und die Hauptmeridiane aufgezeichnet sind. Die Hohlkugel ist im verticalen Meridian halbirt: beide Theile lassen sich beliebig auseinandernehmen wenn es auf gute Beleuchtung ankommt, oder durch Charniere verbinden. Fixation des Kopfes und Einstellung der Augen findet wie beim *Förster'schen* Perimeter statt. Bei der Untersuchung bewegt der hinter dem Patienten stehende Arzt ein in einen Fischbeinstab eingeklemmtes weisses oder farbiges Quadrat von der Peripherie nach dem Centrum und macht an der Stelle ein Zeichen, wo die Bewegung resp. die Farbe erkannt wird. Die correspondirenden Punkte werden nachher miteinander verbunden. Man hat auf diese Weise sofort ein Gesammtbild des Gesichtsfeldes und kann dasselbe nachträglich in ein Schema einzeichnen. Bei den selbstregistrirenden Perimetern von *Blix* oder von *Mayerhausen* markirt der Kranke selbst in einem Schema diese Momente durch eine besondere Vorrichtung.

Unter pathologischen Verhältnissen können wir verschiedene **Anomalieen des Gesichtsfeldes** constatiren, die entweder die Aussen- oder die

Farbengrenzen oder die Continuität desselben betreffen. Jeden Defect innerhalb des Gesichtsfeldes nennen wir **Scotom**: wenn derselbe den Fixirpunkt
umfasst, so sprechen wir von einem **centralen Scotom**, liegt der Letztere
in der Mitte des Defects, so heisst das Scotom **pericentral**. Die Scotome
können rund, oval oder eckig und oft recht gross, d. h. fast 10 Grad
und darüber im Durchmesser, sein. Alle ausserhalb des Fixirpunktes
befindlichen Defecte heissen **periphere Scotom**. Wenn sie schon von dem
Kranken wahrgenommen werden, nennt man sie **positiv**. Ihnen liegt eine
materielle Erkrankung der Macula oder einer excentrischen Partie der
Retina, resp. Choreoidea zu Grunde: eine Blutung, ein choreo-retinitisches
Exsudat, eine Embolie der Maculaäste der Centralarterie, ein Tumor der
Choreoidea oder Retina mit Zerstörung der Stäbchen und Zapfen, auch im
Glaskörper befindliche abnorme Producte (ein Cysticerkus, ein Fremdkörper)
können ein positives Scotom machen. In seltenen Fällen findet sich bei retrobulbärer Neuritis ein positives, centrales Scotom: hier beobachten wir in
der Regel ein **negatives Scotom,** welches nicht von einer materiellen
Erkrankung der Macula, sondern von einer Functionsstörung der Maculafasern im Sehnerv abhängt und dem Kranken erst am Perimeter durch
farbige Quadrate von 1 bis 5 *mm* Seite, seltener durch weisse Objecte
zum Bewusstsein gebracht werden kann. Am häufigsten constatirt man
diese Scotome mit rothen oder grünen, seltener mit blauen Objecten; die
letzteren sehen entweder nur dunkel aus oder verändern ganz ihre Farbe.
Bisweilen findet man sie auch bei nicht entzündlicher tabetischer Atrophie,
sehr selten bei Glaucom. Centrale, negative doppelseitige Scotome für
roth und grün sind typisch für Intoxicationsamblyopieen (Tabak, Alcohol,
Blei, Schwefelkohlenstoff, Chinin). Dabei ist die Gesichtsfeldperipherie mit
den Farben gewöhnlich normal oder nur wenig alterirt, bei progressiver
Atrophie aber ist die Gesichtsfeldperipherie immer mehr minder verändert,
eingeengt und der Farbensinn beeinträchtigt, selbst erloschen.

Die meisten Fälle von peripheren Scotomen liefert die Choreo-
Retinitis disseminata, wenn dabei die Stäbchen und Zapfen an Stelle der
Exsudate oder atrophischen Herde zu Grunde gegangen sind. Die Scotome
werden bisweilen von den Kranken selbst schon aufgezeichnet und entsprechen ihrer Lage nach den ophthalmoskopischen Veränderungen. Zuweilen ist das Gesichtsfeld dadurch siebförmig durchbrochen (**visus reticulatus**).

Das **Ringscotom** stellt entweder einen geschlossenen, ringförmigen
oder einen halbkreisförmigen Defect von mehreren Graden Durchmesser
in einigem Abstand von dem Fixirpunkte dar. Innerhalb und ausserhalb
desselben ist die Farbenempfindung normal. Dasselbe kommt vorwiegend
bei Retinitis pigmentosa oder Choreo-Retinitis specifica, seltener bei
Choreo-Retinitis disseminata vor und entspricht seiner Lage nach oft der
Zone des Augenhintergrundes, in welcher die stärksten Pigmentveränderungen vorhanden sind, speciell der Gegend der Vasa vorticosa.

Die **Anomalieen der Gesichtsfeldperipherie** lassen sich im
Allgemeinen in folgende Gruppen rubriciren:

1. Die Aussen- und Farbengrenzen verkleinern sich ganz gleichmässig concentrisch, bis schliesslich ein sogenanntes **minimales**, ca. 10
bis 20 Grad nach allen Richtungen vom Fixirpunkt reichendes **Gesichtsfeld**
resultirt (cfr. Fig. 83): in demselben können alle Farben erhalten bleiben

oder weiterhin allmählig defect werden. In anderen Fällen liegt der Fixirpunkt nicht in der Mitte des vorhandenen kleinen Gesichtsfeldes, sondern excentrisch (cfr. Fig. 87, 94). Die minimalen Gesichtsfelder finden sich bei neuritischer und tabetischer Opticusatrophie, bei frischer Neuritis optica, bei Retinitis pigmentosa (cfr. Fig. 83), bei Glaucom (cfr. Fig. 94). Bei der Opticusatrophie liegt der Fixirpunkt entweder central, es können alle Farben vorhanden sein, oder es besteht nur ein kleines excentrisches Gesichtsfeld, in welchem alle oder fast alle Farben fehlen. Bei den minimalen Gesichtsfeldern mit allen Farben pflegt das Sehvermögen noch relativ gut zu sein; es sind meist tabetische Kranke — bei den excentrischen mit schlechten Farben ist die Sehschärfe sehr gesunken. — Die typischesten minimalen Gesichtsfelder liefert die Retinitis pigmentosa mit und ohne Pigment; alle Farben sind erhalten, auf einen kleinen Raum beschränkt, die Aussengrenzen liegen ihnen unmittelbar an oder noch weiter ab, die centrale Sehschärfe ist gut. Anamnese (Hemeralopie) und Augenspiegel entscheiden über die Ursache der Gesichtsfeldstörung. — Die Tumorpapille und acute Neuritis können ebenfalls minimale Gesichtsfelder geben; die Farben können darin vorhanden sein oder theilweise resp. ganz fehlen, sich aber im weiteren Verlauf wieder finden. — Ganz charakteristisch ist das minimale Gesichtsfeld bei Glaucom (cfr. Fig. 94); es stellt einen horizontalen, excentrischen, nach aussen gelegenen Schlitz dar, in welchem trotz hochgradiger Amblyopie im Gegensatz zur Opticusatrophie alle Farben erhalten sind.

2. Die Peripherie erfährt unregelmässige Einengungen, so dass sectorenförmige Einziehungen auftreten, deren Spitze nach dem Fixirpunkt gelegen ist, oder den letzteren sogar erreicht. Wenn mehrere Sectoren vorhanden sind, ist die Begrenzung des Gesichtsfeldes vollständig zickzackförmig. Mitunter geht ein ganzer Quadrant des Gesichtsfeldes verloren. Die sectorenförmigen Defecte finden wir bei progressiver Atrophie des Opticus (cfr. Fig. 86), bei Glaucom (cfr. Fig. 93), bei Amotio retinae (cfr. Fig. 81), bei Colobom der Choreoidea. Bei Glaucom liegen die Sectoren fast regelmässig auf der Nasenseite, bei Opticusatrophie sowohl nach der Nasen- als nach der Aussenseite. Dort sind alle Farben im Uebrigen in ziemlich normaler oder normaler Ausdehnung vorhanden; hier ist die farbenblinde Zone verbreitert, die Farben sind sehr eingeengt, oft fehlt schon grün allein oder grün und roth. Wenn das eine Auge bereits an Atrophie erblindet ist, beginnt häufig oder fast regelmässig der Gesichtsfelddefect auf dem andern Auge nach derselben Seite wie auf dem ersterkrankten Auge. — Bei der idiopathischen Amotio retinae ist der Defect gewöhnlich nach oben, seltener nach unten; bisweilen fehlt sogar eine ganze Gesichtsfeldhälfte. In dem in der Regel nicht mehr ganz normal begrenzten Rest finden wir entweder die Farbengrenzen unregelmässig durcheinander gehend, eingeengt oder oft Verwechslung von grün und blau. Anders liegen die Verhältnisse beim Colobom der Choreoidea; hier beobachten wir den Defect immer nach oben, die Farben befinden sich aber in normaler Reihenfolge und Ausdehnung und schliessen unmittelbar am Defect ab. Beim Tumor und Cysticercus entspricht der Defect der Lage der subretinalen Gebilde. — Nach partieller Verletzung des Opticus kommen ebenfalls Defecte des Gesichtsfeldes vor. Wenn der Rest des Sehnerven normal functionirt, sind in dem erhaltenen Gesichtsfeld ebenfalls

alle Farben in normaler Grenze vorhanden; leiten die Fasern nicht mehr normal, so finden wir dieselben Möglichkeiten wie bei der progressiven Atrophie. Aehnliche Anomalieen constatiren wir nach partieller Embolie der Art. centralis retinae, des Tractus opticus; der Defect entspricht hier dem verstopften Gefässgebiet und schneidet scharf ab, der Gesichtsfeldrest kann normal sein. —

Bisweilen gehen Gesichtsfelddefecte durch eine amblyopische Zone, in welcher unbestimmte Empfindungen der weissen oder farbigen Objecte bestehen, in einen normalen Gesichtsfeldrest über; als Ursache dieser Anomalie muss man entweder an ein progressives Leiden (Opticusatrophie) oder an einen Herd denken, von dem aus die Nachbarschaft in Mitleidenschaft gezogen wird (z. B. an eine Blutung in den Sehnerv, das Chiasma).

3. Es fehlt die eine Hälfte des Gesichtsfeldes ganz; es besteht **Hemianopsie.** Wir unterscheiden im Allgemeinen ein- und beiderseitige Hemianopsieen. Die Trennungslinie fällt entweder mit dem verticalen oder horizontalen Meridian zusammen, dann ist sie **complet,** oder sie begreift den Fixirpunkt nicht mit ein und erreicht diese Linien nicht, dann ist sie **incomplet.** Wenn jede Gesichtsempfindung in dem defecten Theil erloschen ist, sprechen wir von **absoluter Hemianopsie;** fehlt nur die Farbenempfindung, so ist sie nicht absolut. Diejenigen Fälle, in denen auf beiden Augen die rechten oder linken Hälften der Gesichtsfelder defect sind, werden **homonyme,** diejenigen, bei denen die temporalen oder nasalen Hälften fehlen, **heteronyme Hemianopsieen** genannt. Die beiderseitige Hemianopsie ist ein Krankheitsbild sui generis und nicht zu verwechseln mit dem einseitigen halben Gesichtsfelddefect, der bald die temporale, bald die nasale, bald die obere oder untere Hälfte ganz oder theilweise einnimmt und oft in den Diagonalen abschneidet, oft noch in die erhaltene Gesichtsfeldhälfte übergreift.

Einseitige hemianopische Gesichtsfelddefecte kommen vor bei Glaucom, bei Amotio retinae, bei Neuritis optica und bei progressiver Atrophie. Bei allen diesen Krankheiten setzt die Hemianopsie nicht sofort als solche ein, sondern sie bildet sich aus einem peripheren Defect ganz allmählig heraus und geht in der Regel in vollständige Amaurose über. Interessant ist ein Fall von incompleter, temporaler, einseitiger Hemianopsie in Folge einer syphilitischen (gummösen) Arteritis der Art. corporis callosi nahe der Abgangsstelle von der Carotis interna; den klinischen Verlauf desselben hat *Treitel* beobachtet, den mikroskopischen Befund *Baumgarten* constatirt. Aehnliche syphilitische Gefässerkrankungen fanden sich noch an anderen Hirnarterien (Art. basilaris); Chiasma und Opticus zeigten nur unbedeutende zellige Infiltration. Die Hemianopsie wurde auf eine Ernährungsstörung des Chiasma in Folge dieser Gefässerkrankung bezogen, da der vordere Abschnitt des Chiasma seine Gefässe aus der Art. corporis callosi erhält.

Mit den regellosen, hemianopischen, bald ein- bald beiderseitigen, bald symmetrischen, bald unsymmetrischen Gesichtsfelddefecten ist nicht zu verwechseln die klassische **Hemianopsie,** bei welcher immer auf beiden Augen die gleichnamigen oder ungleichnamigen Gesichtsfeldhälften fehlen.

a) Sind die rechten oder linken Hälften defect, so sprechen wir, wie schon erwähnt, von **homonymer** oder **lateraler Hemianopsia dextra** oder sinistra. Dieselbe ist ein exquisites Herdsymptom und dadurch charakterisirt, dass die Defecte ganz plötzlich eintreten und gewöhnlich die ganze Gesichtsfeldhälfte, selten nur einen Quadranten betreffen. Einen typischen Fall von rechtsseitiger homonymer Hemianopsie zeigen die beiden nebenan stehenden Schemata (cfr. Fig. 90). Die Trennungslinie geht entweder genau vertical durch den Fixirpunkt oder sie erfährt am Fixirpunkt, wie auch in unserm Fall, eine schmale Ausbuchtung nach der fehlenden Seite hin; sehr selten ist es, dass auf der letzteren noch durchweg ein Streifen von 3 bis 5 Grad erhalten ist. Eine andere Abnormität ist die, dass nur die Farbengrenzen defect sind, während die

Fig. 90 a.

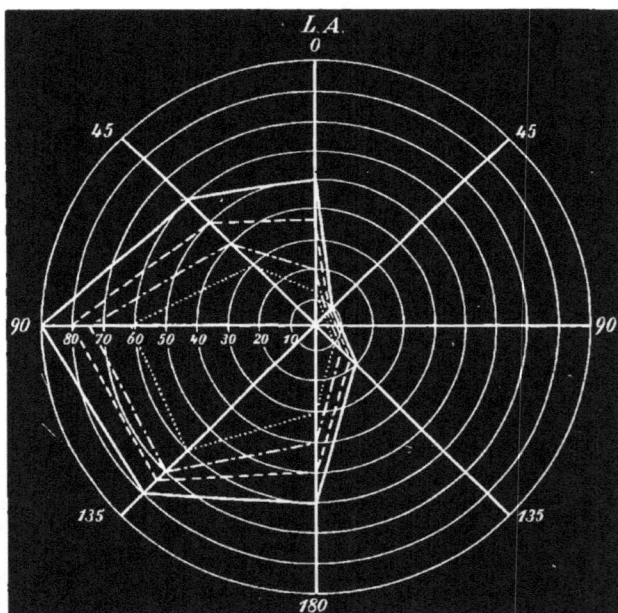

Gesichtsfelder bei homonymer rechtsseitiger Hemianopsie.
. L. A. = Linkes Auge.
——— Aussengrenze, _ _ _ Blaugrenze, _.._.._ Rothgrenze, ... Grüngrenze.

Aussengrenzen keine Anomalie aufweisen, oder dass die Gesichtsempfindungen in den beiden symmetrischen Hälften nicht vollständig erloschen, sondern nur abgestumpft sind.

Die centrale Sehschärfe, der Farben- und Lichtsinn ist immer normal, nur selten ist die Sehschärfe etwas herabgesetzt; dementsprechend zeigen die erhaltenen Gesichtsfeldhälften ganz normale Aussen- und Farbengrenzen.

Der Augenspiegelbefund ist negativ; nach vielen Jahren kann die eine Papille entfärbt erscheinen, entsprechend einer Atrophie des Fasciculus cruciatus.

Sobald das erhaltene Gesichtsfeld alterirt ist, handelt es sich nicht mehr um reine Hemianopsie; dann ist die Sehschärfe mehr minder stark herabgesetzt und oft der Augenspiegelbefund nicht negativ. Die Ursache dieser Anomalie kann z. B. ein Hirntumor sein, der zunächst die Hemianopsie als Herdsymptom macht und bei weiterem Wachsthum und gesteigertem Hirndruck eine Stauungsneuritis mit stärkeren allgemeinen Sehstörungen verursacht.

Fig. 90 b.

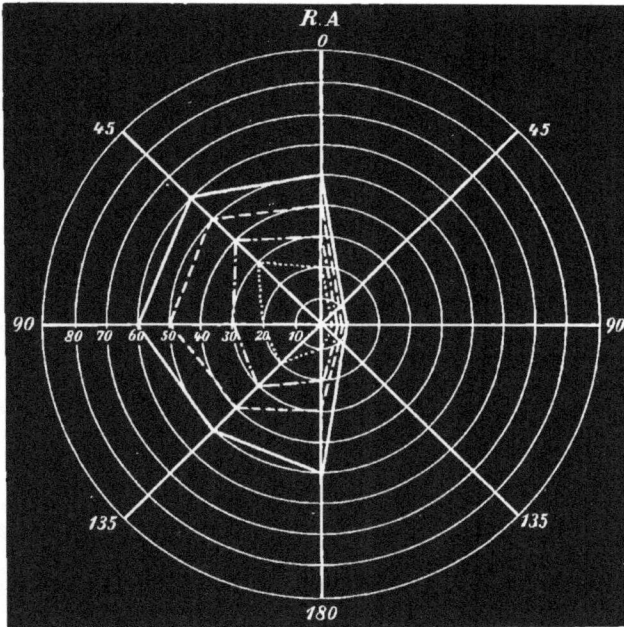

Gesichtsfelder bei homonymer rechtsseitiger Hemianopsie.
R. A. — Rechtes Auge.
——— - Aussengrenze, – – – Blaugrenze, –·–·– Rothgrenze, ·········· Grüngrenze.

Der Gebrauch der Augen beim Lesen und Schreiben ist bei der rechtsseitigen Hemianopsie mehr als bei der linksseitigen gestört, weil die den gelesenen folgenden Buchstaben resp. Worte nicht mehr im indirecten Sehen wahrgenommen werden. Diese Störung ist nicht mit der Dyslexie und Alexie zu verwechseln.

Die **Ursache** der beiderseitigen lateralen (homonymen) Hemianopsie ist zu suchen in einer Affection des Tractus opticus vom Chiasma bis zum Corpus geniculatum externum oder in einer Alteration der Fasern, welche innerhalb des Gehirns die primären Opticuscentren (Thalamus, Pulvinar) mit dem Sehcentrum in der Rinde des Occipitallappens verbinden, oder in einer Erkrankung der letzteren selbst. Ob man berechtigt ist in dieser Region mit *Wilbrand* gesonderte Centren für Raum-, Licht- und Farbensinn anzunehmen, ist noch nicht genügend sicher. Die Hemianopsie besteht immer auf der entgegengesetzten Seite; bei linksseitiger Hirnläsion ist sie rechts.

Die ursächliche Affection der Occipitalrinde kann in einer Erweichung oder in einer Apoplexie oder in einem Tumor zu suchen sein; es kann ferner durch eine Embolie der Art. fossae Sylvii die Ernährung des Sehcentrums leiden. Bei Thieren erzeugte *Munk* durch Exstirpation dieser Felder einen Zustand, welchen er Rinden- oder Seelenblindheit nannte; ihre optischen, von Jugend aufgesammelten Erinnerungsbilder werden zerstört. Nicht die ganze Rinde des Occipitallappens ist nach *Nothnagel's* vergleichender Zusammenstellung der Literaturangaben für das Sehvermögen gleichwertig; das optische Wahrnehmungscentrum liegt vielmehr hauptsächlich in der Rinde des Zwickels und der ersten Occipitalwindung. Die übrige Rinde des Occipitallappens stellt dagegen das optische Erinnerungsfeld vor; wie die klinischen Erfahrungen beweisen, sind beide Depôts räumlich von einander getrennt, beide zusammen stellen das corticale Sehcentrum dar.

Die Hemianopsie tritt meist unter dem Bilde eines schnell vorübergehenden apoplectischen Insultes (Schwindel, Benommenheit, Erbrechen) auf; seltener dauern die cerebralen Symptome etwas länger, und es hinterbleibt nach einigen Tagen die Sehstörung. Wenn die Hirnrinde allein erkrankt ist, so fehlen gewöhnlich alle Störungen der Motilität. Gelegentlich kann eine flüchtige Monoplegie des gleichseitigen Armes bestehen. Bisweilen constatiren wir Sprachstörungen, wenn der Krankheitsherd links sitzt und in die von *Naunyn* genauer bezeichnete Stelle übergreift, d. h. in die Stelle, wo der Gyrus angularis in den Hinterhauptslappen übergeht (optische Form der Aphasie, Aphasie mit Wortblindheit). Die Kranken können z. B. ganz gut nach Dictat schreiben, aber sie können nachher ihr Geschriebenes nicht mehr lesen, wenn es noch so gross ist (Alexie), oder sie verstümmeln, verdrehen die Worte resp. bezeichnen vorgehaltene Gegenstände mit ganz anderen Worten, obwohl ihnen das richtige nicht fehlt (Paralexie). — In anderen Fällen besteht Agraphie.

Wenn mit der Rinde noch das Marklager afficirt ist, oder wenn das Marklager allein erkrankt, so finden wir von Anfang an hemiplegische Symptome auf der dem Herd entgegengesetzten Seite, ferner Facialislähmung gewöhnlich nur in den unteren Zweigen, sehr selten Augenmuskellähmungen oder Hemianasthäsie resp. Hypoglossuslähmung.

Bei Embolie der Art. fossae Sylvii beobachten wir, wenn die linke Arterie obliterirt ist, wirkliche motorische Aphasie.

Die Tractus-Hemianopsie wird gewöhnlich durch einen Tumor bedingt und ist meist noch mit Lähmung anderer Hirnnerven an der Basis complicirt.

Unaufgeklärt ist der Zusammenhang zwischen Diabetes und Hemianopsie.

Wenn eine Blutung der Hemianopsie zu Grunde liegt, so kann sich mit der Resorption des Blutes die Gesichtsanomalie ganz oder theilweise zurückbilden; im Uebrigen ist dieser Verlauf selten — die Sehstörung bleibt in der Regel bestehen. Die **Prognose** ist, was das Fortschreiten der letzteren anlangt, meist günstig. Nur wenn ein Tumor vorliegt, kann das Sehvermögen allmählig vollständig erlöschen in Folge der secundären Atrophia optica.

Die **Behandlung** ist gegen das Grundleiden zu richten und besteht vorwiegend in Ableitung auf den Darm und die Haut des Nackens (Vesicantien, trockene Schröpfköpfe).

Die **Dyslexie, Lesescheu** (Dysanagnosie von *Nieden*) ist ein Symptom, auf dessen local-diagnostische Bedeutung zuerst *Berlin* aufmerksam gemacht hat. Dasselbe findet sich nur bei linksseitigem Sitz der Cerebralaffection und zwar bei Herden des oberen resp. unteren Parietalwulstes, welche in naher topographischer Beziehung zur Broca'schen Region stehen d. h. zu dem unteren an die Insula Reilii angrenzenden Theil der 3. Stirnwindung. Anatomisch liess sich nicht immer eine Erweichung oder Apoplexie nachweisen; auch ein den Schläfenlappen einnehmender Tumor, sowie Atherom der linken Art. fossae Sylvii mit Thrombose der Art. cerebri posterior und der Communicans posterior resp. syphilitische Endarteritis lag einmal vor. Ob in dieser Gegend der Broca'schen Stelle ein gesondertes Lesecentrum liegt, lässt *Berlin* dahingestellt sein.

Was das **klinische Bild** anlangt, so entwickelt sich die Dyslexie bei sonst gesunden, erwachsenen Personen, vorwiegend männlichen Geschlechts, ganz plötzlich. Sie können nur wenige Worte hinter einander lesen und legen dann mit einem gewissen Unlustgefühl das Buch fort; nach einiger Zeit lesen sie wieder einige Worte, um von demselben Unlustgefühl bewältigt die Schrift wieder aus der Hand zu legen. Diese Erschwerung des Lesens beruht nicht etwa auf accommodativer oder musculärer Asthenopie oder auf einer Herabsetzung der Sehkraft; die Patienten klagen auch nicht über Schmerzen, sondern „es macht nur den Eindruck, als ob man sie von etwas Unangenehmen befreien soll". Die Unfähigkeit zu lesen tritt kaum später als nach einer Secunde ein und dauert kaum länger als den Augenblick, der nöthig ist 3—5 Worte zu erkennen; sie ist sofort absolut. Die Lesestörung stellt sich entweder ohne Vorboten ein, oder es gehen ihr Kopfschmerzen, Schwindel, bisweilen epileptiforme Anfälle und vorübergehende Obscurationen voran. Gelegentlich bestehen gleichzeitig rechtsseitige Innervationsstörungen, Zuckungen im Bereich des Facialis, Parästhesieen der oberen und unteren Extremität etc., Hemianopsie, Aphasie.

Die Lesescheu hat in der Regel einen guten Verlauf; schon nach wenigen Wochen vermögen die Patienten mehrere Reihen zu lesen, ihre Ausdauer nimmt weiterhin immer mehr zu. Trotz der Besserung der Dyslexie schreitet das Hirnleiden vor: es treten ein- oder mehrmalige apoplectiforme und epileptiforme Anfälle auf, welche Paraplegieen, Hemianopsie und Aphasie hinterlassen und den Tod herbeiführen können. Gewöhnlich vergehen bis zum Exitus lethalis nur wenige Monate. Die Lesescheu ist also ein diagnostisch und prognostisch sehr bedeutsames Symptom, welches oft ein schweres Cerebralleiden einleitet. Wo Syphilis zu Grunde liegt. ist die **Therapie** vielleicht nicht so ganz aussichtslos; im Uebrigen aber dürfte sie ziemlich machtlos sein.

In gewisser Beziehung zu den Hemiopieen steht auch die **Amaurosis partialis fugax, das Flimmerscotom** *(Förster);* bei demselben kommt es vorübergehend zu Hemiopie bei normalem Augenhintergrund und sonst normaler Function der Augen.

Der Anfall beginnt mit einer blinden Stelle auf beiden Augen in der Nähe des Fixirpunktes. welche sich allmählig gegen die Peripherie hin ausdehnt. während gleichzeitig die zuerst befallene Stelle lebhaft mit zackigen Linien flimmert. Sobald die Grenze des Gesichtsfeldes erreicht ist, lässt das Flimmern nach und hellt sich die blinde Stelle allmählig vom Centrum her auf. — Bisweilen ist nur ein gleichmässiger, flimmernder Nebel vorhanden, zuweilen greift das Flimmern auf die andere Gesichtsfeldhälfte über; gelegentlich besteht reine homonyme Hemianopsie oder ein horizontaler Verlauf der Trennungslinie. Bei der reinen Hemianopsie kann das Flimmern fehlen.

Meist werden beide Augen befallen; der einzelne Anfall dauert verschieden lange. in seltenen Fällen mehrere Stunden. in der Regel höchstens $1/_2$ Stunde. Die Häufigkeit und Intensität der Insulte und die Dauer ihrer Intervalle ist variabel; mit dem Alter pflegen sie nachzulassen. Den Anfällen folgt gewöhnlich ein mehr oder minder heftiger, oft halb- und gleichseitiger Kopfschmerz mit dem Charakter der Migräne (Uebelkeit. Erbrechen). Zwischen den Anfällen mit Flimmerscotom können auch reine Migräne- selbst epileptische Anfälle auftreten. Bei einzelnen Personen ist das Flimmerscotom begleitet von Parästhesieen, vorübergehender Hemiplegie, epileptischen Zuständen, Störungen der Sprache. des Gedächtnisses und des Gehöres.

Diese Anomalie tritt am häufigsten bei Gelehrten und geistig überarbeiteten Personen auf; der Physiker *Wollaston* litt ebenfalls an Flimmerscotom und lieferte die erste Beschreibung. Bei vielen Menschen liegt eine neuropathische Prädisposition vor; bei andern besteht als Gelegenheitsursache eine unregelmässige Lebensweise, ein Excess in venere, eine Gemüthsaufregung. eine Verdauungsstörung. Bei Frauen · coincidiren die Anfälle zuweilen mit der Menstruation. nach *Schön* mit der Gravidität.

Eine befriedigende Erklärung für die Erscheinung lässt sich nicht geben; sie beruht jedenfalls auf einer centralen Störung und ihre Beziehung zur Migräne lässt an einen Zusammenhang mit vasomotorischen Störungen denken.

Zuweilen gelingt es den Anfall durch eine Tasse Kaffee, Thee oder durch ein Glas Wein, durch ein Abführmittel oder durch Ruhe und Schliessen der Augen zu coupiren. Im Allgemeinen sorge man für Regulirung der Lebensweise und der Diät und lasse den Patienten eventuell ein Nervinum (Bromkali) gebrauchen.

b) **Die heteronyme Hemianopsie.** Ob eine **nasale Hemianopsie,** d. h. ein Defect beider nasalen Gesichtsfeldhälften, durch Neuritis optica bedingt, vorkommt, ist nicht sicher: sie würde sonst eine Erkrankung in beiden seitlichen Chiasmawinkeln voraussetzen, und es wäre ein enormes Spiel des Zufalls, wenn einmal hier isolirte, beide ungekreuzte Fascikel allein alterirende Processe (Tumoren) sich etabliren würden.

Häufiger beobachtet ist die **temporale Hemianopsie,** von der die beiden Schemata (cfr. Fig. 91) ein Bild abgeben. Diese Sehstörung entwickelt sich im Gegensatz zur homonymen Hemianopsie ganz chronisch ohne motorische oder sensible Störungen; sie kann fortschreiten und zurückgehen. Während die homonyme Hemianopsie vorwiegend ältere, bejahrte Leute mit hochgradig degenerirten Gefässen befällt, treffen wir die heteronyme Hemianopsie fast nur bei Personen in jüngeren oder mittleren Lebensjahren an. Anfangs besteht nicht ein vollständiger Defect beider temporalen Gesichtsfeldhälften, sondern oft nur ein negatives, paracentrales, neben dem Fixirpunkt gelegenes Scotom *(Förster),* das sich allmählig

Fig. 91 a.

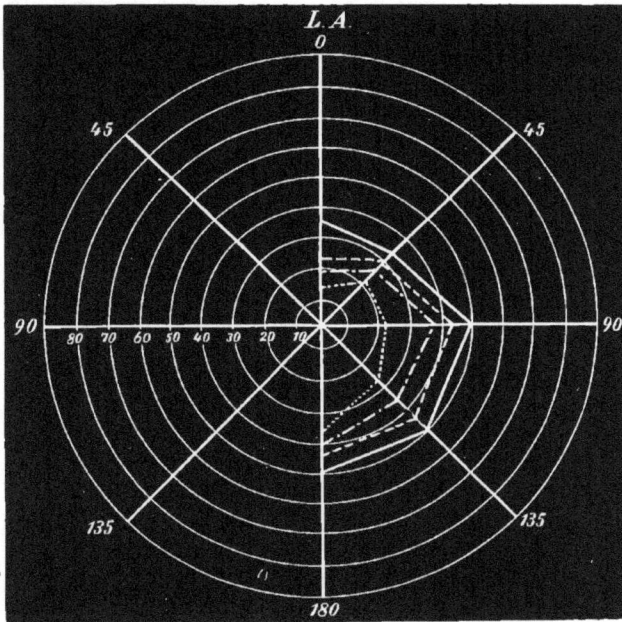

Gesichtsfeld bei temporaler Hemianopsie.
L. A. =: Linkes Auge.
———— Aussengrenze, _ _ _ Blaugrenze, ----- Rothgrenze, Grüngrenze.

zur Hemianopsie ausdehnt. Die Trennungslinie geht bisweilen nicht vertical durch den Fixirpunkt, oft schreitet die Amblyopie auch noch in die andere Gesichtsfeldhälfte über und führt zu Amaurose. Die Sehschärfe ist nicht immer normal, der Gesichtsfeldrest bisweilen etwas eingeschränkt. Der Augenspiegel weist je nach dem Grundleiden mitunter eine Tumorneuritis oder eine unvollständige, nicht entzündliche Atrophie der Papille nach. Von der letzteren habe ich mich mehrfach überzeugt;

verschont blieb immer ein schmaler Streifen am nasalen, oberen und
unteren Rande des Discus.

Die Ursache der bitemporalen Hemianopsie ist in einer Affection
an der Gehirnbasis im vorderen oder hinteren Chiasmawinkel zu suchen,
wo die beiden gekreuzten Fascikel zusammenstossen. In einem Fall von
D. E. Müller fand sich ein Tumor in der Sella turcica, ein Sarkom,
welches von der Hypophysis ausgegangen war; *Sämisch* wies ein Sarkom
im vorderen Chiasmawinkel als Ursache nach. welches beide Sehnerven
gablig umfasste. Ausser Tumoren kommt noch ein meningitischer oder
periostitischer Process der Schädelbasis in Betracht, und zwar am

Fig. 91 b.

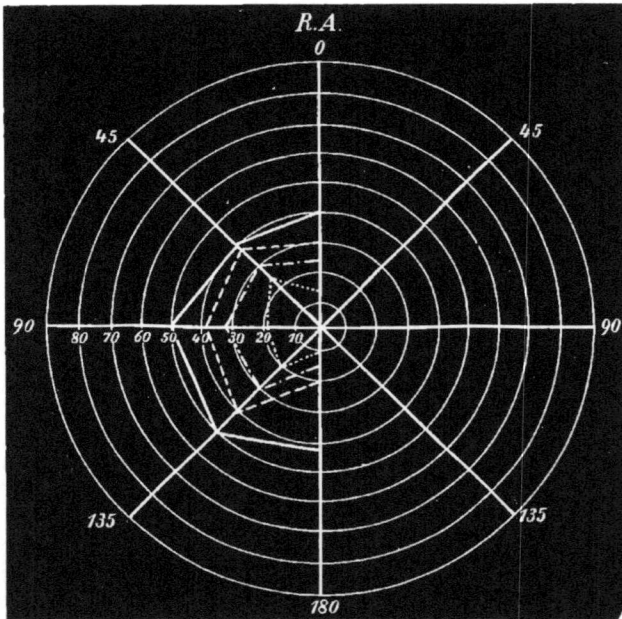

Gesichtsfeld bei temporaler Hemianopsie.
R. A — Rechtes Auge.
——— Aussengrenze, _ _ _ Blaugrenze, _._._ Rothgrenze, Grüngrenze.

häufigsten auf syphilitischer Basis (Gumma oder Endarteritis syphilitica).
In den letzten Jahren ist gerade mehrfach bei temporaler Hemianopsie
eine luetische Affection des Chiasma resp. des Tractus opticus gefunden
(Oppenheim, Siemerling, Baumgarten). *Oppenheim* stellt die oscillirende
(in ihrem Umfang schwankende resp. periodisch recidivirende) bitem-
porale Hemianopsie geradezu als ein wichtiges diagnostisches Symptom
für die basale Hirnsyphilis hin. Von Complicationen, welche auf eine

Affection an der Basis cranii hinweisen. sind zu nennen Alterationen der basalen Hirnnerven und Störungen der Geruchsempfindung. Ein häufiges begleitendes Symptom der temporalen Hemianopsie ist vermehrtes Durstgefühl und Polyurie (*v. Gräfe, Del Monte, Brecht, Berry*).

Die Prognose ist dubiös, da bisweilen durch Fortschreiten des Processes beiderseitige Amaurose eintritt. —

Bei Lues leite man eine energische antisyphilitische Cur ein.

Schliesslich seien noch einige Bemerkungen über die local-diagnostische Bedeutung der ein- und doppelseitigen Amaurose angeführt.

Einseitige absolute **extraoculare Amaurose** beruht immer nur auf einer vollständigen Leitungsunterbrechung sämmtlicher Nervenfasern, wie sie im Nervenstamm beisammen liegen. Der Sitz des Leidens muss also zwischen Bulbus und Chiasma gelegen sein. Nur sehr selten besteht eine cerebrale Ursache, wie in einem von *Jacobson* beobachteten und von *Dr. Hassenstein* publicirten Fall. dessen näheres Verständniss noch ziemlich dunkel ist. Hier entwickelte sich die gleichseitige Amaurose ganz allmählig im Anschluss an ein stumpfes Trauma des linken Scheitelbeines. Die dem Trauma folgenden heftigen Cerebralsymptome waren gewichen, es hinterblieben atypische. von der verletzten, etwas imprimirten Stelle des Schädels aus auftretende Neuralgieen, heftige Schmerzen bei Berührung derselben, Verfall des Gedächtnisses. der Willensenergie und der intellectuellen Ausdauer bei ziemlich unbeeinträchtigter Motilität und Sensibilität. Durch Trepanation des imprimirten Knochenstückes ging die Amaurose vollständig zurück. Bei der Operation zeigte sich eine Verwachsung des Knochens mit der Dura, bei deren Lösung sich eine geringe Quantität fast klarer Cerebrospinalflüssigkeit entleerte.

Einseitige Amaurose bei Amblyopie des anderen Auges deutet entweder auf eine Affection des Chiasma's mit vorherrschender Leitungsunterbrechung des dem amaurotischen Auge entsprechenden Sehnervenstammes oder nach den Beobachtungen von *Türck, Bernhard* und *Charcot* auf einen Herd in der lenticulo-optischen Region, d. h. in dem hinteren Theil der Capsula interna auf der dem amaurotischen Auge entgegengesetzten Seite. Bisweilen besteht nicht absolute Erblindung, sondern nur hochgradige Amblyopie. Das zweite Auge pflegt, wie *Landolt* gefunden hat, immer nur in unbedeutendem Grade schwachsichtig zu sein. Der Augenhintergrund ist stets normal. Wenn nicht absolute Amaurose besteht, ist das Gesichtsfeld in seinen Aussen- und Farbengrenzen concentrisch eingeengt, bisweilen ist auch die eine oder andere Farbe, selbst das ganze Farbenempfindungsvermögen verloren gegangen. Die ganze dem Hirnherd entgegengesetzte Körperhälfte ist gelähmt und, wie die Sinnesorgane, anästhetisch; *Charcot* bezeichnete diesen Symptomencomplex als **cerebrale Hemianästhesie** und machte auf ihre Uebereinstimmung mit der hysterischen Hemianästhesie aufmerksam. Durch das hinterste Drittheil der Capsula interna verläuft nach den Beobachtungen *Meynert's* beim Affen ein Faserstrang vom Fusse des Hirnschenkels nach hinten und aufwärts. welcher in der Hirnrinde endigt und die von der gegenüberliegenden Körperseite kommenden sensitiven Eindrücke zum Centrum leitet. Die cerebrale Hemianästhesie in Folge Erkrankung dieser Fasern unterscheidet sich von der Hemianästhesie bei Affection des Pons oder Pedunculus cerebri durch Nichtbetheiligung des Gesichts- und Geruchssinnes in letzteren Fällen. **Doppelseitige Amaurose aus extraocularer Ursache** wird entweder durch eine Erkrankung des Chiasma (Meningitis, Blutung, Compression von Seiten des Inhaltes des Recessus opticus), durch Druckatrophie der Nervenstämme oder Tractus (*Türck* durch Gefässe) oder durch eine beiderseitige Affection der Sehcentren in der Occipitalrinde verursacht. Der Spiegelbefund ist in den ersteren Fällen zunächst negativ, allmählig entwickelt sich das Bild der progressiven Atrophie der Papille, ebenso wie die Amaurose allmählig eintritt. *Peltzer* beschrieb einen Fall aus *Schweigger's* Klinik, in welchem als Ursache der plötzlichen beiderseitigen Erblindung eine Embolie der Art. basilaris vorlag.

II. Die Untersuchung des Lichtsinnes. Hemeralopie.

Die Untersuchung des Lichtsinnes kann sich beziehen auf die Feststellung des minimalsten, noch wahrnehmbaren Lichtreizes (*Fechner's* Reizschwelle) oder auf die Bestimmung des minimalsten, noch wahrnehmbaren Unterschieds objectiver Lichtreize (*Fechner's* Unterschiedsschwelle). Im praktischen Leben hat sich hauptsächlich die letzte Methode eingebürgert; zu dem Zweck sind verschiedene Apparate angegeben. Die gebräuchlichsten sind der Apparat von *Förster*, von *v. Hippel* und die *Masson'sche* Scheibe.

Das *Förster'sche* **Photometer** besteht aus einem innen geschwärzten viereckigen Kasten, an dessen hinterer Wand sich auf weisser Fläche schwarze Striche von verschiedener Dicke befinden. Die vordere Wand enthält 2 Oeffnungen für die Augen des Untersuchten und daneben eine kleine Kammer, in welcher sich wie in einer Laterne als Lichtquelle eine Normal(Wachs)kerze befindet. Das Licht fällt von dieser Kerze in den Kasten durch ein mit weissem Seidenpapier bedecktes Diaphragma, dessen Grösse durch eine Schraubenvorrichtung verändert werden kann, dessen Form aber immer quadratisch bleibt. Die Diagonale (d) dieses Quadrats wird an einem in Millimeter getheilten kleinen Metallstab direct abgelesen. d^2 ist $= 2a^2$, wenn a die Seite des Quadrats vorstellt und $a^2 = \dfrac{d^2}{2}$.

Je grösser die quadratische Beleuchtungsfläche ist, desto schwächer ist der Lichtsinn des Untersuchten; man bestimmt denselben nach der Formel $L = \dfrac{h}{H}$. Der normale Mensch gebraucht $2\square$ *mm*. Beleuchtungsfläche $= h$; H wird jeweilig durch Untersuchung festgestellt. Wenn Jemand erst bei $d = 6$ *mm* die Striche erkennt, so ist $H = a^2 = \dfrac{(6)^2}{2} = \dfrac{36}{2} = 18\square$ *mm*; L ist demnach $= \dfrac{2}{18} = \dfrac{1}{9}$.

Die Untersuchung wird in einem verdunkelten Raume vorgenommen; ein aus dem Hellen kommendes Individuum muss sich erst an denselben adaptiren. Jedes Auge wird für sich geprüft.

Das Photometer von *v. Hippel* gestattet einen directen Vergleich zwischen Raumsinn (Sehschärfe) und Lichtsinn. Der Apparat stellt eine

Camera obscura dar. In dem innen geschwärzten Blechkasten steht eine Petroleumlampe mit Hohlspiegel. welcher die Strahlen in einen an der Vorderwand angebrachten Hohlcylinder wirft. In dem letzteren befinden sich an der dem Kasten zugekehrten Oeffnung 2 Convexgläser von 1³/₄ Zoll Brennweite; an der entgegengesetzten Seite ist eine Vorrichtung angebracht zur Aufnahme von 6 Milchglasplatten, deren Absorptionsvermögen genau festgesetzt ist, und die durch Vermittelung der Linsen gleichmässig beleuchtet werden. Als Fixirobject dienen die *Snellen'schen* Buchstaben von verschiedener Grösse, welche in schwarze dünne Metallplatten eingeschnitten sind und vor den Milchglasplatten verschoben werden. 6 Milchglasplatten reichen für den normalen Menschen mit S 1 aus, um im verdunkelten Raume auf 20 Fuss noch Snellen XX. zu erkennen. Die Höhe der Flamme kann durch eine . besondere Vorrichtung so regulirt werden, dass sie gleichmässig leuchtet. Zunächst bestimmt man bei Tagesbeleuchtung die centrale Sehschärfe mit den *Snellen'schen* Probetafeln und dann mit dem Apparat. ob bei 6 Platten auf 20 Fuss im Dunkelzimmer dieselbe Reihe der Buchstaben erkannt wird. Je mehr Platten dazu entfernt werden müssen, desto schwächer ist der Lichtsinn des Patienten.

Die *Masson'sche* **Scheibe** besteht aus einem Uhrwerk mit Arretement; durch dasselbe wird eine weisse Scheibe in Bewegung gesetzt. Auf der Scheibe befindet sich ein Sector aus schwarzem, mattem Papier von verschiedener, beliebig zu variirender Breite, die in Graden ausgedrückt wird. Durch Umdrehung der weissen Scheibe entsteht, wenn man einen vollen Sector genommen hat. eine graue Fläche, wenn man nicht den ganzen Sector, sondern nur einen kleinen Theil benützt hat, auf der weissen Scheibe ein grauer Ring. Die Dunkelheit der Fläche. resp. des Ringes hängt ab von der Breite des Sectors, resp. Ringes. Der Untersuchte muss den Moment angeben, wenn er eben die graue Farbe merkt. Je breiter der zur Mischung erforderliche schwarze Sector sein muss, ehe die graue Farbe wahrgenommen wird, desto geringer ist der Lichtsinn. Ein normaler Mensch braucht einen Sector von höchstens 2 bis 3 Grad; die dabei noch wahrnehmbare kleinste Helligkeitsdifferenz ist also $\frac{2 \text{ bis } 3}{360}$

oder $\frac{1}{180}$ bis $\frac{1}{120}$, bei 4⁰ ist sie $\frac{1}{90}$ etc. Wenn der Lichtsinn bei $\frac{3}{360}$ ∺ 1 ist, so ist er bei 4⁰ Sector $\frac{3}{4}$, bei 5⁰ $\frac{3}{5}$ etc.

Die *Masson'sche* Scheibe giebt unstreitig die sichersten Resultate, sie erfordert aber mehr Intelligenz als die Untersuchung nach den beiden anderen Methoden.

Mit Hilfe aller dieser Apparate hat sich herausgestellt, dass der Lichtsinn regelmässig die stärkste Herabsetzung zeigt bei denjenigen Erkrankungen des Augenhintergrundes, welche mit Alteration der Stäbchen- und Zapfenschicht und des Pigmentepithels einhergehen; es sind dies die verschiedenen Choreo-Retinitiden mit und ohne secundäre Opticusatrophie, die typische Pigmentdegeneration der Retina, die Amotio retinae. Der Lichtsinn leidet ferner in hohem Grade bei Glaucom. Alle Entzündungen der inneren Netzhautschichten, die Neuritis optica und die

Atrophia optica bedingen im Allgemeinen eine geringere Beeinträchtigung des Lichtsinnes; bei der progressiven Atrophie fand ich indessen oft genug ebenfalls eine ziemlich starke Herabsetzung des Lichtsinnes bei der Untersuchung mit dem *Förster*'schen Photometer. Es waren dies vielfach Fälle von tabetischer Atrophie mit relativ guter centraler Sehschärfe bei minimalem Gesichtsfeld mit allen Farben; aber auch andere progressive Atrophieen mit stark herabgesetzter Sehschärfe, engem Gesichtsfeld und alterirtem Farbensinn zeigten mitunter hochgradige Störungen des Lichtsinnes, selbst $\frac{1}{625}$ und darunter. — Bei centralem Scotom auf Grund retrobulbärer Neuritis fand *Samelsohn* mittelst der *Masson*'schen Scheibe gleichfalls im Gegensatz zu *Förster's* Resultaten eine Herabsetzung des Lichtsinnes.

Ausser dieser symptomatischen kennen wir noch eine **idiopathische Hemeralopie**, bei welcher der Augenspiegel dauernd weder an der Netzhaut, noch am Sehnerv Veränderungen nachweist. Sie kommt in seltenen Fällen angeboren vor und bleibt dann das ganze Leben hindurch bestehen — bisweilen ist sie erblich und betrifft mehrere Mitglieder einer Familie. Häufiger tritt sie erst im späteren Leben, selbst in den besten Jahren auf. Das Wesen der Krankheit beruht auf einer mangelhaften Adaptation der Retina an geringe Helligkeitsunterschiede, die sich zu erkennen giebt in einer unverhältnissmässigen Herabsetzung des Sehvermögens im Dämmerlicht oder in der Dunkelheit, ferner bei plötzlichem Uebergang aus dem Hellen ins Dunkle, oder beim Eintritt in dunkle Räume. Die Verschlechterung des Sehvermögens im Dunkeln ist so stark, dass die Kranken sich nicht mehr allein führen und unter Umständen nicht mehr die Sterne am Himmel erkennen können. Die Herabsetzung des Lichtsinnes ist mit Leichtigkeit am Photometer zu messen.

Bisweilen tritt die Krankheit epidemisch oder endemisch bei einer grösseren Zahl von Individuen auf, z. B. in Kasernen, Gefängnissen, Arbeits- und Waisenhäusern, auf Schiffen während einer Seereise; oft ist sie vergesellschaftet mit Scorbut. Die Ursache ist einerseits in unzureichender Nahrung, namentlich in Mangel an Fleischkost und dadurch bedingten schlechten Ernährungsverhältnissen, andererseits in starker Ueberblendung, z. B. durch Schnee, zu suchen. Dass die grelle Beleuchtung im Vereine mit mangelhafter Ernährung die Schuld an der Entstehung des Leidens trifft, beweisen die Berichte *Gouvea's* über die Hemeralopie unter den brasilianischen Negersclaven, von denen besonders viele jugendliche Individuen erkranken. — In Russland tritt die Hemeralopie bei den Orthodoxen gerade häufig während der strengen Fasten in der Osterzeit auf. Wie aus dem neuesten Bericht von *Kubli* erhellt, erkranken Männer häufiger als Frauen; es sind vorwiegend Personen im gesunden, kräftigsten Mannesalter, welche in dieser Zeit durch schlechte, unzureichende Kost sehr herunterkommen und dabei hochgradigen Strapatzen oder der Einwirkung grellen Sonnenlichts (Soldaten auf Wache) ausgesetzt sind. — Bei Schwangeren tritt die Hemeralopie bisweilen in den letzten Tagen und Wochen vor der Entbindung auf, mitunter nach profusen Blutverlusten. — Zuweilen complicirt sich protrahirter Icterus mit Nachtblindheit; in einem einschlägigen Fall von *Manz* gesellte sich dazu Xerose der Conjunctiva und Cornea, die auch sonst oft daneben

besteht, aber meist nur in Form des am Hornhautrande endenden, dreieckigen *Bitot*'schen Lidspaltenflecks: die Cornealaffection endete mit
vollständiger Zerstörung dieser Membran. *Manz* fasst diese Hornhauterkrankung als septisch auf und stellt sie den verschiedenen anderen
Hautabscessen. an denen die Kranke litt. an die Seite. Auf Grund dieses
und ähnlicher Befunde von Xerose der Conjunctiva mit Necrose der
Cornea bei verschiedenen anderen Zuständen. vor allem bei Infectionskrankheiten, neben Abscessen an anderen Körperregionen spricht sich
Manz dahin aus, dass der Hornhautprocess immer eine septische Ursache
habe, und dass die allgemeine darniederliegende Ernährung nur eine un-
liebsame Complication sei, welche die Ansiedlung der Mikroben nur be-
günstige. Die verschiedensten mit Icterus einhergehenden Leberkrankheiten
(Cirrhose, luetische Affectionen. Hypertrophie und Atrophie der Leber)
können zu Hemeralopie und Xerose führen. Die letztere erreicht meist
nur einen geringen Grad; wo sie stärker wird, ist sie ein prognostisch
ungünstiges Symptom, auch quoad vitam. — *Cornillon* fasste die Hemeralopie bei Icterus als Folge der Cholaemie auf. *Parinaud* glaubt, die Galle
an sich sei unschuldig. eine Vergiftung durch ein anderes Leberproduct
liege vor, und dieses führe zu verlangsamtem oder mangelhaftem Ersatz
des schnell verbrauchten Sehpurpurs: an dem mangelhaften Ersatz kann
auch schlechte Ernährung die Schuld tragen.

Bei guter Beleuchtung ist die Sehschärfe der Hemeralopen in der
Regel normal und der Farbensinn intact: bisweilen kann man, wie ich
es beobachtete, Blaugelbblindheit bei icterischen Hemeralopen constatiren.

Die Nachtblindheit tritt immer acut auf und erreicht in wenigen
Tagen ihren Höhepunkt, um mit Aufbesserung der Ernährung und Nahrung,
sowie bei Schutz der Augen gegen grelles Licht, am besten im Dunkelzimmer, in einigen Wochen. resp. Monaten ganz zurückzugehen; sie hat
aber grosse Neigung zu recidiviren, sobald sich d'e Patienten den Schädlichkeiten von Neuem aussetzen. Als Specificum ist der Leberthran
empfohlen und beim Volke der Genuss von gekochter Leber in besonderer
Gunst; nach *Kubli's* Bericht leistet die Leber allerdings gute Dienste.

III. Die Untersuchung des Farbensinnes; Farbenblindheit (Daltonismus).

Unter farbigem Licht verstehen wir Licht von verschiedener
Schwingungszahl und Wellenlänge, die im umgekehrten Verhältniss zu
einander stehen, derart, dass Licht von der kürzesten Wellenlänge die
schnellsten Schwingungen hat und vice versa.

Wenn wir durch einen feinen Spalt gemischtes Tages- oder einfaches Lampenlicht auf ein Prisma auffallen lassen, so entwickelt dasselbe ein Farbenband der bekannten Regenbogenfarben, das Spectrum,
an dessen einem Ende sich die Strahlen mit relativ langsamen Schwingungen und grösster Wellenlänge, aber der schwächsten Brechbarkeit,
die rothen, an dessen anderem Ende sich die Strahlen mit relativ
schnellen Schwingungen. kleinster Wellenlänge und grösster Brechbarkeit, die violetten, befinden. Ausserdem giebt es noch die ultrarothen
Strahlen, die sich durch ihre Wärmewirkung und die ultravioletten, die
sich durch chemische Eigenschaften auszeichnen, unserem Auge aber für
gewöhnlich entgehen; die ultravioletten Strahlen schwärzen z. B. Chlorsilber.

Innerhalb des Sonnenspectrums befindet sich noch eine Reihe dunkler verticaler Linien, die *Fraunhofer*'schen Linien, die in den verschiedenen Farbenregionen nachweisbar und mit Buchstaben bezeichnet sind. Die verschiedenen Farben nehmen in dem Spectrum ungleich breite Räume ein; jede derselben, isolirt, wird **homogenes Licht** genannt.

Hinsichtlich der Farbenempfindung stehen sich bis in die Neuzeit im wesentlichen 2 Theorieen gegenüber.

Die Hypothese von *Young-Helmholtz* nimmt 3 Grundfarben an: roth, grün und violett. Jeder dieser 3 Farbenempfindungen entsprechen 3 Nervenfaserarten, die von den verschiedenen Lichtarten in verschiedenem Grade erregt werden, aber immer gleichmässig stark von allen gereizt werden können. Jeder Faser kommt also eine bestimmte specifische Energie zu, und dies ist, wie *Hering* sich ausdrückt, der Kernpunkt der *Helmholtz*'schen Theorie; die rothen Strahlen erregen die rothempfindenden Fasern am stärksten, schwach die grün- und violettempfindenden Leitungsfasern, die grünen wirken wieder am stärksten auf die grünen, schwach auf die rothen und violetten Fasern, die violetten reizen am stärksten die violettempfindenden Fasern, schwach die rothen und grünen. Werden alle 3 Faserarten gleichzeitig und gleich stark erregt, so entsteht die Empfindung von Weiss; die Abwesenheit jedes Reizes bewirkt die Empfindung von Schwarz. Die Emfindung von Gelb entsteht durch gleich starke und gleichzeitige Erregung der roth- und grünempfindenden Fasern, die von Blau durch gleichstarken und gleichzeitigen Reiz der grün- und violettempfindenden Fasern.

Wie wir sehen werden, erklärt diese Theorie von *Young-Helmholtz* nicht die Erscheinungen bei den Farbenblinden; diesen Anforderungen genügt besser **die Hypothese der Gegenfarben,** welche *Hering* im Jahre 1870 jener Theorie gegenüberstellte. *Hering* nahm 6 Grundempfindungen an, von denen je zwei ein Paar bilden: schwarz-weiss, roth-grün, blaugelb. Die Farben der letzten beiden Paare können unter sich gemischt werden, nie aber die Farben jedes Paares; sie heissen deshalb **antagonistische** oder **Gegenfarben.** In einer farbigen Gesichtsempfindung kann z. B. gleichzeitig roth und gelb, nie aber roth und grün enthalten sein. Jede farbige Gesichtsempfindung enthält ferner immer zugleich schwarz, weiss oder grau beigemischt; letzteres entsteht durch Vermischung von weiss und schwarz, die zu einer Empfindung sich vereinigen lassen. Der **Farbenton** wird durch die Grundfarbe bestimmt, während die **Farbennüance** bedingt wird durch die Beimischung von schwarz oder weiss. Mehr als zwei von den vier Grundfarben sind in keinem Farbengemisch vorhanden. Die Art der Farbenmischung mit weiss, schwarz und grau ist sehr schön ersichtlich in der *Radde'schen* **internationalen Farbentafel.** Dieselbe umfasst 42 Streifen, von denen 30 in der Mitte eine Grundfarbe oder einen Farbenton enthalten und jeder Streifen 21 Nüancen der entsprechenden Farben aufweist. Jeder Streifen beginnt mit schwarz und endigt mit weiss, Streifen 31 umfasst alle Uebergänge von schwarz durch neutralgrau zu weiss und die übrigen Streifen zeigen eine Mischung von grau mit einem Farbenton, der allmählig nach oben in schwarz, nach unten in weiss übergeht.

Allen Farbenempfindungen liegt nach *Hering* ein chemischer Process zu Grunde. Jedem der 3 Farbenpaare entspricht eine bestimmte Seh-

substanz, die verbraucht und ersetzt wird. Der Stoffverbrauch ist gleich-
bedeutend mit **Dissimilation**, der Stoffersatz mit **Assimilation**. Durch
den Reiz hellen Lichtes entsteht an jeder beliebigen Stelle der Retina ein
Verbrauch von Sehsubstanz und in ihrer Nachbarschaft ein Ersatz derselben; jenem entspricht die Empfindung von „Weiss," diesem die von
„Schwarz". Die durch Stoffverbrauch erzeugte Farbe wird **D-Farbe**, die
andere **A-Farbe** genannt. Bei der Empfindung jeder der antagonistischen
Farben findet ebenfalls ein Dissimilations- und Assimilationsprocess in der
zugehörigen Sehsubstanz statt: welches die D- und welches die A-Farbe
ist, ist noch unentschieden. Die schwarz-weisse Empfindung ist stets
vorhanden; sie ist, wie *Hering* sich ausdrückt, über der Schwelle und
kommt immer zur Geltung. Jede Gegenfarbe wird um so stärker hervorgerufen (Assimilation), je länger der andere, ihr antagonistische Farbeneindruck dauert (Dissimilation).

In der Neuzeit hat *Knies* eine neue Farbentheorie aufgestellt,
welche nur 4 Grundempfindungen annimmt und gewissermaassen zwischen
der *Helmholtz'schen* Dreifarbentheorie und der *Hering'schen* Annahme dreier
Farbenpaare vermittelt. Der Vorzug der *Knies'schen* Theorie besteht darin,
dass wir zur Erklärung der paarweise complementären Farbenempfindungen nur zweierlei verschiedener Empfindungsorgane bedürfen. Sie verträgt
sich mit den Erscheinungen bei der angeborenen Farbenblindheit und
mit den Farbenstörungen bei Sehnervenleiden am besten. — Nach Maassgabe der Zerstreuungserscheinungen gemischten Lichtes durch ein Prisma
an einer einfachen Trennungslinie zwischen Schwarz und Weiss, constatirt
Knies 4 Grundfarben: Roth, Gelb, Blau und Violett, von denen je 2
einander complementär sind: Roth-Blau und Gelb-Violett. Roth und Gelb
bilden die warme, Blau und Violett die kalte Seite des Spectrums; Roth
und Violett sind die äussere Warm-, resp. Kalt-, Gelb und Blau die
innere Warm-, resp. Kaltempfindung. Der zur roth-blauen und gelb-violetten
Empfindung gehörige Apparat kann sowohl nach der warmen als nach
der kalten Seite hin erregt werden: ob dabei ein dem *Hering'schen* ähnlicher Dissimilations- und Assimilationsprocess stattfindet, bleibt eine offene
Frage. Die Empfindung von „Weiss" oder „Grau" erklärt sich, genau wie
bei der *Helmholtz'schen* Theorie, durch mehr oder weniger gleichmässige
oder äquivalente Erregung sämmtlicher oder complementärer Empfindungen,
„Schwarz" durch stellenweisen Ausfall der Lichtempfindung bei sehr
gesteigerter in der Nachbarschaft. Eine besondere Schwarz- und Weiss-
empfindung ist also unnöthig. Die Farbenempfindung ist am grellsten, wenn
nur die complementäre Farbe fehlt: erst durch Hinzutreten der letzteren
wird die Farbenempfindung abgeschwächt und der Lichteindruck gesteigert
— es resultirt die Empfindung von Grau, resp. Weiss. Die Empfindung von
rothem Licht z. B. ist sehr grell, wenn es aus Roth, Gelb und Violett
besteht; wenn es nur Roth enthält, ist sie viel matter und geht bei mangelnder Intensität in Schwarz über. Wenn die complementäre Blauempfin-
dung hinzukommt, wird der Farbeneindruck abgeschwächt, der Lichteindruck verstärkt; wir bekommen die Empfindung von Grau oder Weiss.

Was zunächst **die Untersuchung des Farbensinns** anlangt, so
können wir denselben qualitativ und quantitativ prüfen.

Die **qualitative Farbensinnprüfung** beschränkt sich im Allgemeinen darauf, dass man die Kranken entweder farbige Bogen Papier oder

Fläschchen mit farbigen Pulvern oder Wollen benennen, resp. nach Farben sortiren lässt. Die Benennung der Farben schützt nicht vor einem Irrthum, die richtige Nomenclatur ist keineswegs eine Garantie dafür, dass die Farbenempfindung normal ist, sie kann angelernt sein; wie man z. B. weiss, dass die Dächer roth, die Rosen rosa, die Blätter grün sind, kann man sich auch bei den Farben gewisse Unterschiede merken und bei der Bezeichnung der Namen richtig rathen. Sicherer ist das Resultat, wenn man die Patienten in einem Dunkelzimmer am Spectralapparat untersucht und die einzelnen Farben mittelst der *Vierordt'schen* Spaltvorrichtung abklemmt. Statt des Spectralapparates kann man die *Radde'sche* Tafel benutzen und die einzelnen Farben durch ein Lineal mit kleinen Ausschnitten isoliren. — Sicherer ist die Untersuchung mittelst farbiger Flammen am Spectralapparat. Wenn man vor demselben in einer nicht leuchtenden Spiritus- oder Gasflamme Metalle abbrennt, so tauchen in dem dunkeln Gesichtsfeld farbige Streifen auf; Rubidium, Kalium, Lithium geben rothe Linien (Rubidium 2 diesseits von der *Fraunhofer'schen* Linie *A*, Kalium eine bei *A*, Lithium eine zwischen *B* und *C*). Natrium gibt eine gelbe Linie bei *D*. Thallium eine grüne Linie nahe bei *E*. Cäsium gibt zwei blaue Linien neben einander in der Mitte zwischen *F* und *G*, Indium eine tiefblaue Linie zwischen den Cäsiumlinien und *G*. Rubidium gibt zwei violette Linien zwischen *G* und *H*.

Wichtige Aufschlüsse über den Farbensinn gibt ferner **die Untersuchung des simultanen Contrastes.** Am bequemsten ist der bei Tageslicht anzustellende **Florpapierversuch** von *H. Meyer.* Man stellt sich ein Buch mit Heidelberger Blumenpapier zusammen und klebt zwischen 2 farbige Blätter ein Blatt Seidenpapier. Ausserdem braucht man 2 bis 3 Ringe von grauer, dünner Pappe. Legt man den Ring auf das farbige Blatt, so behält er seine graue Farbe; deckt man dann das Seidenblatt darauf, so erscheint er in der Gegenfarbe. War das Blatt rein roth, so sieht der Ring nach *Knies* blau aus, war es rosa oder purpur, dann grün und umgekehrt, war es gelb, so wird er blau und umgekehrt. — Statt des Florpapierversuchs kann man auch die **farbigen Schatten** wählen, die im Dunkelzimmer zur Anschauung gebracht werden. Man entwirft sie auf einem weissen Blatt Papier, welches auf Pappe geklebt wird. Der weissen Fläche gegenüber befinden sich in ca. 1 Fuss Entfernung 2 Flammen von verschiedener Helligkeit; vor die hellere Flamme hält man ein farbiges Glas und dicht vor die weisse Fläche einen dicken Bleistift. Derselbe entwirft von jeder Flamme einen Schatten, die sich überkreuzen. Wenn man ein rothes Glas gewählt hat, so bekommt man einen rothen (Grund-) Schatten und einen grünen (inducirten) Contrastschatten; ist das Glas blau, so erhält man einen gelben und einen blauen Schatten.

Was **die quantitative Farbensinnprüfung** anlangt, so hat *Donders* im auffallenden und durchfallenden Licht untersucht. Zu ersterem Zweck nahm er Stücke Blumenpapier auf schwarzem Sammetgrunde; er gab an, dass bei guter Tagesbeleuchtung und normaler Sehschärfe runde Stücke von 1 *mm* Durchmesser auf 5 Meter erkannt werden; eine Herabsetzung des Farbensinns besteht, wenn die Versuchsobjecte dem Auge genähert werden müssen. Zur Untersuchung im durchfallenden Licht benutzte er farbige Gläser, hinter einem Diaphragma in einer drehbaren Scheibe angebracht, die von hinten durch eine Normalkerze beleuchtet wurden.

Dor, Ad. Weber und *Cohn* fanden. dass die Werthe von *Donders* für alle Farben nicht zutreffen. Nach *Dor* soll man auf 5 Meter Abstand roth erst bei 3 *mm*, grün bei 2 *mm*, gelb bei 2$\frac{1}{2}$ *mm*, blau bei 8 *mm* Durchmesser erkennen. *Weber's* Resultate stimmten mit denen *Dor's*, was roth und grün anlangt. für gelb und blau fand er 5 *mm* im Durchmesser an einem Apparat. bei dem die farbigen Objecte in Reihen übereinander auf Sammt angebracht sind und jede Farbe durch einen mit einem Loch versehenen Schieber isolirt werden kann.

Ole Bull construirte eine **chromatoptometrische Tafel,** bei der auf mattschwarzem Untergrund farbige Quadrate von 1 *cm* Seite in Reihen über einander und alle Farbentöne in 8 Nuancen verzeichnet sind. Die Nuancen sind durch Zumischen von Grau hergestellt und durch den Farbenkreisel genau bestimmt: es kommen auf 40^0, 80^0, 120^0, 160^0, 200^0, 240^0, 280^0 und 320^0 Grau, 320^0, 280^0, 240^0, 200^0, 160^0, 120^0, 80^0 und 40^0 Farbe. Der zu Untersuchende muss die ihm gleich oder ähnlich erscheinenden Quadrate bezeichnen. Die schwächste Nuance mit 40^0 Farbe muss von einem normalen Auge noch auf 1 Meter erkannt werden. Diese Tafel kann daher auch zur numerischen Bestimmung des Farbensinnes dienen. Wer die Nuance mit 160^0 Farbe nur noch auf 1 Meter richtig erkennt, hat eine Farbenschärfe $\frac{40}{160} = \frac{1}{4}$ der normalen.

Wolffberg hat neuerdings die quantitative Farbensinnprüfung zu verwerthen gesucht für die Vereinfachung der Functionsprüfung des Auges bei Massenuntersuchungen in Schulen und beim Militär. Er hat einen kleinen Taschenapparat construirt, bei welchem die Grösse des Objectes constant bleibt, die Entfernung variirt je nach Sehschärfe (Refraction) und Lichtsinn. Als Objecte sind runde rothe und blaue Stücke von *Marx'schem* Tuch gewählt. die auf schwarzem Sammt geklebt und auf ihre Reinheit am Spectralapparat untersucht sind. Als Normalobject dient ein Täfelchen mit roth von 2 *mm* und ein anderes mit blau von 7 *mm* Durchmesser. die er kurz $r_2\ bl_7$ nennt. Jedes normale Auge mit normaler Sehschärfe soll diese Objecte in 5$\frac{1}{2}$ Meter Abstand erkennen können. und umgekehrt jedes Auge mit dieser Fähigkeit normal sein. *Wolffberg* hat nun eine Normaltabelle entworfen, aus der ersichtlich ist. in welchem Abstand diese Objecte einerseits bei einer gewissen durch regelmässige Ametropie bedingten Amblyopie, andererseits bei einer Herabsetzung der Beleuchtung von sonst normalen Augen erkannt werden. Er fand z. B., dass bei S von $\frac{5}{10}$ in Folge von Ametropie (Myopie und Hypermetropie) $r_2\ bl_7$ auf 3$\frac{3}{4}$ Meter, bei einer durch Herabsetzung der Beleuchtung erzielten S von $\frac{5}{10}$ auf 2$\frac{1}{4}$ Meter erkannt werden konnten. Die Ametropie wurde künstlich durch Vorsetzen biconcaver und biconvexer Gläser erzeugt. Die Methode soll gestatten Refraction und Sehschärfe gleichzeitig zu bestimmen. zu eruiren, ob Astigmatismus vorliegt. ob eine mit Herabsetzung des Lichtsinnes einhergehende Augenaffection besteht und Simulanten zu entlarven. Wer z. B. $r_2\ bl_7$ auf 3 Meter erkennt, soll mindestens eine Sehschärfe von $\frac{1}{3}$ d. h. eine Refractionsanomalie haben. welche durch Gläser corrigirbar ist und unter Umständen selbst mit $S = 1$ verbunden sein kann. Wer eine geringere Sehschärfe als $\frac{1}{3}$ (zunächst ohne Gläser) hat. ist astigmatisch, wer eine bessere Sehschärfe hat. leidet an einer mit einer Hintergrunds- resp. Lichtsinnanomalie einhergehenden Augenaffection. Simulation besteht, wenn das gegenseitige Missverhältniss zwischen der Distanz der Objecte und der Sehschärfe zu gross· ist.

Hoor constatirte bereits, dass zwar jedes Auge, welches r_2 bl_7 auf 5$^1\!/_2$ resp. 6 Meter Entfernung erkannte, ein normales Verhalten der Macula und Sehschärfe voraussetzen lasse, dass aber ganz normale Augen mit normaler Sehschärfe oft erst in einer weit geringeren Entfernung im Stande seien diese Objecte zu erkennen, zumal wenn die Beleuchtung nur wenig herabgesetzt ist. Er fand, dass für Entlarvung von Simulation das Verfahren sehr geeignet sei. *Hertzog* kam zu ähnlichen Resultaten. Während *Hoor* nur 12$^1\!/_2$% fand, die bei V $^6\!/_6$ r_2 bl_7 in 5$^1\!/_2$ Meter erkannten, fand *Hertzog* 36$^3\!/_4$%; er bestätigte ferner die Angabe des österreichischen Collegen, dass oft normale Augen mit normaler Sehschärfe diese Objecte nur in bedeutend geringerer Entfernung erkennen konnten. Ausserdem zeigte er, dass selbst ein Auge mit ganz normalen Verhältnissen, was S und c Fm (centralen Farbensinn) anlangt, pathologisch und für die Recrutenaushebung nicht geeignet sein könne. Zu abweichenden Resultaten kam er ferner bei der Controle der Sehschärfe und Farbendistanz bei corrigirbarer Ametropie; er fand ausserdem, dass die Personen mit einer schlechteren Sehschärfe, als sie dem centralen Farbensinn *Wolffberg's* Tabelle nach entsprach, durchaus nicht immer Astigmatiker seien, sondern eine einfache Ametropie und Accommodationskrampf haben können.

Neuerdings hat auch *Seggel* seine Untersuchungen mit dem *Wolffberg'schen* Apparat veröffentlicht und die Methode als ganz zweckmässig befunden, aber erst nachdem er sich empirisch eine seinen eigenen Resultaten entsprechende Tabelle construirt hat, die auch nur einen annähernden Schluss auf die jeweilige Ametropie gestattet. *Seggel* fand ebenfalls bei 25% mit normaler Sehschärfe den Abstand geringer als 5$^1\!/_2$ Meter.

Wir werden hiernach erst, nachdem eine einheitliche, durchweg übereinstimmende Tabelle, welche einen der jeweiligen, durch Refractionsanomalie bedingten Amblyopie entsprechenden Abstand für r_2 bl_7 fixirt, ermittelt ist, den Apparat verwerthen können, um uns sofort über die Function und den Zustand des Auges schlüssig zu werden. Andererseits werden wir aber auch bedenken müssen, dass ein Auge, welches r_2 bl_7 nicht auf 5$^1\!/_2$ Meter, sondern in geringerer Entfernung erkennt, emmetropisch und mit normaler Sehschärfe behaftet sein kann, schliesslich aber nie den Augenspiegel entbehren dürfen, um zu entscheiden, ob der Augenhintergrund auch wirklich frei von pathologischen Veränderungen ist. So lange bei dieser Methode in ihrer jetzigen Form die anderen Functionprüfungsmethoden unentbehrlich sind, wie bisher, um einen sicheren Einblick in den Zustand und die Function des Auges zu erhalten, bringt uns dieselbe keine Erleichterung; sie steht allen anderen Methoden an Zuverlässigkeit nach und ist in ihrer jetzigen Form, wenn sie allgemeinen Eingang finden soll, jedenfalls noch sehr zu verbessern, vor allem ist erst eine richtige Tabelle aufzustellen über die Beziehungen zwischen Sehschärfe und centralem Farbenmaximum.

Unter **Farbenblindheit (Daltonismus)** verstehen wir den Ausfall farbiger Empfindungen; derselbe kann auf einer Erkrankung des nervösen Sehapparates (Opticusatrophie) beruhen oder angeboren vorkommen.

Der Name Daltonismus rührt von *Dalton* her, welcher an dieser Anomalie litt.

Die Anhänger der *Helmholtz'schen* Theorie *(Donders, Holmgreen)* unterscheiden totale und partielle Farbenblindheit; die letztere zerfällt in Roth-, Grün- und Violettblindheit. Dieselbe entsteht durch den Ausfall der Erregbarkeit der entsprechenden Nervenfasergattung. Die Erfahrungen an Farbenblinden stimmen indessen mit diesem Eintheilungsprincip wenig überein. Sowohl die Roth- als die Grünblinden müssten nicht die Empfindung von Gelb haben, welches nach der Hypothese von *Young-Helmholtz* durch gleichstarke Reizung der roth und grün empfindenden Fasern zu Stande kommt; die Erfahrung lehrt aber, dass solche Farbenblinde die Empfindung von Gelb haben. Auch die bei einen einseitig total Farbenblinden von *Becker* angestellten Untersuchungen stimmen mit dieser Theorie nicht überein. Nach *Young-Helmholtz* entsteht diese Anomalie durch den Ausfall zweier Leitungsfaserarten. Die betreffenden Individuen sollen alles entweder roth, oder grün oder violett sehen; ihnen soll ferner die Empfindung von weiss fehlen, welche durch gleichmässige Reizung aller 3 Fasergattungen entsteht. In dem Fall von *Becker* hatte das betreffende Individuum keine Farbenempfindungen, es sah nur schwarz, weiss und grau. Ausserdem hat sich bei Untersuchung von Farbenblinden herausgestellt, dass die partiell Farbenblinden immer ein dichromatisches Spectrum haben, dass dem Rothblinden auch die Empfindung von Grün fehlt. Alle Thatsachen machen demnach für die Praxis die *Young-Helmholtz'*sche Theorie hinfällig.

Hering unterscheidet die totale und partielle Farbenblindheit und bei letzterer die Rothgrün- und die Blaugelbblindheit. Die letztere ist sehr selten; am häufigsten kommt die Rothgrünblindheit vor. Der Rothgrünblinde verwechselt beide Farben miteinander und coordinirt sie dem Gelb. Der Rothgrünblinde hat also ein dichromatisches Spectrum, dessen linke Hälfte gelb, dessen rechte blau erscheint und dessen hellste Stelle im Gelb gelegen ist. Sehr häufig ist das Spectrum nach der rothen Seite hin etwas verkürzt. Sehr auffällig ist diese Erscheinung auch, wenn man die farbigen Linien im dunklen Gesichtsfeld beim Abbrennen von Metallen in einer nicht leuchtenden Flamme erzeugt, hier fehlen oft die Rubidiumlinien. Wichtige Aufschlüsse ertheilt die Untersuchung mit dem *Hirschberg'*schen Spectroskop, welches 2 Farbenscalen in umgekehrter Reihenfolge über einander herstellen und je 2 antagonistische Farben durch die Vierordt'sche Klemmvorrichtung mit einander vergleichen lässt: Roth, Gelb und Grün scheinen dem Rothgrünblinden identisch gefärbt, nur verschieden hell zu sein. — Analoge Resultate erhält man mit den pseudo-isochromatischen Proben; man versteht darunter Farbenzusammenstellungen, die einem normalen Auge sehr different, aber z. B. einem Rothgrünblinden identisch erscheinen. Hierher gehört z. B. der Florpapierversuch oder die Untersuchung mit farbigen Schatten; der Rothgrünblinde sieht dort den Ring auf gelbem Grunde blau, auf rothem Grunde aber nicht in der grünen Farbe, vielleicht blau, auf grünem Grunde vielleicht gelb oder er sieht ihn grau, ebenso erkennt er die Schatten nicht richtig. Hierher gehört ferner die **Mauthner's'che Pulverprobe,** bei der 2 differente Pulverpigmente in Fläschchen über einander geschichtet sind; der normale Mensch erkennt die Differenz, der Farbenblinde nicht. — Eine wichtige

Prüfungsmethode ist die mit den **Stilling'schen Farbentafeln**, bei denen theils Tafeln mit Zeichen in einer von dem Grunde verschiedenen, für den Farbenblinden aber erkennbaren Farbe und solche mit Zeichen in einer von dem Grunde für den Farbenblinden nicht differenzirbaren, für den normalen Menschen aber erkennbaren Farbe vorhanden sind. — Schliesslich kommen bei der Untersuchung noch die Wollproben in Betracht, und unter diesen ist die **Holmgreen'sche Wollprobe** die bekannteste. Nach der Vorschrift dieses Autors legt man dem Individuum zunächst eine hellgrüne Wolle vor. die weder eine auffallend gelbe. noch blaue Beimischung hat, und lässt hierzu die passenden Wollbündel legen: der Farbenblinde nimmt gelbliche, bräunliche, graugrüne, selbst rothe Bündel. Dann legt man ihm ein rosa Bündel vor und lässt hierzu alle gleichfarbigen Bündel legen, gleichviel ob sie heller oder dunkler erscheinen: der Rothgrünblinde vermischt bläuliche, grünliche, graue und röthliche Proben. Interessant ist hierbei die Bemerkung, dass er alle grauen Farben mit einer leichten Beimischung von rosa viel leichter herauserkennt als der normale Mensch. Ebenso auffällig ist die enorme Distinctionsfähigkeit für geringe Helligkeitsdifferenzen. Nach dem Princip der Holmgreen'schen Wollen sind die Tafeln von **Daae** eingerichtet. bei denen die charakteristischen Verwechslungsfarben in Reihen auf Papier gestickt sind: man lässt sich alle scheinbar gleichfarbigen Reihen auswählen, dieselben enthalten z. B. Rosa. Purpur. Blaugrün, Blaugrau, Grau oder Grün. Braun und Roth, andere Reihen stellen wirklich nur einfarbige Wollen in verschiedenen Nuancen dar. Grün oder Roth: andere sind dichromatisch. enthalten gelbe und blaue oder gelbe und rosa Farben.

Knies nimmt wieder eine Roth-, eine Grün- und eine Violettblindheit an und unterscheidet 2 Gruppen von Farbenblinden. solche mit 4 und solche mit 2 Grundfarben. Bei den ersteren ist das Spectrum zwar an einem Ende z. B. am violetten oder rothen Ende etwas verkürzt. aber es enthält 4 Farben. Die Farbenblinden mit 2 Grundfarben sind häufiger; die dichromatische Farbenblindheit entsteht durch Verschmelzen der inneren und äusseren Warm- und der inneren und äusseren Kaltempfindung zu je einer einfachen warmen (mehr oder weniger rothgelben) und kalten (blauen) Farbenempfindung. Ist dabei das Spectrum von annähernd normaler Länge. so besteht Grünblindheit; ist das rothe resp. violette Ende verkürzt, so besteht Roth- resp. Violettblindheit. Warme und kalte Farben sind einander complementär; das Spectrum des Farbenblinden hat also in der Mitte eine neutrale, farblose Stelle, deren Lage je nach der Art der Farbenblindheit etwas wechselt und zwischen gelb und blau sich befindet. Der Rothblinde sieht im Spectrum alles gelb und blau. der Grünblinde ebenfalls gelb und blau, der Violettblinde roth und blau. Der dichromatisch Farbenblinde sieht innerhalb seines Kalt- und Warmbezirks nur Helligkeitsdifferenzen und wird daher innerhalb derselben leicht Verwechslungen der Farben begehen: der Rothblinde wird z. B. roth und grün verwechseln. Es fällt nichts aus. wie es die Hypothesen von *Helmholtz* und *Hering* voraussetzen: nur die Empfindungsqualitäten sind andere. Bei der totalen Farbenblindheit sind warme und kalte Lichtempfindung zu einer einheitlichen hell-dunklen oder schwarz-weissen Lichtempfindung verschmolzen. Alle sichtbaren Strahlen üben hierbei einen qualitativ gleichen, quantitativ verschiedenen Reiz aus; im Spectrum

werden die Enden dunkel. die Mitte hell gesehen. — Bei der pathologischen Farbenblindheit infolge Sehnervenleiden haben wir alle Uebergänge von normalem Vierfarbensehen (Tetrachromopsie) zu dichromatischer
Farbenblindheit (Dichromopsie) und zu totaler Farbenblindheit (Achro-
mopsie). Umgekehrt sollen wir uns die Entwicklung des Farbensinns
vorzustellen haben: ursprünglich besteht Helldunkelempfindung (Achro-
mopsie). diese differenzirt sich später in Helldunkelempfindung für die
warmen und kalten Strahlen des Spectrums. in die warme und kalte
Farbenempfindung (Dichromopsie) und aus dieser entstehen dann schliesslich die 4 Grundfarbenempfindungen des normalen Menschen. die paarweise und alle zusammen die neutrale Helldunkel- oder Schwarz-Weiss-
empfindung geben.

Farbenblindheit kommt etwa bei 3 Procent aller Fälle vor; es sind
vorwiegend Männer. seltener Frauen; sie ist gewöhnlich beiderseitig,
sehr selten einseitig. *O. Becker* beschrieb einen Fall von einseitiger
totaler Farbenblindheit. *r. Hippel* und *Kolbe* beschrieben je einen Fall
von einseitiger Rothgrünblindheit. — Pathologisch kommt die Farbenblindheit am häufigsten bei Sehnervenleiden. gelegentlich bei Affectionen
der Occipitalrinde. ferner bei Hysterie und Hypnotismus vor. Santoninver-
giftung macht Violettblindheit; die Patienten sehen alles gelb.

Die Farbenblindheit ist unheilbar.

Auch die Netzhautperipherie ist farbenblind; nur die Macula lutea
besitzt normale Farbenempfindung. die äusserste Peripherie der Retina
ist total farbenblind. die mittlere Zone grünblind. Die 3 Regionen sind
nicht scharf von einander abgegrenzt. sondern gehen allmählig in einander
über. *Knies* erinnert hierbei an die Vertheilung der Stäbchen und Zapfen.
bei der ein ähnlicher regionärer Unterschied besteht: die Macula enthält
nur Zapfen. in der Peripherie finden sich nur Stäbchen, dazwischen
kommt eine Zone mit Stäbchen und Zapfen.

C. Einzelne besondere Formen der Amblyopieen und Amaurosen.

1. Die **angeborene Schwachsichtigkeit** ohne ophthalmoskopischen
Befund ist häufiger auf einem als auf beiden Augen. Sie beruht gewöhn-
lich auf einer hochgradigen Refractionsanomalie. namentlich auf excessiver
Hypermetropie oder auf Astigmatismus. seltener wird dabei Myopie oder
Emmetropie gefunden. Die hochgradig hypermetropischen Augen zeigen
oft eine auffallende Kleinheit in allen Dimensionen (Mikrophthalmus).
Die Amblyopie ist weiterhin nicht selten Ursache von Strabismus oder
Nystagmus. Das Gesichtsfeld hat in der Regel normale Grenzen; der
Farbensinn ist intact.

2. Die **Amblyopia ex Anopsia** (Nichtgebrauch) findet sich besonders
bei Strabismus infolge und als Ursache desselben; nach *Nagel* kommt
sie in 72%/ₒ aller Fälle von einseitigem Schielen vor. Sie tritt nie
in späteren Jahren, sondern nur bei Kindern auf, bei denen z. B. in
Folge äusserer bisweilen unbedeutender Augenentzündungen (Phlyctäne)
ein Auge zeitweise vom Sehact ausgeschlossen wird. In vielen Fällen
kann man direct aus der Anamnese solcher Schielenden entnehmen, dass
die Verschlechterung des Sehvermögens ganz allmählig eingetreten ist.

und zugenommen hat. sie erfolgt jedenfalls durch Unterdrückung der Bilder im Interesse der Eindrücke des fixirenden Auges und des Einfachsehens. Wenn die Amblyopie noch keinen hohen Grad erreicht hat, kann man sie nach Beseitigung des Strabismus durch dauernde Uebung mit starken Convexgläsern und kleinen Leseproben, sowie durch Strychnineinspritzungen bessern; ja mir sind Fälle bekannt in welchen selbst normale centrale Sehschärfe erzielt wurde. — *Schweigger* bestreitet, dass die Amblyopie die Folge des Nichtgebrauchs sei. und ist der Ansicht. dass sie in diesen Fällen bereits angeboren sei. — Der Umfang des Gesichtsfeldes ist nicht alterirt, der Farbensinn intact.

Hierher gehört die wieder vorübergehende, mehr minder lange anhaltende **Amblyopie** oder **Amaurose nach** mehrwöchentlichem oder monatlichem **Blepharospasmus**, von der mehrere Beobachtungen durch *Schirmer, Leber* und *Samelsohn* publicirt sind. Es handelt sich in der Regel um kleine Kinder, bei denen der Lidkrampf oft durch ganz unbedeutende Conjunctivitiden veranlasst wurde. Pupillenreaction und Spiegelbild sind normal. In 2—3 Wochen geht die Amaurose ganz allmählig zurück; zuerst findet sich die Lichtempfindung. später erst erfolgt das Erkennen grösserer Objecte, schliesslich auch die Fähigkeit kleine Gegenstände zu sehen. *Schirmer* führte die Sehschwäche auf den Druck des Bulbus durch die krampfhaft geschlossenen Lider zurück gerade so, wie sich das Gesichtsfeld durch Fingerdruck momentan verdunkelt. *Leber* glaubt, die Kinder hätten das Sehen wieder verlernt durch active Unterdrückung der Gesichtsvorstellungen infolge Lichtscheu, und reiht diese Sehstörung also in die Amblyopieen ex anopsie ein. *Samelsohn* hält beide Eventualitäten für möglich.

3. Noch nicht sicher erklärt sind die Fälle von **Amaurose** der Kinder **nach acuten Infectionskrankheiten** (Scharlach, Masern, Variola, Angina). Bei einzelnen Patienten hat man an einen der urämischen Amaurose ähnlichen Zustand gedacht, zumal wenn Albuminurie bestand *(Leber)*; dagegen lässt sich einwenden. dass der Eiweissgehalt des Urins entweder nur minimal oder ganz vorübergehend war, und dass er in vielen Fällen vollständig fehlte. In vieler Beziehung erinnert der Process an eine retrobulbäre Neuritis, doch ist der Augenspiegelbefund meist auch dauernd negativ. Die Erblindung tritt gewöhnlich ganz plötzlich und auf beiden Augen auf; die Pupillenreaction ist meist aufgehoben, kann aber auch erhalten sein. Die erhaltene Reaction der Pupille beweist. dass die Ursache des Leidens im Gehirn, nicht im Sehnervenstamme und zwar jenseits der Vierhügel, welche die reflectorische Lichtreaction vermitteln. bestehen muss. Prognostisch ist die Lichtreaction der Pupille ein gutes Zeichen. wie schon *v. Gräfe* hervorgehoben hat, namentlich wenn die Amblyopie oder Amaurose mit Cerebralerscheinungen eingesetzt hat und die letzteren überdauert; gewöhnlich pflegt dann auch das Sehvermögen wiederzukehren. Selbst bei fehlender Lichtreaction ist indessen die Prognose für den Visus noch nicht absolut schlecht zu stellen, wie günstige Erfahrungen von *v. Gräfe* und *Horner* beweisen. die selbst nach Wochen, resp. Monaten noch Wiederherstellung des Sehvermögens sahen. — Bei weiblichen Personen und Kindern können auch nach diesen Krankheiten hysterische Störungen der Amblyopie zu Grunde liegen. — Aehnliche Sehstörungen hat man nach Typhus abdominalis, Intermittens und Gastri-

cismen auch bei Erwachsenen beobachtet, ohne dass man bisher über die anatomische Ursache der Amblyopie resp. Amaurose aufgeklärt ist.

Roborirende Diät, gute hygienische Verhältnisse. Eisen, Galvanismus, Strychnineinspritzungen, Eisen- resp. Salzbäder sind bei der **Behandlung** dieser Amblyopieen zu empfehlen. Aufenthalt im Dunkelzimmer ist nicht absolut erforderlich; dagegen schütze man die Augen vor Blendung durch eine Schutzbrille.

4. Auch bei reiner **Hysterie** und **Epilepsie** kommen plötzliche Erblindungen vor. Die Amaurose geht zuweilen nach Art einer Aura dem epileptischen Insult voran. im Ganzen ist sie bei reiner Epilepsie selten und wird in einigen Tagen wieder rückgängig. *Thomsen* und *Oppenheimer* sahen bei vielen Epileptischen nach dem Anfall eine vorübergehende, oft mit Herabsetzung der centralen Sehschärfe vergesellschaftete, concentrische Gesichtsfeldbeschränkung ohne ophthalmoskopischen Befund.

Bei Hysterie ist nach den Untersuchungen von *Charcot* und *Landolt* oft neben Hemianästhesie auch Amblyopie resp. Amaurose derselben Seite vorhanden. Das andere Auge ist in der Regel ebenfalls amblyopisch, aber die Sehschärfe wenig alterirt, nur das Gesichtsfeld mit den Farben concentrisch eingeengt. Bei einzelnen Kranken besteht sogar eine partielle oder vollständige Farbenblindheit; selbst Hemianopsie ist bei Hysterischen beobachtet. Gelegentlich klagen die Kranken über heftige neuralgische Schmerzen in dem amblyopischen Auge. in dessen Umgebung oder an anderen Körperstellen. Die Pupillenreaction kann erloschen oder erhalten sein.

Die **Prognose** ist günstig, die **Therapie** auf das Grundleiden gerichtet.

5. Mit wenigen Worten sei noch der **reflectorischen Sehstörungen** gedacht, die durch Würmer im Darmcanal oder durch einen von den Genitalien oder von kranken Zähnen ausgehenden Reiz verursacht werden. Aeltere Autoren haben Fälle beschrieben. in welchen durch Verletzung des Supraorbitalnerven Amaurose entstanden und durch Excision der Narbe geheilt sein soll. Bei Zahnreiz kommt ausser Amblyopie, und häufiger als diese, eine Beschränkung der Accommodation vor: beide Affectionen gehen mit Beseitigung des kranken Zahnes zurück. — In diese Kategorie gehören schliesslich diejenigen Irritationserscheinungen eines Auges, welche durch einen schmerzhaften, an Iridocyklitis erblindeten. phthisischen Bulbus erzeugt und durch Enucleation desselben beseitigt werden; der Spiegelbefund ist dabei immer normal.

6. Die **Anästhesia retinae** (Gesichtsfeldamblyopie von *Schweigger*, neurasthenische Amblyopie von *Wilbrand*) ist schon von *v. Gräfe* aus der Gruppe der Amblyopieen ohne ophthalmoskopischen Befund als besonderes Krankheitsbild ausgeschieden. Von der Affection werden vorwiegend Kinder befallen, Mädchen oder Knaben in der Pubertätszeit. besonders solche, die durch Krankheiten oder andere schwächende Momente (Anämie, Chlorose, Onanie) sehr heruntergekommen sind. Nach der Pubertätszeit ist sie selten und nur bei Frauen beobachtet. Bisweilen bilden heftige Gemüthsalterationen (Schreck) eine Gelegenheitsursache.

Die Sehstörungen entwickeln sich ganz allmählig. Neben Herabsetzung der centralen Sehschärfe findet man eine hochgradige. gleichmässige, in ihrer Ausdehnung aber schwankende concentrische Verengerung des Gesichtsfeldes bei intactem Farbensinn. Der Augenspiegelbefund ist normal. Zuweilen klagen die kleinen Patienten über grosse Empfindlichkeit gegen Licht. über schnelle Ermüdung der Augen beim Lesen; sie haben ferner nicht selten allerhand nervöse Störungen — Kopfschmerzen. Zuckungen in der Gesichtsmusculatur. Blepharospasmus. Accommodationskrampf. selbst Chorea *(Horstmann)*. Die Pupillenreaction ist erhalten: bei vollständiger Amaurose kann sie indessen auch fehlen.

Die Krankheit tritt immer doppelseitig auf und hat eine gute Prognose. Das Sehvermögen kehrt im Verlauf mehrerer Wochen oder Monate vollständig zur Norm zurück unter Strychnineinspritzungen, roborirender Diät, Eisen. Electricität resp. Nervinis.

r. Gräfe suchte die Ursache der Affection in einer Leitungshemmung zwischen Zapfen- und Nervenfaserschicht: *Leber* verlegte den Sitz in das Centralorgan. Nach *Schiele*, dem sich *Horstmann* anschliesst, handelt es sich um eine Ermüdungserscheinung der in ihrer Ernährung beeinträchtigten Occipitalrinde.

7. Die **Hyperästhesia retinae**. Dieselbe ist dadurch charakterisirt, dass die Augen gegen gewöhnliches Tageslicht. besonders gegen intensivere Beleuchtung. z. B. gegen den hellen Anstrich von Häusern. enorm empfindlich sind. Bei gedämpftem Licht ist Sehschärfe und Gesichtsfeld normal. Sie findet sich bei allen nervösen. oft bei chlorotischen und anämischen Personen. vor allem weiblichen Geschlechts. nach Ueberanstrengung der Augen und intensiver Beschäftigung mit sehr feinen und grellfarbigen Gegenständen: sie kommt ferner vor bei den verschiedenen Arten der Trigeminusneuralgie (Migräne. Zahnschmerz).

Bei der **Nyctalopie** oder Tagblindheit ist das Sehvermögen bei gewöhnlichem Tageslichte verschlechtert. bei herabgesetzter Beleuchtung (Abends oder im Halbdunkel) aber erheblich besser. Sie findet sich besonders bei Albinismus. Mydriasis. Irideremie. partieller Katarakt. bei Netzhaut- und Sehnervenerkrankungen; idiopathisch ist sie selten, bisweilen bei Gefangenen. welche lange in dunkeln Kerkern gesessen haben.

Die **Schneeblindheit** entsteht bei anhaltender Blendung durch Schneeflächen. Sie wird oft bei Bergsteigern und bei Arbeitern nach heftigen Schneefällen während der Aufräumungsarbeiten beobachtet. Das Gesichtsfeld verdunkelt sich mehr minder schnell und bleibt so lange verdunkelt. als die Leute dem Schneelicht ausgesetzt sind. Neben der Verfinsterung der Augen besteht Krampf des Sphincter pupillae und dadurch bedingter Schmerz in den Augen. — Aufenthalt im Dunkeln eventuell Atropin beseitigt die letzteren.

Die **Therapie** hat die ursächlichen Momente der Hyperästhesie zu berücksichtigen: man halte vor Allem den schädlichen Lichteinfluss durch bläuliche oder graue Schutzbrillen ab, lasse die Augen schonen und erst allmählig grösserer Helligkeit aussetzen.

8. **Die urämische Amaurose** tritt gewöhnlich mit anderen. mehr minder deutlich ausgesprochenen Zeichen der Urämie — Kopfschmerz, Erbrechen. Benommenheit des Sensoriums. Coma oder Convulsionen — bei Nephritikern auf: bisweilen erwachen sie des Morgens blind. Der Urin ist immer sehr spärlich und eiweissreich. Die Augen verdunkeln sich stets vollständig. ophthalmoskopische Veränderungen fehlen: die

Pupillen sind gewöhnlich normal weit oder erweitert und reagiren prompt, ein Zeichen, dass die Läsion jenseits der Vierhügel sitzt. — Bisweilen häufen sich derartige Anfälle, deren Ursache in der Retention der Harnbestandtheile im Blute zu suchen ist. Sie gehen schnell vorüber, ohne dass wesentliche Sehstörungen hinterbleiben, selten dauert die Amaurose Tage oder Wochen. Sie tritt besonders häufig bei Schwangeren in der letzten Zeit der Gravidität· oder während der Entbindung, seltener im Puerperium auf und gesellt sich hier bisweilen zu einer bereits bestehenden Retinitis albuminurica hinzu, was sonst sehr selten geschieht. — Die **Therapie** der urämischen Amaurose fällt mit der der Urämie und des Anfalls zusammen.

XVI. Capitel.

Glaucom und Ophthalmomalacie.

,. Die glaucomatösen Krankheiten.

Das Wort **Glaucom** entspricht dem Griechischen γλαōχōσ, grünlich, und rührt daher, dass die Pupille dieser Augen oft einen grünlichen Schein hat; im Volksmunde bezeichnet man deshalb diese Krankheit auch mit dem Namen „grüner Staar". Dieselbe hat mit dem Linsenstaar nichts zu thun, wird aber leider nur zu oft auch von Aerzten mit demselben verwechselt; andererseits besteht nicht in allen Fällen von Glaucom dieser Reflex aus der Pupille. *Hippokrates* unterschied die Affection noch nicht von der Katarakt, *Galen* hielt sie für eine Vertrocknung der Krystallfeuchtigkeit, *Brisseau* für eine Trübung des Corpus vitreum, *St.-Yves* für eine durch Sehnervenlähmung eintretende Alteration der Linse. Spätere Autoren *(Wenzel, Weller)* verlegten den Sitz des Leidens in den Sehnerv und die Retina, *Chelius, Sichel, Arlt* in die Choreoidea; der letzteren Ansicht war auch *v. Gräfe.*

v. Gräfe und *Donders* verdanken wir die ersten Fortschritte in der Lehre vom Glaucom. Noch ehe die Excavation nachgewiesen war, bezog *v. Gräfe* bereits die in Folge des acuten Glaucoms auftretende Amaurose auf Steigerung des intraocularen Drucks; er beschloss daher den Druck vermindernden Apparat energisch in Anwendung zu bringen. Bei seinen Studien über diesen Gegenstand gelangte er zur Entdeckung der Druck vermindernden Wirkung der Iridektomie in gesunden und ektatischen Augen und im Jahre 1857 versuchte er, ob auch die glaucomatöse Drucksteigerung durch die Iridektomie sich beseitigen liesse.

Nachdem *Heinrich Müller* die Sehnervenexcavation in glaucomatösen Augen anatomisch nachgewiesen hatte, während man statt derselben früher immer eine Prominenz der Papille angenommen hatte, sprach *v. Gräfe* die Ansicht aus, dass es sich bei dem Glaucom um eine seröse Choreoiditis mit vermehrter Flüssigkeitsausscheidung ins Auge handle, welche zu intraocularer Drucksteigerung mit Sehnervenexcavation führe. Jede Randexcavation sei Druckexcavation; jede glaucomatöse Excavation reiche bis an den Rand der Papille. Das Wesen des Processes liege in der Drucksteigerung mit consecutiver Functionsstörung der Retina und des Sehnerven. *Mackenzie,* für den *Mauthner* und *de Wecker* die Autorschaft der Druckhypothese beanspruchen, hat, wie ältere Autoren, nur auf die Härte dieser Augen aufmerksam gemacht, aber nie die Idee ausgesprochen, dass die Drucksteigerung die Ursache der Sehstörungen sei. *v. Gräfe* machte uns ferner mit den Secundärglaucomen als Folgezuständen von Drucksteigerung bekannt und theilte die primären Formen in acute und chronische ein. — *Donders* stellte 1862 den Begriff des

Glaucoma simplex fest und benannte mit diesem Namen eine Affection, welche *v. Gräfe* früher als Amaurose mit Sehnervenexcavation bezeichnet hatte, d. h. ein Krankheitsbild, bei dem jeder einzelne Theil nothwendig und unmittelbar durch Steigerung des intraocularen Drucks bedingt war; alle anderen Formen des Glaucoms waren für ihn complicirte, das acute Glaucom ein Glaucoma cum inflammatione. **Symptomatologie.** Seit *v. Gräfe* unterscheiden wir im Allgemeinen 2 grosse Gruppen von glaucomatösen Krankheiten. Wenn ein vorher gesundes Auge erkrankt, sprechen wir von **Primärglaucom**; wird ein krankes Auge durch seine Krankheit zu Glaucom prädisponirt und kommt das letztere weiterhin zum Ausbruch, so nennen wir dasselbe ein **Secundärglaucom.** Bei den primären Glaucomen trennen wir die **entzündlichen** (Gl. inflammatorium) von den nicht **entzündlichen**; das letztere ist identisch mit dem **Glaucoma simplex** von *Donders*, welches einen chronischen Verlauf hat, während das entzündliche Glaucom chronisch und acut auftritt. In etwa $^3/_4$ aller Fälle geht nach *v. Gräfe* das sogenannte **prodromale Glaucom** voraus.

Die **Prodromalerscheinungen** sind sehr mannigfacher Art und treten anfallsweise auf. Zwischen den einzelnen Anfällen sind die Augen und ihre Functionen wieder ganz normal. Die Insulte sind von variabler Intensität und Dauer und werden aus den verschiedensten Anlässen bemerkbar. Eine sehr häufige Veranlassung sind heftige Gemüthserregungen, Kartenspiel, falsche Speculationen, schlaflose Nächte, Diätfehler, Excesse in Baccho et Venere etc.

Am regelmässigsten finden wir zeitweilige **Obscurationen** der Augen, durch welche die Sehschärfe herabgesetzt wird und alle Gegenstände wie in einen Nebel gehüllt erscheinen. — Gleich oft klagen die Kranken über das Sehen von **Regenbogenfarben** um eine Flamme; entweder sind es farbige Strahlen oder farbige Ringe, am weitesten nach aussen liegt ein rother, nach innen ein blauer, um die Flamme selbst ein schwarzer Kreis. Obscurationen und die prismatischen Farben beruhen auf Trübung der brechenden Medien und gehen mit den letzteren zurück. Bisweilen nehmen die Patienten statt der Farben einfache Lichterscheinungen wahr. — Andere Klagen beziehen sich auf die **Abnahme der Accommodationsbreite,** deren Folge ein Herausrücken des Nahpunkts ist. — Zu den subjectiven Klagen gehört schliesslich die **Ciliarneuralgie.** Die Schmerzen strahlen von dem Auge nach der Schläfe, Stirn, Nase und den Zähnen, sowie nach dem Hinterkopf aus; bisweilen sind sie mit Uebelkeit und Erbrechen verbunden.

Wenn man zufällig in der Lage ist einen solchen Prodromalanfall zu beobachten, so findet man eine geringe Injection des Bulbus, eine matte centrale **Cornealtrübung, Abflachung der Vorderkammer** mit Trübung ihres Inhalts, Verschleierung der Iris, **Erweiterung** und Trägheit **der Pupille** und, wenn die brechenden Medien, speciell der Glaskörper nicht zu trübe sind, einen deutlichen **Arterienpuls** auf der Papille, welcher dem Radialpuls synchron ist und durch systolische Ueberwindung des gesteigerten Glaskörperdrucks entsteht. Wir constatiren ferner eine **Herabsetzung der centralen Sehschärfe,** selbst periphere Gesichsfeldeinschränkungen, ausserdem eine **Zunahme des intraocularen Drucks.** Am einfachsten geschieht die Controle des letzteren nach der von *Coccius* augegebenen Methode, dass man die Lider wie zum Schlaf schliessen lässt und mit den Zeigefingern beider Hände die Sclera durch die Lider durchfühlt, dann abwechselnd den einen oder anderen Finger etwas stärker aufdrückt, wobei man bei normaler Tension des Bulbus die Impression der Sclera fühlt. Bei gesteigerter Spannung des Auges ist dieser Eindruck nur minimal oder gar nicht mehr möglich: man hat das Gefühl, als ob man auf eine Billardkugel drückt. *Bowman* hat für die verschiedenen Härtegrade eine besondere Bezeichnung vorgeschlagen, für die normale Spannung Tn, für die übrigen Zustände $Tn + 1$, $Tn + 2$, $Tn + 3$. $Tn + 3$ bedeutet Marmorhärte des Auges. Die Herabsetzung des intraocularen Drucks wird dem entgegen durch $Tn — 1$, $Tn — 2$, $Tn — 3$ bezeichnet. Die sichersten Resultate erhält man, wenn nur ein Auge krank ist und das andere zum Vergleich zur Disposition steht. Die Tonometer sind für die Zwecke der Praxis überflüssig und in ihrem Resultate nicht zuverlässiger wie die einfache Palpation.

I. Das Glaucoma acutum inflammatorium.

Das Auge bietet äusserlich die Zeichen einer heftigen Entzündung dar, welche grosse Aehnlichkeit mit den Symptomen einer Iridocyklitis haben. Die Lider sind etwas geröthet und geschwellt, die Augen thränen, die Conj. bulbi ist durch serösen Erguss chemotisch, immer stark injicirt: es besteht sowohl conjunctivale, wie ciliare und episclerale Injection. Die Cornea sieht matt, hauchartig getrübt aus: die Trübung ist im Centrum am stärksten und lässt einzelne Punkte und Striche erkennen. Das Cornealepithel spiegelt nicht normal; es erscheint gestichelt, bisweilen stellenweise defect. Die Empfindlichkeit der Hornhaut auf Berührung ist immer mehr oder minder stark herabgesetzt, zuweilen sogar ganz erloschen. Die mehr vordere Augenkammer ist abgeflacht, ihr Inhalt getrübt; die Verengerung der Vorderkammer durch Vortreibung der Iris und Linse ist mitunter so stark, dass die Irisvorderfläche die Hornhauthinterfläche direct zu berühren scheint. Dass das Kammerwasser trübe ist, erkennt man bei der Iridektomie an den der Lanze anhaftenden Tropfen. Die Iris sieht verfärbt aus, die Pupille ist in der Regel ad maximum dilatirt und starr; häufig hat sie ihre Rundung verloren und sieht oval aus, zuweilen findet man eine Synechie. Das Pupillargebiet ist nicht schwarz, sondern rauchgrau. Der Bulbus fühlt sich steinhart an. Das Sehvermögen ist auf der Höhe des Anfalles bis auf Lichtschein erloschen; bisweilen besteht sofort absolute Erblindung **(Glaucoma fulminans)**. Die brechenden Medien sind entweder so getrübt, dass man nur einen schwach röthlichen Schimmer vom Augenhintergrund erhält, oder man sieht die Papille enorm geröthet, die Venen erweitert, oft geschlängelt und förmlich varicös, bisweilen Arterienpuls. **Die Papille ist nicht excavirt.**

Während des Anfalles, oft schon vor demselben, besteht heftige Ciliarneuralgie, die häufig mit Uebelkeit, Erbrechen und Fieber verbunden und bisweilen so heftig ist, dass das Augenleiden dadurch ganz in den Hintergrund gedrängt wird. Dem typischen Glaucomanfall gehen in der Regel Prodromalerscheinungen voraus; nur selten fehlen alle Prodrome.

Die weite Pupille und die Härte des Bulbus bilden die wichtigsten differentiell diagnostischen Symptome gegenüber der acuten Iridocyklitis, bei welcher sich die Pupille verengt und der Bulbus eher weich als hart ist.

Der acute Anfall kann sich spontan ganz zurückbilden, die Sehkraft kann sofort ganz erlöschen **(Glaucoma fulminans)** oder wieder normal werden oder herabgesetzt bleiben. In der Regel folgen sich nach Zeiten relativen Wohlbefindens neue Anfälle, bis das Sehvermögen vollständig erlischt **(Glaucoma absolutum)**. Bisweilen trägt hierzu eine unzweckmässige Behandlung mit Atropin viel bei **(Glaucoma neglectum)**.

Mit der Erblindung ist der Krankheitsprocess noch nicht abgelaufen. Es treten neue Schmerzanfälle auf, bei denen der Bulbus lebhaftere Injection zeigt, es bildet sich um die Cornea ein geschlossener Kranz der erweiterten vorderen Ciliarvenen aus **(Annulus arthriticus)**. Die anästhetische Cornea wird in Folge traumatischer Insulte Sitz eines Abscesses oder Geschwüres, welches perforiren und mit Panophthalmitis endigen kann. Die Panophthalmitis führt zu Phthisis bulbi. Oder es treten periodische Blutungen in's Auge ein **(Glaucoma hämorrhagicum)**, es entwickelt sich Katarakt und Amotio retinae, oder es bilden sich Scleralstaphylome aus. Ausser der nach Art der neuroparalytischen Keratitis verlaufenden Cornealaffection kommen bei dem **Glaucoma degenerativum** noch gelegentlich 2 andere Hornhauterkrankungen vor, die bandförmige Keratitis und die Keratitis bullosa.

Der acute Anfall ohne Excavation kann ferner vorübergehen, und es kann ein chronisches Stadium mit allmählig centrifugal fortschreitender Excavation der Papille und schliesslicher Erblindung eintreten.

2. Das Glaucoma chronicum inflammatorium.

Dasselbe geht entweder aus dem acuten Glaucomanfall hervor, oder es schliesst sich sofort an das prodromale Glaucom an, indem in den Intervallen das Auge nicht mehr ganz normal wird, der Druck erhöht bleibt und das Sehvermögen herabgesetzt ist. Hier treten unter Obscurationen, prismatischen Farben, Ciliarneuralgieen in verschiedener Reichlichkeit Anfälle auf, deren jeder das Sehvermögen immer mehr schädigt, bis schliesslich absolute Amaurose und das Stadium degenerativum den Process beendigt. Während des Anfalles finden wir Injection des Bulbus, Trübung der Cornea und der übrigen brechenden Medien, Abflachung der Kammer, Verfärbung der Iris, bisweilen sehr deutliche, erweiterte Gefässe in derselben, gelegentlich sogar ein Hyphäma. Erweiterung der Pupille mit träger oder aufgehobener Reaction.

Jedem Insult entspricht eine Verbreiterung der physiologischen Excavation. Wie *Jacobson* zuerst betont hat, schreitet dieselbe centrifugal fort, nimmt an Breite und Tiefe zu und ist noch nicht von vornherein eine totale, bis an den Rand heranreichende. Jede mit den sonstigen Zeichen eines Glaucomanfalls einhergehende Veränderung der Ausdehnung der physiologischen Excavation ist beweisend für den glaucomatösen Process: zuerst ist die Excavation immer partiell. Die totale Excavation gehört einem späteren Stadium an und kann verschiedene Formen haben, wie im Capitel XIV. ausführlich angegeben ist.

Mit der Verbreiterung der Excavation rücken die Gefässe immer weiter nach dem nasalen Rande. In der ausgebildeten Randexcavation (cfr. Fig. 92) ist die Gefässpforte ganz hinter dem nasalen Rande verschwunden oder neben ihm sichtbar, die Gefässe biegen von hinten her mit leichter Anschwellung nach der Retina herum; um die Papille sieht man den mehr oder minder breiten **Halo glaucomatosus**, der anfangs röthlich, schliesslich gelblich oder weisslich ist und zunächst ein entzündliches Exsudat *(Haab, Kuhnt, Sattler)* darstellt, das später in Atrophie der Choreoidea übergeht.

Fig. 92.

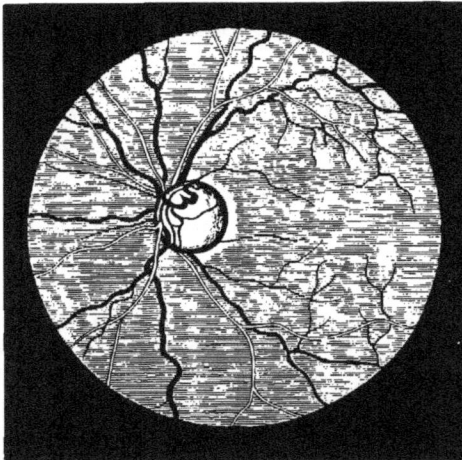

Glaucomatöse Excavation des linken Auges nach *Ed. v. Jäger.*

Ausserhalb des Insults ergibt die Augenspiegeluntersuchung noch verschiedene andere Veränderungen in den glaucomatösen Augen. Man findet oft flockige Glaskörpertrübungen, bisweilen an der Peripherie atrophische Herde in der Choreoidea *(Fuchs)*, ausserdem Atrophie des Pigmentepithels der Retina. Erweiterung der Aderhautgefässe die gelegentlich von weissen Streifen eingerändet sind oder gelb aussehen (Atherom).

Mit der fortschreitenden Excavation verschlechtern sich die Functionen des Auges. Die dünnen Bündel für die Macula und die dünne Schichte der temporalen Nervenfasern weicht zuerst nach hinten aus; am längsten leistet die dicke nasale Nervenfaserschicht Widerstand: deshalb ist die Verschiebung und Abknickung der Gefässe, sowie die Vertiefung der Papille, wenn die Randpartieen in Mitleidenschaft gezogen werden, viel früher am temporalen, oberen und unteren Umfang des Sehnerven wahrzunehmen als an dem nasalen Rande.

Die centrale Sehschärfe leidet schon früh, ebenso das Gesichtsfeld. Zuerst findet eine Einengung desselben nach der nasalen Seite statt (cfr. Fig. 93), entweder in gerader Richtung oder in der diagonalen, häufiger nach oben innen, als nach unten innen. Sehr viel seltener beginnt die Gesichtsfeldanomalie mit einer temporalen Einengung. Wenn die Excavation gerade halbseitig ist, kommt bisweilen auch ein hemianopisches Gesichtsfeld zur Beobachtung, in welchem die ganze nasale, obere oder untere Hälfte fehlt. Ist die Papille nur in einem Quadranten excavirt, so fehlt im Gesichtsfeld der entsprechende Quadrant. Excavation und Functionsstörung stehen also in einem gewissen Abhängigkeitsverhältnisse. Im Ganzen entspricht die stärkste Einengung der tiefsten Stelle der Excavation. In Ausnahmefällen sind die Aussengrenzen ganz oder annähernd normal und nur die Farbengrenzen eingeengt. In allen Fällen ist in dem erhaltenen Gesichtsfeldrest eine leichte concentrische Verengerung der Farben nachweisbar; die Farben sind aber alle erhalten, wenn nicht eine Complication mit angeborener Farbenblindheit oder mit Seh-nervenatrophie vorliegt. Sehr selten finden wir eine gleichmässige concen-trische Einengung wie beim minimalen Gesichtsfeld oder centrale Scotome mit normaler Peripherie.

Der Lichtsinn ist immer herabgesetzt.

In weiterem Verlauf wird die Sehkraft immer geringer; es schreitet ferner die Einengung des Gesichtsfeldes unter Zusammenziehung des erhaltenen Restes nach der temporalen Seite bis an und über den Fixir-punkt vor (cfr. Fig. 94). schliesslich bleibt nur ein schmaler, excentrischer

Fig. 93.

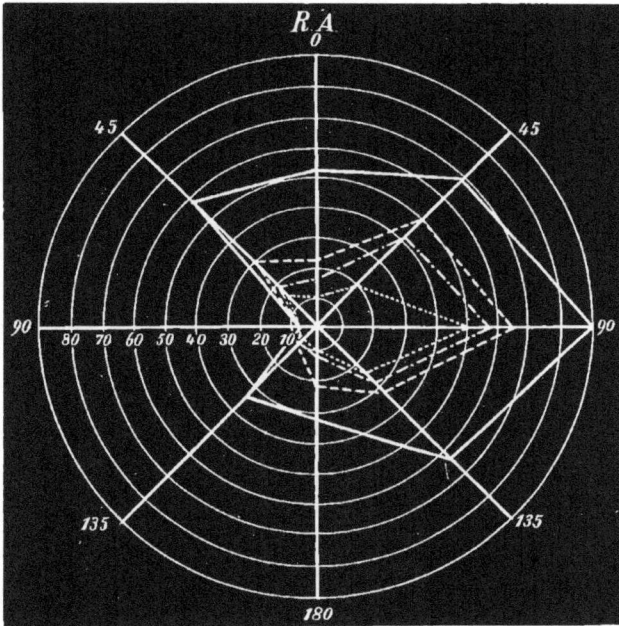

Gesichtsfeld des rechten Auges, nasaler Defect.

———— Aussengrenze, — — — — Blaugrenze, .—·—·— Rothgrenze, ·········· Grüngrenze.

Schlitz übrig. der noch weit kleiner als der in der Figur 94 vor-handene ist. aber alle Farben enthält. Zuletzt geht auch dieser Rest verloren. es schwindet der Lichtschein. das Auge wird amaurotisch und die Papille sieht grünlich-weiss. bis an den Rand excavirt aus.

Wenn Glaucoma absolutum besteht. ist das Auge allen oben geschilderten Gefahren des Glaucoma degenerativum ausgesetzt.

Obscurationen. Regenbogenfarbensehen. Ciliarneuralgieen deuten immer auf das Glaucoma chronicum inflammatorium hin.

3. Das Glaucoma chronicum simplex.

Hier fehlen alle Prodrome und Entzündungserscheinungen; die brechenden Medien sind klar. die Vorderkammer ist normal tief, die Pupille gar nicht oder nur wenig dilatirt. Das charakteristische Symptom ist eine mit der centrifugal fortschreitenden Excavation Hand in Hand gehende Verschlechterung der Sehkraft und des Gesichtsfeldes, bis schliesslich absolute Amaurose eintritt.

Die Anomalie des Gesichtsfeldes kann dieselben Charaktere haben wie beim entzündlichen Glaucom. Der Farbensinn erhält sich lange

Fig. 94.

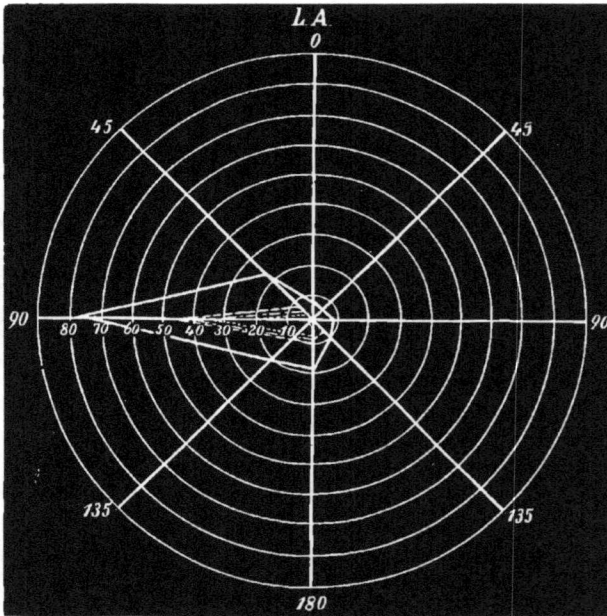

Nahezu schlitzförmiges Gesichtsfeld des linken Auges.

——— Aussengrenze, — — — Blaugrenze, — · — · — Rothgrenze, ··········· Grüngrenze.

intact und leidet nur. wenn sich ascendirende Atrophie des Opticus ausbildet.

Die Papille bekommt schliesslich ebenfalls eine grünliche oder weissliche Farbe. — Vollständige Erblindung tritt im Allgemeinen immer erst im Verlauf mehrerer Jahre ein. Gelegentlich kommt es auch einmal vor, dass ein Glaucoma chronicum simplex durch einen acuten Anfall unterbrochen wird, und dass dann das Auge früher amaurotisch wird.

Der intraoculare Druck ist, keineswegs immmer merklich erhöht; er ist vielmehr meist normal. bisweilen sogar etwas herabgesetzt.

Aetiologie und Vorkommen. Glaucomtheorieen.

Das Glaucom ist eine Krankheit, die im Ganzen nicht so häufig ist; nach einer Berechnung von *Schmidt-Rimpler* leiden daran ca. 1%/₀ aller Augenkranken. In den verschiedenen Ländern und Gegenden ist das Vorkommen des Leidens wesentlichen Schwankungen unterworfen. In Ostpreussen und den an diese Provinz grenzenden russischen Districten ist das Glaucom weit häufiger als im Westen oder Süden Deutschlands; die polnischen Juden werden, wie es scheint, ganz besonders oft von dieser Affection befallen. Männer und Frauen erkranken ziemlich gleichmässig daran. Gewöhnlich tritt das Leiden auf beiden Augen auf, indessen nicht immer zu gleicher Zeit, sondern in mehr minder langem Intervall; bisweilen vergehen zwischen der Erkrankung beider Augen viele Jahre. Gelegentlich bricht der Anfall auf dem zweiten Auge während oder unmittelbar nach einer Operation aus, z. B. nach der Iridektomie des ersten Auges. Atropin-, Duboisin-, Cocaininstillationen können ebenfalls einen Glaucomanfall hervorrufen, wenn Prädisposition dazu besteht. — Acute Glaucome sind seltener als chronische. Hypermetropische Augen erkranken häufiger als emmetropische und myopische; Vererbung ist bisweilen anzunehmen.

Das Glaucom ist eine Krankheit des späteren Lebensalters, dasselbe kommt aber auch bei jüngeren Individuen vor; bei Frauen coincidirt es häufig mit den klimakterischen Zeiten. In dem höheren Alter finden wir oft Veränderungen der Gefässwände und abnehmende Energie der Herzthätigkeit. Momente, welche die Verlangsamung der Circulation in dem vorderen Choreoidalabschnitt begünstigen; venöse Stase in dieser Region bedingt aber gerade nach *Jacobson* das Wesen des Glaucoms. Früher schrieb man den Arthritikern und Rheumatikern eine besondere Prädisposition zu dieser Krankheit zu. Ob die mit dem Alter sich steigernde Rigidität der Sclera einen solchen Einfluss hat, wie einzelne Autoren *(Coccius)* annahmen, lasse ich dahingestellt. *Weber* hat Versuche über die Elasticität der Sclera bei senilen Augen angestellt und eine Verringerung derselben nicht nachweisen können.

Die venöse Stase kann durch präexistirende Dilatation der Venen bedingt sein oder durch Erkrankung der Venen (Peri- und Endophlebitis). Sie wird noch gesteigert durch Krankheiten, welche besonders dem höheren Alter eigenthümlich sind und die Triebkraft des Herzens verringern; hierher gehört das Fettherz und die atheromatöse Erkrankung der Arterien. Seltener bestehen wirkliche Klappenfehler im höheren Alter. Die Energie der Herzthätigkeit wird ferner verringert durch grosse Blutverluste. durch Operationen mit protrahirter Wundheilung. durch verlangsamte Reconvalescenz nach schweren Krankheiten. durch mangelhafte Ernährung. — Affectionen des Respirationstractus, die ebenfalls bei älteren Personen häufig vorkommen, das Emphysem, Bronchialcatarrhe. fördern direct die venöse Stase: ähnlich wirkt die Kyphose. An vasomotorische Einflüsse haben wir zu denken bei vielem Nachtwachen und Schlaflosigkeit. bei deprimirenden Gemüthsaffecten und Aufregungen aller Art, bei Blendung. — Forcirte Accommodation fördert ebenfalls die venöse Stauung in der Choreoidea.

Die Erweiterung der Venen kann als Analogon der Varicenbildung und der Hämorrhoiden präexistiren und ihr Einfluss auf die Blutcircu-

27*

lation durch spätere senile Veränderungen der Gefässe. welche die materielle Blutzufuhr verringern, gesteigert werden, oder die senile Erkrankung der Gefässe geht voran und summirt sich mit Momenten, welche eine Verlangsamung des Blutstroms herbeiführen (Herzschwäche bei Fettherz, Blutverluste, Veratrin *(Förster)* etc.) oder mit einer plötzlichen Gefässerweiterung, mit einer mechanischen Stauung (heftige Hustenanfälle); in jedem Fall combinirt sich eine lange latent bestehende Circulationsstörung an den Venen des vorderen Choreoidalabschnitts mit einer plötzlich oder allmählig hinzutretenden Anomalie gleichen Charakters.

Zu Secundärglaucom d. h. zur Drucksteigerung mit Excavation der Papille disponiren die mannigfachsten Erkrankungen des Auges, unter den Hornhautaffectionen vor allem diejenigen, bei denen es zu einer Ektasie dieser Membran kommt — die Kerektasia e panno, das partielle und totale Staphylom. das Scleralstaphylom, das Leucoma adhärens prominens, das Leucoma adhärens. Eine häufige Veranlassung ist die chronische Iritis resp. Irido-Cyklitis mit totaler hinterer Synechie, durch welche die Communication zwischen vorderer und hinterer Augenkammer gestört wird, die Entzündungen in der Gegend der Corneoscleralgrenze, welche zu Obliteration der Fontana'schen Räume, zu Verwachsung der Iriswurzel und Hinterfläche der Cornea führen. Eine Disposition zu Glaucom gibt ferner die Iritis serosa ab. Alle Dislocationen der Linse, alle stürmischen Quellungen ihrer Substanz, wiederholte Hämorrhagieen in den Glaskörper. die Retinitis apoplectica, alle malignen intraocularen Tumoren bedingen leicht Glaucom.

Bis zum Jahre 1876 war die von *v. Gräfe* angenommene **Hypersecretion** von Augenflüssigkeit infolge einer serösen Choreoiditis mit oder ohne gleichzeitigen senilen Elasticitätsverlust der Sclera *(Coccius, Cusco)* die herrschende Theorie gewesen. Die Frage. ob der steigenden Secretion ein vermehrter Abfluss entsprechen und sich so das Gleichgewicht zwischen Se- und Excretion herstellen müsse, war nie zur Discussion gekommen. In den acuten Formen des Glaucoms sah *v. Gräfe* eine Choreoiditis mit sogenanntem serösem Exsudat. Für das nicht entzündliche Glaucoma simplex blieb seit *Donders* die Ursache in einer Secretionsneurose, für die sich auch *Schnabel* aussprach und für die in den bekannten Experimenten von *v. Hippel* und *Grünhagen*, die durch Trigeminusreizung resp. durch Exstirpation des Ganglion cervicale supremum Hypersecretion von Kammerwasser und intraoculare Drucksteigerung erzeugten, eine sichere Stütze gewonnen zu sein schien. Als Ursache der Secretionsneurose glaubte man vorzugsweise senile Veränderungen an den Durchtrittsstellen der Ciliarnerven durch die Sclera annehmen zu dürfen. Die Anästhesie der Cornea und die Iridoplegie sah man als Folge des Druckes auf die Ciliarnerven an.

Nach dem Jahre 1876 wurde die Hypersecretionstheorie von der **Retentionstheorie** abgelöst. *Knies* hatte den Verschluss der Fontanaschen Räume. durch welche nach *Leber's* Untersuchungen der physiologische Flüssigkeitsabfluss stattfindet, in Glaucomaugen nachgewiesen. *Ad. Weber* hatte gefunden, dass die Fontana'schen Räume nicht immer verwachsen sind. sondern dass auch einfache Compression der Iriswurzel durch Druck der geschwellten Ciliarfortsätze denselben hindernden Einfluss auf die Flüssigkeitsausscheidung haben müsse. *Knies, Weber* und *de Wecker* waren daher der Ansicht, dass das Glaucom der Ausdruck einer Gleichgewichtsstörung zwischen Secretion und Excretion der Augenflüssigkeiten mit Zunahme des Augeninhalts und des Augendruckes sei. Die gleiche Auffassung hatte *Pristley-Smith*, welcher der an Volumen vergrösserten Linse den comprimirenden Einfluss auf die Iriswurzel zuschrieb; von derselben Idee gingen die Experimente *Schöler's* aus, durch Entzündung der Corneoscleralgrenze (nach Verbrennung) eine Obliteration der Fontana'schen Räume mit behinderter Excretion und auf diese Weise Glaucom zu erzeugen. Ausser *Weber* (durch Oelinjection in die Vorderkammer von Kaninchen) hat noch Niemand auf experimentellem Wege Glaucom gemacht; man hat nur nachgewiesen, dass sowohl durch Nervenreize *(v. Hippel* und *Grünhagen)* als auch durch Verschluss der Fontana'schen Räume Drucksteigerung entstehen könne. Inzwischen waren Fälle von Glaucom veröffentlicht *(Pagenstecher)*, in denen die Fontanaschen Räume normal weit gewesen waren.

Schon *Ed. v. Jäger* hatte von klinischen Beobachtungen ausgehend die Idee ausgesprochen, dass die Drucksteigerung durchaus nicht das Wesentliche des Processes sei, weil es Fälle von Glaucoma simplex ohne Drucksteigerung gebe, und weil die Wirkung der Iridektomie eine zweifelhafte sei. Diese Erfahrung führte *Jäger* zu der Annahme, dass die Ursache in einem Sehnervenleiden im Bereich des Zinn'schen Gefässkranzes liegen könne, und *Mauthner*, ohne Bestätigung durch Sectionen, wieder zur Theorie der Choreoiditis.

Inzwischen hatte sich bei der klinischen Beobachtung herausgestellt, dass niedriger Arteriendruck der gewöhnliche Begleiter glaucomatöser Processe sei, *Förster* hatte auf den Zusammenhang von Glaucom und Veratrinwirkung aufmerksam gemacht; für die Theorie des Glaucoms hatte man indessen aus diesen Erfahrungen nicht die nahe liegenden Consequenzen gezogen. Erst *Jacobson* hat diese und andere Thatsachen zur Stütze seiner neuen Theorie, dass das Wesen des Glaucoms in einer venösen Stase im vorderen Choreoidalabschnitt zu suchen sei, in gründlicher Weise beleuchtet und richtig gewürdigt.

Jacobson gründete seine Deductionen auf die Beobachtung, dass das acut glaucomatöse Auge nicht nur im Leben, sondern auch nach der Enucleation härter als das normale ist; die Drucksteigerung konnte also nicht auf vitalen Vorgängen beruhen, sie musste durch vermehrten Inhalt des Bulbus hervorgerufen sein. Da die vordere Kammer enger ist, muss der Glaskörperraum die Producte des Krankheitsprocesses enthalten. Der Glaskörper ist pathologisch-anatomisch wenig untersucht; aber die klinische Erfahrung lehrt, dass von der totalen Verflüssigung, wie sie bei Hydrophthalmus congenitus und bei dem Glaucoma juvenile der Myopen gefunden wird, bis zur Verwandlung in eine mehr weniger klebrige, dicke Gelatine beim Glaucoma acutum und degenerativum alle möglichen Uebergänge vorkommen. Die klinische Beobachtung lehrt ferner, dass nach der Iridektomie beim Glaucoma chronicum inflammatorium mit enger Kammer ein fester Kern zurückbleibt, gegen den die Sclera verschieblich ist; dies Factum erklärt sich *Jacobson* nur durch Abfluss von Flüssigkeit bei der Iridektomie aus dem hinteren Augenraum. *Flemming* hat in seinem Durchschnitt den Centralcanal mitten im Glaskörper von der Papille bis zur tellerförmigen Grube abgebildet. Dem ophthalmoskopischen Befunde nach

steht fest, dass in diesen Canal sowohl vom Corpus ciliare her als auch
von der Papille entzündliche Producte hinein gelangen können, und dass
die Randexcavation nicht vom Rande, sondern von der physiologischen
Excavation der Papille aus, d. h. centrifugal, entsteht.

Jacobson's Hypothese, nach welcher **der glaucomatöse Process als
venöse Hyperämie resp. Stase in den Venen des vorderen Ab-
schnitts der Choreoidea mit Transsudation in den Cloquet'schen
Canal und Glaskörper aufzufassen ist,** geht also aus von der Härte des
enucleirten Glaucomauges und von dem vermehrten Inhalt des Glaskörper-
raumes, ferner von der anatomisch erwiesenen Verbindung des Corpus
ciliare mit der Papillenoberfläche durch den Cloquet'schen Canal,
schliesslich von dem klinisch festgestellten Zusammenhang zwischen
Anomalieen des Glaskörpers und Krankheiten der Choreoidea, speciell des
Corpus ciliare.

Hemmungen des Blutabflusses durch die Vasa vorticosa erzeugen,
gleichviel wo sie sitzen, venöse Hyperämie in dem vor dem Hinderniss
gelegenen Gefässabschnitt, zuletzt also in dem Corpus ciliare und in der
Iris. Da das Blut der Iris sich ebenfalls in die Vasa vorticosa entleert,
ist die Iris, soweit nicht kleine venöse Emissarien direct aus ihr nach
aussen abgehen, das letzte Depot für einen Theil des rückwärts stauenden
Blutes. Bei Aniridie ist der Ausbruch des Glaucoms also auch gut verständlich.

An der Iris sehen wir den Ausdruck der Aderhauthyperämie, so weit
nicht das Pigmentepithel der Retina eine Untersuchung der Choroidalgefässe zulässt, in der Papille die Folgen des Transsudats beim chronischen, im trüben Glaskörper, in der trüben Cornea, in dem trüben Humor
aqueus dieselben beim acuten Glaucom.

Die Folgen der Stauungen zeigen sich in der Iris in frischen
Fällen als venöse Hyperämie oder selbst in Form von Blutungen, als
Atrophie in alten Fällen; in der Papille zeigen sich die Folgen des
Transsudats als Ektasie der Lamina cribrosa mit früher oder später eintretender Knickung der Gefässe, während die Nerven längeren Widerstand
leisten — Druckexcavation bei gutem Visus — oder als Ektasie der Lamina
cribrosa mit Knickung der Gefässe und trüber excavirter Papille, während
die Veränderungen der Achsencylinder unbekannt sind, oder als Ektasie
der Lamina cribrosa mit Knickung der Gefässe und klarer excavirter
Papille, wobei die Achsencylinder verdrängt und untergegangen sind —
Amblyopie oder Amaurose; Beginn mit Herabsetzung der centralen Sehschärfe und nasalem Gesichtsfelddefect — oder als entzündliche Infiltration ohne Excavation — Glaucoma acutum mit Atrophie der Papille
und hochgradiger Amblyopie — schliesslich als Abblassung mit geringer
Excavation — Amaurose mit Druckexcavation.

In jedem Fall von Glaucom liegt zu Grunde eine Hypersecretion in
den Glaskörper, ein Transsudat aus den vorderen Choreoidalvenen, unter
gewöhnlichen Verhältnissen Hypersecretion ohne vermehrten Abfluss (Drucksteigerung), nur in Ausnahmefällen Hypersecretion mit entsprechendem
oder vermehrtem Abfluss (normaler oder selbst verminderter Druck bei
Glaucoma simplex). In den letzteren Fällen ist die Excavation natürlich
nicht die Folge einer Drucksteigerung, die nicht vorhanden ist, sondern
die Folge in und durch die Papille fliessender pathologischer Flüssigkeit.

Hierbei sei erinnert an Experimente *Stilling's*, nach denen die Filtration durch den glaucomatösen Sehnerv behindert ist.

Das **acute Glaucom** ist der Ausdruck einer acuten hochgradigen venösen Stase im vorderen Abschnitt der Choreoidea mit consecutivem Oedem des Glaskörpers bei senilen Gefässveränderungen; es ist einer dauernden Heilung fähig, wenn nicht die Fontana'schen Räume durch Exsudat verschlossen sind. Beim Glaucoma fulminans ist dieser Ausgleich nicht mehr möglich. Die wesentlichste Ursache des acuten Glaucoms ist entweder directe venöse Stase oder indirecte Stauung durch Verlangsamung der arteriellen Circulation und niedrigen Arteriendruck. Die pralle Füllung des Glaskörpers begünstigt weiterhin die Stase in den Vortexvenen.

Das **chronische Glaucoma simplex** ist der Ausdruck einer allmählig fortschreitenden Verlangsamung der Circulation in den Choreoidalvenen mit Ausscheidung einer optisch gleichartigen Flüssigkeit in den Glaskörper; es ist die Folge zunehmender seniler Venenkrankheiten bei verminderter Triebkraft des Herzens. Bei Frauen spielt das Klimakterium eine wichtige Rolle. Bei jugendlichen Individuen dürfte eine abnorme Beschaffenheit der Gefässe vorliegen.

Dass bei dem Secundärglaucom ebenfalls Circulationsstörungen in den vorderen Choreoidalvenen bestehen, ist nach Maassgabe der zu Grunde liegenden Krankheiten ziemlich sicher.

Die Theorie *Jacobsons* verlangt von den pathologischen Anatomen den Nachweis, dass jede progressive, centrifugal fortschreitende Excavation zusammentrifft mit Circulationsstörungen in den Choreoidalvenen. Sehen wir zu, was bisher in dieser Beziehung gefunden ist.

In der glaucomatösen Excavation hat man schon immer seit *Heinrich Müller* Reste von Glaskörpersubstanz ermittelt. *Knies* constatirte den Verschluss des Iriswinkels infolge Entzündung der Gewebe um den Schlemm'schen Canal, bei der auch immer die vorderen venösen Emissarien betheiligt sein müssen; dieser entzündliche Verschluss wird vielfach vermisst, dafür fand *Ad. Weber* Compression der Iriswurzel an die Cornea durch die geschwellten Ciliarfortsätze. *Pristley Smith* durch die voluminöse Linse. Andere Autoren wie *Wedl* und *Brailey* sahen die Ciliarfortsätze ebenso oft atrophisch.

In der Neuzeit hat die **pathologische Anatomie** des Glaucoms wesentliche Fortschritte gemacht. *Fuchs* wies auf die atrophischen Choreoidalveränderungen an der Peripherie des Hintergrundes im Augenspiegelbilde bei Glaucom hin, *Goldzieher* hat diese atrophischen Veränderungen anatomisch constatirt. *Birnbacher* und *Czermak* beobachteten in mehreren Fällen von chronischem Glaucoma inflammatorium ausser den Zeichen von Entzündung in der Aderhaut vor Allem eine Erkrankung der Vortexvenen (Periphlebitis mit consecutiver Endophlebitis) und ähnliche Veränderungen an den venösen Emissarien in der Gegend des Schlemm'schen Canals. In einem Falle, den ich zu untersuchen Gelegenheit hatte, erwiesen sich in den 4 Vortexvenen die verschiedenen Stadien der Peri- und Endophlebitis von den ersten Anfängen eines periphlebitischen Knotens mit Endothelwucherung in dem intrascleralen Gefässtück bis zu allmählig zunehmender cylindrischer Verengerung des ganzen, im Scleralkanal gelegenen Abschnittes des Gefässrohrs und zu vollständiger

Obliteration des Venenlumens. Die zugehörigen Choreoidalvenen waren durchweg erweitert und strotzend mit Blut erfüllt. theilweise war die Choreoidea atrophisch und von Blutgefässen in dem dünnen Gewebsstreifen nichts zu sehen; der Iriswinkel war nicht obliterirt. In einem anderen Fall constatirte ich ausser einer Obliteration des Iriswinkels hochgradige sclerotische Degeneration der Arterienwandungen in der Choreoidea neben venöser Stauung und hyaline Degeneration der Netzhautgefässe. ferner diffuse Kerninfiltration der Aderhaut. am stärksten in der Nähe der grösseren venösen Gefässe. — *Miss Sargent* hat in mehreren glaucomatösen Augen des Züricher pathologischen Instituts ebenfalls hochgradige Veränderungen in den Choreoidalvenen nachgewiesen. die *Klebs* nach privater Mittheilung für hyalin degenerirte Thromben deutet. — *Ulrich* hat auf sclerotisch verdickte Wandungen der Irisgefässe aufmerksam gemacht; *Brailey* fand dieselben verdünnt und das Lumen der Gefässe erweitert. — An den Netzhautgefässen kann man ebenfalls sclerotische Wandungen beobachten.

Wie man sieht. sind anatomische Veränderungen an den Gefässen des Uvealtractus gefunden, welche für die Entstehung von Circulationsstörungen in den Venen genügend verantwortlich gemacht werden können und die Hypothese *Jacobson's* stützen: bei weiteren pathologisch-anatomischen Untersuchungen glaucomatöser Bulbi wird man also sein Augenmerk ganz besonders auf die Venen und ihre Emissarien richten müssen; ferner wird man dem Glaskörper. seiner Substanz und dem Cloquet'schen Canal mehr Beachtung zollen müssen.

Arlt hielt die Cornealtrübung für ein Oedem infolge Blutstauung in dem Randschlingennetz; *Fuchs* bestätigte diese Annahme. indem er die interlamellären Lücken, sowie die Nervenkanälchen in der Bowman'schen Membran und im vorderen Epithel erweitert und zwischen den Epithelien der Basalschicht Tropfen geronnener Flüssigkeit fand.

Die **Prognose** des Glaucoms ist davon abhängig. ob die Patienten sich rechtzeitig einer geeigneten Behandlung unterwerfen: je früher dieselbe erfolgt. desto günstiger ist das Resultat für das Sehvermögen. Am vortheilhaftesten ist das Prodomalstadium für die Therapie. — Sich selbst überlassen ist der Endausgang immer ein schlechter und absolute Amaurose unter den heftigsten Schmerzen bis zur Erblindung und darüber hinaus bis ins Stadium degenerativum die unvermeidliche Folge.

Die **Therapie** ist theils medicamentös. theils operativ. Die Medicamente wirken nur palliativ; dauernde Heilung vermag allein eine Operation herbeizuführen.

Die Medicamente, welche man bei Glaucom nur anwenden darf. sind Eserin und Pilocarpin; **Atropin ist unbedingt verboten.** Wir gebrauchen eine $^1/_2$ $^0/_0$ Eserin- und eine $2^0/_0$ Pilocarpinlösung. von der man 2—3mal täglich bei Glaucoma chronicum einige Tropfen in den Conjunctivalsack instilliren lässt. Beim Glaucoma inflammatorium giebt man diese Medicamente nur bei messerscheuen Patienten oder vor der Operation. Eserin darf nur in dunklen Flaschen gegeben werden. da es sich schnell zersetzt und mit dem Eintritt seiner rothen Farbe seine Wirkung verliert. Pilocarpin wirkt schwächer und erzeugt nicht. wie Eserin, eine eigenthümliche, zusammenziehende Empfindung. Wenn die Pupille sehr weit ist. gibt man mehrere Tropfen an einem Tage. um eine Verengerung zur Norm herbeizuführen und unterhält dann diese

Wirkung durch regelmässigen täglichen Gebrauch der Medicamente. — Atropin erzeugt Glaucomanfälle, verschlimmert bei ausgebrochenem Glaucom den Zustand wesentlich und führt in kurzer Zeit zu Amaurose (Glaucoma neglectum).

Unter den Operationen steht obenan die **Iridektomie**, deren heilbringende Wirkung *v. Gräfe* im Jahre 1857 verkündete. Sie muss breit sein, bis in den Iriswinkel reichen. Die Sphincteren dürfen nicht in die Wunde eingeklemmt sein; um ihr Herabtreten ins Pupillargebiet zu befördern, instillirt man nachher noch ein paar Tropfen Eserin oder Pilocarpin. Bei sehr enger Vorderkammer nimmt man nicht die breite Lanze, sondern das Gräfe'sche Linearmesser. Stets operire man, wenn möglich, nach oben und nach hinreichender Eserinwirkung auf die Pupille, sowie bei Chloroformanästhesie. Der Einstich muss in den oberen Limbus oder sogar noch 1 *mm* davon entfernt in die Sclera fallen. — Die Gefahren der Iridektomie liegen nur in der Verletzung der Linsenkapsel bei allzu enger Kammer, daher die Verordnung die Pupille durch Eserin vorher zu verkleinern. — Ausser der Kataracta traumatica sind von üblen Zufällen nach der Operation zu nennen Blutungen in die Vorderkammer, in den Glaskörper und in die Retina; Netzhautblutungen bedingen nur dann Sehstörungen, wenn sie an der Macula sitzen. Die Schnelligkeit der Resorption der Blutergüsse in die Kammer hängt von der Beschaffenheit des Irisgewebes ab, welches dabei betheiligt ist. Bisweilen recidiviren diese Kammerblutungen im weiteren Verlauf der Heilung.

Ausserdem kommen noch 2 ungünstige Ereignisse nach der Operation vor. Sehr übel ist es, wenn sich die Vorderkammer nicht mehr herstellt. Diese Augen sind immer verloren. Bisweilen gelingt es noch wenn auch nur einige Tropfen Kammerwasser 2 oder 3 Tage nach der Iridektomie zu erzielen durch Instillation von ein paar Tropfen einer Atropinlösung oder dadurch, dass man den Kranken mit dem Kopf etwas höher lagert. Wo die Kammer 6—8 Tage nach der Operation ausbleibt, ist ein schneller Verfall des Sehvermögens die Folge (Glaucoma malignum).

Ein anderer anormaler Heilungsverlauf besteht in der cystoiden Degeneration der Narbe, die durch Einklemmung von Irisgewebe begünstigt wird. Diese Abnormität tritt entweder nur in einem Wundwinkel oder in der ganzen Ausdehnung der Wunde ein. Sie unterhält nicht nur dauernd einen Reizzustand am Auge, sondern kann sogar schwere, das Sehvermögen schädigende Entzündungen des Auges bedingen. Am sichersten beseitigt man den Zustand der Narbe durch Excision mit nachfolgendem beiderseitigen Druckverband und Rückenlage im Bett, oder man deckt die Wunde nach der Excision durch einen aus der Nachbarschaft transplantirten Conjunctivallappen.

Ohne Bedeutung ist die bisweilen in den ersten Tagen nach der Operation eintretende, glasige Chemose; sie ist ein Zeichen für die Hypersecretion von Augenflüssigkeit, welche nach der Glaucomiridektomie gelegentlich stattfindet und durch die Wunde unter die Conjunctiva gelangt.

Ausgehend von der Anschauung, dass nur die Kammerpunction durch den Scleralschnitt das wirksame Mittel der Iridektomie sei, empfahl *Quaglino* den einfachen Scleralschnitt mit der Lanze, *de Wecker* die **Sclerotomie**. Man bedient sich zur Ausführung dieser Operation,

welche eine für die Filtration des Kammerwassers günstige Narbe setzen soll,
eines Gräfe'schen Messers, welches man nach genügender Eserinwirkung,
wie zum Gräfe'schen Linearschnitt, ca. $^1/_2$—1 mm vom Limbus entfernt
in die Sclera einsticht, quer durch die Kammer führt bis zur Contrapunktion an einer gleich hoch und gleich weit vom Limbus gelegenen
Stelle in der Sclera: dann macht man jederseits einen 3 mm langen
Sclero - Conjunctivalschnitt, vollendet aber nicht den Schnitt, sondern
lässt in der Mitte zwischen beiden Incisionswunden eine Scleralbrücke
stehen und zieht das Messer langsam heraus, damit sich nicht Iris in
die Wunde einlegt. Bei Druckverband mit Eseringebrauch und Rückenlage pflegt der Wundverlauf gewöhnlich normal zu sein : indessen ist die
Operation nach meinen Erfahrungen oft genug nur ein palliatives Mittel,
so dass die Iridektomie nachgeschickt werden muss.

Wenn die erste Iridektomie noch nicht den Process coupirt hat, so
kann man nach einiger Zeit noch eine zweite in entgegengesetzter Richtung nachschicken. Auch bei absolutem Glaucom lindert resp. beseitigt die
Iridektomie noch die nachfolgenden Schmerzanfälle. Wenn man die
letzteren ganz umgehen oder das Degenerationsstadium abkürzen will,
thut man gut die Enucleatio bulbi auszuführen: die letztere ist erforderlich beim Stadium glaucomatosum der intraocularen Tumoren und bei
Staphyloma provectius.

Aus der *Jacobson'schen* Glaucomtheorie ergibt sich für die Therapie
folgendes : Die Iridektomie heilt das Prodromalglaucom und das acute
Glaucom und das Glaucoma chronicum inflammatorium dauernd. Nach
Exner erklärt sich die Wirkung dieser Operation so, dass der Gefässdruck im
Auge und hiermit der intraoculare Druck durch die Excision eines
grösseren Irisstückes herabgesetzt wird. Nach *Jacobson* entleert sich bei
der venösen Stase in der Iris und im Corpus ciliare das Transsudat durch
die durchgängigen Colobomränder in den Humor aqueus und von hier
nach aussen, wenn nicht die Fontana'schen Räume durch Exsudat verschlossen sind. Eserin beschleunigt die Circulation. vertheilt das schneller
strömende Blut auf eine grössere Fläche, wenn das Mittel seine Maximal-
wirkung auf die Pupille entwickelt hat, Pilocarpin wirkt zu schwach.
Was das Glaucoma simplex anlangt, so wird bei niedrigem Druck
durch die Iridektomie der Glaskörperdruck momentan vermindert, die
Transsudation vermehrt, die Papille zerstört. Wir sehen schnellen Verfall
des Sehvermögens und des Gesichtsfeldes. Hier ist die Operation deshalb
von Nachtheil. die Sclerotomie resp. medicamentöse Behandlung indicirt.
Bei hohem Druck hat die Iridektomie momentan Nutzen, doch schreitet
der Process dennoch langsam fort. Das breite Colobom bleibt zwar offen,
aber die Transsudation wächst mit der in der Natur der Krankheit liegenden
zunehmenden Gefässerkrankung. Pilocarpin wirkt zwar langsam, hat aber
oft einen guten Einfluss : Eserin wirkt zwar schnell, ist aber ohne Wirkung.
Das **Glaucoma malignum** entsteht durch starke Transsudation
in den Glaskörper infolge plötzlicher, durch die Iridektomie herbeige-
führter Herabsetzung des Drucks. Die Linse und Iris tritt daher nach
vorn vor, die Kammer wird und bleibt aufgehoben : die Secretion des
Humor aqueus aus den Processus ciliares sistirt entweder ganz oder
findet in den Glaskörper statt. Heilung erfolgt nur dann, wenn es gelingt die Communication zwischen Glaskörper und dem Raum zwischen

Linse und Cornea schnell wiederherzustellen. Deshalb wende man Atropin an: dasselbe ist auch bei Glaucoma fulminans indicirt, weil die Iris contrahirt und dadurch die Communication zwischen Glaskörper und Vorderkammer hergestellt wird. Eserin wirkt hier geradezu schädlich.

Auf diese Weise sind also durch die Hypothese *Jacobsons* alle klinischen und therapeutischen Erfahrungen bestätigt und erklärt. Erwähnt sei nur noch, dass die Iridektomie in denjenigen Fällen von Glaucoma chronicum inflammatorium schädlich wirkt, in welchen der Gesichtsfelddefect bis an den Fixirpunkt heranreicht. Nach der Operation verschlechtern sich dann die Functionen unter Umständen ganz erheblich. Im Allgemeinen bleibt das Sehvermögen sonst so, wie es vor der Operation war; in vielen Fällen hebt es sich noch mehr, bei Glaucoma acutum kann es sogar zur Norm zurückkehren. Nur in seltenen Fällen führt die Iridektomie sonst eine geringe Verschlechterung herbei: dann bleibt aber der Rest von Sehkraft dauernd erhalten, und das ist auch ein Gewinn. Zur Hebung des Visus kann man noch Strychnineinspritzungen folgen lassen. Unter allen Umständen ist es wichtig die Lebensweise der Patienten nach der Operation zu reguliren.

Bei den Secundärglaucomen, welche nicht durch intraoculare Tumoren bedingt werden, mache man ebenfalls eine Iridektomie, wenn man noch zwischen Cornea und Iris mit der Lanze vordringen kann. Ist die Iridektomie nicht mehr ausführbar, so enucleire man.

B. Ophthalmomalacie (Essentielle Phthisis bulbi *v. Gräfe's*).

v. Gräfe verstand unter essentieller Phthisis diejenigen Fälle von starker Spannungsverminderung des Auges, welche unabhängig von materiellen Veränderungen des Augeninneren in häufigen, nur wenige Stunden dauernden, mit Lichtscheu. Thränen, pericornealer Injection, Herabsetzung der Sehschärfe und neuralgischen Schmerzen verbundenen Anfällen auftreten. Er stellte sie gegenüber den Formen der Spannungsverminderung bei Atrophie (Phthisis) des Bulbus, die entzündlichen Zuständen des Auges (Cyklitis) folgt oder dem Mikrophthalmus congenitus eigen ist. Zwischen den Anfällen ist das Auge normal gespannt, die Abnahme der Consistenz markirt sich sehr deutlich an der Cornea, welche Einknicke und Faltelungen der Membrana Descemetii erkennen lässt. (NB. ähnliche Faltelungen beobachtet man auch bei der mit Wiederheit des Auges einhergehenden Amotio retinae unter dem Druckverband). *v. Gräfe* sah diesen Zustand nach einer oberflächlichen Verletzung der Lidhaut durch das Horn einer Ziege ohne Alteration des Bulbus eintreten, *Nagel* nach einer Schieloperation: letzterer fasste ihn in Uebereinstimmung mit *v. Gräfe* als Secretionsneurose auf.

Dieser intermittirenden Ophthalmomalacie gegenüber steht die einfache, die häufiger ist und als auffälligstes Symptom eine Verkleinerung des Auges aufweist und bisweilen mit Ernährungsanomalieen der betreffenden Gesichtsseite verbunden ist. Sie tritt einseitig und mit oder ohne Schwund des Orbitalfetts auf, zuweilen nach schweren Krankheiten (Typhus). Im Allgemeinen fehlen pathologische Veränderungen am Auge, zuweilen besteht Myosis und Ptosis, wie in einem Falle von *Horner*. — Die

Literatur ist im Ganzen noch nicht umfangreich. die Aetiologie des Leidens gar nicht aufgeklärt. Voraussichtlich handelt es sich um eine Affection des Halssympathicus.

In dem Fall von intermittirender Ophthalmomalacie *v. Gräfe's* trat bedeutende Besserung der neuralgischen Schmerzen durch Morphium-injectionen und Einträufelungen von Morphium ein.

Spannungsverminderung des Auges ohne Phthisis kann man bei verschiedenen Entzündungen der Augen. vor Allem der Cornea, beobachten; mit *Nagel* bezeichnen wir dieselbe als **Hypotonie.** Sie gleicht sich nach der Heilung des Augenleidens wieder aus.

Die Verletzungen des Sehorgans.

Allgemeine Bemerkungen.

Je nachdem ein Trauma durch directe Berührung des verletzenden Agens oder durch Fernwirkung eine Verletzung des Bulbus und seiner Adnexa erzeugt, unterscheiden wir **directe** und **indirecte** Läsionen. Ein und dasselbe Agens kann das eine Mal eine directe, das andere Mal eine indirecte Verletzung bewirken. So kann ein Geschoss in den Bulbus oder in die Augenhöhle vordringen und hochgradige Verheerungen anrichten, in anderen Fällen fliegt es nur an dem Schädel in der Nähe des Auges vorüber und führt unheilbare Erblindung herbei — solche Verletzungen kommen im Kriege vor; der Blitzstrahl kann direct die Bulbusoberfläche treffen. er kann Sehstörungen auch aus der Ferne erzeugen. Jemand kann auf die Tubera ischii fallen und die Schädelbasis brechen: die Fissur oder Fractur geht durch den Canalis opticus, in welchem der Sehnerv durch einen Knochensplitter oder Bluterguss lädirt wird.

Die Bedeutung der verschiedenen Verletzungen für den Blessirten ist eine verschiedene. Sie hängt einerseits von dem Umfang der Läsion ab, ob ein oder mehrere Theile des Sehorgans betroffen sind, von dem Sitz der Verletzung **(Corpus ciliare)**. von der Beschaffenheit des verletzenden Agens, ob dasselbe aseptisch oder inficirt ist, ferner davon, ob Reste des Fremdkörpers im Auge zurückgeblieben sind oder nicht. Auch in diesen letzteren Beziehungen sind nicht alle Fremdkörper gleichwerthig. Das eine steht nach *Leber's* Experimenten fest. dass jedes Corpus alienum, welches mit entwickelungsfähigen Keimen niederer Organismen behaftet ist, jede inficirte Wunde des Auges die schädlichsten Folgen für den Patienten haben kann. selbst wenn sie verschwindend klein ist. Alle eitrigen Entzündungen nach Traumen entstehen nur durch Verunreinigung; chemische Reize können gleichfalls Eiterungen am Auge erzeugen, doch ist bei den im gewöhnlichen Leben in Betracht kommenden Unfällen die gleichzeitige Infection nie auszuschliessen.

Bei aseptischen Fremdkörpern ist die chemische Constitution derselben nicht ohne Bedeutung. Kupferstücke z. B. erzeugen nur in Berührung mit den Häuten des Bulbus eine eitrige Entzündung; wenn sie in der Linse stecken und frei in die Vorderkammer ohne Contact mit der Iris vorragen oder im Glaskörper suspendirt sind, bleibt nach *Leber's* Untersuchungen die eitrige Entzündung aus, während Stahl- und Eisenstückchen in jedem Falle eine heftige reactionäre Entzündung anregen. Quecksilber bewirkt sowohl in der vorderen Kammer als im Glaskörper eitrige, nicht zur Weiterverbreitung tendirende Entzündungen. Bleidrähte thuen dies nicht. Die Reaction vom Glaskörper aus ist bei letzteren eine ganz acute Netzhautablösung wie bei Eisen- und Stahlsplittern. Von den Pulver- und Dynamitverletzungen sind die letzteren im Allgemeinen viel deletärer für das Auge, wie eine Zusammenstellung *v. Hippel's* beweist. Hier verbindet sich die mechanische Wirkung mit der Infection; beide vereint lassen einen traurigen Ausgang selten fehlen.

Die Folgen für den Verletzten sind nach 4 Richtungen hin ins Auge zu fassen und zu beurtheilen: ob sie auf das Sehvermögen einen Einfluss ausüben oder nicht, ob sie den Bulbus zu Grunde richten, ob sie den andern gesunden Augapfel auf dem Wege der sympathischen Ophthalmie schädigen, oder schliesslich das Leben des Kranken bedrohen. Daneben sind noch kosmetische Nachtheile in Betracht zu ziehen.

Nach diesen allgemeinen Gesichtspunkten werden wir natürlich auch unser therapeutisches Handeln einzurichten haben. Wir werden den Kranken so viele Sehkraft als möglich zu erhalten suchen; wenn aber die Erhaltung derselben mit der Erblindung des andern Auges durch sympathische Ophthalmie erkauft werden soll, so werden wir das verletzte Auge, selbst wenn es noch sehtüchtig ist und der eine heftige Entzündung inducirende Fremdkörper sich aus demselben nicht entfernen lässt, bei Zeiten für die Beseitigung der Gefahr für das andere Auge Sorge tragen und den verletzten Bulbus enucleiren müssen. Abgesehen von dem Kranken kommen noch seine Ansprüche an die Unfallversicherung in Betracht, welche verschiedene Classen von Beschädigung verschieden honorirt und volle Invalidität oder Drittel-Erwerbsunfähigkeit etc. unterscheidet. Alle aseptischen Wunden können durch Sutur geschlossen werden und per primam heilen. Eitriges Thränensecret ist besonders gefährlich.

Die einzelnen Krankheitsbilder und die Combinationen verschiedener Läsionen zu schildern ist wegen der zu grossen Mannigfaltigkeit derselben unmöglich. Am einfachsten lassen sich die Verletzungen von folgendem Gesichtspunkte aus besprechen:

1. Veränderungen, welche durch Erschütterung oder Compression des Bulbus, seiner Umgebung oder des ganzen Körpers am Sehorgan auftreten. Sie fallen zusammen mit **stumpfen Traumen**, bei denen Schlag, Stoss, Wurf mit Steinen, Stöcken. Gummi- oder Schneebällen. Fausthiebe etc. in Betracht kommen. Eine ziemlich häufige Ursache geben die explodirenden Pfropfen von Selterser-, Bier- oder Champagnerflaschen ab, die Bolzen eines Flitzbogens etc. Hierher gehören ferner die Prellungen der Hornhaut durch abspringende Fremdkörper, bei denen oberflächliche Epithelverletzungen fehlen oder vorhanden sein können.

2. **Traumen** durch mehr oder minder **scharfe** und **spitze Körper**, von denen Reste im Auge zurückbleiben können.

3. **Verbrennungen** oder Verbrühungen mit flüssigen Substanzen (Oel, Wasser, Metall) und Aetzungen durch Chemikalien. Eine Sonderstellung nehmen die Verletzungen durch Blitzschlag, Pulver- und Dynamitexplosionen ein.

Specieller Theil.

I. Verletzungen durch Contusion.

An den **Lidern** finden wir entweder sofort oder nach einigen Stunden Sugillationen, ferner gelegentlich eigenthümliche lineare Wunden mit glatten Rändern, als ob sie durch ein scharfes Werkzeug verursacht wären. Es sind Platzwunden, welche bis auf den Orbitalrand reichen und durch Quetschung der Weichtheile zwischen dem scharfen Augenhöhlenrand und einem harten, stumpfen Körper herbeigeführt werden. Die äussere Wunde ist kleiner als die dem Knochen zugekehrte. Nicht selten entsteht darnach Eiterung, Abscedirung, ein Senkungsabscess oder durch Fortpflanzung der Entzündung nach hinten eine Orbitalphlegmone. Die Behandlung dieser Wunden und ihrer Folgen wird nach allgemeinen chirurgischen Principien geleitet.

In der **Bindehaut** finden sich vorwiegend subconjunctivale Ecchymosen von verschiedener Ausdehnung; dieselben umgeben bisweilen wallartig die Cornea und haben nach Traumen auf den Kopf eine diagnostisch-wichtige Bedeutung für Basisfracturen. Sie resorbiren sich unter kalten Blei- oder reinen Wasserumschlägen, eventuell unter Druckverband und Eis. Gelegentlich kommen kleine oberflächliche Wunden vor, die durch Sutur unter antiseptischen Cautelen geschlossen werden. Jodoform, Druckverband.

Dass **Berstungen der Hornhaut** in ihrer Mitte durch Contusion entstehen, ist noch nicht sicher erwiesen, in der Corneoscleralgrenze treten sie ein. Am häufigsten sind Hornhautprellungen durch kleine Fremdkörper, die in der Hornhaut stecken bleiben können oder abspringen, ferner durch Getreide-, Heu- oder Grashalme. Oberflächliche Epitheldefecte können zwar fehlen, aber vorhanden gewesen und bei dem schnellen Regenerationsvorgang im Epithel schon wieder ausgefüllt sein, wenn wir die Kranken sehen, um so mehr, wenn sich dieselben das Auge verbinden. Es gibt aber auch einfache parenchymatöse Trübungen der Cornea nach Contusionen, die sich in wenigen Tagen aufhelfen. Wenn Reizerscheinungen bestehen, verordne man, falls keine traumatische Mydriasis vorliegt, Atropin und Druckverband neben lauen Umschlägen; bei Mydriasis stehe man von Atropin ab und ordinire dasselbe nur, wenn Iritis hinzugetreten ist.

Abscesse der Cornea oder Ulcus serpens sind die häufigsten Folgen solcher anscheinend kleinen und von den Kranken zunächst wenig beachteten Traumen. Die Infection kann mit den Fremdkörpern selbst anhaftenden Mikroorganismen **(Aspergillus glaucus — Keratomykosis aspergillina** *Leber*) stattfinden oder secundär durch eitriges Secret der Bindehaut (blennorrhoische Katarrhe, Conjunctivitis granulosa, Diphtheritis) resp. durch Thränensacksecret bei Dakryocystoblennorrhöe herbeigeführt sein. Da diese Prellungen meist central sitzen, so kann der Visus durch einen Cornealabscess oder ein ulcus serpens sehr stark herabgesetzt werden.

Bei jeder Cornealprellung achte man auf den Thränensack; Dakryocystoblennorrhöe muss energisch in Angriff genommen und der Conjunctivalsack gründlich desinficirt werden. Ob Atropin oder Eserin am Platze ist, entscheidet die Tiefe und der Sitz der Läsion. Eine heftige Iritis erfordert immer Atropininstillationen. Oberflächliche Prellungen mit nur unbedeutender Irishyperämie und Reizung des Auges behandle man bei der arbeitenden Volksklasse lieber mit Homatropin, das den Reizzustand ebenso prompt beseitigt und dessen Wirkung so schnell zurückgeht, dass die Patienten nicht zu lange arbeitsunfähig und brotlos sind. Unmittelbar nach den Traumen legt man einen Druckverband an und lässt eventuell bei heftigen Schmerzen kalte Umschläge machen. Dieselben sind contraindicirt, sobald bereits eine eitrige Entzündung beginnt; dann muss man warme Umschläge machen lassen und im übrigen die Behandlung nach den bei den Hornhautkrankheiten aufgestellten Grundsätzen leiten.

Kleine Corpora aliena entferne man mit einer Fremdkörpernadel (Fig. 95 a) oder mit einem kleinen, von v. Gräfe angegebenen Hohlmeissel (Fig. 95 b). Bei sehr empfindlichen Patienten operirt man unter Cocainanästhesie: unter allen Umständen ist es gerathen, bei Eisenpartikeln das um den Fremdkörper gebildete Rostnest mitzunehmen, was indessen manchmal gleich nach der Verletzung nicht

Fig. 95.

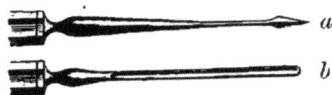

a) Fremdkörpernadel.
b) Hohlmeissel.

gelingt. Homatropin, Jodoform, Druckverband, bis alle Reizerscheinungen verschwunden sind, ev. mit Unterstützung durch warme Umschläge zur Lösung des Rostnestes.

Nach sehr heftigen Contusionen des Bulbus durch stumpfe Traumen kommen gelegentlich **Blutungen in der Cornea** vor neben Blutungen in das Innere des Auges, in die Vorderkammer und den Glaskörper (**Hämophthalmus internus**). Vielleicht stammt das Blut, welches gewöhnlich in den tieferen Schichten der Hornhaut sitzt, aus der Vorderkammer. Die Cornea schillert dabei meist eigenthümlich grünlich. Das Sehvermögen ist in der Regel erloschen, die Enucleation des Auges nicht zu umgehen.

An der **Sclera** beobachten wir nach Contusionen des Bulbus eine Ruptur, die meist concentrisch zur Corneoscleralgrenze und in ihrer unmittelbaren Nähe, selten weiter hinten in der Nähe des opticus ihren Sitz hat. Sie kann subconjunctival oder mit Zerreissung der Bindehaut erfolgen. Durch den Spalt in der Lederhaut treten meist Theile des Augeninnern aus dem Bulbus, am häufigsten prolabirt die Iris, resp. das Corpus ciliare und die Linse oder der Glaskörper, seltener die Netzhaut. Gelegentlich kommt es vor, dass die ganze Iris und Linse aus dem Auge geschleudert wird (**Aniridie** und **Aphakie**): dieser Zustand ist indessen immer die Folge einer heftigen Gewalteinwirkung. Trotz der Grösse des Traumas findet man schliesslich nach Ablauf der Reaction bisweilen ein relativ gutes Sehvermögen: auf diese wunderbare und rohe Weise ist schon mancher an Katarakt Erblindete mit fast ebenso gutem Erfolge wie durch eine normale von einem Specialisten ausgeführte Extraction mit unsern zierlichen Instrumenten sehend geworden! — Blutungen in den Glaskörper oder unter die Netzhaut fehlen selten bei heftigen Contusionen. Die Diagnose einer Scleralruptur bei intacter Bindehaut macht keine Schwierigkeiten, wenn wir Theile des Uvealtractus mit dunkler Farbe oder einen linsenförmigen, gelblichen Körper (**die luxirte Linse**) durch die Conjunctiva durchschimmern sehen. Wenn Blut oder

Glaskörper die Conjunctiva abheben, helfen Knicke der Cornea oder die Weichheit des Bulbus die Diagnose der Scleralruptur sicher stellen; einen Anhalt hat man ferner in einer Verzerrung der Pupille oder in einem dem arteficiell durch eine Iridektomie erzeugten, sehr ähnlichen Colobom der Iris.

Die Ruptur erfolgt gewöhnlich an einem der Angriffsstelle diametral gegenüberliegenden Punct: an dem Orte des Angriffs des verletzenden Agens entsteht entweder eine Quetschung oder eine Einknickung resp. Abplattung, die sich wieder ausgleicht. Der Bulbus muss gegen die gegenüberliegende Wand oder den Orbitalrand resp. nach hinten gegen das Orbitalgewebe angepresst — in der Richtung des Stosses comprimirt werden und dabei in toto seine Form verändern: wenn die Sclera nun an einer Stelle den Höhepunkt ihrer Dehnbarkeit erreicht hat, so zerreisst sie und zwar in der Gegend der Corneoscleralgrenze mit Vorliebe deshalb, weil hier die Fasern der Sclera concentrisch zum Limbus corneae angeordnet sind *(Arlt)*. Die Berstung erfolgt, wie *Schäfer* in einem Falle nachgewiesen hat, von innen nach aussen. Der Scleralriss liegt am innern Umfang des Bulbus, wenn die Gewalt ihn aussen getroffen hat, oben, wenn der Angriffspunkt sich unten befindet: der Gegendruck des Orbitalrandes übt dabei, wie *Manz* gegenüber *Zander* und *Geissler* gezeigt hat, keinen begünstigenden Einfluss auf die Ruptur aus, sie tritt immer nur an einer freien Stelle der Augapfeloberfläche, welche in die höchste Spannung versetzt werden kann, auf.

Scleralrupturen im hinteren Bulbusabschnitt mit Glaskörperaustritt können aus Weichheit des Auges, tiefer Vorderkammer und Irisschlottern diagnosticirt werden.

Die Gefahr der Verletzung ist bei Affection des Corpus ciliare und bei Infection der Wunde am grössten, die Aussicht auf Erhaltung des Bulbus und Sehvermögens gering, wenn umfangreiche Zerstörungen der inneren Augenhäute, hochgradiger Glaskörperverlust und starke Blutungen ins Auge, resp. Infection erfolgt sind. Aniridie und Aphakie allein oder mit Glaskörperblutung erschweren zwar das Trauma, bedingen aber noch keineswegs immer eine unbedingt schlechte Prognose für das Sehvermögen und den Bulbus. Wenn unmittelbar nach der Läsion des Auges noch keine Amotio retinae bestanden hat, worüber der Lichtschein entscheidet, kann doch noch im weiteren Verlaufe während der Vernarbung der Ruptur durch eine schleichende Cyklitis oder Choreoiditis mit Glaskörperentzündung und -Schrumpfung eine partielle oder totale Netzhautablösung eintreten und absolute Amaurose erzeugen. Die Gefahr der sympathischen Ophthalmie ist nie ganz ausgeschlossen, wenn der Glaskörper frei liegt und durch das verletzende Agens Mikroorganismen in das Augeninnere eingeführt sind. Häufiger kommt es zu Panophthalmitis, welche mit Phthisis bulbi endigt und die Gefahr der sympathischen Ophthalmie verringert, weil mit der Eiterentleerung auch meist die Träger der Infection aus dem Bulbus befördert werden.

Bei grossen Scleralrissen mit umfangreichen Zerstörungen der inneren Augenhäute und heftiger Reaction muss man den weichen Bulbus so schnell als möglich, noch ehe Panophthalmitis zum Ausbruch gekommen ist, enucleiren. Kleine nicht inficirte Scleralrisse kann man, wenn man bald nach der Verletzung hinzukommt, unter antiseptischen Cautelen nähen. Jodoform. Druckverband. Rückenlage. Eis. Nicht selten indessen muss man auch selbst bei normaler Vernarbung nachträglich enucleiren, wenn innere Entzündungen auftreten und das andere Auge gefährden. Einen 'Irisprolaps kappt man ab, ebenso eine Glaskörperblase; die unter die Conjunctiva luxirte Linse wird durch einen Einschnitt entfernt und die Wunde durch Suturen verschlossen. Selbst umfangreiche Blutungen in das Augeninnere resorbiren sich bei Rückenlage, Druckverband und Eis in verschieden langer Zeit vollständig.

Die **Hämorrhagieen** in die **Vorderkammer** sind die Folge einer Verletzung der Iris, die entweder nur partiell im Ciliartheil einreisst (Iridodialyse) oder vollständig abreisst (Aniridie). Mitunter liegt nur als Rest der Iris ein zusammengerolltes, an einer kleinen Stelle adhärentes Häutchen in der Vorderkammer, welches sich mit dem Bulbus lebhaft hin und herbewegt. Das Hyphäma kann einen verschiedenen Umfang haben, sogar die ganze Kammer erfüllen. Die äusseren Bulbushüllen können intact sein. ebenso auch die Iris; das Blut stammt dann aus dem Plexus venosus im Schlemm'schen Kanal oder aus dem Corpus ciliare. Kleine Hyphämata ohne sonstige Complication resorbiren sich mitunter in wenigen Stunden unter einem einfachen Druckverband, grössere erfordern Rückenlage, Druckverband, Eisblase oder zur Beschleunigung der Resorption einen Heurteloup an der Schläfe.

An der **Iris** beobachten wir ausser der Dialyse und der Aniridie Schlottern, wenn die Linse luxirt ist, mit partieller Vortreibung ihres Gewebes an der Stelle, nach welcher die Linse verschoben ist, und Vertiefung der Kammer an der gegenüberliegenden Seite, Unregelmässigkeit der Pupille infolge Lähmung des Sphincter, in anderen Fällen hochgradige Mydriasis ad maximum. Die Iris kann partiell oder total nach hinten in den Glaskörperraum umklappen, der Pupillenrand kleine oder durch die ganze Breite der Iris sich erstreckende Einrisse zeigen. Ferner kommen Prolapse der Iris vor. Die Einrisse des Pupillenrandes sind die Folge einer durch heftige Gewalt eintretenden Abplattung des Bulbus mit starker Erweiterung des Corneoscleralringes, die sich auf den zunächst krampfhaft contrahirten Pupillenrand überträgt und hier nothgedrungen einen oder mehrere Risse erzeugen muss *(Franke)*. Eine dauernd maximal erweiterte Pupille beruht oft auf Rupturen des Pupillarsaumes. Geringe Lähmungen der Pupille können sich spontan ganz zurückbilden; es ist das indessen eine Seltenheit. Bei hochgradiger Mydriasis mit starken Blendungserscheinungen kann man die Pupille durch Eserin resp. Pilocarpin verengern. Mydriatica sind nur zu verordnen, wenn eine Iritis sie verlangt, sonst contraindicirt. — Jeder frische Irisprolaps muss abgekappt werden unter antiseptischen Cautelen; Jodoform, Druckverband über beiden Augen, Rückenlage im Bett, Eis.

An der **Linse** kommt selten eine Berstung der vorderen oder hinteren Kapsel mit nachfolgender kataraktöser Trübung durch Contusionen des Auges zu Stande. Gelegentlich hat man auch ohne Verletzung durch die einfache Erschütterung eine Katarakt sich entwickeln sehen und in den Experimenten *Berlin's* an Kaninchenaugen eine Stütze dieser Beobachtung gefunden. *Schirmer* fand nach Quetschung der intacten Linsenkapsel gleichfalls Linsentrübungen mit analogen anatomischen Veränderungen wie bei nicht traumatischer Katarakt, bei Experimenten an

Kaninchen und ist der Ansicht, dass auch bei Menschen die Contusion der vorderen Linsenkapsel eine vorübergehende, klinisch diagnosticirbare Linsentrübung verursachen könne. Diese Trübung hat meist eine sternförmige, strahlige oder scheibenähnliche Gestalt: sie sitzt häufiger in der vorderen Corticalis allein und kann sich spontan zurückbilden (*Magnus, Fuchs*). Das Sehvermögen bessert sich dann dem entsprechend.

Am häufigsten sind partielle oder totale Zerreissungen der Zonula mit Verschiebung der Linse, in der später Trübungen auftreten können. Entweder wird die Linse seitlich verschoben und dreht sich dabei noch um ihre Achse oder sie klemmt sich in die Pupille, resp. durch die Pupille in die Vorderkammer oder sie sinkt in den Glaskörper zurück oder sie tritt aus dem Auge heraus. Was den Mechanismus der Linsen-luxation in die Vorderkammer anbelangt, so hat *Förster* neuerdings gezeigt, dass das nicht compressibele Kammerwasser die Iris nach hinten hinter die Linse drängt und umklappt. Jede **Linsenluxation** verbindet sich mit einer Lageveränderung oder mit abnormer Beweglichkeit der Iris. Leuchtet man in die Pupille, so sieht man bei seitlichen Verschiebungen den schwarzen convexen Linsenrand, fehlt die Linse im Pupillargebiet ganz, so ist die Refraction verändert (hochgradige Hyper-metropie resp. Verringerung einer früher vorhandenen Myopie), und es fehlen die Purkinje Sanson'schen Reflexbildchen. Die Linsenluxationen verursachen oft Glaucom; dasselbe entsteht nach einem von *Pristley-Smith* erstatteten Sectionsbericht dadurch, dass auf der Seite der Linsenverschiebung die Iriswurzel durch die Linse, auf der anderen durch den Glaskörper gegen die Cornea angepresst und der Fontana'sche Raum verlegt wird. Daneben kommen noch Blutungen in den Suprachoroidalraum vor, welche die Circulationsverhältnisse in den Venen des vorderen Choroidalabschnittes erschweren *(Jacobson)*.

Schliesslich beobachten wir nach stumpfen Traumen Veränderungen der Linsenkrümmung (Myopie und sogar Astigmatismus); dieselben entstehen durch krampfhafte, gleichmässige oder unregelmässige Contraction des Accommodationsmuskels. Der Tensor choreoideae kann indessen auch gelähmt und dadurch eine Verringerung der Refraction erzeugt werden.

Die luxirte Linse muss man unter allen Umständen aus dem Auge schaffen, selbst wenn keine Aussicht auf Verbesserung des Visus vorhanden ist. Liegt sie in der Vorderkammer, so genügt die Incision der Cornea mit dem Gräfe'schen Messer; ist sie in den Glaskörper gesunken, so kann man die Operation in der Bauchlage machen, wobei die Linse nicht selten ins Pupillargebiet tritt und hier durch eine Discissionsnadel zur Operation fixirt werden kann. Bei beiden Eingriffen tritt oft ziemlich erheblicher Glaskörperverlust ein. — Gegen Glaucom wendet man Eserin oder Pilocarpin an und macht schliesslich, wenn der Anfall dadurch nicht beseitigt werden kann, die Iridektomie; dabei drängt sich oft der Glaskörper in die Pupille und klappt die Iris nach hinten um — trotzdem eigentlich keine Iridektomie ausgeführt ist, sistirt bisweilen der Anfall, wird das Glaucom geheilt und das vorhandene Sehvermögen erhalten.

Durch Hämorrhagieen in das Lig. pectinatum und die angrenzende Iriswurzel, welche in 2 Blätter getrennt wird, ein vorderes mit dem Endothel und ein hinteres mit der Uvea, entstehen in Folge von Contusionen mit und ohne Berstung der Sclera die sog. **Vorderkammerabsackungen,** welche *Eversbusch* aus der Reihe der in der Literatur als „seröse Iris-cysten" geführten Bildungen ausgeschieden hat. Sie werden nicht durch Hohlraumbildung um in die Vorderkammer eingedrungene, als Fremdkörper wirkende Gewebsfragmente erzeugt, sondern durch Abscheidung von Kammerwasser aus dem Circulus iridis major und seinen Verzweigungen nach dem durch die Blutung geschaffenen cystösen Hohlraum, in dem man oft noch Reste früherer Hämorrhagieen gefunden hat. Die Cyste dehnt sich nach der Iris zu weiter aus als nach der Cornea; schliesslich kommt es zu einer Trübung der an dieselbe anstossenden und theil-weise von der übrigen Membran abgelösten tieferen Schichten der Horn-haut, selbst zu einer Ektasie in der Corneoscleralgrenze. Der Uebergang einer solchen Hämorrhagie in solch' eine Cyste ist von *White Cooper* be-obachtet. Gelegentlich können diese Kammerabsackungen mit einer Iridodialyse complicirt sein (Fälle von *Knapp* und *Wharton Jones*).

Als Seltenheit sei eine **Blutung** in den **Petit'schen Kanal** erwähnt, für die ein Paradigma im Jäger'schen Atlas abgebildet ist. Man sieht neben dem Linsenrand einen concentrisch zu ihm verlaufenden rothen Streifen.

Hämorrhagieen in den **Glaskörper** kommen häufig vor, ohne dass immer eine Ruptur der Sclera mit Austritt der Contenta des Auges einzu-treten braucht. Daneben kann eine hämorrhagische Amotio retinae oder eine Ruptur der Choreoidea bestehen. Diese Complication trübt natürlich die Prognose der Glaskörperblutungen, was den Visus anlangt. Sie pflegen sich sonst, allerdings erst innerhalb mehrerer Wochen, bisweilen sogar ohne erhebliche Sehstörungen zu hinterlassen, bis auf einzelne Flocken oder ganz zu resorbiren unter Rückenlage, Druckverband, Eis und Application von Heurteloups. Ob eine Netzhautablösung daneben be-steht, entscheidet die Herabsetzung der quantitativen Lichtempfindung und mangelhafte Projection des Lichtscheins, später die Aufnahme des Gesichts-feldes und der Augenspiegel.

Aderhautrupturen entstehen hauptsächlich bei schweren Contu-sionen des Bulbus von vorn, seltener bei Einwirkung einer Gewalt von aussen oder unten, oder wie die Erfahrungen der Kriegschirurgie lehren, auch von rückwärts her. *Mannhardt* hat einen Fall beschrieben, in welchem allgemeine intensive Erschütterung des Körpers eine Ruptur herbeiführte. Ausserdem kommt es vor, dass durch Geschosse oder einen Blitzstrahl, die dicht am Auge vorüberfahren, ohne dasselbe zu berühren, ein Aderhautriss erzeugt wird. Die Ruptur sitzt gewöhnlich am hinteren Augenpol in der Gegend der Macula, seltener an der Peripherie des Hintergrundes; hier entstehen die Risse, wie mich ein Fall gelehrt hat, auch direct durch die Gewalt in Folge der Einknickung der Bulbus-wand. Bei den von vorn einwirkenden Traumen wird der Bulbus zunächst gegen das retrobulbäre Fettpolster angedrückt, schliesslich von vorn nach hinten abgeplattet, im Aequator übermässig gedehnt; der äusseren Form-veränderung entspricht eine Compression des Glaskörpers, der nach allen Richtungen auf die Bulbusinnenfläche einen Druck ausübt und dieselbe dehnt. Die Elasticitätsverhältnisse der Aderhaut lassen eine gewisse Grenze ihrer Dehnung nicht überschreiten — sie zerreisst und zwar an ihrer dünnsten Stelle. In dritter Reihe wirkt der Rückstoss durch das Fettpolster, wenn die äussere Gewalt nachgelassen hat; dasselbe fehlt um die Insertionsstelle des Opticus. hier ist die Wirkung des Rückstosses am geringsten. Die Umgebung des Opticus wird also eine Zerrung erfahren, weil sie später in ihre physiologische Lage zurückkehrt, als die in der Nachbarschaft gelegenen Theile des Hintergrundes. Die Retina hat an den äusseren Umhüllungsmembranen nur einen fixen Punkt den Sehnervenumfang, der andere liegt der Choreoidea resp. dem Corpus ciliare an und ist mit diesen Theilen verschieblich; der Uvealtractus ist hingegen an zwei Stellen mit der Bulbuswand fest verbunden, hinten am Sehnerv, vorn an der Corneoscleralgrenze. Die Netzhaut besitzt eine ziemlich homogene Structur, die Choreoidea nicht, sie hat ihren festesten Bau an den Insertionsstellen und reisst dort. wo sie am dünnsten ist und sich am stärksten ausdehnt. d. h. in der Gegend der Macula resp. zwischen Opticus und Corpus ciliare, also hinter dem Aequator bulbi, wo die Vortexvenen einen theilweisen Fixirpunkt der Choreoidea an der Sclera abgeben. *Franke* vermittelt mit dieser Theorie zwischen den früheren Hypothesen. Nach *Berlin* und *Becker* sollen die Rupturen am hintern Pol durch Gegendruck, nach *Knapp* ähnlich wie die Schädelfracturen durch Contrecoup entstehen : die concentrisch zur Papille gelegenen Risse erklärt *Becker* durch den Gegendruck der hinteren Bulbuswand gegen den fixirten Opticus. *Arlt*, welcher beide Theorieen bekämpfte. weil das Fettpolster keine partielle Compression der hinteren Bulbuswand erlaube, und weil die Augenhäute nicht die Härte der Schädelknochen hätten, erklärte sich mit *Sämisch* und *Stellwag* für die übermässige Dehnung des zwischen Papille und Vortexvenen gelegenen Choreoidalabschnittes als Ursache der Risse.

Aderhautrupturen kommen einfach und doppelt vor; sie stellen meist sichelförmige, an den Enden sich zuspitzende, in der Mitte die grösste Breite erreichende, hellgelbe oder weisse, bogenförmig zur Papille angeordnete Streifen dar. die an der Macula oder in ihrer Nähe gelegen, im Anfang durch Blutungen. später durch schwarzes Pigment auf ihrer Oberfläche bedeckt oder am Rande eingesäumt sind. Nicht selten werden sie im weiteren Verlauf durch ein graues durchsichtiges Narbengewebe geschlossen. Die Netzhautgefässe ziehen meist darüber unversehrt hinweg ; doch kommt es auch vor, dass die Retina gleichzeitig einreisst. Horizontale Risse sind selten. ebenso ganze Netze. — Die Sehstörungen hängen ab von dem Sitz der Verletzung. Im Anfang ist der centrale Visus gewöhnlich stark herabgesetzt. zumal wenn die Macula afficirt ist. später hebt sich das Sehvermögen gewöhnlich wieder etwas, kehrt indessen selten ganz zur Norm zurück. Bisweilen verschlechtert sich die Sehkraft weiterhin durch Eintritt einer Amotio retinae. Häufig beobachten die Kranken eine Verzerrung der Gegenstäude (Metamorphopsie); im Gesichtsfeld findet man oft ein Scotom.

Ist der Stoss oder Schlag nicht zu heftig gewesen, so constatirt man nur Blutungen der Choreoidea, über denen anfangs die Retina getrübt ist. Die Behandlung der Aderhautverletzungen besteht in absoluter Schonung der Augen, Druckverband event. Rückenlage im Bett und Dunkelzimmer. Die Resorption des Blutes wird durch einen Heurteloup beschleunigt. Fussbäder unterstützen die Cur.

In der **Retina** kommen **Blutungen** und **Risse** zu Stande ; bisweilen entwickelt sich aus traumatischen Netzhautblutungen das Bild der typischen Pigmentdegeneration. Bei leichteren Contusionen entsteht ein Krankheitsbild. die **Commotio retinae** *(Berlin)*, welche sich durch eine vorübergehende hochgradige Amblyopie zu erkennen gibt. *Berlin* fand dabei eine Trübung der Retina am hinteren Pol mit normalem Verhalten der Gefässe, innerhalb deren die Macula als rother Fleck erscheint, oder eine Trübung der Peripherie an einer dem Angriffspunkt gegenüberliegenden Stelle; die Trübung ist nach *Berlin* die Folge eines Oedems der Netzhaut bei einer schalenartigen Blutung zwischen Choreoidea und Sclera. Gegenüber *Berlin*, welcher weniger diese Netzhautaffection, als einen unregelmässigen traumatischen Linsenastigmatismus als Ursache der Sehstörung beschuldigt, weil häufig die Trübung zunimmt, während sich die Sehstörung verringert, weil ferner Sehstörungen ohne die Netzhautaffection und andererseits Fälle von Netzhauttrübung ohne Sehstörung vorkommen, haben sich *Leber* und *Schmidt-Rimpler* dahin ausgesprochen, dass die Netzhautaffection immer die Ursache der Amblyopie ist und dass, selbst wenn ophthalmoskopisch keine Affection der Macula nachweisbar ist, dennoch eine Erkrankung der Macula bestehen kann, ohne mit dem Augenspiegel wahrnehmbar zu sein. Für diese Annahme spricht auch die Herabsetzung des Lichtsinns. Linsenastigmatismus fehlt meist; Accommodationskrampf, Mydriasis und Myosis sind nicht selten vorhanden.

Die auf $1/3$—$1/4$ oder mehr herabgesetzte Sehschärfe kehrt gewöhnlich in gleichem Schritt mit der Abnahme der Netzhauttrübung zur Norm zurück bei Schonung der Augen, Aufenthalt im Dunkeln, Fussbädern, Druckverband, ev. Heurteloup. Atropin (wenn keine Mydriasis besteht) hebt die Myosis und den Accommodationsspasmus auf, bei dem *Völckers* einmal $Mp.$ $\dfrac{1}{5^{1}/_{2}}$ fand, die auf $\dfrac{1}{30}$ zurückging. — Von einer Embolie unterscheidet sich die Commotio retinae vor Allem durch das normale Verhalten der Gefässe und von einer Amotio dadurch, dass die Netzhaut keine Niveauveränderung mit Knickung der Gefässe zeigt.

Bisweilen kann man eine circumscripte **blutige Ablösung der Retina** an der Macula beobachten *(Hock, Schmidt-Rimpler)*.

An der **Orbita** kommen Fissuren und Fracturen ihrer Wände, hauptsächlich des Daches vor mit und ohne Blutungen unter das Periost; häufiger treten Hämorrhagieen in das Orbitalzellgewebe ein. Durch diese wird der Bulbus protrudirt in gerader oder seitlicher Richtung, der Sehnerv comprimirt und der Visus herabgesetzt. Es können ferner Hämorrhagieen in den Zwischenscheidenraum eintreten. Sugillationen der Lider und der Bindehaut fehlen selten. Blutungen in die Orbita sind fast immer Begleiterscheinungen von lebensgefährlichen oder direct tödtlichen Verletzungen, sie resorbiren sich nur langsam in 3—4 Wochen; ausnahmsweise bleibt die Resorption unvollständig oder ganz aus. Die Behandlung besteht in Rückenlage, Druckverband, Eis.

Bei Fracturen der inneren Wand entsteht **Emphysem** der Lider und des subconjunctivalen resp. des orbitalen Zellgewebes; dasselbe kann aber auch eintreten, wenn durch die Fractur eine Communication zwischen Orbita und Stirn-, Highmorshöhle, Siebbeinzellen oder Thränensack erfolgt.

Bei Fracturen des Orbitaldaches erstreckt sich die Spalte meist bis in den **Canalis opticus**. Die genaue Symptomatologie dieser Brüche des

Canalis opticus verdanken wir *Berlin* und *Leber*. Wir beobachten einfache Fissuren mit Blutung in die Sehnervenscheiden oder in den Sehnervenstamm selbst, ferner Fracturen mit Impression des Fragments in den Canal und Compression oder Durchtrennung des Nerven; die letztere kann partiell oder total sein. Die Folge der Quetschung kann eine Neuritis optica werden. In allen Fällen haben wir Sehstörungen. Dieselben sind dauernd bei Verletzungen des Nerven, der, je nach der Ausdehnung der Läsion, partiell oder total atrophirt, so dass man an der Papille nach 3—4 Wochen das Bild der genuinen Atrophie erhält. *Schmidt-Rimpler* fand dasselbe bereits 12 Tage nach dem Trauma. — Bei Scheidenblutungen pflegen sich die Sehstörungen, wenn nicht gleichzeitig eine Zerreissung des Opticus stattgefunden hat, allmählig zu verringern. Ist der Sehnerv zerrissen, so finden wir später an der Papille atrophische Entfärbung und nicht selten eine pathologische Pigmentirung des Randes durch Metamorphose des Blutfarbstoffs. Unmittelbar nach der Verletzung ist der Augenspiegel-befund an der Papille entweder negativ, oder wir finden leichte venöse Stauung, nach einiger Zeit vielleicht das Bild einer Neuritis. Welch' ein ätiologisches Moment für die Sehstörung vorliegt, ob ein Bluterguss in den Sehnerv oder in die Sehnervenscheiden, ob eine Quetschung des Stammes oder eine partielle resp. totale Zerreissung desselben, wird sich mit Sicherheit erst aus dem weiteren Verlauf erschliessen lassen. Hierbei hilft nicht nur die Prüfung des centralen Sehvermögens, sondern auch die genaue und regelmässige Untersuchung des Gesichtsfeldes. Dauernde Defecte sprechen natürlich neben hochgradigen Sehstörungen und Ent-färbung der Papille für eine Durchtrennung oder Compression des Nerven durch ein Fragment. Bei einer Fractur des Canalis opticus wird man nie die Zeichen einer Gehirnerschütterung, Schwindel, Erbrechen, Bewusst-seinsverlust, vermissen.

Nach Contusionen des Auges bildet sich gelegentlich ein Zurück-sinken des Bulbus in die Orbita aus **(Enophthalmus);** als Ursache dieser Erscheinung nimmt *Nieden* Atrophie des Orbitalzellgewebes in Folge der Quetschung an, *Gessner* narbige Schrumpfung des entzündeten retrobulbären Fettzellgewebes. Die tiefe Lage des Auges ist mitunter so stark, dass man dasselbe für ein künstliches hält. — Sehr selten sind Dislocationen des Bulbus nach unten; *Langenbeck* beschrieb eine Luxa-tion in die Highmorshöhle durch Ueberfahren. Beobachtet ist ferner die Luxation des Bulbus nach vorn aus der Lidspalte.

II. Verwundungen mit scharfen Instrumenten.

a) Ohne Hinterlassung eines Corpus alienum.

Hierher gehören alle Schnitt- und Stichverletzungen mit Messern, Gabeln, Drähten, Nägeln, Federn, Pfriemen, spitzen Holzästen etc.

Wenn die **Lider** in ihrer ganzen Dicke durchtrennt sind, so muss man sowohl die Haut als die Conjunctivalwunde nähen, nachdem der Wundcanal gründlich desinficirt ist. Es ist dies besonders wichtig bei Verletzungen des freien Lidrandes, dessen anormale Vernarbung leicht zu entstellender Einziehung führt. — Verwundungen in der Gegend des Thränensacks oder der Thränencanälchen können dauernde und unheilbare Behinderung der Thränenleitung, Hernien und Ektasie des Thränensacks herbeiführen. — Ist der Bulbus gleichzeitig mit den Lidern getroffen, so kann ein Symblepharon entstehen, wenn nicht die Wunde der Conjunctiva bulbi und tarsi besonders genäht wird. — Bei der Verletzung kann ferner die **Insertion** eines **Augenmuskels** getroffen und durchtrennt werden, wodurch entsprechende Stellungsveränderung des Bulbus mit Diplopie erzeugt wird. Anomalieen, welche durch Vornähung des lädirten Muskels einigermaassen oder gänzlich gebessert werden können. — Wunden der **Conjunctiva bulbi** klaffen sehr stark und bedürfen sorgfältiger Vereinigung durch feinste Seide. — Jodoform, Druckverband.

Die **Hornhaut** kann an den verschiedensten Stellen, oberflächlich oder in ihrer ganzen Dicke, durchtrennt werden; die Wunden können einen verschiedenen Umfang erreichen, bisweilen quer über die ganze Hornhaut und noch in die angrenzende Sclera verlaufen. Der Umfang der Läsion hängt ab von der Wucht des Traumas und von dem verletzenden Agens. Kleine oberflächliche Anritzungen können bei Infection die Veranlassung zu einem Ulcus serpens oder Cornealabscess abgeben. Die heftigsten Schmerzen verursacht das Anritzen der Hornhaut mit dem Nagel eines Fingers, welche Verletzung häufig kleine Kinder ihrem Wartepersonal beibringen. Atropin, Druckverband bei gründlicher Reinigung der Wunde führt bald zur Heilung.

Alle Wunden, welche die ganze Dicke der Membran durchsetzen, sind viel ernster zu beurtheilen, weil dabei meist die Iris und häufig noch die Linse betheiligt ist. Die Iris wird durchschlagen oder sie prolabirt. Im günstigsten Fall entsteht ein Leucoma adhärens, in ungünstigen Fällen plastische Iritis oder eitrige Iritis, die bald zu Panophthalmitis führt und mit Phthisis bulbi endigt. Lappenwunden können eventuell genäht werden.

Absolut deletär pflegen Traumen zu sein, welche mit nicht ganz reinen Instrumenten erzeugt sind (Federn, Messer, Gabel, Drähte oder Nägel), bei denen das verletzende Agens bis in den Glaskörper eindringt. Gewöhnlich kommt es zu Abscessen im Glaskörper, die die Enucleation erfordern, wenn man die armen Kranken nicht den heftigen Schmerzen einer Panophthalmitis aussetzen will. — Ist der Verlauf einer Cornealläsion günstig, so kann man eventuell später durch eine Iridektomie den Visus bessern.

Alle **Scleralwunden** geben eine ernste Prognose, besonders wenn sie in der Gegend des Corpus ciliare sitzen. Trotz regulärer Naht und Prima intentio gehen diese Augen nicht selten an einer schleichenden Cyklitis mit Netzhautablösung zu Grunde und bieten die Gefahr der sympathischen Ophthalmie, so dass noch nachträglich die Enucleatio oder Exenteratio bulbi zur Beseitigung dieser Gefahr erforderlich wird. Choreoidea und Retina werden gewöhnlich gleichzeitig durchtrennt und, wie der Glaskörper, blutig infiltrirt; alle 3 Theile des Bulbus prolabiren nicht selten durch die Wunde. Die Nebenumstände und Nebenverletzungen sind für unser Handeln maassgebend. Kleine Wunden ohne septische Infection und ohne Prolaps der inneren Augenhäute resp. des Glaskörpers kann man durch die Sutur schliessen; doch behalte man derartige Verletzte immer unter strenger ärztlicher Controle. Bei umfangreichen Traumen ist die sofortige Enucleation gerathen. —

Die **Linse** kann entweder am vorderen Pol oder in der Gegend des Aequators verletzt und hier anfangs die lädirte Stelle durch die Iris verdeckt werden. Die Kapsel kann angestochen sein oder eine längere lineare Wunde zeigen: das Instrument dringt gewöhnlich aber noch mehr oder minder weit in die Linsensubstanz selbst ein. Kleine Kapselwunden können sich spontan schnell schliessen oder durch die Iris und Cornea so fest verklebt werden, dass dem Kammerwasser der Zutritt unmöglich gemacht und die stürmische Ausbildung einer Totalkatarakt verhindert wird. Im Ganzen ist dieser Ausgang selten. In der Regel trübt sich zunächst die vordere oder hintere Corticalis, später quillt und trübt sich die ganze Linse im Anschluss an das Trauma, doch ist die Zeit, in der die totale Katarakt sich entwickelt, verschieden lang; selbst wenn zunächst nur längere Zeit hindurch eine partielle Trübung besteht, erfolgt die Ausbildung der vollständigen Katarakt sogar noch nach Jahren. Vereinzelte Fälle sind beschrieben, in denen eine Aufhellung der Linsentrübung eintrat. Neuerdings hat *Schlösser* interessante Experimente über traumatische Katarakt angestellt. Er fand nach Verletzung der vorderen Linsenkapsel bei Kaninchen ein doppeltes System spindelförmiger, mit körniger Masse infiltrirter Lücken, das eine in der hinteren Rinde, das andere um den Kern; beide communiciren unter sich und das vordere perinucleäre Canalsystem mit den Sternstrahlen der Linse. Die Infiltration dieser Systeme mit körnigen Massen tritt bald nach der Verletzung auf und schwindet nach Verschluss der Kapselwunde wieder vollständig. Im Uebrigen finden wir bei traumatischer Katarakt an der Linse und dem Epithel den von *Becker* geschilderten analoge mikroskopische Veränderungen.

Die traumatische Katarakt hat eine verschiedene prognostische Bedeutung, je nachdem es sich um Kinder oder um Erwachsene resp. Greise handelt. Jugendliche Individuen können dieselbe ohne heftige Reizerscheinungen überstehen; allmählig quellen die einzelnen Flocken auf, treten durch die Kapselwunde in die Vorderkammer und werden resorbirt. Wir können hier unter Umständen eine reizlose Spontanresorption beobachten, die der Umgebung vollständig entgeht, und ein Resultat erhalten, welches das einer regulären Discission noch überflügelt. Natürlich setzt dieser Verlauf voraus, dass keine Wundinfection stattgehabt hat. Gewöhnlich bestehen indessen Reizerscheinungen an den Augen, selbst Iritis, die bei älteren Personen nie ausbleibt. Stürmische Quellung und Trübung der Linse hat bei allen älteren Personen ausserdem noch die Gefahr der glaucomatösen Drucksteigerung.

In jedem Fall hat man die Ausbildung einer Iritis durch energisches Atropinisiren zu verhindern und bei starker Irishyperämie ev. einen Heurteloup zu appliciren; nicht selten tritt hiernach eine Dilatatio pupillae ad maximum ein. Bei plastischer Iritis lässt man daneben warme Umschläge und Mercurialien (Calomel), sowie Druckverband gebrauchen. Quillt die Linse stark, so kann man die einfache Linearextraction mit runder Pupille bei jugendlichen Individuen, bei älteren die Gräfe'sche modificirte Linearextraction mit Iridektomie ausführen. Die Corticalis ist indessen so klebrig, dass man sie selten in toto entfernen kann. Meist bleiben Reste zurück, die eine Secundärkatarakt erzeugen, gegen welche die Discission oder Durchschneidung mit der *Weeker'schen, (Bowman'schen)*

Scheere indicirt ist. Die totale Extraction der Secundärkatarakt ist wegen der Verwachsungen gewöhnlich nicht möglich und gefährlich, weil man leicht die Netzhaut abreisst.

Bei Kindern findet man gelegentlich in dem Pupillargebiet die vollständig geschrumpfte Katarakt, welche nur aus den Kapselblättern und einer dünnen Linsenschicht besteht; in diesen Fällen kommt man oft mit einer optischen Pupille zur Aufbesserung des Sehvermögens aus.

Selten werden die knöchernen Gebilde der **Orbita** in erheblichem Maasse beschädigt. Häufig sind retrobulbäre Blutungen mit Exophthalmus oder bei Infection der Wunde Abscesse des orbitalen Zellgewebes. Die Blutungen resorbiren sich unter dem Einfluss eines Druckverbandes mit Eisblase, die Abscedirungen erfordern warme Umschläge ev. Incision.

Gelegentlich wird durch einen Stich in die Orbita der **Sehnerv** partiell oder total durchtrennt. An dem Verhalten der Gefässe auf der Papille können wir entscheiden, ob das Trauma vor oder hinter der Eintrittsstelle der Centralgefässe stattgefunden hat. Im ersteren Fall sind sie normal, im andern Fall sieht die Papille blass aus und besteht Blutleere resp. abnorme Dünnheit der Gefässe. Für die Behandlung dieser Sehnervenverletzungen bleiben nur Strychnineinspritzungen übrig. Bei den Sehnervenverletzungen in der Tiefe der Orbita findet man bisweilen Nebenverletzungen der Augenmuskeln oder ihrer Nerven, welche Bewegungsstörungen des Auges verursachen, ferner wenn der Opticus ganz durchtrennt ist, eine Erweiterung der Pupille mit schwacher oder fehlender Licht-, aber erhaltener, sehr selten aufgehobener consensueller Reaction. Das Sehvermögen ist ganz oder theilweise erloschen, je nachdem eine totale oder partielle Durchtrennung des Nerven stattgefunden hat; die anfangs normale Papille blasst in 3—4 Wochen partiell oder total ab.

Gelegentlich wird der ganze Bulbus aus der Augenhöhle herausgerissen.

Der **pulsirende Exophthalmus** ist schon früher eingehend geschildert.

b) Mit Hinterlassung eines Fremdkörpers.

Derselbe stellt entweder Reste oder Theile des verletzenden Agens dar, oder es sind von Aussen während des Traumas mitgerissene Fremdkörper, wie Cilien oder Luftblasen; auf die Bedeutung dieser letzteren hat *Hirschberg* und neuerdings *Pfalz* aufmerksam gemacht. Sie stellen sich ähnlich wie unter dem Mikroskop beim Augenspiegeln als rundliche Gebilde mit scharfem schwarzen Rande und durchsichtiger Mitte vor dem rothen Augenhintergrunde dar. Die gewöhnlichsten Fremdkörper sind kleine Holz-, Glas-, Stein- oder Metallsplitter.

Aus dem **Conjunctivalsack,** in dem sie sich besonders am obern Lide in der flachen Rinne dicht über der freien Lidkante fangen, können sie einfach fortgewischt oder mit einer Fremdkörpernadel herausgehebelt werden; nach ihrer Beseitigung schwinden die subjectiven und objectiven Reizerscheinungen in wenigen Stunden unter dem Gebrauch von kühlen Umschlägen. In dem Conjunctivalgewebe selbst trifft man nur selten Fremdkörper; ich habe mehrere Fälle bei Kindern gesehen, in welchen Getreidehacheln oder die der Aehre zunächst gelegenen feinen spitzen

Enden eines Strohhalms sich in das Gewebe der Uebergangsfalte einge-
graben und heftige Schwellung, Eiterung und Lidoedem erzeugt hatten.
Nach ihrer Extraction gingen die Symptome unter kalten Umschlägen
in wenigen Tagen zurück. *Samelsohn* hat einmal nach längerem Verweilen
eines Holzstiftes in der Conjunctiva Tetanus beobachtet.

Die Fremdkörper in der **Cornea**, welche oberflächlich sitzen, lassen
sich unter Cocainanästhesie sehr leicht entfernen; bei Vernachlässigung
durch die Kranken und den Arzt. zumal wenn ein altes Thränenleiden besteht. geben sie leicht Veranlassung zu Ulcus serpens. Man
achte deshalb immer auf den Thränensack. Nach ihrer Beseitigung genügt
meist für wenige Tage der Gebrauch von Homatropin resp. Atropin,
Jodoform und Druckverband, um die Reizerscheinungen aufzuheben.
Gelegentlich sitzen die Fremdkörper in den tieferen Schichten. ragen
sogar noch in die Vorderkammer vor oder stecken noch in der Iris
und Linse. Die Extractionsversuche sind dann mit der Gefahr verknüpft.
dass das Corp. alienum in die vordere Kammer, in den Iriswinkel oder
in die hintere Kammer hinter die Iris sinkt, und dass alle Entfernungs-
versuche vergeblich sind. Eisensplitter folgen bisweilen selbst dem Magneten nicht und gefährden den Bulbus durch schleichende Entzündungen,
die mitunter erst nach längerer Zeit auftreten, in anderen Fällen aber
auch ausbleiben, so dass einzelne Beobachter eine Resorption der Fremdkörper annahmen. Wenn dieselben in die Vorderkammer hervorragen, so
macht man, wenn sie nicht von vorn extrahirt werden können, dicht neben
ihnen einen Einstich in die Cornea mit einer Lanze und zieht sie von hinten
mit einer Irispincette ohne Haken heraus resp. man macht den Magnet-
versuch. Den letzteren wendet man auch an, wenn das Corpus alienum in
der Iris steckt und magnetisch ist. Andere Fremdkörper entfernt man, wenn
möglich. mit der Pincette nach einem Einstich in der Corneoscleralgrenze
mit einer Lanze oder, wo dies nicht gelingt, durch gleichzeitige Iridektomie des lädirten Irisstückes, in welches das Corpus alienum mit der
Pincette gewissermaassen eingehüllt wird.

Steckt der Fremdkörper in der **Linsenmasse**, so gelingt seine Entfernung gewöhnlich nur mit gleichzeitiger Extraction der meist kataraktös
getrübten Linse. Eisensplitter in der Staarmasse sind oft noch an der sich
um sie bildenden braunen Rostmasse *(v. Gräfe)* kenntlich, und der Eisen-
gehalt der letzteren ist durch die Berliner-Blaureaction mittelst einer starken
Ferrocyankalilösung und Salz- oder Salpetersäure nachweisbar. *(Samelsohn,*
Fuchs). Diese bräunlichen Punkte bilden einen Kranz in der Linsenmasse, welcher nahe dem Linsenäquator liegt und oft erst bei Atropinmy-
driasis sichtbar wird. Gelegentlich kann das Trauma so reiz- und schmerzlos verlaufen. dass man nach der Ausbildung einer Katarakt nur aus solchen
braunen Flecken die Anwesenheit eines Eisensplitters erschliessen kann
(Fuchs), den man auch bei der Extraction im Linsenbrei findet. Sehr
selten sind Fälle beobachtet. in welchen um einen Fremdkörper der Linse
stationäre Partialtrübung eintrat oder jede Linsentrübung ausblieb.

Aus Epidermisstückchen. Conjunctivalepithelien oder Cilien hat man
sich **Epidermoidome** und **Iriscysten** entwickeln sehen *(Rothmund* und
Schweninger, Masse, Dooremaal, Goldzieher, Hosch).

Am gefährlichsten sind Fremdkörper im **Glaskörper.** Wenn dieselben aseptisch sind, können sie darin mehr oder minder lange Zeit

verweilen, ohne eitrige Entzündungen zu erzeugen, wie *Landmann* aus
der Literatur und durch die Beobachtungen der Göttinger Klinik, die mit
denen an anderen Anstalten übereinstimmen, erwiesen hat. Aber noch
nach Jahren können heftige entzündliche Reactionen eintreten, es kommt
schliesslich zu Netzhautablösung und Erblindung. Vollkommen aseptische
Fremdkörper können nach *Leber* nur sympathische Neurose machen, die
echte sympathische Ophthalmie indessen wird nur als Folge einer Infection
beobachtet. Eisensplitter sind an ihrem hellen Metallglanz oder an dunkler
Farbe, Kupferfragmente (Zündhütchen) an einem röthlichen Schein kenntlich. — Zum Nachweis eines Eisenstücks hat *Pooley* nach Magnetisirung
der Bulbusoberfläche eine Magnetnadel verwendet, deren Abweichung die
Anwesenheit und deren Richtung die Stelle des Fremdkörpers angeben
soll. Dass die Anwesenheit eines Eisenstückchens auf diesem Wege ermittelt werden kann, ist möglich, aber die Diagnose des Ortes ist unsicher, wenn der Splitter nicht der Bulbuswand anliegt (*Wüllner, Hirschberg*). Die Entfernung der Fremdkörper gelingt entweder nach der Methode
v. Gräfe's, indem man zunächst die durchsichtige oder getrübte Linse
durch einen Lappenschnitt nach unten extrahirt und dann mit einer
Pincette durch die hintere Kapsel auf den Fremdkörper eingeht, oder bei
magnetischen Corpora aliena mit dem Elektromagneten, um dessen allgemeine Einführung sich in Deutschland vor Allem *Hirschberg* grosse
Verdienste erworben hat. Er benutzt einen Magneten von ½ *kg.* Gewicht,
der 570 *gr.* trägt. Andere Apparate sind von *Fröhlich* und *Jany* angegeben. *Fabricius Hildanus* (1646), *Morgagni* u. A. haben zuerst aus der
Cornea mit dem Magneten Fremdkörper entfernt, *Meyer* in Minden aus
dem Augeninneren. In den Glaskörper ist zuerst *Mc. Keown* (1874)
mit Erfolg mit dem Magneten eingegangen. Kommt man unmittelbar nach
dem Trauma zur Behandlung, so kann man die Einschlagspforte event.
nach Erweiterung der Wunde zur Einführung des Magneten benützen;
stellt sich der Kranke erst später vor, so bildet man mit dem Gräfe'schen
Messer einen Conjunctivallappen, schneidet die Augenhäute in entsprechendem Umfang in der Aequatorialgegend des äusseren oder inneren
unteren Quadranten ein und sticht das Linearmesser sofort mehrere Millimeter tief in den Glaskörper ein bis zur Gegend des Eisensplitters; der
Scleralschnitt muss etwa 6 *mm* lang sein. Nach Beendigung der Operation, bei deren glücklichem Gelingen durch das anschlagende Metall-
stückchen ein klingendes Geräusch vernehmbar ist, wird die Wunde
unter antiseptischen Cautelen durch Suturen geschlossen und ein beiderseitiger Druckverband angelegt. Die Operation hat die besten Erfolge,
wenn man früh dazu kommt, solange jede Reaction ausgeblieben ist;
selbst nach jahrelangem Verweilen ist in letzteren Fällen die Entfernung
von Eisensplittern mit gutem Ausgang für das Sehvermögen gelungen
(*Hirschberg*). Nach meinen Erfahrungen in der hiesigen Klinik ist der
günstige Ausgang der Operation aber in Frage gestellt, sobald durch
eine reactionale Entzündung eine festere Hülle oder eine Eiterzone um
den Fremdkörper gebildet ist; selbst nach der Enucleation konnte in
diesen Fällen aus dem eröffneten Bulbus der Eisensplitter aus dieser
eitrigen Einbettungsmasse nicht herausbefördert werden, obwohl er
magnetisch war und ein kräftiger Magnet verwendet wurde. — Gelingt
die Extraction des Corpus alienum nicht, so warte man im Interesse der

Sicherheit des andern Auges den Ausbruch einer entzündlichen Reaction nicht ab. sondern enucleire oder exenterire den Bulbus sofort. oder wenn der Kranke die Exstirpation des Bulbus verweigert. so behalte man ihn unter Augen und enucleire. sobald sich ein für sympathische Reizung des anderen Auges verdächtiges Symptom zeigt. Selbst nach gelungener Extraction des Metallsplitters ist bisweilen noch die Entfernung des lädirten Auges erforderlich gewesen.

Gelegentlich fliegt ein Corpus alienum durch das ganze Augeninnere und bleibt in der Retina haften. in der es zunächst durch ein Blutextravasat verdeckt wird; häufig dringt es noch tiefer in die Choreoidea und Sclera ein. Kleine Fremdkörper können sich in graue Exsudate einbetten. grössere werden selten ohne heftige reactive Entzündung vertragen. Bei Betheiligung der Choreoidea bemerkt man im Hintergrund mit dem Augenspiegel choreoiditische. helle gelbliche resp. weisse Flecken mit und ohne Pigmentauflagerung und Umsäumung und Pigmentflecke in der Umgebung des Corp. alienum. Die Sehstörungen hängen ab von dem Sitz und den Nebenveränderungen. die der Fremdkörper auf seinem Fluge durch das Auge erzeugt. Im Gesichtsfeld findet sich bei Prüfung mit kleinen Objecten an der Stelle seines Sitzes oft ein Defect (Scotom). Hat das Corpus alienum eine Katarakt erzeugt. so ist die Prüfung der quantitativen Lichtempfindung und die Untersuchung des Auges mit 2 Lampen von der grössten Bedeutung. Selbst wenn der Fremdkörper Jahre lang reizlos in der Netzhaut vertragen wird, kann er sich lockern. in den Glaskörper sinken und eine heftige Reaction hervorrufen. Mit dem Magneten ist es bisher nur in vereinzelten Fällen gelungen. einen Eisensplitter aus der Netzhaut zu entfernen. Im Allgemeinen kann man versuchen. aseptische Fremdkörper zur Einkapselung zu bringen unter Atropin. Druckverband, ev. Heurteloup, Rückenlage und die Enucleation zu verschieben bis zu dem Moment, wo eine entzündliche Reaction eintritt.

In der **Orbita** sind die verschiedensten Fremdkörper beobachtet; sie können entweder den Bulbus perforiren oder neben ihm in die Weichtheile der Augenhöhle resp. in den Sehnerv eindringen. Von der durch das Trauma erzeugten Läsion der Nerven, Gefässe und Muskeln, resp. Knochen hängen die Symptome ab. Meist finden wir einen retrobulbären Bluterguss, Exophthalmus. selbst ein vollständiges Herausreissen des Bulbus ist beobachtet. Beweglichkeitsstörungen oder Alteration des Visus, die entweder durch Compression oder gleichzeitige Läsion des Opticus erzeugt wird. Unter Umständen kann man selbst bei Sondenuntersuchung das Corpus alienum nicht finden. obwohl ein solches unbedingt vorhanden sein muss. Entweder heilt dasselbe ohne heftige Reaction ein, oder es entsteht eine eitrige Entzündung des Orbitalzellgewebes. Man muss daher versuchen, ob man den Fremdkörper finden und extrahiren kann. Unter Umständen muss man die äussere Wunde erweitern. um die Digitaluntersuchung ausführen zu können. In den Fällen nämlich, in welchen die Sehstörung durch Quetschung des Sehnerven von Seiten eines Fremdkörpers erzeugt ist. kann sich das Sehvermögen nach Entfernung der Causa peccans wieder heben *(Schliephake)*. Die Prognose ist abhängig von Complicationen am Auge oder von Seiten des Hirns; die Prognose für den Visus richtet sich nach der die Sehstörung bedingenden Läsion. Die Behandlung geschieht nach streng chirurgischen Principien; bei einem tiefen Wundkanal ist die sorgfältige Reinigung desselben mit nachfolgender Drainage geboten.

Die gefährlichsten und verheerendsten Traumen kommen bei **Pulver-** und **Dynamitexplosionen** (*v. Hippel*) zu Stande. Die Dynamitpatronen enthalten Nitroglycerin mit Kieselguhr gemischt. Bei ihrer Verwendung zum Sprengen in Bergwerken kommen über dieselben in das Bohrloch noch verschiedene andere Stoffe (Sand, Pulverpatrone etc.); es wird also eine Menge von Fremdkörpern mitgerissen, die auf den Verletzten einwirken und sehr complicirte Traumen erzeugen. Sie dringen entweder nur ganz oberflächlich in die Weichtheile ein und bewirken hier Blutungen, oder sie perforiren die Bulbuskapsel und bleiben in der Iris, Linse, dem Glaskörper, der Netzhaut stecken. Das Cornealepithel wird meist in grösserem Umfang verbrannt, das Parenchym circumscript oder diffus getrübt. An der Iris finden wir Dialyse oder starke Iritis, an der Linse rapide Quellung und Trübung, selten Luxation. Im Glaskörper bilden sich um die Fremdkörper meist Abscesse mit Ausgang in Panophthalmitis oder, wenn die letztere ausbleibt, geht das gewöhnlich schon vollständig amaurotische Auge durch Netzhautablösung phthisisch zu Grunde.

Leichtere, oberflächliche Läsionen sind selten; die Keratitis und Conjunctivitis heilt in 2—3 Wochen unter anfangs kalten, später warmen Umschlägen, welche die Abstossung der Fremdkörper befördern helfen. Wenn die Linse und Iris afficirt ist, gehen die Augen meist durch Irido-Cyklitis resp. Choreoiditis und Amotio retinae zu Grunde oder Panophthalmitis tritt hinzu. — Die Prognose dieser Fälle ist absolut schlecht und die Therapie ziemlich machtlos. Man sucht die Fremdkörper aus dem Bindehautsacke, ev. in Narkose, so weit als möglich zu entfernen und spült den letzteren mit lauwarmer Sublimatlösung aus. Unregelmässige Lappenwunden der Cornea können ev. durch Sutur geschlossen werden, Iritis bekämpft man durch Atropin und feuchte Wärme. Die getrübte Linse lässt sich selten extrahiren; bei Iridocyklitis oder Iridochoreoiditis ist ein permanenter feuchtwarmer Druckverband den Kranken am angenehmsten. Bei umfangreichen Läsionen des Bulbus und beginnender Panophthalmitis enucleire man.

III. Verbrennungen und Aetzungen des Auges.

Die Verbrennungen kommen zu Stande durch heisse, wässrige oder fettige Flüssigkeiten oder durch geschmolzene Metalle, ferner durch glühende Körper — Cigarren, Streichhölzchen, Pulverkörner. Die Aetzungen entstehen gewöhnlich durch Säuren oder starke alkalische Lösungen, durch ungelöschten Kalk, Mörtel, Schwefelsäure, Salzsäure, Arsenik u. s. w. Die Ausdehnung der Veränderungen ist eine verschiedene. Zunächst ist immer nur die Bulbusoberfläche und an den Lidern sowohl die Uebergangsfalte, als die Conj. tarsi neben der äusseren Haut betroffen. Die Conj. bulbi kann bis auf die Sclera nekrotisirt sein. Auch die Cornea zeigt eine verschiedene Betheiligung von einfachen Epitheldefecten bis zu einer undurchsichtigen, alle Schichten durchsetzenden, weissen Trübung, die der Membran das Aussehen von geronnenem Eiweiss verleiht (*Arlt*). Die Kranken klagen über heftige Schmerzen, Thränen und Lichtscheu; die Substanzverluste der Lid- und Bindehaut sind mit weisslichem oder graugelbem Belag versehen, ihre Umgebung sieht stark geröthet aus.

Oberflächliche Verbrennungen und Aetzungen pflegen meist einen günstigen Verlauf zu haben und keine erheblichen Stellungsveränderungen der Lider oder Functionsstörungen des Auges zu erzeugen. Tiefere hinterlassen meist entstellende Narben oder Verwachsungen der Lider unter sich resp. mit dem Bulbus; auf letzterem kommt es gelegentlich zur Bildung eines Pterygium. All' diesen Folgezuständen können wir unter Umständen selbst durch die geeignetste Therapie nicht vorbeugen; sogar die vollständige Zerstörung des Auges durch Panophthalmitis entwickelt sich bisweilen unter unseren Händen bei rationeller Behandlung. Bei Verbrühungen mit Blei oder Zinn constatiren wir gelegentlich vor dem Bulbus im Conjunctivalsack eine vollständige Platte, welche umfangreiche Läsionen des Bulbus befürchten lässt, ohne dass man dieselben immer nach Entfernung der Platte findet.

Die Behandlung hat zunächst für Entfernung des überschüssigen Aetzmittels zu sorgen, doch vermeide man Wasser, welches diluirt und den Stoff weiter verbreitet. Erkaltete Metallmassen haften oft sehr fest und können nur schwer entfernt werden. *Arlt* empfiehlt zur Erleichterung der Beseitigung mehrere Tropfen Lein- oder Olivenöl in den Conjunctivalsack zu träufeln, das allmählig hinter den Fremdkörper eindringt und ihn löst. Unmittelbar nach der Verletzung lindern kühle Umschläge gewöhnlich die Beschwerden; nach einiger Zeit sind wärmere zur Beschleunigung der Regeneration vorzuziehen. Das Gefühl des Kranken entscheidet am sichersten über den Termin des Temperaturwechsels. Ein Symblepharon oder Ankyloblepharon durch häufiges Abziehen der Lider zu verhindern gelingt selten. Zur Unterstützung bei diesen Bestrebungen dient nach *Arlt* das Einträufeln von Milch, Leinöl oder Quittenschleim in den Bindehautsack; das Einlegen von fremden Körpern zur Verhütung dieser Complication ist gewöhnlich ohne Erfolg. Dauerndes Abziehen der Lider verträgt die freiliegende Conjunctiva nicht. Das zurückbleibende En- und Ektropium, Symblepharon, Ankyloblepharon darf erst, nachdem die Narbenschrumpfung vollständig abgelaufen ist, operativ beseitigt werden. Zur Deckung der oberflächlichen Hautdefecte empfiehlt sich die Epidermistransplantation nach *Eversbusch*, zu der man mit einem scharfen Rasirmesser flache Epidermisschnitte aus der Armhaut nimmt, in kleine Stücke zerlegt und dachziegelartig auf einander legt; für die Conjunctiva kann man zur Deckung nach dem Vorgang von *Stellwag* Vaginalschleimhaut benutzen.

Anhangsweise seien kurz die Veränderungen des Sehorganes durch **Blitzschlag** besprochen; es sind theils mechanische, theils thermische Läsionen. Ausser Verbrennung der äusseren Haut, der Cilien, ausser traumatischer Conjunctivitis und Keratitis finden wir am häufigsten die Ausbildung einer Katarakt, die entweder nach *Leber* durch eine Art katalytischer Wirkung der Elektricität ähnlich wie die Milchgerinnung bei Gewitter zu erklären ist oder, wie ich in einem Fall beobachten konnte, im Verlauf einer nach dem Blitzschlag eintretenden Iridocyklitis sich entwickelt. Es kommen stationäre Polarkatarakten und progressive Totalkatarakten vor, deren Extraction, wenn keine Complication im Augenhintergrund besteht, ein gutes Sehvermögen herbeiführen kann.

Katarakt ist 11mal beobachtet; 6mal war sie doppelseitig (*Brisseau*, *Downar*, *Leber*, *Laker*, *Pagenstecher*, *Knies*) 5mal einseitig (*Fage*, *Rivaud-Landreau*, *Servais*, *Vossius*, *Meyhöfer*). — Von sonstigen Veränderungen am Auge nach Blitzschlag sind zu nennen Ptosis (*Sämisch*, *Pagenstecher*, *Knies*), die sich gewöhnlich zurückbildet, Beweglichkeitsbeschränkungen des Bulbus infolge Augenmuskellähmung, Mydriasis, Myosis (*Pagenstecher*), Accommodationsparese, Neuritis optica (*Sämisch*, *Pagenstecher*, *Laker*), Anämie des Opticus (*Uhle*). Blutungen oder Reste derselben in der Netzhaut um die Papille (*Downar*, *Reich*, *Laker*), partielle Opticusatrophie (*Leber*, *Vossius*) und Ruptur der Choreoidea mit Amotio retinae (*Reich*). In der älteren Literatur sind mehrfach Fälle mit vorübergehender oder bleibender Amaurose nach Blitzschlag beschrieben. Ueber die Ursache der Erblindung lässt sich wegen der Unbekanntschaft der Autoren mit dem Augenspiegel nichts Näheres angeben; vielleicht ist bisweilen nur eine Art Blendung der Netzhaut die Veranlassung der Sehstörungen gewesen, da die Patienten nicht direct vom Blitz getroffen waren, sondern oft nur den in ihrer Nähe herunterfahrenden Strahl sahen oder während der Nacht durch die helle Erleuchtung des Zimmers aus dem Schlaf erweckt wurden. Vorübergehende Amaurose schilderten *Pétrequin*, *Maclean*, *Henrotay*, *Stellwag*, dauernde Erblindung *St.-Yves*, *Schmucker* und *A. G. Richter*.

Schlusswort.

Zum Schluss füge ich noch einen Durchschnitt des Auges nach *Flemming* in verkleinertem Maassstab hinzu. da derselbe in einigen Punkten von den bisher bekannten Durchschnitten nach *Arlt, Merkel* und *Schwalbe* abweicht. *Flemming* gewann denselben und die feineren Maasse an Augen, die in einer Salz- oder Eismischung künstlich gefroren und mit einer Laubsäge halbirt waren. Für die mikroskopischen Untersuchungen wurde die eine Hälfte des Bulbus später in Osmium- und Chromsäure gelegt. Es ergab sich, dass der Horizontaldurchmesser im Aequator 24,3 *mm*, die Augenachse nur 24 *mm* beträgt; der Bulbus ist also normalerweise nicht kugelig, sondern von vorn nach hinten etwas abgeflacht.

Die Sclera fand *Flemming* nicht gleichmässig von hinten nach vorn an Dicke verringert, sondern im Aequator dünner als in der Ciliargegend, in der Nähe des Opticus war ihre Dicke durchschnittlich 0.8 *mm*. im Aequator 0.4 und in der Ciliargegend 0·6 *mm*. Dabei ist keineswegs ihr Gefüge in der Ciliargegend fester als im Aequator. wie auch die Häufigkeit der Rupturen gerade in der Nähe der Corneoscleralgrenze beweist.

Auffallend ist ferner die Lage des Corpus ciliare, dessen innere Begrenzung nahezu parallel mit dem horizontalen Durchmesser des Auges verläuft. Wichtig ist die Endigung der Retina; die Ora serrata reicht bis wenige Millimeter an die Corneoscleralgrenze heran. während sie in anderen Abbildungen nur wenig über den Aequator des Bulbus hinausgeht.

Die Iris ist an ihrer Wurzel am dünnsten, 0.2 *mm* dick; ihre dickste Stelle liegt weiter, als sonst gezeichnet. vom Pupillarrande. nämlich 1—1.2 *mm* entfernt und misst 0.4 *mm*. Ihre hintere Begrenzung ist nicht plan. sondern nach hinten zu concav. ferner liegt die Pupillarzone der Linsenkapsel auf. Schliesslich liegt ihr Pupillartheil weiter nach vorn als der Ciliartheil. während in früheren Abbildungen beide in einer frontalen Ebene gelegen sind.

Die Pars vasculosa der Choreoidea fand *Flemming* etwas dicker. als sie sonst angegeben wird. im hinteren Bulbusabschnitt 0,2 *mm* dick, vor dem Aequator etwas dünner 0,14—0,2 *mm*, die Länge des Ciliarmuskels im Mittel 3 *mm* und die grösste Dicke des Corpus ciliare = 1,1 *mm*, den Abstand des Linsenrandes von den Processus ciliares 0,5—0,6 *mm*, die grösste Breite der Linse = 9,1 *mm*, die grösste Dicke 3,6 *mm*.

Im Glaskörper finden wir den Cloquet'schen Canal, der ca. $1^{1}/_{2}$ *mm* im Durchmesser hat und in schräger Richtung von der Papille zur Mitte der Linsenhinterfläche zieht. Der vordere Abschnitt des Corpus vitreum ist gefasert. Die zwischen den Fasern der Zonula befindlichen Lücken müssen in Communication mit der hinteren Kammer gedacht werden.

Erklärung der Tafel.

E	Epithel der Hornhautvorderfläche.	*R e*	Rectus externus.
B M	Bowman'sche Membran.	*R i*	Rectus internus.
Ca	Cornealparenchym.	*V v*	Vasa vorticosa.
D M	Descemet'sche Membran.	*T*	Tenon'sche Kapsel.
v K	vordere Augenkammer.	*N c*	Nervus ciliaris.
C S	Canalis Schlemmii.	*h C*	hintere Ciliargefässe.
L F	Fontana'sche Lacunen.	*O*	Nerv. opticus.
I	Iris.	*L c*	Lamina cribrosa.
Sp	Sphincter pupillae.	*Ex*	physiologische Excavation.
h K	hintere Augenkammer.	*R*	Retina.
v C	vordere Ciliargefässe.	*O s*	Ora serrata.
C	Conjunctiva bulbi.	*M l*	Macula lutea.
P s	Plica semilunaris.	*H*	Hyaloidea.
C l	Caruncula lacrymalis.	*C v*	Corpus vitreum.
S	Sclera.	*Ck*	Centralcanal.
C c	Corpus ciliare. ·	*Ch*	Choreoidea.
T ch	Tensor choreoideae s. musc. ciliaris.	*Spch*	Suprachoreoidalraum.
Z z	Zonula zinnii.	*L*	Linse, deren vorderes Epithel im Aequator den Kernbogen bildet.

hK vK
Z* LF CS
Tch
Cl Ps
E
DM
Cα Sp
J
BM
CS vC Cc
C
Os
Ri
Re
Os
Vv
Vv
Cv
Cv
T
S
R
Ch.
No
Spch
hC
T
CK Lc
T
H
T
O
Ex Ml
L

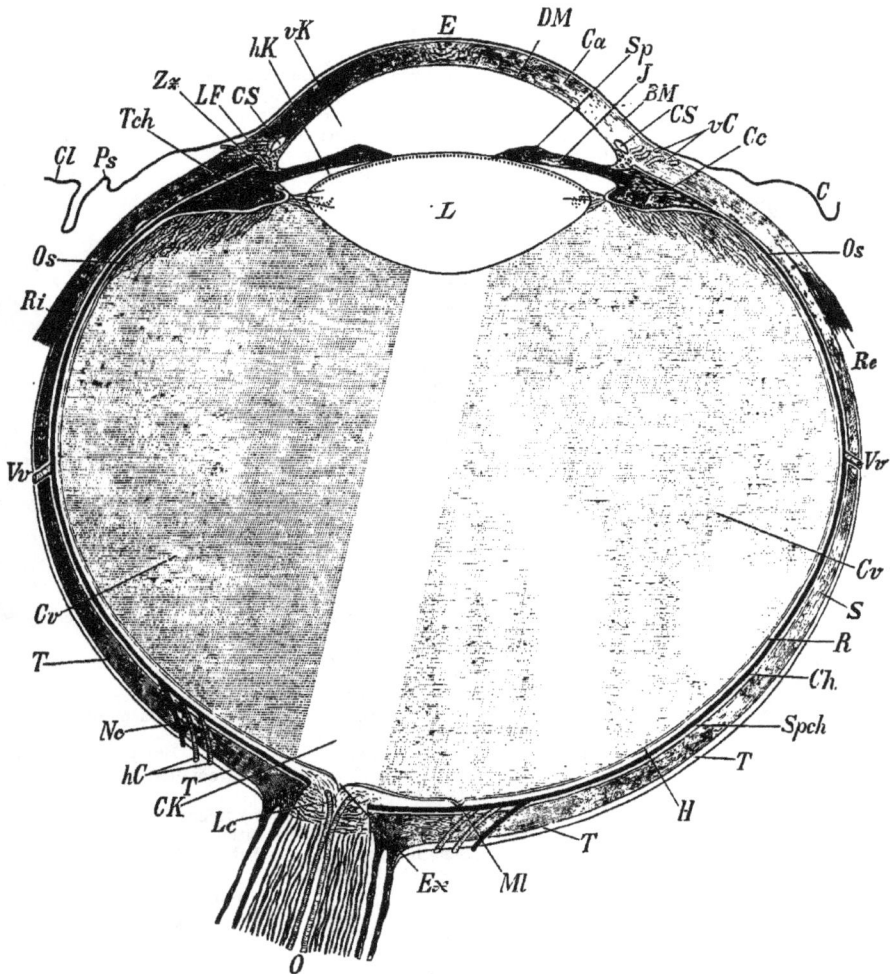

Durchschnitt des rechten Auges nach *Flemming*. Untere Hälfte.

29*

Corrigenda.

Seite 1 Zeile 13 von oben lies statt „indem man" „eine."

„ 5 „ 1 „ unten „ „ „Concavspiege" „Concavspiegel"

„ 14 „ 9 „ „ „ „ „Homatopin" „Homatropin"

„ 26 „ 7 „ „ „ „ „vor ihr" „vor ihrem Brennpunkt"

„ 27 „ 18 „ „ „ „ „den Abstand zwischen" „durch die Differenz in der Brechkraft des Auges bei der Einstellung für den"

„ 32 Zeile 12 von oben lies statt „$4\frac{1}{2}-\frac{1}{2}=4$" „$4\frac{1}{2}+\frac{1}{2}=5$"

„ 32 „ 13 „ „ „ „ „$\frac{1}{4}-\frac{1}{\infty}=\frac{1}{4}$." „$\frac{1}{5}-\frac{1}{\infty}=\frac{1}{5}$"

„ 32 „ 11 „ unten „ „ „4" „5"

„ 39 „ 2 „ oben „ „ „den" „der"

„ 42 „ 3 „ „ „ „ „40" „80"

„ 48 „ 18 „ „ „ „ „gemachte" „gemachten"

„ 52 „ 4 „ „ „ „ „Scleraktasie" „Sclerektasie"

„ 52 „ 4 „ unten „ „ „nervösen" „venösen"

„ 52 „ 1 „ „ fehlt vor „Obliqui" „die"

„ 54 „ 25 „ oben lies statt „Pincette" „Pipette"

„ 81 „ 4 „ unten „ „ „R. sup" „R. inf"

„ 83 „ 11 „ „ „ „ „wieders" „wieder"

„ 97 „ 23 „ „ „ „ „Wilhemi" „Wilhelmi"

„ 101 „ 22 „ oben „ „ „totaler" „localer"

„ 136 „ 3 „ „ „ „ „Milchels" „Michels"

„ 138 füge hinter Zeile 8 von oben hinzu „Bei lange fortgesetztem Gebrauch von Arg. nitr. und mangelhafter Neutralisation des Ueberschusses entsteht leicht eine graue oder graugrüne resp. graugelbe Verfärbung der Bindehaut (**Argyrosis conjunctivae**).

Seite 152 Zeile 16 von oben lies statt „ruudlich" „rundlich"

„ 199 „ 15 „ „ „ „ „weiterem" „weiteren"

„ 201 hinter „Pupillarab- und verschluss" Zeile 24 von oben füge man ein (Se- und Occlusio pupillae)

„ 202 Zeile 17 von oben lies statt „Toeplitz" „Teplitz"

„ 208 „ 5 „ „ „ „ „zusammengetzt" „zusammengesetzt"

„ 212 „ 10 „ unten „ „ „traumatischer" „traumatische"

„ 222 „ 27 „ oben lies wie weiterhin durchweg statt „diseminirte" „disseminirte"

„ 233 „ 25 „ unten lies statt „Anstichspunkt" „Ausstichspunkt"

„ 236 „ 14 „ oben „ „ „Flinte" „Flite"

„ 243 „ 7 „ „ „ „ „der Choreoiditis" „bei Choreoiditis"

„ 275 „ 22 „ unten „ „ „der sich" „die sich"

„ 285 „ 1 „ oben „ „ „hervorgerufnn" „hervorgerufen"

„ 290 „ 20 „ „ „ „ „Herzthätigheit" „Herzthätigkeit"

„ 302 „ 18 „ „ „ „ „Schattenvertiefungen" „Schatten Vertiefungen"

„ 306 „ 23 „ unten „ „ „Ferner" „Später"

„ 307 „ 1 „ oben „ „ „zurechtfinden" „zurechtzufinden"

„ 314 „ 3 „ unten „ „ „Retinis „Retinitis"

„ 318 „ 2 „ „ „ „ „spter" „später"

„ 324 „ 13 „ oben „ „ „längs der" „längs den"

„ 327 „ 7 „ unten „ „ „Orcipital" „Occipital"

„ 328 „ 13 „ oben „ „ „Opticusgangliom" „Opticusganglion"

„ 328 „ 25 „ „ „ „ „plattigen" „platten"

„ 331 „ 3 „ „ „ „ „der Fasciculus" „des Fasciculus"

„ 339 „ 20 „ „ „ „ „Anicke" „Ancke"

„ 345 „ 20 „ unten „ „ „könne" „kann"

„ 352 „ 16 „ oben „ „ „Antopsie" „Autopsie"

„ 358 „ 11 „ unten „ „ „Briett" „Biett"

„ 362 „ 5 „ „ „ „ „bestehen" „besteht"

„ 363 „ 19 „ oben „ „ „findet sich" „findet sie sich"

„ 378 „ 18 „ unten „ „ „Sehschärfe" „Sehschärfe"

„ 383 „ 10 „ „ „ „ „derselbe Unterschied" „auch ein Unterschied"

„ 387 „ 9 „ oben „ „ „in einen normalen Gesichtsfeldrest" „in einen Gesichtsfeldrest mit normaler Farbenempfindung"

„ 405 „ 12 „ „ „ „ „bei einen" „bei einem"

„ 414 „ 23 „ unten „ „ „Die mehr" „Die

Sachregister.